国家卫生和计划生育委员会"十三五"规划教材

儿科专科医师规范化培训教材

免疫系统疾病分册

■ 中华医学会儿科学分会
■ 中国医师协会儿科医师分会　组织编写

■ 主　编　赵晓东

U0285131

人民卫生出版社
·北京·

图书在版编目（CIP）数据

儿科专科医师规范化培训教材. 免疫系统疾病分册 /
赵晓东主编. —北京：人民卫生出版社，2023.4
ISBN 978-7-117-34265-0

Ⅰ. ①儿…　Ⅱ. ①赵…　Ⅲ. ①儿科学－岗位培训－教
材②小儿疾病－免疫性疾病－诊疗－岗位培训－教材
Ⅳ. ①R72

中国版本图书馆 CIP 数据核字（2022）第 252956 号

人卫智网　www.ipmph.com	医学教育、学术、考试、健康，	
	购书智慧智能综合服务平台	
人卫官网　www.pmph.com	人卫官方资讯发布平台	

儿科专科医师规范化培训教材
免疫系统疾病分册
Erke Zhuankeyishi Guifanhua Peixunjiaocai
Mianyixitong Jibing Fence

主　　编：赵晓东
出版发行：人民卫生出版社（中继线 010-59780011）
地　　址：北京市朝阳区潘家园南里 19 号
邮　　编：100021
E - mail：pmph @ pmph.com
购书热线：010-59787592　010-59787584　010-65264830
印　　刷：北京汇林印务有限公司
经　　销：新华书店
开　　本：787 × 1092　1/16　　印张：30　　插页：1
字　　数：749 千字
版　　次：2023 年 4 月第 1 版
印　　次：2023 年 5 月第 1 次印刷
标准书号：ISBN 978-7-117-34265-0
定　　价：118.00 元

打击盗版举报电话：010-59787491　E-mail：WQ @ pmph.com
质量问题联系电话：010-59787234　E-mail：zhiliang @ pmph.com
数字融合服务电话：4001118166　E-mail：zengzhi @ pmph.com

编写委员会

总 主 编　申昆玲　朱宗涵

副总主编　赵正言　王天有　孙　锟　李廷玉　罗小平

总主编助理　向　莉

主　　编　赵晓东

副 主 编　宋红梅　王晓川　吴小川　唐雪梅

编　　委（按姓氏笔画排序）

马继军（天津市儿童医院）　　　　　　　宋红梅（中国医学科学院北京协和医院）

王晓川（复旦大学附属儿科医院）　　　　张　伟（成都市妇女儿童中心医院）

尹　薇（武汉市儿童医院）　　　　　　　张志勇（重庆医科大学附属儿童医院）

卢美萍（浙江大学附属儿童医院）　　　　张秋业（青岛大学附属医院）

冯　川（重庆医科大学附属儿童医院）　　罗　冲（重庆医科大学附属儿童医院）

安云飞（重庆医科大学附属儿童医院）　　周　纬（上海交大医学院附属儿童医学中心）

孙利伟（长春市儿童医院）　　　　　　　周　南（西安市儿童医院）

孙金桥（复旦大学附属儿科医院）　　　　赵晓东（重庆医科大学附属第二医院）

李　丰（广州市妇女儿童医疗中心）　　　胡　坚（天津市儿童医院）

李永柏（深圳市儿童医院）　　　　　　　夏　宇（深圳市儿童医院）

李成荣（深圳市儿童医院）　　　　　　　唐文静（重庆医科大学附属儿童医院）

李孟荣（温州医科大学附属第二医院）　　唐雪梅（重庆医科大学附属儿童医院）

杨　军（深圳市儿童医院）　　　　　　　梁芳芳（深圳市儿童医院）

杨　曦（重庆医科大学附属儿童医院）　　蒋　敏（广西医科大学第一附属医院）

吴小川（中南大学湘雅二医院）　　　　　蒋利萍（重庆医科大学附属儿童医院）

吴俊峰（重庆医科大学附属儿童医院）　　曾华松（广州市妇女儿童医疗中心）

何　玲（重庆医科大学附属儿童医院）　　谢　颖（广州市妇女儿童医疗中心）

序言

我国儿科医师培养逐渐规范化,且与儿科医师的执业资格认定相结合。规范化的儿科医师培养可以分为三个阶段,即本科或研究生教育、儿科住院医师培养和儿科专科医师培养。儿科住院医师培养阶段采用全科轮转的方式培养,历时3年。在通过国家儿科医师资格考试后可获得儿科医师执业资格。具备儿科医师执业资格以后,可以选择专业进入儿科专科医师培养阶段,历时2年或以上。完成专科医师培养后,可成为具有某一专科特长的儿科专科医师。我国儿科教学第一阶段儿科本科教学和第二阶段儿科住院医师培养的教材已经齐备。但是第三阶段儿科专科医师培养尚缺乏标准教材。在中华医学会儿科学分会和中国医师协会儿科医师分会的共同努力下,历经三年的精心组织编撰,人民卫生出版社推出了儿科专科医师培训系列教材。

本系列教材共十四本分册,包括:儿童保健学分册、发育行为学分册、新生儿疾病分册、呼吸系统疾病分册、消化系统疾病分册、心血管系统疾病分册、血液系统疾病分册、神经系统疾病分册、泌尿系统疾病分册、免疫系统疾病分册、遗传代谢和内分泌系统疾病分册、感染性疾病分册、重症医学分册、临床药理学分册。各分册的主编由中华医学会儿科学分会的各专科学组组长担任,遴选的编委均为儿科各专科方向的权威专家,代表了我国儿科专科的最高学术水平。根据专科医师需掌握的病种确定疾病范围,根据专科医师培训目标和基础能力确定章节内容的深浅程度,从行业角度出发,确定了明确的儿科专科医师培训目标。

各分册的框架由疾病篇和技术篇组成,其中技术篇是区别于住院医师教材的一大亮点。在疾病篇中,除了教材类专著的概述、诊断、鉴别诊断篇幅框架外,治疗决策将最新发布的指南、共识、规范等核心内容纳入,体现了其先进性,与专科医师培训需求相适应,理论和实践水平要求高于各段学历教材程度,是本教材的亮点之二。本教材疾病篇的编著将常见问题和误区防范以及热点聚焦,作为重点阐述内容,是编委的经验凝练总结,并对发展动态、争议焦点和疑难问题提出方向性的指导意见,为儿科专科医师培训过程中的起步阶段就前瞻性定位高标准高要求,不断推进儿科专科医师的持续教育培训,为提高其学习能力和指导实践指明方向,成为本教材的第三大亮点。

本系列教材以权威性、临床性、实用性和先进性为目标和基本原则,通过中华医学会儿科学分会和中国医师协会儿科医师分会的密切合作,在人民卫生出版社的审慎编辑修订下,陆续与广大儿科医师见面,适用读者不仅是第三阶段儿科住院医师,也适用于各年资主治医师。希望通过教材的应用和培训实践相结合,持续改进和优化儿科专科医师规范化培训模式,不断涌现优秀的儿科专科医师。

谨代表儿科专科医师培训教材编委会向所有付出辛勤劳动的专家们致以崇高敬意。

总主编 **申昆玲 朱宗涵**

2017年5月

　　《儿科专科医师规范化培训教材——免疫系统疾病分册》一书的编写,旨在为已经完成住院医师规范化培训,并立志进入儿童风湿免疫专科培训的高年住院医师或低年主治医师提供培训教材。本教材经编委会反复思考和讨论,突出实用性,兼顾科学性,适度引入近年来国内外研究进展,避免冗长的理论探讨性论述。

　　本书主要分为四个板块:风湿性疾病、免疫缺陷病、变态反应性疾病和操作技术。重点选择常见的儿童风湿免疫性疾病、过敏性疾病及操作技术进行详尽阐述。编委们综合国内外相关指南、共识、临床研究结果,结合编者们丰富的临床经验,对免疫系统疾病的概念、流行病学、病因与发病机制、临床表现、诊断方法、鉴别诊断、治疗策略以及临床操作技术等进行了详细的介绍。在"常见问题和误区防范"中将疾病的诊治难点进行了重点阐释,避免差错。在"热点聚焦"部分又引入该疾病的研究热点,进一步开拓医师视野,有助于医师继续学习研究。我们期望本书能够指导儿童风湿免疫专科医师的临床实践,帮助他们获取相关知识和提升临床思维,成为他们学习与实践的关键参考书籍。

　　最后衷心感谢为《儿科专科医师规范化培训教材——免疫系统疾病分册》一书作出辛勤努力和巨大贡献的所有编委和编者!此书是他们为培养后继人才的倾情之作。为了进一步提高本书的质量,诚恳地希望各位读者、专家提出宝贵意见,欢迎发送邮件至邮箱renweifuer@pmph.com,或扫描封底二维码,关注"人卫儿科学",对我们的编写工作给予批评指正,以期再版修订时进一步补充完善,更好地回馈广大读者。

赵晓东

2023 年 3 月

目 录

第一章

风湿性疾病

第一节 总 论

儿童风湿病学是一门相对年轻的学科,经典风湿病的概念是指影响骨、关节及其周围软组织(肌肉、滑囊、肌腱、筋膜)的一组疾病,也称为胶原病(collagen disease)或者结缔组织病(connective tissue disease),以后由于发现这些疾病都存在自身抗体,所以又称为自身免疫性疾病。此类疾病可累及全身各个系统、呈慢性病程、需要长期用药维持缓解,也称为"5D"疾病,即致残(disability)、死亡(death)、痛苦(discomfort)、药物副作用(drug reactions)及经济损失(dollar lost),是目前影响儿童健康和生存质量的主要疾病之一。

一、儿童风湿病学的历史

我国风湿病的发展可以追溯到三千多年前的远古时代,当时就已经有对"风湿病"的认识和描述,《黄帝内经》也有"痹"的记载。我国现代西医风湿病专业起步较晚,是内科学亚专业中最年轻的专业。在已经过去的 30 多年里,在全国同道的努力下,我国风湿免疫学科得到了长足的发展,当前中国的风湿免疫疾病诊疗技术已经与国际接轨,并开始在一些领域领先国际水平。我国 2007 年一项关于中国风湿免疫科医师的调查结果显示,我国仅有 2 216 名风湿免疫科医师;至 2018 年风湿免疫科注册人员已经增加到 1.2 万人,全国 700 多家医院设立了风湿免疫专科;2019 年,卫健委办公厅发出《关于印发综合医院风湿免疫科建设与管理指南(试行)的通知》,要求具备条件的综合医院要加强对风湿免疫科的建设和管理,不断提高风湿免疫疾病诊疗水平;尚不能达到要求的综合医院,要逐步建立规范化的风湿免疫科;为促进我国风湿免疫科的建设和发展、提高风湿免疫疾病的诊疗能力和规范化水平提供了政策指导,这将会推动我国风湿免疫科更快和更高质量的发展。

国外风湿病的发展始于公元前 400 年,在《希波克拉底全集》中《人体解剖》一书中就有"rheuma"一词,其原意是"流动"的意思,当时认为风湿病是一种冷湿的液体自脑部流至关节腔或其他部位而引起的疼痛性疾病。公元 1570 年,法国医师首次使用"rheumatism"命名"风湿病",认为风湿病是一组独立的系统性肌肉骨骼疾病,将风湿病的概念由病理转移至临床综合征,定义为运动系统的系统,主要表现为发作性、游走性疼痛;1940 年,Bernard Comroe 首次使用"rheumatism"命名"风湿病学家";1949 年,Joseph L.Hollander 在教科书中首次使用"rheumatology"命名"风湿病学";病理学家 Klemperper 于 1942 年提出了"胶原病"的概念。以后由于认识到风湿病的病变并不局限于胶原组织,1952 年 Ehrich 建议更名为"结缔组织病",这一病名曾被临床学家和基础学家广为应用。50 年代后,随着生物化学、免疫病理学等的快速进展以及类风湿因子、抗核抗体等的发现,这些疾病的发病机制逐渐被揭示，是由于免疫紊乱导致自身抗体的产生，进而引起持续的免疫病理过程导致一系列临床症征，所以近年来"结缔组织病"逐渐被"自身免疫性疾病"所替代。

儿童风湿病的发展起步更晚，是第二次世界大战后才发展起来的一门新型儿科学亚专科。对儿童风湿病最早的记载出现在 1545 年托马斯·费尔（Thomas Phaire，16 世纪英国文艺复兴时期的博学家）的 *Boke of chyldren* 中对儿童关节炎症状和体征的描述。直到 20 世纪 70 年代，由于认识到儿童风湿病不同于成人、免疫学等新技术以及现代治疗药物的出现，儿科风湿病学作为一个亚专科组织才开始蓬勃发展起来。1975 年美国风湿病学会（ARA）成立了儿童风湿病委员会，1977 年，欧洲抗风湿病联盟（EULAR）和世界卫生组织（WHO）在挪威的奥斯陆（Oslo）联合举办了关于儿童关节炎命名和分类的学习班，标志着欧洲儿科风湿病学家协会的开始。1992 年美国儿科学会（American Academy of Pediatrics，AAP）也成立了儿科风湿病分会。1976 年全美仅有不到 30 名儿童风湿病学者，至 21 世纪初 ACR 儿科风湿病分会已有 200 多名委员。欧洲的儿科风湿病学家也成立了一个活跃的欧洲儿科风湿病组（European Pediatric Rheumatology Group，PRES），以及以欧洲为主导的国际儿童风湿病临床试验组织（the Pediatric Rheumatology International Trials Organization，PRINTO）。何晓琥教授是我国儿童风湿病学的奠基人，20 世纪 80 年代回国后成立了全国儿童风湿病协作组。提到我国儿童风湿病的发展，不能不提的是儿童免疫学的贡献，1981 年中华医学会儿科学分会成立了免疫学组，在其带领下原发免疫缺陷病、自身免疫性疾病以及变态反应性疾病的临床和基础研究有了长足的发展，近年来制定了多项相关疾病诊疗指南和共识，为我国风湿免疫专业的发展做出了重要贡献。

二、流行病学

不同风湿病的流行在地理和种族上的差异非常明显。在大多数情况下，尚不清楚这些差异是来自基因还是环境基础，还是两者的结合。脊椎关节病与 HLA B27 有很强的相关性，所以脊椎关节病在 B27 低流行人群（如日本）很罕见，而在该基因高流行人群（如太平洋西北部的 Haida 人群）中则相对常见。我国近年来儿童风湿病发病有逐年上升的趋势，但目前尚没有风湿性疾病发病率的确切数据。我国较多见的儿童风湿病为过敏性紫癜和川崎病，台湾地区报告的过敏性紫癜（HSP，也称为 IgA 相关性血管炎）的年发病率为 12.9/10 万人，与国外报告的 10.5～20.4/10 万人大体一致；20 世纪 90 年代末川崎病的发病已经增加到 30.6～36.8/10 万人，但是远低于日本报告的 102.6～108.0/10 万人。由于抗生素的广泛应用，风湿热的发病已经有了明显下降，1986～1990 年由广东省心血管研究所调查报道风湿热发病率从 33.79/10 万下降至 22.30/10 万。上海曾报告系统性红斑狼疮（SLE）的患病率为 70/10 万人，明显高于其他国家 1.5～7.6/10 万人的发病。

三、分类

传统风湿病是泛指影响骨、关节及其周围软组织（肌肉、滑囊、肌腱、筋膜）的疾病。美国风湿病学会（ACR）将成人风湿病分为十大类，包括：弥漫性结缔组织病、与脊柱炎相关的关节炎、骨关节、感染所致风湿综合征、伴有风湿病的代谢或内分泌疾病、肿瘤、神经血管病、骨及软骨疾病、关节外疾病以及有关节表现的其他疾病。儿童风湿病的经典教科书则将其分为 8 大类（表 1-1-1）。

但是随着近年来对其发病机制的深入研究和认识，儿童风湿免疫性疾病更趋向于指由于适应性免疫异常为主要机制和固有免疫异常参与的炎症性自身免疫性疾病,包括:幼年特发性关节炎(juvenile idiopathic arthritis,JIA)、儿童系统性红斑狼疮(systemic lupus erythematosus,SLE)、幼年皮肌炎(juvenile dermatomyositis,JDM)和其他炎症性肌病、干燥综合征(Sjögren syndrome,SS)、幼年系统性硬化症(Juvenile Systemic Sclerosis,JSS)、抗磷脂综合征(antiphospholipid syndrome,AS)、限局性硬皮病和嗜酸性筋膜炎(localized scleroderma and eosinophilic fasciitis)、系统性血管炎(systemic vasculitis)、IgG4 相关性疾病(immunoglobulin-G4 disease)、混合性结缔组织病(mixed connective tissue disease,MCTD)和不能分类的结缔组织病(undifferentiated connective tissue disease,UCTD);还包括部分炎症性免疫出生错误(inborn error of immunity,IEI):自身炎症性疾病、免疫失调性疾病等;以及感染相关性疾病:感染性关节炎和骨髓炎、莱姆病(lyme disease)和反应性关节炎等。

表 1-1-1 儿童风湿病分类

分类	疾病
儿童时期炎症性风湿性疾病(inflammatory rheumatic diseases of childhood)	
	慢性关节病:JIA、脊柱关节病(强直性脊柱炎、银屑病性关节炎、炎性肠病性关节炎、瑞特综合征)、与感染因素相关的关节炎(感染性关节炎、反应性关节炎)
	系统性结缔组织病:SLE、JDM、JSS、MCTD、嗜酸性筋膜炎、血管炎
	与免疫缺陷相关的关节炎和结缔组织病:补体成分缺陷、抗体缺陷综合征、细胞介导免疫缺陷
非炎症性疾病(noinflammatory disorders)	
	良性关节过度活动综合征(benign hypermobility syndrome)
	疼痛扩散综合征和相关的病症(pain amplification syndromes and related disorders):生长痛、原发性纤维肌痛综合征、反射性交感神经营养不良、急性一过性骨质疏松症、红斑性肢痛症
	应用过度综合征(overuse syndrome):髌骨软骨软化、襞综合征(plica syndrome)、应力性骨折(stress fractures)、胫骨骨赘、网球肘、腱鞘炎
	外伤:分离性骨软骨炎、外伤性关节炎、先天性疼痛感觉障碍、冻伤性关节病变
	背、胸或颈部疼痛综合征:椎骨脱离和脊椎前移、椎间盘突出、滑动肋(slipping rib)、肋软骨炎、斜颈、无神经痛性肌萎缩
骨骼发育不良	
	骨软骨发育不良:全身性软骨发育不全、畸形侏儒、骨骺发育不良、脊柱骨骺发育不良、多发性骨骺发育不良
	骨软骨炎:幼年变形性骨软骨炎、胫骨粗隆骨软骨病、幼年期脊柱后凸(scheuermann's disease)
结缔组织遗传性疾病	
	成骨不全
	埃 - 唐综合征
	皮肤松弛征
	假黄瘤(pseudoxanthoma elasticum)
	马方氏综合征
贮积性疾病(Storage Disease)	
	黏多糖贮积病(mucopolysaccharidoses)
	粘脂贮积病(mucolipidoses)
	鞘脂沉积病(sphingolipidoses)

续表

分类	疾病
代谢性疾病	
	骨质疏松、佝偻病
	坏血病、维生素 A 过多症
	大骨节病、Mseeleni 病、慢性氟中毒
	痛风、褐黄病（ochronosis）、淀粉样变性
伴有肌肉骨骼表现的全身性疾病	
	血红蛋白病、血友病
	糖尿病、假性甲状旁腺功能低下
	高脂蛋白血症
	继发性肥大性骨关节炎、结节病
骨质增生（骨肥厚）	
	婴儿骨皮质增生症（caffey's disease）
	其他

四、发病机制

近年来，随着免疫生物学的飞速发展，使我们能从细胞和分子生物学等方面更深层次地了解风湿病发病的机制和相关因素，也推动了风湿病临床诊断和治疗等各方面的进展。尽管至今其病因和发病机制仍未阐明，但是多数的观点认为可能是在遗传易感性的基础上，加上某些诱发因素如感染等的作用，导致机体的免疫内环境调节失衡所致。

1. **遗传学基础**　某些风湿病有明显的家族聚集性、单卵孪生子共患某种风湿病概率增高均提示该类疾病的遗传背景。以往研究较多的是风湿病与 MHC 分子间的相关性，在类风湿性关节炎（RA）患者中，HLA-DR4 基因阳性率达 60%～70%，而正常人群中仅 25%～30% 阳性；强直性脊柱炎（AS）患者中 HLA-B27 阳性率高达 90%～95%，而正常人群中阳性率仅为 4%～8%；白塞病（Behcet 病）患者 HLA-B5 的阳性率为 67%～88%，而正常人群中阳性率仅为 10%。随着 20 世纪人类基因组计划的完成以及在临床的广泛应用，近年来采用全基因组关联研究（genome-wide association study，GWAS）和第三代分子标记 SNP 进行的风湿病分子流行病学研究，在免疫 / 炎症相关通路以及多种风湿性疾病中发现了相关的易感基因。

2. **自身免疫**（autoimmune）　大多数炎症性风湿病与自身免疫损伤有关，近年来免疫学的进展为揭示风湿病的发病机制提供了重要信息。辅助 T 细胞（Th）1 和 Th2 之间的平衡失调造成免疫调节失常，使机体产生了针对自身抗原和抗体或致敏淋巴细胞。树突状细胞（dendritic cell，DC）以及新近发现的 $CD4^+$ $CD25^+$ 调节性 T 细胞（regulatory T cells，Treg）功能异常也可导致自身免疫性疾病的发生。Th17 细胞在介导慢性炎症和自身免疫病如 RA 和系统性红斑狼疮（SLE）等的发病中也发挥重要的作用。

除了以上适应性免疫（adaptive immune）的研究，固有免疫（innate immune）在炎症反应中的作用也已经引起得到重视并迅速的发展，特别是 Toll 样受体和 NOD 样受体的发现，开启了慢性炎症反应的里程碑。而且近年来原发性免疫缺陷病（primary immune diseases，PID）时的免疫紊乱导致风湿病的发生也越来越受到重视。例如选择性 IgA 缺乏常合并 SLE

和 Crohn 病；各种补体缺陷（特别是 C4 缺陷）常合并 SLE 和幼年特发性关节炎（JIA）；高 IgE 综合征可伴有血管炎和抗磷脂综合征等。

五、临床表现

风湿病可以累及全身各个系统和器官，所以其临床表现也多种多样。一般表现常有发热、乏力、肌痛等；较多见的表现为多形性皮疹、关节肿痛及活动受限等关节炎的表现、胸腔积液及心包积液等浆膜炎表现、以及血液、肾脏、神经以及心肺受累的表现。特别是儿童病人发热以及器官受累的情况较成人更多见。

1. **皮肤损害** 风湿病患者的皮肤损害表现多样，以各种红斑疹多见如多形性红斑、水肿性红斑、结节性红斑、环形红斑等。有些相对特征性皮疹对疾病的诊断很有帮助，如蝶形红斑、盘状红斑多见于 SLE；紫癜样皮疹多见于过敏性紫癜，也可见于 SLE、干燥综合征和血管炎；雷诺现象（即寒冷或情绪波动等因素造成的肢端小动脉痉挛而导致皮肤依次出现苍白、青紫和潮红）、网状青斑、结节性红斑和冻疮样皮疹多见于系统性血管炎；风湿热可有环形红斑和皮下结节；眶周紫红色水肿性红斑和 Gottron 征（关节伸侧紫红色 / 白色扁丘疹，表面有细小鳞屑）则对皮肌炎的诊断有特异性。

2. **关节受累** 多表现为关节红肿、活动受限和关节腔积液，侵犯的关节依不同疾病而异，风湿性关节炎多累及较大关节且常呈游走性，但一般没有滑膜和骨质的破坏，不遗留关节畸形；而幼年特发性关节炎可累及全身各个关节，并由于滑膜和关节软骨的破坏可形成关节间隙变窄、融合，造成关节永久性畸形和功能障碍。

3. **内脏受累** 风湿病为全身性疾病，可累及各个系统和器官出现相应的临床表现。儿童风湿病脏器受累较成人多见，更易累及重要器官，特别是肾脏、心脏和神经系统。血液系统受累可出现贫血、白细胞减少和血小板减少；心血管系统可表现为心包炎、心肌炎、心瓣膜异常、心律失常以及新功能衰竭等；呼吸系统受累以胸腔积液最多见，还可出现间质性肺疾患、弥漫性肺泡出血、急性间质性肺炎、急性呼吸窘迫综合征和肺动脉高压；肾脏受累可见蛋白尿、血尿、高血压、肾间质损害和肾功能不全；神经系统受累则表现为认知功能障碍、精神病、头痛、情绪异常、惊厥、脑血管疾病和周围神经受累的症征。

4. **其他器官受累** 白塞病主要表现为口腔和生殖器的溃疡，同时累及眼睛出现角膜溃疡、结膜炎、虹膜炎、葡萄膜炎，甚至视神经炎；JIA 可侵犯眼睛出现虹膜睫状体炎、葡萄膜炎和色素膜炎，甚至可以引起失明；赖特综合征（Reiter syndrome）典型表现之一即为结膜炎，还可有尿道炎；WG 多有鼻部的累及出现鼻窦炎、黏膜溃疡、鼻中隔穿孔甚至鼻骨的破坏。

六、辅助检查

1. **实验室检查**

（1）炎症指标：炎症性风湿病的特点之一即为急性炎症反应指标明显增高，包括白细胞和血小板升高、血红蛋白降低、血沉（ESR）增快、急性期蛋白（C 反应蛋白、淀粉样物质 A 和血清铁蛋白等）升高和白蛋白降低。风湿性疾病还常有 γ 球蛋白的升高和血清补体的降低。

（2）自身抗体：风湿性疾病的另一实验室特征为血液中出现自身抗体，以抗核抗体（ANA）为代表，为 SLE 的特征性抗体之一，高滴度 ANA 对 SLE 的诊断有高度提示意义，但也可见于干燥综合征和混合结缔组织病（MCTD）；ANA 阳性还可见于：部分正常人、其他自身免疫性疾病（系统性硬化症、皮肌炎、JIA 和器官特异性自身免疫病）、某些药物（异烟肼、青霉胺和抗惊厥药等)、各种感染(特别是 EB 病毒和结核);均质型和周边型对 SLE 诊断意义最大,斑点型和核仁型多可见于 SLE 以外的系统性硬化症、幼年特发性关节炎和混合结缔组织疾病,而着丝点型则见于 CREST 综合征(即变异型系统性硬化症,包括软组织钙化、雷诺现象、食道功能障碍、指端硬化和毛细血管扩张)。

其他的自身抗体还包括:抗双链 DNA(dsDNA)抗体、抗组蛋白抗体和抗可溶性核抗原(ENA)抗体(含抗 Sm、U1RNP、SSA、SSB、Scl-70、Jo-1、rRNP 等抗体),可出现在不同的风湿性疾病中,如抗 dsDNA 和抗 Sm 抗体为 SLE 的标志性抗体、抗 SSA 和 SSB 抗体多见于干燥综合征、抗 Jo-1 多出现在皮肌炎患者、抗 Scl-70 则出现在硬皮病、抗 RNP 可见于 MCTD。SLE 还可出现抗 C1q 抗体(80%)、抗血小板抗体和抗红细胞抗体;抗磷脂抗体中抗心磷脂抗体则与 CNS 血管炎、认知功能障碍及精神症状有关;抗中性粒细胞抗体(ANCA)可见于多种血管炎;与各种关节炎相关的抗体包括类风湿因子(RF)、抗核周因子抗体(APF)、抗角蛋白抗体(AKA)、抗环瓜氨酸多肽抗体(CCP)。

2. **其他辅助检查** 由于风湿病可以出现各个系统器官的累及,所受累脏器的异常都可出现相应的其他辅助检查的异常,包括心脏受累时的心电图和超声心动图异常、肺部受累时的肺功能和胸部影像学异常以及中枢神经系统受累时的脑电图和影像学异常等。各种影像检查设备的进步和技术的改善,使其对骨骼和软组织等的早期改变的观察成为可能,例如目前的核磁共振成像(MRI)和超声技术能够早期发现 JIA 时软骨和滑膜的改变,对于 JIA 的早期诊断以及发病机制和判断治疗反应等方面均有重要的指导意义。肌肉 MRI 可以反映多个肌群及其周围组织的病变情况,由于其敏感、可靠且无创,特别适合于儿童炎症性肌炎的检查。

七、诊断

风湿性疾病的诊断有赖于以上临床表现及辅助检查,但是大部分风湿性疾病的诊断标准均为分类标准,应该注意在符合分类标准的同时除外可能出现相似表现的其他情况如感染或肿瘤性疾病。国际风湿病联盟(ILAR)联合欧洲风湿病联盟(EULAR)和美国风湿病学会(ACR)等组织不断推出和更新风湿病的诊断和分类标准。儿童风湿病方面,ILAR 儿科委员会 2001 年制订了 JIA 的新的分类标准,并取代了美国沿用的幼年类风湿性关节炎(JRA)和欧洲沿用的幼年慢性关节炎(JCA)两个分类标准;以后 EULAR 和欧洲儿科风湿病学合作研究小组(PReS)提出了儿童血管炎的分类标准,并联合 ACR 提出了幼年系统性硬化的分类标准;儿童风湿免疫性疾病的专科组织如 PReS、儿童风湿病国际试验组织(PRINTO)和欧洲儿童风湿病单中心访问单位(SHARE)等,制定或更新了一系列儿童风湿免疫性疾病的循证指南,包括 JIA 合并巨噬细胞活化综合征的分类标准等、儿童 SLE 的诊治建议、狼疮性肾炎的诊治建议、抗磷脂综合征的诊治建议、幼年皮肌炎诊治共识、硬皮病的治疗建议以及儿童血管炎诊治建议等。我国中华医学会儿科学分会免疫学组也制定了儿童 SLE、JIA、JDM 等多个疾病的诊疗指南或建议。

八、治疗

目前儿童风湿病尚无特效的治疗方法,治疗原则为积极控制病情活动、改善和阻止脏器损害,坚持长期、规律治疗,加强随访,尽可能减少药物副作用以改善患儿生活质量。对于这样的全身性慢性疾病,对家长和患儿进行相关知识的宣传,说明长期治疗的必要性以增加其对治疗的依从性，为患儿树立治疗的信心非常重要；同时作为儿童风湿病医师，采取各种措施包括对患儿进行关于疾病、沟通和遵循医嘱等的教育使其成功转入成人风湿科也很重要。

糖皮质激素是治疗风湿病的基础用药。可根据不同疾病和病情轻重选择适当的初始剂量，目前公认的原则为尽可能小量化，常用泼尼松，严重者可用甲泼尼龙冲击冲击治疗；应注意应用中对其不良反应的预防，包括监测眼压、血压和血糖等，同时应加用维生素 D 和钙剂以防治骨质疏松。

儿童风湿病的治疗原则随着风湿病基础与临床研究的进展，一些治疗的观念也发生了根本的转变，90 年代后提出的尽早使用改善病情药物（DMARDs）以控制疾病的进展已经得到了风湿病学界的共识，而且进一步的研究表明从确诊到开始应用甲氨蝶呤（MTX）治疗的时间是影响疗效的重要因素，也就是说越早使用 MTX 治疗效果越好。一些新型免疫抑制剂（包括来氟米特、环孢霉素、霉酚酸酯、FK506 等）、川崎病时大剂量丙种球蛋白冲击，以及老药羟氯喹（HCQ）的作用也已被大家所熟知并广泛应用。另外造血干细胞移植治疗严重和难治性的风湿病也初步显示了令人期盼的良好的效果。

最近生物抗体药物的问世和应用，为生物靶向治疗风湿病开辟了先河，被认为是 21 世纪以来风湿病治疗的里程碑。以肿瘤坏死因子（TNF）-α 为靶点的多种制剂 — 依那西普（etanercept）、英夫利昔（infliximab）、阿达木单抗（adalimumab）在 JIA 的治疗中获得巨大成功，其可以抑制 TNF-α 的作用，有效阻止关节病变的进展，而且随着其应用经验的积累，目前认为与 MTX 联合应用疗效优于单一用药。由于 B 细胞在风湿病的发病中起着重要作用，去除 B 细胞治疗例如抗 CD20 抗体（利妥昔单抗，rituximab）、抗 CD22 单抗（依帕珠单抗，epratuzumab）在 SLE、JDM 以及其他血管炎等的治疗中也取得了很好的疗效；抗 B 淋巴细胞刺激因子（BLyS）的单克隆抗体贝利尤单抗（belimumab）2019 年在我国上市用于成人 SLE，并于 2020 年批准用于 5 岁以上的儿童 SLE，是我国首个有儿童 SLE 适应症的药物。其他的一些靶向治疗药物包括泰它西普（telitacicept，Blys 和 April 双重抑制剂）、细胞毒 T 细胞抗原 4 免疫球蛋白（CTLA-4 Ig）阿巴西普（abatacept）、白细胞介素（IL）-1 拮抗剂、IL-6 拮抗剂托珠单抗（tocilizumab）、补体 C5 抑制剂依库珠单抗（eculizumab）以及新型口服非受体酪氨酸激酶（JAK）通路抑制剂托法替布（tofacitinib）、芦可替尼（ruxolitinib）和巴瑞克替尼（baricitinib）等也已经用于儿童风湿免疫病的治疗。同时已经有多种新的药物正在进行临床和动物实验，相信不远的将来这些生物制剂的广泛应用将会给风湿病患者带来更有效的治疗。

（宋红梅）

第二节　幼年特发性关节炎

培训目标

1. 掌握　幼年特发性关节炎诊的临床表现、分类诊断标准及治疗原则。
2. 熟悉　幼年特发性关节炎的鉴别诊断。
3. 了解　幼年特发性关节炎的病因及病理。
4. 了解　巨噬细胞活化综合征的诊断及治疗原则。

一、疾病概述

幼年特发性关节炎（juvenile idiopathic arthritis，JIA）是儿童时期常见的以慢性关节滑膜炎为主要特征的系统性风湿免疫性疾病，可伴有全身多系统损害。病因不完全清楚，与遗传、免疫、感染及环境等多种因素有关。既往幼年慢性关节炎的命名在不同的国际组织有不同的名称，20 世纪 70 年代，由美国风湿病学会（ACR）提出了幼年类风湿关节炎（JRA）的三种分类；同时，由欧洲风湿病联盟（EULAR）将该类疾病命名为幼年慢性关节炎（JCA），其中包含了六种疾病亚型。国际风湿病联盟（ILAR）儿科常务委员会分类工作组于 2001 年提出了幼年特发性关节炎（JIA）的统一命名及分类标准。

JIA 总的定义为 16 岁以前起病，持续 6 周或 6 周以上的单关节炎或多关节炎，并除外其他原因。目前 JIA 分为全身型、少关节炎型（持续型和扩展型）、多关节炎型（类风湿因子阴性型）、多关节炎型（类风湿因子阳性型）、银屑病性关节炎、与附着点炎症相关关节炎及未分类关节炎等七种亚型。该分类方法一直沿用至今。直至 2018 年，为方便儿科 JIA 患者成人后疾病命名的转接，由国际儿童风湿病试验组织（PRINTO）提出了又一新的 JIA 分类方法，将 JIA 整合为 6 种亚型：全身型、类风湿因子阳性型、附着点炎/脊柱炎相关型、早发性 ANA 阳性型及其他类型 JIA，目前该方案尚在临床验证阶段。

目前 JIA 发病率尚不清楚，各地报告的发病率和患病率差异较大，北美和国际的研究报道发病率为 7.8‰（ACR）至 8.7‰（ILAR）不等；患病率从 3.8/10 万～400/10 万不等。本病可迁延反复，呈现急性发作与缓解期交替，多数患者预后良好，约 20% 可能遗留下不同程度关节损害，少数可伴双眼虹膜睫状体炎、胸膜炎及肺病变等脏器受损，是造成小儿致残和失明的重要原因。大约 10% 左右全身型 JIA 可并发巨噬细胞活化综合症（MAS），甚至危及生命。

【病因】

JIA 的病因至今尚未明确。可能与遗传易感性、自身免疫紊乱及环境因素等有关。

1. **遗传易感性** 不同 JIA 亚型具有不同的遗传学背景。已知人类白细胞抗原（HLA）的亚型 HLA-DR4，DR5，DR6 及 DR8 与本病易感性有关。慢性关节炎患者的一级亲属患自身免疫性疾病的概率远高于正常人群；父母中多个兄弟姐妹患慢性关节炎者，下一代罹患慢性炎性风湿性疾病的概率明显增高。针对慢性关节炎中双胞胎的研究发现，同胞发病的平均间隔时间更短，患者起病类型和病程更加一致。

不同亚型 JIA 的遗传背景可能存在差异，sJIA 可能与部分非 MHC 类抗原相关，在编码固有免疫反应相关的细胞因子的基因调控序列上具有多态性改变。这些基因多态性涉及 IL-6、肿瘤坏死因子（TNF）-α，巨噬细胞抑制因子（MIF）的启动子元素和基因编码，IL-1 以及 IL-1 受体基因座等。*IL-6* 基因启动子区域单核苷酸多态性与 sJIA 发病相关，sJIA 固有免疫激活多种炎性细胞因子水平 IL-1、IL-6、IL-8、IL-18、MIF 和 TNF 等升高，且与发热、关节炎、全身症状及急性期反应物升高相关。sJIA 血清中 IL-18 明显升高，NK 细胞数量减低或功能存在缺陷，可能与 sJIA 相关巨噬细胞活化综合征（MAS）的发生风险增加有关。HLA-B27 与附着点炎症相关的关节炎（ERA）强相关，*HLA-A*0201* 等位基因频率在少关节型 JIA 中亦显著增加。

2. **感染** 各种病原菌感染均可能成为诱发 JIA 的基础，但具体的致病机制尚不明确。病毒如甲型流感、风疹、乙肝病毒和细小病毒 B19 感染可能与 JIA 发病有关。此外，细菌感染，如 A 群链球菌，以及支原体感染也与本病发病及活动相关。细小病毒 B19 感染可能与 sJIA 的发生及活动性有关。有报道肠道微生物群的改变可能具有重要的致病性，但目前尚未发现 JIA 亚型特定的微生物群特征。

3. **免疫因素**　本病经典的发病机制是由于感染、环境等外因作用于具有遗传背景的个体，激活天然免疫及适应性免疫系统，出现 T 细胞、B 细胞活化，T 细胞亚群失衡，各种细胞因子及炎症因子释放，导致关节等靶器官损伤。患者血清和关节滑膜液中存在类风湿因子和抗核抗体，血清免疫球蛋白及炎症性细胞因子增高等。sJIA 具有独特的发病机制，主要为天然免疫介导的自身炎性反应，表现为吞噬细胞活化，产生前炎性因子 IL-1、IL-6、IL-18 及 S100 蛋白，以及相关通路过度激活；同时 NK 细胞或 T 细胞相关基因通路下调，引起临床多系统炎性反应。约 10% 左右的 sJIA 将并发巨噬细胞活化综合症（MAS）。Thl/Th2 细胞以及 Thl7/Treg 细胞免疫失衡，Treg 细胞减少，诱发 T 淋巴细胞自身抗原失耐受，出现关节滑膜炎症，T 细胞激活及 TNF-α 过度释放仍是 pJIA 及 oJIA 致病的关键。

4. **其他**　如精神因素、外伤、吸烟、疫苗接种、气候等均可成为 JIA 的触发因素。母亲吸烟和孕期感染是子代发生多关节型 JIA 的危险因素。

【病理】

1. **JIA 关节病理改变**　以慢性非化脓性滑膜炎为特征，受累滑膜的滑膜绒毛肥大，滑膜衬里细胞层的细胞增生。滑膜下组织充血，滑膜组织及绒毛增生肥大、水肿，大量血管内皮细胞增生，淋巴细胞、单核细胞和浆细胞浸润，滑膜细胞坏死、糜烂，纤维样沉积，进一步发展导致血管翳形成及关节软骨的进行性侵蚀和破坏，关节软骨、韧带及肌腱中胶原基质侵蚀，使关节腔破坏、关节面融合，进而发生纤维化性强硬甚至骨化，致使关节功能完全丧失。

2. **皮疹**　是 sJIA 的重要特征之一，病理改变为皮下组织毛细血管及小静脉周围大量淋巴细胞及少量单核细胞浸润，严重部位出现以中性粒细胞浸润为主的血管周围炎表现，免疫组化可见内皮黏附受体和促炎因子 S100 蛋白、MRP8 和 MRP14 的显著表达。

3. **其他**　对胸膜、心包和腹腔的浆膜面活检可能表现为非特异性纤维性浆膜炎；淋巴结活检常提示非特异性滤泡增生；肝脏病理主要可见门静脉周围非特异炎症细胞聚集和 Kupffer 细胞增生。少数 JIA 合并眼葡萄膜炎，出现虹膜睫状体炎、巩膜炎、眼色素层炎或角膜结膜炎，导致角膜软化穿孔。间质性肺病变呈慢性经过，需要与相应感染性疾病相鉴别。

二、诊断与鉴别诊断

【JIA 分型】

根据儿童慢性关节炎的历史沿革，列表显示主要的几种分型方法及其特点（表 1-2-1）。因为 2018 年 PRINTO 分型尚处于全球大规模临床验证中，本书以下内容主要根据 2001 年 ILAR 分型方法展开。

表 1-2-1　儿童慢性关节炎的主要分型比较

来源	ACR（1986 年）	EULAR（1977 年）	ILAR（2001 年）	PRINTO（2018 年）*
命名	幼年类风湿关节炎（JRA）	幼年慢性关节炎（JCA）	幼年特发性关节炎（JIA）	幼年特发性关节炎（JIA）
亚型数目	3 种	6 种	7 种	6 种

来源	ACR（1986 年）	EULAR（1977 年）	ILAR（2001 年）	PRINTO（2018 年）*
起病年龄	<16 岁	<16 岁	<16 岁	<18 岁
关节炎病程	≥6 周	≥3 个月	≥6 周	≥6 周
分型	1．多关节型关节炎：≥5 个炎症性关节 2．少关节型关节炎（少关节疾病）：<5 个炎症性关节 3．全身型关节炎：关节炎及特征性发热	1．少关节型关节炎：<5 个关节 2．多关节型关节炎：>4 个关节，类风湿因子阴性 3．全身型关节炎：关节炎及特征性发热 4．幼年类风湿性关节炎：>4 个关节，类风湿因子阳性 5．幼年强直性脊柱炎 6．幼年银屑病性关节炎	1．全身型关节炎 2．少关节型关节炎 　a．持续型 　b．扩展型 3．多关节型关节炎（类风湿因子阴性） 4．多关节型关节炎（类风湿因子阳性） 5．银屑病性关节炎 6．与附着点炎症相关的关节炎 7．未分化关节炎 　a．不符合以上任一类型 　b．符合以上一个以上类型	1．类风湿因子阳性关节炎 2．与附着点炎症/脊柱炎相关的关节炎 3．全身型 4．早发 ANA 阳性关节炎 5．其他关节炎 6．未分型关节炎
除外其他疾病	是	是	是	是

注：* 该分型方法尚在临床验证阶段；ACR（the American College of Rheumatology）美国风湿病学会、EULAR（European League against Rheumatism）欧洲抗风湿病联盟、ILAR（International League of Associations for Rheumatology）国际风湿病联盟、PRINTO（the Pediatric Rheumatology International Trials Organization）国际儿童风湿病试验组织、JRA（juvenile rheumatoid arthritis）幼年类风湿关节炎、JCA（juvenile chronic arthritis）幼年慢性关节炎、JIA（Juvenile idiopathic arthritis）幼年特发性关节炎、ANA（antinuclear antibody）抗核抗体。

【JIA 临床表现】

1. 一般表现　JIA 患者可伴发热、厌食、疲乏、活动下降、体重减轻等表现。sJIA 患者全身症状较明显，发热是其主要表现，呈间歇热或弛张热，部分表现为烦躁、食欲不振，病程长者可出现贫血及生长发育落后；少关节型患者全身症状可以很轻，多数只表现为关节疼痛，甚至关节疼痛和僵硬也可能不明显；多关节型患者常有多关节疼痛和僵硬，在初诊或处于活动期时，容易伴乏力、低热、厌食、生长障碍及体重减轻等。

2. 关节表现　不同亚型关节受累部位及程度不一。如未经规范诊治，关节病变大部分呈反复发作，渐进性加重，慢性炎症可持续数周或数月，部分发生肌肉和肌腱缩短而致关节屈曲挛缩，局部强直或成角畸形，部分甚至完全丧失关节功能。

多关节型 JIA 患者的关节炎常较突出，任何关节均可能受累，多呈对称性分布，表现为关节轻到中度疼痛及肿胀，可伴局部发热及活动受限，主要以膝关节、踝关节、腕关节及指间关节最易受累，偶可伴晨僵。随炎症进展可出现骨侵蚀、关节间隙丧失，甚至关节强直，查体时有压痛、拒按。关节肿胀可能由于关节周围软组织水肿、关节内积液或滑膜肥大引起，但累及脊柱、髋关节和骶髂关节时临床上不易发现，踝关节、距下关节和跗骨间关节肿胀也较难界定，常需借助超声或 MRI 检查帮助确定关节肿胀的部位及程度。

少关节型 JIA 患者在关节炎症活动期存在局部充血肿胀、生长因子过度分泌可导致骨化中心发育加速，患肢过度生长，而在炎症后期部分患者骨骺过早融合导致骨长度缩短，导致患者出现显著的下肢不等长（LLD），双侧可相差 >1～2cm 以上。当炎症累及颞下颌关节

（TMJ）时，部分患者可出现下颌支缩短，导致小颌畸形；如仅累及单侧颞下颌关节，张口时可见下颌偏向患侧。

与附着点炎症相关的关节炎（ERA）可表现为膝关节、足跟、脊柱及下腰部疼痛，下蹲、弯腰及膝关节外展受限，活动后关节疼痛加重，休息后症状缓解，可以非对称出现。

sJIA 患者病程中可有任何数量的关节受累表现，持续活动性 sJIA 患者通常表现为膝关节、腕关节和踝关节等多关节受累；约一半 sJIA 患者会累及颈椎、髋关节、手部小关节以及下颌关节受累，平均随访 5 年后，约有 25% 左右发生严重的破坏性多关节炎。

3. 关节外表现　sJIA 常伴持续发热，多呈弛张热或稽留热型，发热时常伴典型风湿性皮疹，呈短暂的非固定性红斑，也可呈多形性，一般随体温升降而显现或隐退；皮疹常分布于躯干和近端肢体，也可能出现在面部、手掌和脚底，皮疹通常不固定，多在数小时内消失，无色素遗留。发热时常伴肌肉疼痛，热退后肌痛随之改善，一般不伴肌酶增高。

多浆膜腔积液是 sJIA 常见的临床特征之一。大约 1/3 患者存在无症状的心包积液或心包增厚，需行超声心动图检查发现，少数患者心包炎伴胸腔积液时出现胸痛及呼吸困难表现，需要心包或胸腔引流减轻症状，但极少发生心包填塞现象。多浆膜腔积液可能在 sJIA 疾病过程的任何时间发生，常伴有全身表现加重，但与 sJIA 预后无明显相关性。

sJIA 患者可伴轻到中度肝脾淋巴结肿大，肝酶增高等，较少出现急性神经系统事件。sJIA 患者如出现持续高热，伴外周血三系下降（PLT 及 WBC 下降为主）、肝酶进行性增高、凝血功能障碍等需警惕 sJIA 继发巨噬细胞活化综合症（MAS），突发惊厥、癫痫发作及颅内出血是 MAS 中枢神经系统受累的严重表现，死亡风险更高。sJIA 继发巨噬细胞活化综合症详见本节后附录。

JIA 可继发各类慢性肺疾病（CTD-ILD），包括弥漫性间质纤维化、间质性肺疾病（interstitial lung disease，ILD）、肺纤维化、肺动脉高压（pulmonary arterial hypertension，PAH）、肺泡蛋白沉积症（pulmonary alveolar proteinosis，PAP）或内源脂质性肺炎（endogenous lipoid pneumonia，ELP）等。这类慢性肺疾病往往缺乏特异性表现，通过肺部影像学检查（HRCT）发现，重症可出现乏力、活动后呼吸增快、口唇及手指发绀等。与原发病长期活动，治疗不规范等可能有关。规律随访，定期行肺部 CT 及肺功能检查可早期发现，给予针对 JIA 及肺疾病的双达标治疗可改善患者预后。

少关节型 JIA 发生慢性无症状性前葡萄膜炎（uveitis，UV）的比例约占 JIA 葡萄膜炎的一半以上，大约 15% 到 20% 的 RF 阴性多关节型患者并发 UV 比例仅次于 oJIA，约占所有 JIA 葡萄膜炎的 20%。患者起病年龄小、ANA 阳性是发生葡萄膜炎的危险因素。初期以双眼前葡萄膜炎为主，反复加重可导致全葡萄膜炎甚至失明，是导致儿童后天性眼部疾患的重要原因。

类风湿结节是 pJIA 患者常见的关节外征象，大约 30% 的 RF 阳性多关节炎患者在发病第一年内查体可发现，结节常出现于尺骨鹰嘴远端，以及其他骨隆起和压力点、屈肌腱鞘、跟腱和脚底，质硬可移动，一般无压痛，类风湿结节多提示疾病预后不良。

【实验室检查】

JIA 的诊断主要根据临床症状进行排除性综合判断，缺乏特异性的实验室检查指标，辅助检查为 JIA 的鉴别诊断、分型、疾病活动度及疗效判断方面提供重要的参考依据。

1. 血常规及急性炎症指标　sJIA 急性期外周血白细胞计数增高，以中性粒细胞增高为主，可出现类白血病反应，血沉明显加快，CRP 增高，可伴轻 - 中度贫血及血小板增加。如

sJIA 急性期高热突然出现白细胞、血小板计数及血红蛋白下降，需警惕并发 MAS。部分 pJIA 可出现轻到中度白细胞、血小板增高，血沉及 CRP 增快，其他亚型 JIA 外周血象及血沉、CRP 可基本正常。

2. **免疫学指标**

（1）免疫球蛋白及类风湿因子：JIA 活动期可合并免疫球蛋白如 IgG、IgA 及 IgM 增高；患者血清类风湿因子至少两次、间隔 12 周以上呈阳性方能确定为 pJIA（RF+）；极少数 pJIA 患者采用凝集法未检测到 RF 阳性，通过更敏感的酶免疫分析法可检测到 IgM 型 RF，这类 pJIA（RF+）患者约占 JIA 总数的 15%～20%。

（2）抗核抗体：部分 oJIA 及 pJIA 可合并抗核抗体（ANA）、Ro52 等自身抗体阳性。约 42%～56% 的 RF 阳性多关节炎患者可以检测到 ANAs。合并 ANA 阳性的 JIA 有发病早、女性占优势、不对称性关节炎及并发葡萄膜炎的风险。

（3）抗环瓜氨酸肽抗体：抗环瓜氨酸肽抗体（Antibodies to cyclic citrullinated peptides, Anti-CCP antibodies, ACPA）是一类自身抗体，具有靶向含有瓜氨酸非标准氨基酸蛋白表位的特性，包括抗核周因子（APF）、抗角蛋白抗体（AKA）和抗 Sa 抗体等，是促进瓜氨酸化的一类蛋白酶，这类酶活性在炎症性关节炎中表达明显增加，临床通过监测 ACPA 阳性可以作为诊断关节炎的重要指标。然而 ACPA 与 RF 阳性并不完全一致，与其他 JIA 亚型相比，ACPA 在 pJIA（RF+）型患者中更为常见（约占 57%～90%）；在 pJIA（RF-）型及其他 JIA 亚型患者中 ACPA 阳性分别约占 17% 和 6%。ACPA 与 JIA 疾病严重程度和影像学所证实的关节损害相关，具有判断疾病预后的重要意义。

（4）其他自身抗体：已经在少数 pJIA（RF-）型患者中发现了抗氨基甲酰化蛋白（anticarbamylated protein, anti-CarP）抗体，在约 47.5% 的 ACPA 和 pJIA（RF-）型儿童中存在抗突变型瓜氨酸波形蛋白（Antimutated citrullinated vimentin, anti-MCV）抗体。这些抗体的临床意义目前尚不清楚。

总之，血清 ANA、ACPA 及 RF 阳性有助于 JIA 的诊断，同时也是评估 JIA 预后不良的重要依据，与关节炎疾病的活动、残疾、放射学关节间隙狭窄和骨侵蚀等有关。

3. **生化指标** JIA 急性期血清补体、铁蛋白、纤维蛋白原和 D-Dimer 水平可明显升高，提示疾病所处炎症状态。如血清铁蛋白及肝酶（AST、LDH）迅速升高、甘油三酯增高、凝血象异常（纤维蛋白原下降），结合血常规三系（尤其血小板）下降，有助于 sJIA 伴发 MAS 的诊断。血清中炎症性细胞因子（如 IL-1、IL-6、IL-8、IL-10、IL-17、TNF-a、IFN-r 等）检查一定程度上有助于 JIA 的鉴别及了解炎症反应程度。

4. **滑膜液分析** 关节液分析及滑膜组织学检查有助于鉴别 JIA 与感染性关节炎。JIA 患者关节滑膜液分析显示为非特异性炎症反应，可表现为以淋巴细胞为主的浸润，滑液中蛋白质水平及多核细胞数显著低于感染性关节炎。

5. **影像学检查**

（1）X 线检查：早期 X 线检查可显示骨关节周围软组织肿胀，晚期可见骨质疏松、关节腔隙变窄、骨侵蚀、关节面骨融合及关节破坏等。关节间隙变窄和骨侵蚀一般发生在起病后的 1 到 2 年内，最常见的部位为手腕关节、掌指关节、踝关节及肩关节，RF 阳性多关节炎患者发生腕关节骨侵蚀和软骨侵蚀更常见，亦更易发生寰枢椎半脱位；RF 阴性多关节炎患者髋关节损伤更常见。

（2）MRI 检查：肌肉、骨骼及关节的 MRI 检查可更早期发现关节周围肌肉水肿、关节滑膜增厚、软骨血流改变、骨髓水肿及骨质破坏等病变,已逐渐成为 JIA 早期筛查的重要手段之一。

（3）超声检查:关节超声检查可早期发现关节腔积液及滑膜增厚,血供改变,因为更加便捷,已逐渐成为 JIA 肌肉骨骼的常规检查,可提供一定程度的鉴别诊断及治疗后疗效评价的依据,但依赖于超声科医生的经验判断。

（4）肺部 HRCT 检查:可了解 JIA 合并肺部病变的程度及范围。RF 阳性多关节炎患者可出现典型的间质性肺炎和闭塞性细支气管炎（BO）改变,呼吸道上皮破坏,炎性细胞和黏液阻塞细支气管,细支气管纤维化和闭塞。在 BO 伴机化性肺炎（BOOP）中,呈充气不均、条索状及网格状等慢性间质性炎症改变。

6. **骨密度检测** 多数 JIA 患者存在明显的骨量下降,尤其多关节型 JIA、或 sJIA 活动期、疾病活动度高及接受大剂量糖皮质激素治疗期间,均是导致骨量减少的重要原因。早期诊断、规范治疗、快速控制疾病活动性、适当增加户外活动、及时补充钙剂及骨化醇,动态监测骨密度,可起到预防和改善骨量下降。

7. **其他** 初诊 JIA 时需结合尿 VMA 检查、四肢长骨摄片、骨髓细胞学检查、必要时淋巴结等病理活检,以除外白血病、淋巴瘤、腹膜后肿瘤等儿科常见肿瘤性疾病。行眼科检查了解眼部病变受累情况。伴有肺部实质疾病的患者必要时行纤维支气管镜甚至肺活检,本病以淋巴细胞浸润为主,肺泡间隔增厚,可见淋巴滤泡、生发中心、浆细胞和组织细胞浸润等典型间质性肺炎和闭塞性细支气管炎改变。考虑肺间质病变时需结合肺功能尤其弥散功能检查。

【分类诊断与鉴别诊断】

1. **分类诊断** JIA 是一组异质性疾病,因为缺乏特异性实验室指标,目前诊断需依靠临床特点进行排除性诊断。根据 2001 年 ILAR 标准,JIA 定义为 16 岁以下起病,不明原因持续 6 周以上的关节肿痛,在除外其他感染及非感染性疾病后可考虑诊断。需排除以下情况:①银屑病患者;②6 岁以上 HLA-B27 阳性的男性关节炎患者;③家族史中一级亲属患有 HLA-B27 相关的疾病（强直性脊柱炎、与附着点炎症相关的关节炎、急性前葡萄膜炎或骶髂关节炎）;④类风湿因子间隔 3 个月以上两次阳性;⑤全身型 JIA。

本病具有极强的异质性,不同亚型临床表现及分类标准各异。JIA 各型分类标准见表 1-2-2。

表 1-2-2 幼年特发性关节炎（JIA）分类诊断标准（2001,ILAR）

类型	定义	分类标准	除外条件
全身型幼年特发性关节炎（SJIA）	每日间歇发热至少 2 周以上,伴有关节炎,同时伴随以下一项或更多症状	（1）短暂的、非固定的红斑样皮疹 （2）全身淋巴结肿大 （3）肝、脾肿大 （4）浆膜炎	①②③④
少关节型 JIA（持续型与扩展型）	发病最初 6 个月≤4 个关节受累。有两个亚型	（1）持续型少关节型 JIA:整个疾病过程中关节受累数<4 个 （2）扩展型少关节型 JIA:病程 6 个月后关节受累数达≥5 个	①②③④⑤
多关节型（RF 阴性）	发病最初 6 个月≥5 个关节受累,类风湿因子阴性		①②③④⑤

续表

类型	定义	分类标准	除外条件
多关节型（RF 阳性）	发病最初 6 个月 ≥5 个关节受累，并且在最初 6 个中伴最少间隔 3 个月 2 次以上类风湿因子阳性		①②③⑤
与附着点炎症相关的关节炎（ERA）	关节炎合并附着点炎症，或关节炎或附着点炎症，伴有下列情况中至少 2 项	（1）骶髂关节压痛或炎症性腰骶部及脊柱疼痛 （2）HLA-B27 阳性 （3）6 岁以上发病的男性患者 家族史中一级亲属有 HLA-B27 相关的疾病 急性（症状性）前葡萄膜炎	①④⑤
银屑病性关节炎	1 个或更多关节炎合并银屑病，或关节炎合并以下任何 2 项：	（1）指 / 趾炎 （2）指甲凹陷或指甲脱离 （3）家族史中一级亲属有银屑病	②③④⑤
未分类的幼年特发性关节炎	不符合上述任何一项或符合上述两项以上类型的关节炎		

注：①银屑病患者；②6 岁以上 HLA-B27 阳性的男性关节炎患者；③家族史中一级亲属患有 HLA-B27 相关的疾病（强直性脊柱炎、与附着点炎症相关的关节炎、急性前葡萄膜炎或骶髂关节炎）；④类风湿因子间隔 3 个月以上两次阳性；⑤全身型 JIA。

（1）全身型幼年特发性关节炎（systemic onset JIA，sJIA）

定义：每日发热至少持续 2 周以上，伴有关节炎，同时伴随以下一项或更多症状：①短暂的、非固定的红斑样皮疹；②淋巴结肿大；③肝或脾肿大；④浆膜炎：如心包炎、胸膜炎等。

应排除上述注释中的①②③④。

本型可发生于任何年龄，但以 5 岁前居多，多呈弛张高热，每天体温波动在 36～41℃；皮疹特点为随体温升降而出现或消退；关节症状为关节痛或关节炎，常在发热时加重，热退后减轻。约 10% 的全身型 JIA 可伴肝损害、出血及神经系统症状，发生巨噬细胞活化综合症（microphage activation syndrome，MAS），危及生命。

（2）少关节型幼年特发性关节炎（Oligoarticular JIA）

定义：发病最初 6 个月有 1～4 个关节受累。分两个亚型：①持续型少关节型 JIA：整个疾病过程中关节受累在 4 个及以下；②扩展型少关节型 JIA：病程 6 个月后关节受累数≥5 个。

应排除上述注释中的①②③④⑤。

本型多见于女孩，多在 5 岁前起病，常见大关节受累，非对称性，预后较好。约 20%～30% 伴慢性虹膜睫状体炎而致视力下降。

（3）多关节型幼年特发性关节炎（类风湿因子阴性型）（polyarticular JIA，RF−）

定义：发病最初 6 个月有≥5 个关节受累，类风湿因子阴性。

应排除上述注释中的①②③④⑤。

本型可发生于任何年龄，以 1～3 岁和 8～10 岁女性多见，受累关节多为对称性，部分患者出现严重关节炎。

（4）多关节型幼年特发性关节炎（类风湿因子阳性型）（polyarticular JIA，RF+）

定义：发病最初 6 个月有 ≥5 个关节受累，至少间隔 3 个月 2 次或以上类风湿因子阳性；应排除上述注释中的①②③⑤。

本型多见于女孩，与成人类风湿关节炎（rheumatoid arthritis，RA）相似，关节症状严重，严重者发生关节强直变形。

（5）银屑病性幼年特发性关节炎（psoriatic JIA）

定义：关节炎合并银屑病，或关节炎合并以下最少 2 项：①指 / 趾炎；②指甲凹陷或甲沟炎；③家族中一级亲属有银屑病。

应排除上述注释中的②③④⑤。

本型罕见，女孩居多，表现为一个或几个关节受累，多为不对称性，部分患者有指甲凹陷，常有银屑病家族史。

（6）与附着点炎症相关的幼年特发性关节炎（Enthesitis Related JIA，ERA）

定义：关节炎和附着点炎，关节炎或附着点炎症伴有下列情况中至少 2 项：①骶髂关节压痛和 / 或炎症性腰骶痛；②HLA-B27 阳性；③一级亲属中有 HLA-B27 相关疾病家族史（强直性脊柱炎、与附着点炎症相关的关节炎、骶髂关节炎伴炎症性肠病，反应性关节炎，急性前葡萄膜炎）；④急性症状性前葡萄膜炎；⑤男孩 6 岁以上患关节炎。

应排除上述注释中的①④⑤。

本型多有家族史，多见于 6 岁以上男孩，常以四肢关节炎为首发症状。可有反复发作的急性虹膜睫状体炎，以及跟腱与跟骨附着处炎症而致的足跟疼痛。

（7）未分化的关节炎（undifferentiated arthritis）：不符合上述任何一项或符合上述两项以上亚型的关节炎。

【鉴别诊断】

JIA 主要的临床表现是持续发热及慢性关节滑膜炎，由此需要从感染及非感染两方面去鉴别发热及关节炎的原因。

（1）感染性疾病：以持续发热为主要表现时，需注意与以下疾病鉴别。

首先，细菌感染如败血症、脓毒症等全身感染性疾病，常具有发热、乏力、食欲下降、神萎等感染中毒症状，结合血常规白细胞增高，中性粒细胞增高为主，血培养阳性可诊断，抗生素治疗有效。其次，特殊病原感染如结核、真菌、寄生虫感染等，这类患者均可伴发热、多汗、体重不增或下降等感染中毒症状，需要仔细询问有无结核接触史、长期慢病或激素类免疫抑制剂使用史，以及有无疫区活动史等，进一步作 PPD 试验、胸部 CT、以及相关病原学检查，必要时行宏基因二代测序等助诊。

以慢性关节滑膜炎为主要表现时，需注意与感染性关节炎鉴别：

首先需鉴别化脓性关节炎：如关节局部发红、肿胀、发热、疼痛及活动受限明显，伴神萎、乏力等全身感染中毒症状时，需警惕化脓性关节炎，该病一般为单关节受累，抗感染治疗有效，但需注意累及骨髓炎时抗菌药物的疗程应足够。详见本章第三节。其次需除外其他感染性关节炎：如伴全身结核感染症状，同时有相关骨关节侵蚀等证据时，需考虑结核性关节炎；此外，寄生虫感染后关节炎需行相关病原学检查，必要时关节穿刺液培养可检出相应病原菌。同时，需除外反应性关节炎：一般在呼吸道、消化道或泌尿生殖系感染后出现，可累及关节、眼部及泌尿系，出现发热、关节痛或关节炎、眼部红肿以及尿痛等症状，随感染控制后症状可自行缓解，通过其自限的病程和相关的感染表现与 JIA 相鉴别。Poncet 病（反应性多关节炎合并结核病）有时可以与 pJIA（RF-）相似。详见本章第二节。

（2）非感染性疾病：以发热为主要表现时，需注意与其他风湿性疾病，以及自身炎症性疾病鉴别；以慢性关节滑膜炎起病时，应注意与风湿性关节炎及其他单基因骨关节病相鉴别。

1）其他风湿性疾病：如系统性红斑狼疮（SLE）、幼年皮肌炎（JDM）、混合性结缔组织病（MCTD）等，均可能出现长程发热及炎症指标增高，结合其他特异临床特征加以鉴别，如伴典型面部蝶形红斑及多系统受累、ANA 及抗 dsDNA 抗体阳性、补体下降等提示 SLE；如出现典型面部向阳疹、肌无力及关节炎，检查肌酸激酶（CK）增高、肌电图异常等可以鉴别JDM。

2）自身炎症性疾病（autoinflammatory diseases，AIDs）：AIDs 的定义是一组临床以发热、皮疹、骨关节炎，部分伴免疫缺陷为主要表现的非感染性炎症性疾病，其本质是因固有免疫系统缺陷或紊乱引起的，以反复或持续炎症反应为特点（急性期反应物升高）、缺乏适应性免疫系统参与（缺乏自身反应性 T 细胞和自身抗体）的全身炎症反应。广义 AIDs 包括 40 余种单基因疾病，以及部分多基因自身免疫性疾病，如 sJIA、成人 Still 病（AOSD）、白塞病（BS）、克罗恩病和银屑病等；狭义的 AIDs 主要指基因突变引起编码蛋白发生改变，固有免疫失调的单基因遗传病。该类疾病临床表现复杂多样，存在多种炎症信号通路异常。

对 AIDs 疾病的预警是近年来研究的热点：对于小年龄儿童（≤5 岁）起病，不明原因反复发热，伴有以下两项及以上者：反复皮疹；关节痛 / 炎；口腔溃疡；反复胸痛或腹痛；肺间质病变；反复头痛 / 呕吐、智力减退；结膜炎、虹膜睫状体炎等眼部病变；不明原因耳聋；不明原因肝脾和淋巴结肿大；炎症指标（WBC、N、CRP、ESR）反复升高，排除其他风湿免疫性疾病、感染和肿瘤，应考虑 AIDs 可能。

按照炎症因子通路分类常见炎性小体疾病（如 IL-1 信号通路疾病）、干扰素（IFN）信号通路疾病、NF-κB 信号通路疾病等。常见 AIDs 有 NLRP3 相关自身炎症性疾病（CAPS）、家族性地中海热（FMF）、慢性非细菌性骨髓炎（CRMO / CNO）、周期性发热 - 阿弗他口炎 - 咽炎 - 淋巴结炎（PFAPA）、Blau 综合征（NOD2 缺陷）及 DADA2（ADA2 缺陷）等。当患者起病年龄小、复发性和周期性发热、伴全身症状和多系统炎症表现、发作期急性反应物升高而缓解期正常，结合阳性家族史，需考虑 AIDs 可能，建议行基因检测明确诊断。AIDs 主要治疗药物有糖皮质激素、非甾体类抗炎药、免疫抑制剂和生物制剂，早识别、早诊断早治疗，减少脏器损伤及淀粉样变等并发症，可改善患者远期预后。

3）急性风湿热所致风湿性关节炎（Rheumatic arthritis）：A 组 β 溶血性链球菌咽炎后的急性风湿热以急性、疼痛性、非侵袭性和游走性多关节炎为特征，也可出现单关节炎或非游走性关节炎等不典型表现。本病多数以游走性大关节受累为主，心肌炎发病率高，血沉和抗 O 滴度均升高，一般不遗留关节畸形及功能障碍。

4）进行性假性类风湿发育不良（PPD）：是一种罕见的由 WISP3 突变导致的常染色体隐性遗传性软骨发育不良疾病，主要表现为进行性骨关节僵硬，关节膨大、畸形及活动受限，临床表现与 pJIA 相似但缺乏主观疼痛感受。实验室检查包括血沉、CRP、类风湿因子等均无异常。影像学检查通常提示全身多骨干骺端膨大、关节间隙变窄，基因检查有助于诊断。

5）肿瘤：恶性肿瘤病灶一般累及骨骼而不是关节，但骨或滑膜的恶性浸润可以出现多关节炎表现。淋巴母细胞白血病浸润到滑膜可出现关节肿胀。在初诊 JIA，尤其是长程发热考虑 sJIA，或伴严重夜间骨痛等表现时，常需要经过骨髓检查、必要时淋巴结活检等除外白血病、淋巴瘤等血液系统及全身肿瘤性疾病。

6）其他：呼吸道感染后并发的急性关节滑膜炎病程一般不超过 1～3 个月，且休息后大多可完全缓解。如滑膜炎反复发作病程超过 3 月以上，且查体时存在关节活动受限，关节影像（超声或 MRI）提示明显滑膜增厚强化时，应注意与 JIA 相鉴别。此外还包括与炎症性肠病相关的关节炎、关节过度活动综合征、家族性肥大性滑膜炎、Turner 综合征、复发性多软骨炎（CRMO）、特发性多中心骨溶解症（MCTO）等均需要与 JIA 鉴别。

三、治疗决策

（一）治疗

近年来对 JIA 的治疗原则提倡达标治疗（Treat to target，T2T），具体分为近期目标及远期目标。其中近期目标在于减轻发热及关节疼痛，缓解患者临床症状，尽量在 3～6 个月内使病情稳定；远期目标为控制疾病活动及复发，减少致残，管理全身并发症，改善患者生存质量，促进正常的身心发展。主要治疗包括早期合理地使用药物治疗、结合物理和作业疗法，促进健康的生活方式，优化营养、体育活动和减轻压力。

1. **一般治疗** 初诊 JIA 急性期建议休息，待发热、关节肿胀疼痛等症状缓解后可适当运动。同时注意加强营养，适当选择体育疗法、物理疗法、心理治疗等在疾病治疗过程中具有重要作用。此外，部分 JIA 亚型需定期进行眼科检查及早发现虹膜睫状体炎等眼部疾患。

2. **药物治疗**

（1）非甾体类抗炎药（non-steroidal anti-inflammatory drugs，NSAIDS）：NSAIDs 药物是 JIA 的治疗首选，可迅速缓解发热症状，减轻关节疼痛及肿胀，但不能延缓关节破坏。可选择口服萘普生[7.5～15mg/(kg•d)，分 2～3 次/d]、布洛芬[20～40mg/(kg•d)，分 2～4 次/d]或双氯芬酸[2～3mg/(kg•d)，分 2～3 次/d]，注意不联合使用一种以上的 NSAIDs 药物，病情改善后可停用。药物使用期间，注意患者胃肠道反应，定期监测血常规及肝功能。

（2）缓解病情抗风湿病药（disease-modifying antirheumatic drugs，DMARDS）：可稳定病情、减少关节破坏与致残率，但这类药物发挥作用较慢，需数周至数月方能起效。在排除禁忌证的情况下，确诊后关节炎症明显者应早期接受 DMARDs 药物治疗。推荐将甲氨蝶呤作为首选，可以口服或皮下注射，推荐剂量每周 10～15mg/m²，次日服用叶酸 5mg 对抗其不良反应；如未达到满意治疗反应，MTX 可以增加到 15～20mg/(m²•周)，高剂量优先选择肠外途径给药。

来氟米特（LEF）作为 MTX 的替代药物，目前尚无儿童推荐剂量相关的指南共识。国内专家共识推荐剂量为：①体重 <20kg 患者，负荷量 100mg q.d. 后，维持量 10mg q.o.d.；②体重 20 至 40kg 患者，负荷量 100mg q.d.，连用 2 天后，维持量 10mg q.d.；推荐年长儿常规剂量为 0.3mg/(kg•d)，连续应用 4 周以上，同时密切注意感染、胃肠道反应和肝损害的发生。对 MTX 和 LEF 无反应或不耐受的 pJIA 患者，可以考虑使用柳氮磺胺吡啶（salazosulfapyridine，SASP），但对磺胺过敏者、2 岁以下儿童禁用，可能会导致核黄疸。用量从 30mg/(kg•d) 开始，逐渐加量至 30～50mg/(kg•d)，最大剂量不超过 2g/d，分 2～3 次口服，有助于减少不良反应，一般 4～8 周起效，治疗 4 个月仍无效则应停药。

羟氯喹（HCQ）已被证实对 JIA 有效。推荐剂量每天 5～6mg/kg，可用于疾病早期和轻度活动 JIA，要注意药物所致的视网膜病变，建议每 6～12 月进行 1 次眼科随访。

（3）糖皮质激素：对 NSAIDs 治疗无效的 sJIA 可加泼尼松口服或静脉，体温控制后即逐渐减量至停药。一般不建议全身应用激素治疗 pJIA 及 oJIA 患者,仅在 NSAIDs 及 DMARDs 药物治疗后关节炎仍活动情况下,可短暂加用小剂量糖皮质激素口服,症状缓解后尽快减停。单个病变关节腔内可考虑激素局部注射治疗,合并前葡萄膜炎时可局部应用激素眼药水,全葡萄膜炎时需联合全身激素应用。

对于重症患者,如 sJIA 合并心包炎、或存在 MAS 风险,建议早期应用静脉甲泼尼龙冲击治疗(15～30mg/(kg•d),最大量 1g),连续 3 天以控制全身炎症反应。激素冲击后序贯口服泼尼松或甲泼尼松龙(1～2mg/(kg•d)),最大量每日 60mg,单次或分次服用。全身应用糖皮质激素可作为 sJIA 的起始治疗,待疾病稳定后逐渐减量至最小剂量(泼尼松 <0.25mg/kg•d)或停药。具体激素的减量方案应个体化调整。

(4)其他免疫抑制剂:重症 sJIA 及合并 MAS 患者可选用环孢素、VP16、环磷酰胺等。其他如白芍总苷、正清风痛灵等中药制剂可作为 JIA 的辅助治疗。

(5)生物制剂:如非全身型 JIA 患者存在以下预后不良因素:RF 或 ACPA 阳性、中轴关节受累、早期骨侵蚀、疾病高度活动等。以及 sJIA 患者存在持续高水平炎症性指标(如 ESR 或 CRP≥100mm/h),建议早期使用生物制剂联合非生物 DMARDs 治疗,根据不同亚型 JIA 可选择不同类型生物制剂。

JIA 常用生物制剂包括:TNF-α 拮抗剂如依那西普、英夫利昔单抗、阿达木单抗等,IL-6 受体拮抗剂(托珠单抗)、IL-1 受体拮抗剂(阿那白滞素)、选择性共刺激调节剂(阿巴西普),及小分子药物 JAK 抑制剂等,除 IL-1 受体拮抗剂外,国内均有应用。(表 1-2-3)

表 1-2-3 JIA 常用生物制剂作用靶点及用法

生物制剂	靶点	用法
阿达木单抗 (adalimumab, ADA)	TNF-α	24mg/(m²•次)(最大单次剂量不超过 40mg) 每 2 周 1 次,皮下注射
依那西普 (etanercept, ETN)	TNF-α TNF-β	0.8mg/(kg•次)(每周 1 次)或 0.4mg/(kg•次)(每周 2 次) 最大单次剂量不超过 50mg,皮下注射
戈利木单抗 (golimumab, GLM)	TNF-α	>2 岁,体重 <40kg:30mg/(m²•次),每 4 周 1 次; >2 岁,体重 >40kg:50mg/ 次,每 4 周 1 次;皮下注射
托珠单抗 (tocilizumab, TCZ)	IL-6	pJIA >2 岁,体重 <30kg 10mg/(kg•次),每 4 周 1 次; >2 岁,体重≥30kg 8mg/(kg•次),每 4 周 1 次; sJIA >2 岁,体重 <30kg 12mg/(kg•次),每 2 周 1 次; >2 岁,体重 >30kg 8mg/(kg•次),每 2 周 1 次; 静脉注射
阿那白滞素(anakinra)	IL-1	2mg/(kg•d),最大单次剂量不超过 100mg,皮下注射
卡那单抗 (canakinumab)	IL-1	≥2 岁:4mg/(kg•次)(最大单次剂量不超过 300mg),每 4 周 1 次,皮下注射
阿巴西普 (abatacept,ABT)	CD80/86	10mg/(kg•次),前 3 次每 2 周 1 次,之后每 4 周 1 次,静脉注射

(6)各型 JIA 具体药物选择方案建议

1)sJIA:推荐首选 NSAIDs,合并关节炎症状者同时加用 MTX 长期口服。如果治疗 1 周发热症状无缓解,建议加用皮质激素口服或静脉,热退即开始逐渐减量,尽量 3～6 个月内停用激素。如 sJIA 患者应用激素仍不能控制的发热,或当激素减量时体温仍反复波动者，以及合并相关预后不良因素时，建议加用生物制剂（IL-6 受体拮抗剂），剂量见表 1-2-3。对于 IL-6 无效患者，选择 IL-1 单克隆抗体可以取得显著抗炎效果。

2）sJIA 合并 MAS：推荐首选大剂量静脉注射甲泼尼龙连续 3 天，同时密切监测血清铁蛋白、血小板、甘油三酯、纤维蛋白原等，评估 MAS 改善情况，必要时可以重复 MP 冲击，或加用环孢素口服，注意监测血药浓度；如仍未缓解，必要时选择依托泊苷注射液或 VP16 静脉输注。国内有使用 IL-6 拮抗剂治疗 sJIA 合并 MAS 的报道，尚需大样本资料进一步验证。具体治疗选择见 MAS 附录。

3）pJIA 或 oJIA 扩展型：确诊后即使用 NSAIDs 联合 MTX 治疗。近年来推荐确诊后，如合并预后不良因素者，即早期应用以抗 TNF 为主的生物制剂，可以单用或与传统 DMARDs 联合使用。抗 TNF 药物可选择抗体受体融合蛋白依那西普或阿达木单抗，具体剂量见表 1-2-3。

除 TNF 以外的生物制剂，包括抗 IL-6 抗体（托珠单抗）、共刺激抑制剂（阿巴西普）、B 细胞抑制剂（利妥昔单抗）和炎症信号通路 JAK 抑制剂（托法替尼）等，已成为越来越多的 pJIA 及 oJIA 的治疗选择。生物制剂联合非生物 DMARDs，对 JIA 患者的早达标治疗起到极大的助力作用。

4）ERA 及银屑病性关节炎：与 pJIA 及 oJIA 类似，确诊后需加用 DMARDs 药物，推荐选择柳氮磺吡啶（SASP），剂量同前述，治疗 4 个月仍无效则应换用 MTX（剂量及用法同前）。如 ERA 初诊即合并预后不良因素，尤其是髋关节及骶髂关节受累时，建议早期加用生物制剂，首选 TNF 拮抗剂，用法用量参考 pJIA。针对银屑病性关节炎，近年来新的生物制剂如 IL-12/23 拮抗剂（乌司奴单抗）、IL-17a 抗体（司库奇尤单抗、依奇珠单抗）等，用于传统药物治疗失败或无法耐受的银屑病，或银屑病型关节炎的皮疹及关节炎等临床症状的改善及延缓放射学进展均有较好疗效。

5）其他类型 JIA：针对反复单个关节受累的 oJIA，在保证 NSAIDs 及 MTX 治疗基础上，建议关节局部穿刺及局部激素注射，但对操作者要求较高，且关节腔穿刺有致局部感染、皮下坏死等不良反应风险，近年来运用生物制剂治疗增多，关节穿刺及注射已渐减少。

3. 运动康复或外科手术 JIA 患者根据关节受累的范围及程度，选择性参加体育活动是有益的。关节物理疗法及功能复健可维持和恢复关节功能，预防畸形及残疾发生。如已发生药物及康复训练不能改善的关节残疾时，需结合外科矫形手术尽可能改善关节功能。针对合并肺病变者实施有氧训练，进行呼吸康复等可能提高体能，改善患者生活质量。

（二）预后

JIA 患者预后总体良好，因疾病异质性强，不同 JIA 亚型之间远期预后各不相同。

sJIA 的急性期表现持续时间长短不一，数月至持续数年。约 40% 的 sJIA 患者主要表现为单相病程，在治疗后可完全好转，约一半 sJIA 患者疾病呈多相病程。大约 10% 左右 sJIA 在发热极期合并 MAS，导致肝功能、神经系统及凝血功能异常，是 sJIA 致命的并发症。pJIA（RF+）患者关节症状可迁延不愈，出现进行性骨关节破坏，部分可遗留关节畸形或永久关节功能丧失；部分 oJIA 患者伴眼部葡萄膜炎，是儿童视力下降甚至失明的重要原因。JIA 患者主要死因是糖皮质激素治疗相关感染，以及肾脏淀粉样变性等，随着近年来生物制剂及小分子药物的运用，激素使用率及用量均显著下降，目前 JIA 疾病相关死亡率已经降至 0.5% 以下。

四、常见问题和误区防范

1. JIA 的诊断缺乏金标准，极易误诊或漏诊

因为本病异质性极强，诊断主要依靠临床表现，以及实验室检查排出感染及肿瘤相关疾病。在临床上，对于长程发热原因不清者，需要启动相应的排查流程。如果实践中考虑不周，遗漏特殊病原排查，或者遗漏肿瘤相关检查，以及罕见自身炎症性疾病相关的基因检查，都可能会造成误诊或漏诊。有时把特殊的真菌感染或者结核感染当作 sJIA，不恰当使用糖皮质激素造成原发病感染加重，在临床上还屡有发生。

误区防范：在初诊 JIA 时，需要按照发热待查，或者关节炎待查的方向，结合患者的年龄、性别、热型、热程，关节炎的部位、疼痛性质，有无皮疹、浆膜炎及全身感染中毒症状等，从仔细的病史询问、详细的体格检查、前期对抗感染或激素的治疗反应等进行综合分析，选择必要的实验室检查，如有必要，进行全面的病原学筛查，以及骨髓细胞学检查，关节影像学检查等进行排查，避免误诊或漏诊。

2. 诊断 JIA 后糖皮质激素的不恰当使用

临床 JIA 分型各异，对机体脏器的损害也不同，选择激素治疗需谨慎。切忌诊断后不管何种亚型，一律大剂量长疗程应用皮质激素，造成患者生长发育落后、高血压、频发感染等。

误区防范：严格按照 JIA 的分类诊断标准，进行精准的分类，科学评估疾病活动性及高危因素，采取综合性治疗手段，避免滥用激素掩盖疾病的真实情况，以及出现激素相关的严重不良反应。

3. JIA 疾病的长期管理

本病是慢性关节滑膜炎过程，诊治过程中需要确定治疗目标，在达到近期治疗目标，临床症状改善后，部分家长会认为疾病完全治愈，不遵守医嘱进行长期的专科门诊随访，导致患者的病情缓解后再次活动。

误区防范：要重视 JIA 患者的长期随访。在初次诊断时，专科医护人员需要从 JIA 疾病的发生发展、分型、疾病的进程、治疗及预后等，与患者及家长进行充分的沟通，让家长充分认识到孩子的疾病过程，争取患者有良好的依从性，规律专科门诊随访；同时建议患者养成良好生活习惯，加强体育锻炼，增进体质，预防感染，减少病情反复，医患双方共同参与疾病管理，对 JIA 患者长期病情稳定，获得良好预后至关重要。

五、热点聚焦

1. 改善本病预后的关键

针对 JIA 的合并症，尤其是 sJIA 合并 MAS 的早期诊断，规范治疗。

巨噬细胞活化综合征（Macrophage activation syndrome，MAS）是一种严重的有潜在生命危险的风湿性疾病的并发症，可以并发于各种风湿性疾病，最常并发于 sJIA 持续发热的急性期。MAS 的原因与患者免疫细胞功能紊乱有关，巨噬细胞的增生和过度活化是 MAS 发病的基础，持续过度增生造成细胞因子如 TNF-α、IL-1、IL-6 在短期内的瀑布样释放，造成细胞因子风暴，导致 MAS 的临床特征和实验室改变。

临床主要表现为持续高热，多为稽留热，常常是 MAS 的首发症状；其次可伴肝脾和淋巴结不同程度增大、肝功能急剧恶化；出现皮肤黏膜出血现象，以及头痛、嗜睡、烦躁，甚至抽搐、昏迷等中枢神经系统症状。实验室检查提示血象三系下降（尤其血小板、白细胞）、凝

血功能障碍以及肝功能异常（ALT、AST、LDH 等增高），凝血功能异常（纤维蛋白原降低）等，同时出现血清铁蛋白增高、ESR 降低，其中血清铁蛋白增高程度往往达数千甚至上万，是 MAS 病情变化的重要指标之一。

目前临床多采用 2016 年 sJIA-MAS 分类标准做出诊断。

糖皮质激素是治疗 MAS 的首选治疗药物，必要时联合环孢素，其他治疗如静脉输注免疫球蛋白，应用 VP16 及血浆置换等，近年来有报道生物制剂 IL-6 拮抗剂可辅助缓解 MAS 的临床症状，但尚需大样本的临床验证。具体 MAS 的诊治情况见附件。

2. JIA 合并肺间质病变

随着成人风湿病相关肺间质病（CTD-ILD）的研究进展，儿科风湿科对于 JIA 相关肺间质病（JIA-ILD）的关注也日益增加。临床诊断 JIA 后，需密切关注患者的呼吸系统症状，如合并长期咳嗽、气短、活动后乏力、口唇及指趾端发绀等症状，建议进行肺部 HRCT 及肺功能评估，联合呼吸科、感染科及放射科医生的意见，采取综合性治疗措施，从原发病及肺病变两方面入手，实施双达标，既要控制 JIA 的疾病活动，又要阻止肺病变的进展。

早期、定期进行肺 HRCT 和肺功能评估是改善 JIA 相关肺病变预后的关键。

3. JIA 合并眼部病变

部分少关节型 JIA 易合并眼部损害，建议早期、定期眼科随访，结合眼科医生意见，加强原发病治疗，尤其是生物制剂 TNF-α 拮抗剂的应用，可以减少葡萄膜炎等眼部损害。

附　巨噬细胞活化综合征

巨噬细胞活化综合征（macrophage activation syndrome MAS）是儿童风湿性疾病的严重并发症，是一种继发性噬血细胞淋巴组织细胞增生症（Hemophagocytic lymphohistiocytosis，HLH），常并发于全身型幼年特发性关节炎（sJIA），也见于川崎病（KD）、系统性红斑狼疮（SLE）等其他风湿性疾病。本病以发热、肝脾淋巴结肿大及神经系统受累为主要临床表现，辅助检查显示全血细胞减少、凝血功能障碍、肝功能损害及铁蛋白升高，骨髓检查可伴噬血现象。MAS 发生急骤，临床异质性较大，目前无特异性临床及实验室预警指标，早期诊断较困难，且进展迅速，病死率高，因此早期诊断及合理治疗可降低死亡率，改善 MAS 预后。

（一）临床特征

儿童风湿病相关 MAS 临床表现变异性大，严重者由于肝功能衰竭及出血，可迅速进展出现多脏器功能衰竭而入 ICU，也可以仅表现为持续发热，血象相对降低，轻微的凝血功能障碍等。

1. 临床表现　①发热：持续高热常常是 MAS 的首发症状，多为稽留热，及弛张热。②肝脾增大、淋巴结增大，可以表现为恶心、呕吐、黄疸及肝酶在短期内迅速增高，肝功能急剧恶化，并可以出现肝脏及其他代谢功能紊乱；肝脾淋巴结呈不同程度增大。③出血现象：可以表现皮肤黏膜紫癜、黏膜出血、消化道出血，也可能出现弥漫性血管内凝血（DIC）。④中枢神经系统功能障碍：可以有嗜睡、烦躁、定向力障碍、头痛、抽搐、昏迷等。⑤其他　可伴肾脏、肺脏及心脏受累等。

2. 辅助检查　①血细胞下降：末梢血细胞减低，表现为白细胞及血小板减低为主，一系或三系减低。②肝功能及生化改变：血清肝酶增高，ALT、AST、GGT、LDH 增高等，可有血胆红素增高，低钠血症、低白蛋白血症等，多伴甘油三酯、LDH 增高。③凝血功能异常：出现 PT、APTT 延长，纤维蛋白原降低，D- 二聚体增高。④ESR 降低：由于血液纤维蛋白原降低所致。⑤血清铁蛋白增高：是本病重要特点之一，增高程度可达数千甚至上万，是诊断MAS的必要条件。⑥组织病理学特征 骨髓穿刺活检或淋巴结活检，可发现活跃增生的吞噬血细胞现象，对诊断有重要意义。但骨髓中未找到吞噬细胞不能除外MAS。

（二）诊断标准

MAS是JIA的一种致死性并发症，多发生于sJIA患者的高热期，早期诊断及快速有效的治疗是抢救生命的关键。

EULAR/ACR儿童风湿病国际试验组织（PRITO）于2014年3月21日至22日在意大利热那亚举行了国际MAS分类标准共识大会，联合制定了关于sJIA并发MAS的新分类标准（2016标准），见表1-2-4。

表1-2-4 sJIA继发MAS的实验室分类标准

当确诊或疑诊sJIA的患者出现发热，同时具备以下实验室指标时可分类为MAS：
1. 铁蛋白>684ng/ml
2. 具有以下任意两条以上： （1）血小板<181×10^9/L （2）AST>48U/L （3）甘油三酯>156mg/dl （4）纤维蛋白原<360mg/dl

MAS分类诊断条件：铁蛋白增高为必备条件，其余满足任意2条或2条以上。此标准强调了铁蛋白在MAS诊断中的重要地位，铁蛋白水平可作为MAS严重程度、疾病活动、治疗效果及预后评估的指标。该标准反映了MAS的主要特征，简洁直观，便于临床早期发现早期治疗。同时，该分类标准仅强调了实验室指标的重要性，在临床工作中，需密切观察病情动态变化，进行充分的鉴别诊断，才能作出准确的判断。

（三）治疗

早期诊断，积极治疗可以极大地改善MAS预后。因为活动性sJIA患者通常表现为白细胞、中性粒细胞、血小板和纤维蛋白原的明显升高，当出现这些指标突然持续下降时，结合其他MAS的临床和实验室特征，应该高度警惕是否继发MAS，一经诊断必须迅速给予积极治疗。

目前尚无MAS的标准治疗方案，主要治疗原则为抑制炎症细胞因子风暴，清除过度活化的免疫细胞，治疗潜在疾病和消除触发因素。目前仍然推荐使用静脉甲泼尼龙冲击疗法作为一线治疗，对于存在多器官受累的快速进展MAS患者，可以按照HLH-2004方案建议，早期联合全身性糖皮质激素、环孢菌素和依托泊苷（VP16）进行治疗。近年来由于生物制剂的广泛运用，MAS死亡率从既往的20%已降至8%左右。

1. **糖皮质激素** 静脉应用肾上腺皮质激素是治疗MAS的首选，常用大剂量甲泼尼龙冲击治疗[15~30mg/（kg·d）]，最大剂量不超过1g/d，连用3~5天，改为口服泼尼松，如果病情需要，可以重复应用1~3疗程。

2. **环孢素A** 治疗重症MAS，激素耐药者需联合应用环孢素A[3~6mg/（kg·d）]，后者通过抑制巨噬细胞和T细胞而达到治疗MAS的作用，急性期以静脉用药为佳，一旦病情控制，即改为口服治疗，应用本药需要监测血药浓度。

3. **依托泊苷** 对于皮质激素及环孢霉素治疗无效者，建议加用依托泊苷（VP16），但应密切关注药物导致的粒细胞抑制作用。具体用法可参考 HLH-2004 方案进行。

4. 生物制剂 有报道应用 TNF 受体拮抗剂，IL-1 拮抗剂、IL-18 结合蛋白（IL-18BP）等对 MAS 和难治性 sJIA 有较好的治疗作用。国内多中心使用 IL-6 拮抗剂治疗 MAS 取得不错成绩，但目前均缺乏 MAS 治疗的适应证；近年使用 IFN-r 及 IL-1 拮抗剂治疗 MAS 取得初步疗效，值得期待。

5. 其他治疗 静脉输注免疫球蛋白（IVIG）及血浆置换均可作为 MAS 的辅助治疗手段，但缺乏大样本治疗报道，作用尚不确定。

儿科风湿性疾病相关 MAS 并不少见，如何早期发现预警症状，找出早期生物学标志物是 MAS 诊治成功的关键。如风湿性疾病出现持续高热、肝脾肿大、血常规下降、铁蛋白升高等需警惕 MAS 发生。出血、中枢神经系统症状、呼吸衰竭、严重低纤维蛋白原血症、多器官功能不全等提示预后不良，死亡率约 8%～10%。常见死因为多器官功能衰竭（急性肾功能衰竭、充血性心力衰竭、肝功能衰竭、呼吸衰竭和肺出血等）。糖皮质激素是风湿病合并 MAS 治疗的首选，激素治疗无效患者联合使用环孢素及依托泊苷可提高缓解率，生物制剂（IL-1、IL-6 拮抗剂、IL-18BP、IFN-r 单克隆抗体等）在 MAS 治疗中的作用值得期待。

（唐雪梅）

第三节　系统性红斑狼疮

培训目标

1. 掌握 并能独立进行系统性红斑狼疮的诊断、治疗和管理。
2. 掌握 国际和国内狼疮性肾炎的诊治指南要点。
3. 掌握 国际和国内神经精神性狼疮的诊治指南要点。
4. 熟悉 系统性红斑狼疮并发症的表现、诊断和防治策略。
5. 熟悉 新生儿狼疮的临床表现和治疗措施。

一、疾病概述

系统性红斑狼疮（systemic lupus erythematosus，SLE）是一种以多系统损害和血清中出现自身抗体为特征的自身免疫性疾病，为儿童常见风湿性疾病之一。其在儿童的发病率国外报告为 0.36～0.60/10 万人，亚洲地区的日本报告每年的患病率为 0.47/10 万人。有 15%～20% 的 SLE 是在儿童时期起病的，其中 90% 为女性，其发病高峰年龄在九至十几岁，4 岁以前幼儿发病者罕见。

SLE 基本的病因和发病机制尚不清楚，研究认为，遗传因素、免疫紊乱和环境触发因素等在 SLE 的发生和发展中起关键作用。在遗传易感性的基础上、一些环境诱发因素的作用下，机体的免疫内环境调节失衡，导致疾病的发生。近年来采用全基因组关联研究（genome-wide association studies，GWAS）以及人群的病例对照研究，已发现多个 SLE 易感基因位点，最常见的易感基因定位于主要组织相容性复合体 MHC，MHC 包含表达抗原呈递分子的基因。SLE 患者体内自身抗体（自身抗体可能在疾病出现临床表现前数年即可存在）的产生，可与自身抗原结合形成免疫复合物，而其吞噬、清除凋亡细胞和坏死细胞分解代谢产物及免疫复合物的能力下降，导致了抗原及免疫复合物的持续存在；这些自身抗原-抗体复合物，尤其包含 DNA、RNA 或核酸蛋白的免疫复合物，通过 TLF9 或 TLF7 激活免疫系统，树突状细胞活化，释放 INF-1、TNF-α，T 细胞释放 IFN-γ、IL-6、IL-10 等细胞因子造成组织损伤。

感染是 SLE 重要的发病因素之一，其可通过分子模拟、细胞凋亡、影响免疫调节功能以及参与 RNA 干扰机制而诱导特异性免疫应答；其他诱发因素包括应激可通过促进神经内分泌改变而影响免疫细胞功能；特殊饮食可影响炎性介质的产生；毒品包括药物可调节细胞反应性和自身抗原的免疫原性；紫外线照射等物理因素可导致炎症和组织损伤。SLE 患者的男/女比例为 1:9，病情也常在月经期和妊娠期加重，反映了雌激素可能与 SLE 的发生发展有关。近期的研究显示维生素 D 和维生素 D 受体（VDR）在 SLE 的病因及发病机制中也可能发挥重要作用。

二、诊断与鉴别诊断

【临床表现】

儿童 SLE 全身症状较成人多见，如发热（60%～100%）、疲乏、体重下降、脱发及全身炎症性改变如淋巴结肿大（30%～40%）、肝脾大等；而且儿童 SLE 较成人病情重，更容易有主要器官的受累，特别是肾脏、心脏和神经系统。

1. **皮肤、黏膜**　是最常见的受累器官之一，发生率 30%～90%，且 40% 左右的患儿以皮疹为首发症状。其中面部蝶形红斑最常见（40%～92.3%）（见书末彩图 1-3-1），是 SLE 的标志性表现。还可见脱发（20%～52%）、光过敏（30%～50%）、非特异性全身皮疹（25%），还可见到的皮肤改变包括盘状红斑（书末彩图 1-3-2）、冻疮样皮疹、紫癜样皮疹、网状青斑、雷诺现象及肢端溃疡等。口腔及鼻黏膜溃疡 10%～30%。

2. **关节、肌肉**　为常见的受累器官之一，发生率 20%～80%，其中以关节痛、关节炎最常见，表现为对称性、多发性大小关节的肿、痛、积液、活动受限、晨僵，但无破坏性改变。其他如腱鞘炎、肌痛及肌无力，真性肌炎少见。

3. **血液系统**　儿童 SLE 常见血液系统损害，占 50%～75%。其中最常见的表现是贫血（60%～80%），多为（60%）正细胞正色素性贫血，但如持续存在将逐渐转为小细胞低色素性贫血，Coombs 试验阳性者仅占 20%～40%，明显的溶血者 <10%。其次为白细胞减少，占 20%～50%，其中淋巴细胞减少比中性粒细胞减少更常见，是疾病活动的一个敏感指标。血小板减少占 30%，儿童病例中可能有近 15% 以 ITP 为首发症状，有 20%～30% 的抗核抗体（ANA）阳性的血小板减少患儿最终发展为 SLE，故慢性 ITP 应注意检测狼疮指标。狼疮抗凝物阳性的患儿易发生深静脉血栓或颅内静脉血栓，但动脉血栓少见，后者往往合并真性血管炎。

4. **心血管系统**　以心包炎最常见，表现为心包积液（占 58.3%），10～15 岁儿童 SLE 发生心肌炎和心包炎，但很少见心脏压塞，心瓣膜异常、心律失常/传导异常以及心脏扩大也较成人少见；房室肥厚及充血性心力衰竭的发生率分别为 11.5% 和 7.5%；儿童 SLE 合并 PAH 的发生率为 5%～14%。儿童 SLE 也可见到疣状心内膜炎（Libman-Sack 心内膜炎）等少见表现。患儿出现心肌受累、严重心律失常及心功能不全提示预后不良。

5. **呼吸系统**　肺部受累见于 50% 的儿童 SLE，并且 4%～15% 患儿是以肺部表现起病，儿童 SLE 肺部亚临床表现（40%）低于成人 SLE（90%）。最常见的临床表现为胸腔积液引起的呼吸困难（15%～40%），可出现的肺部受累包括：弥漫性肺泡出血（DAH）、急性间质性肺炎（ALP）和急性呼吸窘迫综合征（ARDS）。

6. **消化系统** 20%～40% 的儿童 SLE 可出现各种消化系统表现，包括腹痛、食欲减退、吞咽困难、恶心呕吐、腹胀、腹泻及消化道出血、穿孔等，可以是吸收不良、假性梗阻、麻痹性肠梗阻、肠系膜血管炎和胆囊炎、胰腺炎（不常见，<5%）、急性缺血性肠炎或蛋白丢失性肠病等，腹痛是最常见的症状（87%）。30% 左右的患儿在诊断为 SLE 时或诊断后 1 个月内即出现胃肠道受累。脾大占 20%～30%，肝大占 40%～50%，25% 左右患者有肝功能异常。

7. **其他系统** 患儿可出现内分泌系统异常，35% 有抗甲状腺抗体阳性，其中 10%～15% 发展为明显的甲状腺功能减退，也可为甲状腺功能亢进。此外，可出现月经异常、青春期延迟等。儿童 SLE 可出现虹膜炎及视网膜血管炎等眼部病变，也可合并眼干、口干等表现（可有继发性干燥综合征）。

8. **狼疮性肾炎** 肾脏也是 SLE 最常见的受累器官之一，发生率 40%～90%，比成人多见且严重，常需要大剂量的激素和免疫抑制剂治疗。90% 在发病第一年内出现。症状从轻度蛋白尿或镜下血尿到终末期肾衰竭，蛋白尿是最常见的临床表现（60%～70%），其次为镜下血尿（40%～50%）、高血压和肾功能不全。最常见的病理类型为弥漫增殖性肾小球肾炎。

9. **神经系统** 即神经精神性狼疮（NPSLE）。流行病学研究显示，大约 28%～40% 的成年 SLE 患者在疾病诊断前或诊断时出现神经精神症状；约 17%～95% 儿童 SLE 患者在病程中出现神经精神症状，略高于成人。15.6% 患者以神经精神异常为首发症状，50% 患者 SLE 诊断后 9 个月以内起病，75% 患者诊断后 2 年以内起病。其临床表现从轻度认知功能障碍到严重的精神病症状，最常见的表现是头痛（22%～95%），其他包括情绪异常（28%～57%）、认知功能障碍（20%～57%）、精神病（12%～50%）、惊厥（10%～40%）、脑血管疾病（12%～30%）以及横贯性脊髓炎、周围神经病和假性脑瘤等，在精神病症状中以幻视为儿童 NPSLE 的特征性表现。

【**辅助检查**】

1. **常规检查及炎症指标** SLE 的常规血、尿、便检查可出现贫血、白细胞增高或降低、血小板减少；蛋白尿、血尿、管型尿和肾小管损伤的指标包括 β_2- 微球蛋白（β_2-M）、NAG、视黄醇蛋白等；累及胃肠道可出现便潜血阳性、便中白细胞和红细胞增多等；也血沉明显增快。

SLE 患者的急性期蛋白（acute phase proteins）多数是增高的，且有助于判断疾病的活动性，包括 CRP、纤维蛋白原、纤溶酶原、铁蛋白、血清淀粉样蛋白 A（SAA）等，临床上以 CRP 和铁蛋白最常用。SLE 同时存在低补体血症，特别是 C3 的降低常常和病情活动度以及肾脏损害有关；单纯补体 C4 降低并不能提示疾病活动，其常常和患儿存在先天性补体缺乏有关。

2. **自身抗体** 多种自身抗体的出现是 SLE 的特征性表现之一，包括 ANA 阳性率为 96%～100%，抗双链 DNA（dsDNA）抗体为 84%～95%，抗 U1-RNP 抗体为 37%，抗 RNA 抗体为 27%，抗 Sm 抗体为 20%，但是抗 SSA/Ro 抗体和抗 SSB/La 抗体的阳性率则较成人低，分别为 33% 和 15%。其中 ANA 诊断 SLE 的敏感性为 100%，特异性为 90%，特别是高滴度的 ANA 高度提示 SLE 的可能，dsDNA 和抗 Sm 抗体对 SLE 诊断的特异性近 100%。抗磷脂抗体也是 SLE 患儿较常见的自身抗体，包括抗心磷脂抗体和狼疮抗凝物，其阳性率分别为

22%~50% 和 20%~30%，阳性者增加血栓、舞蹈病及网状青斑等的危险；SLE 患儿还可出现类风湿因子（12%~29%）、抗核小体抗体（35%）、抗组蛋白抗体、抗 C1q 抗体（80%）、抗核糖体 P 抗体（15%）、抗血小板抗体和抗红细胞抗体等；抗核糖体 P 抗体可能在神经精神性狼疮中阳性率更高。

3. **其他辅助检查**　由于 SLE 可以出现各个系统器官的累及，所受累脏器的异常都可出现相应的其他辅助检查的异常，包括心脏受累时的心电图和超声心动图异常、肺部受累时的肺功能和胸部影像学异常以及 NPSLE 时的脑电图和影像学异常等。

（1）心脏受累：心电图的异常包括各种心律失常、低电压以及 ST-T 改变等，超声心动图可发现心包积液、心房 / 心室扩大、心肌肥厚、心室壁运动异常和收缩舒张功能障碍、心瓣膜异常、肺动脉高压以及无菌性疣状赘生物等异常。

（2）肺部受累：胸部 X 线或 CT 可发现胸腔积液、肺纹理增强、肺内渗出影和非实变以及肺野磨玻璃征和小叶间隔增厚等肺间质性病变等。根据其不同的病理改变 SLE 患儿可出现肺通气功能或弥散功能障碍（37%），最常见为限制性通气障碍，8% 存在高分辨 CT 的异常。

（3）NPSLE：对所有初治 SLE 以及可疑 NPSLE 的复治患儿均应行腰椎穿刺检查，多表现为脑脊液压力升高、白细胞数和蛋白升高，糖和氯化物正常。70% 左右 NPSLE 患儿有脑电图的异常。NPSLE 的头颅 CT 和 MRI 异常最常见为脑萎缩，其次为血管闭塞导致的脑白质低密度影以及脑室壁或脑白质高密度钙化影，MRI 可见皮层下和脑室周围白质区的高信号。

【诊断】

SLE 为一多系统受损的疾病，如果患儿出现一个以上的器官或系统受累应该想到 SLE 的可能，特别是学龄期以上的女孩。任何青少年女性出现发热伴有不能解释的器官损害，特别是伴有血沉增快时也要想到 SLE 的可能。

1. **诊断标准**　目前多采用 1997 年美国风湿病学会（ACR）修订的 SLE 诊断标准，符合其中 4 项或以上即可诊断为 SLE。但其敏感性却不尽如人意，容易有漏诊的情况。为此红斑狼疮国际临床合作组（SLICC）在 2009 年 ACR/ 美国风湿病医师协会（ARHP）费城年会上提出了新的修订标准，在以下几方面做了修订：①将原来蝶形红斑和盘形红斑两项皮肤病变改为急性或亚急性皮肤狼疮和慢性皮肤狼疮，体现了 SLE 皮肤损害的多样性，此点可能更适合于儿童 SLE。②增加了非瘢痕性脱发。③删除了光过敏。④强调了炎症性滑膜炎作为关节受累的定义。⑤突出了血液系统改变在诊断中的地位，将溶血性贫血、低白细胞血症和血小板减少分别列为三项指标。⑥增加了免疫学指标，如抗 β_2- 糖蛋白 I（β_2-GPI）、补体和 Coombs 试验，并强调了试验方法和数值标准，包括如用 ELISA 法检测抗 ds-DNA 抗体应有 2 次高于实验室参考标准、抗心磷脂抗体检测要高于正常水平 2 倍以上。⑦确诊条件中强调了肾脏病理的重要性，如肾脏病理证实为狼疮性肾炎，只要有 ANA 或抗 dsDNA 阳性即可确诊；另外一项确诊条件（满足分类标准中 4 项以上）中强调至少包含 1 项临床指标和 1 项免疫学指标。

EULAR-ACR2019 联合推出了新的 SLE 分类标准，采用了 ANA 加上 21 种症状和体征的积分系统（表 1-3-1），在有 ANA≥1：80 的基础上，其他评分≥10 分（儿童可能要≥13 分），除外了其他可能的诊断后即可诊断为 SLE。需要注意的是，≥10 分的评分中至少有 1 项是临床表现评分，且 1 个临床表现只计算 1 次得分；所有标准可以在不同时期出现，每个系统的临床表现只计算最高的加权标准。

表 1-3-1　2019 年 EULAR/ACR SLE 分类标准

标准	评分
抗核抗体（ANA）	必备标准
全身表现	
发热	2
血液系统	
白细胞减少	3
血小板减少	4
自身免疫性溶血	4
神经精神症状	
急性脑功能障碍（谵妄）	2
精神病样症状	3
惊厥	5
皮肤黏膜	
非瘢痕性脱发	2
口腔溃疡	2
亚急性皮疹或盘状狼疮	4
急性皮肤狼疮	6
浆膜腔积液	
胸腔积液或心包积液	5
急性心包炎	6
肌肉骨骼	
关节受累	6
肾脏受累	
蛋白尿>0.5g/24h	4
肾活检Ⅱ型或Ⅴ型 LN	8
肾活检Ⅲ型或Ⅳ型 LN	10
免疫指标	
抗磷脂抗体阳性	2
补体	
C3 或 C4 降低	3
C3 和 C4 降低	4
狼疮特异性抗体阳性	6

2. **病情活动度的评估**　SLE 的诊断确立后，还应对病情的轻重程度进行评估，国际上通用的评价成人 SLE 活动度和累及器官损害的标准也已经用于儿童 SLE 的评估，包括 SLE 疾病活动指数（SLEDAI）、系统性狼疮活动测量标准（SLAM）、欧洲通用狼疮活动指数（ECLAM）和英国狼疮活动评定指数（BILAG）和系统性红斑狼疮国际合作组 / 美国风湿病学会的疾病指数（SLICC/SDI）。目前还没有专门为儿童 SLE 患者设计的评估标准，目前临床上应用比较多的为 SLEDAI 评分（表 1-3-2），评分以评估前 10 天以内的症状和检查为准（总分 105 分）：5～9 分为轻度活动，多无明显器官受累；10～14 分为中度活动，伴有内脏器官受累但程度相对较轻；≥15 分为重度活动，常有重要器官严重损伤，即为重症狼疮。

狼疮危象的概念：狼疮危象是指急性危及生命的重症 SLE，包括急进性狼疮性肾炎、急性肾衰竭；严重的中枢神经系统损害（脑血管意外、急性精神紊乱或持续惊厥）；严重的溶血性贫血、血小板减少性紫癜和粒细胞缺乏症;严重心脏损害(心脏压塞、急性心肌炎或心肌梗死);严重狼疮性肺炎或肺出血、呼吸窘迫综合征;严重的胃肠道出血、肠穿孔和急性胰腺炎、严重狼疮性肝炎;严重的血管炎、灾难性抗磷脂综合征等。

表 1-3-2　SLE 疾病活动指数评判标准(SLEDAI)

计分	临床表现	定义
8	癫痫样发作	近期发作,除外代谢、感染和药物因素
8	精神症状	严重的认知障碍、行为异常,包括:幻觉、思维散漫、缺乏逻辑性、行为紧张、缺乏条理。除外尿毒症和药物因素
8	器质性脑病	大脑功能异常,定向力、记忆力及计算力障碍。包括意识障碍、对周围环境注意力不集中,加上以下至少两项:认知障碍、语言不连贯、嗜睡或睡眠倒错、精神运动增加或减少。需除外代谢性、感染性和药物因素
8	视力受损	SLE 的视网膜病变,包括絮状渗出、视网膜出血、严重的脉络膜渗出或出血以及视神经炎。需除外高血压、感染及药物因素
8	脑神经异常	新发的包括脑神经在内的感觉或运动神经病
8	狼疮性头痛	严重持续的头痛,可以为偏头痛,但必须对镇痛药治疗无效
8	脑血管意外	新发的脑血管意外,除外动脉硬化
8	血管炎	溃疡、坏疽、痛性指端结节,甲周梗死。片状出血或活检或血管造影证实存在血管炎
4	关节炎	2 个以上关节疼痛及炎症表现,如压痛、肿胀及积液
4	肌炎	近端肌肉疼痛或无力,合并 CPK 或醛缩酶升高,或肌电图或肌活检存在肌炎
4	管型尿	出现颗粒管型或红细胞管型
4	血尿	RBC>5/HP,除外结石、感染或其他因素
4	蛋白尿	蛋白尿>0.5g/24h
4	脓尿	WBC>5/HP,除外感染
2	皮疹	炎性皮疹
2	脱发	异常片状或弥漫性脱发
2	黏膜溃疡	口、鼻溃疡
2	胸膜炎	出现胸膜炎疼痛,有胸膜摩擦音或胸腔积液或胸膜增厚
2	心包炎	心包疼痛,加上以下至少一项:心包摩擦音、心包积液或心电图或超声心动图证实
2	低补体	CH50、C3、C4 低于正常值低限
2	抗 ds-DNA 抗体增加	>25%(Farr 法)或高于检测范围
1	发热	>38℃,需除外感染因素
1	血小板降低	<100×10⁹/L
1	白细胞减少	<3×10⁹/L,需除外药物因素

　　3. 狼疮性肾炎的诊断标准　根据中华医学会儿科学分会肾脏病学组制定的诊疗指南,SLE 患儿有下列任一项肾受累表现者即可诊断为狼疮性肾炎:①尿蛋白检查满足以下任一项者:1 周内 3 次尿蛋白定性检查阳性;或 24 小时尿蛋白定量>150mg;或 1 周内 3 次尿微量白蛋白高于正常值。②离心尿每高倍镜视野(HPF)RBC>5 个。③肾功能异常[包括肾小球和/或肾小管功能]。④肾活检异常。

关于 SLE 肾炎的病理分型,采用 2003 年国际肾脏病学会 / 肾脏病理学会(ISN/RPS)病理分类系统为基础的评估标准,特别是近来强调评估急 / 慢性肾小球病变、肾小管间质病变以及与抗磷脂抗体综合征相关血管病变。

4. NPSLE 的诊断标准 参考 1999 年 ACR 对 NPSLE 命名和定义的分类标准,包括 19 种中枢神经和周围神经病变(表 1-3-3):①中枢神经系统病变(12 种):无菌性脑膜炎、脑血管病、脱髓鞘综合征、头痛(包括偏头痛和良性颅内高压)、运动失调(舞蹈病)、脊髓病、惊厥发作、急性精神错乱状态、焦虑状态、认知功能障碍、情感障碍、精神病;②外周神经系统病变(7 种):急性炎症脱髓鞘多发神经根病(Guillain-Barre syndrome)、自律神经紊乱、单神经病(单发 / 多发)、重症肌无力、颅骨病变、神经丛病、多发性神经病。

表 1-3-3 1999 年 ACR 对 NPSLE 命名和定义的分类标准

中枢神经系统	1	无菌性脑膜炎
	2	脑血管病
	3	脱髓鞘综合征
	4	头痛(包括偏头痛和良性颅内高压)
	5	运动失调(舞蹈病)
	6	脊髓病
	7	惊厥发作
	8	急性精神错乱状态
	9	焦虑状态
	10	认知功能障碍
	11	情感障碍
	12	精神病
外周神经系统	13	急性炎症脱髓鞘多发神经根病(Guillain-Barre syndrome)
	14	自律神经紊乱
	15	单神经病(单发 / 多发)
	16	重症肌无力
	17	颅骨病变
	18	神经丛病
	19	多发性神经病

【鉴别诊断】

由于 SLE 的临床表现涉及全身各个系统,故其鉴别诊断也比较复杂,应该与各个系统可出现相似症状的不同疾病相鉴别。系统性疾病包括可出现发热、皮疹、乏力、关节肿痛、淋巴结肿大和肝脾大的各种感染、全身炎症反应综合征、败血症等。血液系统疾病包括特发性溶血性贫血、免疫性血小板减少性紫癜、白血病以及恶性网状内皮细胞增多症等恶性肿瘤。肾脏受累时应和各种类型的肾脏病鉴别。也应与其他的风湿性疾病相鉴别,例如急性风湿热、幼年特发性关节炎、皮肌炎、干燥综合征以及各种血管炎等。

三、治疗决策

目前 SLE 尚无特效的治疗方法,治疗原则为积极控制狼疮活动、改善和阻止脏器损害,坚持长期、规律治疗,加强随访,尽可能减少药物副作用以改善患儿生活质量。

1. **一般治疗** 对于 SLE 这样严重、慢性疾病,首先要对家长和患儿进行相关知识的宣传,说明长期治疗的必要性以增加其对治疗的依从性,同时为患儿树立治疗的信心。适当的休息和营养、防治感染以及日常生活中防晒也非常重要。

2. **药物治疗**

(1) 根据病情活动度选择治疗方案:①轻度活动 SLE 的治疗:针对轻度活动 SLE 的皮肤黏膜和关节症状,可选用非甾体类抗炎药物(NSAIDs)、羟氯喹(HCQ)以及甲氨蝶呤治疗,必要时小剂量糖皮质激素。由于儿童 SLE 器官受累较成人多且较重,单纯累及皮肤和关节者少见,所以大部分儿童 SLE 均需要加用糖皮质激素。②中度活动 SLE 的治疗:可采用口服足量糖皮质激素,如果需要长时间应用 0.3mg/(kg·d)的皮质激素维持治疗,则有必要联合免疫抑制剂治疗,常用药物为甲氨蝶呤、硫唑嘌呤、来氟米特等。③重度活动 SLE 的治疗:因有重要器官的受累,其治疗分为诱导缓解和维持治疗两个阶段,诱导缓解阶段应用足量糖皮质激素加免疫抑制剂治疗,特别是对于临床表现严重和狼疮危象的患儿,应积极给予甲泼尼龙冲击治疗,同时联合环磷酰胺(CTX)冲击治疗。其他免疫抑制剂可选用霉酚酸酯(MMF)、环孢素(CsA)和他克莫司(FK506);维持治疗阶段应根据病情逐渐减少糖皮质激素的用量,最后小剂量维持,免疫抑制剂可选用 CTX、MMF、甲氨蝶呤、硫唑嘌呤、来氟米特和 HCQ 等。

(2) 狼疮性肾炎的治疗:首先对伴有肾脏损害的 SLE 患者应尽早进行肾穿刺活检以明确病理类型,根据不同的病理类型选择相应的治疗方案。其次强调免疫抑制剂治疗的重要性和必要性,激素联合免疫抑制剂治疗已经使狼疮性肾炎的 5 年生存率有了明显提高,而且复发率明显降低。应用免疫抑制剂治疗时间超过 3 个月,特别是达到 6 个月以上,可以显著降低肾损害以及肾功能不全的发生率。另外应注意降压、降脂、保护肾功能等综合治疗,特别是血管紧张素转化酶抑制剂(ACEI)和血管紧张素受体阻滞剂(ARB)的应用对肾脏损害有明显的改善作用。

(3) NPSLE 的治疗:因为 NPSLE 为重症狼疮和狼疮危象的表现之一,为威胁患儿生命和预后的重要因素,诱导缓解常需要甲泼尼龙联合 CTX 双冲击治疗,以快速控制疾病活动和进展。NPSLE 的治疗强调相应的对症治疗,包括降颅压、抗精神病药物和抗惊厥药物等。对于存在精神异常或认知功能紊乱的患者,心理干预等非药物性治疗同样重要。近来许多其他新型免疫抑制剂在治疗 NPSLE 患者中也取得较好疗效,并且较传统治疗方法可能有更少的不良反应。

(4) 糖皮质激素:糖皮质激素是治疗儿童 SLE 的基础用药。常用泼尼松 1.5～2.0mg/(kg·d),为了更快更好地发挥其抗炎和免疫抑制作用,治疗开始时主张每天 2～3 次给药。根据病情轻重初始足量激素应维持 3～8 周,然后根据患儿病情控制情况(一般要活动指标正常后)酌情缓慢减量,至 5mg/d 或更低维持数年。快速减量会导致病情复发,也不主张过早改为隔天应用。甲泼尼龙冲击剂量为每次 15～30mg/kg(最大量不超过 1g/ 次),连用 3 天为 1 疗程,每周 1 个疗程,可连用 2～3 个疗程,间隔期间及疗程结束后服用足量泼尼松。应注意糖皮质激素的不良反应,包括感染、水钠潴留、高血压、高血糖、骨质疏松、无菌性骨坏死、高血脂和肥胖以及青光眼、白内障等眼睛异常。强调甲泼尼龙冲击治疗前应充分除外各种感染特别是结核、真菌等的感染;甲泼尼龙冲击时应密切观察生命体征(因其可致心律失常);应用糖皮质激素的同时应加用维生素 D 和钙剂。

（5）羟氯喹（HCQ）：以往仅用于治疗轻症 SLE，对关节症状、皮疹及疲倦等有效。目前已经被推荐为 SLE 的基础治疗，可以防治 SLE 复发和延长患者生存期，对于 SLE 患者如果没有禁忌均应在开始治疗时即同时加用 HCQ，最近的研究也表明其对孕妇和胎儿是安全的，故可用于妊娠期间 SLE 的维持治疗，而且 2008 年的欧洲风湿病联盟（EULAR）专家共识推荐为 SLE 的主要治疗药物，认为早期使用可以防治不可逆的系统损害、血栓形成和骨质疏松。常用量为 4～6mg/（kg·d）。HCQ 有很好的安全性，相关的不良反应少见，且多为可逆的轻微反应，主要不良反应为视网膜病变和视野缺损，但在目前推荐剂量下［≤6.5mg/（kg·d）］很少出现，推荐每 6～12 个月进行一次眼科检查。由于其对心脏的毒副作用，禁用于有心脏病史者、特别是心动过缓或有传导阻滞者。

（6）环磷酰胺（CTX）：是治疗重度活动性 SLE 的有效药物之一，早期与糖皮质激素联合应用是降低病死率的关键，其能有效地缓解病情，组织和逆转病变的进展，改善远期预后。但是，由于其较大的毒副作用，建议用于重症或狼疮危象时，例如弥漫增殖性狼疮性肾炎、严重 NPSLE、严重肺间质病变或肺出血等。美国国立卫生院（NIH）治疗成人狼疮性肾炎的标准方案也可适用于儿童：0.75～1.0g/（m²·次），每个月一次，6 个月后改为每 3 个月一次，疗程 2 年；最近的欧洲方案可能有更小的不良反应：0.5g/（m²·次），每 2 周一次，3 个月后改为维持；而国内更多应用的方案为：8～12mg/（kg·d），每 2 周连用 2 天为一疗程，6 个疗程后逐渐延长给药间隔，维持 1～3 年。冲击当天应进行水化（增加补液>20ml/kg）。CTX 的主要不良反应有胃肠道反应、骨髓抑制、出血性膀胱炎、脱发和性腺损伤。如患儿有严重感染，或 WBC<4.0×10⁹/L 时应慎用。

（7）霉酚酸酯（MMF）：MMF 联合激素治疗狼疮性肾炎与 CTX 具有同样好的疗效，而且出现疲劳、精神压力、对社会以及机体功能方面的影响均明显降低，特别是用于血管炎或增殖性肾炎诱导期的治疗。MMF 也是 SLE 维持期有效且安全的治疗药物，常用剂量为 15～30mg/（kg·d），不良反应主要为白细胞减少和感染。

（8）环孢素（CsA）：联合激素治疗较单独糖皮质激素能更好地减轻疾病活动度。CsA 治疗狼疮性肾炎时降低蛋白尿的作用与 CTX 相当，总有效率为 83%，明显高于 CTX 的 60%，但停药后复发率较高；同时 CsA 能提高 SLE 患儿的生长速度。CsA 常用剂量为 4～6mg/（kg·d），有效血浓度维持在 120～200μg/L。不良反应有高血压、高血脂、齿龈增生、多毛症、溶血尿毒综合征等。

（9）他克莫司（FK506）：FK506 与 CsA 相同，为强效神经钙蛋白调节抑制剂，其效果较 CsA 强 10～100 倍，能够明显降低狼疮活动指标。常用量为 0.1～0.15mg/（kg·d），维持血药浓度在 5～15ng/ml。最近有报告应用更小剂量每天一次给药（3mg/d，0.04～0.075mg/kg）治疗儿童狼疮性肾炎也安全有效。

（10）来氟米特：来氟米特为一新型的合成类免疫抑制剂，治疗轻中度 SLE 患者与安慰剂对照组相比能够更好地降低狼疮活动指标，特别是治疗狼疮性肾炎，与传统的免疫抑制剂比较具有有效和不良反应少的特点。来氟米特的儿童用量一般为 0.5～1mg/（kg·d）连用 3 天（不超过成人剂量），以后改为 0.3mg/（kg·d）维持。除了较少引起病人胃肠道反应外，其他不良反应如感染、高血压、脱发和肝酶升高等与环磷酰胺没有显著差异。

（11）硫唑嘌呤（AZA）：AZA 曾作为 SLE 维持治疗的首选药物，但是其严重的不良反应限制了其应用，并且随着近年来新型免疫抑制剂的出现，对 AZA 的安全性和有效性提出了新的挑战。AZA 通常用量为 1～2mg/（kg·d）口服，不良反应有骨髓抑制、胃肠道反应和肝功能损害等,严重者可导致严重粒细胞和血小板减少甚至再生障碍性贫血。

（12）针对 B 细胞的生物制剂:由于自身免疫性 B 淋巴细胞在 SLE 发病中的重要作用,近年来针对 B 淋巴细胞的生物治疗取得了很好的疗效,这些制剂可以选择性耗竭患者体内的 B 细胞,从而减少自身抗体的形成。目前常用的药物为抗 CD20 分子的鼠/人嵌合的单克隆抗体——利妥昔单抗(rituximab, RTX),还有抗 CD22 单抗依帕珠单抗(epratuzmab)、抗 B 细胞刺激因子(BlyS)的单抗贝利尤单抗(belimumab)和跨膜激活剂及钙调蛋白相互作用分子(TACI)与人 IgG1Fc 段的融合蛋白阿塞西普(atacicept)。

RTX 为针对 B 细胞表面 CD20 分子的鼠/人嵌合的单抗,可通过抗体依赖细胞介导的细胞毒作用(ADCC)、诱导补体依赖的细胞毒作用(CDC)或直接与细胞表面的 CD20 分子结合诱导细胞凋亡等机制,抑制 B 淋巴细胞的成熟和分化,使 2/3 难治性重症 SLE 患者得到临床缓解,可改善 SLE 患儿的疾病活动度、减少糖皮质激素用量,而且具有良好的安全性和耐受性。其在儿童 SLE 应用也有很好的疗效和安全性,可安全、有效地治疗儿童 SLE 的自身免疫性血小板减少和自身免疫性溶血。利妥昔单抗常用剂量为 375mg/m²,每周 1 次,共用 4 次,主要的不良反应为轻度输液反应,偶见严重贫血、血小板减少和中性粒细胞减少,感染的发生率并不比传统的免疫抑制剂高。

3. 其他治疗

（1）血浆置换:血浆置换可去除患者体内自身抗体、免疫复合物以及细胞因子等,减轻其对患者的致病作用。血浆置换的疗效缺乏有力的 RCT 循证医学证据。目前有病例支持的包括精神神经性狼疮、SLE 并发纯红再障、狼疮肾炎、SLE 并发急性弥漫性肺出血、血栓性血小板减少性紫癜等。但有感染存在或有凝血功能障碍者禁用。

（2）干细胞移植:近年来国内外对儿童难治性风湿病尝试自体外周血干细胞移植治疗,取得了较好的近期疗效。建议干细胞移植适用于:①常规药物治疗无效;②病情进行性发展,预后不良;③累及重要脏器危及生命;④不能耐受药物毒副作用者。

4. 随访 SLE 的定期规律随访对防止复发和减少并发症非常重要。轻者患者或维持治疗的患者应该每 3 个月随访一次,稳定期的患者可以 6～12 个月随访一次,但是重症诱导缓解期则应该 1 个月随访一次。在随访过程中,首先应进行疾病活动度的评估,每年进行一次器官损伤程度的评估(包括整体和特定器官),特别注意对其相应临床表现的监测,如已有明确肾脏受累者,应至少每 3 个月一次常规检测尿蛋白/肌酐比值和免疫学指标,包括补体 C3、C4、dsDNA、尿沉渣和血压监测并坚持 2～3 年;如已有明确慢性肾脏受累者(eGFR<60ml 或 24 小时尿蛋白定量持续高于 0.5g),则应严格按照肾脏病专科对慢性肾脏病的指南进行监测。

在随访过程中应进行 ANA、dsDNA、抗 SSA/SSB/RNP/Sm 抗体、抗磷脂抗体以及补体的检查,有疾病活动时应复查 dsDNA 和补体,如果抗磷脂抗体阳性,应在其手术、器官移植、妊娠、雌激素替代治疗以及新发神经系统和血管事件时进行复查;稳定期的患者每 6～12 个月随访一次血常规、血沉、CRP、血清白蛋白、血肌酐(或 eGFR)、尿常规和尿蛋白/肌酐比值;如果患者应用特殊药物则需根据不同药物的不良反应进行相应的监测。

四、常见问题和误区防范

1. 认为儿童 SLE 病情较成人轻。

儿童 SLE 较成人病情重,器官损害(特别是肾脏和神经系统)发生率高,常需要较成人更积极和强化的治疗（表 1-3-4）。

表 1-3-4　儿童与成人 SLE 临床和实验室检查的异同

临床表现	儿童 SLE	成人 SLE
皮疹	40%～60%	60%～80%
光过敏	35%～50%	35%～50%
脱发	15%～30%	20%～55%
口腔溃疡	20%～30%	20%～30%
关节炎	60%～70%	80%～95%
肾脏损害	60%～80%	35%～50%
CNS 病变	20%～45%	10%～25%
肺部受累	15%～40%	20%～90%
心包炎、心脏压塞	10%～15%，2.5%～3%	25%～30%，2.5%～5%
淋巴结肿大	20%～30%	15%～25%
ANA（+）	>90%	>90%
抗 dsDNA（+）	50%～85%	40%～55%
抗 RNP（+）	20%～30%	5%～33%

2. ANA 阳性就能够诊断 SLE。

虽然 ANA 为 SLE 的特征性抗体之一，高滴度 ANA 对 SLE 的诊断有高度提示意义，但是并非高滴度 ANA 仅见于 SLE，干燥综合征和混合结缔组织病（MCTD）也可出现高滴度 ANA，而且多种其他情况也可以有 ANA 阳性，所以应该除外同样可以引起 ANA 阳性的感染、肿瘤和其他的结缔组织疾病（表 1-3-5）。

表 1-3-5　可以出现 ANA 阳性的情况

正常人	随年龄增长阳性率增加，女性更常见
系统性自身免疫性疾病	SLE
	混合结缔组织疾病
	系统性硬化症
	多发性肌炎 / 皮肌炎
	干燥综合征
	类风湿性关节炎 / 幼年特发性关节炎
器官特异性自身免疫性疾病	自身免疫性肝炎
	原发性自身免疫性胆管炎
	自身免疫性甲状腺炎
药物	异烟肼
	青霉胺
	普鲁卡因
	奎尼丁
	氯丙嗪
	米诺环素
	肼屈嗪
	地尔硫䓬
	甲基多巴
	抗惊厥药

续表

正常人	随年龄增长阳性率增加,女性更常见
感染	EB 病毒感染
	结核
	亚急性细菌性心内膜炎
	疟疾
	丙肝
	微小病毒 B19 感染

五、热点聚焦

1. **生物制剂的应用及进展** 针对发病机制的靶向生物制剂是近年来 SLE 治疗的研究热点。目前可应用的药物除了针对 B 细胞的制剂以外,还有:①改变 T、B 细胞或抗原提呈细胞相互作用的制剂:可阻断 T、B 细胞的相互作用,抑制 T 细胞活化,进而抑制 B 细胞的功能和自身抗体的产生。包括细胞毒性 T 细胞相关抗原 4(CTLA-4)-Ig 融合物阿巴西普(abatacept)、抗 CD40 配体(CD40L)的单抗(ruplizumab)、抗 CD11a 抗体依法珠单抗(efalizumab)。②细胞因子相关制剂:主要有 IL-6 受体单抗托珠单抗(tocilizumab)、抗 TNF-α 单抗、抗 IL-1 单抗和抗 IFN-α 单抗。③补体抑制剂:目前可用的制剂为抗 C5a 单抗依库珠单抗(eculizumab)。④与免疫耐受相关的制剂:通过与 B 细胞表面的抗体结合等机制,诱导 B 细胞凋亡或免疫耐受,减少自身抗体的产生。包括阿贝莫司、重组人 DNA 酶和免疫球蛋白等。

2. **SLE 合并症治疗** 随着 SLE 生存率的提高,对其长期并发症的研究成为最近的研究热点。影响儿童 SLE 生理心理健康的重要并发症包括:骨质疏松(20%)、骨量减少(35%)、未成熟性腺早衰(30%)、亚临床冠心病(16%)、终末期肾病(20%)、健康相关的生活质量下降(40%)。

(1)骨质疏松的预防:糖皮质激素和 SLE 疾病本身都会增加骨质疏松的危险,而且青少年期骨密度达到最低值,因此早期关注儿童和青少年 SLE 患者的骨骼健康非常重要。除激素以外,治疗 SLE 的其他常用药物也可以影响骨量,包括 CsA、他克莫司、甲氨蝶呤、袢利尿剂以及 NPSLE 治疗中使用的长效抗惊厥药物和抗抑郁药。ACR 早在 2001 年发布了激素诱导的骨质疏松症(GIOP)的诊治指南,并于 2010 年进行了更新,指出对于接受任何时间糖皮质激素治疗的患者,无论使用激素的剂量大小,均应添加 1 200~1 500mg/d 的元素钙,同时补充维生素 D 800~1 000U/d 以达到血清 25-OH- 维生素 D_3 的治疗水平。由于骨密度仍然是评价骨强度的定量评价指标,所以建议每年进行一次骨密度测定以评估患儿的骨密度变化,并且鼓励患儿进行负重训练以保持正常的骨密度。当存在严重的骨质疏松时,可以考虑使用双磷酸盐类药物,但是对于长期应用该类药物的副作用不是很清楚并且药物会对胎儿产生潜在影响,因此在使用双磷酸盐类药物治疗之前应获得病人的知情同意。

(2)股骨头坏死:有 5%~10% 的儿童 SLE 患者会发展为无菌性股骨头坏死,如行 MRI 检查则异常率可达 40%,但大多数不会有 X 线改变。典型的无菌性股骨头坏死通常发生大负重骨(最常见的是股骨和胫骨)。在一般情况下,股骨头缺血性坏死是与长期、高剂量类固醇治疗有关;但由于其也可出现在标准治疗,甚至类固醇激素治疗刚刚开始的最初几周内,推测其发生更可能与疾病本身的活动有关。所以建议对有可疑症状的患者应行 MRI 检查，一旦确定诊断后应联合物理康复、中医以及骨科等的医师，积极采取综合治疗以减少致残并提高患者生活质量。

（3）肺动脉高压：肺动脉高压（PAH）也是严重影响 SLE 患儿预后甚至导致死亡的重要原因之一，尽早识别、明确诊断并给予有效的治疗对改善 SLE 患儿的病情和预后、提高其生活质量、降低死亡率非常重要。对存在 PAH 的儿童 SLE 患者应进行心电图、胸片、血气分析、胸部高分辨 CT 以及肺功能的检查，并根据病情选择右心导管检查以明确右心室和肺动脉的血流动力学参数，同时应参考 WHO 标准评价患者右心功能情况，以及行 6 分钟步行距离（6MWT）评价患者活动耐量，美国胸科医师协会（ACCP）推荐对所有风湿病的患者在确立诊断后至少 4 年内应每 6 个月行一次超声心动图和肺功能检查。积极控制疾病活动对于 SLE 合并 PAH 的治疗非常重要，传统治疗措施包括利尿剂、地高辛、吸氧和抗凝治疗，新的特异性药物包括 5 型磷酸二酯酶（PDE5）抑制剂、前列环素及其类似物和内皮素受体拮抗剂。

（4）性腺损伤：青春期延迟可见于 11% 的 SLE 儿童，可能与药物的影响和慢性疾病本身的下丘脑功能异常有关。虽然未成熟卵巢衰竭很少见，但 30% 年轻女性，特别是接受 CTX 累积剂量达 21g 者可有严重的卵巢功能降低。青春期男性较女性有更高的不孕危险，化疗前储存其配子已经成为此部分人群广泛接受和应用的保存生育能力的方法。

（宋红梅）

第四节　过敏性紫癜

培训目标

1. 掌握　过敏性紫癜临床特征及诊断要点。
2. 熟悉　过敏性紫癜鉴别诊断与治疗措施。
3. 熟悉　紫癜性肾炎诊断要点与治疗措施。

一、疾病概述

过敏性紫癜（anaphylactoid purpura）又称舒 - 亨综合征（Henoch-Schonlein syndrome）（Henoch-Schonlein purpura，HSP），是以小血管炎为主要病变的系统性血管炎。主要病理基础为广泛的毛细血管炎，以非血小板减少性可触性紫癜、消化道黏膜出血、关节肿痛和肾脏损害为主要临床表现，可伴有腹痛、便血、血尿和蛋白尿，少数患者伴有血管神经性水肿。

本病病因尚未明确，可能涉及感染、免疫紊乱、遗传等因素。感染常常是 HSP 发生的触发因素。HSP 最常见的感染以 A 组 β 溶血性链球菌所致的上呼吸道感染最多见，幽门螺杆菌（HP）、金黄色葡萄球菌、结核分枝杆菌等感染可能也是 HSP 发病的原因之一。HSP 发生也可能与流感、柯萨奇病毒、腺病毒、EB 病毒、麻疹、风疹、水痘带状疱疹、流行性腮腺炎、肝炎病毒等感染有关。其他如肺炎支原体感染也可能导致 HSP 发生。另外寄生虫感染，如蛔虫、钩虫、丝虫等，均可能与过敏性紫癜发病相关，机制可能为机体对寄生虫的代谢产物和幼虫死后释放的异体蛋白过敏所致。但尚未证明本病系感染的直接结果。

部分食物及药物亦可能触发过敏性紫癜。可能为特异体质对动物蛋白（乳类，蛋类，肉类）及植物蛋白（豆类）过敏所致，但目前尚无明确证据证明食物过敏是导致 HSP 的原因。某些药物，如解热镇痛药类，青霉素、链霉素、红霉素、磺胺类抗生素以及异烟肼、苯巴比妥、水合氯醛、氢氯噻嗪、人工合成的雌激素、胰岛素等均可能参与其中；另外，疫苗接种，如流感疫苗、乙肝疫苗、狂犬疫苗、麻疹疫苗等可能诱发 HSP。此外，麻醉、寒冷刺激、花粉吸入、精神因素等亦可能诱发 HSP。

过敏性紫癜发病机制中以 IgA 介导的体液免疫异常为主，IgA1 或其免疫复合物主要通过旁路途径激活补体，沉积于小血管壁引起系统性小血管炎，血管壁因免疫损伤而通透性增高，血液和淋巴液渗出，从而引起皮肤、黏膜、内脏器官等多部位病变。特别是 IgA1 糖基化异常及 IgA1 分子清除障碍在 HSP 的肾脏损害中起关键作用。过敏性紫癜患者肾小球和间质的单核 - 巨噬细胞大量浸润并参与了肾损害。炎症细胞和肾固有细胞可释放各种细胞因子如 TNF-α 及 IL-6 等加重组织损伤。另外，在急性期，因广泛的毛细血管炎性反应，高免疫球蛋白血症及血小板数量或功能异常导致患儿存在严重的高黏滞血症。HSP 有遗传好发倾向，不同种群人群发病率也不同。白种人发病率明显高于黑种人。本病家族中可同时发病，同胞中可同时或先后发病，部分患儿 HLA-DRB1*7 及 HLA-DW35 等基因表达增高，或补体成分 C2 缺乏。归纳其机制可能为各种刺激因子，包括感染原和变应原作用于具有遗传背景的个体，激发 B 细胞克隆扩增，导致 IgA 介导的系统性血管炎。

广泛的白细胞碎裂性小血管炎为过敏性紫癜的主要病理变化，除毛细血管受累外，亦可波及小静脉和小动脉。血管壁可见胶原纤维肿胀、坏死及间质水肿，重者呈坏死性小动脉炎。内皮细胞肿胀，可有血栓形成。血管周围可见中性粒细胞及嗜酸性粒细胞浸润，红细胞可经血管渗出。皮肤损伤主要见于真皮血管，肠道改变以黏膜下为常见，重者可发生黏膜溃疡。肾脏改变主要累及肾小球，轻者可为轻度系膜增生、微小病变、局灶性肾炎，重者为弥漫增殖性肾炎伴新月体形成。在皮肤和肾脏荧光显微镜下可见 IgA 为主的免疫复合物沉积。

二、诊断与鉴别诊断

【临床表现】

多以急性起病，可发生于任何年龄，最小病例报道为 6 个月患儿，但以 2～6 岁儿童多见，75% 患者小于 8 岁，90% 患者小于 10 岁。国外统计儿童每年发病率（10.5～20.4）/10万。我国台湾省年发病率 12.9/10 万，内地尚无大宗流行病学发病率的数据报道。男孩多于女孩，比例约 1.2∶1。本病一年四季均可发病，以春秋季发病居多。临床上由于病变的部位不一而有不同的表现，有皮肤型、腹型、关节型、肾型、关节型及混合型。首发症状多以皮肤紫癜为主，少数病例以腹痛、关节炎或肾脏症状首先出现。多数患儿发病前 1～3 周有上呼吸道感染史，可伴有低热、乏力、食欲缺乏、头痛、咽痛等表现。

1. **皮肤紫癜** 是 HSP 诊断的必要条件。反复出现的紫癜样皮疹为主要特征。四肢对称性分布，以伸侧为主。其次臀部，可扩散至面部及躯干部，少数男性患儿可出现阴囊、阴茎部、龟头紫癜样皮疹，极少数患儿可出现肛周片状紫癜样皮疹。初起可呈淡红色、紫红色斑丘疹，大小不一，高出皮面，压之不褪色，中心可发生点状出血，部分紫癜可融合成片；数天后可转为暗红色，最终呈棕褐色，消退。少数重症患儿可融合成大疱伴出血性坏死。部分病例于紫癜出现前后及紫癜出现过程中合并有荨麻疹及血管神经性水肿。血管神经性水肿可见于头部、眼睑、唇部、手足、背部、四肢及会阴部等,可伴有触痛。皮肤紫癜一般在4～6周后消退,部分患儿间隔数周,数月后又反复。

2. **胃肠道症状** 较常见,可见于50%～75%患儿。因血管炎所致肠壁水肿、出血、坏死或穿孔是产生肠道症状及严重并发症的主要原因。最常见者为腹痛,持续性隐痛伴阵发性加剧,常于脐周或下腹部,可伴有呕吐、黑便或鲜血便。严重者呈血水样大便。少有呕血。病程中可无紫癜样皮疹出现或腹痛早于皮疹出现,故而易被误诊为急腹症行剖腹探查术。少数患者可并发肠套叠、肠梗阻、肠穿孔及出血性坏死性小肠炎。还可有少见的肠系膜血管炎、胰腺炎、胆囊炎、胆囊积水、蛋白丢失性肠病及肠壁下血肿。

3. **关节症状** 以单个关节为主,主要累及双下肢,可发生于膝、踝、肘、腕等大关节,表现为关节肿胀疼痛,活动受限,关节周围有皮疹者肿胀更为明显,有时局部有压痛。关节腔可有渗液,多呈浆液性,一般无出血。关节症状多在数日内消失,不遗留变形。有少数患儿以关节痛或腹痛起病,可长达14天无皮疹,极易误诊。

4. **肾脏症状** 在过敏性紫癜病程6个月内,出现血尿和蛋白尿,称为紫癜性肾炎。依据临床常规检查,紫癜性肾炎发生率约为40%～50%,但伴有尿微量蛋白异常等轻症肾损害的发生率可高达90%。肾脏损害多发生在起病1个月内,亦可在病程更晚期,于其他症状消失后发生,少数患儿以肾炎为首发症状。紫癜性肾炎病情轻重不一,与肾外症状的严重度无一致性。轻者居多,出现血尿、蛋白尿或管型尿,部分可伴有血压增高及水肿,通常在数周内恢复;少数呈肾病综合征表现;重症可发生肾功能减退、氮质血症和高血压脑病。虽然有些患儿的血尿,蛋白尿持续数月甚至数年,但大多数都能完全恢复,少数发展为慢性肾炎,死于慢性肾衰竭。

5. **其他症状** 如病变累及中枢神经系统,可导致惊厥、瘫痪、昏迷、失语等。累及循环系统发生心肌炎和心包炎,累及呼吸系统发生喉头水肿、肺出血等。并发症可有肠套叠、肠梗阻、肠穿孔、急性胰腺炎及睾丸炎等。

【实验室检查】

1. **血常规检查** 外周血白细胞正常或增加,中性粒细胞和嗜酸性粒细胞可增高;若有严重出血表现,可出现贫血;血小板正常甚至升高,出凝血时间正常,血块退缩试验正常,部分患儿毛细血管脆性试验阳性。多数患儿红细胞沉降率增快。

2. **尿常规检查** 可有红细胞、蛋白、管型,重者可有肉眼血尿。

3. **粪便常规检查** 消化道出血时大便隐血试验阳性;出血明显时显微镜下可见红细胞、白细胞。

4. **血液生化检查** 血肌酐、尿素氮多数正常,极少数急性肾炎和急进性肾炎表现者可升高。血ALT、AST少数可有升高。少数血CK-MB可升高。血白蛋白在合并肾病或蛋白丢失性肠病时可降低。37%患儿血清IgA升高。

5. **免疫学检查** 血清IgA可正常或增高,C3、C4正常或升高;抗核抗体及类风湿因子阴性;重症患儿血浆黏滞度增高。部分患儿类风湿因子IgA和抗中性粒细胞抗体IgA可升高。

6. **其他检查** 腹部超声对于HSP消化道损伤的早期诊断和鉴别诊断起重要作用。可提示肠壁水肿增厚,回声均匀减低,肠腔向心性或偏心性狭窄。临床诊断或排除肠套叠首选腹部超声检查。腹部平片可表现为肠黏膜折叠增厚、指纹征、肠袢间增宽,小肠胀气伴有多数液气平面,同时结肠和直肠内无气体;可了解有无肠梗阻及肠穿孔表现。CT检查多在

X 线照片及 B 超检查有疑问时适用。内镜检查可了解过敏性紫癜患儿胃肠道黏膜受累情况，病变以黏膜渗出、糜烂、出血为主要特征，对仅有消化道症状而临床无皮肤皮疹患儿，消化道内镜由于不符合诊断标准，在临床诊断上要谨慎，内镜检查常在合并严重腹痛或消化道大出血时采用。头颅 MRI 对有中枢神经系统症状患儿可予确诊，肾脏症状较重和病情迁延者可行肾穿刺评估肾脏损害情况。对于不典型可触性皮疹或疑诊病人可行皮肤活检协助诊断。皮肤病理检查为白细胞破碎性血管炎，有小血管坏死和粉红色无定型纤维蛋白沉积，小血管壁 IgA 和 C3 免疫荧光阳性。

【诊断】

诊断标准（2006 年 EULAR/PReS 统一标准）：可触性（必要条件）皮疹伴如下任何一条：

1. 弥漫性腹痛。

2. 任何部位活检示 IgA 沉积。

3. 关节炎 / 关节痛。

4. 肾脏受损表现（血尿和 / 或蛋白尿）。

部分患儿仅表现为单纯皮疹而无其他症状，2012 年中华医学会儿科学分会免疫学组"儿童过敏性紫癜诊治专家座谈会"根据国内组织活检未普遍开展的情况下建议：对于典型皮疹急性发作的患儿排除相关疾病可以临床诊断，对于皮疹不典型或未见急性期发作性皮疹者，仍需严格按标准诊断，必要时行皮肤活检。

【鉴别诊断】

1. **免疫性血小板减少性紫癜（ITP）**　根据皮肤紫癜的形态不高出皮肤、分布不对称及血小板计数减少，不难鉴别。免疫性血小板减少性紫癜无血管神经性水肿，且不伴有荨麻疹样皮疹改变，一般不伴肾损害。

2. **严重细菌感染**　脑膜炎双球菌血症、亚急性细菌性心内膜炎以及其他败血症均可出现紫癜样皮疹。此类紫癜是由于细菌感染后导致微循环障碍，形成血栓，中心出现坏死所致。但该类患儿多起病急骤，感染中毒症状重，外周血白细胞明显增高，常伴有血小板减少和凝血时间延长，刺破皮疹处涂片菌检可为阳性，血培养阳性。

3. **其他风湿性疾病血管炎**　包括系统性红斑狼疮（SLE）、混合型结缔组织疾病（MCTD）和皮肌炎（DM）等风湿性疾病可并发皮肤血管炎可出现紫癜，SLE 可有颜面部红斑、口腔溃疡及血液系统受累等表现，自身抗体检测异常，并伴有补体下降。MCTD 常有心肺受累和食管蠕动障碍，抗 RNP 也是重要诊断依据。DM 特点是肌无力，患儿病程初期多为步态不稳和不能爬楼梯，可仅有皮疹，或皮疹早于肌肉受累数年，皮疹也是双侧对称性的，但伴肘及膝关节伸侧面萎缩，肌电图异常和肌酶升高。

4. **外科急腹症**　如有急性腹痛者，应与阑尾炎进行鉴别，两者均可出现脐周及右下腹痛伴压痛，但过敏性紫癜皮肤可有紫癜，伴有关节、消化道、肾脏等症状，可予鉴别。出现血便或腹痛加剧时，需与肠套叠相鉴别。若对于儿童时期出现急性腹痛者，应警惕过敏性紫癜可能，需对皮肤、肾脏、关节及消化道情况做全面检查。肠套叠多见于婴幼儿，如患儿阵发性哭吵不安，腹部扪及包块，伴果酱样大便时，可完善彩超了解肠道有无同心圆状影像出现予以鉴别。但过敏性紫癜可并发肠套叠，且年长儿童亦可出现，需引起注意。

5. **急性链球菌感染后肾小球肾炎（APSGN）并发皮肤超敏反应**　也可以出现广泛皮疹。APSGN 也可有关节痛、血尿和水肿，这些均与 HSP 相似。但是，皮肤表现为散在红斑、荨麻疹或血管性水肿。HSP 的荨麻疹或血管性水肿通常是无瘙痒的。其肾脏组织免疫荧光检查为广泛的 IgG 和 C3 颗粒沉积。详细询问病史,包括近期接触、用药史以及临床表现可与 HSP 鉴别。

6. 婴儿急性出血性水肿 小于 2 岁需注意与此鉴别,该病为发热、水肿、大圆形紫癜、帽徽样皮损(面部、耳郭、四肢、阴囊),仅有皮肤关节损害,很少腹痛和肾损害,少复发等以予以鉴别。

三、治疗决策

本病大多数为自限性疾病,无特效疗法,急性期需卧床休息。治疗措施主要包括一般治疗、糖皮质激素和免疫抑制剂治疗、抗组胺类药物治疗及抗凝治疗。

1. **一般治疗** 积极寻找和去除致病因素。急性期呼吸道及胃肠道等感染可适当给予抗感染治疗,注意急性期感染控制后抗感染治疗对 HSP 的发生并无治疗和预防作用。有肠道寄生虫者,须待消化道出血停止后进行驱虫。并寻找致敏因素,慎用可能导致本病的食物或药物,禁止接触可能导致本病的物品。病程中腹痛重者可予以镇静或山莨菪碱解痉,消化道出血时应禁食,并缓慢添加饮食(流质→普通饮食);出血量多,引起贫血者可输血,静脉予以止血药及口服凝血酶;若尿量少,水肿明显,可使用利尿剂。关节痛患儿可使用非甾体类抗炎止痛治疗。另外,口服泼尼松 1mg/(kg·d),2 周后可降低 HSP 关节炎患儿关节疼痛程度及疼痛持续时间。

2. **糖皮质激素和免疫抑制剂的使用** 糖皮质激素具有抗过敏及改善血管通透性的作用。适用于严重血管神经性水肿、关节肿痛、胃肠道出血等症状,但不能防止皮疹复发及预防肾脏损害,亦不能影响预后。单纯皮肤紫癜可不用糖皮质激素治疗。糖皮质激素适应症包括:HSP 严重胃肠症状、关节炎、血管神经性水肿、较重肾损害者及表现为其他器官的急性血管炎。

目前认为激素对 HSP 胃肠道及关节症状有效。早期应用激素能有效缓解腹部及关节症状,明显减轻腹痛,提高 24 小时内的腹痛缓解率,可减少肠套叠、肠出血的发生风险,有可能降低外科手术干预风险。注意 HSP 腹痛时应用激素治疗应严密观察肠套叠、肠穿孔、腹膜炎等急腹症症状和体征。症状较轻者可用泼尼松 1～2mg/(kg·d)(最大剂量 60mg/d),分次口服,症状缓解后逐渐减量,于 2 周内减停;若腹痛便血、胃肠症状较重者,不能口服患儿及关节肿痛严重时,静脉滴注甲泼尼龙 4～8mg/(kg·d),分次静脉滴注,病情严重者如肠系膜血管炎大量出血者给予冲击剂量 15～30mg/(kg·d),最大剂量小于 1 000mg/d,连用 3 天,严重症状控制后应改口服糖皮质激素,并逐渐减量,总疗程推荐 2～4 周。若经激素治疗仍有腹痛便血反复者,或激素减量困难,可考虑加用或改用吗替麦考酚酯 15～30mg/(kg·d)治疗。也有采用静脉用甲泼尼龙和环磷酰胺冲击治疗 HSP 合并颅内血管炎、颅内出血及 HSP 合并肺泡出血的病例报道,以及静脉环孢素有效治疗 HSP 合并肺泡出血的病例报道。若紫癜性肾炎达到肾病表现时,需糖皮质激素联合免疫抑制剂治疗。

3. **静脉用丙种球蛋白(IVIG)** IVIG 能明显改善 HSP 坏死性皮疹、严重胃肠道症状(包括腹痛、肠出血、肠梗阻)、脑血管炎(包括抽搐、颅内出血)的症状,在常规对症及皮质激素治疗无缓解的基础上,可考虑使用 IVIG 剂量 0.5～1g/(kg·d),连用 2 天。注意有报道部分病人使用 IVIG 后出现肾衰竭,故临床不要盲目扩大使用指征,仅在 HSP 严重症状常规糖皮质激素无效时选用。

4. **抗组胺类药物治疗** 能降低机体对组胺反应和毛细血管通透性,可能减轻症状,常用药物盐酸苯海拉明、氯苯那敏、地氯雷他定、西替利嗪等。H2 受体阻断剂西咪替丁 20～40mg/（kg•d），分 2 次静脉滴注。

5. 抗凝治疗

（1）阻止血小板聚集和血栓形成药物：可短期服用阿司匹林 3～5mg/（kg•d），分次服用，或 25～50mg/d，每天 1 次服用；或双嘧达莫，3～5mg/（kg•d），分次服用。

（2）肝素：如合并皮肤小血栓或坏死等高凝状态，可联合低分子肝素 50～100IU/（kg•d），皮下注射。

（3）尿激酶：如使用肝素无法缓解的血液高凝，甚至合并血栓形成者，可使用尿激酶 1 000～3 000U/（kg•d），静脉滴注。

6. 血浆置换　血浆置换可去除血液中部分免疫复合物，适用于治疗急进性紫癜性肾炎（病理提示新月体肾炎）及 HSP 伴有严重合并症的患者。单独血浆置换治疗可以提高肾小球滤过率，改善急进性紫癜性肾炎预后。对于 HSP 合并神经系统血管炎，血浆置换可缓解神经系统症状，作为 HSP 合并严重神经系统并发症的重要治疗手段。HSP 有反复肺出血或合并肺肾综合征或时，建议行血浆置换。对于快速进展或危及生命的 HSP 推荐使用血浆置换联合免疫抑制剂治疗。

7. 血液灌流　血液灌流可能对改善 HSP 急性期严重胃肠道症状及改善皮肤紫癜反复发作有效，但确切疗效尚需更大规模设计良好的 RCT 研究进一步证实。

8. 其他治疗　钙通道拮抗剂，如硝苯地平 0.5～1mg/（kg•d）分次服用；非甾体类抗炎药如吲哚美辛 2～3mg/（kg•d）分次服用，有利于血管炎的恢复。中成药如丹参片、银杏叶片，可补肾益气，活血化瘀。若肾脏损害明显，伴有明显肾功能不全，可予以血液透析治疗。紫癜性肾炎的治疗参见后热点聚焦。

四、常见问题和误区防范

1. 皮疹不典型时存在误诊可能

不能准确诊断的主要原因包括：① HSP 在成人少见，基层医院少有儿童外科，部分病人因腹痛就诊成人外科，非专科医师对本病了解少，对皮疹认识不足，甚至腹痛行剖腹探查术或阑尾切除术，术中发现肠道紫癜样皮疹后方建议转入儿童专科医院就诊；②诊断依据 2005 年 EULAR/PReS 标准，可触性皮疹为必要条件，部分患儿腹痛、关节痛、肾脏损害等症状可出现于皮肤紫癜前，或患儿无典型皮肤紫癜出现，导致诊断困难；③皮肤紫癜见于多种疾病，需警惕如系统性红斑狼疮等疾病以皮肤紫癜为首发表现，导致诊断错误。临床上，尤对基层医院外科应普及对儿童 HSP 的认识和了解。对存在皮肤紫癜及可能合并血液系统等多器官系统受累表现者，需完善自身抗体、补体等检查。患儿若有较顽固腹痛，诊断不清时，需仔细寻找全身躯干有无紫癜样皮疹；若无皮疹，而临床高度怀疑过敏性紫癜，可完善胃镜或肠镜了解胃肠道有无紫癜样黏膜出血以协助诊治。

2. 早期、及时发现并发症

过敏性紫癜因胃肠道紫癜样黏膜出血、肠壁水肿等，可能导致外科急腹症的发生。在过敏性紫癜消化道症状明显时，可因不恰当应用激素导致肠黏膜损伤，甚至继发肠穿孔等急腹症；HSP 合并消化道畸形时可能出现胃肠道溃疡，引起大出血。故而，对过敏性紫癜患儿腹痛反复或加剧者，需及时、反复多次完善腹部影像学检查以除外外科急腹症。消化道出血明显时，应警惕因激素使用导致的胃肠道溃疡。

3. 紫癜性肾炎的评估、随访

部分患儿在过敏性紫癜急性期查尿蛋白明显升高，经过抗凝、保肾等处理，度过急性炎症期后，尿蛋白可明显下降，故不建议在过敏性紫癜急性期过于积极行肾活检术，或过早加用激素治疗。建议根据病情多次随访评估肾损害情况后，决定进一步的检查及治疗。紫癜性肾炎仅有隐血，红细胞数目不高者，经过抗凝、保肾等治疗大多可缓解；若无明显加重，可考虑临床观察随访。糖皮质激素对过敏性紫癜肾损害的预防作用存在争议。紫癜性肾炎总体发生终末期肾病的概率小于 2%，但临床表现为肾炎综合征、肾病综合征、肾炎型肾病的患儿中约 5%～20% 可发展为终末期肾病，因此建议过敏性紫癜患者至少门诊随访尿改变至病后 5 年。

4. 皮肤紫癜反复

本病以反复出现紫癜样皮疹为特征，起病 3 个月内皮疹反复频率较高，对单纯皮肤紫癜治疗无特殊。但若皮疹反复次数越多，持续时间超过 1 个月，肾脏受损概率可能增大。目前研究显示对于预防皮肤紫癜复发尚无特效药，可建议患儿避免接触可能导致其过敏的食物或其他物品。积极控制口腔、耳鼻喉感染以及扁桃体炎，预防慢性扁桃炎及腺样体切除术可能对皮疹反复复发有效。对于紫癜顽固复发的可考虑血液灌流治疗，但疗效尚待评估。

五、热点聚焦

1. 紫癜性肾炎的诊治

紫癜性肾炎临床分型：①孤立性血尿型；②孤立性蛋白尿型；③血尿和蛋白尿型；④急性肾炎型；⑤肾病综合征型；⑥急进性肾炎型；⑦慢性肾炎型。

病理分级：Ⅰ级：肾小球轻微异常；Ⅱ级：单纯系膜增生；Ⅲ级：系膜增生，伴有<50% 肾小球新月体形成 / 阶段性病变（硬化、粘连、血栓、坏死）；Ⅳ级：病变同Ⅲ级，50%～75% 的肾小球伴有上述病变；Ⅴ级：病变同Ⅲ级，>75% 的肾小球伴有上述病变。Ⅱ～Ⅴ级依据系膜增生分为：①局灶 / 节段；②弥漫性。Ⅵ级：膜增生性肾小球肾炎。对于以蛋白尿为首发或主要表现的患儿（临床表现为肾病综合征、急性肾炎、急进性肾炎者），应尽可能早期行肾活检，根据病理分级选择治疗方案。

孤立性血尿或病理Ⅰ级患儿：予以抗凝治疗 1 年，若仍有镜下血尿，可建议停药，每 3～6 个月随访 1 次，至少随访 3～5 年。对于孤立性蛋白尿、血尿和蛋白尿或病理Ⅱa 级：采用血管紧张素转换酶抑制剂（ACEI）和 / 或血管紧张素受体拮抗剂（ARB）类药物有降蛋白作用。非肾病水平蛋白尿或病理Ⅱb 级，若 24 小时尿蛋白定量于 0.5～1g/d，观察 3 个月，无明显好转，可加用激素；若蛋白尿>1g/d，可加用激素治疗 3～6 个月。病理Ⅲa 级，若蛋白尿或血尿明显，可加用激素，必要时联合免疫抑制剂如环磷酰胺治疗。肾病水平蛋白尿、肾病综合征或病理Ⅲb、Ⅳ级：采用激素冲击联合免疫抑制剂治疗。若临床症状重，病理呈弥漫性病变或伴有新月体形成者，可选用甲泼尼龙冲击治疗，15～30mg/（kg•d），每天最大量不超过 1g，3 次为一疗程，首选糖皮质激素 + 环磷酰胺冲击治疗，当环磷酰胺治疗效果欠佳或患儿不能耐受环磷酰胺时，可更换其他免疫抑制剂。急进性肾炎或病理Ⅳ、Ⅴ级：此类患儿临床症状严重，病情进展较快，多采用三至四联疗法，常用方案为：甲泼尼龙冲击治疗 1～2 个疗程后口服泼尼松 + 环磷酰胺（或其他免疫抑制剂）+ 肝素 + 双嘧达莫。对于蛋白尿患儿，无论是否合并高血压，建议使用 ACEI 和 / 或 ARB 减轻蛋白尿。常用制剂贝那普利 5～10mg/d 口服，或氯沙坦 25～50mg/d 口服。

紫癜性肾炎虽有一定自限性,但仍有部分患儿病程迁延,甚至进展为慢性肾功能不全。对病程中出现尿检异常的患儿应延长随访时间,建议至少随访3~5年。

2. 如何预测肾脏损害

过敏性紫癜的临床表现轻重与肾脏损害不一定呈正相关,不能依赖急性期临床表现预测肾脏损害。有研究显示24小时尿蛋白定量,尿蛋白/尿肌酐可协助预测评估肾脏损害。儿童HSP肾脏损害85%发生在病程4周内,91%发生在病程6周内,97%发生在6个月内。年龄大于4岁患儿并发严重肾炎所占比例高达80%。除了年龄外,严重的腹痛与胃肠道出血,紫癜持续超过1个月及血清ⅩⅢ因子减少也是肾脏受累的危险因素。起病时表现为肾炎综合征、肾病综合征、肾炎型肾病患儿,约5%~20%发展为终末期肾病。以孤立性血尿或蛋白尿为早期表现患儿发生长期肾损伤的比例为1.6%,早期表现为肾炎或肾病综合征患儿发生长期肾损伤的比例为19.5%,如早期即表现为肾炎及肾病综合征混合型患者,发生长期肾损伤的比例高达45%~50%。肾活检是评估肾脏损害的金标准,对有中重度肾损害病人早期行肾活检有助于判断疾病预后,指导治疗。对尿常规正常患儿至少随访6个月,随访6个月后尿常规无异常者少见肾脏损害发生。

(罗 冲 唐雪梅)

第五节 皮肤黏膜淋巴结综合征(川崎病)

培训目标

1. **掌握** 川崎病临床特征、诊断标准、鉴别诊断和治疗原则。
2. **掌握** 冠状动脉病变在川崎病诊断及治疗的重要意义。
3. **熟悉** 不完全川崎病、IVIG无反应性川崎病诊断,治疗进展。
4. **了解** 川崎病的病因、发病机制及基因易感性。

一、疾病概述

皮肤黏膜淋巴结综合征(mucocutaneous lymphonode syndrome,MCLS),又称川崎病(Kawasaki disease,KD),日本人川崎富作于1967年首次报告。此病是一种好发于5岁以下儿童,尤其是婴幼儿的急性全身性血管炎性疾病。自20世纪70年代以来,世界各国均有报告,以亚裔人发病率最高。近年川崎病发病率已取代风湿性心脏病,成为儿童后天性心脏病的主要病因。川崎病后遗血管病变亦可能是成人阶段缺血性心脏病(如动脉粥样硬化)的危险因素之一。本病可累及全身中小动脉、静脉和毛细血管,以冠状动脉病变最为严重,有20%~25%未经及时治疗的KD患儿发生明显冠状动脉病变。

流行病学特征:本病常呈散发或小流行趋势,四季均可发病。统计显示,KD发病率存在季节差异,欧美发达国家的发病高峰季节为冬季和春季;中国的发病高峰季节为春季和夏季;日本则无明显的季节差异。发病年龄以婴幼儿多见,80%在5岁以下,很少发生于新生儿或成年人。新生儿罕见KD发生可能与其有来自母体的抗体的保护有关;而>4岁儿童发病率较低可能因其自身免疫耐受逐渐建立,免疫反应负反馈调节能力趋于成熟有关。男女发病比例约为 1.5∶1。KD 可发生于各种不同的人种，而且在不同人种中其临床表现和流行病学特征均大同小异。而不同人种的发病高峰年龄略有差异，日本、韩国和中国台湾省为 9～11 月龄，而加拿大、印度和英国为 12 月龄。不同地区 KD 的发病率有明显差异，据统计，东北亚的发病率是高加索地区的 20 倍左右；发病率最高是日本，约为 23.9/ 万；韩国和中国台湾省的发病率也较高，分别为 11.31/ 万和 6.9/ 万，澳大利亚的发病率最低（0.37/ 万）。值得关注的是，生长在世界各地的亚裔人群的发病率均高于其他种族，这提示 KD 发病存在基因易感性。

病因及发病机制：病因与发病机制不明，近年研究大致认为：①可能系一种或多种感染原激发机体产生自身免疫性炎症反应，从而引起血管炎性病变和相关临床表现。Meta 分析显示，与 KD 发病相关的病原体包括金黄色葡萄球菌、A 组链球菌、支原体和衣原体、霉菌、腺病毒、EB 病毒、流感和副流感病毒、人类免疫缺陷病毒、麻疹病毒等。遗憾的是这些检测结果均未被证实与川崎病免疫病理损害的直接关系。②研究结果还显示多个基因参与 KD 致病，证明 KD 多发生于具备某些基因特征的儿童之中。③多种免疫细胞与细胞因子分泌异常活化致免疫病理性血管炎是 KD 显著存在的免疫学特征。机体天然免疫系统和适应性免疫系统多细胞所致各种病理损伤均可能在川崎病发病机制中起关键作用，但至今没有证明触发异常免疫损伤的致病性抗原。普遍认为，川崎病急性期 T 细胞、B 细胞及单核 - 巨噬细胞高度活化，大量分泌前炎症细胞因子，启动细胞因子瀑布反应，进而引发自身免疫损伤，引起小、中型血管内皮细胞和其他血管壁细胞的损害，导致血管扩张、血管脆性增加以及血管平滑肌的溶解等多种血管病理改变。KD 复发可能系再感染再次启动异常免疫反应或自身免疫反应细胞并未完全归于静止状态有关。

病理特征与分期：自身免疫性血管炎是 KD 的基本病理特征，血管炎好发于冠状动脉，其病理过程大致分为四期。Ⅰ期：1～9 天，小动脉周围炎症，冠状动脉主要分支血管壁上的小营养动脉和静脉受到侵犯。心包、心肌间质及心内膜炎性浸润，包括中性粒细胞、嗜酸性粒细胞及淋巴细胞。Ⅱ期：12～25 天，冠状动脉主要分支呈全层血管炎，血管内皮水肿、血管壁平滑肌层及外膜炎性细胞浸润。弹力纤维和肌层断裂，可形成血栓和动脉瘤。Ⅲ期：28～31 天，动脉炎症渐消退，血栓和肉芽形成，纤维组织增生，内膜明显增厚，导致冠状动脉部分或完全阻塞。Ⅳ期：数月至数年，病变逐渐愈合，心肌瘢痕形成，阻塞的动脉可能再通。

二、诊断与鉴别诊断

【临床表现】

1. **主要表现**　①发热：39～40℃，多持续 5～14 天或更长，呈稽留或弛张热型，抗生素治疗无效；②双眼球结合膜充血：多于起病 3～4 天出现，无分泌物，热退后较快消散；③唇及口咽部表现：口唇充血、皲裂，口咽部黏膜弥漫充血，舌乳头突起、充血呈杨梅舌；④四肢末端表现：急性期手足硬性肿胀和掌跖红斑，恢复期指、趾端甲下和皮肤交界处出现膜状脱皮，重者指、趾甲可脱落；⑤皮肤表现：多形性红斑和猩红热样皮疹，常在病初一周内出现，伴或不伴肛周皮肤发红、脱皮；⑥颈部淋巴结肿大：单侧或双侧，较硬有触痛，但表面不红，无化脓，多病初出现，热退时消散。

2. **心血管系统表现**　可见心包炎、心肌炎、心内膜炎、心律失常、充血性心力衰竭等。发生冠状动脉瘤或狭窄者，多无临床表现，少数人出现心肌梗死的症状。冠状动脉损害多发生于病程 2～4 周，罕见发生于疾病后期（6～9 周后）。心肌梗死和冠状动脉瘤破裂可致心源性休克甚至猝死。部分患者可有中等大小体动脉瘤、雷诺现象及肢端坏疽。

3. 其他系统表现 ①消化系统：腹泻、呕吐、腹痛、胆囊积液、肝大、麻痹性肠梗阻、黄疸、血清转氨酶升高、消化道出血等。②血液系统：轻度贫血、白细胞增多伴核左移、1～2 周后血小板大幅增多等。严重者可合并巨噬细胞活化综合征（macrophage activation syndrome，MAS），危及生命。③神经系统：易激惹、惊厥、感觉性听力丧失、面神经麻痹、四肢瘫痪等无菌性脑炎、脑膜炎表现。④泌尿系统：尿道炎、尿道口炎、蛋白尿、无菌性脓尿等。⑤呼吸系统：咳嗽、流涕、肺野出现异常阴影。⑥关节系统：关节疼痛、肿胀、滑膜积液等。⑦卡介苗接种部位再现红斑、硬结。⑧其他：虹膜睫状体炎，休克综合征等。

【实验室检查】

1. 血液检查 外周血白细胞增高，以中性粒细胞为主，伴核左移。轻度贫血，血小板早期正常，第 2～3 周大幅升高。血沉增快，C 反应蛋白等急相蛋白、血浆纤维蛋白原和血浆黏度增高，转氨酶升高等。

2. 免疫学检查 血清 IgG、IgM、IgA、IgE 升高和血液循环免疫复合物增多；TH2 类细胞因子如 IL-6、IL-4 等明显增高，总补体和 C3 正常或增高。

3. 心电图 早期示窦性心动过速、房室传导阻滞、非特异性 ST-T 变化；心包炎时可有广泛 ST 段抬高和低电压；心肌梗死时 ST 段明显抬高、T 波倒置及异常 Q 波。

4. 胸部 X 线片 可示肺部纹理增多、模糊或有片状阴影，心影可扩大。

5. 超声心动图 急性期可见心包积液，左室内径增大，二尖瓣、主动脉瓣或三尖瓣反流；可见冠状动脉异常。冠状动脉病变（CAL）超声改变包括冠状动脉壁及血管内膜回声增强，管腔不规则扩张或瘤样改变。

6. 冠状动脉造影 超声波见多发性冠状动脉瘤，心电图有心肌缺血表现者应进行冠状动脉造影，以观察冠状动脉病变程度及类型，指导介入治疗。

附：2004 年美国心脏病协会（AHA）川崎病诊断指南推荐的，提示非特异性全身炎症反应的 8 项常见实验室指标：

①C 反应蛋白（CRP）≥30mg/L；②血沉（ESR）≥30mm；③血浆白蛋白（ALB）≤30g/L；④贫血；⑤丙氨酸氨基转移酶（ALT）升高；⑥血小板≥450×10^9/L；⑦外周血白细胞≥15×10^9/L；⑧尿白细胞≥10/HP。

【诊断】

1. 典型 KD 诊断标准（目前通用美国心脏病协会的 KD 诊断标准） 不明原因发热 5 天以上，伴下列 5 项临床表现中 4 项，排除其他疾病者，即可诊断；主要临床表现不足 4 项，但超声心动图或血管造影发现有冠状动脉病变者，也可诊断：

（1）四肢末端表现：急性期掌趾红斑，手足指硬肿，恢复期指、趾端膜状脱皮。

（2）皮肤多形性，充血性红斑。

（3）双眼球结合膜充血，非化脓性。

（4）口唇充血、皲裂，口腔黏膜弥漫性充血，舌乳头突起、充血呈杨梅舌。

（5）颈部淋巴结非化脓性肿大。

2. 不完全 KD 诊断参考标准（综合参考文献） 年龄大于 6 个月，发热 5 天以上，具有至少 2 项川崎病主要临床表现,炎症反应指标明显增高,除外其他疾病者,可疑诊不完全 KD。如发现冠状动脉病变可确诊不完全 KD;年龄小于 6 月,若发热持续不退,存在炎症反应证据(ESR 和 CRP 明显升高),排除其他疾病,虽无 KD 临床表现,但发现明确冠状动脉病变者亦可诊断。发热一周左右发现肛门周围发红,进而脱皮,接种卡介苗处再现红肿等现象可以帮助早期诊断不完全 KD。病程 10 余天后出现指趾端膜状脱屑,血小板动态大幅升高也是重要的回顾诊断不完全 KD 的参考条件。

3. 静脉注射丙种球蛋白(IVIG)无反应型川崎病的诊断参考标准 目前对该病诊断尚无统一定义,还有"IVIG 非敏感型川崎病""难治性川崎病"等多种表述。多数专家认为,川崎病患儿在发病 10 天内接受 IVIG 2g/kg 足量治疗,无论一次或分次输注,48 小时后体温仍高于 38℃,或给药 2~7 天(甚至 2 周)后再次发热,并存在至少一项 KD 急期主要临床表现者,即可考虑为 IVIG 无反应型 KD。IVIG 无反应型 KD 诊断要点是发热,因持续发热是易于随后发生 CAL 最主要的危险提示,故临床应将无反应型川崎病与川崎病可能合并的各种感染性疾病或合并 MAS 等非感染性疾病及时鉴别。

4. IVIG 无反应型 KD 危险因素评分系统 Tremoulet 等提出预测 IVIG 无反应型 KD 的指标为:①男;②年龄<12 个月;③初始治疗时病程<4 天;④中性粒细胞比例≥75%;⑤血红蛋白<100g/L;⑥血小板计数持续≤300×10^9/L;⑦ALT≥100IU/L;⑧AST>100U/L;⑨清蛋白<35g/L;⑩总胆红素>0.9mg;⑪CRP≥100mg/L;⑫钠离子≤133mmol/L。上述指标提示患儿可能为 IVIG 无反应型病例;有发生 CAL 及心血管并发症危险,这些特征为临床采取更积极治疗措施提供参考。

【鉴别诊断】

本病需与各种发热伴出疹性疾病相鉴别:

1. 感染性疾病

(1)麻疹:常有流行病学接触史,卡他症状明显,口腔黏膜呈现麻疹黏膜斑,一般出现在发热的第 3~4 天,为玫瑰色斑丘疹,自耳后、发际及颈部开始,渐及前额与颊部。一般不伴有杨梅舌以及手掌和足底的硬性水肿,外周血 WBC 正常或降低,血清麻疹病毒 IgM 升高等均有助于鉴别。

(2)猩红热:常有流行病学接触史,有特征性的皮疹形态,皮疹一般于发热 24 小时左右迅速出现,24 小时可遍及全身。于皮肤褶皱处,皮疹密集,色深红,间有针尖大之出血点,形成深红色横行"帕氏征"。病程一周皮疹消退后皮肤开始脱屑,可显示手套袜套状脱屑。面颊部潮红,口周皮肤苍白,呈口周苍白圈。其超声心动图检查无典型的 CAL,咽拭子培养 A 组溶血链球菌阳性,对青霉素或 β 内酰胺类药物有效。

(3)风疹:发热 0.5~1 天出疹,一般由面、颈部延及躯干和四肢,往往第 1 天即布满全身。伴有耳后和枕部淋巴结肿大、压痛,一般无杨梅舌及手掌和足底的硬性水肿,必要时可行病原学检查鉴别。

(4)幼儿急疹:发病急骤,体温突然升高,多在 39℃ 以上,一般持续 3~5 天后体温骤降,且热退疹出,不脱屑,不留色素沉着,血白细胞计数明显减少,分类以淋巴细胞明显增高,具有鉴别意义。

(5)败血症:表现为持续高热,伴有畏寒、寒战,全身中毒症状较重,肝脾淋巴结常肿大,四肢末端及黏膜改变无 KD 特征,外周血中性粒细胞计数增多,核左移或出现中毒颗粒。应积极寻找原发感染灶(如皮肤、肺部、泌尿道),注意血培养结果。联合用广谱抗生素治疗可能有效等有助鉴别。

（6）传染性单核细胞增多症：表现为发热、咽痛、眼睑水肿、颈部淋巴结肿大、肝脾大，外周血有异型淋巴细胞，以单核细胞、淋巴细胞增多为主，血清嗜异凝集反应阳性，EB 病毒抗原或抗体检测阳性，一般无指趾端硬肿，无口唇皲裂，杨梅舌等特征。

2. 非感染性疾病

（1）渗出性多形红斑：发热当天或间隔数天后出现皮疹。初起时多为大小不一的红斑，可同时现斑疹、丘疹、荨麻疹与紫癜等。大小疱疹常见，皮肤表面可有结痂。重症除皮肤广泛、严重的损害外，尚见多处黏膜病变，如口腔黏膜糜烂、眼睑红肿，畏光，口唇及眼部可见脓性分泌物和内脏受累。外周血白细胞一般增多，中性粒细胞及嗜酸性粒细胞增多。本病可呈现黏膜溃疡性损害或疱疹状皮肤损害，为 KD 罕见，有助鉴别。

（2）幼年特发性关节炎全身型：该病病程较长，发热持续数周～数月，发热期常伴有一过性多形性皮疹，无热时消失，不留皮疹痕迹。一般不伴有杨梅舌、口唇皲裂、手足硬性水肿，超声心电图检查一般无 CAL 的典型表现。

（3）噬血细胞综合征：表现为发热伴肝脾大；外周血细胞减少（外周血 2 系或 3 系减少），血红蛋白<90g/L，血小板<100×10⁹/L，中性粒细胞<1.0×10⁹/L；高三酰甘油血症和 / 或低纤维蛋白原血症；骨髓、脾脏或淋巴结中可见噬血细胞但无恶性表现，血清铁蛋白（>500mg/L）和乳酸脱氢酶增高等均有助于本病的诊断。

（4）药物超敏反应：药物超敏反应能引起药物热和皮疹。一般有皮肤药物过敏史，外周血嗜酸性粒细胞增加，皮疹多样化，全身症状轻，口唇、舌、咽峡、肢端等处改变与 KD 截然不同，有助鉴别诊断。

三、治疗决策

【KD 的治疗】

1. 急性期 KD 的治疗　治疗目标是快速控制全身血管炎症，防止冠状动脉损害的发生。

（1）阿司匹林（ASA）：每天 30～50mg/kg，分 2～3 次服用，热退后 3 天逐渐减量，2 周左右减至每天 3～5mg/kg，至外周血炎性标志降至正常水平，一般需 6～8 周，血管病变基本静止一般需 10～12 周。如存在 CAL，应延长 ASA 用药时间至冠状动脉病变恢复正常。同时鉴于 ASA 可能会在部分患流感、水痘儿童中引发瑞氏综合征，故建议此类患儿在需要时以小剂量氯吡格雷替代 ASA。

（2）静脉注射丙种球蛋白（IVIG）：剂量为 1～2g/kg，于 8～12 小时静脉缓慢输入，最好于发病早期（10 天以内）应用。IVIG 可迅速退热，有效预防冠状动脉病变。用 IVIG 同时需合并口服 ASA，剂量和疗程同上。普遍认为，发热 5 天以内应用 IVIG 易发生 IVIG 抵抗，增加 2 次 IVIG 使用率，而过晚用药（病程 10 天以上）则预防 CAL 发生效率大减。部分患儿对 IVIG 疗效无反应，可重复使用 1～2 次，约 1%～5% 的病例重复用药仍然无效。

（3）糖皮质激素：因有使血液黏稠、触发血栓、导致冠脉栓塞及影响冠脉病变修复等顾虑，故不作为 KD 首选治疗药物。因 IVIG 无反应患儿及时控制炎症为主要问题，可尽快使用糖皮质激素。泼尼松剂量为每天 2mg/kg，体温正常后逐渐减量，用药 2～4 周至停药；其中全身炎症反应突出或合并多脏器功能损害者可采用甲泼尼龙冲击治疗，剂量为每天 10～30mg/kg，每天 1 次，静脉滴注，连用 2～3 天，然后改为泼尼松每天 2mg/kg 口服，直至 CRP

正常后，减至 1mg/(kg•d)，2～4 周内逐渐减量至停药。

（4）其他治疗

1）抗血小板聚集：除 ASA 外可加用双嘧达莫，每天 3～5mg/kg。

2）对症治疗：根据病情给予对症及支持疗法，如补充液体、维生素等；保护肝脏、心脏，控制心力衰竭、纠正心律失常；有心肌梗死时应及时进行溶栓治疗。

3）心脏手术：严重 CAL 或血栓者需进行冠状动脉搭桥术或介入溶栓治疗。

2. IVIG 无反应型 KD 的治疗

（1）再次 IVIG 冲击治疗：AHA 指南推荐对那些标准治疗 36 小时后发热不退的 KD 患儿再次使用 IVIG（2g/kg）治疗。统计资料显示，首次 IVIG 无反应的发生率为 11%，两次 IVIG 无反应的发生率仅为 3%～4%。首剂 IVIG 无效的 KD 患儿再次用 IVIG 已为多数专家的共识，并且有使用 3 次甚至更多次冲击而治愈的报道，但过大总剂量 IVIG 所致充血性心力衰竭需高度重视。

（2）糖皮质激素（GCS）：GCS 对 IVIG 无反应型 KD 的疗效褒贬不一。其不良反应常有报道：如高血压、低体温、窦性心动过缓、腓神经麻痹等，并有加重 KD 本身血液高凝状态的风险。但 GCS 至少是 IVIG 无反应型 KD 治疗的重要选择，其有效性得到多数专家的认可。普遍观点认为，GCS 不作为 KD 的首选药物，但合并严重心肌炎或心功能不全和 2 次 IVIG 冲击治疗均无反应的 KD 患儿可考虑选用，但需严密监护，同时加用低分子肝素钙抗凝治疗。

（3）英夫利昔单抗：为 TNF-α 的单克隆抗体，已有大量研究发现 KD 患儿血清中 TNF-α 浓度明显升高，英夫利昔单抗是针对其靶点的有效治疗。Weiss 等和 Stenbog 等报道的个案治疗经验认为其效果迅速、持久，甚至对已发生的 CAL 有促进恢复的作用。Son 等经过 8 年 2 个中心 100 多例患儿的研究，发现对 IVIG 无反应型 KD 患儿使用 IVIG 联合英夫利昔单抗比第 2 次单用 IVIG 冲击治疗，可缩短退热时间和住院时间，但在冠状动脉损害发生率方面没有显著差异。

（4）乌司他丁：一种胰酶抑制剂，能抑制中性粒细胞弹性酶及抑制促炎因子的释放，有对抗组织器官和内皮细胞免受炎性损伤的作用。乌司他丁每天剂量为 5 000U//kg，3～6 小时缓慢静脉滴注，连用 1～3 天，对 IVIG 无反应型 KD 患者可能有效。但乌司他丁疗效不如 IVIG，不推荐作为首选方案，且其疗效和安全性还存在争议。

（5）血浆置换：经丙种球蛋白或激素治疗无效，且全身炎症反应突出，炎性指标持续阳性的患儿可使用血浆置换治疗。尽管有报道称血浆置换比标准疗法退热效果更快和 CAL 发生率更低。但出于血浆价格、安全性和来源等诸多原因，目前临床上少有使用。

（6）其他药物：如阿昔单抗、甲氨蝶呤、环磷酰胺、环孢素、他克莫司等有报道在个案中使用有效，但缺乏大样本临床应用数据。

3. 抗凝、溶栓治疗

（1）ASA：为防止冠状动脉瘤内血栓形成，需长期抗凝治疗。一般采用长期小剂量口服阿司匹林，小剂量 ASA 对非急性期 KD 还兼有持续抗炎作用。

（2）双嘧达莫：对于 ASA 不耐受者，可使用双嘧达莫口服。研究证实联用双嘧达莫是辅佐治疗川崎病的一种较好的方法，单独应用缺少抗炎效果。

（3）华法林：CAL 严重者，在小剂量 ASA 的基础上可加用华法林，增强抗凝效果。

（4）氯吡格雷：除抗血小板活性外，还有纤溶及溶栓作用，副作用相对小，可与 ASA 合用或必要时替代 ASA。

（5）肝素：主要用于血小板较高者（>600×10⁹/L），血浆纤维蛋白原>4g/L 者、冠状动脉血栓形成者。低分子肝素抗凝效果同样好，且生物利用度高。

（6）溶栓治疗：心肌梗死是川崎病冠状动脉病变患者首要死亡原因，对有血栓栓塞、发生急性心肌梗死危险者应进行溶栓治疗，溶栓治疗适用于起病 6 小时以内的心肌梗死，6 小时后溶栓效果较差。常用溶栓治疗药物有：尿激酶、链激酶、组织纤维蛋白溶解活性物（t-PA）及阿昔单抗等（表 1-5-1）。

表 1-5-1　KD 抗凝治疗药物使用途径及剂量

药物	途径	剂量
阿司匹林	口服	3～5mg/(kg•d)，1 天 1 次
双嘧达莫	口服	3～5mg/(kg•d)，分 3 次
华法林	口服	0.1～0.5mg/(kg•d)，1 天 1 次
氯吡格雷	口服	1mg/(kg•d)
肝素	静脉注射	负荷量 50U/kg，输液 20U/(kg•h)
低分子肝素	皮下注射	50～100U/kg，1 天 1 次，连用 7～10 天
尿激酶	静脉注射	5 000U/(kg•h)，1 天 3 次
	冠脉内注入	5 000U/kg，10 分钟内注射，最多 3 次
链激酶	静脉注射	1 000～1 500U/(kg•h)
组织纤维蛋白溶解活性物	静脉注射	0.1～0.5mg/(kg•h)，6 小时
阿昔单抗	静脉注射	0.125μg/(kg•min)，12 小时

4. 介入及外科手术治疗　KD 并冠状动脉瘤、冠脉闭塞，且反复出现心肌梗死症状者可采用介入治疗。主要方法包括：经皮腔内冠状动脉成形术（PTCA）、冠状动脉内支架植入术、经皮腔内冠脉旋切成形术（PTCRA）、经皮腔内冠状动脉血运重建术（PTCR）。而对于 KD 并巨大冠状动脉瘤患儿，国内仍以药物溶栓和抗凝治疗为主。但如出现严重左室功能不全者可考虑行冠脉搭桥术（CABG）。

【CLA 定义、诊断、分级治疗与转归】

1. CLA 定义与诊断　CLA 是指冠状动脉炎性改变及其所致解剖形态异常，包括冠状动脉扩张、冠状动脉瘤、冠状动脉狭窄和闭塞等。

冠状动脉扩张性病变的诊断标准：①小于 5 岁儿童冠状动脉主干直径内径>3mm，5 岁及 5 岁以上儿童>4mm；②冠状动脉局部扩张内径较附近冠脉内径≥1.5 倍；③冠状动脉内径 Z 值≥2.0；④其中小型冠状动脉瘤也称为冠状动脉扩张，扩张的冠状动脉内有血栓形成或内膜增厚，可产生狭窄甚至闭塞。

根据超声心动图和选择性冠状动脉造影或其他检查方法，KD 冠状动脉扩张性病变程度分为 3 型：①小动脉瘤或扩张：局部冠状动脉扩张，内径≤4mm，≥5 岁的儿童，测量段的内径大于相邻正常节段内径的 1.5 倍；②中等动脉瘤：4mm<冠状动脉内径≤8mm，≥5 岁的儿童，测量段的内径介于相邻正常节段内径的 1.5～4 倍；③巨大冠状动脉瘤：冠状动脉内径>8mm，≥5 岁的儿童，测量段的内径大于相邻正常节段内径的 4 倍。

并发冠状动脉瘤的高危因素有：①男性。②年龄<6 个月或>3 岁。③发热持续 2 周以上或再次发热。④心脏扩大，有心律失常。⑤实验室检查：血红蛋白<80g/L，且持续不恢

复；白细胞>（16～30）×10^9/L；血小板计数>1 000×10^9/L；血沉>100mm/h，或持续 5 周以上仍未下降。⑥复发的病例等。

2. CLA 的分级治疗

表 1-5-2 CLA 的临床分级与治疗方案

等级	分级标准	药物治疗
Ⅰ级	任何时期冠状动脉均无扩张	病程 3 个月停用 ASA
Ⅱ级	急性期暂时性扩张：冠状动脉仅有轻度、暂时扩张，并在病程 6～8 周内恢复正常	病程 3 个月停用 ASA
Ⅲ级	≥1 支冠状动脉单个的小～中等大小冠状动脉瘤	小剂量 ASA 至少持续到动脉瘤消退，中等大小动脉瘤，需加用另一种抗血小板药物
Ⅳ级	≥1 个大的冠状动脉瘤（包括巨大冠状动脉瘤），或一支冠状动脉内多个或复杂动脉瘤但无阻塞	巨大动脉瘤需长期小剂量 ASA 和华法林或低分子肝素联合
Ⅴ级	冠状动脉造影显示有狭窄或阻塞	
Ⅴa 级	无心肌缺血	小剂量 ASA 和华法林或低分子肝素联合，为预防缺血性发作和心功能不全，可同时应用 β 受体阻滞药、钙通道阻滞药、ACEI 等
Ⅴb 级	有心肌缺血	药物治疗同 Ⅴa 级，根据治疗指征选择旁路移植或介入等治疗措施

3. CLA 的转归

（1）冠状动脉瘤缩小或消退：急性期形成的冠状动脉瘤，尤其是小或中型冠状动脉瘤，多在恢复期及以后有缩小趋势，可在 1～2 年内消退，恢复率为 32%～50%。

（2）冠状动脉瘤闭塞：中型或巨大冠状动脉瘤发生不久即可出现血栓性闭塞，发生率达 16%，其中多数在起病 2 年内发生，2/3 的患儿仅通过冠状动脉造影发现，临床无症状，但部分患儿可发生猝死。

（3）闭塞后再通：闭塞后新血管再生所致，见约 15% 的 CLA 患儿，且 90% 发生在右冠状动脉，这部分患儿可无临床症状，但往往在冠状动脉造影中可发现存在丰富的侧支血管。

（4）局部狭窄：冠状动脉瘤入口和出口处内膜增厚或瘢痕形成所致，发生率为 12% 和 4.7%，多见于左冠状动脉，尤其是左前降支的近端。

【KD 的管理】

KD 急性期不留有后遗症或出现一过性的冠状动脉扩张而恢复期无新的病变发生，预后良好。而出现中度以上的冠状动脉瘤，则可能演变为闭塞性病变的危害，故对 KD 患儿 CLA 的变化进行严密观察及管理非常重要。

1. CLA 的管理

（1）无冠状动脉扩张：发病 1 个月内急性期超声心电图检查未见冠状动脉扩张性病变；如急性期症状迁延超过 2 周以上者待急性期症状消失 2 周后做超声心动图检查为治疗依据。

1）随访观察：分别于发病 1 个月、3 个月、6 个月、1 年及发病后 5 年复查超声心动图，以后按照主管医师、监护人的协商进行随访。

2）运动限制：不限。

3）治疗：急性期症状消失后不需继续治疗。

（2）一过性冠状动脉扩张病变：发病1个月时冠脉病变已恢复正常者，如急性期症状迁延超过2周以上者待急性期症状消失2周后做超声心动图检查为治疗依据。

1）随访观察：分别于发病1个月、3个月、6个月、1年及发病后5年复查超声心动图，以后按照主管医师、监护人的协商进行随访。

2）运动限制：不限。

3）治疗：急性期症状消失后不需继续治疗。

（3）一过性冠状动脉瘤：发病1个月时曾出现过的冠状动脉瘤，但在病程中已自然消退（所有冠状动脉区域经超声心动图及冠状动脉造影未见残留扩张性病变），在此之后不再出现病变者。

1）随访观察：用药及随访至冠状动脉瘤消失，以后每年1次。对于发病1个月时的冠状动脉瘤大小、形态、存在部位应该在以后的随访中进行对比观察。

2）检查：超声心动图定期检查适合于发病1个月直至动脉瘤消失期间进行，对有残留病变者应选择性地进行冠状动脉造影。

3）运动限制：不限。

4）治疗：应用抗血栓疗法直至急性期以后，确认动脉瘤已经消失为止，以后不必继续治疗。

（4）冠状动脉有轻度扩张：发病1个月时冠状动脉有轻度扩张：动脉瘤内径在4mm以下的局限性扩张，5岁以上的年长儿扩张冠脉段内径大于周边冠状动脉内径的1.5倍。

1）随访观察：抗血栓治疗期间密切随访，以后每年1次。

2）检查：急性期适时进行超声心动图检查，于发病1个月～1年内，尽可能在发病早期选择性地进行冠状动脉造影。以后至少每年定期进行一次心电图和超声心电图检查，并根据小儿心脏科医师判断重复选择性地冠状动脉造影。

3）运动限制：不限。

4）治疗：应用抗血栓疗法直至冠状动脉病变稳定，以后由心脏科医师判断而定。

（5）中等大小冠状动脉瘤：发病1个月时冠状动脉出现中等大小动脉瘤：动脉瘤内径大于4mm，小于8mm，5岁以上的年长儿扩张段内径为周边冠状动脉内径的1.5～4倍。

1）随访观察：根据小儿心脏科医师的意见进行观察和管理。

2）检查：适时进行心电图和超声心动图检查。急性期症状消失后尽早进行第一次冠状动脉造影。以后再适当进行心电图和超声心电图复查。根据小儿心脏科医师判断定期进行选择性地冠状动脉造影和心肌放射性核素检查。特别是左冠状动脉主干发出的前降支有瘤样扩张及串珠样瘤，要密切随访。

3）运动限制：根据小儿心脏科医师判断，禁止进行职业性的运动项目。

4）治疗：根据主管医师判断，建议持续应用抗血栓疗法。

（6）巨大冠状动脉瘤：发病1个月时冠状动脉出现巨大的动脉瘤：动脉瘤内径超过8mm，5岁以上的年长儿扩张段内径为周边冠状动脉内径的4倍以上。

1）随访观察：须由小儿心脏科医师密切随访，从动脉瘤内的血栓形成到心肌梗死最容易发生的危险时间窗是3个月内，应积极给予抗血栓疗法并进行严密观察。在此期间，很有必要应用超声心电图观察是否存在瘤内血栓以及应用心电图确定心肌缺血的情况。出院后在药物治疗期间至少每月复查1次。

2）检查：急性期症状消失后尽早进行第一次冠状动脉造影。根据小儿心脏科医师判断定期进行选择性地冠状动脉造影和心肌放射性核素检查观察心肌缺血的情况。

3）运动限制：根据小儿心脏科医师判断，禁止进行职业性的运动项目，并适当控制远期运动量。

4）治疗：根据主管医师判断，建议慎重考虑持续应用抗血栓疗法。

（7）其他情况：冠状动脉狭窄性病变及心肌缺血病变常发生于有巨大冠状动脉瘤者，应该慎重对待急性期瓣膜病变及心肌损害等情况，根据心功能的影响程度实施不同管理标准。

2. KD 预防接种的管理 因为被动大剂量免疫球蛋白输注可能严重干扰机体免疫功能，KD 患儿预防接种存在两方面忧虑：①大剂量 IVIG 注射后，各种输入性抗体可以中和疫苗的免疫原性，使其不能刺激机体产生免疫防护的生物学效应（特异性抗体或特异性 T 细胞产生）；②大剂量 IVIG 注射后产生抑制 T 细胞功能作用，从而存在接种者被活疫苗感染的危险。故一般 KD 患儿全部预防接种应推迟至少 3 个月（一般建议 6 个月以后）。AHA 建议，非肠道的活病毒疫苗（如麻疹、风疹、腮腺炎等疫苗）预防接种应在丙种球蛋白注射后至少 5 个月（一般建议 11 个月后）。

【KD 的预后】

川崎病为自限性疾病，多数预后良好，1%～2% 患儿复发。无 CLA 患儿与出院后 1、3、6 个月及 1～2 年进行一次全面检查（包括体格检查、心电图和超声心动图等）。未经有效治疗的患儿，15%～25% 发生冠状动脉瘤，更应长期密切随访。冠状动脉瘤多于 2 年内自行消失，但常遗留管壁增厚和弹性减弱等血管异常。巨大的冠状动脉瘤常不易完全消失，且冠脉内血栓形成或管腔狭窄，闭塞时有发生。

四、常见问题和误区防范

1. KD 诊断系根据临床症状综合判断，缺乏特定临床症候和定向实验室检查指标，近年报道不完全川崎病病例增多，更容易发生误诊漏诊。

KD 的病理改变为全身性血管炎，可累及多脏器，包括心脏、脑、肝脏、胃肠道、肺、肾脏等，除急性期 CLA 外，可伴有多种器官并发症。KD 患儿首发症状表现多样，可以面神经麻痹、外周性麻痹、偏瘫、休克、消化道出血等为突出或首发症状。考虑不完全 KD 诊断时，应全面分析临床资料：年龄、病程、感染中毒症状轻重、病原学实验室检测结果、主要临床表现出现时间与特征等，逐一进行鉴别诊断。特别是：早期（病程 7 天左右）要注意肛周发红、脱屑，卡疤红肿及超声检查冠脉壁及周围灰度改变或冠脉扩张等；稍晚（病程 10 天后）要注意指趾端膜状脱屑，血小板大幅增加（增加 30%～50% 以上）及超声检查冠脉壁及周围灰度改变、冠脉扩张及瘤样改变等。如此才能及时确诊不完全 KD 并给予有效治疗。

2. 静注丙种球蛋白是 KD 急性期治疗的全球共识，但不是越早用药效果越好。

一致认为，丙种球蛋白应在发病 10 天内使用，起迅速退热，预防或减轻 CLA 发生的关键作用。但多项研究结果显示，若在病程 5 天内注射丙种球蛋白，不能有效降低 CLA 发生率，虽有退热效果，但需再次注射丙种球蛋白的病例反增多。故建议丙种球蛋白最佳使用时间为发病 5～10 天内。专家认为，有些 KD 患儿确诊时发病已超过 10 天，但不超过 14 天，此时无论患儿是否发热，只要患儿仍有全身炎症表现，如眼球结膜、口唇黏膜充血或实验室检查 CRP 升高、ESR 增快，则仍应采用大剂量丙种球蛋白冲击治疗，同时联合中等剂量 ASA 治疗。如患儿确诊时发病已超过 14 天，已无发热，同时不存在全身炎症指标，对此类患儿可仅给予小剂量 ASA 抗凝治疗。

3. KD 并发 CLA 是儿童后天性心脏病之一，早期诊断、及时治疗是避免其发生的关键。

KD 的治疗原则：熟练掌握 KD 的诊断标准，切忌忽略不完全 KD 的诊断。一旦明确诊断 KD，应争取在病程 10 天内采用丙种球蛋白和 ASA 联合治疗。糖皮质激素一般用于丙种球蛋白耐药患儿治疗，不推荐单独或首先使用。糖皮质激素、抗凝药物、溶栓药物的使用要根据 KD 的病情及心血管并发症发生情况选用。不完全 KD 早期诊断较困难，动态观察 CLA 是确诊和是否使用丙种球蛋白和 ASA 等药物治疗的关键环节。

除药物治疗外，严重心血管并发症（如巨大冠状动脉瘤、冠状动脉狭窄、冠状动脉血栓形成）需介入或外科手术治疗。

五、热点聚焦

1. KD 不是单基因遗传疾病，但近年研究表明 KD 临床表型与病理损害结果有基因选择性。

亚裔人群尤其是日裔的发病率较其他人种明显更高，这可能意味着 KD 的发病存在基因易感性。某些基因的单核苷酸多态性（SNP）与 KD 是否发生冠状动脉病变有关，宿主的易感基因还可能在前期感染病原体种类，影响异常免疫级联反应通路，临床表现类型（如不完全川崎病），IVIG 无反应性，生化改变，凝血异常诸多方面发挥重要作用。今后基因学研究可能会指引学者获得更多川崎病病因、病理、治疗学研究成果。

2. 糖皮质激素治疗 KD 存在争议。

应用糖皮质激素（GCS）治疗 KD 的争议存在多年。以往研究认为 GCS 会增加 CAL 的发生率，甚至认为 GCS 应禁用于 KD。近年出现很多 GCS 成功治疗 KD 的报道，我国一项多中心回顾性调查结果显示，135 例 IVIG 无反应型 KD 患儿，22 例接受 GCS 治疗后体温更快恢复，治疗有效；Ogata 等指出丙种球蛋白无反应型 KD 患儿在初始丙种球蛋白冲击无效后使用 GCS 比再次使用丙种球蛋白可明显缩短发热时间、降低 CRP，且使冠状动脉瘤的恢复率更高；Zhu 等在 2012 年发表的 Meta 分析文献中说明 GCS 联合丙种球蛋白作为 KD 初始治疗较单独丙种球蛋白治疗可更好改善临床症状，并未发现应用 GCS 导致冠状动脉损害的证据。研究结果指出，GCS 有促使已经扩张的冠状动脉恢复正常的作用，且其恢复率较高；报告甚至指出 GCS 可阻止冠状动脉扩张。有报告指出 GCS 有引起血压升高、消化道出血、血黏稠度增加等副作用。目前对应用 GCS 治疗 KD 的普遍共识是，不作为 KD 的首选药物，但合并严重心肌炎或心功能不全或 2 次 IVIG 冲击治疗均无反应的 KD 患儿可考虑使用。GCS 治疗时要严密监测副作用，需注意辅以 H2 受体拮抗剂、降血压、抗凝剂等药物。文献资料表明，IVIG 无反应型 KD 患儿在继续治疗时采用 GCS 治疗优于再次或多次丙种球蛋白冲击治疗。GCS 治疗 IVIG 无反应型 KD，可选择甲泼尼龙冲击治疗，具体方法为：在 2～3 小时内静脉注射甲泼尼龙 20～30mg/（kg·d），1 天 1 次，连用 2～3 天；热退后改为分次口服泼尼松 2mg/（kg·d），CRP 正常后渐减至 1mg/（kg·d），1 次 /d，4～6 周内逐渐减量至停药。

3. 生物制剂在 IVIG 无反应型 KD 治疗中的应用进展。

目前用于治疗 KD 的生物制剂主要有以下几类：①拮抗细胞因子活化的单克隆抗体，如英夫利昔单抗、依那西普、阿那白滞素等；②抑制 B 细胞的单克隆抗体，如利妥昔单抗、依帕珠单抗等；③血小板糖蛋白Ⅱb/Ⅲa 受体抑制剂，如阿昔单抗等。

（1）拮抗细胞因子活性的单克隆抗体：①抗肿瘤坏死因子生物制剂：如英夫利昔单抗、依那西普，已证明在 IVIG 无反应型 KD 患儿中具有肯定疗效，并且可以用作 IVIG 治疗失败后的首选药物。但儿童使用的安全、有效剂量仍需进一步研究确认。一项回顾性分析显示，在 IVIG 无反应型 KD 的治疗中，与使用加大剂量 IVIG 相比，用英夫利昔单抗可以缩短发热时间和住院时间。有研究报道认为，依那西普联合 IVIG 可缩短难治性 KD 患儿的病程，减轻疾病后遗症，在起病 10 天内使用可增强其对 IVIG 的敏感性；但该研究缺乏儿童安全性观察指标。②白介素 -1（IL-1）受体拮抗剂如阿那白滞素（anakinra）：研究表明，阿那白滞素对 IVIG 无反应型 KD 患儿有效，但具体剂量尚需进一步临床试验确定。在对 KD 动物模型的研究中发现，IL-1β 在 KD 冠状动脉病变的发生、发展中起重要作用，IL-1 受体拮抗剂可能是 KD 冠脉损伤患儿更有针对性的治疗方法。

（2）针对 B 细胞的单克隆抗体：如抗 CD20（利妥昔单抗，rituximab）、抗 CD22（依帕珠单抗，epratuzumab）单克隆抗体。研究表明血管内皮功能及血流动力学改变是 KD 冠脉病变的重要原因，利妥昔单抗可以改善血管内皮功能及血流动力学，故推测利妥昔单抗可能对降低 KD 冠脉病变的发生、发展有帮助。

（3）血小板糖蛋白 IIb/IIIa 受体单克隆抗体（阿昔单抗）：心肌梗死是 KD 冠脉损伤患儿的首要致死原因，因此对血栓栓塞导致急性心肌梗死的患儿必须进行溶栓治疗。利妥昔单抗、阿昔单抗等均可发挥溶栓作用。研究报道，阿昔单抗联合标准方案药物（ASA、IVIG）治疗的 KD 患儿与仅接受标准方案药物治疗者相比，其冠状动脉瘤的最大直径回缩最明显。因此，对于急性期或亚急性期巨大冠状动脉瘤患者而言，可考虑给予阿昔单抗进行治疗。有研究者认为，阿昔单抗联合 IVIG、ASA 标准治疗不但减少 KD 血管并发症，同时也是一种有效的、非侵入性溶栓治疗方法，但目前暂无前瞻性研究证实这一结论。KD 患儿的溶栓方案是借鉴成年疾病的溶栓治疗经验而来，目前并无有关 KD 溶栓治疗的临床共识。因此，在实际工作中可鼓励使用生物制剂对 KD 进行溶栓治疗以及对传统治疗方法无效的 IVIG 无反应型 KD 患儿考虑使用更高效的生物制剂治疗。当然，临床应用时应更多注意适应证和副作用。

（梁芳芳　李永柏）

第六节　渗出性多形性红斑

培训目标

1. 掌握　渗出性多形性红斑临床特点及分型。
2. 掌握　渗出性多形性红斑的治疗基本原则与进展。
3. 熟悉　渗出性多形性红斑的鉴别诊断。

一、疾病概述

渗出性多形性红斑（erythema multiforme exudativum，EME）是一种与免疫有关的自限性急性非化脓性炎症，以皮肤、黏膜多样化表现为其特征。严重者称为斯 - 琼综合征（Stevens-Johnson syndrome，SJS），主要表现为严重的多形性红斑，广泛黏膜病变和内脏受累,进一步发展可形成中毒性表皮坏死溶解。

EME 可发生于任何年龄,包括老年人和新生儿,并随着年龄的增长而增加,10~30 岁年龄发病率最高。本病发病率较低,每年为(1~2)/100 万,儿童患者占病例总数的 10%~20%,以学龄期儿童和青少年发病者多,男性多于女性。春秋季好发。成人 SJS 的死亡率为5%,儿童的死亡率比成年人略低。目前国内尚无 EME 确切发病率的报道。

EME 的病因尚未完全明确,属于变态反应性疾病。发病主要与感染、药物、疫苗和机体的遗传背景相关。临床研究发现,在成人引起 EME 的病因中,最常见的为药物因素,占60%~70%,无法明确病因者占 20%,3% 为病毒感染所致。儿童主要为感染所致,特别是病毒和支原体,不明原因占 5%。常见可诱发 SJS 的药物有抗生素、抗惊厥药物、非甾体抗炎药及近年来广泛应用的靶向药物。机体遗传背景主要与人类白细胞抗原(human leukocyte antigen,HLA)的多态性相关,国内外学者先后发现了 HLA-B*1502 与卡马西平诱发的 SJS 强相关,HLA-B*5701 与阿巴卡韦诱发的 SJS 相关。SJS 皮损组织病理学表现为角质形成细胞凋亡到大面积表皮坏死等不同程度的表皮损伤。表皮改变与基底细胞空泡变性及表皮下大疱的形成有关,病变较少累及皮肤附属器(包括汗管、毛发等)。真皮可见部分血管周围淋巴细胞、组织细胞及少量嗜酸性粒细胞浸润。表皮损伤的过程主要由药物特异性的细胞毒性 T 细胞介导。目前认为,主要组织相容性复合体(major histocompatibility complex,MHC)Ⅰ类分子将药物提呈给 CD8+T 淋巴细胞,皮肤内的 T 细胞被激活并大量增殖,最终导致了角质形成细胞凋亡。当暴露于某些类型的药物或药物代谢物时,易患人群对药物组织复合物或感染病原形成的抗原产生免疫反应:细胞毒性 CD8+T 细胞和自然杀伤细胞被激活,分泌颗粒溶素,诱导角质形成细胞表面 Fas 配体和 Fas 凋亡受体相互作用,造成角质形成细胞的凋亡,随后刺激周围组织产生炎症,激活其他免疫细胞产生促炎分子,并下调调节性 T 细胞,促炎因子及抗炎因子分泌失衡,若炎症反应不断扩大,则引起危及生命的全身效应,导致高病死率。故 Fas 配体、穿孔素、颗粒酶、肿瘤坏死因子 α,干扰素 γ 及一氧化氮合酶等分子均与 SJS 的发生发展高度相关。

二、诊断与鉴别诊断

【临床表现】

约 50% 的病例在发病前 1~3 周有感染病史或服用药物史,感染引起发病的潜伏期较药物引起者长。患儿前驱症状有头痛、口干咽痛、眼部瘙痒和倦怠等非特异性表现。一般为急性起病,初始症状以发热、眼部刺痛和吞咽不适为主,这些症状可早于皮肤表现数天出现。轻型者可见低热或中度发热,同时可有咽痛、头痛、腹泻或便秘等。病情严重者伴寒战、高热,体温可高达 39~41℃,发热可以持续 2~3 周。

1. **皮肤损害** 皮疹可与发热同时出现或数天后出现。初起为不规则红斑,直径为2mm~2cm,可散在或融合,鲜红色,略凸起,逐渐转变成暗红色。在病变发展中,红斑呈离心性扩大,其中心部位色素变淡或呈现青紫,外圈鲜红,状若彩环,或类似靶环,称为皮肤靶样红斑,为本病特征性损害。也可见多形性皮疹,如斑疹、丘疹、荨麻疹、疱疹。有时在斑丘疹的中央出现水疱,或因溢血形成瘀斑。皮疹可发生于身体各个部位,但以手足背、臂及下肢的伸侧、颜面和颈部多见,大多左右对称。四肢皮疹由手掌和足底向上延伸,波及上臂和大腿,经过 1~2 周后消退。疱疹破裂后形成溃疡,有剧烈痛感及烧灼感,严重者融合成片,大量浆液性渗出、糜烂。若无继发感染,1~4 周后结痂脱屑,不留瘢痕,继发细菌感染可红肿化脓。

2. **黏膜损害** 黏膜损害可表现为多系统病变。在严重病例中,100% 有口腔黏膜损害,唇部为好发部位,以下唇多见。唇内黏膜上有糜烂面,渗出多,最终形成黑色血痂。口腔内部表现为充血、水肿、糜烂、渗出,黏膜剥脱和出血,因疼痛而吞咽困难和流涎。少数患儿胃、小肠乃至直肠肛门均有黏膜糜烂,出现腹痛和腹泻。眼部损害最严重,发生率高,表现为急性结膜炎、眶周肿胀和角膜炎、角膜水肿、虹膜睫状体炎、前房积脓等,角膜溃疡可影响视力。如发生全眼球炎,可致失明。呼吸道表现为鼻前庭乃至喉、气管、支气管黏膜糜烂,出现声音嘶哑和呼吸困难。泌尿系统表现为膀胱炎、外阴及尿道口炎致使排尿困难。外阴部可有疼痛性、出血性大疱或糜烂。

3. **并发症** 主要见于重型病例。可见肺炎、胸膜腔积液、肾炎、尿道炎、关节炎、脑水肿、肝损害等,严重者可有肠黏膜溃疡出血、坏死性胰腺炎;尚见感染中毒性休克和中毒性脑病,血压下降、昏迷、惊厥等,偶见闭塞性细支气管炎、急性心肌炎、心力衰竭、巨噬细胞活化综合征。

【EME 临床分期与分型】

1. **分期** 根据临床表现将 EME 分为三个阶段(表 1-6-1)。

表 1-6-1 EME 临床分期

阶段	临床症状
第一阶段(急性期)	发热,眼部刺痛和吞咽不适,胸骨前区、面部、手掌及足跖皮肤红斑,水疱、大疱;90% 的患儿出现口腔、生殖器和 / 或眼部黏膜的红斑糜烂
第二阶段	融合成片的表皮出现大面积松解、坏死和皮肤剥脱;口腔黏膜、唇黏膜、生殖器黏膜和结膜同时受累
第三阶段(后遗症期)	皮肤色素沉着或色素减退,皮肤萎缩,指甲缺如,眼干燥症、角膜溃疡、视力下降或丧失;食管狭窄或胃溃疡。

2. **临床分型** 根据皮肤黏膜损伤程度、全身症状轻重和内脏受累情况,将 EME 分为轻型和重型。

(1)轻型:中或低度发热及伴有咽喉痛、头痛、腹痛腹泻或便秘等非异性表现;皮肤和黏膜同时受损,皮疹紫红色,呈靶环状,对称分布;多种形态的皮疹,以疱疹为主,表皮坏死剥脱不超过体表面积(body surface area, BSA)的 2%。

(2)重型(SJS):高热、关节痛、腹痛等全身症状,除皮肤表现广泛,并有迅速融合的趋势外,还有广泛黏膜和内脏受累,黏膜出现大疱、糜烂溃疡或剥脱出血,剧烈疼痛。表皮松解发展至大范围,出现广泛的表皮坏死剥脱。在还没有发生表皮分离的区域,如出现表皮真皮分离,即为尼氏征阳性。常伴有吞咽疼痛、呼吸困难、消化道出血及全眼球炎等。内脏受累严重时可导致死亡,主要死于肺部感染与肾衰竭。SJS 定义为表皮坏死剥脱 <10%BSA。当表皮坏死剥脱 >30%BSA,则为中毒性表皮坏死溶解症(toxic epidermal necrolysis, TEN),介于 10%~30%BSA 之间时,称为 SJS-TEN 重叠。

TEN 又称 Lell 病,全身中毒症状更严重,发病急剧,皮损呈Ⅱ度烫伤样广泛剥脱。因表皮迅速坏死,故皮肤呈暗紫色,尼氏征阳性。表面剥脱面积 >30%BSA。80~95% 的 TEN 由药物致敏引发,常伴脱水、继发感染、消化道出血、感染性休克等,预后不良。目前认为 SJS 和 TEN 是严重程度不一的同一种疾病。

我国第 9 版《诸福棠实用儿科学》已将 EME、SJS 和 TEN 归为药物性皮炎类。2018 年，英国皮肤病医生协会提出一种特异性分类方法，它将临床表现与可能的病因联系起来，以便能进行病因治疗。将以前被称为 SJS，SJS-TEN，或 TEN 和其他相关疾病归为反应性感染性黏膜皮肤疹（Reactive infectious mucocutaneous eruption，RIME），由药物引起的病例被单独归为药物诱导表皮坏死松解症（drug-induced epidermal necrolysis，DEN）。提出新分类有以下几个原因：①患者可能从一种疾病进化到另一种疾病；②组织病理学不能区分 SJS、SJS/TEN 和 TEN，其病因和治疗方法相同；③将 DEN 作为一个单独的疾病提出是可行的。

【实验室检查】

1. 常规检查　外周血白细胞总数增高，中性粒细胞及嗜酸性粒细胞增高。尿检查可见一过性蛋白尿。ESR 增快，抗链球菌溶血素"O"值增高，C 反应蛋白阳性。伴肺炎时，X 线胸片为斑片状阴影。伴心肌炎时可有心肌酶升高与心电图改变。伴巨噬细胞活化综合征时，全血细胞减少，游离铁蛋白>1 500ng/ml；骨髓穿刺涂片示组织细胞比例明显增高，可见吞噬现象等。

2. 基因检测　抗癫痫药物导致的 SJS 与 *HLA-B*1502* 基因具有强相关性；可行 HLA-B12、HLA-DR7、HLA-A29 相关的实验室检查，以资与毒性表皮坏死溶解型 Stevens-Johnson 综合征相鉴别。

3. 病理学检查

（1）眼部的组织病理学改变：急性期眼部可出现非特异性的炎症反应，同时可发生广泛的小动脉和小静脉坏死，伴有胶原的纤维素样变性，在疾病的慢性期，角膜、结膜和眼睑的瘢痕化比较明显。

（2）皮肤的病理学改变：多形性红斑可发生表皮与基底膜分离的现象，也可有内皮水肿，血管周围淋巴组织细胞浸润，在药物相关性 SJS 综合征还可出现嗜酸性粒细胞的增加。

【诊断标准】

EME 的诊断主要依靠临床症状及组织学特征析，皮肤活检有助于诊断，皮损进一步加重也可进展为 TEN。对于受累 BSA 的计算，包括所有水疱、部分或完全剥离的皮肤和尼氏征阳性的总和。

1. EME 的诊断标准

（1）发病 1~3 天前有头痛、口干咽痛、倦怠病史。

（2）有临床症状的病例均有发热、皮肤发红，伴有水疱或大疱，口周和眼周糜烂、虹膜损害。

（3）皮肤和黏膜同时受损，特征性的皮疹包括靶样环形红斑、斑丘疹、风团样皮疹、水疱、紫癜等。

（4）实验室检查：白细胞轻度增加，血沉增快，CRP 强阳性。

2. SJS 的诊断标准　上述皮肤损害基础上合并以下四项中一项即可诊断：

（1）伴有两处或两处以上的黏膜损害。

（2）大疱形成和表皮脱落，达 10%BSA。

（3）伴有明确的肝肾等内脏器官损害。

（4）组织活检符合 SJS。

【鉴别诊断】

1. 红斑性天疱疮　是一组皮肤黏膜自身免疫性大疱性皮肤病。病程缓慢，全身中毒症状较轻,皮损特点主为皮肤上有松弛性水疱,水疱基底无炎症,棘层松解症阳性。

2. 川崎病　此病可出现皮疹及黏膜改变。但该病很少见到疱疹、无溃疡及结痂。常伴颈部淋巴结非化脓性肿大,指 / 趾端红肿,恢复期见大片膜状脱皮,冠状动脉扩张、动脉瘤形成为其特征。

3. 多形性红斑(erythema multiforme,EM)　EM 被认为是一种反应性黏膜 - 皮肤疾病,与 SJS/TEN 不同。它通常由感染引起,多见于单纯性疱疹病毒和支原体感染。以典型的从肢端表面开始并向近端进展的靶病变为特征,儿童患者可累及躯干、面部。总皮损面积<2%BSA。无黏膜损害和发热等系统症状,可无用药史。组织病理学表现为真皮表皮界面处浸润主要由淋巴细胞和组织细胞组成。部分 EM 病例可复发,通常为重新给予致敏药物所致。重型多形性红斑(EMM)通常伴有黏膜糜烂和溃疡,通常局限于口腔。EMM 不会进展到 SJS/TEN;一般情况下,患者体质良好,恢复良好,很少受到长期并发症的影响。

4. 水痘及疱疹样皮炎　亦系多形性皮疹,但多呈环状或半环状排列,大小差异不多,伴有瘙痒,病情一般较轻。

5. 手足口病　有手、足、口部病变,且可见疱疹。皮肤及黏膜病变较轻,以斑丘疹多见,少见多形性皮疹。重症病例可见脑干脑炎和神经源性肺水肿,但皮疹不典型。

6. 线状 IgA 大疱性皮病　又称儿童良性慢性大疱性皮病,是一种少见的有表皮下水疱的自身免疫性疾病,以基膜带 IgA 呈线状沉积为主要特征。本病病因不明,可能与药物(特别是万古霉素)、感染等有关。1～5 岁的儿童多见,皮损为靶形损害、环状的红斑或水疱,典型者呈"串珠状排列",好发于躯干、会阴、口周。本病有一定的自限性。

7. 葡萄球菌皮肤烫伤样综合征(staphylococcal scalded skin syndrome,SSSS)　是由金黄色葡萄球菌产生表皮剥脱毒素所致的严重感染性皮肤病,通常与药物使用无关,具有起病急骤,皮肤广泛性红斑,松弛性大疱,表皮极易剥脱,尼氏征阳性,多发生于婴幼儿,死亡率较高等特点。组织病理学表现为浅表角质层分离,表皮能够迅速再生,并恢复其屏障功能未发现有黏膜损伤,且表皮的剥脱仅限于表层。敏感性抗生素治疗对 SSSS 有效。

8. 白塞病　与 EME 相似,病变可累及全身各处的小血管,主要临床特征为复发性口腔溃疡、生殖器溃疡、眼炎及皮肤损害,且皮肤病变呈多形性,也可累及多系统,不易鉴别。特异性较强的症状是针刺部位有脓疱或毛囊炎;而 EME 伴有发热、眼部不适、上呼吸道感染等前驱表现。

9. 固定性药疹　发病前有明确的服药史。典型皮损为圆形或椭圆形水肿性红斑,色泽鲜艳或呈紫红色,表面可有大疱,好发口腔和生殖器皮肤 - 黏膜交界处,亦可累及躯干、四肢。黏膜皱褶处易糜烂、渗出,自觉瘙痒或疼痛,一般无全身症状。经过 10 余天红斑吸收,消退,留有持久性灰褐色色素沉着斑片。每次复发均固定在同一部位,复发次数越多,色素沉着越明显,皮损数目可逐渐增多,且症状加重。

三、治疗决策

【治疗】

我国目前尚无标准化的治疗方案,治疗原则主要是对症处理、预防继发感染和防止后遗症。应用静脉注射丙种球蛋白联合糖皮质激素是近年主要的治疗方案。

1. 病因治疗　病毒感染引起者,给予抗病毒治疗,如由单纯疱疹病毒感染引起的,给予阿昔洛韦等抗病毒药物治疗,与支原体感染相关的应给予红霉素等治疗;药物过敏者,停用任何可能引起过敏的药物,给予抗组胺药物及钙剂抗过敏治疗,如氯苯那敏、息斯敏、氯马斯汀等。SJS 发病多有服药史,越早停用致敏药物预后越好,若患儿长期使用致敏药物则会增加病死率。部分患者从服药到发病有 1～4 周的潜伏期,期间若考虑 SJS 为感染诱发,针对相应微生物可使用不致敏的抗生素。

2. 支持治疗　积极进行全身支持治疗,多喂水,给予营养丰富、易于消化的流质或半流质食品,进食困难或大面积皮肤损害渗出多者应静脉补液,保证足够的液量和热卡,维持水电解质平衡,同时防止因角质蛋白大量丢失而出现的低蛋白血症,可输入新鲜血浆或白蛋白。

3. 局部处理　原则是用药兼顾抗炎、抗感染、止痛、促进黏膜愈合,防止瘢痕形成导致局部功能障碍。

口腔每天给予过氧化氢、生理盐水清洗,黏膜破损处涂以康复新液,疼痛剧烈者可局部涂擦 2% 利多卡因,糜烂处吹入中药锡类散,以减轻疼痛,促进恢复。≥5 岁患儿用 5% 碳酸氢钠液或康复新液漱口,<5 岁患儿用长棉签蘸 2.5% 碳酸氢钠液或康复新液彻底清除口腔分泌物,每天 3 次,以防鹅口疮发生。

因眼部病变不易早期发现,当患儿存在眼部不适症状时应请眼科会诊。眼部应用硼酸水冲洗,并涂以含不致敏的抗生素的可的松眼膏,防止角膜溃疡及穿孔。如患儿眼部出现较多分泌物或伪膜,应清除假膜并使用更昔洛韦眼药水、氧氟沙星眼水交替滴眼 2～3 次 /d,然后用红霉菌眼膏涂眼;如患儿并发严重的结膜或角膜糜烂溃疡时,最好早期及时行眼部羊膜移植术。

皮肤瘙痒、红肿和有水疱的患儿,涂炉甘石洗剂止痒,皮肤破损处涂以含抗生素的可的松软膏,对较大水疱可抽吸疱液以减轻疼痛,并防止水疱破溃;对已糜烂松解、剥脱坏死的表皮仔细清除后,覆以生物敷料或人表皮生长因子凝胶等,以保护皮肤剥脱面,促进表皮再生,同时需注意减轻患儿的疼痛及恐惧心理。对于皮肤糜烂面积大者,按烫伤处理。另外,还应密切关注呼吸道、消化道和尿道黏膜的保护和护理。

4. 特异性治疗

(1)糖皮质激素:对于轻型仅有皮肤表现者不必用糖皮质激素。对重症病例,在应用抗生素控制感染的基础上应用糖皮质激素。静脉给予甲泼尼龙 1～2mg/(kg•d),或地塞米松 0.3～0.6mg/(kg•d),病情控制后改为泼尼松口服,逐渐停用,一般疗程不超过一个月。如眼部有可能为单纯疱疹病毒感染时,忌用激素。

(2)静脉注射丙种球蛋白:对重症病例,特别是病毒感染者,可静脉注射丙种球蛋白 400mg/(kg•d),连用 5 天或 1g/(kg•d),连用 2 天。丙种球蛋白含有血清中绝大部分 IgA、IgM,除了替代作用外,还可以中和抗原,抑制 FC 受体功能,抑制细胞因子和炎症介质的释放,调节 T 和 B 淋巴细胞活性,可提高机体抵抗力,抑制免疫反应。因 Ig 含有 Fas 抗体,可阻断 Fas 与 FasL 结合所介导的凋亡,封闭变应原,从而阻断疾病的进展,静脉注射丙种球蛋白治疗 SJS 是安全有效的。基于前期临床研究经验,应用丙种球蛋白治疗 SJS 可降低糖皮质激素的用量,有益于 SJS 的治疗。

5. 应用抗生素　当不能排除细菌、支原体等感染存在,在应用激素的情况下,适当应用抗生素。应慎重选择不易引起过敏反应的抗生素。由于患儿皮肤完整性破坏,屏障功能丧失,细菌极易自皮损处入侵而发生感染,故败血症是 SJS 较常见的严重并发症之一。注意定期行皮损分泌物、血液、尿液细菌培养,如获得确切感染证据时应根据细菌培养和药敏结果选择有效不致敏的抗生素进行综合性治疗。

6. 处理并发症 严密观察并发症的发生。继发细菌感染引起者,应用抗生素。由水肿引起的喉梗阻应用激素治疗。并发心肌炎者用大量维生素 C 静滴 $100\sim200m/(kg\cdot d)$,疗程 $2\sim4$ 周。严重无效者可应用环孢素 A、生物制剂(TNF-a 抑制剂)和血浆置换。

【预后】

目前,已开展的大规模临床试验证明了治疗前检测风险 HLA 基因对预防 SJS/TEN 等重症药物不良反应的有效性。如治疗前筛查 HLA-B*1502 可预防卡马西平诱发的 SJS/TEN,HLA-B*5801 可预防别嘌醇诱发的 SJS/TEN,HLA-B*1301 可预防氨苯砜、柳氮磺吡啶和复方磺胺甲噁唑等诱发的药物超敏反应综合征及 SJS/TEN。癫痫患儿在使用卡马西平或奥卡西平前应常规进行 HLA 分型检查,有助于确定或排除特定的致敏药物。

本病轻型经 $1\sim2$ 周皮疹消退,不留痕迹,预后良好。重型皮肤和黏膜症状完全消退可迁延数周,甚至数月。多数病例经合理治疗均能痊愈。眼病角膜发生严重溃疡者,有时可导致失明。仅有少数病例因继发感染或内脏并发症死亡。

四、常见问题和误区防范

1. 反应性感染性黏液皮肤疹(RIME)

1993 年 Bastuji-Garin 等制定的第一个严重皮肤不良反应(severe cutaneous adverse reactions,SCAR)共识将严重的大疱性皮肤反应分为五个亚型,即大疱性多形性红斑(erythema multiforme,EM)、SJS、SJS/TEN 重叠、TEN 和无斑点的 TEN。SJS、SJS/TEN 重叠和 TEN 均表现为平坦、非典型靶样皮损,相互之间的差异由皮肤剥脱程度决定。2014 年世界变态反应组织(WAO)将 SCAR 的分类改为: SJS、SJS/TEN 重叠、TEN 和药物超敏反应综合征/药疹伴嗜酸性粒细胞增多及系统症状(DRESS)。近年肺炎支原体(MP)呼吸道感染以黏膜炎为主的反应在儿童/青少年中更常见,被称为"肺炎支原体诱发的皮疹和黏膜炎"。由于引起反应性黏膜炎的感染范围已扩大到包括非 MP 细菌和病毒,因此提出了"反应性感染性黏膜皮肤疹(RIME)"一词,包括 MP 引发的反应和所有其他感染引发的反应。RIME 包括部分 EM、SJS 和 TEN(表 1-6-2)。在目前的临床标准中,EM 和 SJS 之间存在潜在的重叠,因为两者都涉及黏膜炎,且皮肤受累均<10%BSA。RIME 还包括明显的黏膜炎和有限的皮肤受累,造成进一步的重叠。最近 Ramien 等又修订儿童特异 SCAR 分类,提出 EM 适用于典型靶样皮损或没有黏膜受累的病例;RIME 适用于由呼吸道感染触发严重黏膜损害的病例;DEN 适用于药物引起的病例。

表 1-6-2 重症多形红斑(EMM)与 Steven-Johnson syndrome 综合征(SJS)的临床鉴别要点

	EMM	SJS
病因	多为 HSV 感染	多为药物
典型"靶形"皮损	有	无
不典型"靶形"皮损	边界清,"靶形"皮损中央常不融合	边界不清,有融合倾向
紫癜样斑	无	有,有融合倾向
水疱	"靶形"皮损中央,无融合性,不超过体表面积的2%	紫癜样斑和不典型"靶形"皮损上,有融合倾向,不超过体表面积的10%
皮损分布	四肢,儿童患者可累及躯干、面部	身体中轴部位、掌跖

续表

	EMM	SJS
黏膜损害	眼、口、生殖器等部位，症状相对较轻	包括呼吸道、消化道、泌尿道等更广泛的黏膜可受累
系统症状	轻	重
病程进展	慢，不会进展至 TEN	快，可进展至 TEN
预后	好	差，1%～10% 的死亡率

RIME 可由多种感染引发，最常见的是上呼吸道感染，包括 MP、肺炎衣原体、肠病毒、人偏肺病毒、人副流感病毒 2 型、鼻病毒、流感 B 病毒和腺病毒。已有感染 COVID-19 儿童急性期间出现口腔，眼部和生殖器受累（黏膜炎）的病例报告。据报告疫苗也会引起 RIME。

RIME 发病机制包括免疫复合物沉积，补体激活和分子模拟，组织病理学发现与 SJS/TEN 谱中发现的相似。RIME 通常表现为黏膜炎严重，皮肤受损伤较轻。

RIME 诊断：前驱感染史，咳嗽，发烧，不适，关节痛；必须至少存在以下两个：①无不良药物史；②两个或更多部位的糜烂性黏膜炎，或水疱大疱性病变 / 不典型靶点（通常是大疱性），受累面积<10% BSA。临床检查或支持呼吸道感染的依据：包括胸部 X 线片和呼吸道病毒，MP 或肺炎衣原体急性感染的实验室检测：鼻 / 口咽的培养或 PCR，或血清学检测。

RIME 的治疗包括病因治疗、支持对症和监测复发。临床医生对疑似 RIME 患儿，应进行多种呼吸道病原体检测。SCAR 的诊断见图 1-6-1。

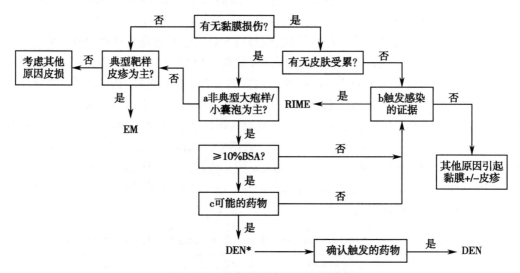

图 1-6-1 儿童大疱性 SCAR 的诊断

a. 非典型靶样皮损有两个环（典型靶样皮损有三个环）；b. 感染触发的证据包括 7～10 天前的症状、肺炎的放射学证据或急性感染的实验室证据；c. 确定摄入药物时间至关重要；* 用于疑似药物触发但无法明确证明的病例。

2. SJS 与糖皮质激素冲击治疗

SJS 是一种低发病率、高死亡率的变态反应性疾病，目前尚无标准化治疗方案，糖皮质激素的使用仍存在争议。一项对 281 例在法国与德国住院治疗的 SJS 或 TEN 患者的研究表明,糖皮质激素冲击治疗能够显著降低患者死亡的风险。随后 Schneck 等研究显示,与单独接受支持治疗组比较,糖皮质激素治疗组并未发挥出更多优势。糖皮质激素可能导致感染加重及表皮再生延迟等不良反应,此外还有消化道溃疡和电解质紊乱等诸多可能导致病情更为复杂的不利因素,因此对采用糖皮质激素冲击疗法的有效性备受争议。最近的研究表明皮质类固醇的治疗是有益的,一项欧洲多中心回顾性研究和最近的观察性研究荟萃分析显示了皮质类固醇的有益作用。特别是早期阶段短期使用高剂量皮质激素降低了死亡率,而没有增加感染风险。基于以上文献及前期临床经验,在我国目前对 SJS 的治疗,特别是药物所致者,推荐早期足量系统应用糖皮质激素控制病情进展,同时联合静脉注射丙种球蛋白,可获良好疗效。

3. 重视药物所致 SJS

在 SJS 的病因中,除感染外,药物是一个重要的因素。有文献报道,临床超过 200 种药物可能与 SJS 的发生有关,最常见的是磺胺类和抗癫痫药物。磺胺类药物现已成为大多数感染的二线治疗,但常用于慢性消化系统疾病,如克罗恩病或溃疡性结肠炎等。儿童和青少年既是癫痫的高发人群,又是发生药物不良反应的高发人群,这与其自身免疫力低、各器官或系统发育还不成熟等因素有关。一项多中心大样本研究显示,服用卡马西平患者预先检测 HLA-B1502 基因可很大程度地减少本病发生。基因研究目的在于筛选遗传学标记,开发可供临床应用的基因芯片,为需接受高危药物治疗的患者提供风险评估。目前已有部分医院对需要服用抗癫痫药的患者进行服药前检测,以减少本病的发生率,降低死亡率。故癫痫患儿在用卡马西平或拉莫三嗪治疗的过程中应高度重视该药可能导致的 SJS 风险,应缓慢加量,一旦出现皮疹应及时处理,必要时立即停药。

值得注意的是近年来中药引起的 SJS 或严重药疹已不少见,中药注射制剂已成为儿童发生 SJS 和 TEN 的第二大致敏因素。传统的观念认为中药的药性温和,不良反应小,应用较安全,但最近几年中药剂型的改变以及中西药复合剂型的增多,同时临床应用明显增加,其诱发 SJS 的风险也增多。目前的体外细胞和动物模型已经证实中药注射剂主要通过直接或间接刺激肥大细胞脱颗粒释放组胺、补体系统的激活等致敏。此外中药制剂存在成分复杂、药物制备过程及工艺欠科学、药品内大分子物质超标等本身客观因素,且药物管理不规范,医师使用时不按中医证候辨证施治原则施药、配伍不当、超适应证和超剂量给药,以及儿童免疫系统紊乱,代谢器官功能不完善等都是儿童使用中药注射制剂不良反应增加的原因。

五、热点聚焦

1. SCORTEN 评分系统　如何早期准确诊断、及时评估病情的严重程度、迅速确定安全有效的治疗方案是降低 SJS 病死率的关键,同时可减少远期并发症的发生。目前采用 SCORTEN(SJS/TEN 严重程度评分系统)对病情及预后进行评估。国内研究者也将 SCORTEN 评分系统用于评估临床病例,结果显示 SCORTEN 可有效判断重症药疹患者的预后。

SCORTEN 评分包括 7 个预后因素:年龄>40 岁,并发恶性肿瘤,心率>120 次/min,血糖>14mmol/L,碳酸氢盐<20mmol/L,表皮剥脱>10% 体表面积,血尿素氮>10mmol/L,每一项 1 分,总分为 7 分。评分越高预期死亡率也越高。记录患者入院 24 小时内上述各项指标,得出预期死亡率。符合 0 或 1 个指标则该患者死亡可能性为 0.032,符合 2 个为 0.12,符合 3 个为 0.35，符合 4 个为 0.58，符合 5 个以上为 0.90。采用 SCORTEN 评分系统，可在早期即对患者严重程度作出评估，为治疗的选择提供依据。SCORTEN 评分系统强调的是患者入院时的身体功能状态，7 个指标中年龄、恶性肿瘤、血糖直接与其基础疾病有关；碳酸氢盐、血尿素氮、心率也可能与基础疾病存在联系，提示患者基础情况、原发疾病的重要性。SJS 一经确诊，应及时对患者疾病严重程度及预后作出评估，对全身状况较重的患者，加强治疗。然而，SCORTEN 评分尚未在儿童患儿中使用验证，需要儿科医师们在日后的临床工作中，认真研究符合儿童特点的 SCORTEN 评分系统，为临床治疗选择提供依据。

2. **血液净化在 SJS 中的应用**　多数 SJS 患儿应用静脉注射丙种球蛋白与糖皮质激素联合治疗 SJS 可获良好疗效，但仍有少部分患儿无效或难治。已有应用环孢素或环磷酰胺、TNF-α 阻断剂等治疗的临床研究报告，但均为小样本研究，尚未达到循证医学可接受的标准。

血浆置换是一种体外净化疗法，将患者血液引至体外，经离心法或膜分离法分离血浆和细胞成分，弃去血浆，而把细胞成分以及所需补存的白蛋白、血浆及平衡液等回输体内，以清除体内致病物质，包括自身抗体、免疫复合物、各种循环毒素以及细胞因子等，调节免疫系统功能，使损伤的免疫细胞包括单核 - 吞噬细胞系统功能恢复。国内外已有血浆置换成功治疗重症 SJS 的报道，可以达到快速缓解病情，缩短病程以及减少并发症的效果。有学者推荐血浆置换作为一线疗法，隔天 1 次，共 4 次，联合静脉注射丙种球蛋白，可避免大剂量激素引起内环境紊乱的副作用，又没有环孢素、环磷酰胺起效慢，不良反应较大的缺点，但技术设备要求高、价格昂贵。血浆置换可去除患者血浆中的病理性炎症成分，同时补充正常血浆，在常规治疗抵抗时可作为有效的辅助治疗。国内外已有采用血浆置换法治疗 SJS/TEN 的病例，疗效满意。相信随着研究的不断深入，在不久的将来一定会出现更为有效的治疗手段。

（周　南）

第七节　风　湿　热

一、疾病概述

风湿热（rheumatic fever，RF）是一种咽喉部 A 组乙型溶血性链球菌（group A *streptococcus*，GAS）感染后反复发作的急性或慢性自身免疫性炎症性疾病。风湿性心脏病是儿童后天性心脏病的主要病因之一，在部分发展中国家，风湿病是 50 岁以下人群心血管疾病相关死亡的首位病因。风湿热病变为多器官非化脓性结缔组织为主的炎症，主要累及关节、心脏、皮肤和皮下组织，偶可累及中枢神经系统、浆膜及肺、肾等内脏。临床表现以关节炎和心肌炎为主,可伴有发热、皮疹、皮下结节、舞蹈病等。其发作呈自限性,急性发作时通常以关节炎较为明显,急性发作后常遗留轻重不等的心脏损害,尤其心瓣膜病变最为显著,易形成慢性风湿性心脏病或风湿性瓣膜病。风湿热发病可见于任何年龄,但最常见于 5～15 岁的儿童和青少年,近年有发病年龄推迟倾向。20 世纪中期,世界各国风湿热发病率呈明显下降,北京儿童医院统计 1955—1999 年发病人数呈逐年下降趋势。但近 20 年来,可能因抗生素的滥用、细菌致病毒力增强和抗原性质变化导致耐药菌株出现(如黏液样链球菌出现)、人体对 A 族链球菌的免疫力下降、人际交往频繁增加了 GAS 的感染机会等因素,在全球范围,包括发达国家在内,其发病率又开始回升。1996 年 WHO 链球菌感染会议报告学龄儿童急性风湿热年发病率,在非洲 300.0/10 万,美洲为(0.2～50.5)/10 万,东地中海为(51.0～100.0)/10 万,东南亚为(30.0～54.0)/10 万,西太平洋为(93.0～150.0)/10 万;我国 1992～1995 年中小学生风湿热年发病率为 20.0/10 万,风湿性心脏病为 22.0/10 万,风湿热年患病率约 80.0/10 万。在发展中国家,RF 发病率仍然很高,每年新发病例高达 200 万,RF 仍是一个严重的公共卫生问题。

RF 是 GAS 感染后的自身免疫性疾病,与其他组别链球菌或其他细菌无关。虽然当前 RF 发病机制研究有很多进展,但具体发病机制仍未完全阐明。现认为 RF 发病机制与以下三个因素密切相关:①GAS 的抗原特性;②针对易感组织器官的交叉免疫反应性;③宿主的免疫遗传易感性。GAS 具有多个抗原特征与 RF 有关:其荚膜透明质酸与人体关节、滑膜有共同抗原;其细胞壁外层蛋白质中 M 蛋白和 M 相关蛋白、中层多糖中 N- 乙酰葡萄糖胺等均与人体心肌和瓣膜有共同抗原;其细胞膜的脂蛋白与人体心肌肌膜和丘脑下核、尾状核之间有共同抗原。链球菌抗原的分子模拟机制是 RF 发病的主要机制,即 GAS 胞壁成分与人体心肌间质、心瓣膜及其他结缔组织具有相似抗原表位。细胞免疫、体液免疫及补体系统均可能参与病变过程。链球菌感染人体后所产生的特异性抗体、细胞毒性 T 细胞、细胞因子等效应细胞和效应分子与心脏等多部位结缔组织发生交叉反应,导致风湿性心脏病及其他器官自身免疫性损伤,其中,Ⅲ型(免疫复合物型)、Ⅳ型(迟发型)超敏反应参与致病的研究较多。在链球菌众多致病抗原中,M 蛋白既能抑制免疫细胞的吞噬作用,又是一种典型的超抗原,具有强大的刺激 T、B 细胞活化的能力,可非特异性刺激 T、B 细胞克隆增殖,被认为是与 GAS 致病性及毒力关系最密切的物质。观察发现,即使是严重链球菌感染,也只有 1%～3% 的患者出现 RF,这提示遗传易感性决定的免疫调控、免疫耐受机制在其中起关键作用。调查发现不同人种 RF 的患病率也有差别,据报道,风湿性心脏病的发病率在高加索人和印第安人的混合血种人群中明显高于其他人种。

二、诊断与鉴别诊断

【主要临床表现】

风湿热缺乏典型和特异性的临床表现,常有以下临床主要症状。

1. **前驱症状** 发病前 2～6 周常有咽喉炎或扁桃体炎等上呼吸道链球菌感染表现,如发热、咽痛、扁桃体肿大、颌下淋巴结肿大、咳嗽等症状。但临床上超过半数患者前驱症状轻微或短暂。

2. **关节炎** 关节炎是 RF 最为常见的初发症状,发生率可达 75% 以上。典型的关节炎特点为:①游走性,关节炎症状可在数小时或数天内,从一个关节迁移到另一个关节;②多发性,常表现为两个以上的关节同时受累;③大关节受累,多侵犯如膝、踝、肘、腕和肩关节等。局部可有红、肿、灼热、疼痛和活动障碍,关节积液性质为非化脓渗出液;④关节疼痛与天气变化关系密切,在潮湿或寒冷时加重,随着环境的改善症状可自然缓解;⑤水杨酸制剂有效,用药 24～48 小时后症状可明显缓解。即使不治疗,关节炎也很少持续 4 周以上;⑥关节炎随风湿活动消失而消失,关节功能恢复,不遗留强直或畸形。轻症及不典型病例可仅单关节或少数关节受累,病变或累及一些不常见的关节如髋关节、指关节、下颌关节、胸锁关节、胸肋间关节。

3. **心脏炎** 约 40%～80% 有心脏受累,是儿童风湿热病例中最重要的表现。可表现为心肌炎、心内膜炎、心包炎或全心炎,其中多以心肌和心内膜同时受累,单纯心肌炎或心包炎较少见。心脏炎症状可单独出现,也可与其他风湿热症状同时出现。患者常有运动后心悸、气短、心前区不适主诉。窦性心动过速(入睡后心率仍>100 次/min)常是心脏炎的早期表现。患心脏炎者心率与体温升高不成比例,水杨酸类药物可使体温下降,但心率未必恢复正常。二尖瓣炎时可有心尖区高调、收缩期吹风样杂音或短促低调舒张中期杂音。主动脉瓣炎时在心底部可听到舒张中期柔和吹风样杂音。风湿热的心包炎多为轻度,超声心动图可测出心包积液,心脏炎严重时可出现充血性心力衰竭。部分患者可仅有头晕、疲乏、软弱无力等的亚临床型心脏炎表现。

4. **环形红斑** 数年前统计环形红斑发生率约为 10%～20%,近年来随抗生素的早期应用,其发生率明显降低,低于 2.5%。环形红斑一般在风湿热的后期出现,常分布于躯干和四肢近端,如大腿内侧,呈淡红色边缘轻度隆起的环形或半环形红晕,环由小变大,中心肤色正常,皮疹可融合为不规则形,不痛不痒,常于数小时或 1～2 天迅速消失,但消退后又可原位再现,皮疹时隐时现,经历数月。

5. **皮下结节** 发生率 2%～10% 不等,为 1.5～2.0cm 的硬性无痛性结节,可孤立存在或几个汇聚,多在关节的伸面骨质隆起部位,与皮肤无粘连,表面无红肿,常伴有严重的心肌炎,是风湿活动的标志之一。

6. **Sydenham 舞蹈症** Sydenham 舞蹈症是由于锥体外系病变所致,为风湿热的后期表现,一般发生在 A 组溶血性链球菌感染后 2 个月或更长时间,多见于女性患者,常发生于 4～7 岁儿童。表现为面部肌肉和四肢不自主的动作和情绪不稳定。临床表现有挤眉、伸舌、眨眼、摇头、转颈;肢体伸直和屈曲、内收和外展、旋前和旋后等无节律的交替动作。情绪激动或兴奋时加重,睡眠时消失。国内报道发生率 3% 左右,国外有报道高达 30%。

【特殊临床表现】

RF 除以上主要临床表现之外,还可以有以下症状体征:

1. **血尿** 有患者早期以血尿为唯一表现,就诊时医师多只注重与血尿有关的检查和治疗,当出现发热和关节肿胀时才考虑本病。风湿热引起血尿的原因还不完全清楚,推测可能系溶血性链球菌抗原与机体所产生的循环免疫复合物部分沉积在肾小球基膜,激活补体致相关损伤以及中性粒细胞所释放的溶酶体,氧自由基等使肾小球基底膜的完整结构破坏、通透性增高等原因。

2. **腹痛** 有患者在早期以明显的腹痛为主要表现。腹痛原因尚不明确,推测可能与腹腔内浆膜炎性病变刺激肠黏膜导致肠管运动和分泌功能失调有关。

3. **皮肤紫癜** 个别人以皮肤紫癜为主要表现。临床可见双下肢皮肤散在大小不等的紫红色瘀点、瘀斑,易误诊为过敏性紫癜。推测机制为关节及皮下组织受累时,局部组织炎性水肿,毛细血管静水压增高,血管脆性和通透性增强而出现皮下紫癜。临床医师应仔细观察紫癜与其余伴随症状之间的关系,不可忽视了病程中"发热、关节炎症、心肌炎症"等重要体征。

【临床分型】

1. **急性发作型** 起病急骤,病情凶险,表现为严重的心肌炎、关节炎,风湿性肺炎、充血性心力衰竭等,如不及时治疗可致死。多见于儿童,国内较少见。

2. **反复发作型** 一般多在初发后 5 年内复发,多重复过去的临床特点,每复发一次心瓣膜的损害就加重一次。此型国内患儿最常见。

3. **慢性型**(迁延型) 病情减轻、缓解和加重反复交替出现,持续 6 个月以上者。常以心肌炎为主要表现,也可伴有关节炎或关节痛等症状。

4. **亚临床型**(隐匿性风湿热) 病情隐匿,临床表现不典型。可有咽痛或咽部不适、疲乏无力、肢体酸痛、面色苍白等非特征性表现,少数患者可有低热。此型患者可多年隐匿后,逐渐发展为慢性风湿性心脏病,也可因再一次链球菌感染等诱因而加剧,出现典型的临床表现。对于不典型或轻症风湿热,临床上往往达不到 Jones 标准。有研究者针对不典型或轻症风湿热提出了"可能风湿热"或"链球菌感染后状态"等诊断名称以引起临床医师高度重视,需重点考虑以下工作:①仔细问诊及检查以确定有无主要或次要表现,如轻症的心肌炎常表现为无任何原因而出现逐渐加重心悸、气短。②定期体温测量发现仅有低热患儿,如果临床上仅有头晕、疲乏主诉。③有条件的医疗机构可作特异性链球菌感染免疫学指标检查。如抗心肌抗体(AHRA)、抗 A 组链球菌菌壁多糖抗体(ASP)和外周血淋巴细胞促凝血活性试验(PCA)等指标阳性高度提示存在风湿性心肌炎症可能。④彩色多普勒超声心动图、心电图和心肌核素检查可发现轻症及亚临床型心肌炎(有时对临床表现单纯关节炎的病例也可测出阳性结果)。⑤排除其他疾病,如类风湿关节炎、结核感染、亚急性感染性心内膜炎、病毒性心肌炎等。

【诊断标准】

1944 年,Jones 提出了 RF 的最初诊断标准;美国风湿病协会于 1992 年进行 Jones 标准修订,至此作为公认的 RF 诊断标准一直沿用至今(表 1-7-1)。世界卫生组织(WHO)在 2003 年提出风湿热的分类诊断标准(表 1-7-2),国内先后于 2004 年和 2011 年由中华医学会风湿病学分会发布了《风湿热诊疗指南(草案)》和《风湿热诊断和治疗指南》。

表 1-7-1 1992 年修订 Jones 诊断标准

主要表现	次要表现	链球菌感染证据
1. 心肌炎	1. 临床表现	1. 近期患过风湿热
杂音	既往风湿热病史	2. 咽部溶血链球菌培养阳性
心脏增大	关节痛	3. ASO 或抗链球菌抗体增高
心包炎	发热	
充血性心力衰竭	2. 实验室检查	
2. 多发性关节炎	ESR 增快,CRP 阳性,白细胞增	
3. 舞蹈症	多,贫血	
4. 环形红斑	心电图:P-R 间期延长,Q-T 间期	
5. 皮下结节	延长	

按 Jones 诊断标准,如果有表 1-7-1 中 2 项主要表现或者 1 项主要表现及 2 项次要表现,再加上有先驱链球菌感染的证据就可以诊断 RF。在具体使用该诊断标准时需注意如果关

节炎已列为主要表现，则关节疼痛不能作为 1 项次要表现，如心肌炎已列为主要表现，则心电图不能作为 1 项次要表现。对于以下 3 种情况，可不必严格遵循该诊断标准，即：以舞蹈病为唯一临床表现者；隐匿发病或缓慢发生的心肌炎；有风湿热史或现患风湿性心脏病，当再次 GAS 感染有风湿热复发高度危险者。虽然 Jones 诊断标准经典适用，但在诊断风湿热时不能机械套用 Jones 标准，应对临床资料全面分析，进行必要的排除诊断。例如在诊断风湿性心肌炎时应排除病毒性心肌炎或感染性心内膜炎；诊断风湿性关节炎时应排除其他的关节炎、其他风湿性疾病、感染引起的反应性关节炎以及结核性关节炎等；在以环形红斑或皮下结节为主要诊断指标时也应排除更多皮疹相关性、组织增生性疾病。

除 Jones 诊断标准外，2003 年世界卫生组织（WHO）在 1965 年及 1984 年诊断标准基础上进行修订，提出 2002～2003 年风湿热修订诊断标准。新标准最大的特点是对风湿热进行临床分类，并对链球菌感染的前驱期作了 45 天的明确规定。见表 1-7-2。

表 1-7-2　WHO 2002～2003 年风湿热和风湿性心脏病诊断标准

主要表现		心肌炎、多关节炎、舞蹈病、环形红斑、皮下结节
次要表现		临床表现：发热、多关节痛
		实验室：急性期反应物增高（ESR 或血白细胞）
		心电图：P-R 间期延长
近 45 天有支持前驱链球菌感染的证据		ASO 或链球菌抗体增高，咽拭子培养阳性、A 组链球菌抗原快速检测阳性或新近患猩红热
分类	初发风湿热	2 项主要表现或 1 项主要及 2 项次要表现加上前驱的 A 组链球菌感染证据
	复发性风湿热不患有风湿性心脏病	2 项主要表现或 1 项主要及 2 项次要表现加上前驱的 A 组链球菌感染证据
	复发性风湿热患有风湿性心脏病	2 项次要表现加上前驱的 A 组链球菌感染证据
	风湿性舞蹈病隐匿发病的风湿性心肌炎	风湿热主要表现（可不需要 A 组链球菌感染证据）
	慢性风湿性心瓣膜病	患者第一时间表现为单纯二尖瓣狭窄或复合性二尖瓣病和 / 或主动脉瓣病，不需要风湿热任何标准即可诊断

【实验室检查】

（一）链球菌感染检测指标

链球菌感染的确认是诊断 RF 的基本条件，但由于抗生素影响、细菌变异、检测方法敏感度、特异性、标本取材等诸多原因，临床医师往往难以获取链球菌感染的直接证据。统计显示，抗链球菌溶血素“O”（ASO）虽是开展最广泛的链球菌检测指标，在以往急性风湿热患者中 ASO 阳性率达 75% 以上，但因近年抗生素的广泛应用及病程拖延致取材延时，ASO 的阳性率已降至 50%。咽拭子培养的链球菌阳性率更低，有 20%～25%。且链球菌相关检测只能证实患者在近期内有 A 组乙型溶血性链球菌有感染，并不能提示体内是否存在 A 组乙型溶血性链球菌感染诱发的自身免疫反应。目前检测链球菌感染的实验室方法有：

1. **链球菌分离培养鉴定方法**　细菌分离培养法仍是目前检测 GAS 的金标准。常规用培养基含 5% 脱纤维羊血的胰蛋白大豆琼脂（tryptic soy agar，TSA）。GAS 为需氧或兼性厌氧菌，营养要求较高，其分离培养法阳性结果不足 30%。

2. **免疫学检测方法**　GAS 的免疫学诊断主要是基于机体对 GAS 分泌的毒力因子，如

DNA 酶 -B、链激酶、透明质酸酶、NAD 酶、链球菌溶血素 O 等胞内外成分所产生的抗原抗体反应。

（1）GAS 抗体检测：常用的抗体测定方法包括抗链球菌溶血素 O（anti streptolysin O，ASO）和人抗 DNA 酶 B 抗体（anti-DNase B）。ASO 是目前风湿热辅助诊断的最常用方法，人体感染 GAS 后约 1 周开始出现 ASO 抗体升高，约 3～5 周达到高峰，持续 2 个月后逐渐恢复至感染前水平。抗 DNA 酶 B 能降解脓液中高浓度的 DNA，促进细菌在组织中扩散。机体感染 GAS 后可产生大量抗 DNA 酶 B 抗体，该抗体反应时间通常比 ASO 晚，4～6 周达到高峰，抗体滴度可维持 3～6 个月以上。两种抗体检测方法均为 Jones 标准推荐，但多数人认为测定抗 DNA 酶 B 抗体特异性优于 ASO，且部分 ASO 抗体阴性患儿，抗 DNA 酶 B 抗体检测阳性，鉴别诊断价值大。

（2）GAS 抗原检测：目前报道的常用的 GAS 抗原检测方法包括免疫层析法（immunochromatogragphic assay，ICA）、乳胶凝集法和 SPA 协同凝集试验。乳胶凝集法：用抗 GAS 分型抗原 M 蛋白的多克隆抗体与乳胶颗粒联结制成的试剂检测所针对的相应抗原，实验操作快速简便，发达国家多用该技术对上呼吸道门诊病人进行 GAS 筛查；ICA：用包被有金标多克隆抗体的试纸条与 GAS 抗原反应，在几分钟内形成一条检测线即为阳性。虽然 ICA 法更加快速便捷，但该方法特异性和灵敏度均低于其他方法，因此更适于大规模流行病学调查和临床初筛之用；SPA 协同凝集试验：是用抗 GAS 分组血清与 SPA 菌体试剂混合制成，该方法敏感度高于其他快速抗原检测方法。

3. GAS 核酸分子检测方法

（1）PCR 检测：PCR 法可直接测定 GAS 相关基因。20 世纪 90 年代已有应用 PCR 方法检测 GAS 毒力基因的报道。而近年来进行的实时定量 PCR 法比普通 PCR 法、培养法和快速抗原法等有更高的敏感度和特异度，且实时定量法操作简便省时，1～2 小时即可得到样本的定量检测结果。

（2）毒力因子基因芯片：GAS 毒力因子有几十种之多，包括：蛋白酶相关的 C3 降解酶、C5 肽酶、表皮剥脱毒素样蛋白、GRAB 蛋白；溶血素相关的链球菌溶血素 O、溶血素 S；荚膜合成与降解相关的透明质酸合成酶以及超抗原相关的 SpeA、SpeC 等。不同菌株携带毒力基因谱的差异可能与不同临床表型有关，这种差异如果单纯依靠普通 PCR 或混合 PCR 都难以实现高通量快速检测目的，基因芯片技术结合了 PCR 的放大作用和荧光分子高灵敏度的优势，可大大提高 GAS 检测效率和通量，通过一次杂交反应不仅可以确定是否为 GAS 感染，甚至可以区分出具体的毒力类型。

（二）心电图及影像学检查

心电图及影像学检查对于风湿性心脏病变有重要意义。心电图检查常见窦性心动过速、P-R 间期延长、各种心律失常等。超声心动图可发现早期、轻症心肌炎以及亚临床型心肌炎，对轻度心包积液较为敏感。心肌核素检查（ECT）对于发现轻症及亚临床型心肌炎有重要作用。

（三）炎症与自身免疫活化指标

多项非特异性炎症和自身免疫活化指标可以辅助诊断 RF，如免疫球蛋白（19M、IgG）、循环免疫复合物（CIC）和补体 C3、TNF-α、IL-2 等均明显增高；早期 ESR 和 CRP 阳性率可达 80%；间接免疫荧光法和 ELISA 检测抗心肌抗体（AHRA）、抗 A 组链球菌菌壁多糖抗体（ASP）等增高；随病情缓解，炎症指标逐渐下降，就诊较晚或迁延型风湿热患者 ESR 及 CRP

阳性滴度可能不太高，甚至正常，需高度警惕。

【鉴别诊断】

（一）链球菌感染后状态

链球菌感染后状态是指于链球菌感染（如上感、扁桃体炎或猩红热等）后出现的发热、疲乏无力、关节酸疼等症状。检查除心率增快外心脏无明显改变，亦无皮疹。有血沉增快及抗链球菌溶血素"O"增高。用青霉素及小剂量肾上腺皮质激素治疗，很快恢复正常，不再复发。但这些表现亦可能为风湿热的早期，应继续密切观察。若心脏增大或心杂音明显，则应考虑风湿热诊断。

（二）以心脏病变为主的鉴别诊断

1. **功能性杂音**　多见于学龄期儿童，位于胸骨左缘 3～4 肋间心尖内侧，一般为Ⅱ级，个别可达Ⅲ级。多为柔和吹风性杂音，常限于收缩早中期，传导不广泛，无其他风湿热症状。

2. **先天性心脏病**　如先天性二尖瓣关闭不全、室间隔缺损等，一般都在婴幼儿时期即发现心前区杂音，杂音响度级别高、固定、粗糙或向远处传导。无其他风湿热症状。

3. **病毒性心肌炎**　常有明显的病毒性呼吸道感染史，很快即出现心脏方面体征异常，以心律失常较为多见，但无明显心脏杂音。重者很快发生严重心律失常及心力衰竭。无多发性关节炎及皮下结节等表现，抗链球菌溶血素"O"一般不增高，无链球菌感染的其他证据。

（三）以关节症状为主的鉴别诊断

1. **幼年特发性关节炎**（juvenile idiopathic arthritis，JIA）　多累及小关节，亦常累及大关节，受累关节病变多固定、持久，很少表现游走性，病程迁延数月后可致关节畸形。合并心脏损害少，无心瓣膜病特征。用水杨酸制剂治疗不如风湿性关节炎敏感等。

2. **结核性关节炎**　有结核接触史、结核菌素试验阳性，肺部容易找到结核病灶，多为单关节受累，病变固定，无游走特点，X 线检查易见骨、关节破坏，不伴心脏病变，ASO 常阴性等可帮助鉴别诊断。

3. **化脓性关节炎**　常有原发化脓性病灶，一般有败血症症状。开始可呈多发性关节炎表现，但不仅局限于一个关节，红、肿、热、痛明显。关节腔穿刺有脓液，关节液及血细菌培养可获阳性，抗链球菌溶血素"O"一般不高。X 线摄片可见骨质破坏。水杨酸制剂治疗无效，抗生素可能见效。

4. **急性白血病**　本病早期有时以关节症状为主，易误诊为风湿性关节炎。但白血病有明显的贫血或三系减少，周围血可找到幼稚细胞，骨髓象有白血病特征，临床上常有出血、贫血现象及肝脾淋巴结肿大体征。

5. **结核性变态反应性关节炎**　为结核感染引起的变态反应性关节炎，有结核中毒症状，急性发作时可有弛张热，并有结节性红斑和风湿病样关节炎症状，与风湿性关节炎相似。但本病无心脏受累症状，常伴疱疹性角膜炎，体内有活动性结核病灶，结核菌素试验多呈阳性，关节影像学改变明显等。用水杨酸制剂抗风湿治疗无效，而抗结核治疗有效等是最重要的鉴别依据。

（四）舞蹈病的鉴别

应与习惯性痉挛等相区别，后者是单一动作的重复，分散患儿注意力时，可使痉挛消失，脑电图可能发现其差异。

三、治疗决策

目前，澳大利亚、印度、美国等国家均有 RF 诊疗指南，我国先后于 2004 年和 2011 年由中华医学会风湿病学分会发布了《风湿热诊疗指南（草案）》和《风湿热诊断和治疗指南》。在儿科学界，国际上认可度较高的诊疗方案是 2009 年美国心脏学会儿童心血管疾病委员会风湿热、心内膜炎和川崎病组发表的论文 *Diagnosing, treating strep throat key to preventing rheumatic heart disease* 提出的风湿热防治建议。

【治疗目标】

清除链球菌感染，去除诱发风湿热病因，控制临床症状，尤其是迅速控制心肌炎、关节炎、舞蹈病及风湿热其他症状，及时处理各种并发症，提高患者身体素质和生活质量，延长寿命。

【治疗原则及方案】

1. **一般治疗** 注意休息，避免潮湿和受寒。有心肌炎者应卧床休息，低盐、要素营养膳食；体温正常、心动过速控制、心电图改善后，继续卧床 3～4 周方恢复正常活动。急性关节炎早期应卧床至 ESR、CRP 及体温正常后方开始活动。

2. **消除链球菌感染灶** 是去除风湿热病因的重要措施。体外 100%GAS 对 β 内酰胺类抗生素敏感。肌注或口服青霉素为首选，对青霉素过敏者，可选用红霉素等。GAS 治疗均推荐肌内注射苄星青霉素或口服青霉素 V。唯一经过双盲对照试验证实对预防急性风湿热初发有效的治疗为肌内注射青霉素。国外推荐对初发链球菌感染，体质量 27kg 以下者可肌内注射苄星青霉素 60 万 IU，体质量在 27kg 以上用 120 万 IU 剂量即可。2013 年国内第 8 版《儿科学》教材指出用药方法为：每天 80 万 IU 青霉素肌注，每天 2 次，持续 2 周。青霉素抗菌谱窄、长期有效、价格便宜，迄今尚未发现 GAS 对青霉素耐药的报道，过去肌内注射含单硬脂酸铅油的青霉素已被苄星青霉素替代。研究证明加大剂量和延长用药时间对风湿热所致心脏瓣膜损害并无更为明显的优势，因此并不推荐大剂量长疗程地给予抗菌药物，青霉素长期预防风湿热复发治疗方案见后。

3. **抗风湿治疗** 一旦确诊风湿热应立即开始抗风湿治疗，针对风湿性关节炎的一线治疗方案为水杨酸盐类，如阿司匹林或对乙酰氨基酚。不能耐受水杨酸盐者，可选择萘普生或布洛芬。通常用药后 3 天内即有明显疗效，若未得到明显缓解应考虑其他疾病存在可能。阿司匹林小儿剂量为 80～100mg/（kg·d），分 3～4 次，最大剂量应小于每天 3g。一般 2 周后逐渐减量，总疗程 4～8 周。阿司匹林能够减轻急性风湿性关节炎和心肌炎症状，但不能改变急性风湿热的自然病程。对已发生心肌炎者，应采用糖皮质激素治疗，如泼尼松口服，泼尼松小儿初始剂量为 1～2mg/（kg·d），最大剂量每天不超过 60mg，分次口服，约 2～4 周病情缓解后减量至 10～15mg/d 维持治疗，心肌炎抗风湿治疗至少需 12 周。为防止停用激素后出现病情反跳，可于停用激素前 2 周或更早一些时间加用阿司匹林，待激素停 2～3 周后才停用阿司匹林。对病情严重，如有心包炎、心肌炎并急心力衰竭者可静脉滴注氢化可的松或甲泼尼龙（MP），MP 剂量为 10～30mg/kg 体重，每天一次，用 1～3 次至重症病情控制后改口服泼尼松[1～2mg/（kg·d）]治疗，基本病情缓解后减量方法同上。如病情迁延，应根据临床表现及实验室检查结果，延长抗风湿疗程至病情完全恢复为止。

4. **舞蹈病处置** RF 可致舞蹈病，但该症状多为自限性，不常规推荐应用镇静药，仅在舞蹈病已影响到患儿日常活动或令家属极其苦恼的情况下可首选丙戊酸治疗，丙戊酸有潜在的肝毒性，仅用于难治性舞蹈病，因肝毒性和出血风险，儿童服用丙戊酸时应避免合用乙酰水杨酸类制剂。这类患儿也可选用卡马西平。

5. 心功能不全处置　抗风湿治疗过程中常有风湿性心脏病反复，且活动性风湿热患者易患肺部感染，重症易诱发心功能不全，因此控制心功能不全至关重要。利尿剂可作为治疗心功能不全的初始治疗药物，对大多数轻度心功能不全患儿有效。严重心衰患儿可应用血管紧张素转换酶抑制剂（ACEI），需在心脏科医师指导下使用洋地黄药物。

6. 其他　有血浆置换和静脉注射丙种球蛋白治疗舞蹈病、风湿性心肌炎的报道，但并没有发现其较上述治疗有更为独特的效果。

四、常见问题和误区防范

1. 应用糖皮质激素治疗风湿热的争论

糖皮质激素是作用最为明确的抗炎药物，而且还具有增强心肌收缩力、解除血管痉挛、改善微循环、稳定溶酶体膜等作用。因此，在 2011 版国内风湿热诊疗指南中建议对已发生心肌炎者，应采用糖皮质激素治疗，如泼尼松口服。但因其并不能降低长期心血管疾患发生率，且可导致胃肠道出血及液体潴留诱发心衰，在国外的指南中（如澳大利亚等）并不常规推荐糖皮质激素类药物治疗风湿热所致心肌炎，建议当风湿热导致严重心衰，存在致命性急性心肌炎而同时又无急症心脏手术指征时，才考虑应用糖皮质激素，这与国内儿科教科书指导原则及多数人应用实践存在差异。在舞蹈病患儿治疗中，虽有越来越多的证据表明静脉注射甲泼尼龙，随后逐渐口服泼尼松是有效的，但无大样本、多中心研究予以支持。

激素对于免疫系统的影响广泛，在实际应用中对激素治疗的适应证、剂量、疗程及副作用防范方面尚需医师结合具体病患情况权衡利弊，摸索总结。

2. 清除链球菌在治疗与预防风湿热的价值

儿童风湿热的致病菌为 A 族链球菌，一旦怀疑患急性风湿热，应给予抗菌药物清除链球菌病灶。尽管体外 GAS100% 对 β 内酰胺类抗生素敏感，但目前尚无任何一种治疗方法可将患者咽部的 GAS 全部、彻底消除。一项经过双盲对照试验，关于抗生素预防链球菌感染致风湿热初发的研究证实对预防急性风湿热初发有效的治疗为肌内注射青霉素。即使急性感染已逾 9 天，青霉素仍能有效预防风湿热的初发。因此，虽延迟一定时间应用抗生素仍可以减少风湿热发生的风险。当然，早期诊断，及时治疗可以明显减低感染率及病死率，加快疾病恢复。观察发现，一旦应用抗生素治疗 24 小时后患儿即无链球菌感染的传播性。治疗链球菌感染除肌注青霉素外，尚可口服青霉素 V 或阿莫西林，通常学龄期前后儿童口服青霉素用量为每次 250mg，每天 2 次；青春期儿童青霉素每次 500mg，每天 2～3 次。尽管患者应用青霉素数天后症状可能全部消失，但仍应持续应用至少 10 天。口服青霉素 V 能抵抗胃酸，作用优于青霉素。对青霉素过敏者，克林霉素、大环内酯类、头孢均可以选择，除阿奇霉素疗程为 5 天外，其余均为 10 天。部分专家认为，窄谱头孢菌素类制剂如头孢羟氨苄、头孢氨苄的疗效优于广谱的头孢呋辛、头孢克肟及头孢泊肟等。选择链球菌清除治疗抗生素方案时应考虑如下因素：细菌学特征及本院与本地的药物敏感资料，临床治疗效应，患儿对治疗方案的依从性（用药频度、疗程长短、口味）、治疗费用、潜在不良反应等，进行综合考虑。

苄星青霉素主要用于长期预防风湿热治疗，家族中有风湿热／风湿性心脏病的患者、生活环境差（如居住空间拥挤、生活条件差）、发生风湿热危险性大及需要防止风湿热再发的患者。推荐用量：≤27kg 体质量者肌注 60 万 IU，>27kg 者 120 万 IU；国内推荐肌注 80 万～120 万 IU，3～4 周 1 次。

3. 丙种球蛋白在急性风湿热治疗中的价值

静脉注射免疫球蛋白作为免疫调节剂，可能对自身免疫性心脏病有益，如在川崎病患者中，使用大剂量免疫球蛋白静脉内注射，能够显著减少冠状动脉病变的发生。但在随机双盲研究中，风湿热患者静脉内大剂量注射免疫球蛋白一年后，与对照组比较，受试组的心脏瓣膜病变、实验室检查和超声心动图改变无明显差异，静注大剂量丙种球蛋白在急性风湿性心肌炎中的治疗价值有待评估。

五、热点聚焦

急性链球菌咽炎治疗与风湿热预防相关进展

不管是发展中国家还是发达国家都面临积极预防风湿热的健康问题。既往对于风湿热预防及急性链球菌咽炎处置多遵循经验性原则，近些年来逐渐开展大样本的循证医学研究，其预防手段正在不断更新。预防风湿热初发和复发的关键是控制 A 组乙型溶血性链球菌（GAS）咽炎，对初发者早期诊断并应用足量抗生素治疗至关重要（一级预防）；患过风湿热者，再次感染 GAS 时风湿热复发的可能性大增，需长期应用抗生素预防（二级预防）。临床上正确判断急性咽炎是 GAS 或病毒感染至关重要，其参考条件如下：①流行病学资料支持急性咽炎是由 GAS 引起的证据：包括好发于 5～15 岁，冬季初春发病，近期接触史，突发咽喉疼痛、吞咽困难，检查提示扁桃体红肿、有渗出液，脓性分泌物，软腭瘀点、瘀斑（环状损害），悬雍垂肿胀、发红、质硬，颈前淋巴结肿大、触痛等；②支持急性咽炎因病毒感染所致：病毒性结膜炎、卡他性鼻炎、声嘶、咽充血，无浓稠分泌物，咳嗽痰少、非特异性皮疹、特异性口腔黏膜疹等往往支持急性咽炎是由病毒引起；③外周血白细胞总数，中性粒细胞比例；④链球菌感染实验室快速检测结果等。急性风湿热的一级预防：取决于早期诊断及足量抗生素治疗 GAS 咽炎。推荐应用的抗生素包括肌注苄星青霉素 G 及口服青霉素 V，青霉素过敏者除外（见治疗原则及方案）。急性风湿热的二级预防：有风湿热病史者再次感染 GAS 的风险性更高，需持续预防链球菌感染数年以预防其复发（二级预防）。用药周期主要取决于以下因素：曾被感染次数、最近两次感染间隔时间、GAS 感染风险性高低、患者年龄及有无心脏受累。青霉素仍是二级预防的主要药物，对青霉素过敏者可用磺胺嘧啶、大环内酯类或氮杂内酯类替代。预防 GAS 咽炎复发可有效预防严重风湿性心脏病发生。有症状的 GAS 感染不一定立即引起风湿热复发，反而在治疗后还可能复发。二级预防中持续抗菌治疗并非仅针对急性咽炎发作，尤其是有明确风湿热或风湿性心脏病史患者，更应坚持任何部位的链球菌感染预防用药。一旦确诊为急性风湿热应立即实施预防复发方案。根据心脏受累情况，末次感染后预防用药持续时间如下：①风湿热伴心肌炎及心脏病后遗症（持久瓣膜病）者，应持续预防 10 年或直至 40 岁后（取时间较长者）。②风湿热伴心肌炎但无心脏病后遗症（无瓣膜病）者，应持续预防 10 年或直至 21 岁后（取时间较长者）。③风湿热无心肌炎者，应持续预防 5 年或直至 21 岁后。口服预防的疗效比肌注预防差，仅适用于风湿热复发风险性较低的患者。已进入青春后期或成年后且至少 5 年内未患风湿热者，可由肌注改为口服预防。

（夏　宇　李永柏）

第八节 皮 肌 炎

培训目标

1. 掌握 皮肌炎的诊断、治疗、管理要点。
2. 熟悉 国际和国内皮肌炎指南要点。

一、疾病概述

特发性炎性肌病（idiopathic inflammatory myopathies，IIM）是一组以四肢近端肌肉受累为突出表现的异质性疾病。其中以多发性肌炎（polymyositis，PM）和皮肌炎（dermatomyositis，DM）最为常见。PM 主要见于成人，儿童罕见，DM 可见于成人和儿童。

幼年皮肌炎（juvenile dermatomyositis，JDM）是儿童时期最多见的炎症性肌病（idiopathic inflammatory myopathies，IIM），而多肌炎、其他结缔组织病相关肌病相对少见，包涵体肌病更为罕见。JDM 以横纹肌和皮肤非化脓性炎症改变为病理特点，临床表现包括近端骨骼肌无力和特征性皮肤损害，心肺等系统损害是影响预后的重要因素。

与成人比较，JDM 的发病率并不高，英美为（2～4）人 / 百万儿童，我国尚无流行病学调查，但在笔者工作的医疗机构所诊弥漫性结缔组织病中，JDM 仅次于系统性红斑狼疮位居第二。中位发病年龄 7 岁左右，大约 25% 的病人在 4 岁前起病，男孩发病率略高于女孩。

目前 JDM 的发病机制并不明确，多数研究认为遗传易感性和环境因素共同参与，最终导致免疫介导的炎症反应。遗传易感因素是多基因性的并与父母的种族起源相关，某些人类白细胞抗原（human leukocyte antigen，HLA）等位基因与 JDM 相关，如 *B*08*、*DRB1*0301*、*DQA1*0501* 和 *DQA1*0301*。另外，肿瘤坏死因子 -α（tumor necrosis factor-α，TNF-α）、白细胞介素（interleukin，IL）-1 等细胞因子和淋巴细胞信号传导 *PTPN22* 基因多态性与疾病严重程度相关。体液和细胞免疫均参与了 JDM 的发病，B 细胞产生免疫球蛋白，并参与补体免疫复合物沉积在血管壁和肌束，$CD4^+T$ 细胞是血管和肌束周围最主要的浸润细胞。

JDM 可能与起病 3 个月内的前驱感染相关，主要是呼吸道、消化道感染，而柯萨奇病毒 B 和 A 组 β 溶血性链球菌可能扮演了分子模拟的角色。另外，紫外线照射也可能与 JDM 发病相关。

二、诊断与鉴别诊断

【临床表现】

1. **症状** JDM 常呈亚急性起病，从起病到诊断的平均时间是 4 个月，在数周～数月内出现对称性的四肢近端肌肉无力，仅少数患者可急性起病。典型 JDM 的临床症候包括肌无力、严重全身症状及皮肤损害。

（1）全身症状：JDM 常伴有全身性的表现，如乏力、厌食、体质量下降和发热等，大约发生在 39% 的患者，而不适、萎靡不振在年幼儿往往是首发表现。

（2）肌无力：JDM 肌无力的表现远比肌痛明显，肌无力绝大多数发生在四肢近端，基本对称，上肢受累表现为抬臂困难，不能梳头、穿衣，下肢受累者上下楼梯、蹲起、起立困难甚至不能（Gower 征）。颈部和臀部屈肌无力可早期发生，表现为卧位时不能抬头、翻身。值得注意的是，疾病早期发生的肌无力往往被忽略，婴儿有时仅表现为不喜运动。除骨骼肌外其他肌群受累也不少见。咽喉部、食管肌群受累出现呛咳、吞咽困难，说话构音不清、声音嘶哑并带有鼻音，小婴儿唾液多，可闻喉中"痰鸣"。呼吸困难发生于胸壁和呼吸肌麻痹的病人，但仅少数严重病例需使用机械通气。眼轮匝肌和面肌受累罕见，这有助于与重症肌无力相鉴别。少数严重患者可有四肢远端肌群受累，部分病人逐渐出现肌萎缩。

（3）其他系统受累表现：与显而易见的皮疹和肌无力比较，间质性肺病往往发生得很隐匿，临床不易察觉，待出现憋气、活动耐力减低等缺氧表现时病变已不可逆，是影响 JDM 预后的重要因素。具有典型皮疹而缺乏肌无力表现的所谓无肌病性皮肌炎（amyopathic dermatomyositis，ADM）更易合并间质性肺病，经常被患者和医师忽视。关节炎/关节痛是儿童患者另一临床表现，呈一过性，不遗留关节畸形。心脏受累罕见，可导致扩张性心肌病、充血性心力衰竭、心包积液和传导阻滞等。消化道的血管病变可以引起溃疡和穿孔，是病情严重的表现。中枢神经系统血管病变亦属少见并发症，临床表现为惊厥、动脉血栓形成等。

2. 体征

（1）皮肤损害：JDM 具有特征性的皮损之一是上眼睑紫色水肿性的向阳疹（heliotrope rash），有时双面颊和鼻梁也受累，与 SLE 的蝶形红斑很相似，但后者一般不累及上眼睑和鼻唇沟。另一特征性皮损是 Gottron 征（Gottron's papules），多位于掌指关节、指间关节、肘或膝关节伸面，急性期表现为肥厚性的淡红色鳄鱼皮样丘疹，慢性期呈萎缩性的色素减退性 Gottron 征（Gottron's sign），严重者出现皮肤溃疡。皮损的基本病变为血管炎，早期可有皮肤和皮下组织水肿，后期表皮变薄、皮肤附属结构萎缩，出现脱发和毛细血管扩张。

（2）甲褶毛细血管迂曲扩张在疾病早期就可出现，反映了 JDM 血管炎的病理本质，是诊断的重要线索，也是病情严重的表现。

（3）相对于成年患者儿童更易出现钙化，发生率为 10%～70%。延误治疗、治疗不充分及难治性病例、低龄发病是钙质沉着发展的主要危险因素。钙质多沉积在关节伸侧皮下脂肪和肌肉组织中，呈点状、块状，部分破溃流出白色粉末状物质，范围广泛而严重者影响关节活动。

（4）与成人患者相比，技工手在儿童少见，表现为手指末端皮肤粗糙、皲裂。

【实验室检查】

1. 血清肌酶 肌酸磷酸激酶（CK）、乳酸脱氢酶（LDH）、醛缩酶（aldolase）以及丙氨酸转氨酶（ALT）和天门冬氨酸转氨酶（AST）被公认为是监测 JDM 病情活动的指标，尤其是 CK 和它的同工酶 CKMM，后者的组织特异性更高。血清肌酶升高可先于肌无力出现，治疗后也较肌力恢复得迅速。在疾病晚期，肌肉组织已变性萎缩，肌酶水平反而正常。

2. 自身抗体 包括肌炎特异性抗体（myositis-specific autoantibodies，MSA）和肌炎相关性抗体（myositis-associated autoantibodies，MAA）。MSA 包括抗合成酶抗体（anti-aminoacyl-tRNA-synthetases antibody，ARS）、抗核解旋酶蛋白（Mi-2）抗体和抗信号识别颗粒（signal recognition particle，SRP）抗体、抗黑色素瘤分化相关基因（melanoma differentiation associated gene，MDA）-5 抗体、抗转录中介因子 -1（transcripltional intermediary factor-1，

TIF1)-γ 抗体、抗核基质蛋白（nuclear matrix protein，NXP)-2 抗体、抗小泛素样修饰物活化酶（small ubiquitin-like modifier activating enzyme，SAE）抗体和抗 3- 羟基 -3- 甲基 - 辅酶 A 还原酶（3-hydroxy 3-methylglutaryl eoenzyme A reductase，HMGCR）抗体，MAA 包括抗 Ro-52、抗 PM-Scl 等抗体。近年的研究显示 MSA 与临床亚型、系统损害及预后相关，但不能用于评估病情活动。

（1）抗 Mi-2 抗体阳性率 3%～5%，患者具有典型 JDM 的皮肤、肌肉症状体征，但其他系统损害轻微，且对治疗反应良好，预后良好。

（2）抗 MDA-5 抗体阳性率 7%～38%，患者通常肌肉病变轻微，除关节炎及溃疡外间质性肺病发生率明显升高，与快速进展性肺间质病变及高死亡率相关。另外，抗 MDA-5 抗体在无肌病性皮肌炎患者中阳性率更高。

（3）抗 TIF1-γ 抗体阳性率 22%～36%，患者往往皮肤损害严重，包括皮疹、光过敏、Gottron 疹及溃疡等，晚期合并脂肪营养不良，肌肉病变轻微，病情迁延不愈呈慢性过程，并与成人患者肿瘤发生率升高相关。

（4）JDM 患者中抗 NXP-2 抗体的阳性率约 20%～23%，较成人 DM 为高，肌肉病变严重，与吞咽困难、钙质沉着症、胃肠道出血、溃疡相关，预后差。

（5）抗 ARS 抗体包括抗 Jo-1、PL12、PL7、OJ、EJ、KS、Zo 和 Ha 抗体，阳性率仅 5% 左右，与抗合成酶综合征（肌炎、间质性肺病、技工手、雷诺现象和关节炎）相关，发生在年龄较大的儿童中，死亡率增高。

（6）抗 SRP 抗体阳性与坏死性自身免疫性肌炎，严重的肌无力，心脏受累相关，发生在年龄较大的儿童中，可能对常规治疗无效。抗 HMGCR 抗体也与坏死性自身免疫性肌炎相关，抗 SAE 抗体阳性患者早期无肌病，后期出现肌肉受累。

3. 肌电图　肌电图是 JDM 诊断和鉴别诊断的重要手段，可先于肌无力出现异常改变，与肌力和骨骼肌肌酶水平有相关性。呈典型三联征改变：①低幅、短时限的多相动作电位，是肌源性损害的标志；②自发电位——纤颤波、正锐波，多见于急性进展期或活动期，经过激素治疗后这种自发电位常首先消失；③插入性激惹和异常的高频放电，这可能为肌纤维膜的弥漫性损害所致。

4. 影像学检查

（1）磁共振：T$_2$ 加权成像和短时反转恢复序列可以发现肌肉水肿，在 JDM 肌肉和皮下脂肪组织均可出现水肿。在确定肌群受累范围和部位方面 MRI 具有肌活检等有创检查不可比拟的优势，不仅简单快速、敏感性高，而且对儿童患者更易接受。但 MRI 也具有局限性，并缺乏特异性，在疾病早期并不能单纯根据 MRI 改变来鉴别肌病的性质。尽管如此，临床工作中仍可以 MRI 作为监控 JDM 患者病情活动和整体评价的工具之一，并判断对治疗的反应。

（2）高分辨 CT：是诊断间质性肺病的重要手段，主要表现为肺间质性改变，以小叶内间质增生和磨玻璃影最常见。

（3）X 线检查：可以发现皮下脂肪和肌肉中的钙质沉着，并监测其范围和程度，评估病情的活动度。

5. 肌活检　肌肉组织学检查是诊断 JDM 的金标准，一般在股四头肌或三角肌取材，MRI 可协助定位，提高阳性率。JDM 的特征性组织学表现包括束周萎缩、肌纤维变性和再生、血管周围不同程度炎性细胞浸润、内皮肿胀和坏死，其中束周萎缩是 DM 的特征性表现。血管周围浸润的炎性细胞以 B 细胞和 CD4$^+$T 细胞为主，肌纤维表达Ⅰ型组织相容性抗体（major histocompatibility complex，MCH）明显上调。因为是有创性检查，肌活检在儿童患者中并非常规开展项目，但在缺乏典型皮肤损害和对治疗反应差的患者具有重要的诊断价值。为避免肌电图检查对病理结果的干扰，应选择对侧肢体取材。

6. **其他器官功能检查**　肺功能（弥散功能）检查是早期发现肺间质性病变的敏感指标，与高分辨 CT 相结合可大大提高间质性肺病的检出率，应作为定期检查的常规项目。（Krebs von den Lungen，KL-6）是一种黏蛋白样糖蛋白，主要表达在Ⅱ型肺泡上皮细胞和支气管上皮细胞，其水平与肺间质病变程度相关，可以反映病情活动度。甲襞毛细血管显微镜检查表现为毛细血管祥扭曲、管壁增厚、周围血管缺失和毛细血管祥呈树枝状簇集等现象。超声心动不仅可了解心脏受累情况，还是肺动脉高压的筛查手段。

【诊断】

1. **诊断标准**　目前临床诊断多参考 Bohan 和 Peter（1975 年）提出的诊断标准（表 1-8-1）。

表 1-8-1　Bohan/Peter 建议的 PM/DM 诊断标准

1. 在数周～数月内，对称性近端肌（肢带肌和颈屈肌）进行性无力，伴或不伴吞咽困难和呼吸肌无力
2. 血清骨骼肌肌酶谱升高，特别是 CK 升高
3. 肌电图有三联征改变
4. 骨骼肌活检病理组织学异常
5. 特征性的皮肤损害

对于儿童患者，具备第 5 条，再加 1～4 条中的：①3 项或 4 项可确诊为 JDM；②2 项可能为 JDM；③1 项为可疑 JDM。

2017 年欧洲风湿病联盟（European League Against Rheumatism，EULAR）和美国风湿病学会（American College ofRheumatology，ACR）联合制定了成人和儿童特发性炎症性肌病的分类标准，该标准按照是否进行肌肉活检分别对皮疹、肌无力、其他临床表现及实验室检查作了不同权重计分（表 1-8-2）。该分类标准敏感性虽不及 Bohan/Peter 标准，但提高了 JDM 诊断的特异性。

表 1-8-2　2017 年 EULAR/ACR 成人和儿童特发性炎症性肌病的分类标准

项目	细则	分值	
		无肌活检	有肌活检
年龄	首次出现疾病相关症状的年龄≥18 岁，<40 岁	1.3	1.5
	首次出现疾病相关症状的年龄≥40 岁	2.1	2.2
肌无力	上肢近端客观存在对称性肌无力，常进行性加重	0.7	0.7
	下肢近端客观存在对称性肌无力，常进行性加重	0.8	0.5
	颈屈肌相比颈伸肌肌力较弱	1.9	1.6
	小腿近端肌力相比远端肌力较弱	0.9	1.2
皮肤表现	向阳疹	3.1	3.2
	Gottron 丘疹	2.1	2.7
	Gottron 征	3.3	3.7
其他临床表现	吞咽困难或食管功能运动障碍	0.7	0.6

续表

项目	细则	分值	
		无肌活检	有肌活检
实验室检查	抗 Jo-1（抗氨酰基转运 RNA 合成酶）抗体阳性	3.9	3.8
	血清 CK 或 LDH、AST、ALT 升高	1.3	1.4
肌肉活检	单核细胞浸润肌内膜，包绕但未侵犯肌纤维		1.7
	肌束膜和 / 或血管周围有单核细胞浸润		1.2
	束周萎缩		1.9
	镶边空泡		3.1

具体分类诊断标准为：①确诊特发性炎症性肌病（可能性≥90%）：无肌肉活检者评分≥7.5 分，有肌肉活检者评分≥8.7 分；②很可能为特发性炎症性肌病（可能性 55%～90%）：无肌肉活检者评分≥5.5 分，有肌肉活检者评分≥6.7 分。符合上述分类诊断标准，如果起病年龄 <18 岁，存在向阳疹、Gottron 丘疹或 Gottron 征时，诊断为 JDM；如果患儿没有上述任何皮肤表现，则诊断为幼年多发性肌炎。

2. **幼年皮肌炎常用评估系统** 为便于对患儿进行随访和不同临床研究间的比较，国际上采用一系列指标对 JDM 患儿进行评估：医师 / 家长 / 患者整体评估采用 10cm 视觉模拟评分（VAS）或 Likert 量表；肌力评估采用儿童肌炎评定量表（CMAS）或徒手肌力测试（MMT）；生长发育指标如身高、体重和第二性征等；活动性整体评估采用活动性评分（DAS）或肌炎活动性评估（MDAA）；损害整体评估采用肌炎损害指数（MDI）；功能性评估采用儿童健康评价问卷（C.HAQ）等。临床常用儿童肌炎评定量表评估 PDM 患儿肌力变化（表 1-8-3）。

表 1-8-3 儿童肌炎评定量表（CMAS-14 ）

无 有 较上次测试加重	无 有 较上次测试加重
Heliotrope 征	钙质沉着
Gottron 丘疹	皮肤溃疡
甲周红斑	肌肉触痛
甲褶毛细血管扩张	远端肌无力
皮疹	
1. 抬头 （分数 / 程度）	4. 翻身（仰卧到俯卧）
0= 不能　　　　3=30～59 秒	0= 不能，即便翻向一侧都有困难，仅稍微能够 / 一点
1= 持续 1～9 秒　4=60～119 秒	也不能将胳膊放在背后
2=10～29 秒　　5=>2 分钟	1= 翻向一侧尚容易，但是胳膊不灵活，并且摆不出俯卧位
2. 抬腿 / 触物	
0= 不能将腿抬离桌面	2= 翻向一侧很容易，但是借助胳膊灵活地摆出完全的
1= 可以将腿抬离桌面，但不能触及物体	俯卧位有一定困难
2= 可以将腿抬离至触及物体	3= 轻松翻身，胳膊运用灵活
3. 伸腿 / 维持	5. 起身（从坐到站）
0= 不能　　　　3=30～59 秒	1= 按住大腿，需要平衡
1= 持续 1～9 秒　4=60～119 秒	2= 双手交叉胸前，需要平衡
2=10～29 秒　　5=>2 分钟	3= 双手抱头，需要平衡

无 有 较上次测试加重	无 有 较上次测试加重
4= 双手交叉胸前,不需要平衡	3= 可以保持手足撑地的姿势,并且可以抬头向前爬
5= 双手抱头,不需要平衡	4= 手足撑地保持平衡,并且能伸出一条腿
6. 坐起(卧位到端坐)	11. 起身(从蹲到站)
0= 不能独立坐起	0= 不能,即使允许用椅子作为帮扶也不行
1= 相当困难,非常缓慢费力,几乎不能坐起	1= 非常困难,需要扶着椅子才能站起
2= 有点困难,能够做起,但有点缓慢费力	2= 中等困难,可以不扶椅子站起,但需要手按着膝或者腿才能站起
3= 没有困难	
7. 举起/伸直手臂	3= 轻度困难,不需要协助就能站起,但仍会有点困难
0= 不能将手腕举至肩锁关节水平	4= 没有困难
1= 可以举至肩锁关节水平,但低于头顶	12. 从椅子上站起
2= 可以举过头顶,但不能将肘关节完全伸直	0= 完全不能,即使用手按着椅边
3= 可以举过头顶,并能将肘关节完全伸直	1= 非常困难,需要用手按着椅边
8. 举手维持(将手腕举过头顶并维持)	2= 中等困难,可以不扶椅边站起,但需要手按着膝或者腿才能站起
0= 不能 3=30～59秒	
1= 持续 1～9秒 4=>60秒	3= 轻度困难,不需要协助就能站起,但仍会有点困难
2=10～29秒	4. 没有困难
9. 坐下(从站立位转成坐在地上)	13. 踏上凳子
0= 不能,即使允许用椅子座位作为帮扶也害怕	0= 不能
1= 非常困难,需要扶着椅子才能坐下,如果不扶椅子不愿尝试	1= 非常困难,需要扶着测试桌/测试者的手才能踏上
	2= 有点困难,不需要扶着测试桌/测试者的手才能踏上,但需要手按着膝或者腿才能踏上
2= 有点困难,坐下时不需要椅子,但有点困难,会缓慢小心坐下,不能完全平衡身体	
	3= 不需要协助就能完成
3= 没有困难,没有多余的动作	14. 拾物
10. 手足撑地	0= 不能弯腰拾起地上的铅笔
0= 俯卧位时不能用手足将身体撑起	1= 非常困难,需要扶着测试者的手
1= 可以撑起,但不能保持手足撑地的姿势,更不能抬头看前面	2= 有些困难,至少得需要手按着膝或者腿才能捡起,并且动作缓慢
2= 可以保持手足撑地的姿势,并且能让背伸直和把头抬起,但不能向前爬	3= 没有困难,没有多余的动作

注:以上 14 项动作的满分是 52 分。

3. 幼年皮肌炎病情高危的表现 血管炎的严重程度是重要的危险因素,对应的一些临床表现不仅代表疾病活动性,还提示远期预后,这些高危病征分别是:

(1)皮肤黏膜损伤相关:①突出的皮下水肿,呈全身性,是疾病严重进展的体征;②黏膜或甲皱毛细血管病是疾病活动和病情进展的重要标志,毛细血管的密度减少或迂曲断裂强烈提示损伤的活动性;③溃疡形成则明确提示疾病的严重性、潜在的致命性和持续的肌无力。

(2)肌损伤相关:①腭肌和咽肌受累时患儿会出现吞咽和发声困难,表现为哭声的变化、哺乳困难、鼻音和液体从鼻孔反流所致的液体性咳嗽,即源于吞咽困难的"饮水咳嗽",咳嗽的声音如流动的液体(cough sounds like fluid)。②胃肠道血管病,临床表现可以有溃疡、出血、肠壁囊样积气征或穿孔。持续性或进展性严重腹痛提示危及生命的潜在可能性。③心肌和呼吸肌损伤严重时可影响呼吸功能和心功能。

(3)皮疹和骨骼肌以外的表现:间质性肺病的出现提示远期预后不良。提倡早期进行一氧化碳弥散度的肺功能检查。

【鉴别诊断】

儿童以肌无力为主要表现的疾病病因多样，病种涉及神经、内分泌、肌肉等多系统，临床表现相近，需加以鉴别（表1-8-4），鉴别要点如下：

1. **感染性肌病** 流感病毒B、柯萨奇病毒B等感染导致的急性肌炎，肢体活动障碍是由明显的肌痛而非肌力下降造成，肌酶正常/轻度升高，肌电图正常，常于短时间内迅速缓解。

2. **脊髓灰质炎和吉兰-巴雷综合征** 前者损伤部位在脊髓前角，后者是周围神经病变，肌电图均为神经源性改变。

3. **肌营养不良症** 遗传性疾病，同胞中可有多人发病，起病隐袭，缓慢进展，肌无力从肢体远端开始，无肌肉压痛，部分假性肌肥大，不伴皮疹。

4. **其他弥漫性结缔组织病** 包括系统性红斑狼疮、硬皮病等弥漫性结缔组织病可伴随肌炎的表现，无典型皮疹，自身抗体谱不同。

5. **重症肌无力** 神经-肌肉接头处传递功能障碍，肌肉易疲劳性是该症特点，晨轻暮重，无JDM的皮疹，血清肌酶、肌活检正常，血清抗乙酰胆碱受体抗体和新斯的明试验阳性。

表1-8-4 皮肌炎鉴别诊断

单纯肌无力	
肌营养不良	肢带肌营养不良，营养不良性疾病，面肩肱型营养不良，其他营养不良
代谢性肌病	糖原贮积病，脂代谢异常，线粒体肌病
内分泌性肌病	甲状腺功能减退/亢进，库欣综合征或外源性类固醇肌病，糖尿病
药物性肌病	他汀类药物，干扰素-α，糖皮质激素，羟氯喹，两性霉素B，长春新碱等
神经肌肉接头疾病	重症肌无力
运动神经元疾病	脊肌萎缩症
肌无力伴/不伴皮疹	
病毒	肠道病毒属（柯萨斯病毒，埃可病毒，脊髓灰质炎病毒），流感病毒，细小病毒等
细菌及寄生虫	葡萄球菌属，链球菌属，弓形虫，莱姆病，旋毛虫
其他结缔组织病	系统性红斑狼疮，硬皮病，混合性结缔组织病等
单纯皮疹	湿疹，银屑病，过敏

三、治疗决策

1. **一般治疗** 急性期应卧床休息，做好患儿的保护，避免跌倒造成二次伤害；进行肢体被动运动，以防肌肉萎缩，病情稳定后再进行积极康复锻炼，以尽可能恢复肌肉功能、减少关节挛缩。给予高热量、高蛋白以及含钙丰富饮食和适当补充维生素D，减少骨量丢失和骨折发生；有吞咽困难者必要时给予鼻饲以保护气道；避免紫外线暴露；预防感染等。

2. **糖皮质激素** 根据病情不同，起始治疗应选择不同剂量、剂型的激素。病情轻微没有严重系统损害的患儿，可以口服泼尼松 $1\sim2mg/(kg\cdot d)$，最高60mg/d。起病急、病情严重进展迅速的患儿，应选择甲泼尼龙 $10\sim30mg/(kg\cdot d)$ 冲击治疗，最大剂量1g/d，3～5天后再改为口服泼尼松。病情一旦得到缓解即应开始减量，以最低有效剂量维持，甚至停用激素。

早期开始和坚持治疗对预后影响显著,不仅可以改善肌肉功能,还可减少皮下钙化的发生。

3. 免疫抑制剂　因起效缓慢而作用持久又称慢作用药,故而应早期与皮质激素联合使用,不仅可提高疗效、改善预后,还可减少皮质激素的用量。药物种类的选择并无严格规律可循,疗效也并无显著差异,主治医师的用药习惯和经验、病人的经济状况以及对药物的耐受程度都是影响药物选择的因素。

(1)甲氨蝶呤(MTX):是临床医师最常选择的药物,疗效肯定,服用方便,每周 10～15mg/m²,但要注意肝酶增高、骨髓抑制、口腔炎等不良反应,特别是已有肺间质性改变的病人不宜选择。

(2)环磷酰胺(CTX):主要用于病情严重进展迅速的患者,如合并血管炎、肺间质病变或中枢神经系统受累者。主要不良反应有骨髓抑制、出血性膀胱炎、生殖毒性以及诱发恶性肿瘤等。

(3)霉酚酸酯(MMF):MMF 副作用小,尤其是没有生殖毒性,远期疗效与 CTX 接近,20～30mg/(kg•d),分次口服。

(4)硫唑嘌呤(AZA):2～3mg/(kg•d),一般用于 MTX 无效或不能耐受者。不良反应主要为严重的骨髓抑制,中国患者更为敏感,源于 *TPMT* 基因缺陷,需定期监测血常规。

(5)环孢素(CsA):3～5mg/(kg•d),分两次口服,控制全血药物峰浓度 200～300ng/ml,谷浓度 100～200ng/ml。主要不良反应是肾毒性,发生恶性高血压,建议动态监测肾功能。

(6)他克莫司:已在少数对上述治疗无反应的患者中试用,主要针对间质性肺病。0.1～0.15mg/(kg•d),分两次口服。要求血药浓度范围 5～15μg/L,目标血药谷浓度(C0)维持在 10μg/L,疗程应不少于 6 个月。

4. 静脉注射用免疫球蛋白(IVIG)　用于难治性的激素耐药或依赖者,1～2g/(kg•m),应用 4～6 个月,对肌力和皮疹均有明显改善效果。

5. 生物制剂　近年生物制剂开始应用于严重病例,CD20 单克隆抗体和肿瘤坏死因子拮抗剂、CTAL-4 单抗等都有报道,显示部分有效,并可减少激素用量。但还缺乏多中心临床对照实验,其长期疗效也有待观察。

6. 其他药物

(1)羟氯喹(HCQ):属于抗疟药,适用于皮肤病变明显者,剂量为 5～6mg/(kg•d),可顿服或分 2 次服用,最大量为 0.3g/d。不良反应主要为视野缺损、粒细胞减少、肝功能受损等,>6 岁且能配合行视野检查的患儿可考虑应用,应用过程中应定期监测视野。

(2)沙利度胺:沙利度胺对难治性 JDM 及合并钙质沉着的患儿有明显的效果。一般 3 岁以上儿童考虑应用,1～2mg/(kg•d),最大剂量为 25mg/ 次,3 次 /d 口服。主要不良反应为末梢神经炎、便秘和嗜睡。

(3)JAK 抑制剂:JAK 抑制剂可减少 IFN 诱导的 STAT1 磷酸化,并阻断 JAK-STAT 通路。对 JDM 的肌无力症状和皮疹均有明显改善作用。托法替布可参考治疗幼年特发性关节炎的剂量,每次最大剂量为 5mg,每日 2 次口服。巴瑞替尼剂量为 0.04mg/kg,最大剂量为 2mg/d。芦可替尼剂量为:体质量 <25kg,5mg/d;体质量≥25kg,10mg/d。治疗过程中需注意监测血常规,注意预防感染。

7. 钙质沉着的治疗　JDM 病情活动的控制、缓解是减少钙质异常沉积的必需条件,也是最重要的治疗方法。一些药物如氢氧化铝、钙离子拮抗剂、双膦酸盐类等可能通过降低磷水平、阻断钙内流、减少巨噬细胞分泌细胞因子和直接减少钙转运等途径,减少钙沉积。

少量钙沉积可手术切除,但复发率高。

四、常见问题和误区防范

1. 皮肌炎诊断问题 JDM 多数起病隐匿,进展缓慢,症状体征不为非专科医生所熟知,尤其在低龄儿,易造成诊断的延误。JDM 的皮肤损害经常被误诊为"湿疹"、"过敏"等,而肌肉损害因幼儿表述不清也往往被忽视,一些低龄儿仅表现为不喜走路,喜欢被家长抱着等,直至病情严重才来就诊,延误了诊断和开始治疗的时间。因此,儿童风湿专科医生的培养和风湿病知识的普及,就显得非常重要了,只有越来越多的家长和医生认识 JDM,才能尽早诊断尽早开始治疗,从而改善预后。

2. 无肌病的皮肌炎(amyopathicdermatomyositis,ADM) ADM 即具备典型皮肤损伤而缺乏肌组织炎症和肌无力的临床表现。发生率 10%~20%,女性居多。尽管没有肌病,仍有 4% 的病例出现钙质沉着,约 1/4 的病例最终发展为典型的 JDM。临床判定可以参照 Bendewald 等的建议,须符合全部 4 项:①特征性皮肌炎(DM)皮肤损伤;②皮肤活检病理符合 DM;③缺少近端肌无力证据超过两年;④病程最初两年间肌酸激酶和醛缩酶水平正常。当然,是否出现肌无力还需要更长时间随访。ADM 虽然肌肉损害轻微,但其他系统受累表现可能更加严重,尤其是肺间质性改变,临床应引起重视。

五、热点聚焦

肌炎特异性抗体 近年在炎症性肌病的研究领域中,特异性抗体的发现和应用无疑是最大的突破。传统的肌炎特异性抗体包括抗氨基酰 tRNA 合成酶(ARS)抗体和抗 Mi-2 抗体,抗 ARS 中最为大家所熟知的是抗 Jo-1 抗体。但这两种抗体在肌炎患者中的阳性率并不高,在 JDM 中则更低。2000 年以来,抗 MDA-5、抗 NXP-2 及抗 TIF1-γ 等抗体陆续被发现并被证实为肌炎特异性抗体,大大提高了 IIM 诊断的敏感性。更为重要的是,阳性抗体的类型还与疾病亚型、系统损害相关,为临床个体化治疗提供有力的依据,亦有助于对疾病预后的判断。

(马继军 胡 坚)

第九节 硬 皮 病

培训目标

1. 掌握 并能独立开展硬皮病(系统性硬化症)的诊断、治疗、管理。
2. 熟悉 国际和国内硬皮病(系统性硬化症)指南要点。

一、疾病概述

硬皮病是以皮肤硬化和增厚为特征的一组疾病,病因各异而具有相似的临床表现和病理改变,又称硬皮病样疾病。在该疾病谱中包含多种疾病,最具代表性的系统性硬化症(systemic sclerosis,SSc)属于弥漫性结缔组织病范畴,临床最多见,除皮肤改变外还累及内脏等多系统,故日常诊疗工作中习惯使用的疾病名称"硬皮病"即指"系统性硬化症",也是本章节讨论的疾病主体。

与其他结缔组织病相似,硬皮病病因不明,多认为遗传、环境、感染等多因素共同作用导致机体发生自身免疫和炎症,小血管结构功能异常,进而皮肤及脏器进行性间质和血管纤维化。本病并非以孟德尔方式遗传,但硬皮病患者家族中 SSc 的发病概率的确高于人群,一级亲属抗核抗体阳性率也较普通人群高,提示遗传因素在 SSc 的易感性起到重要作用。SSc 的 HLA 连锁现象并不明显,但在美国俄克拉荷马州 Choctaw 家族特定的 HLA 单倍型与 SSc 家族聚集性可能相关。人类巨细胞病毒(HCMV)感染可能是本病潜在的诱发因素,研究发现某些 SSc 患者血中的抗拓扑异构酶 I 抗体与 CMV 来源的蛋白具有交叉反应。还有报道微小病毒感染可能与 SSc 发病相关。环境因素中一些药物和化学制品与某种硬皮病样疾病发病具有一定相关性。

全球各地都有系统性硬化症散发,无季节和地区聚集现象,国外报道发病率为(9~19)/1 000 000,我国尚无大规模流行病学调查。女性发病较男性多,高发年龄为 30~50 岁,儿童罕见,仅占常见结缔组织病的 1% 左右。非洲裔美国人较白种人发病多且早,并易发生肺纤维化(表 1-9-1)。

SSc 的发病机制复杂且并未明确,动物模型和临床假说提示可能的发病机制:先期的血管的损伤与活化引起机体免疫系统激活发生自身免疫和炎症反应,导致广泛的血管间质纤维化。如图 1-9-1 所示,不同病变之间的互相作用最终导致组织损伤。

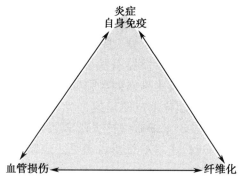

图 1-9-1 系统性硬化症的发病机制

根据患者皮肤受累的情况将 SSc 分为 5 种亚型(表 1-9-1):①局限皮肤型 SSc(limited cutaneous SSc);②CREST 综合征(CREST syndrome);③弥漫皮肤型 SSc(diffuse cutaneous SSc);④无皮肤硬化的 SSc(SSc sine scleroderma);⑤重叠综合征(overlap syndrome)。

表 1-9-1 系统性硬化症的分类

局限皮肤型 SSc	皮肤增厚限于肘(膝)的远端,但累及面部、颈部
CREST 综合征	局限性皮肤型 SSc 的一个亚型,表现为钙质沉着,雷诺现象,食管功能障碍,指端硬化和毛细血管扩张
弥漫皮肤型 SSc	除面部、肢体远端外,皮肤增厚还累及肢体近端和躯干
无皮肤硬化的 SSc	无皮肤增厚的表现,但有雷诺现象、SSc 特征性的内脏表现和血清学异常
重叠综合征	弥漫或局限性皮肤型 SSc 与其他诊断明确的结缔组织病同时出现,包括系统性红斑狼疮、多发性肌炎 / 皮肌炎或类风湿关节炎

在儿童硬皮病可仅表现为局灶性皮肤硬化和增厚，而无内脏损害。局灶型硬皮病主要有两种类型：硬斑病，即单个或多个皮肤硬结斑块；线状硬皮病，累及单个肢体或面部，头面部的线状硬皮病类似刀剑砍伤的创口，又称剑伤性硬皮病（军刀疤），可出现单侧面部萎缩。

二、诊断与鉴别诊断

【临床表现】

1. **全身症状**　倦怠可持续整个病程，但早期明显，发热少见，可有胃纳减退、体质量下降等。

2. **雷诺现象**　雷诺现象是因寒冷和情绪刺激诱发的发作性肢端缺血，健康人群尤其年轻女性也可见到，但几乎所有 SSc 患者均有雷诺现象，并可先于硬皮病的其他症状出现。典型表现为指趾末端短暂苍白→青紫→发红，伴或不伴疼痛和麻木感。苍白缘于动脉血管痉挛，青紫是静脉淤血缺氧的表现，而发红提示血流返回后的反应性充血。由此可见，雷诺现象的本质是肢端血管痉挛，随病变发展至血管闭塞就会出现肢端溃疡坏疽表现。这种溃疡发生在指尖，也可发生在皮肤褶皱处及关节伸侧，并伴皮内钙化和疼痛，引起功能障碍。

3. **皮肤改变**　皮肤硬化增厚是本病特征性改变，几乎所有病例都从手开始（硬指），手指、手背发亮、紧绷，手指褶皱消失，汗毛稀疏，继而面部、颈部受累。患者胸上部和肩部有紧绷的感觉，颈前可出现横向厚条纹，仰头时，患者会感到颈部皮肤紧绷，其他疾病很少有这种现象。面部皮肤受累可表现为面具样面容，口周出现放射性沟纹，口唇变薄，鼻端变尖。受累皮肤可有色素沉着或色素脱失。皮肤病变可局限在手指/趾和面部（局限皮肤型 SSc），或向心性扩展，累及上臂、肩、前胸、背、腹和下肢（弥漫皮肤型 SSc）。有的可在几个月内累及全身皮肤，有的在数年内逐渐进展，有些呈间歇性进展，通常皮肤受累范围和严重程度在 3 年内达高峰。临床上皮肤病变可分为水肿期、硬化期和萎缩期。水肿期皮肤呈非指凹性肿胀，触之有坚韧的感觉；硬化期皮肤呈蜡样光泽，紧贴于皮下组织，不易捏起；萎缩期浅表真皮变薄变脆，表皮松弛。毛细血管扩张在掌部和唇部明显，典型椭圆形外观，随时间增多，局限皮肤型 SSc 和 CREST 综合征患者多见。甲褶毛细血管袢丧失，而后袢环扩张和新生血管形成。

4. **骨骼和肌肉**　多关节痛常为早期症状，也可出现明显的关节炎，约 29% 可有侵蚀性关节病。由于皮肤增厚且与其下关节紧贴，致使关节挛缩和功能受限。由于腱鞘纤维化，当受累关节主动或被动运动时，特别在腕、踝、膝处，可觉察到皮革样摩擦感。SSc 早期可有肌痛、肌无力等非特异性症状，晚期可因皮肤增厚变硬限制关节的活动而造成局部肌肉失用性萎缩。但也有少数病人发生真正的肌病，可有轻度近端肌无力，轻度血清肌酸激酶增高及轻度肌电图改变。与多发性肌炎或皮肌炎不同，SSc 肌病的病理表现为肌纤维被纤维组织代替而无炎性细胞浸润。由于长期慢性指/趾缺血，疾病晚期可发生肢端骨溶解，出现指趾末节吸收变短。

5. **消化系统**　消化道受累为 SSc 的常见表现，消化道的任何部位均可受累，其中食管受累最为常见。由于张口受限，口腔卫生护理困难，出现牙周间隙增宽，齿龈退缩，牙齿脱落，牙槽突骨萎缩。食管下部括约肌功能受损导致胃食管反流，表现为胸骨后疼痛灼热感，长期可引起糜烂性食管炎、出血、食管下段狭窄、Barrett 化生等并发症。食管蠕动减弱可引起吞咽困难、吞咽痛。小肠受累常可引起轻度腹痛、腹泻、体质量下降和营养不良，由于肠蠕动缓慢，微生物在肠液中过度增长可出现假性肠梗阻，表现为腹痛、腹胀和呕吐。肠壁黏膜肌层变性，空气进入肠壁黏膜下面之后，可发生肠壁囊样积气征。累及大肠可发生便秘、下腹胀满，偶有腹泻。由于肠壁肌肉萎缩，在横结肠、降结肠可有较大开口的特征性肠炎（憩室），如肛门括约肌受累。可出现直肠脱垂和大便失禁。肝脏病变不常见，但原发性胆汁性肝硬化的出现往往都与局限皮肤型 SSc 有关。

6. **肺部**　在硬皮病中肺间质纤维化和肺动脉血管病变常同时存在，但往往是其中一个病理过程占主导地位。在弥漫皮肤型 SSc 伴抗拓扑异构酶 I（Scl-70）阳性的患者中，肺间质纤维化常常较重，病初最常见的症状为运动时气短，活动耐受量减低；后期出现干咳，在肺底部可闻及细小爆裂音。在 CREST 综合征中，肺动脉高压常较为明显，是由于肺间质与支气管周围长期纤维化或肺间小动脉内膜增生的结果，缓慢进展，一般临床不易察觉。

7. **心脏**　心脏受累与心肌缺血、心肌纤维化及心肌炎有关，心肌、心包均可受累，后者更多见。临床表现为气短、胸闷、心悸、水肿等充血性心力衰竭表现，临床检查可有室性奔马律、窦性心动过速等传导系统受累表现，偶闻及心包摩擦音。超声心动图显示约半数病例有心包肥厚或积液，但临床大量积液导致心脏压塞不多见。

8. **肾脏**　由于肾血管受累程度不同，SSc 的肾病变临床表现不一。部分患者有多年皮肤及其他内脏受累而无肾损害的临床现象；有些却在发病早期（大多 12 个月内）即出现肾危象，即突然发生恶性高血压，急进性肾衰竭。如不及时处理，常于数周内死于心力衰竭及尿毒症。虽然肾危象初期可无症状，但大部分患者感疲乏加重，出现气促、严重头痛、视力模糊、抽搐、神志不清等症状。合并肾小球肾炎（重叠系统性红斑狼疮）者肌酐正常或增高、蛋白尿和 / 或镜下血尿。血管狭窄严重者可有微血管溶血性贫血和血小板减少。出现肾危象的病人有 1/2 可以恢复肾功能，但可能延迟至发病 24 个月。

9. **其他表现**　在弥漫性皮肤型 SSc 的早期阶段可出现正中神经受压、腕管综合征。在急性炎症期后，这些症状常能自行好转。可出现孤立或多发单神经炎（包括脑神经），这常与某些特异的抗体如抗 UI-RNP 抗体相关。SSc 可出现对称性周围神经病变，可能与合并血管炎有关。口干、眼干很常见，与外分泌腺结构破坏有关，如能满足干燥综合征的诊断标准，可诊断重叠综合征。20%～40% 的患者有甲状腺功能减退，这与甲状腺纤维化或自身免疫性甲状腺炎有关，病理表现为淋巴细胞浸润，半数患者血清中可有抗甲状腺抗体。

【实验室检查】

1. **常规实验室检查**　一般无特殊异常。红细胞沉降率（ESR）可正常或轻度增快。贫血可由消化道溃疡、吸收不良、肾脏受累所致，一般情况下少见。可有轻度血清白蛋白降低，球蛋白增高，可有多株高球蛋白血症和冷球蛋白血症。血中纤维蛋白原含量增高。

2. **免疫学检查**　血清抗核抗体阳性率高于 90%，核型为斑点型、核仁型和抗着丝点型，抗核仁型抗体对 SSc 的诊断相对特异。抗 Scl-70 抗体是 SSc 的特异性抗体，阳性率为 15%～20%，该抗体阳性与弥漫性皮肤硬化、肺纤维化、指趾关节畸形、远端骨质溶解相关。抗着丝点抗体在 SSc 中的阳性率是 15%～20%，是局限性皮肤型 SSc 的亚型 CREST 综合征较特异的抗体，常与严重的雷诺现象、指端缺血、肺动脉高压相关。抗 RNA 聚合酶 I、III 抗体的阳性率为 4%～20%，常与弥漫性皮肤损害、SSc 相关肾危象相关。抗 u3RNP 抗体阳性率为 8%，在男性患者中更多见，与弥漫性皮肤受累相关。抗纤维蛋白 Th/T0 抗体阳性率约 5%，与局限性皮肤受累和肺动脉高压相关。抗 PM/Scl 抗体阳性率为 1%，见于局限性皮肤型 SSc 和重叠综合征（多发性肌炎 / 皮肌炎）。抗 SSA 抗体和 / 或抗 SSB 抗体存在于 SSc 与干燥综合征重叠的患者。约 30% 的患者类风湿因子阳性。

3. **病理** SSc 特征性的病理改变是中小动脉和微动脉的非炎性增殖性 / 闭塞性血管病，以及皮肤、肺、肾等脏器间质与血管的纤维化。血管损伤发生早于组织纤维化，早期血管内膜增殖，基底膜增厚叠加，晚期广泛纤维蛋白沉积连同周围组织的纤维化造成血管闭塞，血管消失。而纤维化的特征改变是受累组织的正常结构被破坏，代之以均一无细胞的结缔组织和透明胶原束聚集。

临床获得的病理资料多来源于皮肤活检，早期见皮肤深部血管周围 T 淋巴细胞和单核细胞浸润，α 平滑肌肌动蛋白阳性的肌纤维母细胞在皮损部位增多。随着疾病的进展，皮肤逐渐萎缩，表皮变薄，毛囊、汗腺等皮肤附属结构消失，真皮增厚，网状层致密胶原纤维聚集，并可侵犯皮下脂肪层。

肾脏病理显示血管损害为主，除重叠综合征外罕见肾小球病变。血管病变在小叶间动脉和弓形肾动脉最明显，表现为弹力膜增厚，内膜明显增生和基质沉积，还可见小动脉壁纤维样坏死。血管腔严重狭窄和闭塞，临床常伴微血管病性溶血。组织缺血造成肾小管细胞扁平和变性。

4. **甲褶检查** 甲褶毛细血管显微镜检查显示毛细血管袢扩张与正常血管消失。

5. **影像学检查** 早期胸部 X 线检查可正常，随肺纤维化出现见两肺纹理增强，也可见网状或结节状致密影，以肺底为著，或有小的囊状改变。但由于普通平片对肺纤维化敏感性低，仅作为初步筛查或排除感染之用。X 线检查还可发现双手指端骨质吸收，软组织内有钙盐沉积。高分辨率 CT 是预测和随访间质性肺病的主要手段，只要可能应该检查。在肺泡炎期，高分辨率 CT 可显示肺部呈毛玻璃样改变，随病变发展出现特征性的网状结节影，与细小蜂窝腔共存，逐渐发展成大的囊腔。钡餐检查可显示食管、胃肠道蠕动减弱或消失，下端狭窄，近侧增宽，小肠蠕动亦减少，近侧小肠扩张，结肠袋可呈球形改变。

6. **肺功能检查** 显示限制性通气障碍，肺活量减低，肺顺应性降低，气体弥散量减低，弥散功能下降是 SSc 向间质性肺病进展的最早可检测到的异常。

7. **肺动脉高压的检查手段** 无创性的超声心动检查可通过测量肺动脉瓣反流速度来估算肺动脉压力发现早期肺动脉高压。右心导管检查可直接测量肺动脉压力，静息时 > 25mmHg 或活动时 30mmHg 即可诊断肺动脉高压。

【诊断】

目前临床上常用的诊断标准是 1980 年美国风湿病学会（ACR）提出的 SSc 分类标准，该标准包括以下条件：

1. **主要条件** 近端皮肤硬化：手指及掌指（跖趾）关节近端皮肤增厚、紧绷、肿胀。这种改变可累及整个肢体、面部、颈部和躯干（胸、腹部）。

2. **次要条件** ①指硬化：上述皮肤改变仅限手指；②指尖凹陷性瘢痕或指垫消失：由于缺血导致指尖凹陷性瘢痕或指垫消失。③双肺基底部纤维化：在立位胸部 X 线片上，可见条状或结节状致密影，以双肺底为著，也可呈弥漫斑点或蜂窝状肺，但应除外原发性肺病所引起的这种改变。具备主要条件或 2 条 /2 条以上次要条件者可诊为 SSc。雷诺现象、多发性关节炎或关节痛、食管蠕动异常，皮肤活检示胶原纤维肿胀和纤维化，血清有抗核抗体、抗 Scl-70 抗体和抗着丝点抗体阳性均有助于诊断。

但是该标准的敏感性较低，无法对早期的硬皮病作出诊断，为此欧洲硬皮病临床试验和研究协作组（EULAR scleroderma trial and research group，EUSTAR）提出了"早期硬皮病"

的概念和诊断标准，即如果存在：①雷诺现象；②手指肿胀；③抗核抗体阳性，应高度怀疑早期硬皮病的可能，应进行进一步的检查；如果存在下列 2 项中的任何一项就可以确诊为早期硬皮病：①甲床毛细血管镜检查异常；②硬皮病特异性抗体，如抗着丝点抗体阳性或抗 Scl-70 抗体阳性。

【鉴别诊断】

SSc 最重要的鉴别诊断集中在硬皮病样疾病谱中，以雷诺现象为代表的血管病变是系统性损害的重要线索，特异性的自身抗体也不出现在代谢异常或浸润所致皮肤硬化的硬皮病样疾病中。除此之外，皮肤硬化的分布和甲褶毛细血管显微镜检查也是局灶与系统性硬化的鉴别要点。

1. **局灶型硬皮病** 该病的特点是局部皮肤、皮下组织的炎症和纤维化，无血管痉挛、结构性血管病变和系统损害。其中线状硬皮病多发于儿童，沿一侧肢体分布，可引起生长障碍，面部受累可出现一侧面部萎缩，称为 Parry-Romberg 综合征。与 SSc 的鉴别要点是无雷诺现象，甲褶毛细血管显微镜检查正常。对成年患者仅需局部外用免疫抑制剂，如他克莫司等，但进展迅速的严重病例或儿童患者则需全身用药（包括皮质激素和免疫抑制剂），并需理疗尽可能减少生长不对称保留功能。

2. **嗜酸性筋膜炎** 是一种以皮下结缔组织硬化为特征的少见病，病变常发生在下肢和前臂，受累区可触及典型的"棍棒"感，与硬皮病临床表现相似。病理表现为皮下组织的炎症和纤维化伴嗜酸细胞增多，无雷诺现象和肢端缺血坏死是两者的临床鉴别要点，组织学检查是确诊的金标准。

3. **硬肿症和硬化性黏液性水肿** 该病为独特的先天性结缔组织病，约半数患者合并糖尿病，其组织病理学典型改变是受累皮肤富含黏蛋白的 ECM 增多。该症易合并副蛋白血症和浆细胞病，较少合并多发性骨髓瘤，无雷诺现象与特异性自身抗体。

三、治疗决策

1. **治疗原则** 尽管对 SSc 的认识有了长足进步，但迄今为止仍无可以改变 SSc 自然病程的治疗方法，因此早期诊断、定期监测评估重要脏器受累情况、及时给予干预治疗是 SSc 治疗的基本原则。推荐患者每年进行心、肺、肾等脏器功能筛查，评估病情进展情况，发现新的并发症及时开始针对性治疗。由于本病的受累范围、病程长短、病变进展速度等均具有异质性，决定了治疗的个体化。药物治疗包括抗炎及免疫调节治疗、针对血管病变的治疗及抗纤维化治疗 3 个方面。

2. **抗炎及免疫调节治疗**

（1）糖皮质激素：糖皮质激素对本症效果不显著。通常对于皮肤病变的早期（水肿期）、关节痛 / 关节炎、肌肉病变、浆膜炎及间质性肺病的炎症期有一定疗效。剂量宜小，泼尼松 30～40mg/d，连用数周，渐减至维持最低有效剂量。

（2）免疫抑制剂：常用的有环磷酰胺、环孢素、硫唑嘌呤、甲氨蝶呤等，但疗效并不肯定。环磷酰胺对间质性肺病早期肺泡炎具有一定疗效，甲氨蝶呤可能对改善早期皮肤的硬化有效，而对其他脏器受累无效。

3. **血管病变的治疗**

（1）SSc 相关的指端血管病变（雷诺现象和指端溃疡）：应戒烟，手足避冷保暖。常用的药物为二氢吡啶类钙离子拮抗剂，如硝苯地平（10～20mg，每天 3 次），可以减少 SSc 相关的雷诺现象的发生和严重程度,常作为 SSc 相关的雷诺现象的一线治疗药物。静脉注射伊洛前列素 0.5~3ng/(kg•min)连续使用 3~5 天,或口服 50~150μg,每天 2 次,可用于治疗 SSc 相关的严重的雷诺现象和局部缺血。

(2)SSc 相关的肺动脉高压:主要措施包括:①氧疗:对合并肺纤维化存在低氧血症患者应给予吸氧。②利尿剂和强心剂:地高辛用于治疗收缩功能不全的充血性心力衰竭;此外,右心室明显扩张,基础心率>100 次/min,合并快速心房颤动等也是应用地高辛的指征。对于合并右心功能不全的肺动脉高压患者,初始治疗应给予利尿剂。但应注意肺动脉高压患者有低钾倾向,补钾应积极且需密切监测血钾。③肺动脉血管扩张剂:目前临床上应用的血管扩张剂有:钙离子拮抗剂、内皮素 -1(ET-1)受体拮抗剂、5′磷酸二酯酶(PDE₅)抑制剂及前列环素及其类似物等。

1)钙离子拮抗剂:作为改善雷诺现象等 SSc 血管病变的基础用药,钙离子拮抗剂只对急性血管扩张药物试验结果阳性的患者有效。对这类的患者应根据心率情况选择药物种类:基础心率较慢的患者选择二氢吡啶类,基础心率较快的患者则选择地尔硫草。开始应用从小剂量开始。在体循环血压没有明显变化的情况下,逐渐递增剂量,争取数周内增加到最大耐受剂量,然后维持应用。应用 1 年以上者还应再次进行急性血管扩张药物试验重新评价患者是否持续敏感,只有长期敏感者才能继续使用。

2)内皮素 -1 受体拮抗剂:内皮素 -1 主要由内皮细胞分泌,是一种强的内源性血管收缩剂。临床试验研究表明内皮素 -1 受体拮抗剂可改善肺动脉高压患者的临床症状和血流动力学指标,提高运动耐量,改善生活质量和生存率。患者出现心功能Ⅲ级肺动脉高压时开始口服,临床常用波生坦,推荐用法是初始剂量 62.5mg,每天 2 次,连用 4 周,后续剂量 125mg,每天 2 次,维持治疗。其不良反应主要表现为肝损害,治疗期间应至少每月监测 1 次肝功能。

3)5′磷酸二酯酶抑制剂:当 ET-1 受体拮抗剂无效或部分有效时应换用或联合应用 5′磷酸二酯酶抑制剂。西地那非是一种强效、高选择性 5′磷酸二酯酶抑制剂,在欧洲被推荐用于治疗 SSc 相关的肺动脉高压,推荐初始剂量 20mg,每天 3 次。常见不良反应包括头痛、面部潮红等,但一般可耐受。

4)前列环素类药物:经上述药物治疗失败,患者病情进一步恶化,心功能Ⅳ级以上时考虑加用前列环素类药物。目前国内只有吸入性伊洛前列素上市。该药可选择性作用于肺血管。对于大部分肺动脉高压患者,该药可以较明显降低肺血管阻力,提高心排血量。半衰期为 20~25 分钟,起效迅速,但作用时间较短,每天吸入治疗次数为 6~9 次,每次剂量至少在 5~20μg。长期使用该药可降低肺动脉压力和肺血管阻力,提高运动耐量,改善生活质量。

(3)SSc 相关肾危象:肾危象是 SSc 的重症,一经诊断即应早期使用血管紧张素转换酶抑制剂(ACEI)控制高血压,也可联合应用钙通道阻滞剂、硝酸酯等其他血管扩张剂。即使肾功能不全透析的患者,仍应继续使用 ACEI。激素与 SSc 肾危象风险增加相关,使用激素的患者应密切监测血压和肾功能。少数病人最终需肾移植,但由于 SSc 肾功能恢复具有延迟性的特点,故应在肾危象发生 2 年后再决定肾移植的可行性。

4. 抗纤维化治疗 虽然纤维化是 SSc 病理生理的特征性表现。但迄今为止尚无一种药物(包括 D 青霉胺)被证实对纤维化有肯定的疗效。

(1)SSc 相关的皮肤受累:有研究显示甲氨蝶呤可改善早期弥漫性 SSc 的皮肤硬化,而对其他脏器受累无效。因此，甲氨蝶呤被推荐用于治疗弥漫性 SSc 的早期皮肤症状。其他药物如环孢素、他克莫司、松弛素、低剂量青霉胺和静脉丙种球蛋白（IVIG）对皮肤硬化可能也有一定改善作用。

（2）SSc 的间质性肺病和肺纤维化：环磷酰胺被推荐用于治疗 SSc 的间质性肺病，冲击治疗对控制活动性肺泡炎有效。近期的非对照性实验显示抗胸腺细胞抗体和霉酚酸酯对早期弥漫性病变包括间质性肺病可能有一定疗效。另外，乙酰半胱氨酸对肺间质病变可能有一定的辅助治疗作用。

5. **其他脏器受累的治疗**　SSc 的消化道受累很常见。质子泵抑制剂对胃食管反流性疾病、食管溃疡和食管狭窄有效。胃平滑肌萎缩可导致胃轻瘫和小肠运动减弱，促动力药物如甲氧氯普胺和多潘立酮可用于治疗 SSc 相关的功能性消化道动力失调，如吞咽困难、胃食管反流性疾病、饱腹感等。胃胀气和腹泻提示小肠细菌过度生长，治疗可使用抗生素，但需经常变换抗生素种类，以避免耐药。

四、常见问题和误区防范

1. **重叠综合征与混合性结缔组织病**　在结缔组织病的诊断中出现了"重叠综合征"与"混合性结缔组织病"两个专有名词，初次接触风湿性疾病的临床医师常常将两者弄混淆。广义来讲，同一病人具有两种或两种以上的风湿性疾病的临床表现、系统损害及实验室指标异常，并且都符合各自的诊断标准，即可诊断为重叠综合征。但传统上意义上的重叠综合征所包括的疾病只有系统性硬化症（SSc）、系统性红斑狼疮（SLE）及类风湿关节炎（RA），SSc 与皮肌炎 / 多肌炎（PDM/DM）同患也可诊为重叠综合征。例如：SLE 病人出现眼干燥症、肌无力等表现只视为 SLE 的系统损害；而如果出现病理证实的滑膜炎并遗留关节畸形的则称为重叠综合征（SLE 重叠 RA）。混合性结缔组织病也不是几种疾病的混合体，而是一独立病种，其具有独特的自身抗体——高滴度的抗 -u1RNP 抗体，并以雷诺现象为主要表现。

2. **重视结缔组织病伴发间质性肺病和 / 或肺动脉高压**　在间质性肺病（肺纤维化）/ 肺动脉高压中有相当一部分病例来源于结缔组织病（CTD）。虽然系统性红斑狼疮是儿童期发病率最高的 CTD，但最易引起肺纤维化的却是系统性硬化症，其次是混合性结缔组织病和皮肌炎。由于肺纤维化的主观症状非常隐匿并且发展缓慢，临床不易察觉，当出现缺氧、合并心功能不全肺动脉高压时往往病情已不可逆。因此，定期胸部高分辨率 CT 结合肺弥散功能的检查非常重要，是早期发现肺纤维化的有力手段；而超声心动可以作为肺动脉高压的筛查实验。

3. **系统性硬化症的激素与免疫抑制治疗**　由于系统性硬化症的病理改变并不以炎症反应为主，故与其他结缔组织病相比较对激素的治疗效果并不明显。并且长期类固醇的使用是 SSc 肾危象的潜在危险因素，所以临床推荐最低有效剂量的皮质激素治疗 SSc，并监测血压。同样，免疫抑制剂对 SSc 的疗效也不肯定，研究发现环磷酰胺仅对急性期的炎症反应有效（关节炎、渗出性肺泡炎等），甲氨蝶呤对改善皮肤硬化有效。因而，SSc 的治疗重点应着眼于及时发现脏器损害，给予及时治疗，阻止脏器功能恶化。

五、热点聚焦

1. **系统性硬化症治疗的未来方向及展望**　虽然目前对 SSc 的发病机制及关键病变的

研究已有明显进展，但还是缺乏能够真正有效阻止病情进展、改善病情的治疗。未来治疗方向应以疾病发展的关键介质、通路或细胞间相互作用为靶点，构想改善血管病变、免疫调节和抗纤维化的联合治疗策略。另外，不同 SSc 病人的临床表现可能大相径庭（即临床异质性），很难在就诊时就判断患者是否或何时会出现重要脏器的受累，因此找出脏器损害的相关危险因素或实验室指标非常重要。目前研究主要着重于血清标志性自身抗体与临床的相关性：抗着丝点抗体与局限皮肤型 SSc 和肺动脉高压相关；抗拓扑异构酶抗体与肺纤维化相关；肾脏受累和弥漫性皮肤改变与抗 RNA 聚合酶 I 和 III 相关。也许将来会找到一些遗传学标志物，用来评估判断发生特殊并发症的可能。

2. 系统性硬化症的病情评估与病人管理 与其他结缔组织病"复发 - 缓解"的病情发展特点不同，SSc 一般是慢性病程，一经出现就会逐渐进展，犹如一列永不回头的火车，是否出现内脏并发症决定了列车的速度，是影响预后的重要因素。因此，评价 SSc 的严重性和累积性损害比评估病情活动度更有意义，并应根据主要器官并发症发生的可能性和现有并发症的进展进行危险分层管理。每个 SSc 病人的亚类、病程长短、进展速度及重要脏器并发症情况均不相同，治疗就需要个体化，仔细评估脏器损害，定期复查长期随诊。对病人及家属（尤其是儿童患者）的教育非常重要，只有对病情充分了解的患者才能积极接受治疗，并能更好地长期面对疾病所造成的身心影响。

（马继军 胡 坚）

第十节 混合型结缔组织病

培训目标

1. **掌握** 混合性结缔组织病诊断、治疗、管理。
2. **熟悉** 混合性结缔组织病指南要点。

一、疾病概述

混合性结缔组织病（mixed connective tissue disease，MCTD）是一种伴有多种异常自身抗体的自身免疫性疾病，血清中有极高滴度的斑点型抗核抗体（ANA）和抗 U1RNP（nRNP）抗体，以多脏器损害为主，临床特征有类似系统性红斑狼疮（systemic lupus erythematosus，SLE）、系统性硬化症（systematic sclerosis，SSc）、多发性肌炎 / 皮肌炎（polymyositis，PM/dermatomyositis，DM）及类风湿性关节炎（rheumatoid arthritis，RA）等疾病混合表现。1972年，Sharp 首次报道，发病年龄 4～80 岁。女性发病多于男性，约 4∶1。我国发病率不明，但并非少见。目前大多数学者认为 MCTD 是一独立的疾病。

该病病因及发病机制尚不明确。MCTD 是一种免疫功能紊乱性疾病，如抑制性 T 细胞缺陷，B 细胞过度活化产生自身抗体、高球蛋白血症、循环免疫复合物沉积和组织中淋巴细胞和浆细胞浸润等，Th1/Th2 细胞的失衡导致 Th1/Th2 细胞因子网络改变在 MCTD 的发病机制中可能存在着一定的作用。

MCTD 患者存在血清中免疫球蛋白 IgA、IgG 升高，补体 C3、C4 水平降低的现象，说明混合性结缔组织病与其体液免疫之间确实存在一定的关系。在 MCTD 的病程中补体的经典和旁路途径被共同激活，同时促进补体 C3、C4 的消耗，从而影响了机体的免疫功能。

二、诊断与鉴别诊断

【临床表现】

患儿可表现出各种结缔组织病（SLE、SSc、PM/DM 和 RA）的任何临床症状。典型的临床表现是多关节炎、雷诺现象、手指肿胀或硬化、肺部炎性改变、肌病和肌无力、食管功能障碍、淋巴结肿大、脱发、颧部皮疹以及浆膜炎等。然而 MCTD 具有的多种临床表现并非同时出现，重叠的特征可以相继出现，不同的患者表现亦不尽相同。不明原因的发热往往是 MCTD 的最初表现。发热常同时伴有肌炎、无菌性脑膜炎、浆膜炎等。

1. **症状**

（1）关节表现：常有关节疼痛和发僵，其临床特点与 RA 相似，但通常无 RA 相关的屈指肌腱关节炎，常易受累的关节为掌指关节，MCTD 患儿的关节表现大多是轻～中度的关节功能障碍，仅有极少数会发生挛缩、畸形、关节破坏以致残疾。

（2）肌炎：肌痛是 MCTD 肌肉病变常见的症状。肌炎在 MCTD 患儿中很常见，通常是此病的早期表现，也可在疾病的晚期出现。患儿可表现为近端肌无力和 / 或肌痛，上肢肌肉比下肢更容易受累。

（3）皮肤表现：硬皮病样的皮肤表现大多在病程第 4～5 年出现，并且大多表现为指端硬化而不伴有指尖溃疡。由于指端硬化导致的手功能的丧失比关节炎引起的手功能的丧失更加常见。有些患儿面部皮肤也可受累。

（4）雷诺现象：这也是儿童 MCTD 一个常见特征性的临床表现，至少 80%～90% 的患儿可出现。此症状在疾病的早期出现并且持续好几年，在有些患儿中这可以是疾病长期的主要表现。手指还可有血管炎的表现。

（5）心、肺疾病：MCTD 的患儿出现心包炎、心肌炎、主动脉瓣狭窄也偶有报道。肺部表现在儿童 MCTD 的患儿中很常见，常出现限制性肺功能改变、胸膜渗出、肺动脉高压、肺泡出血等，部分无临床症状。临床症状早期可不明显，后期可出现咳嗽、气促、胸痛、呼吸困难等。肺动脉高压（pulmonary artery hypertension，PAH）在 MCTD 出现较早，但儿童 MCTD 并 PAH 发病率较低，国外报道为 1%～9%。

（6）肾脏疾病：MCTD 肾脏受累的临床表现多种多样，轻重不一，多为轻型、非进展型。尿蛋白多为一过性、少量蛋白尿（<0.5g/d），部分患儿可表现为肾病综合征，血尿少见。

（7）胃肠道表现：胃肠道症状最初常表现为食管动力障碍包括胃食管反流。主要表现为食管上部和下部括约肌压力降低，食管远端 2/3 蠕动减弱，出现进食后发噎和吞咽困难。MCTD 的腹痛可能是由于肠道蠕动减少、浆膜炎、肠系膜血管炎、结肠穿孔或胰腺炎所致。

（8）中枢神经系统表现：儿童 MCTD 可出现无菌性脑膜炎、癫痫大发作，还可出现脑血管病变，表现为轻度偏瘫、失语甚至脑出血。有些患儿可表现为慢性头痛及抑郁症，头痛多为血管性头痛。

（9）其他表现：干燥综合征在儿童 MCTD 中是一个常见的表现，表现为反复腮腺肿大和 / 或干性角膜结膜炎，伴或不伴反复或持续的声嘶。还有一些患儿可出现血小板和白细胞减少。

2. 体征

可有关节疼痛及活动僵硬,常为掌指关节。手指肿胀、变粗,全手水肿,指趾硬化、色素减退。部分出现颧部红斑和盘状红斑。皮肤荨麻疹、面部和甲周毛细血管扩张、面部硬皮样改变,少数可有紫红色眼睑,指、肘和膝关节处出现红斑。前臂屈肌,手、足伸肌和跟腱可出现腱鞘周围及皮下结节。黏膜损害可出现颊黏膜溃疡,干燥性复合性口、生殖器溃疡和鼻中隔穿孔。部分患儿伴右心室肥厚,右心房增大。有些出现脑膜刺激征,也可有全身淋巴结肿大,肝脾大。

【实验室及辅助检查】

高滴度斑点型 ANA 是 MCTD 的特征。MCTD 的患儿通常抗 Ro 抗体阳性、抗 RNP 抗体阳性和抗 Sm 抗体阴性(一些患儿可有低滴度的 Sm),患儿通常 RF 阳性,血清补体通常正常,dsDNA 抗体在 MCTD 患儿中有时可阳性。MCTD 患儿可能会发展成硬皮病,Scl-70 抗体或抗着丝点抗体出现,强烈提示硬皮病的诊断。

抗内皮细胞抗体和血清Ⅷ因子相关抗原水平的升高支持 MCTD 存在血管内皮细胞损伤,另抗内皮细胞抗体被认为肺受累有关。血管造影发现 MCTD 患者中等大小血管闭塞发病率较高。75% 的患者有贫血,多为慢性感染性贫血。60% 的患者 Coombs 试验阳性,但明确的溶血性贫血并不常见。多数表现为白细胞减少,以淋巴细胞系为主,与疾病活动有关。血小板减少、血栓性血小板减少性紫癜、红细胞发育不全相对少见。部分患者有高丙球蛋白血症,33% 的 IgG 分子有抗 U1RNP 的特异性。肌炎患儿可伴或不伴肌酶升高。

有明确关节畸形的患儿中 X 线可见骨质侵蚀和关节间隙狭窄。部分 MRI 检查可见腕关节的滑膜炎、屈肌和伸肌肌腱的腱鞘炎。

胸部 CT 可有肺门异常、弥漫性网状结节影、胸腔积液等。肺功能可显示限制性通气功能障碍、弥散功能障碍及低氧血症。

肾脏病理改变具有混合病变的特点,肾小球、肾血管和肾间质均可出现病变,肾中小动脉病变与系统性硬化症相近,肾小球病变类似于狼疮性肾炎,肾间质常见淋巴细胞、单核细胞和浆细胞大片状浸润。总体上,MCTD 肾脏受累时病理变化以膜型和系膜增生型为主。

【诊断】

1. 诊断标准

目前常用的有美国 Sharp 诊断标准、墨西哥 Alarcon-Segovia 诊断标准、法国的 Kahn 诊断标准和日本的 Kasukawa 诊断标准。

(1)Sharp 诊断标准(美国)

1)主要标准:①严重肌炎。②肺部受累:CO 弥散功能<70%;肺动脉高压;肺活检显示增生性血管病变。③雷诺现象或食管蠕动功能减低。④手指肿胀或手指硬化。⑤抗 ENA 抗体滴度≥1∶10 000(血凝法)和抗 U1RNP 抗体阳性而抗 Sm 抗体阴性。

2)次要标准:①脱发;②白细胞减少;③贫血;④胸膜炎;⑤心包炎;⑥关节炎;⑦三叉神经病变;⑧颊部红斑;⑨血小板减少;⑩轻度肌炎;⑪手肿胀。

明确诊断:符合 4 条主要标准,伴抗 U1RNP 滴度≥1∶4 000(血凝法)而抗 Sm 阴性。可能诊断:符合 3 条主要标准及抗 Sm 阴性;或 2 条主要标准和 2 条次要标准,伴抗 U1RNP 滴度 1∶1 000(血凝法)。可疑诊断:符合 3 条主要标准,但抗 U1RNP 阴性;或 2 条主要标准,伴抗 U1RNP 滴度≥1∶100;或 1 条主要标准和 3 条次要标准,伴有抗 U1RNP 滴度≥1∶100。

(2)Alarcon-Segovia 诊断标准(墨西哥)

1）血清学检查阳性抗 U1RNP≥1∶1 600（血凝法）。

2）临床表现：①手肿胀；②滑膜炎；③生物学或组织学证实的肌炎；④雷诺现象；⑤肢端硬化病。确诊标准：血清学阳性及至少 3 条临床标准，必须包括滑膜炎或肌炎。

（3）Kalm 诊断标准（法国）血清学标准：存在高滴度抗 U1RNP 抗体，相应斑点型 ANA 滴度≥1∶1 200；临床标准：手指肿胀、滑膜炎、肌炎、雷诺现象。确诊标准：血清学标准阳性，雷诺现象和以下 3 项中至少 2 项：滑膜炎、肌炎、手指肿胀。

（4）Kasukawa 诊断标准（日本）

1）一般症状：①雷诺现象；②手指或手肿胀。

2）抗 snRNP 抗体阳性。

3）混合表现：

类 SLE 样表现：①多关节炎；②淋巴结病变；③面部红斑；④心包炎或胸膜炎；⑤白细胞或血小板减少。

类 SSc 样表现：①指端硬化；②肺纤维化，限制性通气障碍或弥散功能；③食管蠕动减少或食管扩张。

类 PM 样表现：①肌肉无力；②血清肌酶水平升高（PK）；③肌电图（EMG）示肌源性损害。确诊标准：至少 2 条一般症状中的 1 条阳性，抗 snRNP 抗体阳性及 3 种混合表现中，任何 2 种内各具有 1 条以上的症状。

（5）横田俊平制订了小儿 MCTD 的诊断标准。该诊断标准中 I 为核心所见：①雷诺现象；②抗 U1RNP 抗体阳性。II 为临床症状及检查所见：①手指肿胀、水肿；②颜面红斑；③关节痛、关节炎；④肌炎；⑤高丙种球蛋白血症；⑥RF 阳性；⑦白细胞减少 / 血小板减少等。只要满足 I 中 2 项 + II 中 3 项就可诊断小儿 MCTD。开始诊断率为 89.14%，全过程诊断率为 95.15%。

MCTD 诊断的关键线索是雷诺现象、手肿胀、多关节炎、炎性肌病、斑点型 ANA 和高滴度的抗 U1RNP 抗体，目前强调 U1RNP 抗体阳性是患者入选的必要条件，并强调抗 Sm 抗体阴性是排除标准。大量资料表明，高滴度抗 U1RNP 抗体常伴有抗 Sm 抗体，而抗 Sm 抗体是 SLE 致病因素的标志，故排除抗 Sm 抗体是获得高特异性 MCTD 诊断的重要因素。近年研究提示 77% 的 MCTD 患者抗内皮细胞抗体（IgG-AECA）阳性，抗体滴度经免疫抑制剂治疗后可降低。

早期检测有无 PAH 有利于早期治疗。多普勒超声估测右室收缩压能检测到亚临床的 PAH，下列 6 条标准中如果具备 4 条或更多，则可诊断 PAH：①劳累性呼吸困难；②胸骨左缘收缩期的搏动；③肺动脉区第二心音增强；④胸片示肺动脉增宽；⑤心电图示右室增大；⑥超声心动图示右室肥厚。肺脏 MCTD 肺部病变早期症状不明显，常无呼吸道症状和体征，胸部 X 线无异常改变，早期肺功能障碍，若不详细检查则不易发现。症状有呼吸困难、胸痛及咳嗽。症状出现表明肺损害已比较明显，胸部影像学检查异常，可有间质性改变、肺动脉高压、胸腔积液、肺浸润和胸膜增厚等。最具有鉴别意义的肺功能试验是一次呼吸一氧化碳的弥散功能。间质性肺部疾病通常呈进行性加重，有效容积和肺泡气体交换减少。肺出血也偶有报道。

【鉴别诊断】

关于 MCTD 是否为一种独立的结缔组织病还是列为重叠综合征仍有争议。本病虽具备多种结缔组织病的重叠症状，但按疾病诊断分类标准不能确诊为某一种特定的结缔组织病，且临床以手指雷诺现象和肿胀最常见，伴有极高滴度的 ANA 和抗 U1RNP 抗体，而其他抗体滴度不高或阴性。

MCTD 能否作为一个独立的疾病存在？这个问题在国内外的学者中都存在很大的分歧。随诊发现有些 MCTD 患者最终会转变成典型的 SLE 和 SSc，故认为本病并非为一个独立性疾病。近来的报道从基因、血清学和临床方面提供了足够的证据支持 MCTD 为独立的疾病。国内学者认为把临床上具有 SLE、SSc、PM/DM 等重叠症状无肾损害，血清学检查有高滴度斑点型 ANA 及高滴度抗 U1RNP 抗体，且又不能诊断为某一明确的结缔组织病患者归属于 MCTD。

MCTD 可能在某一时期以 SLE 样症状为主要表现，在另一时期又以 SSc 或 PM/DM 或 RA 样症状为主要表现，或最终转为某一特定的结缔组织病。因此本病需与 SLE、SSc、PM/DM 和原发性干燥综合征相鉴别，即使对已确诊为 MCTD 的患者仍要密切观察病情发展。

临床上常常见到一些患者出现以下临床表现中的一项或几项：如雷诺现象、多关节炎、肌痛／肌炎、皮疹、贫血、肺间疾病、浆膜炎及血管炎。但这些症状对各个明确的结缔组织病并无诊断上的特异性，另外结缔组织病中常规检测的 ANA 或 RF 也可在多种疾病中出现，并不具备某特定病的诊断特异性，临床上将这类不符合某一特定诊断标准的弥漫性结缔组织病称为未分化结缔组织病（UCTD）。UCTD 与 MCTD 概念不同，MCTD 作为一独立存在的弥漫性结缔组织病有其诊断标准，而 UCTD 目前尚无统一的诊断标准。从长期随访结果看诊断为 UCTD 的患者确有一部分在随诊中进展成为某一种弥漫性结缔组织病，如大多数有高滴度抗 U1RNP 抗体的 UCTD 患者 2 年内变为 MCTD，低滴度抗 U1RNP 的 UCTD 患者则常发展为其他结缔组织病。另外部分患者长期保持一种未分化状态，随着我们对疾病认识的不断深入以及免疫学研究的深入对这些长期未分化状态的 UCTD 患者也可能得出明确诊断。

三、治疗决策

本病治疗以 SLE、PM/DM、RA 和 SSc 的治疗原则为基础，对各种表现针对性治疗。

1. 雷诺现象应用激素治疗效果差，首先注意保暖，必要时使用温和润滑剂，避免手指外伤，保护好受损皮肤的完整性，避免使用振动性工具工作，避免阳光暴晒及冷热刺激等。可用血管扩张药、抗凝药等联合治疗，低分子肝素可缓解雷诺现象血管收缩。抗血小板聚集药物如阿司匹林，扩血管药物如钙通道拮抗剂硝苯地平，血管紧张素转化酶抑制剂如卡托普利。局部可试用前列环素软膏。如出现指端溃疡或坏死，可使用静脉扩血管药物如前列环素。

2. 关节病变轻者可应用非甾体抗炎药，重者加用甲氨蝶呤或抗疟药。

3. 肌肉病变选用糖皮质激素和免疫抑制剂治疗。轻症和慢性病程应用中小剂量糖皮质激素，急性起病和重症患者应用中～大剂量糖皮质激素，同时加用甲氨蝶呤。必要时静脉用免疫球蛋白。

4. PAH 是 MCTD 患者致死的主要原因，所以应该早期、积极治疗。治疗包括 MCTD 和 PAH 的治疗。原发病的治疗以 SLE、RA、PM、SSc 的治疗原则为基础。糖皮质激素为首选药物，用量应该根据临床症状调整。为减少激素不良反应，应加用免疫抑制剂如环磷酰胺和甲氨蝶呤等。且免疫抑制剂能改善部分患者的 PAH。在降低肺动脉压方面，首先要预防感染，积极氧疗，避免低氧血症加重 PAH，争取血氧饱和度在 90% 以上。其次扩血管和抗凝、阿司匹林、钙通道拮抗剂如硝苯地平，血管紧张素转化酶抑制剂如卡托普利，新一代扩血管制剂如前列环素给肺动脉高压的治疗带来了突破性进展，它通过活化腺苷酸环合酶而发挥作用，并且可以抑制血小板的聚集和血管平滑肌的增生。依前列醇可以改善运动能力和血流动力学状态，长期使用还可以提高 5 年生存率。可口服的双重内皮素受体拮抗药"波生坦"，是 FDA 批准的第一个用于治疗 PAH 的内皮素受体拮抗药。选择性 5 型磷酸二酯酶抑制药"西地那非"具有较强的选择性肺血管扩张作用，而且长期治疗安全有效。国内外的研究表明，他汀类药物通过抑制肺血管重建、改善肺血管舒缩功能来降低肺动脉高压。

5. 肾脏病变膜性肾小球肾炎可选用糖皮质激素如泼尼松。肾病综合征对激素反应差，可加用环磷酰胺或苯丁酸氮芥等免疫抑制剂。有肾衰竭患者应进行透析治疗。肾脏血管病变被认为是肾脏预后不良的指标。

6. 食管功能障碍轻度吞咽困难应用泼尼松。加强护理，避免误吸等。

【预后】

早期认为 MCTD 的预后相对较好，但已经证实本病可发展成 SLE、SSc、PAH 等，这些成为患者死亡的重要原因。大约 1/3 患者抗 U1RNP 抗体消失，临床症状能得以长期缓解；1/3 患者病情呈严重进展。如 PAH 有时进展迅速，患者可在几周内死亡。进展性 PAH 和心脏并发症是 MCTD 患者死亡的主要原因，此外心肌炎是少见的致死原因。日本报道表明，MCTD 患者 5 年生存率为 90.5%，10 年生存率为 82.1%，以 SSc-PM 重叠的患者预后差，10 年生存率为 33%。总之，MCTD 的病程难以预测，大多数患者预后相对良好，但主要与早期诊断、早期治疗有关。如果已有主要脏器受累则预后差。

四、常见问题和误区防范

目前国际上对 MCTD 尚无统一的诊断标准，易造成临床诊断紊乱。1986 年在日本东京召开的 MCTD 国际会议上，Sharp、Kasukawa 及 Alarcon-Segovia 3 位学者分别提出各自的诊断标准。目前 Sharp 标准诊断可靠性最高，分析该标准各项指标的可靠性发现：其中严重肌炎、抗 Sm 抗体阴性及肺一氧化碳弥散功能 <70% 等 3 项指标较为可靠，而雷诺现象、肿胀手及高滴度抗体等 3 项指标虽然在 MCTD 最为常见，但对于 MCTD 诊断的可靠性却较差。比较 3 个诊断标准发现，Sharp 标准之所以具有较高的特异性，其原因之一就是该主要标准 5 项指标中有 3 项是可靠性较高的指标。而按其他标准不具备可靠性较高指标也可诊断 MCTD。其原因之二就是唯独 Sharp 标准强调必须排除抗 Sm 抗体阳性者。大量研究表明高滴度抗 RNP 抗体往往伴有抗 Sm 抗体，而抗 Sm 抗体几乎都伴随抗 RNP 抗体出现，很少有单独的抗 Sm 抗体阳性者。而抗 Sm 抗体对 SLE 的诊断具有高度特异性，是 SLE 的疾病标志性抗体。因此在诊断标准中强调排除抗 Sm 抗体阳性者，对提高诊断的特异性是非常重要的。根据 Kasukawa 标准和 Alarcon-Segovia 标准，出现雷诺现象、肿胀手、多关节炎、指端硬化及抗 RNP 阳性可诊断为 MCTD，上述这些表现在 SLE 及 SSc 病人中阳性率并不低，因此根据这 2 个诊断标准，往往会把早期 SLE 及 SSc 误诊为 MCTD。从 HLA 抗原分型结果来看：符合 Sharp 诊断标准的 MCTD 患者与 HLA-DR4-DR5 抗原相关，而不符合 Sharp 诊断的 MCTD 则未发现与某种 HLA 抗原相关。有报道不符合 Sharp 诊断标准的 MCTD 患者中有 44.4% 转归为其他 CTD，其中除了 MCTD 以外，还包括了早期的 SLE、PSS 及重叠综合征。因此对不符合 Sharp 标准的患者诊断 UCTD 较好，而对严格符合 Sharp 标准的 MCTD 患者，从临床随访来看，不仅极少转归为其他 CTD。

五、热点聚焦

MCTD 的治疗可根据不同临床表型选择，表现为肌炎、浆膜炎、心包炎、心肌炎和无菌性脑膜炎者对糖皮质激素反应好，而肾病综合征、雷诺现象、毁损型关节病变、指端硬化和外周神经病变对糖皮质激素反应差。胃、食管病变治疗方案参考 SSc。很多免疫抑制剂治疗 MCTD 有效，如：甲氨蝶呤、环孢素、吗替麦考酚酯、硫唑嘌呤、氯喹、环磷酰胺等。有研究表明抗 TNF 药的治疗亦有效。为减少激素的副作用，应加用免疫抑制剂如抗疟药、甲氨蝶呤和环磷酰胺等。另外，自体造血干细胞移植可使部分难治性自身免疫性疾病的患者得以缓解，虽然未看到有关干细胞移植治疗混合性结缔组织病方面的报道，但是干细胞移植在治疗其他自身免疫疾病上的探讨，也为治疗 MCTD 提供了新的方向。

（吴小川）

第十一节　重叠综合征

培训目标

1. 掌握　重叠综合征的诊断要点。
2. 熟悉　重叠综合征的防治策略。

一、疾病概述

重叠综合征（overlap syndrome，OS）又称重叠结缔组织病，是指同一患者同时出现两种或先后出现两种或两种以上独立确诊的自身免疫性疾病。本病可同时发生，也可在不同时期先后发生，或先有某种结缔组织病后移行转变为另一种结缔组织病，这种转变可呈连续性或间隔一定时间后出现。重叠综合征最初专指发生于 6 种传统的弥漫性结缔组织病即系统性红斑狼疮（systemic lupus erythematosus，SLE）、类风湿性关节炎（rheumatoid arthritis，RA）、皮肌炎和多发性肌炎（dermatomyositis/polymyositis，DM/PM）、系统性硬化症（systemic sclerosis，SSc）、（polyarteritis nodosa，PAN）及风湿热（rheumatic fever，RF）之间的重叠，目前把这 6 个结缔组织病与其他结缔组织病如白塞病（Behcet disease，BD）、干燥综合征（Sjogren's-Syndrome，SS）、脂膜炎（panniculitis）、肉芽肿性多血管炎（Granulomatosis with Polyangiitis，GPA）等相重叠及与其他自身免疫性疾病如慢性甲状腺炎、免疫性血小板减少性紫癜、免疫性溶血性贫血、原发性胆汁性肝硬化等的重叠也纳入其中。

重叠综合征可发生在所有结缔组织病及其近缘病间的重叠组合。成人重叠综合征占结缔组织病的 5%～10%，重叠的形式中以 SSc 或炎性肌病出现重叠的频率最高，SLE 患者发生频率比较低，3 种结缔组织病发生于同一患者较为少见。儿童的患病率目前尚无确切的数据，国内外大都以少数案例形式报道。印度一项前瞻性观察研究（2004～2011 年），观察儿童风湿病重叠综合征的发生率和重叠综合征的分布情况。结果显示 1 544 名儿童风湿免疫疾病中 4 例重叠综合征，总发生率为 2.60/1 000。4 例均为女性，

其中 2 例为 JIA+SSc，SLE+SSc 和 SLE+DM 各 1 例，后 2 例均伴肾脏损害。另有报告

在 18 名儿童不同的结缔组织病中,4 例女性患儿为重叠综合征,其中 SLE+SSc 及 SLE+PM 各 1 例,SLE+SSc+JIA 及 SSc+JIA+SLE 各 1 例。

重叠综合征的病因不清楚,主要与免疫功能异常、环境因素和遗传背景相关。在重叠综合征患者的血清检测中,都能找到与传统结缔组织病相关的免疫学异常的证据,如 ANA 阳性、抗 ds-DNA 阳性、血清 ENA 多肽抗体谱中的多项抗体阳性等。重叠综合征具体的发病机制尚不明,从临床表现及多种免疫学检测证实,与免疫功能紊乱有关,可能是一种胶原病向另一种胶原病转化的过程。目前提出"共享自身免疫性假说",例如在 Rhupus 综合征的观察中发现了易感基因重叠的现象,说明基因遗传因素参与了疾病的发生。新近的研究表明,*STAT4* 等位基因的变异——STAT4 单倍型与 RA 及 SLE 的发生均有关系,提示两种疾病有着某些相同的基因易感因素,而且有 RA 家族史的人群发生 SLE 的概率较一般人群明显增高,反之,有 SLE 家族史的人群发生 RA 的概率也更高,这些均提示这两种疾病可能有着某些共同的遗传学基础。目前推测其发病机制可能是在相似的遗传学易感性的基础上,当机体遇到感染或某种原因不明的始动因素刺激下,树突状细胞和淋巴细胞的异常活化,免疫系统紊乱和免疫耐受破坏,异常的免疫应答可能针对多种自身抗原产生多种自身抗体而涉及多器官或系统,最终导致多种自身免疫性疾病的重叠发生。

二、诊断与鉴别诊断

【临床表现】

重叠综合征的临床表现可谓多种多样,因为它涉及绝大多数结缔组织病,可有多种不同程度组合,这些疾病所表现的症状,在重叠综合征中都可能出现。儿童重叠综合征临床常见的为 SLE 与幼年系统性硬化症(juvenile systemic sclerosis, JSSc)重叠、JSSc 与幼年皮肌炎和多发性肌炎(Juvenile dermatomyositis, JDM/PM)重叠、JSSc 与幼年特发性关节炎(juvenile idiopathic arthritis, JIA)重叠、SLE 与 JIA 重叠。其中 SSc 较为常见,有研究显示 9%~38% 的系统性硬化患者会合并另外一种结缔组织病。重叠综合征的临床特点主要决定于所重叠的病种和血清中不同的抗体,一般较单一结缔组织病的病情严重,雷诺氏现象、关节炎、皮肤损害及多种抗体阳性是其主要的临床表现,血清中特殊抗体对诊断及预后均有意义。

1. **JIA 和 SLE 重叠**(Rhupus 综合征) JIA 和 SLE 的重叠是一种临床少见的重叠综合征,常称为 Rhupus 综合征,即先后或同时在同一患儿存在 JIA 和 SLE 临床表现的一组临床综合征,发生率为 0.09%~2.5%。

Rhupus 综合征好发于学龄儿童,平均 8.1 岁(3 岁~15 岁),女性多见(82%),多以幼年特发性关节炎起病,但亦有同时起病或以系统性红斑狼疮首发的病例,两种疾病的起病间隔时间不等,从幼年特发性关节炎到出现系统性红斑狼疮相关表现的时间,最短 9 个月,最长 10 年,平均 50.1 个月。

Rhupus 综合征以 JIA 临床症状和体征表现突出,70% 的病例为多关节型起病,不对称侵蚀性和 / 或非侵蚀性关节炎为常见症状,45% 为侵蚀关节炎,较成人侵蚀关节炎发生率低。慢性关节炎常是 SLE 最早的症状之一,2.6% 的系统性红斑狼疮患儿以慢性关节炎为首发症状,关节炎多较轻、持续时间短,或呈间歇性,可以呈游走性的。SLE 的滑膜炎轻微,偶尔呈侵蚀,但为非骨质破坏性,通常不会导致永久性畸形。SLE 的其他症状包括蝶形红斑、皮肤瘀斑和紫癜、口腔溃疡、关节炎、脾脏肿大、肾脏受累及全血细胞减少或贫血等。

在 Rhupus 综合征中，一般 JIA 的相关表现严重于 SLE 的相关表现，而 SLE 相关的表现通常较为轻微，总体趋于遵循 JIA 进展的模式。患儿血清免疫学指标重叠，如与抗 dsDNA 抗体、抗 Sm 抗体共存，ANA 和 RF 阳性率分别为 50% 和 60%，可有抗环瓜氨酸肽抗体（抗 CCP）阳性。

2. SLE 与 JSSc　病初常为典型的 SLE，但面部红斑少见，雷诺现象最为常见，随后出现泛发性皮肤硬化，张口和吞咽困难、肺纤维化等硬皮病表现。同时或先后符合这两种疾病的诊断标准。常见高滴度的抗核抗体（ANA），而抗 dsDNA 抗体升高少见。抗 Scl-70 阳性的 SLE 更容易出现肺动脉高压和肾脏受累。研究显示 SLE 合并 JSSc 较单纯 JSSc 发病年龄更早，容易出现肺动脉高压，远期预后相当。

3. JSSc 与 JDM/PM 重叠　SSc 与 DM/PM 重叠亦称为硬化性 DM 或硬化性皮肌炎，是成人最常见的重叠综合征之一，儿童少见，且缺乏典型的临床表现。儿童通常在 12 岁之前发病，平均年龄 8.6 岁，女孩多见（88.9%）。常以皮肌炎起病，数月后出现硬皮病的症状，少数以硬皮病起病。

硬化性 DM 具有 SSc 和 DM 的某些典型症状和体征。患儿可以表现出类似 DM 特点，包括眶周紫红色水肿性丘疹、Gottron 征、肌痛和 / 或肌肉萎缩、躯干和臂背部皮疹等。数月后出现皮肤硬化、雷诺现象，通常是一过性的，有时可见于疾病早期。其他症状为肌痛或关节痛，手指肿胀，双手致畸性关节炎，"面具脸"，吞咽困难或食管运动障碍和肺间质性疾病等。

肌痛常为首发症状，有时可突然起病，表现发热、严重的肌肉疼痛、关节炎和雷诺现象。硬化性 DM 的皮肤改变通常在起病的第一年出现，随着疾病的进展，越来越明显。肌痛和 DM 的皮肤症状通常是暂时的，可自行消退，而 SSc 的皮肤症状则持续存在。其他常见特点如钙质沉着症、关节炎和短暂的雷诺现象，通常出现在疾病后期。内脏器官受累通常轻微或缺如，极个别出现呼吸衰竭，不合并恶性肿瘤，可呈缓慢、良性过程。

实验室检查血清肌酸肌酶增高，约 1/3 的患者可出现特征的抗 Scl-70 抗体，部分有抗 Ku 抗体，其他抗体包括抗 PM-Scl、抗 Jo-1 抗体、抗 U2RNP 抗体，极个别患儿抗 PM-Scl 呈阴性结果。与孤立性 PM 伴关节炎和肺泡炎不同，硬化性肌炎患者一般不出现抗 Jo-1 抗体。肌电图提示肌源性损伤及甲床毛细血管镜异常。骨骼肌的磁共振成像（MRI）有助于检测肌肉炎症区域。

4. JSSc 与 SLE 重叠　JSSc 与 SLE 重叠是儿童一种罕见的疾病，目前文献报告儿童患者仅有 6 例，其中 2 例为 JSSc 与 SLE 重叠。JSSc 与 SLE 重叠的发病年龄为 4.5～15 岁，平均 10.1 岁，女性多见（4/6）。1 例两病同时发作，另 5 例从 SSc 到出现 SLE 相关表现的时间，最短 1 年，最长 6 年，平均 31.5 个月。在成人 SSc 与 SLE 重叠综合征中，局限性硬化症和 SSc 症的患病率分别为 76% 和 24%，儿童与成人相似，分别为 67% 和 33%。SSc 的主要表现为：局部皮肤红肿或水肿硬化，关节炎或关节挛缩，雷诺现象，重者伴肺纤维化，咽困难，食管运动功能障碍；SLE 的主要表现为：关节炎，皮疹，盘状红斑和狼疮性肾炎等。

当患儿出现高血压和肾衰竭，应区别是狼疮性肾炎还是 SSc 肾危象，两者的治疗完全不同。SSc 肾危象是指突然发生严重高血压，急进性肾衰竭，表现为剧烈头痛、恶心、呕吐、视力下降和抽搐、少尿、无尿。如不及时处理，将危及生命。肾活检有助于鉴别。

血清中 ANA 和 RF 的阳性率分别为 67% 和 41%，抗 dsDNA 抗体和抗 Scl-70 抗体阳性率较高。抗 Scl-70 阳性的 SLE 更容易出现肺动脉高压和肾脏受累。

5. **JSSc 与 JIA 重叠**　可表现为 JIA 的关节肿痛、活动受限、关节畸形，并出现雷诺现象，肢端硬化、肺间质纤维化等 SSc 的症状。血清常见抗体为抗 Scl-70 抗体及 RF 阳性。在成人，约 33% 的 SSc 患者 RF 阳性，35% 的 SSc 患者有明显的滑膜炎，SSc 重叠侵蚀性关节炎与抗 CCP 抗体、抗 RA-33 阳性有关。

6. **JDM 与脂膜炎重叠**　脂膜炎是一种少见病，JDM 与脂膜炎重叠综合征就更少见，文献报告不超过 10 例，发病年龄在 2~18 岁之间，平均年龄 10.6 岁，男孩略多见（57.1%）。多以 DM 起病，数月~5 年（平均 2.5 年）出现脂膜炎的症状，个别患儿脂膜炎病变先于 DM 诊断。

JDM 常见表现为肌无力、特征性皮疹、肌酶升高和肌电图异常。脂膜炎最常见的部位是四肢和腹部，以大腿多见，臀部、胸背部亦可累及。典型的临床表现为反复发作和成批出现的皮下结节，结节有疼痛感和明显触痛，消退后局部皮肤出现程度不等的凹陷和色素沉着，这是由于皮下脂肪萎缩、纤维化而残留的萎缩性瘢痕。

脂膜炎主要的病理学改变是小叶性脂膜炎伴淋巴细胞浸润。在儿童尚无恶性肿瘤病例的报告。

7. **其他重叠**　各种形式重叠均可变化，通常结缔组织病与其近缘病重叠最常见者为 SS。成人 SLE 与 SS 重叠，见于 10%~25% 的 SLE 患者，通常为 25 岁及以上的患者，雷诺现象发生率高，而肾受累、血小板减少和淋巴结病少见。近期有儿童 SLE 与川崎病（kawasaki disease，KD）重叠、儿童自身免疫性肝炎给与 SLE 的重叠、KD 与 JIA 重叠的报告。

【分类】

近年来，重叠综合征已被公认为是非一组独立的结缔组织病，大多采用日本大藤真标准，将其分为 3 种临床亚型，其中 I 型才是严格意义上的重叠综合征（表 1-11-1，表 1-11-2）。

表 1-11-1　重叠综合征分类（大藤真）

类型	依据：两种以上结缔组织病共存
I 型	（1）相同或重复的症状或体征在不同时间内出现，如 RA → SLE，SLE → 硬皮病
	（2）同时共存但以某一疾病为主，如 SLE+ 硬皮病，SLE+RA，SLE+PM 等
II 型	两种以上结缔组织病不典型或不完全的症状混合在一起，又很难归入哪一类疾病，类似混合性结缔组织病
III 型	传统的结缔组织病与边缘结缔组织病或其他自身免疫性疾病共存，如 SLE+SS，硬皮病 + 慢性甲状腺炎等

为了便于判断预后和方便管理，最近有学者有提出，根据特异性抗体将其分为两大类。第一类是通过检测特异性抗体标记加上临床特点；如抗合成酶抗体综合征（ASS），具有 RA、硬皮病和肌炎的临床特点，同时伴抗 tRNA 合成酶抗体。第二类是临床特征加上非特定的血清学标志。如 Rhupus 综合征，具有 RA 和 SLE 的临床特点，但无相同的抗体并存。

表 1-11-2　重叠综合征的分类

具有共同特定的抗体
混合性结缔组织病（抗 U1snRNP）
抗合成酶抗体综合征（抗 tRNA 合成酶）
PM、硬皮病（抗 PM/Scl）
SLE 和 SS（抗 La/SSB）

无共同特定的抗体

    Rhupus 综合征

    SSc 症与 SS

    SSc 症与 RA

    SLE 与 SSc 症

    RA 与 SS

    PM 与 SS

【实验室检查】

通过血液检查，了解患者血小板、球蛋白、抗体、补体等指标的数值变化，有助于判断重叠综合征的叠加组合类型。

1. **常规检查** 如果累及血液系统，则可能出现贫血、白细胞减少、血小板减少；如果累及肾脏，则可能出现蛋白尿、血尿、管型；在病情活动时 ESR 和 CRP 可增快；如侵犯肌肉则肌酶常常升高。

2. **补体** 合并系统性红斑狼疮的患儿有补体降低，其他结缔组织病患儿血清补体大多正常或轻度降低。

3. **自身抗体** 有助于判断重叠综合征的叠加组合类型。多种抗体阳性，例如 ANA、抗 ds-DNA 抗体、抗 Sm 抗体、抗 SSA 抗体、抗 SSB 抗体、抗 PM/Scl 抗体、抗 KU 抗体阳性。抗 PM/Scl 抗体多见于局限性硬皮病与 DM/PM 重叠；抗 SSA 抗体、抗 SSB 抗体则存在于 SSc 与 SS 重叠患者。

4. **影像学检查** 不同的疾病有不同的表现：

（1）X 线关节片：JIA 患儿早期可见关节周围软组织肿胀阴影、关节端的骨质疏松、中期关节间隙狭窄等，硬皮病患儿双手指端骨质吸收，软组织内有钙盐沉积。

胸片及胸部 CT：合并肺间质病变者可有肺纹理增粗，严重者呈网状结节样改变。胸部 CT 早期表现为小叶间隔增厚、毛玻璃样变，严重者出现肺纤维化。

（2）超声波：高分辨力超声可以检出关节滑膜增厚及关节积液。

（3）磁共振成像（MRI）：DM 患儿在 MRI 均有异常表现，如肌肉炎性水肿性改变及皮下脂肪水肿等。

（4）肌电图：90% 的 PM/DM 显示肌源性改变，病变肌肉呈肌源性萎缩相。

（5）病理检查：DM 肌肉活检，病理改变以肌纤维肥大、变性以及间质与肌纤维内的炎症细胞浸润为主。脂膜炎的早期皮肤损害，在小叶内脂肪组织内有大量炎性细胞浸润、伴局灶性脂肪坏死。中期为组织细胞浸润，大量吞噬细胞浸润，形成嗜脂性巨细胞或泡沫细胞。后期为纤维组织生成期，脂肪小叶纤维化。硬皮病皮肤活检，见网状真皮致密胶原纤维增多。表皮变薄，表皮突消失，皮肤附属器萎缩。真皮和皮下组织可见 T 细胞大量聚集。

【诊断】

诊断重叠综合征必须同时或先后具有 2 种或 2 种以上结缔组织病及其近缘病或其他自身免疫性疾病的表现并符合各自的诊断标准，同时结合血清抗体的检测。重叠综合征并非是两个及以上疾病的简单叠加，而是具有独特特点的一个综合征。诊断时应写明哪两种结缔组织病之重叠或某型重叠综合征。

1. **Rhupus 综合征** 符合 JIA 和 SLE 的诊断标准,具有以下特征:

(1)多关节炎和对称性关节炎。

(2)JIA 经规范治疗数年后出现 SLE 相关表现,可有肾脏损害。

(3)常见免疫学指标为 ANA 和 RF 阳性,其次为抗 SSA 抗体、抗 CCP 抗体、抗 SM 抗体、抗 ds-DNA 抗体阳性。

(4)存在关节的放射学改变。

2. **JSSc/JDM/PM** 同时具备 SSc 和 DM/PM 的诊断标准。

(1)对称性近端肌力低下,肌痛及压痛,肌萎缩及硬结。

(2)高春皮疹(Gottron 征)和眶周水肿性浅紫色红斑;同时伴有皮肤硬化,硬皮病的手指关节改变。

(3)雷诺现象。

(4)血清 ANA 阳性,血清中出现特征的抗 KU、抗 PM-ScI、抗 Jo-1、抗 U2RNP 抗体,血清肌酶增高。

(5)肌电图出现肌病和去神经典型表现。甲床毛细血管镜下显示毛细血管袢扩张与正常血管缺失。

(6)皮肤和肌肉活检异常。

3. **JSSc 与 SLE 重叠** 符合 JSSc 和 SLE 的诊断标准。

(1)皮肤硬化并累及近端掌指或跖趾。

(2)随后出现典型 SLE 症状。

(3)多脏器受累发生率高且较严重。

(4)血清中 ANA、RF、抗 dsDNA 抗体、抗 Scl-70 抗体和抗 PM/Scl 抗体阳性。

4. **JDM 与脂膜炎**

(1)符合 DM 的诊断标准。

(2)数月~数年出现皮下结节、红斑、疼痛、皮下脂肪萎缩和色素沉着。

(3)外周血白细胞正常或轻中度增高,ESR 增快、C 反应蛋白阳性;血中免疫球蛋白升高,补体水平降低,CD3、CD4 阳性 T 细胞数减少,淋巴细胞转化率降低。

(4)组织病理学为小叶性脂膜炎。

【鉴别诊断】

1. **混合性结缔组织病**(mixed connective tissue disease,MCTD) 本病易与混合性结缔组织病相混淆,重叠综合征的诊断必须是完全符合 2 种或 2 种以上的结缔组织病的诊断标准,而混合性结缔组织病是指同时或先后出现多种结缔组织病的某些特征,但并不符合其中某一疾病的诊断,雷诺现象和手指"腊肠样"肿胀是最常见的表现,血清高滴度抗核糖体核蛋白(抗 U1RNP)抗体及高滴度斑点型抗核抗体(斑点型)对诊断具有极大的意义。MCTD 患儿一般病情较轻,内脏损害(尤其肾脏)少;对皮质激素治疗反应好;预后良好。实验室检查需同时具备以下 4 个条件:①抗 RNP 抗体阳性呈高滴度;②抗 Sm 抗体阴性;③ANA 阳性,呈斑点型;④免疫病理学示皮肤表皮棘细胞核荧光染色体阳性。两者的区别见表 1-11-3。

2. **未分化结缔组织病**(undifferentiated connective tissue diseases,UCTD) UCTD 是指具有某些结缔组织病的临床表现,但又不符合任何一种特定疾病的诊断标准的一类疾病,其转归可能为:①分化为某一结缔组织病;②持续未分化状态;③间断反复。它可能属于弥漫性结缔组织病的早期阶段或顿挫型,也可能是一独立的疾病。临床表现常较轻,除乏力、低热、淋巴结肿大等非特异性症状外,最常出现的症状为关节肿痛、雷诺现象和皮肤黏膜损害,肾脏及中枢神经系统等受累者较少。患者往往需通过一段时期的临床观察和定期的实验室检查随访,才能获得诊断。

表 1-11-3　重叠综合征与混合性结缔组织病的比较

	重叠综合征	混合性结缔组织病
SLE、PSS、DM/PM、JIA 的诊断	确诊+确诊	疑诊+疑诊
ANA	阴性/阳性	阳性
抗 RNP 抗体	阴性/低滴度	高滴度
抗 dsNDA	阳性/阴性	阴性/弱阳
其他抗体	阳性	阴性
预后		
对激素反应	不好者多	相对良好
肾病	多	少
5 年生存率	53%	93%
LHA	随重叠的疾病	DR2、DR4

未分化结缔组织病的诊断应具有一项以上典型的风湿病症状或体征,伴一种以上高滴度自身抗体阳性,病程 2 年以上,并除外任何其他结缔组织病。

三、治疗决策

由于重叠综合征的本质尚不清楚,对于重叠综合征的治疗,目前尚无满意的标准方案。单病种的药物疗效反应差,治疗上比单一的结缔组织病更难,用药疗程更长。故应遵循相重叠的两个原发病的治疗原则,既针对疾病本质进行免疫抑制治疗,同时注意病变器官的对症处理。糖皮质激素和免疫抑制剂仍是主要治疗药物,近年来对于难治性病例开始使用生物制剂,如抗肿瘤坏死因子 α(TNF-α)拮抗剂、利妥昔单抗(rituximab,RTX),亦可以给予静脉注射免疫球蛋白(IVIG)。

1. Rhupus 综合征　Rhupus 综合征伴侵蚀性关节炎者对治疗不敏感,治疗目标是防止侵蚀性关节炎的进展。

(1)糖皮质激素:糖皮质激素是 Rhupus 综合征治疗的主要药物,药物剂量疗程根据患儿病情的严重程度及对治疗的反应而不同。维持治疗以能够控制病情的最低剂量的糖皮质激素为目标。

(2)甲氨蝶呤:联合应用甲氨蝶呤有助于减少糖皮质激素剂量。常用剂量:$10\sim15mg/m^2$,每周一次口服。如口服效果不好或出现胃肠道症状或肝酶增高,可每次 $0.4\sim1mg/kg$ 皮下或静脉注射。一般 4~8 周显效。注意补充叶酸,定期复查血常规和肝功能。

(3)羟氯喹:羟氯喹常作为糖皮质激素的辅助治疗,常用剂量:$4\sim6mg/(kg\cdot d)$,注意监测药物对视网膜的不良反应,每 6~12 个月进行眼科检查。

(4)来氟米特:常用剂量:$10\sim20mg/d$,口服。

(5)利妥昔单抗或阿贝西普:对上述治疗方法无效或难治性重症患儿可选用利妥昔单抗,参考剂量为 $375mg/m^2$,每 2 周 1 次,静脉滴注 2 次。

由于肿瘤坏死因子 -α（TNF-α）拮抗剂可能有加重 SLE 的风险,故应慎用或禁用。

（6）手术矫形:出现严重的关节畸形,可行适当的手术矫形,以助病变关节恢复功能。

2. JSSc/JDM JSSc/JDM 治疗的目标是抑制间质性肺炎和肌肉炎症,防止皮肤损伤。

（1）糖皮质激素:轻症和慢性病程,应用小～中剂量糖皮质激素。泼尼松 0.5～1mg/(kg·d),分次口服。急性起病和重症患者应用中～大剂量糖皮质激素冲出治疗,症状缓解,肌酶恢复正常后,激素缓慢减量,至最小维持量维持[5～10mg/(kg·d),晨顿服],总疗程 2 年左右。由于大剂量糖皮质激素对 SSc 患者有诱发硬皮病肾危象的潜在风险,应慎用或与甲氨蝶呤联合应用,必要时用静脉注射免疫球蛋白替代。

（2）IVIG 和霉酚酸酯:这两种药物能有效改善皮肤和肌肉损害及间质性肺炎和胃肠道症状。

IVIG 常用剂量:0.4g/(kg·日),5d/m 或 2g/(kg·m),连续用 3～6 个月。

霉酚酸酯常用剂量:10～30mg/(kg·d),分 2～3 次口服或顿服。

（3）环磷酰胺:用于间质性肺炎重症患儿,可采取冲击疗法,常用剂:每月 0.5～1g/m²,或每周 10～15mg/kg。

（4）抗凝和扩血管药物:用于治疗雷诺现象。

1）双嘧达莫:1～3mg/(kg·d),分 2 次口服。

2）卡托普利:0.5～1mg/(kg·d),分 2 次口服。

严重者可试用前列腺素、内皮素受体拮抗剂、磷酸二酯酶抑制剂等。

3. SLE 与 JSSc 重叠 SLE 与 JSSc 是重叠综合征中治疗最困难的疾病之一,其治疗目标是控制 SLE,特别是狼疮性肾炎和肺动脉高压。常用药物主要是糖皮质激素和免疫抑制剂,如甲氨蝶呤、硫唑嘌呤和环磷酰胺（参阅 SLE 和 SSc 章节）。应避免使用大剂量糖皮质激素,有引发硬皮病肾危象的风险。利妥昔单抗治疗可能有效,因为利妥昔单抗用于 SSc、硬皮病患者是有效的。伴肺动脉高压患儿,可应用血管扩张剂,如伊洛前列素、西地那非和波生坦等。传统免疫抑制剂无效的难治性患儿,可用血浆置换。

4. JDM 与脂膜炎重叠 与 JDM 重叠的脂膜炎不能自行缓解,需要使用免疫抑制。

（1）糖皮质激素与甲氨蝶呤:糖皮质激素与甲氨蝶呤是 DM 首选治疗。甲氨蝶呤有助于减少糖皮质激素剂量,但对脂膜炎无效。

（2）霉酚酸酯:对甲氨蝶呤无效者选用霉酚酸酯,20～30mg/(kg·d),分 2 次口服。

（3）非甾体抗炎药:可使脂膜炎患儿的发热、关节痛和全身不适症状减轻。

奈普生:10～20mg/(kg·d),分 2 次口服,或布洛芬:20～40mg/(kg·d),分 3～4 次口服。

（4）IVIG 和免疫抑制剂:重症患儿,可同时加用免疫球蛋白和免疫抑制剂,并根据内脏受累情况进行相应的处理。

总而言之,几种结缔组织病重叠的治疗方法由重叠病种类型决定,采用个性化治疗方案,选择合适的治疗,难治性或顽固病例可选择生物制剂或血浆置换,提高生存期限,改善生活质量。最后还应加强患儿的心理治疗和功能训练。

四、常见问题和误区防范

1. Rhupus 综合征的诊断 Rhupus 综合征是一组均满足 JIA 和 SLE 分类诊断标准却难以用其中一种疾病单独诊断的重叠综合征,即先后或同时在同一患者存在 JIA 和 SLE 的特征性临床。关于 Rhupus 综合征存在以下 4 种观点:①两种病的重叠;②SLE 的关节型;

③两病的相互转变;④JIA 伴关节外表现。Rhupus 综合征患儿的遗传学特征、临床特征和血清学特征表现为 JIA 和 SLE 的重叠。Rhupus 综合征患儿 SLE 的表现比起单纯 SLE 患儿轻,出现 SLE 相关表现时,早期缺乏典型的皮疹,常因关节痛加剧、发热、血液系统受累或尿常规异常而就诊。当青春期前或青春期女孩以多发性关节炎发病时应警惕有无合并 SLE 的可能。JIA 患儿持续 ANA 阳性者,至少要随访 4 年,当出现的皮肤或血液症状,应对其进行 SLE 的评估。临床上如遇到以下 3 种情况时须注意考虑 Rhupus 综合征存在:①JIA 患儿经规范治疗数年后出现 SLE 相关表现;②SLE 患儿存在高滴度 RF、抗 CCP 抗体阳性;③SLE 患者存在关节的放射学改变。

2. 重视随诊和加强特异性抗体检查 重叠综合征因重叠疾病不同,临床表现复杂多样,重叠的疾病可同时出现,也可在不同时期表达完全,如最初表现为 SLE,后出现硬皮病的症状,这种转变可呈连续性或间隔一段时间后进行。对任何一位结缔组织病患儿都应长期随诊,不要遗漏重叠疾病的表现,因随时间的推移,可能出现其他类型的结缔组织病。

重叠综合征贯穿儿童期并进入成人期,多种自身抗体的检测有助于重叠综合征的诊断,抗 Sm 抗体、抗 ds-DNA 抗体在系统性红斑狼疮的诊断方面具有重要意义,这两种抗体在判断 Rhupus 综合征是否患有 SLE 亦有重要的地位。当单纯 SLE 患儿出现高水平的抗 Scl-70 抗体时,需注意有无与硬皮病重叠的可能。

研究显示硬化性肌炎与抗 PM-scl 抗体有关,常认为抗 PM-Scl 抗体是硬化性肌炎的特异性抗体。而抗 Ku 抗体与 PM/SSC 相关。SLE/SS 患者与没有 SS 的 SLE 患者相比,具有更高频率的与 SS 相关的免疫标志物,如 RF、高丙种球蛋白、抗 -Ro/SSA 抗体、抗 -La/SSB 抗体。SLE 发病年龄大于 25 岁,初诊时具有抗 -Ro/SSA 抗体对重叠 SS 有预测作用,初诊时无抗 -Ro/SSA、抗 -La/SSB、RF 的患者则很少与 SS 重叠,抗 -La /SSB 抗体被认为是该 SLE 与 SS 重叠的血清学标志物。

多种自身抗体的检测除有助于重叠综合征的诊断外,对于治疗及判断预后具有重要意义。如肌炎重叠综合征可依据自身抗体分亚型:抗合成酶抗体、抗 SRP 和抗核孔蛋白抗体是激素抵抗型肌炎的标志,而抗 U1RNP、抗 PM-Scl 或抗 Ku 则为激素敏感型肌炎的标志。因此,对重叠综合征患儿,要注意定期进行风湿病自身抗体的检测,结合临床症状及体征进行全面分析,利于早诊断早治疗,可减少误诊漏诊。

五、热点聚焦

1. 谨慎选择生物制剂 生物制剂为风湿性疾病的治疗开辟了一条新途径,为患者提供了更多的选择,尤其是给那些对传统免疫抑制剂治疗效果不佳的患者带来了希望。TNF-α 拮抗剂如英夫利昔单抗可结合和中和 TNF,已成为类风湿病性关节炎治疗的重要部分。抗 CD20 单抗(利妥昔单抗)可使部分难治性重症系统性红斑狼疮患者得到临床缓解;并可改善弥漫性硬化症患者的皮肤纤维化等。英夫利昔单抗和利妥昔单抗也被用于难治性多发肌炎 / 皮肌炎患者。

重叠综合征因自身免疫功能紊乱导致体内会产生大量抗自身组织器官的抗体,当一种组织器官发生免疫异常时,可以激活免疫系统对其他组织器官发生免疫应答,导致重叠综合征发生。因此,重叠综合征与单一结缔组织病不同,治疗方法也有待研究,在选择生物制剂治疗时,应综合考虑其疗效和安全性。例如英夫利昔单抗与甲氨蝶呤组合使用,是治疗 JIA，防止关节损伤最有效的药物，但英夫利昔单抗可引起细胞核小体的释放，后者又是 SLE 的主要的自身抗原，故携带某些特殊基因的患者，可出现 ANA 及其他自身抗体，少数患者甚至出现药物性狼疮。故在治疗 Rhupus 综合征、硬皮病与 SLE 重叠时，应慎用或禁用英夫利昔单抗，避免可能加重系统性红斑狼疮的风险。再如难治性硬化性肌炎使用英夫利昔单抗，特别是当甲氨蝶呤合用，可加重或恶化间质性肺疾病，而利妥昔单抗则是安全有效的。

利妥昔单抗具有减少 B 细胞的作用，使患者外周血 B 细胞失衡的状态得以恢复，并下调患者 B 细胞 CD40 和 CD80 的表达。利妥昔单抗也可引起新的自身抗体产生，但与病情无关，血中自身抗体的增高可能与残存的自身反应性记忆 B 细胞和 / 或长期存在的自身反应性浆细胞有关。因此，涉及 B 淋巴细胞的自身免疫性疾病，如类风湿关节炎、SLE、自身免疫性血小板减少症等均可使用该药。近期有报道在成人难治性 Rhupus 综合征应用利妥昔单抗治疗，取得较好的疗效。

有关生物制剂治疗重叠综合征的疗效和安全性，尤其是儿童患者，国内外尚需大规模多中心临床研究证实。正如糖皮质激素一样。生物制剂是一把双刃剑，我们应该学会如何正确地应用。掌握生物制剂使用的指征，合理使用，方能给患者带来最大的受益。目前部分儿科医师对生物制剂作用的认识尚不充分，知识储备不足，有时无法准确地判断生物制剂的治疗时机，错过最佳的治疗时机。合理使用生物制剂，达到有效控制病情的目的，是儿童风湿病医师共同面临的挑战。

2. 益生菌与风湿病的预防和治疗

风湿病是临床上较为多见的疾病，发病时间长，损害性大，尚无确切可靠治疗手段，其发病被认为是遗传因素和环境因素共同作用的结果，但具体机制依然不清。近年研究显示肠道菌群失调可能是影响风湿病发生发展的一个重要的环境因素。已证明 RA、SLE、脊柱关节炎、炎症性肠病和过敏性紫癜等患者的肠道菌群发生了改变，肠道菌群多样性下降，肠黏膜生物屏障、免疫屏障和机械屏障均受损。目前国际前沿研究提示，其作用机制可能是由肠道菌群失调所介导的肠壁局部免疫失调所致。当菌群失调时，与局部肠壁内淋巴组织达成的动态平衡被打破，分泌的炎症介质种类和数量增多，最终导致一系列的局部乃至全身的免疫破坏。益生菌缓解自身免疫病的机制可能是通过纠正肠道菌群失衡，改善肠道微生态，增加肠壁致密性，抑制细菌及其代谢产物移位，进而抑制促炎信号通路，调节 $CD4^+T$ 细胞分化并抑制促炎因子的产生。

目前益生菌已广泛用于临床预防和治疗多种疾病，在小儿感染性腹泻、抗生素相关性腹泻、炎症性肠病、功能性便秘和消化不良等疾病的治疗上已取得临床肯定的疗效。现已有学者应用益生菌缓解硬皮病患者腹胀等症状，其机制就是通过调整肠道内的菌群分布与菌群的数量，对外来或本身的致病菌产生对抗作用，促进自身机体产生抗菌活性物质，以达到杀灭致病菌，调整内环境，达到免疫平衡的作用。风湿病是机体免疫功能紊乱而导致组织器官受损的一类疾病，糖皮质激素及免疫抑制剂是治疗风湿病的常用药物，但长期使用会产生代谢紊乱、免疫低下、继发感染等副作用。研究证实，益生菌缓解风湿病安全有效，有望成为对于常规治疗效果不佳或伴有不良反应风湿病患者的辅助疗法甚至替代疗法。由于益生菌菌种繁多、特性复杂，其作用机制难以界定，有待深入探索。当然开展针对性的临床研究，明确不同风湿病的最适益生菌或益生菌相关制剂更具有实际意义。

（周　南）

第十二节 血管炎综合征

培训目标

1. 掌握 血管炎综合征的分类及诊断要点。
2. 掌握 血管炎综合征常用检查及治疗方案。

一、疾病概述

血管炎综合征是以血管壁炎症和纤维素样坏死为病理特征的一组异质性疾病,可累及各级血管及多个脏器。血管炎分为原发性血管炎和继发性血管炎,继发性血管炎可继发于感染、肿瘤、药物应用和其他风湿免疫性疾病等。血管炎根据受累部位可分为单器官与系统性血管炎,2012年国际查帕尔专家共识(Chapel Hill Consensus Conference, CHCC)将血管炎分为大血管炎、中血管炎、小血管炎、变异性血管炎、单器官性血管炎、与系统性疾病相关性血管炎和与可能病因相关性血管炎(见表1-12-1)。

【血管炎分类】

疾病过程中出现血管壁炎症是所有类型的血管炎的共同的特点。某些类型的血管炎还有特定组织器官损伤。一般疾病分类方法常首选病因分类,而血管炎因其病因未明,不适合此方法,因此,CHCC对血管炎命名是按不同类型血管炎有其相同特征为依据进行分类。

血管炎大体可被分为病原体直接侵入血管壁并进行增殖导致的感染性血管炎和非病原体直接侵入所致的非感染性血管炎。立克次体血管炎、梅毒性主动脉炎及曲霉菌动脉炎都是属于感染性血管炎。对于非感染性血管炎,CHCC通过整合病因、发病机制、病理、流行病学及临床表现的特点进行分类。第一种分类法就是根据受累血管的类型,如大血管炎、中血管炎及小血管炎(见图1-12-1及表1-12-1,表1-12-2)。这些血管不仅在大小,而且在结构和功能属性

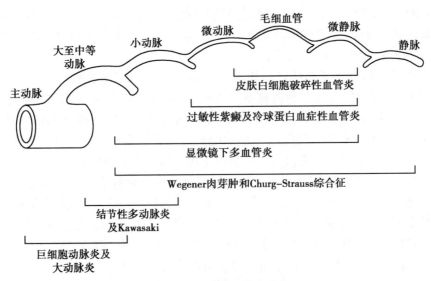

图1-12-1 常见血管炎分类

上都有区别。不同类型的血管在结构和对不同类型血管炎的易感性是不同的。例如,不同器官的毛细血管(如脑、肾脏和肺)和不同节段的动脉(如主动脉弓、胸主动脉和腹主动脉)有不同的功能特性,这导致它们对不同发病机制的血管炎易感性不一样。大血管炎比中、小血管炎更容易累及大动脉,中血管炎主要累及中动脉,而小血管炎主要累及小动脉和其他小血管,但是无论哪种类型的血管炎都可以累及任何血管,如中血管炎甚至大血管炎也可以累及小动脉。

表 1-12-1　CHCC2012 血管炎分类

大血管炎(LVV)
高安动脉炎(TAK)
巨细胞性动脉炎(GCA)
中动脉炎(MVV)
结节性动多脉炎(PAN)
川崎病(KD)
小血管炎(SVV)
抗中性粒细胞胞浆抗体相关性血管炎(AAV)
　　显微镜下多血管炎(MPA)
　　肉芽肿性多血管炎(韦格纳肉芽肿)(GPA)
　　嗜酸性肉芽肿性多血管炎(Chrug-Strauss)(EGPA)
免疫复合物型 SVV
　　抗肾小球基底膜疾病
　　冷球蛋白性血管炎(CV)
　　IgA 血管炎(Henoch-Schonlein)(IgAV)
　　低补体血症性荨麻疹性血管炎(HUV)(抗 C1q 血管炎)
变异型血管炎(VVV)
贝塞特氏病(BD)
耳蜗前庭综合症(CS)
单器官性血管炎(SOV)
皮肤白细胞破碎型血管炎
皮肤性动脉炎
原发性中枢神经系统血管炎
孤立性主动脉炎
其他
与系统性疾病相关性血管炎
狼疮性血管炎
风湿性血管炎
肉样瘤性血管炎
其他
与可能病因相关性血管炎
丙肝病毒相关性冷球蛋白性血管炎
乙肝病毒相关性血管炎
药物相关的免疫复合物性血管炎
药物相关的 ANCA 相关性血管炎
肿瘤相关的血管炎
其他

2005 年欧洲抗风湿病联盟(EULAR)/欧洲儿科风湿病学会(PReS)制定了第一个针对儿童的血管炎分类标准

表 1-12-2　EULAR/PReS 儿童血管炎分类

大血管炎

高安动脉炎（TAK）

中动脉炎

结节性动多脉炎（PAN）

皮肤多动脉炎

川崎病（KD）

小血管炎

肉芽肿性

　　肉芽肿性多血管炎（韦格纳肉芽肿）（GPA）

　　嗜酸性肉芽肿性多血管炎（Chrug-Strauss）（EGPA）

非肉芽肿性

　　显微镜下多血管炎（MPA）

　　过敏性紫癜

　　孤立性皮肤白细胞破碎性血管炎

　　低补体血症荨麻疹性血管炎

其他血管炎

白塞病

继发于感染（如乙型肝炎相关性结节性多动脉炎）、肿瘤和药物的血管炎，包括过敏性血管炎

结缔组织病相关性血管炎

孤立性中枢神经系统血管炎

Cogan 综合征

未分类的血管炎

二、诊断与辅助检查

【辅助检查】

1. **实验室检查**　外周血白细胞、血小板可增高，血红蛋白可轻度下降，ESR 和 CRP 常不同程度增高。伴肾脏损害可出现血尿、蛋白尿或肾功能异常。抗中性粒细胞胞浆抗体（Antineutrophil cytoplasmic antibody，ANCA）、抗心磷脂抗体（ACA）、抗肾小球基底膜（GBM）抗体分别有助于 ANCA 相关血管炎、抗磷脂综合症、抗基膜肾小球肾炎的诊断。

2. **影像学检查**　①血管造影（DSA）：可显示受累大、中血管狭窄、闭塞和动脉瘤形成，为 TA 和 PAN 的确诊依据，由于其为损伤性检查，限制其在临床上使用，但是临床怀疑大、中血管炎时，其他检查不能确诊仍然需 DSA 检查确定诊断。②主动脉及其分支 MRI/MRA：可显示血管壁增厚、管腔狭窄/闭塞和活动性炎症如动脉壁水肿、钆强化，临床上大多采用其来诊断 TA。③脑血管 MRI/MRA：血管炎累及大血管及中等血管患儿怀疑大脑血管病变时可行检查。④主动脉及其分支 CT/CTA：能显示较大的动脉瘤和血管闭塞性病变，临床上较多采用其诊断大、中血管炎。⑤B 超：可发现外周血管、颈部血管、腹部血管和肾血管病变。⑥PET/CT 和 PET/MRI：可检测出尚无形态学改变的早期血管炎，是疑似 TA 患儿的替代影像学检查，由于辐射量大，不能常规用于监测疾病活动。PET/MRI 无放射损伤，可用于儿童 TA 的诊断和疗效评估。⑦超声心动图：能明确有无心肌炎、心包炎、瓣膜功能不全、冠状动脉异常或心功能不全。中等血管和大血管受累时需做此项检查。⑧Tc～99m

DMSA 肾显像：如果既往没有肾脏受损的证据，肾实质同位素摄取减少可间接表明肾动脉受累，应考虑有血管炎可能。

3. **组织病理学检查**　组织病理学检查有助于儿童血管炎的诊断，但不是血管炎诊断的必备标准，如 PAN 病变呈节段性分布，活检组织无典型的病理学表现时也不能排除 PAN。

4. **肺功能测检查**　血管炎患儿常常并发肺血管炎和间肺质性病变，可出现限制性通气功能障碍和弥散功能减低，建议定期肺功能检查。

【儿童常见血管炎诊断】

系统性血管炎为一组异质性疾病。其临床表现因受累血管类型、大小、部位及病理特点不同而异，常累及多个器官系统，临床表现复杂多样。有下列表现时需考虑系统性血管炎：①合并肾小球损伤（如局灶性坏死、新月体形成、无或寡免疫球蛋白沉积）；②肺肾综合征相似的临床表现；③患有以血管受累为组织学特征的疾病；④抗中性粒细胞胞浆抗体（ANCA）检查阳性。

1. **大血管炎**（LVV）　LVV 指主要累及大动脉及其主要分支的血管炎，常伴有非特异性肉芽肿性炎。可分为高安动脉炎（TA）和巨细胞性动脉炎（GCA），前者发病年龄常小于 50 岁，后者大于 50 岁。根据受累部位不同，TAK 可分为 4 种类型：头臂动脉型（主动脉弓综合征）、主动脉型或肾动脉型、广泛型和肺动脉型。儿童 TA 常见临床表现有高血压、头痛、发热、呼吸困难、体重下降、呕吐、腹痛及关节痛、间歇性跛行、动脉搏动减弱、四肢血压异常、血管杂音等。

TA 的诊断多采用 1990 年美国风湿病学会（ACR）以及 2006 年 EULAR/PReS 制定的标准（见表 1-12-3、表 1-12-4）。

表 1-12-3　大动脉炎的诊断标准（1990 年 ACR）

标准	定义
发病年龄	出现大动脉炎相关症状的年龄 <40 岁
四肢跛行	活动四肢（特别是上肢）时肌肉疲乏和不适感加重
肱动脉搏动减弱	一侧或双侧肱动脉搏动减弱
血压差异 >10mmHg	双侧上臂收缩压相差 >10mmHg
锁骨下动脉或主动脉的杂音	一侧 / 双侧锁骨下动脉或腹主动脉听诊有血管杂音
动脉血管异常	除动脉硬化和纤维肌营养不良所致的主动脉、主动脉主要分支或上下肢近心端大动脉的节段性狭窄或闭塞
符合上述 6 条标准中的 3 条或以上就可诊断为大动脉炎。其敏感性为 90.5%，特异性为 97.8%	

表 1-12-4　EULAR/PReS2006 大动脉炎的诊断标准

要求	定义
强制性标准	常规血管造影、CTA 或 MRA 证实的主动脉或其主要分支的血管异常
加上右侧 5 条标准中的 1 条	动脉搏动减弱或四肢跛行
	四肢血压关系超出正常标准（>10mmHg）
	主动脉和 / 或其主要分支的血管杂音
	收缩压 / 舒张压 > 第 95 百分位数
	急性时相反应产物的升高（ESR 或 CRP）
在强制性标准的前提下，满足以上 5 条中至少 1 条标准即可诊断为大动脉炎	

2. **中血管炎**（MVV） MVV 指主要累及中动脉，即主要的内脏动脉及其分支的血管炎。儿童最常见 MVV 是川崎病（KD）。KD 又称皮肤黏膜淋巴结综合征，是多发于 6 个月～5 岁儿童的中血管炎。另外结节性动多脉炎（PAN）是一种以中小动脉节段性炎症与坏死为特征的非肉芽肿性血管炎。组织学改变以血管中层病变最显著，急性期表现为血管壁白细胞浸润、组织水肿，亚急性及慢性期表现为血管内膜增生、血管壁退行性改变伴纤维蛋白渗出和纤维素样坏死、管腔内血栓形成。

（1）KD 的诊断：KD 的诊断标准为发热并具备以下 5 项表现中至少 4 项主要临床特征可诊断为川崎病：①双侧球结膜充血；②口唇及口腔的变化：口唇干红，草莓舌，口咽部黏膜弥漫性充血；③皮疹（包括单独出现的卡疤红肿）；④四肢末梢改变：急性期手足发红、肿胀，恢复期甲周脱皮；⑤非化脓性颈部淋巴结肿大。

（2）PAN 的诊断：1990 年 ACR 诊断标准如下。①体重下降>4kg（无节食或其他原因所致）；②网状青斑（四肢和躯干）；③睾丸痛和 / 或压痛（非感染、外伤或其他原因所致）；④肌痛、乏力或下肢压痛；⑤多发性单神经炎或多神经炎；⑥舒张压≥90mmHg；⑦血尿素氮>14.28mmol/L 或肌酐 >132.6μmol/L（非肾前因素）；⑧血清乙型肝炎病毒（HBV）标记（HBsAg 或 HBsAb）阳性；⑨动脉造影见动脉瘤或血管闭塞（除外动脉硬化、纤维肌性发育不良或其他非炎性病变）；⑩中小动脉壁见中性粒细胞和单核细胞浸润。EULAR/PReS 标准去除了"乙型肝炎病毒抗原"这一条件，其他诊断条件也做了相应修改即满足"活检证实的小、中动脉坏死性血管炎或动脉造影异常（动脉瘤或动脉闭塞）"的同时，符合以下至少 2 条可诊断：①皮肤改变（网状青斑、皮下结节或其他血管炎性病变）；②肌痛或肌肉触痛；③系统性高血压，高于相应儿童标准；④单发或多发神经炎；⑤尿检异常或肾功能损害；⑥睾丸疼痛或有触痛；⑦血管炎累及其他器官系统如胃肠道、心血管、肺部及中枢神经系统相关临床症状。

PAN 最常见受累器官包括皮肤、肾脏、胃肠道和周围神经。部分患者发病与 HBV 感染相关。其临床表现无特异性，包括发热、体质量下降、贫血、消化道症状及心血管系统改变等。实验室检查可有贫血、白细胞增多、肾功能不全。动脉造影有助于本病的诊断，活组织检查可提高诊断的准确性。注意 PAN 常无肺脏受累，无肾小球肾炎，无 ANCA 阳性。

3. **小血管炎**（SVV） SVV 指主要累及薄壁组织内的小动脉、微动脉、毛细血管及小静脉等小血管的血管炎。儿童常见的为抗中性粒细胞胞浆抗体相关性血管炎（AAV，一种寡或无免疫复合物沉积的坏死性血管炎）和 IgA 性血管炎（IgAV），前者主要包括显微镜下多血管炎（MPA）、肉芽肿性多血管炎（GPA）和嗜酸性肉芽肿性多血管炎（EGPA），后者是儿童最常见的血管炎。MPA 很少出现肉芽肿性炎症，但常见坏死性肾小球肾炎；GPA 指常发生在上下呼吸道的坏死性肉芽肿性血管炎，坏死性肾小球肾炎很常见；EGPA 主要累及中小血管的坏死性血管炎，常引起呼吸道的嗜酸性粒细胞浸润和坏死性肉芽肿，并伴有哮喘和嗜酸性粒细胞增多症。

（1）AAV 和 IgAV 的诊断：MPA 是一种主要累及小血管的寡或少免疫沉积的坏死性血管炎。坏死性肾小球肾炎及肺毛细血管炎常发生，间质性肺炎、肺间质纤维化和肺出血也较多见。诊断主要依赖临床症状和组织病理学检查，当出现以肾脏病变为主的系统性病变时应考虑该病，ANCA 尤其是 MPO-ANCA 阳性有参考价值，确诊依赖于组织活检。1998 年日本的健康劳动福利部（MHLW）制定了 MPA 诊断标准（见表 1-12-5）。对于临床表现快速进展性肾衰竭尤其伴多系统损害症状如肺出血、胃肠出血、颅内出血、皮肤紫癜、血管瘤等应警惕 MPA。肾活检表现为寡免疫复合物坏死性肾小球肾炎。消化道受累也较多见，可由于胃肠道血管炎导致缺血性病变，引起腹痛、不易愈合的溃疡、胃肠道出血等，最为严重的并发症是肠穿孔导致腹膜炎和败血症，少数患者可出现肝功能异常。

表 1-12-5 1998 年日本健康劳动福利部（MHLW）MPA 诊断标准

诊断条目	依据表现
临床症状	（1）快速进展的肾小球肾炎；（2）肺出血；（3）其他器官系统症状：皮肤紫癜、皮下出血、胃肠道出血等
组织学证据	动脉、毛细血管及静脉的坏死性血管炎及血管周围炎性细胞浸润
实验室证据	MPO-ANCA 阳性；CRP 阳性；蛋白尿、血尿、尿素氮及肌酐升高
确诊病例	2 项或以上的临床症状及组织学证据 包括（1）、（2）在内的至少 2 项临床症状及 MPO-ANCA 阳性
疑似病例	3 项临床症状 或 1 项临床症状及 MPO-ANCA 阳性

GPA 的诊断多采用 EULAR/PRcS 标准，符合以下 6 条中的 3 条即可诊断：①尿检异常：显微镜下血尿或红细胞管型；②肾脏活检提示坏死性肾小球肾炎，少或无免疫复合物沉积；③口腔溃疡或化脓性或出血性鼻腔分泌物；④气管或支气管狭窄；⑤不正常的胸部影像学表现：结节，固定的浸润或空洞；⑥PR3-ANCA 阳性。

EGPA 的诊断多采用 1990 年 ACR 标准：①哮喘：发作时可闻及哮鸣音；②副鼻窦异常：急、慢性副鼻窦炎，副鼻窦压痛，或影像学提示副鼻窦混浊；③单神经病变、多发性单神经病变或多神经病变；④X 线表现为非固定的肺部浸润；⑤外周血嗜酸性粒细胞增多，>10%；⑥血管外嗜酸性细胞浸润。以上 6 条标准中符合 4 条或以上可诊断。

2012 年 CHCC 会议将过敏性紫癜更名为 IgAV。IgAV 的诊断标准现都采用 EULAR/PReS 标准，即可触性皮疹（为必备条件）伴以下一项或以上即可确诊：①弥漫性腹痛；②任何部位活检示 IgA 沉积；③急性关节炎 / 关节痛；④肾脏受损表现（血尿和 / 或蛋白尿）。由于部分患儿仅表现为单纯皮疹而无其他症状，因此，2013 年中华医学会儿科学分会免疫学组制定的儿童过敏性紫癜循证诊治指南建议：对于有典型皮疹急性发作的患儿排除相关疾病可以临床诊断，但对于皮疹不典型或未见急性期发作性皮疹者，仍需严格按标准诊断，必要时行皮肤等部位活检以明确诊断。

三、治疗决策

（一）治疗目标

儿童血管炎治疗目标主要是诱导疾病缓解、预防疾病复发、减少药物不良反应及对儿童生长发育影响。

（二）治疗方案

包括诱导缓解治疗和维持治疗。诱导缓解治疗疗程一般 3～6 月，常用方案为糖皮质激素联合静脉注射环磷酰胺（CTX）或霉酚酸酯（MMF），维持治疗采用中小剂量糖皮质激素联合 MMF 或甲氨蝶呤（MTX）或硫唑嘌呤（AZA）疗程 1～3 年。

常用药物如下。

1. 糖皮质激素 为首选治疗药物，其剂量依病情而定。常规剂量 0.5～1.0mg/(kg•d)。危重患者治疗需用大剂量糖皮质激素冲击治疗，常选用甲基强的松龙 15mg/(kg•d)，一般连续使用 3 天后改为常规剂量应用，治疗 6～8 周或病情控制后开始缓慢减量至最小剂量维持。

2. 免疫抑制剂 有肾脏、肺、神经系统及心血管系统等重要脏器受累者，除糖皮质激素外，还应及早加用免疫抑制剂。免疫抑制剂的联合应用有助于激素减量并减少疾病复发。最常用免疫抑制剂为 CTX，常用剂量为 15mg/kg，每 2～4 周 1 次，或 2.5～3.0mg/(kg•d) 每日口服。其疗效确切，常见不良反应为骨髓抑制、肝功损害及性腺抑制，应用过程中应注意监测血常规、肝功能及性激素水平等变化。其他常用免疫抑制剂有硫唑嘌呤、甲氨蝶呤、吗替麦考酚酯、环孢素及他克莫司等。

3. 生物制剂 近年来有研究表明肿瘤坏死因子 -α 拮抗剂、IL-6 受体拮抗剂和 CD20 单克隆抗体对一些类型的血管炎有治疗作用，但尚需研究来进一步证实。目前国际指南主张 AAV 优选 RTX 作为诱导和维持治疗。

4. 其他 有急进性肺、肾损伤及病情危重者可考虑进行免疫吸附、血浆置换、静脉应用大剂量免疫球蛋白等治疗。其他治疗包括根据病情选用抗血小板药物、抗凝药物、降压药物。血管狭窄或血管闭塞可考虑介入或外科治疗。

（三）儿童血管炎活动评分（PVAS）

伯明翰血管炎评分（BVAS）是最常用评价系统性血管炎活动程度的量表。2003 年进行了重新修订形成 BVAS 2003 血管炎评价量表，包含 64 项活动性血管炎临床表现，涉及全身、皮肤、黏膜 / 眼、耳鼻喉、胸部、心血管、腹部、肾脏、神经系统。如近 4 周内有相关临床表现为新发或原有表现出现加重，则考虑疾病活动。当上述症状持续长达 4 周～3 个月之间，则考虑疾病持续。具体内容见表 1-12-6。

表 1-12-6 儿童血管炎活动评分（PVAS）

各脏器系统		持续	新发 / 加重
1. 一般情况	**最高评分**	**2**	**3**
肌痛	弥漫、自发、定位不明的肌肉疼痛或触痛排除纤维性肌痛	1	1
关节痛或关节炎	任一关节疼痛或活动性滑膜炎症状：由于滑膜增生导致的关节内水肿和 / 或伴活动受限的关节积液和 / 或伴活动疼痛或关节触痛	1	1
发热≥ 38.0℃	体温 >38℃，主要指腋下 / 口腔温度（直肠温度需加 0.5℃），并通过培养、血清学、PCR 等方法排除感染因素	2	2
体重下降≥5%	与上次评估相比或近 4 周，体重至少下降 5%，并排除饮食因素	2	2
2. 皮肤	**最高评分**	**3**	**6**
多形性疹	非血液病导致、非坏死性皮疹，并除外过敏 / 药物反应 / 感染	1	1

各脏器系统		持续	新发/加重
青斑	紫色网状、皮下脂肪小叶旁、不规则分布的皮疹，通常位于足边缘，低温时显著，并除外抗磷脂综合征	1	1
脂膜炎	炎症导致的单个或多个有触痛的深部皮下结节，组织活检常常有典型病理表现	1	1
紫癜	皮肤出血点、紫癜、瘀斑或黏膜淤青 非外伤导致的皮肤或黏膜表面的瘀点/瘀斑、可触及的紫癜	1	2
皮肤结节	沿动脉走行分布的皮下结节，通常有触痛	1	1
梗死	小血管炎：甲缘病变、裂片型出血、蚤咬损伤	1	1
溃疡	全层皮肤或皮下组织溃疡/坏死	1	4
坏疽	广泛皮肤/皮下组织/底层组织坏死，手指/指骨或其他器官（鼻、耳）坏死/坏疽	2	6
其他皮肤血管炎	毛细血管渗漏导致的皮下组织肿胀/水肿，雷诺现象	1	1
3. 黏膜/眼	**最高评分**	**3**	**6**
口腔溃疡/肉芽肿	阿弗他口炎，缺血性溃疡和/或口腔肉芽肿炎症，排除其他因素（SLE和感染）	1	2
生殖器溃疡	位于外生殖器或会阴的溃疡，排除感染	1	1
分泌腺炎症	唾液腺（与进食无关的弥漫性、压痛性肿胀）或泪腺炎症，除外其他原因（感染） 专科医生证实更佳	2	4
显著突眼	由眼眶炎症导致的眼球外突，若为单侧，则两眼应至少有2mm的差距，这可能与眼外肌浸润所致的复视相关。发生近视（根据最佳视力测量，见下文）可能也是突眼的一种表现	2	4
红眼巩膜（外层）炎	巩膜炎（通常需专科意见） 可以畏光为首发表现	1	2
红眼结膜炎	结膜炎（除外感染、葡萄膜炎所致红眼，也除外干性结膜炎，后者并非活动性血管炎的表现），通常无需专科意见	1	1
眼睑炎	眼睑炎症，除外其他原因（创伤、感染），通常无需专科意见		
角膜炎	由专科医师评价的中央或外周角膜炎症		
视物模糊	与既往或基线情况相比，最佳视力测量的变化，需要专科意见以进一步评估	2	3
突发性视力缺失	由眼科医生诊断的突发视力缺失	/	6
葡萄膜炎	由眼科医生证实的葡萄膜（虹膜、睫状体、脉络膜）炎症	2	6

续表

各脏器系统		持续	新发 / 加重
视网膜血管炎	专科检查或视网膜荧光血管造影所证实的视网膜血管鞘形成	2	6
视网膜血管血栓形成	视网膜血管动脉或静脉闭塞		
视网膜渗出	眼底镜检查发现视网膜软性渗出（除外硬性渗出）		
视网膜出血	眼底镜检查发现任何部位的视网膜出血		
4. 耳鼻喉	**最高评分**	**3**	**6**
血性鼻腔分泌物 / 鼻腔结痂 / 溃疡和或肉芽肿	鼻镜检查发现的血性、黏液脓性鼻腔分泌物，经常堵塞鼻腔的浅或深棕色结痂，鼻腔溃疡和 / 或肉芽肿性损害	2	4
副鼻窦受累	通常具有病理性影像学证据（CT、MRI、X 线、B 超）的副鼻窦压痛	1	2
声门下狭窄	经喉镜证实因声门下炎症狭窄所致喘鸣和声嘶	3	6
传导性耳聋	经耳镜和 / 或音叉和 / 或测听法证实的因中耳受累所致的听力丧失	1	3
感音神经性耳聋	经测听术证实的因听神经或耳蜗受损所致的听力丧失	2	6
5. 胸部	**最高评分**	**3**	**6**
喘息或呼气性呼吸困难	体检时发现的支气管阻塞	1	2
结节或空腔	经胸片证实的新发肺部病灶	/	3
胸腔积液 / 胸膜炎	胸膜疼痛和 / 或体检发现胸膜摩擦音，或影像学证实的胸腔积液。需除外其他病因（如，感染、肿瘤）	2	4
浸润性病灶	经胸片、CT 证实。需除外其他病因（感染）	2	4
支气管受累	支气管假瘤或溃疡病变，需除外感染、恶性肿瘤。NB：光滑的狭窄性病变包括在 VDI 评分中，声门下损害应记录在耳鼻喉部分	2	4
大咯血 / 肺泡出血	大量肺出血，肺部游走性浸润病灶，尽可能排除其他病因	4	6
呼吸衰竭	需要人工通气的严重呼吸困难	4	6
6. 心血管	**最高评分**	**3**	**6**
无脉	临床发现任何血管无脉；包括可能导致肢体坏死的无脉	1	4
动脉杂音	可听见的杂音、大动脉或主动脉可触及的震颤	1	2
血压差异	四肢血压中任一 >10mmHg	1	2
跛行	由活动诱发的局部肌肉疼痛	1	2
缺血性心脏疼痛	典型的心脏疼痛导致心肌梗塞或心绞痛的临床病史	2	4
心肌病	经超声心动图证实由于室壁运动减弱所致的严重心脏功能损害	3	6

	各脏器系统	持续	新发/加重
充血性心力衰竭	经病史或临床检查证实的心力衰竭	3	6
心脏瓣膜疾病	临床或超声心动图证实的严重的心脏瓣膜（主动脉瓣、肺动脉瓣）异常	2	4
心包炎	心包疼痛和/或体检发现的心包摩擦音	1	3
7. 腹部	**最高评分**	**5**	**9**
腹部疼痛	持续性或反复出现的腹部疼痛，排除血管炎性以外的因素	2	4
腹膜炎	因小肠、阑尾、胆囊等穿孔/梗塞或经放射学/外科/淀粉酶升高证实的胰腺炎所致假性腹膜炎/腹膜炎引起的急性腹痛	3	9
便血或血性腹泻	血便或大便隐血阳性或新近的血性腹泻，排除炎症性肠病、肛裂和其他感染因素	2	6
肠道缺血	严重的、反复发生的腹部疼痛，常常伴有胃肠道出血，并由影像学或手术证实的肠道缺血性坏死，具有典型的血管瘤特征或异常肠系膜血管炎特征	3	9
8. 肾脏	**最高评分**	**6**	**12**
高血压（>95百分位）	收缩压>95百分位	1	4
蛋白尿：>0.3g/24小时	尿蛋白>0.3g/24小时	2	4
血尿：≥5个红细胞/高倍镜，或红细胞沉渣	高倍镜下>10个红细胞，除外泌尿系感染和结石	3	6
GFR 50～80ml/(min·1.73m²)	估算或测量的GFR 50～80ml/(min·1.73m²)	2	4
GFR 15～49ml/(min·1.73m²)	估算或测量的GFR 15～49ml/(min·1.73m²)	3	6
GFR<15ml/(min·1.73m²)	估算或测量的GFR<15ml/(min·1.73m²)	4	8
肌酐上升>10%或GFR下降>25%	由活动性血管炎所致显著肾功能恶化；与既往相比，肌酐上升>10%或GFR下降>25%	/	6
9. 神经系统	**最高评分**	**6**	**9**
头痛	新发、不同以往的且持续性头痛	1	1
脑膜炎/脑炎	除外感染/出血后，因炎症性脑膜炎所致严重头痛，伴有颈抵抗	1	3
器质性意识障碍	有定向力、记忆力或其他智力功能受损，除外代谢性、精神性、药物或毒物因素	1	3
癫痫（非高血压性）	由中枢神经系统血管炎导致的局部运动性、广泛性或精神运动性癫痫发作，需除外特发性癫痫、高热惊厥）	3	9
中风	导致局部神经体征（如轻瘫、无力等）的脑血管意外	3	9
脊髓损伤	横贯性脊髓炎伴下肢无力、感觉缺失（通常存在感觉平面），并伴括约肌失控（直肠和膀胱）	3	9
颅神经麻痹	面神经麻痹、喉返神经麻痹、动眼神经麻痹等，除外感音性耳聋和炎症导致的眼部症状	3	6
外周感觉神经病变	感觉神经病变所致手套或袜套样感觉缺失（除外特发性、代谢性、维生素缺乏、感染性、中毒性、遗传性因素）	3	6

各脏器系统		持续	新发/加重
多发性运动性单神经炎	同时发生的单/多神经炎,仅在运动神经受累时进行评分,除外其他病因(糖尿病、结节病、恶性肿瘤、淀粉样变)	3	9
10. 其他	其他活动性血管炎特征(不适、肺动脉高压、耳软骨膜炎等)		

四、常见问题和误区防范

虽然近年来大家对系统性血管炎有了更深的了解,诊治方面也总结了较多的成功经验,但由于系统性血管炎可累及多器官系统,尤其儿童期发病缺乏特异性,容易漏诊、误诊。因此,对于临床表现为多系统损害,病情进展快的病例,需综合以上各相关诊断标准积极完善相关检查及组织活检,争取早期诊断、早期治疗,最终改善疾病预后。

临床上对不明原因发热、乏力、肢体疼痛、浆膜炎和急性时相反应物增高等全身性炎症表现的患儿应警惕血管炎的可能。如出现以下表现:①皮肤表现:紫癜、溃疡、疼痛性结节、细小梗塞、网状青斑;②呼吸道表现:上呼吸道阻塞、鼻黏膜溃疡、鼻出血、鼻中隔穿孔、鼻骨破坏、咽鼓管阻塞致听力丧失、痰中带血、血氧饱和度下降;③肾脏表现:肾性高血压、镜下血尿、蛋白尿;④神经系统表现:头痛、运动和感觉功能异常、抽搐、意识障碍等脑血管事件;⑤胃肠道表现:腹痛、便血、肠系膜动脉梗死、肠穿孔);⑥心脏表现:心力衰竭、心肌病、心包炎等,尤其是两个及以上系统表现,应考虑系统性血管炎的可能。体格检查需重点关注四肢血压、血管杂音(颈动脉、腋动脉、腹主动脉、肾动脉和髂动脉等部位)、外周脉搏(有无和强弱)、周围神经病变、甲襞检查和眼耳喉鼻检查。

五、热点聚焦

注意部分自身炎症性疾病可表现为血管炎综合征,家族性地中海热主要以 IgA 血管炎和结节性多动脉炎两种血管炎类型为表现;Blau 综合征可表现为白细胞碎裂性血管炎,以 Takayasu 样动脉炎更常见;多数 DADA2 患者伴有中等大小及小动脉受累,临床上易被误诊为结节性多动脉炎;SAVI 临床以血管病变及肺部疾病为主要表现,皮损组织病理多以小血管炎或血管周围炎细胞浸润为主。A20 单倍剂量不足(haploinsufficiency of A20,HA20)可表现为白塞病样综合征,以上疾病除血管炎表现以外,还有全身多系统炎症表现。

(吴小川　周　纬)

第十三节　多发性大动脉炎

培训目标

1. **掌握**　并能独立开展多发性大动脉炎诊断、治疗、管理。
2. **掌握**　实验室及影像学检查技术在哮喘诊断和监测中的应用。
3. **熟悉**　国际和国内多发性大动脉炎指南要点。

一、疾病概述

大动脉炎（Takayasu arteritis，TA）是指主动脉及其主要分支的慢性进行性非特异性炎性疾病。病变多见于主动脉弓及其分支，其次为降主动脉、腹主动脉和肾动脉，通常以受累动脉狭窄或闭塞而导致相应组织或器官供血不足为主要临床表现。临床表现复杂，因受累血管部位、大小、类型及病理特点不同导致临床表现各异常。本病成年人发病率为0.8～2.6/10^6，男女之比为1∶3.2，但其在儿童的发病率尚不清楚。

病因尚不明确。有研究发现，病毒感染可能是诱发因素之一；部分TA与结核同时存在，但抗结核药物对大动脉炎无效，提示大动脉炎发病可能与感染后免疫异常介导的炎症相关。TA的基因背景研究正在探索中。

多发性大动脉炎损害广泛，组织学检查为全层动脉炎，主要累及主动脉及其主要分支、肺动脉、冠状动脉等，呈节段性或不规则性分布的急性渗出、慢性非特异性炎症病变和肉芽肿。早期受累的动脉壁全层有淋细胞、浆细胞、巨噬细胞、中性粒细胞浸润以及成纤维细胞增生。晚期动脉壁病变以纤维化为主，内膜增厚，瘢痕形成，引起血管狭窄，继发动脉硬化和动脉壁钙化伴血栓形成进一步导致管腔闭塞。

二、诊断与鉴别诊断

【临床表现】

1. **临床症状** 少数患者在局部症状或体征出现前可有全身不适、发热、食欲缺乏、恶心、肌痛、关节炎和结节红斑等症状，可急性发作，也可隐匿起病。按受累血管不同，出现相应器官缺血的症状与体征，如头痛、头晕、晕厥、卒中、视力减退、四肢间歇性活动疲劳，肱动脉或股动脉搏动减弱或消失，颈部、锁骨上下区、上腹部、肾区出现血管杂音，两上肢收缩压差>10mmHg（1mmHg=0.133kPa），严重者会出现肢体坏死及坏疽（见文末彩图1-13-1）。

2. **临床分型** 分为五种不同类型：

（1）类型Ⅰ 累及主动脉弓的分支：头臂动脉型（主动脉弓综合征）：主要累及主动脉弓及其分支。颈动脉和椎动脉狭窄和闭塞，可引起脑部不同程度的缺血，出现头昏、眩晕、头痛、记忆力减退，单侧或双侧视物有黑点，视力减退，视野缩小甚至失明。少数患者因局部缺血产生鼻中隔穿孔，上腭及耳郭溃疡，牙齿脱落和面肌萎缩。脑缺血严重者可有反复晕厥、抽搐、失语、偏瘫或昏迷。上肢缺血可出现单侧或双侧上肢无力、发凉、酸痛、麻木，甚至肌肉萎缩。颈动脉、桡动脉和肱动脉搏动减弱或消失（无脉征）。约半数患者于颈部或锁骨上部可听到Ⅱ级以上收缩期血管杂音，少数伴有震颤，但杂音响度与狭窄程度之间并非完全成比例，轻度狭窄或完全闭塞的动脉，杂音不明显。

1）类型Ⅱa 累及升主动脉、主动脉弓和主动脉弓分支：胸-腹主动脉型：由于缺血，下肢出现无力、酸痛、皮肤发凉和间歇性跛行等症状，特别是髂动脉受累时症状最明显。肾动脉受累出现高血压，可有头痛、头晕、心悸。合并肺动脉狭窄者，则出现心悸、气短，少数患者发生心绞痛或心肌梗死。部分患者胸骨旁或背部脊柱两侧可闻及收缩期血管杂音，其杂音部位有助于判定主动脉狭窄的部位及范围，如胸主动脉严重狭窄，于胸壁可见浅表动脉搏动，血压上肢高于下肢。大约80%患者于上腹部可闻及Ⅱ级以上高调收缩期血管杂音，在主动脉瓣区可闻及舒张期杂音。

2）类型Ⅱb 累及胸降主动脉：可单侧或双侧肢体出现缺血症状，伴有动脉搏动减弱或消失，发展至胸降主动脉动脉瘤。可出现疼痛，并放射至左肩颈部以及上肢，多为背部持续性钝痛，很少有剧烈疼痛，疼痛突然加剧则预示破裂可能。对局部会有压迫症状，引起面部颈部肩部静脉曲张，并水肿。

（2）Ⅲ型涉及胸降主动脉、腹主动脉和/或肾动脉：可能会导致出现胸痛，心悸等临床症状，可出现胃肠功能紊乱、腹痛和便血，下肢麻木、疼痛、发凉感觉，易疲劳，间歇性跛行，下肢动脉一侧或两侧搏动减弱或消失，腹部或肾区可听到收缩期杂音，可有左心室增大或出现急性左心力衰竭的体征。高血压为本型的一项重要临床表现，尤以舒张压升高明显，主要是肾动脉狭窄引起的肾血管性高血压；此外，胸降主动脉严重狭窄，使心排出血液大部分流向上肢，可引起上肢血压升高；主动脉瓣关闭不全导致收缩期高血压等。

（3）类型Ⅳ累及腹主动脉和/或肾动脉。

（4）类型Ⅴ是Ⅱb型和Ⅳ型的组合。

本病合并肺动脉受累并不少见，肺动脉高压大多为一种晚期并发症，临床可见心悸、气短，重者心功能衰竭，肺动脉瓣区可闻及血管杂音和肺动脉瓣第2心音亢进。具有上述2种类型特征的，属多发性病变，多数患者病情较重。

【实验室检查】

无特异性实验室指标。红细胞沉降率（ESR）是反映本病疾病活动的一项重要指标。C反应蛋白的临床意义与ESR相同，为本病疾病活动的指标之一。少数患者在疾病活动期可出现外周血白细胞增高或血小板增高，也为炎症活动的一种反应。还可出现慢性轻度贫血，高免疫球蛋白血症较少见。类风湿因子（RF）和抗核抗体（ANA）可呈阳性。血清抗主动脉抗体阳性率可达91.5%，可协助诊断。血清抗内皮细胞抗体阳性也可提示诊断，但不能用于判断病情活动度。如发现活动性结核灶应抗结核治疗，对结核菌素强阳性反应的患者，在经过仔细检查后，仍不能除外结核感染者，可试验性抗结核治疗。

【影像学检查】

1. X线检查　胸部平片可见左心室增大，也可显示主动脉钙化或主动脉扩张，甚至瘤样扩张，降主动脉变细等改变。部分患儿可出现肺血减少。

2. 血管造影　对探测血管解剖结构较敏感，可直接显示受累血管管腔变化、管径大小、管壁是否光滑、受累血管的范围和长度，但不能观察血管壁厚度的改变，无法评估血管变窄的进程。目前血管造影结果仍是诊断TA的金标准。

3. 数字减影血管造影（DSA）　是一种数字图像处理系统，为一项较好的筛选方法。DSA操作较简便，反差分辨率高，对头颅部动脉、颈动脉、胸腹主动脉、肾动脉、四肢动脉、肺动脉及心脏等均可进行此项检查。但其对脏器内小动脉，如肾内小动脉分支显示不清。

4. 超声多普勒检查　在TA无脉症前期即可发现动脉壁增厚，而传统的血管造影检查很难获得阳性结果。超声检查可探查主动脉及其主要分支狭窄、闭塞或瘤样扩张（颈动脉、锁骨下动脉、肾动脉等）以及其血流速度改变，但对其远端分支探查较困难。

5. CT和磁共振成像（MRI）　增强CT可显示部分受累血管的病变，发现管壁强化和环状低密度影提示为病变活动期，MRI还能显示出受累血管壁的水肿情况，有助于判断疾病是否活动。

【诊断标准】

采用1990年美国风湿病学会的分类标准：

1. **发病年龄≤40 岁** 出现与大动脉炎相关的症状或体征时年龄≤40 岁。

2. **肢体间歇性运动障碍** 活动时 1 个或多个肢体出现逐渐加重的乏力和肌肉不适,尤以上肢明显。

3. **肱动脉搏动减弱** 一侧或双侧肱动脉搏动减弱。

4. **血压差>10mmHg（1mmHg=0.133kPa）** 双侧上肢收缩压差>10mmHg。

5. **锁骨下动脉或主动脉杂音** 一侧或双侧锁骨下动脉或腹主动脉闻及杂音。

6. **血管造影异常** 主动脉一级分支或上下肢近端的大动脉造影显示狭窄或闭塞,病变常为局灶、节段性,且不是由动脉粥样硬化、纤维肌发育不良或类似原因引起。

符合上述 6 项中的 3 项或以上者可诊断本病。此诊断标准的敏感性和特异性分别是 90.5% 和 97.8%。

【鉴别诊断】

1. **结节性多动脉炎** 主要累及中、小动脉,尤其是内脏小动脉,引起皮肤、关节、周围神经、胃肠道、肾脏等病变。与大动脉炎侵犯的血管部位不同,故与大动脉炎的临床表现不同。

2. **肾动脉纤维肌发育不良** 是一种原因不明的、节段性、非动脉硬化性和非炎症性动脉病。与 TA 均好发于年轻女性,两者的病变分布相似,都是累及主动脉及其各主要动脉分支,但肾动脉纤维肌发育不良无特异性的炎症表现,造影呈典型的"串珠样改",病理检查显示血管壁中层发育不良。

3. **血栓闭塞性脉管炎**（Buerger 病） 好发于有吸烟史的年轻男性,为周围慢性血管闭塞性炎症。主要累及四肢中小动脉和静脉,下肢较常见。表现为肢体缺血、剧痛、间歇性跛行,足背动脉搏动减弱或消失,游走性浅表静脉炎,重症可有肢端溃疡或坏死等,与大动脉炎鉴别一般并不困难。

三、治疗决策

本病约 20% 为自限性,在发现时疾病已稳定,对这类患者如无并发症可随访观察。对发病早期有上呼吸道、肺部或其他脏器感染因素存在,应有效地控制感染,对防止病情的发展可能有一定的意义。高度怀疑有结核菌感染者,应同时抗结核治疗。对于活动期的患者应以糖皮质激素治疗为基础,积极给予免疫抑制剂及扩血管、改善血循环治疗,如有重要脏器血栓形成迹象,应加强抗凝溶栓治疗。

（一）药物治疗

1. **糖皮质激素** 激素对本病活动仍是主要的治疗药物,单用激素治疗缓解率约 60%。及时用药可有效改善症状,缓解病情。一般口服泼尼松每天 1mg/kg,早晨顿服或分次服用,由于在皮质激素减量过程中常有病情的反复,所以早期不应减量太快,维持 3～4 周后逐渐减量,每 10～15 天减总量的 5%～10%,通常以血沉和 C 反应蛋白下降趋于正常为减量的指标,剂量减至 5～10mg 时,应长期维持一段时间,而且减量期间不主张改为隔天应用。活动性重症者可试用大剂量甲泼尼龙静脉冲击治疗,但要注意激素引起的库欣综合征、感染、高血压、糖尿病、精神症状和胃肠道出血等不良反应,长期使用要防治骨质疏松。

2. **免疫抑制剂** 现多认为激素不能阻止大动脉炎的血管壁慢性纤维化,所以对于有活动性的多发性大动脉炎一经诊断,应积极早日开始免疫抑制剂与糖皮质激素联合治疗,能增强疗效。即使临床缓解,免疫抑制剂维持使用仍应持续较长时间。常用的免疫抑制剂为环磷酰胺、甲氨蝶呤和硫唑嘌呤等。CTX 的应用方案为 $8 \sim 12mg/(kg \cdot d)$，每 2 周连用 2 天为 1 个疗程，6 个疗程后逐渐延长给药间隔，总剂量应尽量 $<200mg/kg$，其主要的不良反应有胃肠道反应、骨髓抑制、脱发、性腺损伤和出血性膀胱炎，用药当天应进行水化（增加补液 $>20ml/kg$）。患儿有严重感染或 $WBC<4.0 \times 10^9/L$ 时应慎用。甲氨蝶呤每周 $5 \sim 25mg$（$10 \sim 5mg/m^2$）静脉注射、肌内注射或口服，不良反应有骨髓抑制、胃肠道反应和肝功能损害等，严重者可导致严重粒细胞和血小板减少甚至再生障碍性贫血。硫唑嘌呤每天口服 $2mg/kg$。有报道环孢素（CsA）、霉酚酸酯（MMF）、来氟米特等有效。MMF 能明显改善 TA 患者的病情和活动度，并且可以减少糖皮质激素的用量，常用剂量为 $15 \sim 30mg/(kg \cdot d)$，不良反应主要为白细胞减少和感染。

3. **生物制剂**　近年来，随着对血管炎病理基础的深入了解，针对免疫细胞和细胞因子进行靶向治疗的生物制剂出现。目前越来越多学者开始使用抗肿瘤坏死因子拮抗剂（TNF），可使大动脉炎患者症状改善、炎症指标好转，获得良好的疗效。其在儿童 TA 中的有效性也得到了证实，但尚缺乏大规模多中心的研究结果，需进一步临床随机对照试验证实，其他治疗效果不佳的情况下，可以试用 B 细胞清除剂利妥昔单抗、IL-6 抑制剂：妥珠单抗（tocilizumab）、T 细胞靶向剂：阿巴西普（abatacept）。

4. **扩血管、抗凝，改善血循环**　在控制炎症发展基础上，使用扩血管、抗凝药物治疗，能部分改善脑、肾等主要脏器因缺血较明显所致的一些临床症状，控制顽固性高血压。如地巴唑 20mg，每天 3 次；阿司匹林 $75 \sim 100mg$，每天 1 次；双嘧达莫 50mg，每天 3 次等。本病的高血压多数属于肾素依赖发生的，使用血管紧张素抑制剂可使血压下降明显。但对于已狭窄的血管扩张作用微弱，甚至可能加重远端缺血，因此对有严重肾动脉狭窄的患者不建议使用 ACE-I 类降压药，可以应用钙离子拮抗剂进行治疗。

（二）经皮腔内血管成形术

血管成形术为大动脉炎的治疗开辟了一条新的途径，目前已应用治疗肾动脉狭窄及腹主动脉、锁骨下动脉狭窄等，获得较好的疗效。

（三）介入及外科手术治疗

手术目的主要是恢复缺血肢体、脑、肾脏及其他重要脏器的血供、切除动脉瘤、处理并发症。手术方式主要有：

1. 单侧或双侧颈动脉狭窄引起的脑部严重缺血或视力明显障碍者，可行主动脉及颈动脉人工血管重建术、内膜血栓摘除术或颈部交感神经切除术。

2. 胸或腹主动脉严重狭窄者，可行人工血管重建术。

3. 单侧或双侧肾动脉狭窄者，可行肾脏自身移植术、血管重建术和支架置入术，患侧肾脏明显萎缩者可行肾切除术。

4. 颈动脉窦反射亢进引起反复晕厥发作者，可行颈动脉体摘除术及颈动脉窦神经切除术。

5. 冠状动脉狭窄可行冠状动脉搭桥术或支架置入术。

6. 动脉瘤的处理应以手术为主，姑息性手术及内科治疗不能防止动脉瘤的再形成，也不能降低再手术的风险，所以根治性手术是最佳的选择。

本病为慢性进行性血管病变，受累后的动脉由于侧支循环形成丰富，故大多数成年患者预后好，无重要并发症的患者 5 年生存率达 95%，有重要并发症的患者 5 年生存率为 $50\% \sim 70\%$。但是儿童 TA 的病死率较高，其预后主要取决于受累血管范围和程度以及高血压和脑供血情况。糖皮质激素联合免疫抑制剂积极治疗可改善预后。大部分患者在诊断时已出现固定的血管病变，这些病变往往不能被药物治疗所逆转。血管造影显示即使在临床缓解期仍有部分患者可出现新的血管病变，警惕部分患者在全身炎症控制后血管病变仍在进展。其并发症有脑出血、脑血栓、心力衰竭、肾衰竭、心肌梗死、主动脉瓣关闭不全、失明等。死因主要为脑出血、肾衰竭。积极改善和减少受累靶器官的损伤将有助于提高患儿的存活率及生活质量。

四、常见问题和误区防范

在临床治疗中发现，由于缺乏对大动脉炎的正确认识，在治疗中存在许多误区，以致影响到了患者疾病的转归，甚至会因错误的认识而导致患者发生心、脑、肾等重要脏器不可逆的病变，出现危及生命的严重后果，甚至危及生命。

误区一：大动脉炎是不治之症或"不死的癌症"：有不少大动脉炎患者，由于对疾病认识不足，加上前期治疗不及时或者是不规范，以致疾病反反复复，症状始终不能得到根本缓解，于是乎，认为自己得了不治之症，有的人更比喻大动脉炎为"不死的癌症"。其实不然，大动脉炎是可治之症。只要通过积极、正规、专业化的治疗，不仅不会因病致死，大多数患者是可以获得临床治愈的，并能正常求学、工作、结婚、生育，以及参加各种有氧运动活动（剧烈活动除外）。

误区二：实验室指标是临床诊断的参考指标，绝对化地追求化验指标正常：这主要来源于对化验指标的机械性理解或理解不充分。血沉、C-反应蛋白、免疫功能指标是患者最关心的检查指标，但数值的高低与患者病情的轻重并绝对不相关，有些情况下，数值高的患者并不一定比数值低的患者病情重，反之，数值低的患者也不一定比数值高的患者病情轻。因此，在治疗期间，大动脉炎患者一定要与临床医生建立良好的沟通渠道，听从医生治疗指导，走出过分追求化验指标的误区，加强慢病管理及患者健康宣教是防范的重要措施。

误区三：血管造影正常血管就没有病变："血管造影正常血管就没有病变"这一认识误区的存在，致使不少患者采取了不恰当的治疗方法、丧失了最佳治疗时机、导致了不可逆的重要脏器损害。在大动脉炎早期阶段，由于动脉内膜没有明显改变，但中膜有淋巴细胞、单核细胞为主的炎细胞浸润，而血管外膜也已发生了炎症反应，因此炎症浸润就会继续向血管内膜蔓延，所以，在血管造影中发现某一部位的病变后，一定要警惕其他部位病变的存在。例如在血管造影中，发现一侧肾动脉狭窄时，也应该想到另一侧肾动脉虽在血管造影上并无明显狭窄，但90%也已经有炎症的存在。临床医生需要准确认识不同类型TA的不同表现，有针对性地选择血管造影及介入治疗。

误区四：对糖皮质激素"双刃剑"的特点认识不足：出于对糖皮质激素的恐慌，患者往往在在需要使用时不愿意使用。合理应用激素治疗是非常重要的，临床医生需要给患者讲明白糖皮质激素的"搭桥"作用，避免患者自行停用导致病变反复；一些接近青春期的TA患儿，认为服用激素会直接影响美观、影响生育，拒绝使用或悄悄自行丢掉激素，可以带来严重的影响。走出这一误区的关键是，正确教育患儿及家长应用并按照治疗原则加减糖皮质激素。

误区五：重症病例对TA的危害性认识不足：重症TA可突发大动脉破裂出血而危及生命，临床医生一定要健康宣教是防范的重要措施。

五、热点聚焦

大动脉炎现有的诊断标准对以肺动脉受累（TA-PAI）为主要表现的 TA 的诊断造成巨大困难。1990ACR 标准以主动脉及分支受累表现作为诊断依据，未包括肺动脉受累的项目。Ishikawa 标准的不同之一是在次要标准中补充了"肺动脉损伤"项目，对 TA-PAI 的重视程度较高。TA-PAI 作为主要症状且合并主动脉系统受累的患者可依据此标准确诊，但 isoPAI 仍被排除在外。正是由于 TA-PAI 临床表现的特殊性，若呆板地套用大动脉炎现有诊断标准，将导致 TA-PAI 临床诊断的困难和对发病率的低估。探索针对 TA-PAI 的新的诊断标准是学界需要重视的一个问题。

治疗大动脉炎的新进展包括在两个方面，第一个是生物靶向治疗，第二个是介入治疗。

首先药物治疗，如果患者在急性活动期应用激素和免疫抑制剂效果不好，目前考虑可以生物靶向治疗，应用抗肿瘤因子拮抗剂。有研究表明用此类药物对治疗大动脉炎有一定的疗效，可以帮助控制病情活动，减轻炎症，改善它的症状，缓解愈后，还可以试用 B 细胞清除剂利妥昔单抗、IL-6 抑制剂：妥珠单抗（tocilizumab）、T 细胞靶向剂：阿巴西普（abatacept）。

第二部分就是介入治疗，介入治疗目前认为皮球囊扩张成形术，它是治疗动脉局限性狭窄或闭塞的一个重要技术。尤其是治疗肾动脉狭窄，应该作为一种首选的治疗手段；另外一个就是在动脉内进行支架的植入术，但是这种介入手术的疗效以及愈后如何还需要更长期的观察，需要患者据自己病情来选择哪种治疗方案。

慢病管理：大动脉炎是一种慢性自身免疫性疾病，需要长期规律有效的慢病管理，对 TA 及其风险因素进行定期检测，连续监测，评估与综合干预管理，注重早期诊断，制定慢病风险预测，预警与综合干预措施及宣教资料。

（李　丰　曾华松）

第十四节　结节性多动脉炎

培训目标

1. **掌握**　并能独立开展结节性多动脉炎的诊断、治疗、管理。
2. **掌握**　组织活检技术及血管造影检查在结节性多动脉炎诊断中的应用。
3. **熟悉**　结节性多动脉炎与各种血管炎的鉴别。

一、疾病概述

结节性多动脉炎（polyarteritis nodosa，PAN）是一种以中小动脉的节段性炎症与坏死为特征的非肉芽肿性血管炎。主要侵犯中小肌性动脉，呈节段性分布，易发生于动脉分叉处，并向远端扩散。由 Kaussmaul 和 Maier 等于 1866 年首次提出，PAN 曾作为小血管炎统称，随着研究的深入，目前各种系统性血管炎如韦格纳肉芽肿、巨细胞动脉炎、显微镜下多血管炎均已独立出来。因此，PAN 实际上是一种罕见的疾病。发病率约为 3.1/10 万人，美国发病率为 1.8/10 万人，英国为 0.46/10 万人，乙肝高发区可达 7.7/10 万人。男性发病率为女性的 2.5～4.0 倍，任何年龄均可发病，成人好发年龄为 40～60 岁，儿童多为 9～11 岁发病。

本病病因未明。部分病例受累血管壁可发现乙型肝炎病毒抗原（hepatitis B virus antigen，HBsAg）、免疫球蛋白和补体沉积，认为乙型肝炎病毒（Hhepatitis B virus，HBV）感染与 PAN 相关，也提示自身免疫在本病中起重要作用。其他病毒［人类免疫缺陷病毒（human immunodeficiency virus，HIV）、巨细胞病毒、微小病毒 B19、嗜人 T 淋巴细胞病毒、丙肝病毒（hepatitis C virus，HCV）等］、细菌（链球菌）、真菌和寄生虫感染或药物过敏（如磺胺、青霉素、血清等）也可致 PAN。最近发现本病尚存在遗传学发病基础，在一个鲁吉亚犹太裔家族中，PAN 患者呈常染色体隐性遗传，在其家系基因组 DNA 中发现编码腺苷脱氨酶（ADA2）的无义突变。毛细胞白血病与 PAN 亦有一定关系，但此种关系的发病机制还不清楚。

本病的病理表现主要包括：

1. **标本外观**　病灶主要累及中小动脉，好发于动脉分叉处，如冠状动脉分支、肾弓型动脉分支、肠系膜动脉的分支等，向远端扩散，部分附近静脉亦可受侵袭。但 PAN 不累及小静脉，一旦小静脉受累，则提示为显微镜下多血管炎。病变呈节段性，受累血管可见多个 2～4mm 灰白色小结节，结节间仍有正常的血管段，典型病例可见沿着动脉分布的串珠状结节。部分标本有血栓形成引起局部组织梗死、萎缩、溃疡或出血，偶见小动脉瘤形成。

2. **组织学改变**　坏死病变从血管中层平滑肌开始，向内外膜扩展，累及动脉全层，各期病变可同时存在，典型过程可分为 4 期：①初期（变性期）：在小动脉中层呈纤维素样变性或透明样变，内膜下水肿和纤维素渗出，内膜细胞脱落。②炎症期：纤维素样变性扩大至血管全层，中层肌纤维肿胀，内膜水肿，管腔狭窄，全层可有中性粒细胞、单核细胞、淋巴细胞及嗜酸性粒细胞浸润引起内弹力层断裂，可有小动脉瘤和动脉血栓形成。内膜增生、血栓形成，动脉管腔狭窄或闭塞，供血组织缺血坏死，此期炎症也可累及相邻静脉。③肉芽形成期：此期以淋巴细胞和浆细胞浸润为主，炎症逐渐吸收，浸润细胞减少，成纤维细胞增殖，从破坏的血管壁外膜开始深入坏死部位，形成肉芽组织。④愈合期：炎症消退，病变血管机化，肌层及内弹力层断裂部分由纤维结缔组织修复替代，肉芽组织纤维瘢痕化，血管壁增厚，管腔狭窄。因血管壁内弹力层破坏，在狭窄处近端因血管内压力增高，血管扩张形成动脉瘤，可呈节段性分布。而沿受累血管分布的直径达 1cm 的动脉瘤性扩张为 PAN 的特征性表现。在不同器官或同一器官的不同部位往往新旧病变同时存在，间以正常血管组织。发生于肌层与内外膜交界处的弥漫性纤维素样坏死是诊断 PAN 的主要依据。由上述血管病变引起的相应组织器官坏死或梗死是 PAN 的重要病理基础。

二、诊断与鉴别诊断

【临床表现】

PAN 为系统性疾病，起病急骤或隐匿，累及全身多组织器官，临床表现复杂多样而缺乏特异性，其特点取决于血管炎病变累及的器官和病变严重程度。轻者仅有局部症状和体征，重者全身多器官损害呈暴发性坏死性血管炎表现。

1. **全身症状**　发病早期以不典型的全身症状多见，全身症状有不规则发热、体重减轻、肌肉疼痛、肢端疼痛、关节痛、腹痛、头痛、乏力、周身不适、多汗等，这些症状可能迅速进展为暴发性疾病。不规则发热、体重减轻、肌肉疼痛见于 90%PAN 患者。

2. **肾脏** 肾脏受累最多见，以肾脏血管损害为主，出现肾血管性高血压，见于1/3的PAN患者，亦可出现肾梗死或肾微小血管瘤。由于肾脏血管弥漫或局部缺血，引起肾功能损害，出现血尿、蛋白尿、少尿或无尿等表现，类似肾小球肾炎，一旦出现提示预后不良。如病检提示肾小球肾炎，则应归属于显微镜下多血管炎（急性肾小球肾炎是微小血管炎的独特表现）。肾梗死或肾动脉瘤破裂会突发严重腰痛。肾脏多发梗死可致急性肾衰竭、肾性恶性高血压而死亡。输尿管周围血管炎和继发性纤维化则可出现单侧或双侧输尿管狭窄。

3. **神经系统** 约75%PAN患者发生神经系统病变，周围神经系统受累多见，约占60%。表现为多发性单神经炎和/或多神经炎、末梢神经炎。PAN常累及腓神经、正中神经、尺神经和坐骨神经等，出现相应神经支配区域的感觉和运动障碍。中枢神经受累不多见，约占40%，临床表现取决于脑组织血管炎的病变部位和范围，可表现为弥漫性或局限性单侧脑或多部位脑及脑干的功能紊乱，出现头痛、眩晕、抽搐、意识障碍、脑血管意外等，一旦出现，则预后不良。

4. **消化系统** 约50%患者出现消化系统受累，根据血管炎的发生部位和严重程度不同而出现不同症状。约1/3的患者出现腹痛，主要为肠系膜血管炎所致。中、小动脉受累可出现胃肠道炎症、溃疡，表现为持续性钝痛，进食后加重，患者可有明显的拒食和体重下降，可伴恶心、呕吐、腹泻甚至血便等。若较大的肠系膜上动脉发生急性损害可导致血管梗死、肠梗阻、肠套叠、肠壁血肿，严重者致肠穿孔或全腹膜炎。偶可合并阑尾炎或胆囊炎，亦可累及肝脏、胰腺等。

肝脏病变发生率在50%左右，病变呈多样性。由HBsAg所引起的肝脏血管炎，轻者症状不明显，重者可表现为慢性活动性肝炎。直接由肝脏血管炎导致的肝炎常表现为大片肝梗死。尸检可发现肝脏大块梗死、肝周围炎、肝硬化和肝脏肉芽肿等病变。

5. **骨骼、肌肉** 约半数患者有关节痛，少数有明显关节炎改变。约1/3患者骨骼肌血管受累而产生恒定肌痛，以腓肠肌痛多见。

6. **皮肤** 有20%～30%PAN患者出现皮肤损害，病变发生于皮下组织中小肌性动脉，表现为痛性红斑性皮下结节，沿血管成群分布，大小约数毫米至数厘米。也可有网状青斑、可触性紫癜、溃疡、远端指/趾缺血性改变。约10%的患者仅有皮肤损害而不伴内脏动脉损害，称为皮肤型结节性多动脉炎，其病程迁延而远期预后较好，虽然组织学类似典型结节性多动脉，但在临床上更类似于过敏性血管炎，仅有少数转为系统性损害。

7. **心脏** 心脏损害发生率为36%～65%，是引起死亡的主要原因之一。冠状动脉常易受累，主要为心肌肥大，与心肌直接受累和高血压相关。尸检心肌梗死发生率达6%，一般无明显心绞痛症状和心电图典型表现。充血性心力衰竭也是心脏受累的主要表现，心包炎约占4%，严重者可出现大量心包积液和心脏压塞。

8. **生殖系统** 睾丸和附睾受累约占30%，卵巢也可累及，以疼痛为主要特征。

9. **其他** 乙肝相关性PAN多在HBV感染后6个月内起病，更易出现严重高血压、肾功能损害、胃肠道受累及睾丸附睾炎，余临床表现同其他PAN。有时血管炎局限于单个器官而不呈系统性累及，称为局限型PAN，累及器官多为阑尾、胆囊、肠道、子宫和睾丸。

【实验室检查】

（一）一般检查

PAN缺乏特异性实验室检查。急性期可有轻度贫血、白细胞增多、血小板增多、血沉增快，常>60mm/h。C反应蛋白增高，且C反应蛋白浓度与疾病活动性呈正相关。补体水平下降，血清白蛋白降低，血清免疫球蛋白增高等。部分患者可见轻度嗜酸性粒细胞增多，如嗜酸性粒细胞显著上升则提示 Churg-Strauss 综合征可能。肾脏损害者尿常规显示血尿、蛋白尿、血肌酐可增高。类风湿因子、抗核抗体可阳性，但滴度较低。部分患者循环免疫复合物阳性，冷球蛋白阳性。1/3 患者 HBsAg 阳性，可有肝功能异常。抗中性粒细胞胞质抗体（antineutrophil cytoplasmic antibodies，ANCA）常为阴性。

（二）影像学检查

1. **彩色多普勒**　中等血管受累，可探及受损血管的狭窄、闭塞或动脉瘤形成，小血管受累者探查困难。

2. **计算机断层扫描（CT）和磁共振成像（MRI）**　较大血管受累者可查及血管呈灶性、节段性分布，受累血管壁水肿等。

3. **静脉肾盂造影**　可见肾梗死区有斑点状充盈不良影像。肾周出血则显示肾脏边界不清和不规则块状影，腰大肌轮廓不清，肾盏变形和输尿管移位。

4. **选择性内脏血管造影**　可见到受累血管呈节段性狭窄、闭塞、动脉瘤和出血征象。动脉瘤最常发生于肾、肝及肠系膜动脉，血管造影可显示多发的囊状小血管瘤。该项检查在肾功能严重受损者慎用。

（三）组织器官活检

组织学发现为中小动脉灶性坏死性血管炎，血管壁伴有炎性细胞浸润。对于有症状的组织可行病理活检，常见的活检组织包括皮肤、腓肠神经、睾丸及骨骼肌。皮肤活检取材应包括真皮层，不宜选用皮肤打孔活检方法。神经和肌肉活检同时进行可提高阳性检出率。肾脏受累者应行肾穿刺活检。

【诊断】

目前国际上对 PAN 的诊断仍采用 1990 年美国风湿病学会（ACR）的修订分类标准，具体包括：①体重下降≥4kg（非节食或其他原因所致）；②网状青斑（四肢和躯干）；③睾丸痛和/或压痛（并非感染、外伤或其他原因引起）；④肌痛、乏力或下肢压痛；⑤多发性单神经炎或多神经炎；⑥舒张压≥90mmhg；⑦血尿素氮>14.3mmol/L 或肌酐>133μmo/L（非肾前因素）；⑧血清乙型肝炎病毒标记（HBsAb 或 HBsAb）阳性；⑨动脉造影见动脉瘤或血管闭塞（除外动脉硬化、纤维肌性发育不良或其他非炎症性病变）；⑩中小动脉壁活检见中性粒细胞和单核细胞浸润。上述 10 条中至少有 3 条阳性者可诊断为 PAN。其诊断的敏感性和特异性分别为 82.2% 和 86.6%。但该标准实际上并不能区分显微镜下多血管炎，需引起注意。因此，1993 年美国 Chapel-Hill 会议再次对 PAN 进行了严格定义，包括以下三点：①中等大小肌性动脉受累，即 PAN 不累及微小动脉、毛细血管或静脉系统。换言之，PAN 不应伴肾小球肾炎、肺毛细血管炎、深静脉血栓形成等表现。②PAN 为非肉芽肿性的坏死性血管炎，借此从病理上区别于以肉芽肿性血管炎为表现的韦格纳肉芽肿、巨细胞动脉炎、Churg-Strauss 综合征等其他系统性血管炎；③ANCA 通常阴性。

【鉴别诊断】

本病临床表现多样，需与各种感染性疾病，如感染性心内膜炎、原发性腹膜炎、胆囊炎、胰腺炎、内脏穿孔、消化性溃疡、出血、肾小球肾炎、冠心病、多发性神经炎、恶性肿瘤及结缔组织病继发的血管炎相鉴别。典型的 PAN 还应注意与显微镜下多血管炎、变应性肉芽肿性血管炎和冷球蛋白血症等相鉴别。

1. **显微镜下多血管炎**　以小血管（毛细血管、小静脉、小动脉）受累为主，可出现急进性肾炎和肺毛细血管炎、肺出血。周围神经受累较少，占 10%～20%。pANCA 阳性率较高，占 50%～80%。与 HBV 感染无关，治疗后复发率较高，血管造影常无异常，确诊依靠病理诊断。

2. **变应性肉芽肿性血管炎**（Churg-Strauss Syndrome） 病变可累及中、小口径的肌性动脉，也可累及小动脉、小静脉，肺血管受累多见，血管内和血管外有肉芽肿形成，外周血嗜酸性粒细胞增多，病变组织嗜酸性粒细胞浸润，既往有支气管哮喘和 / 或慢性呼吸道疾病的病史。如有肾受累则以坏死性肾小球肾炎为特征，2/3 患者 ANCA 阳性。

三、治疗决策

目前该病主要用糖皮质激素联合免疫抑制剂治疗，根据病变部位、疾病阶段性、严重程度以及有无并发症来决定具体治疗方案。1996 年，法国学者提出 FFS（five factor score）方法评估 PAN 临床活动度：①蛋白尿>1g/24h；②肾功能不全，sCr>140μmol/L；③心脏损害；④消化系统受累；⑤中枢神经系统受累。2011 年将 FFS 评分方法调整为 4 个评估要点：①肾功能不全，sCr>140μmol/L；②心脏损害；③消化系统受累；④年龄大于 65 岁。满足 1 项评 1 分。FFS=0 分，5 年死亡率为 12%。FFS=1 分，5 年死亡率为 26%，FFS=2 分，5 年死亡率为 46%。该评估方法有助于指导治疗，评估预后。

1. **糖皮质激素** 是治疗本病的首选药物，轻症患者（FFS=0）或单纯皮肤型 PAN，可单用泼尼松治疗，初始剂量为 1mg/kg，3～4 周后，如临床症状缓解、ESR 恢复正常，可逐渐减量。一般每 2～4 周减量 5～10mg，直至 5～10mg/d 维持至少 1 年。病情严重者急性期给予大剂量激素冲击后改泼尼松口服，激素使用有个体化差异，如与免疫抑制剂联用，激素减量可稍快。

2. **免疫抑制剂** 若单用激素治疗一个月后未见改善、病情复发或重症 PAN（FFS≥1）者，应采用激素和环磷酰胺联合治疗。环磷酰胺剂量为 2～3mg/（kg·d），也可隔天 200mg 静脉滴注或按 0.5～1.0g/m² 体表面积静脉冲击治疗，每 3～4 周 1 次，连用 6～8 个月，根据病情以后每 2～3 个月 1 次至病情稳定 1～2 年后停药。用药期间应监测药物不良反应，定期检查血、尿常规，肝肾功能。其他免疫抑制剂如硫唑嘌呤、甲氨蝶呤、苯丁酸氮芥、环孢素、霉酚酸酯、来氟米特等也可选用。

3. **PAN 合并乙型肝炎（HBV）的治疗** 早期给予激素控制病情［如 1mg/（kg·d），疗程 1 周］后快速减撤激素，结合抗病毒治疗（如干扰素、拉米夫定等），并同时进行血浆置换。该方案可使 80%PAN 合并 HBV 感染者得到缓解。激素加免疫抑制剂治疗容易引起肝炎病毒复制，在本类患者中属于相对禁忌。

4. **免疫球蛋白和血浆置换** 重症 PAN 患者可用大剂量免疫球蛋白冲击治疗，200～400mg/（kg·d）静脉注射，连用 3～5 天，必要时每 3～4 周重复 1 次。血浆置换能在短期内清除血液中大量免疫复合物，对重症患者有一定疗效。还应同时联合使用激素和免疫抑制剂。

5. **血管扩张剂、抗凝剂** 如出现血管闭塞性病变，可加用阿司匹林 50～100mg/d，双嘧达莫 25～50mg 每天 3 次，低分子肝素、丹参等。对高血压患者应积极控制血压。

6. **生物制剂** 近年来有多个生物制剂如肿瘤坏死因子（TNF-α）拮抗剂、托珠单抗治疗 PAN 的报道，但仍不能替代激素和环磷酰胺治疗。生物制剂在 PAN 中的应用仍有待进一步研究。

四、常见问题和误区防范

PAN 发病率低，临床表现多变，进展快慢不等，且缺乏特异性的实验室指标，即使是风湿免疫专科医师，在患者未出现典型症状之前，也容易误为各种感染、消化系统疾病、肾小球肾炎、冠状动脉粥样硬化性心脏病、血栓、多发性神经炎、恶性肿瘤等，甚至漏诊。未治疗的 PAN 预后很差，早期诊断及治疗能极大提升存活率。因此，在临床工作中，当患者有不明原因的发热、腹痛、肾衰竭或高血压时，或当疑似肾炎或心脏病患者伴有嗜酸性粒细胞增多或不能解释的症状和关节痛、肌肉压痛与肌无力、皮下结节、皮肤紫癜、腹部或四肢疼痛或迅速发展的高血压时，应考虑 PAN 的可能性。全身性疾病伴原因不明的对称或不对称累及主要神经干，如桡神经、腓神经、坐骨神经的周围神经炎，亦应排除 PAN。可进一步行病变组织病理活检或选择性内脏动脉造影检查明确诊断及病变范围，如其他部位不能提供诊断所需的标本，应提倡作睾丸活检（镜下损害以此处多见）。以尽早制订合适和治疗方案，改善预后。

五、热点聚焦

病毒感染是 PAN 发生的重要诱因之一，其中以 HBV、HCV 及 HIV 感染多见。糖皮质激素是治疗 PAN 的一线药物，对合并病毒感染的 PAN 治疗，是否选择激素，还是存在一定的争议。在过去很多年中，HBV-PAN 与非病毒感染 PAN 采用同种治疗方案，即接受激素和免疫抑制剂治疗，从而导致 PAN 病情难以控制，且 HBV 病毒复制，还会增加肝病慢性化和肝硬化发生的概率，目前已不再提倡这种治疗。对于轻症的 HBV-PAN 患者，抗病毒药物（如拉米夫定或 α- 干扰素）可作为一线治疗。而重症 HBV-PAN 患者，可以短期使用激素（泼尼松 1mg/（kg•d）×1 周），并联合血浆置换，直到获得 HBV 血清转换，提示抗病毒治疗有效。轻症 HCV-PAN 和 HIV-PAN 患者亦应给予抗病毒治疗。重症 HCV-PAN 患者的治疗则可采用 HCV- 相关冷球蛋白血症相关血管炎的治疗方案，包括抗病毒（α- 干扰素和利巴韦林）、肾上腺皮质激素，联合免疫抑制剂（CTX、利妥昔单抗等）。HIV-PAN 患者对治疗反应更为理想，可使用小剂量激素[0.5mg/（kg•d）]，并联合使用强效抗病毒治疗，但很少使用 CTX 等细胞毒药物。PAN 合并细小病毒感染者较少见，但对静脉丙种球蛋白治疗效果好。临床工作中要掌握好原发病治疗与继发病毒感染治疗的平衡。

早期发现，早期治疗尤为重要。未经治疗的 PAN 预后极差，5 年生存率仅为 13%。年龄>50 岁者预后差。HBV 感染的 PAN 患者生存率低于无 HBV 感染者。应用激素和免疫抑制剂治疗 PAN 后，患者的 5 年生存率提高至 80%。常见的死亡原因包括心、肾或其他重要脏器衰竭，感染、胃肠道并发症或动脉瘤破裂等。

（谢 颖 曾华松）

第十五节 肉芽肿性多血管炎（韦格纳肉芽肿）

培训目标

1. 掌握 肉芽肿性多血管炎的诊断、治疗。
2. 熟悉 肉芽肿多血管炎的鉴别诊断。

一、疾病概述

肉芽肿性多血管炎（granulomatosis with polyangitis，GPA）是一种多器官、系统受累的坏死性肉芽肿性血管炎，曾用名韦格纳肉芽肿病（Wegener granulomatosis，WG），最初由Friedrich Wegener 提出，描写一组表现为上呼吸道病变，随后死于肾衰的病人，由此得名WG。在 2012 年 Chapel Hill 共识会议（Chapel Hill Consensus Conference，CHCC）根据最新研究对血管炎的定义作了重新修订，将该病以病因命名为 GPA 取代了以人名命名的 WG。GPA 属于自身免疫性疾病，为抗中性粒细胞胞浆抗体（antineutrophilcytoplasmie antibodies，ANCA）相关性小血管炎，临床上以上下呼吸道坏死性肉芽肿病变、播散性坏死性小血管炎和肾小球肾炎为主要特征。典型患者表现为上、下呼吸道病变和肾炎三联症。常表现为鼻和鼻旁窦炎、肺病变及进行性肾衰竭。临床通常将具有典型三联症者称为全身型，而把仅有呼吸道病变而无肾脏损害者称为局限型。GPA 较罕见，可发生于任何年龄，多数在 20～50 岁发病，偶见于青少年，性别差异不显著。我国目前尚缺乏对该病的发病率统计。在欧美国家年发病率为（0.3～1.0）/10 万，多数为高加索人。GPA 病因尚不明确，通常被认为是有一定遗传背景的人群，由感染、环境、化学性、毒性或药物等因素触发。①感染：包括耳、鼻和呼吸道的细菌、分枝杆菌、真菌或病毒感染，其中鼻腔携带金黄色葡萄球菌是 GPA 致病的常见触发因素。②环境：吸入污染物、吸烟、毒素、化学品等和接触汞或铅等金属是导致 GPA 发病的环境触发因素。③药物：此种类型所致 GPA，通常与用药有一定相关性，停药可能缓解。已知可诱导 ANCA 血管炎的药物有：抗生素（头孢噻肟、米诺环素）、抗甲状腺药物（苄基硫脲嘧啶、卡比咪唑、甲巯唑、丙硫脲）、肿瘤坏死因子 α 拮抗剂（阿达木单抗、依那西普、英夫利昔单抗）、精神类药（氯氮平、噻唑嗪）、其他药物（别嘌呤醇、可卡因、左旋咪唑、苯妥英钠和磺胺吡啶）等。④遗传：与 GPA 有一级亲属关系的人患病风险相对增加，目前研究发现某些基因变异及单核苷酸多态性可能导致 GPA。

发病机制尚不十分清楚。目前多数学者支持免疫介导损伤机制，认为 GPA 是一种自身免疫性疾病。依据主要有：①患者血清中存在 ANCA，其中细胞质染色型 ANCA（c-ANCA）对本病有高度特异性，且抗体的滴度与疾病活动程度有极强而且特异的相关性，病情缓解后，c-ANCA 滴度下降或消失，复发时可再次出现，提示 ANCA 在 GPA 发病中起重要作用。ANCA 与位于中性粒细胞胞质、单核细胞和血管内皮细胞表面的蛋白酶 3 结合，引起中性粒细胞呼吸暴发，单核细胞释放细胞因子和抗体依赖性细胞介导的细胞毒作用，从而导致血管内皮损伤，发生血管炎。②患者有高丙种球蛋白血症及循环免疫复合物，毛细血管壁有免疫复合物沉积，而这些免疫复合物可导致肾脏和小血管损伤。③对免疫抑制疗法效果显著。

二、诊断与鉴别诊断

【临床表现】

GPA 的临床表现复杂多样，典型表现为鼻及副鼻窦炎、肺部浸润和肾脏病变三联症。90% 的患儿首发为上下呼吸道症状。在患病初期常出现一些非特异性的全身症状，发热、疲劳、抑郁、食欲缺乏、体质量下降、关节痛、盗汗、尿色改变和虚弱，其中发热最常见。许多患儿还有一些季节性过敏症状。

1. **头颈部表现**

（1）耳：以耳部为首发症状者约占患儿的 1/3，有的耳部病变是 GPA 的最初及唯一表现。外耳、中耳及内耳均可受累。外耳受累者少。可出现耳郭红斑、水肿、触痛而被误诊为复发性多软骨炎。双侧或单侧分泌性中耳炎是 GPA 最常见的耳部表现，由咽鼓管阻塞及鼻咽部侵犯所致。慢性化脓性中耳炎则是 GPA 病变直接侵犯中耳和乳突腔所致，常见的症状有乳突区压痛、耳漏及传导性耳聋等。如病变侵蚀破坏颞骨可导致脑神经麻痹及脑膜炎等并发症。

（2）鼻：鼻及鼻窦是头颈部受累发生率最高的部位。随着病变发展，最终上呼吸道受累率可达 90% 以上。临床早期症状不典型，患者仅觉有迁延不愈的上呼吸道感染症状如鼻塞、鼻背部疼痛、流涕等。随着病变发展，可出现恶臭的鼻腔分泌物，反复鼻出血，嗅觉减退或缺失甚至全鼻塌陷。病变累及鼻中隔前下部的克氏静脉丛可导致严重的软骨坏死，鼻中隔穿孔和鞍鼻。鼻腔检查活动期患儿可见鼻内结痂，鼻黏膜肿胀、增厚、糜烂甚至溃疡，有肉芽肿形成及鼻窦炎征象。

（3）喉及气管：声门下狭窄是 GPA 在喉及气管最主要的表现。主要症状是声嘶、喘鸣和呼吸困难。发生率为 17%～23%。肉芽肿病变局限于声门下，声门往往免于受累，但可以向下累及气管。喉镜检查可见典型的声门下环形狭窄，表面为红色的黏膜或糜烂的肉芽组织。

（4）口腔：GPA 较少累及口腔，最常见的表现是口腔及咽黏膜深处的非特异性溃疡，发生率为 2%～6%。有学者报道草莓样齿龈增生是 GPA 在口腔的特征性表现，开始是齿间的紫红色粒状乳头，进一步发展，齿龈增生扩展至牙周组织，可引起牙齿松动或脱落。其他的表现有慢性黏膜炎症、肉芽肿、口腔上颌窦瘘、颌骨坏死等。

2. **肺部** 肺部受累是 GPA 基本特征之一，约 50% 的患者在起病时即有肺部表现，80% 以上的患者将在整个病程中出现肺部病变。胸闷、气短、咳嗽、咯血以及胸膜炎是最常见的症状。大量肺泡性出血较少见，一旦出现，则可发生呼吸困难和呼吸衰竭，危及生命。约 1/3 的患者肺部影像学检查有肺内阴影，可缺乏临床症状。查体可有叩诊浊音、呼吸音减低以及湿啰音等体征。因为支气管内膜受累以及瘢痕形成，55% 以上的患者在肺功能检测时可出现阻塞性通气功能障碍，另有 30%～40% 的患者可出现限制性通气功能障碍以及弥散功能障碍。

3. **肾损害** 大部分病例有肾脏病变，为部分或大部分肾小球受累，多呈坏死肉芽肿性肾小球肾炎，出现蛋白尿，红、白细胞及管型尿，进行性肾功能不全，严重者伴有高血压和肾病综合征，最终可导致肾衰竭，是 GPA 的重要死因之一。无肾脏受累者称为局限型 GPA。在 GPA 在起病时，仅有 20% 的患儿发生肾小球肾炎，但实际上，约 80% 患儿在其病程的某个时候可以出现肾小球肾炎。

4. **眼** GPA 可累及眼的任何结构，表现为眼球突出、视神经及眼肌损伤、结膜炎、角膜溃疡、巩膜外层炎、虹膜炎、视网膜血管炎、视力障碍等。可见结膜炎、巩膜炎、角膜溃疡、葡萄膜炎及眼球突出等，甚至引起失明。

5. **神经系统** 很少有 GPA 患者以神经系统病变为首发症状，但仍有约 1/3 的患者在病程中出现神经系统病变。颅内肉芽肿病变及血管炎可使中枢神经系统受累，可累及脑神经、脑膜、脑室等，而出现器质性脑综合征、精神症状、偏盲和偏瘫。周围神经的血管炎可引起周围神经炎，以外周神经病变最常见，也可以是 GPA 的首发和早期病变。多发性单神经炎是主要的病变类型，临床表现为对称性的末梢神经病变。肌电图以及神经传导检查有助于外周神经病变的诊断。

6. 皮肤 多数患者有皮肤黏膜损伤，表现为下肢可触及的紫癜、多形红斑、斑疹、瘀点（斑）、丘疹、皮下结节、坏死性溃疡形成以及浅表皮肤糜烂等。其中皮肤紫癜最为常见。

7. 关节 关节病变在 WG 中较为常见，约 30% 的患者发病时有关节病变，全部病程中可有约 70% 的患者关节受累。多数表现为关节疼痛以及肌痛，1/3 的患者可出现对称性、非对称性以及游走性关节炎（可为单关节或多关节的肿胀和疼痛）。

8. 其他 WG 也可累及心脏而出现心包炎、心肌炎。胃肠道受累时可出现腹痛、腹泻及出血；尸检时可发现脾脏受损（包括坏死、血管炎以及肉芽肿形成）。

【实验室检查】

1. 非特异性实验室检查 患儿可有贫血、白细胞和血小板增多。血沉（ESR）及 C 反应蛋白（CRP）增高，ESR 和 CRP 与疾病的活动相关，可用于疾病的活动性检测。肾脏受累时尿常规可见蛋白尿、血尿和红细胞管型。有肾功能不全时，血尿素氮及肌酐增高。

2. c-ANCA ANCA 是指与中性粒细胞及单核细胞胞浆中溶酶体酶发生反应的抗体，存在胞质型（cANCA）和核周型（pANCA）两种亚型，前者抗原主要是蛋白酶 -3（PR3-proteinase），与 GPA 有极强而特异性的相关性。研究表明 cANCA 在 GPA 活动期敏感性为 87%～95%，特异性为 97%～99.9%，静止期敏感性为 63%，特异性为 99.5%。但 cANCA 不是 GPA 所特有，也并非完全体现疾病的活动性。核周性（pANCA）抗原主要为髓过氧化物酶（MPO），多见于肾小球肾炎、各种形式的血管炎和结缔组织病，不如 cANCA 具有诊断特异性。

3. 活检 目前仍是诊断 GPA 的主要方式。据统计，约 30% 的 ANCA 阴性的患儿是经病理学诊断的。但活检并非总能观察到 GPA 的三个典型组织学特征（坏死、肉芽肿性炎及血管炎）。鼻腔、鼻窦组织活检往往可以获得较满意的结果，而喉、口腔、外耳及中耳则很少能获得有价值的结果。必要时可反复多次，多部位（如肺、肾、肌肉、皮肤、腓神经等）进行活检。

4. 影像学 约 1/3 的病例尽管没有下呼吸道症状，但胸片检查却可发现异常。因此考虑或怀疑有 GPA 的患者应该常规接受胸片检查。GPA 的肺部病变在 CT 上具有"三多"的特点：多发、多形及多变。肺内多发结节并结节内空洞形成，增强扫描呈边缘性强化。部分患儿有肺泡浸润病变及供养血管征。GPA 的结节大小一般在 2～3 个月内无明显变化，后逐渐缩小，出现针尖样突起，洞壁逐渐变薄，边缘变锐利，最后纤维化闭塞，遗留少许瘢痕。当病变活动时又可出现一批新的类似病灶，这种病灶的形态、大小随病变活动而变化的规律对 GPA 的诊断具有重要意义。GPA 的鼻部 X 线检查可见鼻骨破坏，鼻及鼻窦的 MRI 有助于 GPA 的诊断，早期鼻腔鼻窦黏膜增厚，后期肉芽肿形成表现为低密度信号。CT 对骨质破坏及鼻部病变脑内扩散的病例有帮助。

【病理】

典型的 GPA 主要病理特征为肉芽肿、血管炎和局灶性坏死三联症。GPA 肉芽肿特征是多种细胞浸润的异质性炎性反应，其中心常存在血管壁纤维素样坏死，周围以巨噬细胞聚集为主，伴有单核细胞浸润，并有上皮样细胞、多核巨细胞及成纤维细胞增生，细胞聚集较多时，即被称为肉芽肿性结节。血管炎可以发生在动脉、静脉和毛细血管上，直径多 <0.5cm。病变中常不止一种类型血管受累，主要是血管慢性炎性反应，表现为血管壁全层有淋巴细胞和浆细胞为主的炎细胞浸润，弹力纤维染色可见血管壁弹力纤维破坏；也可以是急性炎性反应，表现为血管壁全层有以中性粒细胞为主的炎细胞浸润。坏死可以形成

中性粒细胞微脓肿和地图样坏死,中性粒细胞微脓肿可能是坏死的早期形式,直径≤1mm,呈针状或斑点状;地图样坏死中央为嗜碱性、颗粒状,伴有不规则边界,形状不规则,直径>1mm,坏死结节周围是栅栏状排列的组织细胞和多核巨细胞。必须注意的是,没有一种病理对韦格纳肉芽肿是特异性的,所以病理检查在有些情况下对诊断只能起到一定的辅助作用。

【诊断标准】

GPA 的诊断主要是依据临床表现、实验室检查和组织病理学证实的坏死性肉芽肿性血管炎。临床广泛采用 1990 年美国风湿病学院(ACR)分类标准:①鼻或口腔炎症:痛性或无痛性口腔溃疡,脓性或血性鼻腔分泌物;②X 线胸片异常:胸片示结节、固定浸润病灶或空洞;③尿沉渣异常:镜下血尿(RBC>5 个 /HP)或出现红细胞管型;④病理性肉芽肿性炎性改变:动脉壁或动脉周围或血管(动脉或微动脉)外区有中性粒细胞浸润。符合 2 条或 2 条以上时可诊断为。诊断的敏感性和特异性分别为 88.2% 和 92.0%。但因为当时检测 ANCA 的技术尚未得到广泛应用,所以该标准没有涉及 ANCA 的内容。

在参考成人 ANCA 相关性血管炎诊断和分类标准基础上,结合儿童数据,先后制定了 2006 年欧洲抗风湿联盟 - 欧洲儿童风湿病协会(EULAR-PReS)血管炎分类标准、2008 年 EULAR-PReS- 国际儿童风湿病学试验组织(PRINTO)标准、2017 年 EULAR- 美国风湿病协会(ACR)临时分类标准。其中关于 GPA(曾用名 WG)的诊断和分类标准见表 1-15-1。

表 1-15-1 儿童 GPA(WG)主要诊断和分类标准

AAV 分类标准	具体诊断和分类标准
2006 年 EULAR/PReS	儿童 WG 符合 6 条中 3 条可诊断:①尿检异常;②活检提示肉芽肿性炎症;③鼻窦炎症;④声门下、气管或气管内狭窄;⑤胸部 X 线或 CT 异常;⑥PR3-ANCA 或 c-ANCA 阳性。
2008 年 EULAR/PReS/RPINTO	儿童 GPA 符合 6 条中 3 条可诊断:①组织病理学提示动脉壁、动脉周围或血管外部位有肉芽肿性炎症;②上呼吸道受累:慢性脓肿或血性鼻腔分泌物、或反复鼻出血、肉芽肿、鼻中隔穿孔或鞍鼻畸形、慢性或反复鼻窦炎;③声门下、气管或支气管狭窄;④肺部受累:胸部 X 线或 CT 提示结节、空洞或固定浸润;⑤肾脏受累:晨尿尿蛋白 2 + 或 24h 尿蛋白 >0.3g 或尿蛋白 / 肌酐 >30mg/mg;尿沉渣提示血尿、红细胞管型;肾脏病理提示少或寡免疫复合物沉积的坏死性肾小球肾炎;⑥免疫荧光或酶联免疫吸附试验提示 ANCA 阳性,包括 MPO-ANCA、PR3-ANCA、C-ANCA 和 P-ANCA。
2017 年 EULAR/ACR	9 项总分≥5 分可诊断:①鼻腔血性分泌物、溃疡、鼻痂、或鼻窦 - 鼻腔充血或不通畅(3 分);②鼻息肉(-4 分);③听力丧失或下降(1 分);④软骨受累(2 分);⑤咽红或眼痛(1 分);⑥C-ANCA、PR3-ANCA 抗体阳性(5 分);⑦嗜酸性粒细胞计数≥1×10⁹/L(-3 分);⑧胸部影像学提示结节、包块或空洞形成(2 分);⑨活检见到肉芽肿表现(3 分)。

GPA 在临床上常被误诊,为了能早期诊断,对有以下情况者应反复进行活组织检查:不明原因的发热伴有呼吸道症状;慢性鼻炎及鼻旁窦炎,经检查有黏膜糜烂或肉芽组织增生;眼、口腔黏膜有溃疡、坏死或肉芽肿;肺内有可变性结节状阴影或空洞;皮肤有紫癜、结节、坏死和溃疡等。

【鉴别诊断】

1. **肺结核** 多有结核中毒症状,肺部结核感染常见。胸片可见结核浸润或结节。一般空洞较小，洞壁较厚，壁内可见斑点状钙化，结节周围可见斑点状或条索状纤维钙化灶。活检为干酪样坏死。血清 cANCA 阴性。

2. **显微镜下多血管炎**（microscopic polyangiitis，MPA） 是一种主要累及小血管的系统性坏死性血管炎，可侵犯肾脏、皮肤和肺等脏器的小动脉、微动脉、毛细血管和小静脉。常表现为坏死性肾小球肾炎和肺毛细血管炎。累及肾脏时出现蛋白尿、镜下血尿和红细胞管型。ANCA 阳性是 MPA 的重要诊断依据，60%～80% 为髓过氧化物酶（MPO）-ANCA 阳性，荧光检测法示核周型 P-ANCA 阳性，胸部 X 线检查在早期可发现无特征性肺部浸润影或小泡状浸润影，中晚期可出现肺间质纤维化。

3. **变应性肉芽肿性血管炎**（Churg-Strauss syndrome，CSS） 有重度哮喘；肺和肺外脏器有中小动脉、静脉炎及坏死性肉芽肿；周围血嗜酸性粒细胞增高。GPA 病与变应性肉芽肿性血管炎均可累及上呼吸道，但前者常有上呼吸道溃疡，胸部 X 线片示肺内有破坏性病变如结节、空洞形成，而在变应性肉芽肿性血管炎则不多见。GPA 病灶中很少有嗜酸性粒细胞浸润，周围血嗜酸性粒细胞增高不明显，也无哮喘发作。

4. **淋巴瘤样肉芽肿病**（lymphomatoid granulomatosis） 是多形细胞浸润性血管炎和血管中心性坏死性肉芽肿病，浸润细胞为小淋巴细胞、浆细胞、组织细胞及非典型淋巴细胞，病变主要累及肺、皮肤、神经系统及肾间质，但不侵犯上呼吸道。

5. **肺出血-肾炎综合征**（Goodpasture syndrome） 是以肺出血和急进性肾小球肾炎为特征的综合征，抗肾小球基底膜抗体阳性，由此引致的弥漫性肺泡出血及肾小球肾炎综合征，以发热、咳嗽、咯血及肾炎为突出表现，但一般无其他血管炎征象。本病多缺乏上呼吸道病变，肾病理可见基底膜有免疫复合物沉积。

6. **复发性多软骨炎** 复发性多软骨炎是以软骨受累为主要表现，临床表现也可有鼻塌陷、听力障碍、气管狭窄，但该病一般均有耳郭受累，而无鼻窦受累，实验室检查 ANCA 阴性，活动期抗 Ⅱ 型胶原抗体阳性。

三、治疗决策

【治疗】

治疗可分为 3 期，即诱导缓解、维持缓解以及控制复发。GPA 治疗方案应结合疾病本身病程特点、疾病活动程度、受累器官系统及其严重程度、合并症等情况充分平衡获益和风险，制定最佳的个体化治疗方案。

1. **糖皮质激素** 活动期用泼尼松 1.0～1.5mg/(kg•d)。用 4～6 周病情缓解后逐渐减量并以小剂量维持。对严重病例如中枢神经系统血管炎、呼吸道病变伴低氧血症如肺泡出血、进行性肾衰竭，可采用冲击疗法：甲泼尼龙 15～30mg/(kg•d)，最大剂量 1g/d，连用 3 天，第 4 天改口服泼尼松 1.0～1.5mg/(kg•d)，然后根据病情逐渐减量。

2. **免疫抑制剂**

（1）环磷酰胺：环磷酰胺是治疗本病的基本药物，本品在体外无活性，进入体内后先在肝脏中经微粒体功能氧化酶转化成醛磷酰胺，而醛酰胺不稳定，在细胞内分解成酰胺氮芥及丙烯醛，酰胺氮芥对细胞有细胞毒作用。环磷酰胺是双功能烷化剂及细胞周期非特异性药物，可干扰 DNA 及 RNA 功能，尤以对前者的影响更大，它与 DNA 发生交叉联结，抑制 DNA 合成。可使用 1 年或数年，撤药后患者能长期缓解。通常给予口服环磷酰胺 1～3mg/(kg•d)。也可用环磷酰胺 200mg 隔天 1 次。对病情平稳的患者可用 1mg/(kg•d) 维持。对严重病例给予环磷酰胺按 0.5～1.0g/m² 静脉冲击治疗,每 3～4 周 1 次。用药期间注意观察不良反应,如骨髓抑制、继发感染等。使用时嘱患者大量饮水,以避免出血性膀胱炎的发生。

(2)硫唑嘌呤:为嘌呤类似药,6- 巯基嘌呤和其前体药物如硫唑嘌呤,两者均为无活性的前体药物,需要在细胞内激活为活性的细胞毒性代谢产物:6- 巯鸟嘌呤。一般用量为 2～2.5mg/(kg·d),总量不超过 200mg/d。但需根据病情及个体差异而定,如环磷酰胺不能控制病情,可合并使用硫唑嘌呤或改用硫唑嘌呤。用药期间应监测不良反应,常见的不良反应为白细胞减少、血小板下降、肝功能异常、恶心呕吐、带状疱疹等。因此应用时要严密监测血象及肝功能,当白细胞计数少于 3 000/mm³ 应减量或停药。

(3)甲氨蝶呤:四氢叶酸是在体内合成嘌呤核苷酸和嘧啶脱氧核苷酸的重要辅酶。甲氨蝶呤作为一种叶酸还原酶抑制剂,主要抑制二氢叶酸还原酶使二氢叶酸不能还原成有生理活性的四氢叶酸,从而使嘌呤核苷酸和嘧啶核苷酸生物合成过程中一碳基团的转移作用受阻,导致 DNA 的生物合成受到抑制。甲氨蝶呤一般用量为 10～25mg/m²,每周 1 次,口服。如环磷酰胺不能控制可合并使用。常见的不良反应为白细胞减少、血小板下降、恶心呕吐,亦可导致闭经或精子减少,有潜在的导致继发性肿瘤危险。当周围血象如白细胞低于 3.5×10⁹/L 或血小板低于 50×10⁹/L 时不宜使用。

(4)环孢素:作用机制为与环孢素受体结合形成复合物,抑制钙调磷酸酶对活化 T 细胞因子(NFAT)去磷酸化的催化作用,并抑制 NFAT 进入细胞核,而阻止其诱导的基因转录。优点为无骨髓抑制作用。但免疫抑制作用也较弱。常用剂量为 3～5mg/(kg·d)。应用时注意监测血压,肾功能损害是其主要不良反应。

(5)霉酚酸酯:霉酚酸酯不仅可同时抑制 B 和 T 细胞增殖,而且能通过抑制 TNF-α 和嗜中性粒细胞附着来影响血管内皮细胞。推荐初始用量 0.4～0.6g/(m²·d),分 3 次口服,维持 3 个月,病情控制后改为 0.5～1.0g/d 维持治疗 6～9 个月。

(6)丙种球蛋白:静脉用丙种球蛋白(IVIG)与补体和细胞因子网络相互作用,提供抗独特型抗体作用于 T、B 细胞。大剂量丙种球蛋白还具有广谱抗病毒、细菌及中和循环性抗体的作用。一般与激素及其他免疫抑制剂合用剂量为 300～400mg/(kg·d),连用 5～7 天。

3. 其他治疗

(1)生物制剂:利妥昔单抗(rituximab,RTX)可靶向作用于 B 淋巴细胞,是有器官威胁性的儿童难治性或复发性 GPA 的一线诱导治疗。RTX 可用于 GPA 诱导期、维持期和难治性的治疗。①诱导治疗:剂量每次 375mg/m² 静脉滴注,每周 1 次,疗程 1～2 次,注意监测 CD19 水平和免疫球蛋白水平。②维持治疗:可给予低剂量维持,每次剂量 100～150mg/m²,静脉滴注,使用频率根据 CD19 水平决定,维持治疗至少 18 个月。也有肿瘤坏死因子(TNF)-α 受体阻滞剂治有效的报道,部分患者取得较好疗效,但最终疗效还需要更多的临床资料证实。

(2)血浆置换:对活动期或危重病例,血浆置换治疗可作为临时性治疗,但仍需与激素及其他免疫抑制剂合用。长期疗效尚待进一步观察。

(3)透析:急性期患者如出现肾衰竭则需要透析,55% 的患者肾功能基本恢复。

(4)外科治疗:对于声门下狭窄的患儿,单纯的药物治疗对急性进展期有效,如出现明显呼吸道梗阻,可以给予激素注射、激光切除、扩张、放置支架和喉气管重建等。但再狭窄发生率仍高。

（5）复方新诺明片：对于病变局限于上呼吸道以及已用泼尼松和环磷酰胺控制病情者，可选用复方新诺明片进行抗感染治疗（4～6 片 /d），认为有良好疗效，能预防复发，延长生存时间。在使用免疫抑制剂和激素治疗时，应注意预防肺孢子菌感染所致的肺炎，约 6% 的 GPA 患者在免疫抑制剂治疗的过程出现肺孢子菌肺炎，并可成为 GPA 的死亡原因。

【预后】

未经治疗的 GPA 病死率可高达 90%，经激素和免疫抑制剂治疗后，GPA 的预后明显改善。未经治疗的 GPA 平均生存期是 5 个月，82% 的患者 1 年内死亡，90% 以上的患者 2 年内死亡。近年来，通过早期诊断和及时治疗，预后明显改善。大部分患者通过用药。尤其是糖皮质激素加环磷酰胺联合治疗和严密的随诊，能诱导和维持长期的缓解。影响预后的主要因素是难以控制的感染和不可逆的肾脏损害。

四、常见问题、误区防范及热点聚焦

由于原发性小血管炎与抗中性粒细胞胞质抗体（ANCA）密切相关，故又称 ANCA 相关性系统性血管炎。有些病例用韦格纳肉芽肿作为诊断名会出现并无"肉芽肿"的病理学改变或并无明显"三联症"的尴尬局面，在 GPA 是 ANCA 相关小血管炎认识的基础上，韦格纳肉芽肿这一疾病名称存在明显的欠妥之处：①韦格纳肉芽肿这一名称没有反映疾病的本质。WG 中"granulomatosis"一词，泛指肉芽肿病，应用于其他的疾病名称如 lymphomatoid granulomatosis、allergic granulomatosis、lipoid granulomatosis 等等。近现代认识到，GPA 的本质是原发性小血管炎，是 ANCA 相关小血管炎的一种，是系统性坏死性小血管炎，而肉芽肿只是继发于小血管炎的病理改变。②提起 GPA，人们会想起临床三联症，但临床上具备三联症者并不多见。GPA 的首发症状，大约 60% 以鼻部表现为首发，还有相当一部分患者分别以其他系统受累为首发，如：耳、咽喉、眼、口腔、腮腺、皮肤、肺、肾脏、神经系统等等。GPA 是系统性疾病，因受累的小血管不同而出现全身多种多样的临床表现。GPA 曾用名韦格纳肉芽肿的名称概念，易导致临床诊断思路的局限，误诊漏诊非三联症患者。对那些临床没有肉芽肿三联症者，没有病理学改变作为诊断依据的 ANCA 阳性的病人，诊断为 GPA 时需慎重。③临床常将显微镜下多血管炎（MPA）和变应性肉芽肿性血管炎（CSS）等其他 ANCA 相关性系统性小血管炎误称（诊）为韦格纳肉芽肿，国内外有不少文献将 WG 和 ANCA 相关小血管炎作为互相等同的词语，把诊断为 CSS 和 MPA 的病例也纳入 WG 的标题下与 WG 病例混在一起分析讨论，在 WG 更名为 GPA 后，此类错误有所减少。因此，我们应当对有正确的认识，早期鉴别和检出本症，达到早诊断、早治疗、改善预后的目的。

五、热点聚焦

1. **GPA 病因**　目前确切的病因仍不清楚，遗传、环境因素、免疫功能紊乱是 ANCA 产生和 GPA 发病的重要原因，但是仍存在较多争议。有关遗传因素中，候选基因的研究正在增多，欧洲 GPA 患者中 HLA DPB1*0401 基因型较多；另有研究称经鉴定 GPA 与 HLA-DP、SERPINA1、PRTN3 相关，SERPINA1 编码 α-1antitrypsin，PRTN3 编码 PR3。有关环境因素中已知有几种易诱发或触发疾病活动，包括空气污染物（尤其是二氧化硅）、感染（金黄色葡萄球菌和病毒感染）和药物（如青霉胺、丙基硫氧嘧啶、氨苯砜等），但仍需要进一步探讨其他病因。免疫因素中，GPA 主要是由 ANCA 诱导中性粒细胞活化，同时补体旁路被激活共同致病。在此过程中，有研究发现在 GPA 炎症损伤局部有活化的 B 细胞和 T 细胞浸润，提示这两种细胞在介导的免疫应答中也起一定作用,但具体机制尚未明确。

2. GPA 的治疗　需结合疾病活动程度、受累器官系统及其严重程度、合并症等因素,制定最佳的个体化治疗方案,其中大剂量激素及环磷酰胺等免疫抑制剂对 >90% 的患者有效,但其不良反应及药物毒性可能带来不良后果。越来越多的人开始探索针更安全的,对免疫反应中涉及的特定细胞和分子途径的靶向治疗方法,靶向作用于 B 淋巴细胞的 RTX 可用于 GPA 诱导期、维持期和难治性的治疗;选择性 C5a 受体抑制剂 avacopan,在环磷酰胺或利妥昔单抗治疗为前提下,其治疗效果不劣于标准剂量强的松组,但该药仍需多中心临床试验予验证。在探索新药同时,治疗过程中维持性免疫抑制和生物制剂的最佳持续时间无论在成人还是儿童患者中均存在争议,需在临床工作中持续积累经验。

（尹　薇）

第十六节　变应性肉芽肿

培训目标

1. 掌握　变应性肉芽肿的诊断和治疗。
2. 熟悉　变应性肉芽肿性的发病机制及预后。

一、概述

变应性肉芽肿(allergic granulomatosis)又称 Churg-Strauss 综合征(CSS),1951 年病理学家 Churg 和 Strauss 在尸检报告中首次阐明了该病病理与临床的关系。CSS 是临床以哮喘或过敏性鼻炎、血和组织中嗜酸性粒细胞(EOS)增多、血管外坏死性肉芽肿为特征的系统性小血管炎,是抗中性粒细胞胞质抗体(antineutrophil cytoplasmic antibodies,ANCA)相关血管炎症的一种,病变主要累及小血管。2012 年被修订命名为嗜酸性肉芽肿性血管炎(Eosinophilic Granulomatosis with Polyangiitis,EGPA)。

【病因】

CSS 病因尚不清楚。环境因素如变应原、感染、接种疫苗、反复注射脱敏剂、某些药物等,可能是 CSS 的诱发因素。自 1996 年扎鲁斯特上市应用以来,陆续有报道哮喘病人使用白三烯受体拮抗剂后发生 CSS,但白三烯受体拮抗剂是否会诱发 CSS 尚有争议。由于这些哮喘患者多数为激素依赖型,是在加用白三烯受体拮抗剂,激素开始减量或撤除后发生 CSS,因此,目前更倾向于认为这些患者本身就患有 CSS,处于以哮喘为主要表现的前驱期,激素掩盖其症状,加用白三烯受体拮抗剂使哮喘症状控制后,激素得以减量或停用,被激素所掩盖的 CSS 症状也就暴露出来。另外,遗传基因 *HLA-DRB1*04*、*HLA-DRB1*07* 等位基因及相关 *HLA-DRB4* 基因可能为 CSS 易感基因。

【发病机制】

CSS 发病机制尚未完全明确。嗜酸粒细胞组织浸润和 ANCA 介导的内皮细胞损伤是 CSS 最重要的发病机制。CSS 患者外周血 T 淋巴细胞可以产生 Th2 相关细胞因子 IL-4 和 IL13,活动期 CSS 患者 IL-5 水平上升,因此,Th2 介导的嗜酸性粒细胞炎症被认为在 CSS

中发挥重要作用,但不能解释 CSS 所有的临床表型。IL-4 和 IL-13 可以促进嗜酸细胞活化并产生趋化因子 Eotaxin-3,Eotaxin-3 又可以使大量嗜酸性粒细胞活化并趋化到炎症部位,释放具有细胞毒性的阳离子蛋白和主要碱基蛋白,破坏内皮细胞完整性,可能是 CSS 血管炎发生的基础。另外,嗜酸性粒细胞还可通过产生 IL-25 诱导 Th2 免疫反应,形成恶性循环。近年来研究发现,CSS 患者中存在 IL-17A 上升及调节性 T 细胞数量减少,认为可能与Th17 及调节性 T 细胞有关。

CSS 又被称为 ANCA 相关血管炎,主要是针对髓过氧化物酶(MPO)的 ANCA。ANCA与中性粒细胞活化和脱颗粒有关,大量活化中性粒细胞释放氧自由基、颗粒蛋白、细胞因子、趋化因子和黏附分子等,导致血管内皮损伤。激素治疗或症状控制后,CSS 患者 MPO-ANCA 免疫复合物水平可显著下降。但 CSS 是否与 MPO-ANCA 免疫复合物沉积引起Ⅲ型变态反应有关尚不十分确切。此外,活动期患者外周血 IgG4、IgG4/IgG 明显升高,认为CSS 可能属于 IgG4 相关性疾病。

【流行病学】

本病为儿童少见病,可发生于任何年龄,没有性别、种族差异,各地区均有散在报道。发病年龄平均年龄 38～54 岁起病,至今最小发病年龄为 4 岁。成人发病率为每年(0.11～2.66)/百万人,总患病率为(10.7～14 例)/百万人。儿童发病率尚不清楚。

二、诊断与鉴别诊断

【临床表现】

1. **全身症状** 常有发热、乏力、食欲缺乏、全身不适及体质量减轻等症状,体温可超过38℃,持续 2 周以上。

2. **呼吸系统受累** 最常见,如过敏性鼻炎、鼻窦炎、支气管哮喘。出现嗜酸性粒细胞浸润或血管炎后可出现发热、咳嗽、呼吸困难,甚至呼吸衰竭。肺 X 线片示单侧或双侧肺部游走性斑片状阴影、结节状浸润影或弥漫性肺间质浸润病变。约 1/3 患者伴有胸腔积液、胸膜增厚,有时肺门、纵隔淋巴结肿大等。

3. **神经系统损害** 多见,约 66%～75%CSS 患者表现为周围神经病变,可为单神经病变,多发性单神经病变或多发性神经病变,脑神经受累少见。起病形式为单肢麻木疼痛,四肢远端麻木无力。尤以足底针刺样疼痛最为多见,其他症状较多见的为肌无力、腱反射减退或消失及皮肤温度低等。肌无力常以远端为主,肌肉萎缩不明显。

4. **皮肤损害** 约 70% 患者可出现皮肤损害。表现为斑丘疹、红斑、出血性皮疹、皮肤或皮下结节、紫癜、荨麻疹等,可伴瘙痒、疼痛、溃烂、愈合后色素沉着。其中皮肤或皮下结节是最常见的皮肤损害,对诊断有高度特异性。

5. **心血管系统损害** 是 CSS 死亡的最重要原因。研究表明,CSS 患者心脏受累,但可无临床症状甚至无心电图改变,而 MRI 发现心脏受累比例可高达 62%。心脏表现为:①心肌受累;②冠状动脉受累;③心律失常;④心包积液等。

6. **胃肠道损害** 包括胃黏膜损害、结肠溃疡、胰腺炎、肠道穿孔等。约 59%CSS 患者出现腹痛,部分患者出现肝大、氨基转移酶升高、胆囊炎等症状。

7. **肾受累** 随着病情进展可出现蛋白尿、血尿、肾功能不全,甚至尿毒症。

8. **肌肉及关节损害** 表现为不同程度肌痛和关节痛,甚至以肌痛为首发症状。

9. **周围血管损害** 本病主要累及全身中、小动脉,偶可累及大动脉。表现为一定程度的血管狭窄、闭塞，小分支粗细不均、扭曲变窄等。

10. **眼部受累** 比较少见，主要包括巩膜炎、结膜炎、角膜炎、角膜溃疡等。

11. **耳损害** 比较少见，表现为中耳炎，主要症状为听力下降。

【实验室检查】

1. **活动期患者外周血嗜酸性粒细胞明显增高** 细胞绝对值>$1.5×10^9$/L 或百分比>10%。

2. **血清 IgE 升高** 是本病的另一特点，可随病情缓解而下降，持续增高是疾病活动的指标之一，因此，IgE 可作为监测其活动性及预测的重要指标。

3. **ANCA** 主要是针对髓辣根过氧化物酶（MPO）的 ANCA，在血管炎出现前数年即可出现阳性，阳性率报道不一，以活动期阳性较高，pANCA 阳性率在 50% 以上。

4. **血清嗜酸细胞活化趋化因子**（Eotaxin-3） 近年来被认为是 CSS 诊断的较好指标，血清 Eotaxin-3 水平达 80pg/ml，诊断敏感性 87.5%，特异性 98.6%。

5. **组织活检证实嗜酸细胞炎症或血管炎** 但临床特征比典型的病理表现对诊断更有帮助。组织活检一般取皮肤、肌肉、神经等肺外组织。肺活检较少采用。

【病理】

CSS 的典型病理表现有 3 种：①坏死性血管炎：可呈血管外周嗜酸粒细胞、淋巴细胞成套状浸润到全层血管浸润、坏死，主要累及中、小血管；②嗜酸性粒细胞组织浸润：在肺部表现为嗜酸粒细胞增多性肺炎，肺泡腔内可见大量嗜酸粒细胞和巨噬细胞聚集，肺泡间隔可因嗜酸粒细胞慢性炎症浸润而增厚；③血管外肉芽肿：在肺部多发生于血管炎相邻的肺实质内，可发生纤维素样坏死，坏死灶中可见嗜酸性粒细胞及其坏死碎片，周围有多核巨细胞、组织细胞呈轮状排列包绕。在单个组织器官中，三种病理改变可同时共存，也可单独存在。

【诊断】

诊断主要依据临床表现、外周血嗜酸性粒细胞增多和全身性血管炎的组织学改变，活检是诊断 CSS 的"金标准。但是，CSS 组织损伤程度不一，受累部位不同都可能会引起临床表现的迥异，为诊断带来一定困难；三种病理改变难以在同一组织活检标本中同时查见，若严格遵循 3 条病理标准作为诊断依据只能使不足 20% 的 CSS 患者得以诊断。为避免大量患者漏诊，应更强调临床诊断，将临床诊断与病理诊断相结合。

1990 年美国风湿病协会制订了以临床为主的 6 条作为诊断依据：①哮喘；②外周血嗜酸性粒细胞分类计数增加；③肾脏受累、单发性或多发性神经病；④副鼻窦病变；⑤X 线显示肺内游走性浸润影；⑥组织活检证实有血管外嗜酸性粒细胞增多性浸润。6 条标准中符合其中 4 条即可诊断，诊断敏感性 85%，特异性 99.7%（表 1-16-1，书末彩图 1-16-1）。

表 1-16-1 美国风湿病协会（ACR）1990 年制订的 CSS 诊断标准

基于临床症状和 / 或病理发现，以下 6 条标准中符合≥4 条即可诊断	
（1）	哮喘
（2）	外周血嗜酸性粒细胞增加>10%
（3）	肾脏受累、单发性或多发性神经病
（4）	副鼻窦病变
（5）	肺内浸润影
（6）	组织活检证实有血管外嗜酸性粒细胞增多性浸润

【鉴别诊断】

1. 其他嗜酸性粒细胞增多症 慢性嗜酸性粒细胞增多性肺炎、过敏性支气管肺曲菌病：均可有哮喘、外周血嗜酸性粒细胞增多及肺部嗜酸性粒细胞浸润性肺炎表现，但两者均无肺外多器官受累，无坏死性血管炎及坏死性肉芽肿病理改变。

嗜酸性粒细胞增多综合征：指不明原因的连续 6 个月外周嗜酸性粒细胞增多及脏器损伤，表现为外周嗜酸性粒细胞增多及全身多脏器嗜酸性粒细胞浸润，但无哮喘症状，亦无坏死性血管炎及坏死性肉芽肺病理改变，且 ANCA 阴性。

2. 其他 ANCA 相关血管炎 如显微镜下血管炎（microscopic polyangiitis，MPA）、韦格纳肉芽肿（WG）和肉芽肺疾病，一些临床症状和病理特征易与 CSS 混淆，但没有哮喘症状，病理缺乏嗜酸性粒细胞浸润可以鉴别。

结节性多动脉炎：极少累及肺，没有哮喘症状，肾损害重，主要死于肾衰竭，可作鉴别。

三、治疗决策与预后

1. 皮质激素 是治疗 CSS 的主要药物，1mg/(kg•d)泼尼松或相当剂量皮质激素口服，多数患者效果良好，单用临床缓解率91%。急性期有多脏器受累，如有急性肾衰竭、呼吸窘迫者，可给予大剂量甲泼尼龙冲击，15～30mg/kg，最大量1g 每天1次静滴，连用3天。一旦临床症状好转，通常需要数周时间，如胸部 X 线、外周血嗜酸性粒细胞计数、血沉、C 反应蛋白等指标显示病情活动得到控制1个月后，逐渐减量，维持量治疗1年以上。

2. 免疫抑制剂 若皮质激素疗效欠佳或产生依赖或复发者，应加用中等强度免疫抑制剂如硫唑嘌呤或甲氨蝶呤，可提高缓解率，协助激素减量或停药，并降低复发率。当存在预后不利因素((FFS≥1)，建议在激素基础上，加用12次 CTX 冲击治疗对严重 CSA 的控制优于6次冲击方案。一般来说，由于 CTX 冲击比 CTX 口服的累积量少，更适合于临床治疗，但前者复发率较高。对冲击治疗失败者，建议改用口服治疗，口服剂量 CTX 2mg /(kg•d)。若对环磷酰胺反应差，可在激素基础上加用环孢素。

3. IVIG 和血浆置换 对激素和免疫抑制剂治疗失败者，考虑在原来治疗基础上，联合应用 IVIG 和血浆置换。

4. 生物制剂

（1）α- 干扰素（interferon-α）：由于 α- 干扰素在体外可抑制嗜酸性粒细胞脱颗粒和抑制 Th2 反应，1998 年 interferon-α 首次报道用于 EGPA 并获得疗效。

（2）美泊利单抗（mepolizumab）：人源 IL-5 单克隆抗体，用于治疗激素依赖 CSS，可使病情缓解及激素减量，安全性和耐受性均较好，但停药后均复发。

（3）利妥昔单抗（rituximab）：为抗 B 细胞单克隆抗体，仅见个例报道用于治疗 ANCA 阳性的 CSS 患者。

（4）奥马珠单抗（omalizumab）：为重组人抗 IgE 单克隆抗体，可阻止 IgE 与肥大细胞和嗜碱性粒细胞表面受体结合，已成功用于 CSS 患者血管炎恢复期但仍有哮喘发作的患者。

【预后】

至今尚无确切预后统计结果。在系统性血管炎中，CSS 预后相对较好，死亡率较低，缓解率较高。激素的应用使其缓解率和死亡率均得到明显改善。但是，CSS 未经治疗其 3 个月死亡率达 50%，伴有心、肾、中枢神经、严重胃肠受累者，预后更差。文献报道 CSS 的 5 年生存率为 68%～100%。一项单中心 150 例患者回顾性研究显示，5 年和 10 年生存率分别为 97% 和 89%。复发病例中死亡率为 3.1%。

四、常见问题和误区防范

【常见问题】

由于 CSS 患者几乎均有哮喘，且在前驱期仅以哮喘为主要表现，故极易误诊为单纯性哮喘。

【经验凝练总结】

凡是哮喘病人，必须用激素才能控制的难治性哮喘，在用激素前或激素撤离后伴发或出现多系统损害，或伴有外周血嗜酸性粒细胞持续高于 $1.5×10^9/L$，X 线显示肺内一过性浸润影，或伴有用其他原因不能解释的心脏增大，镜下血尿，血沉、血清 C 反应蛋白显著增高，都应怀疑可能为 CSS。

五、热点聚焦

对预后不良因素的评估对判断病情、预测预后及治疗非常重要。最近，法国血管炎研究小组（French vasculitis study group）总结了坏死性血管炎的 5 条预测指标，称之 5 因素评分标准（five-factor score，FFS）来判断预后，以下 5 点中如果存在 1 点即计 1 分，包括：①血清肌酐升高（>1.58mg/dl）；②蛋白尿（>1g/d）；③胃肠道受累；④心脏受累；⑤中枢神经受累。当不存在不良预后指标（FFS=0）时，单用激素治疗，临床缓解率达 93%；1 年和 5 年生存率分别为 100% 和 97%；当 FFS≥1 时，5 年生存率为 62%～79%。通过对 FFS=0 和 FFS≥1 患者分别进行随机对照研究，发现两个治疗组在临床缓解率、治疗失败率、生存率及复发率差异均无统计学意义。为此，推荐当不存在不良预后指标（FFS=0）时，单用激素治疗，在治疗失败或复发的患者中加用免疫抑制剂；有预后不良因素（FFS≥1）者，建议用激素联合免疫抑制剂治疗。

（卢美萍）

第十七节　显微镜下多血管炎

培训目标

1. 掌握　儿童显微镜下多血管炎的定义、临床特征与诊断要点。
2. 熟悉　儿童显微镜下多血管炎的鉴别诊断与治疗措施。

一、疾病概述

显微镜下多血管炎（microscopic polyangiitis，MPA）是一种主要累及小血管的系统性坏死性血管炎，可侵犯肾脏、皮肤和肺等脏器的小动脉、微动脉、毛细血管和微小静脉。常表现为坏死性肾小球肾炎和肺毛细血管炎。最初的血管炎分类标准并未将 MPA 单独列出，大多将之归属于结节性多动脉炎，曾被称为显微镜下结节性多脉炎。目前认为 MPA 为一独立的系统性坏死性血管炎。在 2012 年最新修订的 Chapei Hill 会议（CHCC）血管炎命名体系中将 MPA 归为抗中性粒细胞胞质抗体（ANCA）相关性血管炎的一种。按 2012 年 CHCC 血管炎分类命名专家共识的定义，MPA 为一种主要累及小血管（如毛细血管、微小静脉或微小动脉）、无肉芽肿形成和无或寡免疫复合物沉积的纤维素样坏死性血管炎。ANCA 相关性血管炎包括 MPA、肉芽肿性多血管炎（GPA，即韦格纳肉芽肿）和嗜酸细胞肉芽肿性多血管炎（EGPA）和单一器官 AAV（如肾脏限局性 AAV），其中 MPA 较其他 ANCA 相关性血管炎多见，我国及日本资料显示 MPA 占 ANCA 相关性血管炎的 79%～91%。北京大学第一医院儿科报道 15 例 ANCA 相关性血管炎，其中 14 例确诊为 MPA。MPA 多发于男性，男女比约 1～1.8:1，任何年龄（4～85 岁）均可患病，但以 40～60 岁发病最常见，近年来年轻患者甚至儿童病例报道逐渐增多，但以女性多见。国内报道一组儿童 MPA 病例确诊年龄 6～15 岁，平均 10.7 岁。国外报道 MPA 发病率为（1～3）/10 万人，我国的发病率尚不清楚。

MPA 多数病因不明，一般认为是环境与遗传因素共同作用所致，基因背景的差异影响 MPA 患者对致病因素的反应性。也可继发于系统性红斑狼疮等结缔组织病、某些肿瘤（如血液系统和实体器官肿瘤等）和药物（如肼屈嗪）等。发病机制尚不清楚，可能通过分子模拟、自身抗原互补肽链的异常转录及表观遗传学改变等导致自身免疫反应和产生 ANCA。组织免疫学检查无或寡免疫复合物沉积，何以导致小血管炎发生目前尚无确切答案，而 ANCA 阴性 MPA 的发病机制更是知之甚少。临床观察发现，ANCA 阳性 MPA 肾脏和肾外脏器损害更加严重，而且血清 ANCA 水平高低与血管炎病情的活动性密切相关，提示 ANCA 在 MPA 血管损伤的形成过程中可能具有重要作用，但确切的机制未被阐明。多数学者认为，ANCA 特别是髓过氧化物酶（MPO）-ANCA 可激活外周血中性粒细胞和血管内皮细胞，增强中性粒细胞与血管内皮细胞发生黏附，活化后的中性粒细胞可释放颗粒酶或毒性氧化物直接作用于内皮细胞，也可通过激活血小板、形成中性粒细胞细胞外诱捕网、炎症因子等引起内皮细胞变性、脱落、血栓形成及组织损伤。同时 ANCA 可刺激单核细胞产生白细胞介素 2β（IL-2β）、肿瘤坏死因子 α（TNF-α）、IL-6、IL-8 和单核细胞趋化蛋白 1 等促炎症细胞因子，上述炎症因子通过募集及激活白细胞协同 ANCA 参与血管炎的发生。近年来，补体旁路激活途径在 ANCA 相关性血管炎中的作用日益受到重视，针对 C5a 的靶向药物也在临床试验中获得了较好的结果。总之，中性粒细胞活化是血管炎发生的始动环节，细胞因子、黏附分子、趋化因子及补体等均参与了中性粒细胞的募集、活化及其级联放大反应。发病机制中炎性细胞激活、趋化是基础条件，内皮细胞损伤是关键环节，ANCA 阳性是常备要素。由于 ANCA 主要介导小血管损伤，特别是肾小球毛细血管和肺泡毛细血管，故肾脏和肺脏最易受累。

二、诊断与鉴别诊断

【临床表现】

发病急缓不一。MPA 可呈急性起病，表现为快速进展性肾小球肾炎和肺出血，有些也可非常隐匿起病，病程迁延数年，以间断紫癜、轻度肾脏损害、间歇的咯血等为表现。典型病例多具有皮肤 - 肺 - 肾的临床表现。国内学者报道 53 例（大部分为成年人）MPA 患者，23 例（43.4%）以发热、体重下降、乏力和食欲缺乏等非特异性炎性反应表现起病，12 例（22.6%）以咳嗽咳痰、痰中带血或咯血起病，10 例（18.9%）以血尿、蛋白尿、水肿和尿量减少起病，4 例（7.5%）以肌痛、关节痛起病。儿科病例多以肺脏受累（肺间质病变）症状起病，而以面色苍白或贫血起病者也较为常见。

1. **全身症状** 可有发热、乏力、厌食、肌肉酸痛、关节痛和体重减轻等。

2. **皮肤表现** 可出现各种皮疹,以紫癜及可触及的充血性斑丘疹多见。还可有网状青斑、皮肤溃疡、皮肤坏死、坏疽以及肢端缺血、坏死性结节、荨麻疹等,血管炎相关的荨麻疹常持续 24 小时以上。

3. **肾脏损害** 是本病最常见的临床表现,据资料报道 MPA 患者肾脏受累概率为80%～100%。无症状性尿沉渣异常、典型表现之急进性肾小球肾炎、需要透析治疗的终末期肾病均可发生。多数患者出现蛋白尿、血尿、各种管型、水肿和肾性高血压等,大量蛋白尿并不多见。病程中大部分患者出现肾功能不全,可进行性恶化导致肾衰竭。国内资料显示隐匿性的肾功能下降是儿童 MPA 的突出特点。极少数患者可无肾脏病变。

4. **肺部损害** 成年患者半数有肺部损害,儿童病例肺部损害更常见。发生肺泡壁毛细血管炎,12%～29% 的患者有弥漫性肺泡出血。查体可见呼吸窘迫,肺部可闻及啰音。由于弥漫性的肺间质改变和炎性细胞的肺部浸润,患者出现咳嗽、痰带血丝、咯血、胸闷气短、胸痛等,大量的肺出血导致呼吸困难,甚至死亡。部分患者可在弥漫性肺泡出血的基础上出现肺间质纤维化。肺含铁血黄素沉着症可以是 MPA 肺泡出血的一种特殊表现。

5. **神经系统** 部分患者有神经系统损害的症状,出现多发性单神经炎或多神经病,还可有中枢神经系统受累,常表现为癫痫发作。

6. **消化系统** 消化系统也可被累及,表现为消化道出血、胰腺炎以及由肠道缺血引起的腹痛,严重者可出现穿孔等,这是由于胃肠道的小血管炎和血栓形成造成的缺血所致。

7. **心血管系统** 部分患者还可出现胸痛和心力衰竭症状,临床可有高血压、心肌梗死和心包炎、肺动脉高压等。

8. **其他** 可能与肺出血或微血管溶血相关的贫血为儿科病例的突出表现(80%)。部分患者有耳鼻喉的表现,如鼻窦炎,此时易与 WG 相混淆。少数患者还可有关节炎、关节痛和睾丸炎所致的睾丸痛。眼部症状包括眼部红肿、疼痛以及视力下降,眼科检查表现视网膜出血、巩膜炎以及葡萄膜炎。

【实验室检查】

1. **常规检查** 反映急性期炎症的指标如红细胞沉降率(ESR)、C 反应蛋白(CRP)升高,部分患者有贫血、白细胞和血小板增多。累及肾脏时出现蛋白尿、镜下血尿和红细胞管型,血清肌酐和尿素氮水平升高。ESR 变化与疾病活动程度有较高相关性。

2. **抗中性粒细胞胞质抗体(ANCA)检测** ANCA 为 ANCA 相关性血管炎的重要血清学指标。约 80% 的 MPA 患者 ANCA 阳性,是 MPA 的重要诊断依据,也是监测病情活动和预测复发的重要血清学指标,其滴度通常与血管炎的活动度有关。其中 50%～90% 的抗原是髓过氧化物酶(MPO)-ANCA(核周型 ANCA,p-ANCA)阳性,肺脏受累者常有此抗体;另有约 40% 的患者为抗蛋白酶 3(PR3)-ANCA(胞质型 ANCA,c-ANCA)阳性。约 40% 的患者可查到抗心磷脂抗体(aCL),少部分患者抗核抗体、类风湿因子阳性。有报道 ANCA阳性的患者中 5%～14% 患者可检测到抗肾小球基底膜抗体,此类"双阳性"患者中 ANCA的 66%～100% 为 MPO-ANCA。

3. **影像学改变** 大多数患者有肺部受损的影像学证据。有报道 51 例患者行肺 CT 检查,仅 1 例无异常,有 CT 异常者中 11 例无呼吸道临床症状。胸部 X 线或 CT 检查在早期可发现无特征性肺部浸润影或小泡状浸润影、双侧不规则的结节片状阴影,肺空洞少见,可见继发于肺泡毛细血管炎和肺出血的弥漫性肺实质浸润影。中晚期可出现肺间质纤维化。胸部 HRCT 表现为小叶间隔增宽、磨玻璃样变、条索网格影、牵张性支气管扩张、蜂窝肺等表明肺间质病变是 MPA 肺受累的影像学特征之一。

4. 肺功能和支气管镜检查 可显示限制性通气功能障碍，伴或不伴弥散功能障碍，极少数患者表现为阻塞性通气功能障碍。弥漫性肺泡出血时支气管肺泡灌洗液可见洗肉水样改变，细胞学检查可发现含铁血黄素颗粒；肺间质病变时支气管肺泡灌洗液细胞学以淋巴细胞和中性粒细胞增高为主。

5. 活组织病理检查 病变累及肾脏、皮肤、肺和胃肠道等，病理特征为小血管的节段性纤维素样坏死，无坏死性肉芽肿性炎，在小动脉、微动脉、毛细血管和微小静脉壁上有多核白细胞和单核细胞浸润，可有血栓形成。在毛细血管后微静脉可见白细胞破碎性血管炎。肾脏病理特征为肾小球毛细血管丛节段性纤维素样坏死、血栓形成和新月体形成，坏死节段内和周围偶见大量中性粒细胞浸润。免疫学检查无或仅有稀疏的免疫球蛋白沉积，极少有免疫复合物沉积，此对诊断具有重要意义。肺组织活检显示肺小动脉和小静脉及毛细血管淋巴细胞和单核细胞为主的炎性细胞浸润，毛细血管炎渗出，肺泡上皮细胞增生，肺泡腔内纤维素性渗出物以及纤维化改变，无或极少免疫复合物沉积。肌肉和腓肠神经活检可见小～中等动脉的坏死性血管炎。

【诊断】

本病诊断尚无儿科的诊断建议。在 2022 年，美国风湿病学会 / 欧洲风湿病协会联合发布了 MPA 分类标准（见表 1-17-1）。

表 1-17-1 美国风湿病学会 / 欧洲风湿病协会联合发布 MPA 分类标准

临床标准	得分
鼻腔出血、溃疡、结痂、充血或堵塞，或鼻中隔缺损 / 穿孔	−3
实验室、影像和活检标准	得分
核周型 ANCA 或 MPO-ANCA 阳性	6
胸部影像学检查：纤维化或间质性肺炎	3
活检可见寡免疫复合物肾小球肾炎	3
细胞质 ANCA 或 PR3-ANCA 阳性	−1
血清嗜酸性粒细胞计数≥1×10⁹/L	−4

确诊标准：确诊为小或中血管血管炎，且排除其他诊断；同时上述 6 项条目得分≥5 分可诊断 MPA。

【鉴别诊断】

1. 结节性多动脉炎（PAN） 本病也属坏死性血管炎，主要累及中型和 / 或小型动脉，无毛细血管、小静脉及微动脉受累，极少有肉芽肿。肾脏损害为肾血管炎、肾梗死和微动脉瘤，无急进性肾炎，无肺出血。周围神经疾患多见（50%～80%），20%～30% 有皮肤损害，表现为痛性红斑性皮下结节，沿动脉成群出现。<20% 患者 ANCA 阳性。血管造影见微血管瘤、血管狭窄，活检显示中小动脉壁有炎性细胞浸润。

2. 嗜酸细胞肉芽肿性多血管炎 本病是累及小、中型血管的系统性血管炎，有血管外肉芽肿形成和嗜酸性粒细胞增高。患者常表现为变应性鼻炎、鼻息肉及哮喘，可侵犯肺及肾脏出现相应症状。可有 ANCA 阳性，但以核周型 ANCA 阳性为多。

3. 肉芽肿性多血管炎（GPA，即韦格纳肉芽肿） 本病为坏死性肉芽肿性血管炎，病变累及小动脉、静脉及毛细血管，偶可累及大动脉。临床上表现为上、下呼吸道的坏死性肉芽肿，全身坏死性血管炎和肾小球肾炎，严重者发生肺出血 - 肾炎综合征样表现。胞质型 ANCA 阳性，疾病活动期阳性率为 88%～96%。

4. 肺出血 - 肾炎综合征 以肺出血和急进性肾炎为特征，抗肾小球基底膜抗体阳性，肾脏病理可见基底膜有明显的呈线状分布的免疫复合物沉积。

5. 系统性红斑狼疮 多系统受累，起病形式和临床表现复杂多样，可先后或同时累及肾脏和肺脏等器官，并出现相应症状，但系统性红斑狼疮有特殊的皮肤表现和血清免疫学特征，血液系统受累（白细胞减少、血小板减少和贫血等）更常见，肾活检见有大量各种免疫复合物沉积，免疫荧光呈现"满堂亮"特征。

6. Ⅰ型和Ⅱ型新月体型肾小球肾炎 当 MPA 患者以肾脏为首先受累器官，肾穿刺病理表现为肾小球毛细血管袢坏死和新月体形成时，应与Ⅰ型和Ⅱ型新月体型肾小球肾炎鉴别。血清学检查 MPA 患者 ANCA 多数阳性，而Ⅰ型和Ⅱ型新月体型肾小球肾炎患者阴性；光镜检查，MPA 患者肾损伤反复发生，各型新月体混合存在，而Ⅰ型和Ⅱ型新月体型肾小球肾炎常呈一次性突然起病，病变较单一，新月体类型也较单一；MPA 患者免疫荧光检查基本阴性，而Ⅰ型新月体型肾小球肾炎（即抗基底膜型）IgG 和 C3 沿肾小球毛细血管壁线状沉积，Ⅱ型新月体型肾小球肾炎（免疫复合物型）各种抗体和补体以不同组合呈颗粒状或团块状沉积于肾小球的不同部位；电镜检查Ⅱ型新月体型肾小球肾炎可见电子致密物沉积。

三、治疗决策

MPA 治疗迄今尚无统一方案，儿科更缺乏获得共识的治疗指南或建议。目前多参照 2011 年中华医学会风湿病学分会制定的成人 MPA 治疗指南。治疗可分为 3 个阶段：诱导期、维持缓解期和治疗复发。

（一）一般治疗

即一般支持治疗和对症处理。对有肾损害的患者应严格控制血压在正常范围，推荐应用血管紧张素转换酶抑制剂或（和）血管紧张素Ⅱ受体拮抗剂。

（二）诱导期和维持缓解期治疗

1. 糖皮质激素 泼尼松（龙）1～2mg/（kg·d），最大量不超过 60mg/d，分次口服，一般服用 4～8 周后减量，待病情缓解后继以维持量治疗。维持量有个体差异，建议小剂量泼尼松（龙）5～10mg/d 维持两年或更长。对于重症患者和肾功能进行性恶化者，可采用甲泼尼龙冲击治疗，每次甲泼尼龙 20～30mg/kg（最大量不超过 1.0g）静脉滴注，每天或隔天 1 次，3 次为 1 疗程，1 周后视病情需要可重复。激素治疗期间注意防治药物相关不良反应。不推荐单独应用泼尼松（龙）治疗，因缓解率低，复发率升高。

2. 环磷酰胺 可采用口服，剂量一般为 2～3mg/（kg·d），持续 12 周，累积总剂量男童 <150mg/kg、女童 <200mg/kg 为宜。也可采用环磷酰胺静脉冲击疗法，剂量为每次 0.5～1.0g/m² 体表面积，每月 1 次，连续 6 个月；严重者开始用药间隔可缩短为 2 周一次，剂量为 8～12mg/（kg·d），连用 2 天，3～4 次以后逐渐依次改为每月 1 次、每 3 个月 1 次，至病情稳定 1～2 年（或更长时间）可停药观察。口服给药不良反应高于静脉冲击治疗。用药期间需监测血常规和肝肾功能，静脉冲击给药时应注意适当补液和碱性液体，以达到水化和碱化的目的。

3. 硫唑嘌呤 由于环磷酰胺长期用药的不良反应多，诱导治疗一旦达到缓解（通常 4～

6 个月后）也可改用硫唑嘌呤，1～2mg/（kg·d）口服，维持至少 1 年。应密切监测外周血象变化。

4. 霉酚酸酯　用于维持缓解期和治疗复发的 MPA，有一定疗效，但资料较少，且停药后仍可能复发。剂量推荐 20～30mg/（kg·d），最大量不超过 1.5g/d，分次口服，疗程 1～2 年。

5. 甲氨蝶呤　每次甲氨蝶呤 10～15mg/m² 体表面积，每周 1 次，口服或静脉注射治疗均有效。注意胃肠道反应、肝功损害和骨髓抑制等不良反应。

6. 丙种球蛋白　采用大剂量静脉丙种球蛋白（IVIG）疗法部分患者有效，推荐用于合并感染、体弱、病情危重等原因导致无法使用糖皮质激素和 / 或细胞毒药物患者。可单用或合用。用法为 0.4～0.5g/（kg·d），连用 3～5 天为 1 个疗程；或 1.0g/（kg·d），连用 2 天为 1 个疗程。

7. 血浆置换　对于就诊时即已需要透析的患者可能有益。由于目前研究资料尚不充分，应用血浆置换主要依据临床经验，需要谨慎权衡可能带来的风险（如深静脉置管相关并发症、感染等）与其潜在获益之间利弊。当同时出现抗肾小球基底膜抗体、存在严重肺泡出血者或病程急性期存在严重肾脏病变时可考虑血浆置换，必要时配合血液灌流滤过技术。

8. 生物制剂　针对肿瘤坏死因子 -α、CD20 等的单克隆抗体，主要应用于难治性患者或经常规治疗多次复发病例，初步临床试验部分患者取得较好疗效，但尚需更多的临床资料进一步验证其确切疗效。抗黏附分子治疗如抗补体 C5 抗体及 C5a 拮抗剂、抗整合素抗体等将为 MPA 的治疗提供新的治疗前景。

（三）暴发性 MPA 的治疗

指急骤发生肺 - 肾衰竭的患者，常为肺泡大量出血和肾功能急骤恶化。可予以甲泼尼龙和环磷酰胺静脉联合冲击疗法，以及支持对症治疗的同时采用血浆置换疗法，每天 1 次，连续数天后依据病情改为隔天或数天 1 次。该疗法对部分患者有效，不良反应有出血、感染等。血浆置换对肌酐、尿素氮等小分子毒素清除效果差，如患者血肌酐明显升高宜联合血液透析治疗。

（四）透析和肾移植

少数进入终末期肾衰竭的患者，需要依赖维持性透析或进行肾移植，肾移植后仍有很少患者可能会复发。复发后仍可用糖皮质激素和免疫抑制剂治疗。

四、常见问题和误区防范

（一）早期诊断困难、误诊率高

不能早期诊断的主要原因包括：① MPA 在儿科较为少见，多数非专科医师对本病了解少，认识不足；②对全身多系统受累的临床表现特别是以非特异性症状形式起病认识不足，疾病早期多数患者出现非特异性症状如低热或不规则发热、乏力、消瘦、关节肌肉疼痛等，临床极易忽视；③血清 ANCA 检测并非均阳性，而且部分患者血清 ANCA 阳性延后出现。临床上应提高对 MPA 的认识和了解，除关注肺脏和肾脏是否受累外，也应重视早期非特异性症状和其他器官受累表现，及时进行血清学、胸部影像学和组织病理学检查。肾脏和肺穿刺病理检查有确诊价值。腓肠神经活检是诊断 MPA 周围神经病最直接且可靠的手段，即使电生理检查显示腓肠神经正常，活检仍可能发现血管炎的证据，故对以神经系统为首发症状的 MPA 患者进行该项检查可降低误诊率。

（二）正确评估血清免疫学检查结果的意义

欧洲多中心联合研究结果证实，如 p-ANCA 合并 MPO-ANCA 阳性或 c-ANCA 合并 PR3-ANCA 阳性，诊断 ANCA 相关小血管炎的特异性可达 99%。但 ANCA 阳性特别是 MPO-ANCA 阳性虽对 MPA 的诊断具有重要价值，并非 MPA 特有，因为其他类型的 ANCA 相关性血管炎也可阳性，同时有≤20%（个别报道高达 30% 以上）的 MPA 患者 ANCA 阴性，故 ANCA 阳性非 MPA 确诊的唯一条件，同时 ANCA 阴性也不能作为排除 MPA 的指标；另有文献报道 14 例以肺脏受累为首发表现的 MPA 中仅有 3 例 ANCA 阳性与肺部受累同时出现，9 例 ANCA 在其他器官受累后方出现。在血清 ANCA 阴性的情况下，出现弥漫性肺泡出血和肾脏受累时，需与肺出血 - 肾炎综合征鉴别，血清抗肾小球基底膜抗体阴性一度被视为是诊断 MPA 的条件之一，但偶有"双抗体阳性"者，对此肾穿刺病理有助于鉴别。

血清 ANCA 阴性的可能解释包括：①假阴性，与检测方法的敏感性有关，众所周知 IF 法较 ELISA 法的敏感性低，两者联合可提高 ANCA 的检出率。重复或采用不同检测技术进行检测可减少或避免之。②疾病的活动性和药物治疗与 ANCA 检测结果有一定关联，血管炎活动时血清 ANCA 滴度高而容易被检出，而血管炎静止状态（包括积极的药物治疗后）时血清 ANCA 滴度降低或阴转，检测结果可呈阴性。③ANCA 针对的靶抗原有多种，体内存在非髓过氧化物酶（MPO）或蛋白酶 3（PR3）相关的 ANCA，如弹性蛋白酶、组织蛋白酶 G、溶菌酶、杀菌性 / 通透性增强蛋白等，目前临床上尚未开展相关检测。④部分患者血清 ANCA 阳性较临床表现延后出现。⑤可能确实存在 ANCA 阴性的 MPA。

（三）当 MPA 早期单一器官受累时注意与单器官血管炎的鉴别

MPA 早期避免与单器官血管炎混淆。相当多的患者起病是仅有单一脏器受累表现，或其他器官受累轻微（如轻微尿检异常）、表现不典型（无特征性皮疹、肌无力等），就诊时往往被患者及家属忽略，或专科医师查体不全面而遗漏，容易误诊或漏诊。鉴于一些单器官血管炎在疾病进展过程中逐渐演变为系统性血管炎，因此对初步诊断为单器官血管炎的病例不除外因随诊时间短而未能发现疾病全貌的可能。有文献报道，14 例以肺脏受累为首发表现的 MPA，第二个器官受累的出现时间 5 个月～8 年不等；也有学者认为，MPA 在一个器官系统受累时，使用糖皮质激素和免疫抑制剂治疗可能有效地阻止了疾病的进一步发展，阻断了其他器官受累的发生。故确诊单器官血管炎时至少需要随诊观察 6 个月以上，以便发现有无其他器官受累。

（四）危重症病例的治疗问题

重症 MPA 特别是暴发性 MPA 累及肾脏或（和）肺脏，病情进展迅猛，快速发生呼吸衰竭或肾衰竭，早期难以识别，尤其因病情危重无法进行组织病理检查而 ANCA 阴性时，延误诊断和治疗者死亡率极高。临床医师需提高警惕，早期识别，并采取积极、综合治疗措施，以期阻抑疾病进展。此种情况下，推荐给予大剂量甲泼尼龙联合环磷酰胺静脉冲击疗法，同时配合血浆置换、大剂量 IVIG 疗法或生物制剂等，并注意支持治疗和对症处理。

五、热点聚焦

（一）诊断标准的探讨

尽管人们在疾病分类上进行了诸多尝试，且目前 ACR 标准、CHCC 命名体系也已经被临床研究人员所广泛应用，但亦有许多学者认为临床医生不应该依赖这些命名系统来诊断患者。有学者提出基于 ANCA 血清学状态对 ANCA 相关性血管进行分类，即 PR3-ANCA

疾病、MPO-ANCA 疾病和 ANCA 血清阴性疾病。

（二）提高 ANCA 检测的阳性率

血清 ANCA 阳性对 MPA 早期识别与诊断具有重要价值，但文献报道阳性率差异较为明显。MPA 患者血清 ANCA 阴性的可能原因前面已有描述，改进检测方法与技术是提高阳性率的方法之一。同时，针对 ANCA 的非 MPO 或 PR3 靶抗原如弹性蛋白酶、组织蛋白酶 G、溶菌酶、杀菌性 / 通透性增强蛋白等，研发新的 ANCA 检测指标并进行敏感性、特异性评估，对提高 ANCA 检测阳性率、减少 MPA 误诊可能有益。

（三）进一步认识"ANCA 阴性"MPA 的真面目

ANCA 在 MPA 发病机制中的作用及其对于诊断的重要性已被广泛认同，但部分 MPA 患者 ANCA 阴性的事实的确存在，是否存在一组真正 ANCA 阴性的 MPA 有待证实，ANCA 阴性 MPA 的临床特征及其发病机制也需要深入研究。国内学者报道了对成人病例中 ANCA 阳性与 ANCA 阴性 MPA 的初步对比分析结果。与 ANCA 阳性 MPA 相比较，ANCA 阴性病例病程相对较短，肾脏损害和肾外脏器损害均较轻，肾小球毛细血管袢坏死程度和新月体形成数量均低于 ANCA 阳性 MPA，而肾小球细胞性新月体比例较高。而儿科尚无资料。

（四）探讨有效的治疗措施，制定儿科治疗指南

MPA 的预后并不乐观，虽经积极治疗 90% 的 MPA 患者能得到缓解，75% 的患者能完全缓解，但约 30% 的患者在 1～2 年后复发。本病治疗后 2、5 年生存率为 75%、74%。主要死亡原因是不能控制的病情活动、肾衰竭和继发感染以及严重肺脏受累等。探讨积极有效的治疗措施，合理应用糖皮质激素和免疫抑制药物，开发新的治疗手段（如生物制剂疗法）等，对改善 MPA 预后极其重要。但目前 MPA 的治疗较为混乱，迄今尚无儿科 MPA 的治疗指南或建议。2011 年中华医学会风湿病学分会制定了成人 MPA 的治疗指南，但并不完善。临床急待制定儿科 MPA 治疗的循证指南或建议，以规范和指导临床，提高病情缓解与治愈率，改善患儿的预后。

（张秋业）

第十八节　结节性脂膜炎

培训目标

1. 掌握　并能独立开展结节性脂膜炎诊断、鉴别诊断与治疗。
2. 熟悉　结节性脂膜炎指南要点。
3. 了解　结节性脂膜炎的病因。

一、疾病概述

结节性脂膜炎（nodular panniculitis）是一种原发于脂肪小叶的非化脓性炎症。特征为多发性对称性成群的皮下脂肪层炎性结节或斑块，伴发热，愈后皮肤呈萎缩性凹陷，如损害累及内脏则全身症状严重。1892 年，Pfeifer 首先记载本病；1925 年，Weber 进一步描述它具有

复发性和非化脓性特征；1928 年，Christian 强调了发热的表现，此后被称为特发性小叶性脂膜炎或回归性发热性非化脓性脂膜炎，即韦伯病（Weber-Christian disease）。其组织病理学特征是：早期为脂肪细胞变性、坏死和炎症细胞浸润，伴有不同程度的血管炎症；继之出现以吞噬脂肪颗粒为特点的脂质肉芽肿反应，可有泡沫细胞、噬脂性巨细胞、成纤维细胞和血管增生等；最后皮下脂肪萎缩纤维化和钙盐沉着。

本病临床上相对少见，任何年龄阶段均可发病，男女比约为 1:2.5。由于临床表现与其他类型的脂膜炎相似，病理诊断结果存在模棱两可的情况，给流行病学调查带来一定困难，迄今国内外尚无有关发病率的报告。

本病的病因及确切发病机制尚不清楚。可能与下列因素有关：①免疫反应异常：本病可与类风湿关节炎、硬皮病、系统性红斑狼疮等自身免疫性疾病共存，部分患者可出现类风湿因子阳性、抗核抗体阳性及补体降低的现象；②脂肪代谢障碍：可能与脂肪代谢过程中某些酶的异常有关，如血清脂酶，有研究还发现本病存在 α_1- 抗胰蛋白酶缺乏，但抗胰蛋白酶的缺乏并不可能直接引起脂膜炎，它可能导致免疫和炎症反应调节障碍；③变态反应：某些病例可伴有细菌感染病灶，可能与细菌所致的变态反应有关；④与胰腺疾病有关：其机制可能为潜伏于组织中的蛋白酶，主要为丝氨酸蛋白酶样物质活化后破坏组织引起炎症；⑤其他：可能与一些化合物及药物有关，如碘、酒精、磺胺、奎宁等可能诱发该病的发生。

二、诊断与鉴别诊断

【临床表现】

本病以成批出现的痛性皮下结节为主要特征，大多数病人伴随发热，部分病人可有明显的内脏受损，甚至为首发表现。根据受累器官的不同，可分为皮肤型和系统型。

1. 皮肤损害　皮下结节常呈多发性、对称性及成群分布，多见于双下肢，也可出现于前臂、躯干甚至面部，大小约 1～2cm，也可大到 10cm 以上，有触痛和自觉痛，受损局部皮肤可出现红斑和水肿。经数周或数月后结节可自行消退，消退处皮肤凹陷并留有色素沉着。少数病人的皮下结节可发生液化坏死，称为液化性脂膜炎，主要发生在股部和下腹部，受损局部皮肤破溃，流出黄色油状液体似化脓样改变，但镜检及培养细菌阴性。

2. 全身症状　发热为本病常见的临床表现，可为低热、不规则热或高热，典型病人的发热常与皮疹出现相平行，皮疹出现后热度渐上升，体温可达 40℃ 以上，呈弛张热型，持续1～2 周后渐下降。亦可出现恶心、呕吐、食欲减退及关节肌肉酸痛等。

3. 内脏损害　本病可累及内脏的脂肪组织而造成相应脏器受损的临床症状，内脏损害可出现在皮损发生的同时或在皮损发生以后一段时间。肝脏受累最常见，表现为肝大、黄疸和肝功能异常；小肠受累时可出现腹痛、腹胀、脂肪泻甚至肠穿孔表现；肠系膜、大网膜和腹膜后脂肪组织受累时可出现上腹痛及包块；心肌、心包、肺均可受累而产生相应的系统性症状，甚至造成器官功能衰竭；骨髓受累明显时可有全血细胞减少；肾脏受累可出现肾功能损害、血尿和蛋白尿；累及中枢神经系统可导致精神异常或神志障碍等。当内脏损害广泛时可出现多脏器功能衰竭，病人预后差，少数病例在皮下结节出现前可有系统性症状，给诊断带来一定困难。

【实验室检查】

1. 非特异性改变　可出现外周血白细胞总数轻度增高，中性粒细胞核左移；可有血沉升高及补体降低、免疫球蛋白增高和淋巴细胞转化率下降等。

2. 皮肤结节活组织病理检查 所取标本应有足够的深度,病理变化可分为三期。

(1)第一期(急性炎症期):在小叶内脂肪组织变性坏死,有中性粒细胞、淋巴细胞和组织细胞浸润,部分伴有血管炎改变。

(2)第二期(吞噬期):在变性坏死的脂肪组织中有大量巨噬细胞浸润,吞噬变性的脂肪细胞,形成具有特征性的泡沫细胞。

(3)第三期(纤维化期):泡沫细胞大量减少或消失,被成纤维细胞取代,炎症反应消失,纤维组织形成。

3. 合并系统损害的病例,检测项目应根据受累脏器而定,如肝肾功能、胸部 X 线、胃镜、B 超、淋巴结活检、骨髓穿刺和头部 CT 扫描检查等。

【诊断】

本病目前为止尚无明确诊断标准,诊断主要依靠临床特征性皮下结节表现及其组织病理改变。

1. 临床特征

(1)好发于女性青少年。

(2)以反复发作与成批出现的皮下结节为特征,结节有疼痛感和显著触痛,消退后局部皮肤出现程度不等的凹陷和色素沉着。

(3)常伴发热、关节痛与肌痛等全身症状。

(4)当病变侵犯内脏脂肪组织,视受累部位不同而出现不同症状,内脏受累广泛者,可出现多脏器功能衰竭、大出血或并发感染。

2. 病理诊断 皮肤结节活检的组织病理学改变是诊断的主要依据。

【鉴别诊断】

该病根据临床及组织病理学特点常可作出诊断,常需要与以下几种疾病进行鉴别诊断:

1. 结节性红斑 多为钱币大小或更大的皮下结节,呈对称性分布,但结节多局限于小腿伸侧,压痛明显,不破溃,3～4 周后自行消退,愈后无萎缩性瘢痕。本病好发于春秋季,病前常有呼吸道感染诱因,全身症状轻微,一般无内脏损害。病理表现为脂肪间隔性脂膜炎伴有小血管炎性细胞浸润、内膜增生和管腔闭塞。

2. 硬红斑 皮损主要发生在小腿屈侧中下部,初为豌豆大小的硬结节,疼痛较轻,但可破溃形成难以愈合的溃疡,组织病理学表现为由朗格汉斯巨细胞、上皮细胞和淋巴细胞组成的结核性肉芽肿及干酪样坏死,并有明显血管炎改变。

3. 组织细胞吞噬性脂膜炎 亦可出现皮下结节、反复发热、肝肾功能损害、全血细胞减少及出血倾向等,但一般病情危重,进行性加剧,最终死于出血,骨髓、淋巴结、肝、脾、浆膜组织和皮下脂肪组织病理学变化可出现吞噬各种血细胞及其碎片的所谓"豆袋状"组织细胞。

4. 结节性多动脉炎 在结节性多动脉炎中有少数病例具有结节性多动脉炎典型的皮肤表现,而缺乏系统性症状,称皮肤型结节性多动脉炎。皮肤型结节性多动脉炎可表现为成批出现的触痛性皮下结节,主要分布在下肢,大的结节可坏死甚至发生痛性溃疡。病理组织学显示典型的坏死性血管炎改变,并有中小动脉的堵塞、动脉瘤形成,此为结节性多动脉炎的特点。

5. 皮下脂质肉芽肿病 本病少见,主要发生于儿童,临床基本表现为皮肤结节或斑块,无发热及其他全身症状,结节可散在分布于面部、躯干和四肢,以大腿伸侧常见,皮肤结节常持续数月～1年渐消退，不留有皮肤局部萎缩和凹陷，少数病例结节可持续数年，本病有自愈倾向。

6. **皮下脂膜样 T 细胞淋巴瘤** 该病与系统型结节性脂膜炎极其相似，表现为高热、肝脾大、全血细胞减少及出血倾向，但病检脂肪组织中有肿瘤细胞浸润，均为中小多形 T 细胞，核型呈折叠、脑回状或高度扭曲等畸形，具有重要的诊断价值，常有反应性吞噬性组织细胞出现，免疫组织化学 CD45RO 和 CD4 阳性，而 CD20 阴性。

7. **类固醇激素后脂膜炎** 风湿热、肾炎或白血病的儿童短期内大量应用糖皮质激素，在糖皮质激素减量或停用后的 1～13 天内出现皮下结节，直径约 0.5～4cm，表面皮肤正常或充血，好发于因应用糖皮质激素而引起的皮下脂肪积聚最多的部位，如颊部、下颌、上臂和臀部等处，数周或数月后可自行消退，如激素加量或停用后再度应用也可促使结节消退，多数病例无全身症状，组织病理可见病变在脂肪小叶，有泡沫细胞、组织细胞和异物巨细胞浸润及变性的脂肪细胞出现，该细胞可见针形裂隙。

8. **冷性脂膜炎** 本病是一种由寒冷直接损伤脂肪组织引起的一种物理性脂膜炎，表现为皮下结节性损害多，发生于婴幼儿，成人则多见于冻疮患者或紧身衣裤所致的血液循环不良者。本病好发于冬季，受冷数小时或 3 天后于暴露部位如面部和四肢等处出现皮下结节，直径 2～3cm，也可增大或融合成斑块，质硬、有触痛，呈发绀色，可逐渐自行消退而不留痕迹，主要病理变化为急性脂肪坏死。

9. **其他** 还需同胰腺性脂膜炎（胰腺炎和胰腺癌）、麻风、外伤或异物所致的皮下脂肪坏死等相鉴别，此外尚须排除 α_1- 抗胰蛋白酶缺乏性脂膜炎。

三、治疗决策

该病目前尚无特效治疗。在急性炎症期或有高热等情况下，一般用糖皮质激素，常有明显疗效；对系统型患者，特别是重症病例，可同时加用 1～2 种免疫抑制剂，并根据内脏受累情况进行相应的处理，同时加强支持疗法。

1. **一般治疗** 首先应去除可疑病因，如消除感染灶、停用可疑的致病药物，适当选用抗生素控制感染，避免受累部位创伤。

2. **药物治疗** 常用的药物为非甾体类消炎药（NSAIDs）、糖皮质激素及免疫抑制剂等。NSAIDs 可减轻发热、关节痛和全身不适。急性炎症加重期，糖皮质激素（如泼尼松）可使体温下降、结节消失，但药物减量或停用后可复发。对于重症患者，常需同时选用 1～2 种免疫抑制剂。

（1）非甾体类消炎药（NSAIDs）：常用的 NSAIDs 药物有：

1）吲哚美辛：常用剂量为 1.5～3mg/（kg·d），分 3 次餐后服用，最大剂量不超过 200mg/d。

2）其他可选用的药物如布洛芬 30～40mg/（kg·d），分 3～4 次服用，最大剂量不超过 2 400mg；双氯芬酸通常每天总剂量为 1～3mg/（kg·d），分 3 次服用，最大剂量不超过 200mg/d；萘普生 10～15mg/（kg·d），分 2 次服用，最大量不超过 1g；美洛昔康 0.25mg/（kg·d），每天 1 次，最大量不超过 15mg；塞来昔布 6～12mg/（kg·d），分 2 次服用，最大量不超过 400mg。

（2）糖皮质激素：在病情急性加重时使用，常用剂量为 2mg/（kg·d），可一次或分次服用，或行大剂量甲泼尼龙 15～30mg/（kg·d）连续冲击治疗 3 天，最大剂量不超过 1g，然后改为泼尼松 2mg/（kg·d）口服，病情稳定后 2 周或疗程 8 周内开始以每 1～2 周减 10% 的速度缓慢减量,减至泼尼松 0.5mg/(kg·d)后,减量速度按病情适当调慢;如果病情允许,维持治疗的激素剂量尽量小于 10mg/d。在减量的过程中,如果病情不稳定,可暂时维持原剂量不变或酌情增加剂量或加用免疫抑制剂联合治疗。

(3)免疫抑制剂:较常用的免疫抑制剂有硫唑嘌呤、羟氯喹或氯喹、沙利度胺(反应停)、环磷酰胺、环孢素、吗替麦考酚酯等。①硫唑嘌呤:1~2.5mg/(kg·d),分 1~2 次服用。为减少骨髓抑制副作用,临床上常以 1mg/kg 为起始剂量,连用 6~8 周后加量,最大剂量不超过 2.5mg/kg,服药期间需定期复查血常规、肝肾功能。②羟氯喹:剂量为 5~6mg/(kg·d),分 1~2 次服用。主要的副作用为视网膜及视野受损,服药期间需定期眼科检查。③环磷酰胺:常用剂量为 8~12mg/(kg·d),每 2 周静滴 2 天,共 2~3 个月,或 500~1 000mg/m² 每月一次,共 6 次,或者 2~3mg/(kg·d),口服,共 8~12 周,用药期间要定期复查血常规、肝肾功能,并预防出血性膀胱炎的发生。④环孢素 A:常用剂量为每天 3~5mg/kg,分 2~3 次服用,常见的副作用为多毛、牙龈增生等。⑤沙利度胺(反应停),初始剂量为 50mg/(kg·d),每 10 天增加 50mg,最大不超过 200mg/d 维持,晚上或餐后 1 小时服用。

3. 其他辅助治疗 如纤维蛋白溶解药、肝素、透明质酸酶、饱和碘化钾溶液等也有益于本病。

四、常见问题和误区防范

本病的发病率相对较低,由于可累积各个系统,临床表现复杂多样,误诊率高,且少数病例在典型皮下结节出现前即出现系统性症状,给临床诊断及治疗带来一定困难。皮下结节的病理活检是该病的诊断金标准,如临床上遇到下述情况时应考虑该病的可能性:不明原因发热伴关节肿痛,抗生素治疗无效,反复成批出现的皮下浸润性结节、斑块,应积极行皮肤结节病理活检。

五、热点聚焦

近年来研究表明,结节性脂膜炎不是一特异的疾病,而是一特异的皮下脂肪组织的炎症,它可以是多种疾病的皮肤表现,常见的原发疾病有皮下脂膜炎、T 细胞淋巴瘤、系统性红斑狼疮、恶性组织细胞增生症、炎症性肠病、结核感染等。当上述原发疾病反复成批出现的皮下浸润性结节、斑块,需考虑合并此病的可能性。结节性脂膜炎的治疗药物仍为经典的非甾体类消炎药(NSAIDs)、糖皮质激素及免疫抑制剂,目前尚未见生物制剂治疗结节性脂膜炎的相关报道,对于系统性结节性脂膜炎患儿,在病情危重的情况下,生物制剂的使用可能为该病治疗带来一线曙光,但尚需临床进一步的研究证实。

(吴小川)

第十九节 白 塞 病

培训目标

1. **掌握** 儿童白塞病的临床特点和诊断标准。
2. **熟悉** 儿童白塞病的鉴别诊断与治疗要点。

一、疾病概述

1937 年，土耳其医师 Behcet 首先报道了一组以口腔溃疡、生殖器溃疡和眼葡萄膜炎为表现的慢性、复发性综合征，后人称为白塞病（Behcet syndrome）。又称为贝赫切特综合征或眼、口、生殖器综合征。除上述三联症外，还可出现皮肤、关节、肠道、神经系统和血管等病变。病情呈反复发作及缓解相交替。

白塞病是一种原因不明的血管炎，以累及多系统和多脏器为特征的自身炎症性疾病。多见于年轻人，儿童少见。儿童患者中，男女发病比例为 12：5，约 45% 有家族史。在全世界范围内均可发病，但有显著的地域差异性，在地中海、中东和远东地区发病率较高，而美国和大洋洲则较少见，这自然使人想起丝绸之路，因古丝绸之路沿线国家发病率较高，相当于北纬 30°～45°，故又称为"古丝绸之路病"。学者认为，致病遗传因素可能由两千多年前的游牧民族传播而来，也有推测是由约几万年前横跨亚洲和白令海峡的人类迁徙运动从西部传到了东部。在我国北方发病率高于南方。白塞病的男女发病不一，日本为 0.976：1，韩国为 0.63：1，伊朗为 1.19：1，德国为 1.40：1，我国为 1.34：1，男性略多于女性。这可能与部分表现为生殖器溃疡的女性患者就诊妇科有关。

自 Zeek 于 1952 年首次对血管炎进行分类后，半个多世纪先后发表了多种血管炎的分类方案，包括 1990 年 ACR 和 1994 年教堂山共识会议（Chapel Hill consensus conference，CHCC）对血管炎的分类。由于白塞病可引起任何大小和类型血管的血管炎，临床表现存在高度异质性，虽然以往更新的分类标准中不断增加血管炎的种类，但是白塞病仍一直难以归类于其中。2012 年 CHCC 提出了系统性血管炎的新分类标准 J31，不仅对部分血管炎进行了更名，还增加了"多血管血管炎""单脏器血管炎""系统性疾病相关性血管炎"和"可能病因相关血管炎"类别，白塞病被类于"多血管血管炎"，首次在系统性血管炎分类中占据了"一席之地"。

本病病因未明。大多数学者认为与感染及机体的自身免疫反应有关。

1. **遗传机制** 日本学者早在 1973 年就发现白塞病患者中 HLA-B51 的阳性率达 61%～88%，有家族史的白塞病患者中 HLA-B51 的基因频率达 92%，且临床表现更典型，预后更差。从日本到中东、西班牙，不同种族人群中约有 1/2 以上的白塞病患者为 HLA-B51 阳性。白塞病发病还与其他 HLA 亚型相关，包括 HLA-B15、HLA-B27 和 HLA-B57。除 *HLA* 基因易感性外，*TNF* 基因、MHCI 类相关分子（MIC）、凝血因子 V 基因和细胞间黏附因子基因也参与白塞病的发病。①目前已知白塞病的最大遗传危险因素是 HLA-B51，它也和眼部白塞病严重性相关，可能主要和 B5101 和／或 B5108 亚型有关。Mizuki 等认为 HLA-B*5101 和 HLA-B*5102 都和该病有关。②*TNF* 基因：在 HLA-B 和补体基因之间许多编码免疫功能相关蛋白的基因呈现多态性，并和 I 类基因连锁不平衡。因此，它们在与 HLA 相关的炎症性疾病中受到高度重视，*TNF* 基因是其中之一。TNF 启动子部有两个等位基因：*TNFB1* 和 *TNFB2*。*TNFB2* 与 *HLA-B51* 相连锁，共同影响疾病危险程度和受累器官严重程度。③*MIC* 基因位于 *TNF* 基因和 *HLA-B* 基因之间，其编码多肽主要分布于胃肠道黏膜表面，推测其分子序列与 HLA-1 类分子相似并可能与白塞病相关，因为口腔和食管损害是早期常见特征。④其他相关遗传基因：主要包括凝血因子 V、家族性地中海热相关基因（*MEFV*）、杀伤抑制受体、细胞间黏附分子（ICAM）。这些结果说明了白塞病发病复杂的遗传学基础。

2. **免疫异常** 先天性和获得性免疫反应均参与 BD 发病。

（1）先天性免疫反应：①NK细胞：BD患者外周血中NK细胞的数量显著减少，这一变化与疾病活动有关，可能与NK细胞归巢到炎症部位，通过Th1产生IFN-γ等机制发挥重要作用。②γδT细胞：在BD患者γδT细胞可被感染诱发出现活性增高和数量增殖，且与疾病活动度、CD6的高表达及IFN-γ和TNF-α产生相关。③中性粒细胞：中性粒细胞在BD中表现为高活性，常在BD血管周围浸润，增加趋化作用、吞噬作用和产生超氧化物，导致内皮功能障碍；该过程也是介导BD患者血栓形成的关键因素。

（2）自身免疫性T细胞和细胞因子：①Th1细胞和细胞因子：Th1免疫应答在BD的发病机制中起着重要作用，其产生相关细胞因子（如IL-2、IL-12、IL-18和IFN-γ等）的表达水平与BD活性相关。②Th17细胞和相关细胞因子（如IL-17A、IL-17F、IL-21、IL-22和IL-23等）的表达水平与BD的活性相关。③Th22细胞主要分泌IL-22和TNF-α，并表达趋化因子受体CCR4、CCR6和CCR10，与活动期BD患者眼部及黏膜、皮肤病变发生有相关性。其他促炎因子：在BD患者中L-1、IL-6和TNF-α是主要促炎细胞因子；IL-37为主要抗炎细胞因子。

3. **感染** 本病与细菌、病毒感染有关，细菌如结核杆菌、溶血链球菌、幽门螺杆菌和支原体，病毒包括单纯疱疹病毒、肝炎病毒和巨细胞病毒等。病毒或细菌感染人体后，微生物的抗原与人类热休克蛋白抗原分子结构相似，细菌抗原的递呈激活T细胞，导致与细菌具有共同抗原的组织细胞损伤。人类HSP-60的氨基酸序列与细菌HSP-65的序列相似，因此反复暴露于细菌HSP下，打破机体自身HSP耐受，激发T细胞对自身和微生物HSP的反应，产生炎症因子，激活中性粒细胞，使组织损伤。

4. **其他因素** 有研究发现，白塞病患者病变组织多种微量元素含量增高，如有机氯、有机磷和铜离子，白塞病发病可能与环境中的有机磷农药和有机氯杀虫剂也有一定关系。还有学者发现，与某些微量元素，如硒、锌缺乏有关。

二、诊断与鉴别诊断

【临床表现】

由于本病为一全身性疾病，可累及多个系统，临床表现多样而复杂，多表现为疾病活动与缓解相交替。儿童的临床表现与成人极为相似，小儿可以皮肤病变为主要症状，且家族遗传倾向明显高于成人。

1. **口腔溃疡** 复发性口腔溃疡。几乎100%患儿有口腔溃疡。在1年内发作3次以上口疮样或疱疹样溃疡。常是首发症状。多出现在颊黏膜、唇、舌、软腭和咽部，也可弥漫到胃肠道。溃疡可单发或多发。起初为红色小结，继而出现水疱或丘疹，48小时后发展为溃疡。溃疡中央基底部呈黄色，周围有边缘清晰的红晕，疼痛剧烈，以致进食困难。溃疡愈合后很少残留瘢痕。

2. **生殖器溃疡** 见于94%患儿，较成人高。多发性生殖器溃疡一般发生于口腔溃疡之后。发生率为75%。病变处先出现红斑或丘疹，24～48小时后形成脓疱，最终形成较深的溃疡。男孩表现为反复出现的龟头、阴茎、阴囊处溃疡。女孩则表现为外阴和阴道溃疡。愈合后有结痂形成。

3. **眼部病变** 24%眼部受累。较成人低。前葡萄膜炎即虹膜睫状体炎，可伴或不伴有前房积脓。后葡萄膜炎以及视网膜及玻璃体病变是造成失明的主要原因。葡萄膜炎多为双侧性，主要症状为视力减退，即使使用肾上腺皮质激素和免疫抑制剂，有25%～45%眼部受累的患儿最终失明。其他眼部病变还有结膜炎、巩膜炎，角膜炎可引起角膜溃疡、视网膜血管炎、球后视神经炎。继发病变包括眼底出血、玻璃体浑浊、青光眼等，上述病变均可使视力减退，很难恢复。发生全葡萄膜炎的男性多于女性，且视力预后更差。

4. **皮肤表现**　约占 69.5%，以结节性红斑最常见。结节性红斑以下肢小腿部位多发，对称性，呈圆形或椭圆形红色隆起的皮下结节，质硬，有压痛。其次为毛囊炎、痤疮样皮疹、多形性红斑、丘疹样脓疱疹及非特异性皮肤过敏，如针刺反应（当皮肤被针刺后 24～48 小时，针刺部位有丘疹、脓疱、红晕和硬结等）。除白塞病外，Sweet 综合征及坏疽性脓皮病等也可以出现针刺反应阳性，应该予以鉴别。儿童可以单纯的皮肤病变为唯一表现，最小发病年龄为 1 岁。

5. **神经系统损害**　10% 患儿出现。多在病后数年出现。白塞病的中枢神经系统损害主要累及脑干，还可累及基底核、丘脑、皮质和白质、脊髓或脑神经，最常见的病因是通过免疫介导的脑膜脑炎，其次由于硬脑膜静脉窦血栓形成所致。表现为脑膜脑炎型、脑干型、器质性精神症状型、脊髓脊膜炎等。临床可表现为头痛、头晕、意识障碍、精神异常、颈强直、癫痫、下肢无力、感觉障碍等。脑脊液检查可见细胞数增多，蛋白增高。中枢神经系统损害的出现多提示病情严重，预后差，是本病的主要死亡原因。

6. **关节症状**　占 76%。大小关节均可受累。大关节常见，最多见于膝关节。多为一过性，很少引起关节变形。关节 X 线无明显异常。

7. **血管炎**　可侵犯各种动静脉。参照 Hamza 分类法分为五种类型，Ⅰ型：静脉血栓；Ⅱ型：动脉闭塞性病变；Ⅲ型：动脉瘤；Ⅳ型：动脉闭塞性病变合并动脉瘤；Ⅴ型：静脉血栓形成合并动脉病变。大血管受累时可表现为动静脉阻塞、动脉瘤和静脉曲张。因静脉血栓形成引起上腔静脉阻塞综合征、Budd-Chiari 综合征等。大动脉受累时表现为无脉症，可形成动脉瘤，以主动脉最常见，肾动脉狭窄时出现高血压。肢体动脉阻塞时有指端坏死。肺部小动脉瘤破裂，形成支气管瘘或肺梗死时，可有咯血、呼吸困难、肺动脉高压等。

8. **消化道损害**　消化道任何部位均可受累，可发生多发性溃疡、穿孔等。以回盲部最多见，其次为升降结肠。临床症状为腹痛、恶心、呕吐、腹胀，甚至消化道出血、穿孔等。

9. **心脏损害**　心脏病变少见，主动脉瓣关闭不全是最常见的心脏瓣膜病变，瓣膜置换术后易发生瓣周漏或瓣膜脱落，其他表现有心肌炎、心包炎、冠状血管炎和心室动脉瘤等。

10. **合并恶性肿瘤**　包括恶性血液病和恶性实体肿瘤，前者中最常见的是骨髓增生异常综合征（MDS），其次是白血病；后者分别是结肠直肠癌和膀胱移行细胞癌。其他包括再生障碍性贫血、淋巴瘤、食管癌、胃癌、胰腺癌、甲状腺癌、乳腺癌、宫颈癌、肾细胞癌和病因不明转移性癌。女性、老年和胃肠道受累的白塞病患者恶性肿瘤的发生率高，老年、病程长者恶性实体肿瘤比恶性血液病多见，白塞病病情重者恶性血液病较恶性实体肿瘤多见。

【实验室检查】

目前白塞病实验室检查阳性项目不多，活动期可有白细胞轻度增高，不同程度贫血，血沉增快，CRP 增高。部分患儿抗"O"和球蛋白增高。受损器官的特殊检查异常：神经系统白塞病可有脑脊液压力增高，白细胞计数轻度增高。钡剂灌肠检查及结肠镜检查发现肠道病变，超声检查发现血管病变，高分辨率 CT 或肺血管造影等有助于肺部病变诊断。中枢神经系统检查，MRI 是敏感的诊断方法，病灶在 T_1WI 表现为等信号或低信号，T_2WI 为高信号。可以发现在脑干、脑室旁白质和基底节处的增高信号等。

【诊断标准】

由于缺乏特征性临床表现，白塞病的诊断有时颇为困难，容易误诊。

国内目前一般采取白塞病国际研究小组（ISG）1990 年制定的诊断标准：

1. **必要条件** 反复发作的口腔口疮样或疱疹性溃疡，每年发作至少 3 次。

2. **其他** 加上以下 4 项中的两项：①反复发作的生殖器溃疡：往往于发病后数月或数年出现生殖器溃疡，多留有瘢痕。②典型局限性眼损伤：以慢性复发性双侧葡萄膜炎为特征。前后葡萄膜炎，或眼科医师用裂隙灯查到玻璃体有细胞或视网膜血管炎。③典型皮肤损害：结节性红斑或假性毛囊炎，或脓性丘疹，或未经皮质激素治疗的患儿出现痤疮样结节。④针刺反应阳性：针刺皮肤 24～48 小时后出现小丘疹或脓疱样损伤。

因其将复发性口腔溃疡（每年至少发作 3 次）作为白塞病的必备条件，不利于白塞病的早期诊断。2006 年国际白塞病诊断标准研究小组修订了新的白塞病国际标准（ICBD），该标准有六项指标：口腔溃疡、皮肤损害、血管损害（动脉或静脉血栓形成，动脉瘤）和针刺反应阳性各占 1 分，生殖器溃疡和眼损害各计 2 分，累积≥3 分者即可诊断白塞病。有研究者将 ISG 标准和 ICBD 标准作比较，结果显示 ICBD 标准敏感性为 98.2%（ISG 标准为 78.1%），特异性为 95.6%（ISG 标准为 98.4%）。ICBD 标准的准确度为 97.3%，显著高于 ISG 标准 85.5%.

2013 年由来自 27 个国家的白塞病国际研究小组专家提出了修订后的 ICBD 新标准，该标准在 2006 年 ICBD 标准的基础上，增加神经系统损害作为诊断条件之一，并将口腔溃疡评分由 1 分提高到 2 分，将针刺反应检查作为可选项，若患者 7 个条件的总评分>4 分可以诊断为白塞病（表 1-19-1）。应用 1990 年 ISGBD 和 2013 年 ICBD 标准，在 2 556 例白塞病患者和 1 163 例对照病例（相似白塞病症状或至少有 1 个白塞病主要征象者）中的测试结果显示，2013 年 ICBD 标准较 ISGBD 标准显著提高了诊断白塞病的敏感性，同时保持着合理特异性。2015 年国际专家共识小组基于来自 12 个国家 42 个中心的 219 名患有 BD 的儿童队列，进行 66 个月的前瞻性研究中首次为儿科 BD 创建了统一的分类标准集，即 PEDBD（pediatric BD）标准，在此标准中，口腔溃疡不是必要条件，针刺试验阳性不包括在诊断标准内，余症状类别具有相同的权重。要将儿童患者分类为 BD，应具备以下 3 项或 3 项以上的标准：口腔溃疡（每年发作≥3 次）、生殖器溃疡或口疮（有典型疤痕形成）、皮肤损害（坏死性毛囊炎、痤疮样病变和结节性红斑）、神经系统受累（孤立性头痛除外）、眼部受累（前葡萄膜炎、后葡萄膜炎和视网膜血管炎）和血管病变（静脉血栓形成、动脉血栓形成和动脉瘤）。

表 1-19-1　ISGBD、ICBD、PEDBD 标准的比较

临床表现	1990 年 ISGBD	2006 年 ICBD	2013 年 ICBD	2015 年 PEDBD
复发性口腔溃疡	必备条件	1 分	2 分	1
复发性生殖器溃疡	选择条件	2 分	2 分	1
眼部病变	选择条件	2 分	2 分	1
皮肤损害	选择条件	1 分	1 分	1
针刺反应阳性	选择条件	1 分	1 分	—
血管改变		1 分	1 分	1
神经系统损害			1 分	1
诊断标准	必备条件加两项选择条件	≥3 分	≥4 分	6 项中符合 3 项

【鉴别诊断】

白塞病临床表现复杂，多系统损害各不相同，可能以各种不同的首发症状而就诊于不同的科室，主要涉及风湿免疫科、消化内科、皮肤性病科、耳鼻喉科、外科、妇产科、神经内科、口腔科、眼科、肛肠科等。

1. **复发性口腔溃疡**　当患者因为先出现口腔溃疡去口腔科就诊时，可能其他症状还未出现，也可能出现了但医师忽略了追问口腔科之外的病史而出现误诊、漏诊。

2. **瑞特综合征**　其特点有三：尿道炎，结膜炎，关节炎。可有眼、生殖器及皮肤病变，HLA-B27 可呈阳性。但根据以下特点可以鉴别：口腔溃疡少见，可有骶髂关节炎，针刺反应阴性。

3. **斯 - 琼综合征**　可有眼、黏膜、皮肤损害，但尚具有以下特点：起病急，高热，全身情况严重，短期内可进入衰竭状态；皮肤损害严重，常为水肿性红斑，大、小疱疹，血疱，瘀斑；黏膜损害广泛而严重，口、鼻、咽、眼、尿道、肛门、呼吸道广泛受累，产生大片糜烂、坏死；眼损害严重。

4. **克罗恩病**　其肠外表现可有眼损害，如虹膜睫状体炎、葡萄膜炎等，可有口腔黏膜溃疡、关节炎及皮肤损害等症状。但其肠道溃疡呈跳跃性分布，纤维结肠镜可见铺路石样改变，活检病理为非干酪样肉芽肿有助于鉴别。

5. **获得性免疫缺陷病**　也可出现反复口腔溃疡、外阴溃疡。但本病查细胞免疫明显低于正常水平，HIV 抗体为阳性。

6. **天疱疮**　半数以上患者先是口腔黏膜出现水疱和糜烂，而后出现皮肤损害，在外观正常的皮肤出现黄豆至核桃大小的水疱，尼氏症阳性，水疱破裂显露潮红糜烂面，有少许渗液或结痂，创面经久不愈，自觉疼痛，愈合后留色素沉着和粟丘疹。水疱可以发生于全身任何部位。组织病理改变有特异性，表皮内有棘刺松解。间接免疫荧光检查血清中有天疱疮抗体，水疱周围正常皮肤或新皮损直接免疫荧光检查，表皮细胞间有 IgG 和 C3 沉积。

7. **固定性药物疹**　可表现为口腔、外阴溃疡。但其形状特殊，较易识别。特点是每次服用同样药物后常在同一部位发生。停药后口腔及外阴溃疡即可痊愈。

三、治疗决策

因本病病因不明，目前故尚无公认的有效根治方法。多种药物均可能有效，但停药后易复发。治疗的目的在于控制现有症状，防治重要器官损害，减缓疾病进程，治疗方案依临床表现不同而采取不同的方案。

1. **一般治疗**　强调休息、饮食及营养。急性活动期患儿须卧床休息，保持口腔、外阴、皮肤、眼清洁，避免接触刺激性食物，给予流食及半流食，待病情缓解后改为少渣饮食。重症患儿应入院治疗，及时纠正水，电解质及酸碱平衡紊乱。病情严重者如发热、肠梗阻、肛瘘、出血及肠穿孔应禁食，并给予全肠外营养使肠道充分休息。发作间歇期应预防复发。如控制口腔、眼部感染，避免进食刺激性食物，伴有感染者可行相应的抗感染治疗。

2. **局部治疗**　局部用药：口腔溃疡可局部用糖皮质激素膏、冰硼散、锡类散等，生殖器溃疡用 1∶5 000 高锰酸钾清洗后加用抗生素软膏；眼部损害需眼科医师协助治疗，结膜、角膜炎，可应用皮质激素眼膏或滴眼液，眼葡萄膜炎须应用散瞳剂以防止炎症后粘连，重症眼炎者可在球结膜下注射肾上腺皮质激素。

3. 全身药物治疗

（1）非甾体抗炎药物（NSAIDs）：具有消炎、阵痛作用，可用于缓解发热、皮肤结节红斑、生殖器溃疡疼痛及关节炎症状有一定疗效。多种 NSAIDs 可供选择（如萘普生、双氯酚酸、塞来昔布等）。

（2）糖皮质激素：糖皮质激素为非特异性抗炎及抑制免疫反应的药物，用于治疗严重的口腔及生殖器溃疡，急性发作的眼部病变，神经系统症状，严重的血管炎和关节炎。泼尼松 $0.5\sim1mg/(kg\cdot d)$，当观察到患者临床症状（胃肠道症状，白细胞计数，红细胞沉降率，CRP 水平和溃疡愈合情况等）改善后，可按每周 5mg 逐渐递减至 $10\sim15mg/d$ 维持治疗，减量期间应避免反跳。若病情危重，可行冲击治疗（$15\sim30mg/(kg\cdot d)$，最大 1 000mg/d，$3\sim5$ 天为一疗程）。与免疫抑制剂联用效果更好。长期使用激素可出现以下不良反应：如向心性肥胖、血糖升高、高血压、诱发感染、股骨头无菌性坏死和骨质疏松等，应给予密切检测。

（3）秋水仙碱：秋水仙碱能在中性粒细胞中聚集并能抑制其迁移和吞噬作用，因而能够缩短炎性反应周期，缩小溃疡面积，可用来治疗严重的黏膜病变，且可预防白塞病黏膜病变复发，在成人是治疗白塞病的一种常用处方药。其作用机制可能为通过与微管蛋白（T 细胞微管的一个主要成分）结合来抑制微管的聚合反应。成人常用剂量为 0.5mg，每天 $2\sim3$ 次，常见的不良反应为恶心、呕吐、腹痛、腹泻等胃肠道反应，偶可导致肌肉、神经病变及骨髓抑制、休克、致畸，用药期间应监测血象，注意预防溶血性贫血和高铁血红蛋白血症的发生。但在儿童中，尚缺乏大样本随机实验来证实其在儿童中应用的有效性及不良反应的检测。

（4）沙利度胺：对于有严重的、复发的消化道受累的白塞病有明显疗效。沙利度胺最早作为镇静剂和止痛剂使用，后来在麻风结节样红斑中使用。近年来发现其不仅具有免疫调节作用，同时具有良好的抗风湿和抗炎作用。其能够对白细胞介素 -1、肿瘤坏死因子、干扰素等产生抑制作用。还能够激活白细胞介素 -4、白细胞介素 -5 和白细胞介素 -10 等，自然杀伤细胞和 CD8[+] T 淋巴细胞数量明显增加，细胞毒作用明显增强，中性粒细胞、单核细胞对化学诱导物敏感性明显降低。对前列腺素 F2、E2、5- 羟色胺、组胺、乙酰胆碱产生拮抗作用，同时能稳定溶酶体膜。同样，在儿童中，尚缺乏大样本随机实验来证实其在儿童中应用的有效性及不良反应的检测。

4. 免疫抑制剂

重要脏器损害时应选用此类药，糖皮质激素疗效差或重症白塞病时可加用免疫抑制剂，也常与糖皮质激素联用。此类药物不良反应较大，用药期间应注意严密监测。

（1）硫唑嘌呤（azathioprine）：是白塞病多系统病变的主要用药。可抑制口腔溃疡、眼部病变、关节炎和深静脉血栓，改善疾病的预后。停药后容易复发，可与其他免疫抑制剂联用，但不宜与干扰素 -α 联用，以免骨髓抑制。6- 巯基嘌呤和其前体药物如硫唑嘌呤，两者均为无活性的前体药物，需要在细胞内激活为活性的细胞毒性代谢产物：6- 巯鸟嘌呤。硫唑嘌呤的治疗剂量为 $2\sim2.5mg/(kg\cdot d)$，初次使用硫唑嘌呤治疗的患者每天固定剂量为 $25\sim50mg$，如果在治疗期间无明显不良反应，可逐渐增加到 $2\sim2.5mg/(kg\cdot d)$，常见的不良反应为白细胞减少、血小板下降、肝功能异常、恶心呕吐、带状疱疹等。因此应用时要严密监测血象及肝功能，当白细胞计数少于 $3.0\times10^9/L$ 应停药或减量。

（2）甲氨蝶呤（methotrexate）：四氢叶酸是在体内合成嘌呤核苷酸和嘧啶脱氧核苷酸的重要辅酶。甲氨蝶呤作为一种叶酸还原酶抑制剂，主要抑制二氢叶酸还原酶使二氢叶酸不能还原成有生理活性的四氢叶酸,从而使嘌呤核苷酸和嘧啶核苷酸生物合成过程中一碳基团的转移作用受阻,导致 DNA 的生物合成受到抑制。该药物可作为病情较严重患者的一种替代治疗方案。每周 7.5～15mg 口服。用于治疗神经系统、皮肤黏膜等病变,可长期小剂量服用。常见的不良反应为白细胞减少、血小板下降、恶心呕吐,亦可导致闭经或精子减少,有潜在的导致继发性肿瘤的危险。当周围血象如白细胞低于 3 500/mm³ 或血小板低于 50 000/mm³ 时不宜使用。

(3) 环磷酰胺(cyclophosphamide,CYC):环磷酰胺是双功能烷化剂及细胞周期非特异性药物,可干扰 DNA 及 RNA 功能,尤以对前者的影响更大,它与 DNA 发生交叉联结,抑制 DNA 合成。在急性中枢神经系统损害或肺血管炎、眼炎时,与泼尼松联合使用,可口服或大剂量静脉冲击治疗(每次用量 0.5～1.0g/m² 体表面积,每 3～4 周 1 次)使用时嘱患者大量饮水,以避免出血性膀胱炎的发生,此外可有消化道反应及白细胞减少等。

(4) 环孢素(cyclosporine A,CsA):与环孢素受体结合形成复合物,抑制钙调磷酸酶对活化 T 细胞因子(NFAT)去磷酸化的催化作用,并抑制 NFAT 进入细胞核,而阻止其诱导的基因转录。对其他免疫抑制剂疗效不佳的眼白塞病效果较好。剂量为每天 3～5mg/kg。因其神经毒性可导致中枢神经系统的病变,一般不用于白塞病合并中枢神经系统损害的患者。应用时注意监测血压,肾功能损害是其主要不良反应。

(5) 柳氮磺吡啶(sulfasalazine,SSZ):口服后经肠道细菌分解为 5- 氨基水杨酸和磺胺吡啶。前者为主要治疗成分,在肠内与肠上皮接触,通过影响花生四烯酸代谢而发挥抗炎作用。初始剂量为 40～60mg/(kg•d),分 3 次口服。病情缓解后改为 30mg/(kg•d),3 次 /d。

(6) 他克莫司(tacrolimus):他克莫司是从链霉菌属中分离出的具有较强免疫活性的大环内酯类抗生素,被广泛用于肝移植患者预防并抑制排斥反应。近来,他克莫司因为其主要在肠道吸收和强于环孢素的免疫抑制效果使其在治疗对常规药物无效的难治性炎症性肠病方面备受关注。他克莫司具有类似于环孢素的免疫抑制性质,但在体外其活性较后者高 100 倍!能与磷酸酶相互作用,抑制活化 T 细胞的核因子移位从而降低 IL-2 水平,进而抑制 T 细胞的活化和增殖。对于传统药物治疗无效的难治性白塞病患者,他克莫司是一种新的治疗药物。儿童用药经验较少,应注意个体化差异,并密切观察肝肾功能。

(7) 霉酚酸酯(mycophenolate mofetil):霉酚酸酯不仅可同时抑制 B 和 T 细胞增殖,而且能通过抑制 TNF-α 和中性粒细胞附着来影响血管内皮细胞。霉酚酸钠可能是治疗难治性白塞病的一个重要的新药。推荐剂量 0.4～0.6g/(m²•d),分 2～3 次口服,病情控制后改为 0.25～0.75g/d 维持治疗。

5. **生物制剂**

(1) 抗 TNF-α 药物:已有研究证实活跃的白塞病患者外周血中 TNF-α 量增加,另有研究指出白塞病患儿胃肠道病变部位有 TNF-α mRNA 表达,且能通过治疗来调节。英夫利西单抗及依那西普已经用于治疗白塞病。英夫利西单抗(infliximab)可有效缓解免疫抑制剂抵抗白塞病患者的临床症状,包括皮肤黏膜损伤、葡萄膜炎和视网膜炎、关节炎及胃肠道损伤等。3～5mg/kg 在接受过第一剂注射后,第二及第三剂注射将分别于之后第二及第六周进行。然后,每 6～8 周接受一次注射。

阿达木单抗(Adalimumab,ADA)无论是单独应用还是与其他免疫抑制剂联合应用,在缓解深静脉血栓形成的临床和超声等影像学方面均证实比单独应用抗风湿药物更有效;有研究提出对白塞病合并眼、肠道受累者,以及英夫利西单抗治疗无效或有不良反应者,ADA

可有效缓解病情；与此同时，加用阿达木单抗控制 BD 可减少激素用量。皮下注射儿童剂量推荐：<30kg 者，20mg/ 次，每 2 周 1 次，>30kg 者，40mg/ 次，每 2 周 1 次。

依那西普（etanercept）能降低口腔溃疡、结节性红斑和脓疱样丘疹的发生率。皮下注射儿童推荐剂量：0.4mg/kg/ 周，最大剂量为 50mg/ 周，分次皮下注射。在使用之前应该排除充血性心力衰竭、感染、其他免疫异常性疾病和恶性肿瘤等。

（2）干扰素 -α-2a：其具有免疫调节作用、抗异常细胞增殖作用和抗肿瘤作用，能增加自然杀伤细胞活性，抑制白介素 -8 的产生。用于白塞病患儿，起始剂量为前 3 个月，每次 900万 IU 皮下注射，每周 3 次；随后小剂量维持（300 万 IU/ 次），每周 3 次，使用时间不得超过 6个月。常见不良反应为发热、流感样综合征、白细胞及血小板下降等，停药 1 个月左右能自行恢复正常。眼炎的治疗有效率 94%，关节有效率 95%，皮肤黏膜有效率 86%。

6. **其他药物**

（1）雷公藤制剂（common threewingnut root）：可用于口腔溃疡、皮下结节、关节病、眼炎的治疗。对肠道症状疗效较差。1mg/（kg•d），疗程为 2～3 个月。

（2）抗血小板药物（阿司匹林、双嘧达莫）及抗纤维蛋白疗法（尿激酶、链激酶）：目前尚无直接证据可用于治疗白塞病的血栓疾病，使用时应谨慎，以免引起血管瘤破裂出血。明确诊断的新近形成的血栓可溶栓抗凝治疗。溶栓可静脉应用链激酶、尿激酶；抗凝可选用低分子肝素皮下注射或华法林口服，需监测凝血酶原时间，维持国际标准化比值（INR）在2～2.5 之间。有出血倾向、脑卒中、手术、未控制的高血压、肝功能、肾功能障碍、视网膜出血性病变等患者禁用溶栓抗凝治疗。

（3）抗结核治疗：如患者有结核病或有结核病史，结核菌素纯蛋白衍生物（PPD）皮试强阳性（5U 有水疱）时，可试行抗结核治疗（三联）至少 3 个月以上，并观察疗效。

（4）免疫耐受疗法：已证实热休克蛋白与白塞病有关。口服与重组霍乱毒素 B 亚基结合的这种 HSP 多肽，可以有效预防葡萄膜炎。该方法已用于 I/II 期临床试验。

（5）白细胞去除疗法：白细胞去除疗法（LCAP）是一种新的吸附型血液净化技术，即通过过滤、吸附等方法选择性去除外周血液的白细胞［包括中性粒细胞、淋巴细胞和 / 或单核细胞］从而减轻这些致炎细胞对机体的免疫攻击，同时也减少了这些致炎细胞释放的致病性蛋白酶、氧自由基及细胞因子等，达到保护器官的目的。

7. **手术治疗**　一般不主张手术治疗，动脉瘤具有破裂风险者可考虑手术治疗。重症肠白塞病并发肠穿孔时可行急诊手术治疗，但术后复发率可高达 50%，故选择手术治疗应慎重。血管病变手术后也可于术后吻合处再次形成动脉瘤，采用介入治疗可减少手术并发症。手术后应继续应用免疫抑制剂可减少复发。眼失明伴持续疼痛者可手术摘除。

8. **预后**　本病病程长，易反复发作，预后差异很大。大部分患者虽反复发生口腔溃疡和生殖器溃疡，但呈良性过程。约 1/4 的患者会失明，男性葡萄膜炎发生率较女性高，视力预后较女性差。合并中枢神经系统、大血管等重要病变和胃肠穿孔者预后差。死亡者主要为中枢神经系统损害，大动脉瘤破裂或胃肠穿孔所致。

附：EULAR 关于白塞病治疗的 9 项建议（成人）：供参考。

1. 白塞病与影响眼后段的炎性眼病治疗需包括硫唑嘌呤（AzA）和全身应用糖皮质激素。

2. 严重眼病视力下降≥2 级和 / 或有视网膜病变者建议用环孢素（CsA）或英夫利西单

抗(infliximab)联合 AZA 和糖皮质激素治疗,也可单用 IFN-α 或 IFN-α 联合激素治疗。

3.目前尚无肯定证据指导白塞病大血管病变的治疗。急性深静脉血栓推荐使用免疫抑制剂,如糖皮质激素、AZA、环磷酰胺、环孢素。肺动脉瘤和外周动脉瘤推荐使用 CTX 和糖皮质激素治疗。

4.抗凝剂、抗血小板药和抗纤维蛋白溶解剂治疗深静脉血栓以及白塞病动脉损伤的抗凝治疗目前尚无对照研究的资料或有效的非对照治疗经验。

5.尚无明确的证据指导白塞病胃肠道病变的治疗。除非需要急症手术外,应首先考虑使用柳氮磺吡啶、糖皮质激素、AzA、TNF-α 拮抗剂或沙利度胺。

6.秋水仙碱可以控制大多数患者的关节炎症。

7.尚无对照研究的证据指导白塞病神经系统病变的治疗。脑实质损害可使用糖皮质激素、IFN-α、AZA、CTX、甲氨蝶呤(MTX)和 TNF-α 拮抗剂;硬脑膜窦静脉血栓推荐糖皮质激素治疗。

8.CsA 一般不用于白塞病合并中枢神经系统损害的患者。除非必须用于眼内炎症者。

9.黏膜皮肤病变的治疗需综合医师对病情的判断和患者的主观白塞病感受,并根据其主要表现或伴发症状而采取不同的治疗方法。

单一的口腔溃疡及生殖器溃疡首选局部处理(如局部激素治疗)。痤疮样皮疹需注意化妆品的应用,其治疗与普通痤疮相同。结节性红斑首选秋水仙碱。腿部溃疡治疗应针对不同原因施治。难治性病例可用 AZA、IFN-α 和 TNF-α 拮抗剂。

四、常见问题和误区防范

因为白塞病不仅临床上相对少见,且可累及诸多系统,涉及多个学科,而且尚缺乏特异性的实验室指标,其主要问题在于早期漏诊,误诊率高。该病临床症状各不相同,部分病例以癫痫、腹主动脉瘤、骨髓纤维化、溃疡性结肠炎、免疫性血小板减少性紫癜、胸腔积液等为首发症状而就诊于不同的首诊科室。临床上应加强临床医师对白塞病的鉴别诊断,如将白塞病误诊为复发性口腔溃疡;肠白塞病误诊为肠梗阻、肠结核、克罗恩病、慢性胃肠炎等肠道疾病;还有很多累及生殖器病变的白塞病在皮肤性病科被误诊误治为泌尿系感染、生殖器溃疡、外阴瘙痒症等;如将伴皮疹伴有口腔及外阴溃疡的淋巴瘤误诊为白塞病或将肠白塞病误诊为急性阑尾炎,出现打开腹腔后发现阑尾完好无损的尴尬;当患者发病年龄小,有阳性家族史,有复发性口腔溃疡、生殖器溃疡、胃肠道溃疡等类白塞病临床特点时,需警惕A20 单倍剂量不足(haploinsufficiency of A20,HA20),建议尽早完善基因检测。所以提高相关科室医师对白塞病的警惕性,加强各专科医师之间的会诊,动态观察临床症状的演变是减少误诊、漏诊的关键。

五、热点聚焦

白塞病病因、发病机制尚不明确,缺乏特异性实验室或病理学检查指标,诊断主要依白塞病国际分类标准。研究显示,环境、感染、遗传因素以及中性粒细胞功能亢进血管内皮细胞损伤/功能异常、免疫紊乱等与疾病发生、发展密切相关。疾病中存在 γδT 细胞异常活跃,细胞免疫异常,细胞因子网络失衡,循环免疫复合物、补体,免疫球蛋白升高和自身抗体等复杂的免疫异常,探索疾病的体液免疫异常和自身靶抗原是国际上白塞病研究领域的热点之一。

白塞病是慢性、全身性、炎症性疾病,临床症状多样,不典型病例易与其他病症混淆,诊断较为困难。目前白塞病的诊断,较常使用 1990 年 ISGBD、2013 年 ICBD,2015 年 PEDBD 标准是首个针对儿童提出的分类标准,但三者在儿童患者中的特异性和敏感性需要扩大样本量进行评估。对于早发白塞相关症状患者,且有家族史者需警惕 HA20。白塞病的治疗方案由受累的器官和其严重程度及医师的经验决定,激素联合一种或者多种免疫抑制剂仍然是治疗的主要方案,但是对于一些病情严重患者,即使多种免疫抑制剂联合都有可能控制不住病情进展。另外,有些白塞病患者由于使用传统的治疗药物出现了不良反应,导致原治疗不能进行。近年来有新药研究应用于白塞病治疗中,如阿普斯特(APR)是一种新型口服、小分子磷酸二酯酶 4(PDE4)选择性抑制剂,适用于有活动性黏膜皮肤损害者,对顽固性口腔溃疡及生殖器溃疡治疗有效,在儿童中适应症及治疗效果有待进一步明确。生物制剂的出现为这些患者提供了新的治疗方法,且很多研究证实有很好的疗效。在控制白塞病患者病情复发和病程进展方面,生物制剂是否优于传统的治疗方法,还需要大量的临床研究证实。

(尹 薇)

第二十节 肺出血 - 肾炎综合征

培训目标

1. 掌握 肺出血 - 肾炎综合征临床特点及诊断要点。
2. 掌握 肺出血 - 肾炎综合征治疗方法。

一、疾病概述

狭义的肺出血 - 肾炎综合征又称抗基膜性肾小球肾炎、Goodpasture 综合征或 Goodpasture 病。但从免疫学角度对肺出血 - 肾炎综合征进行分类包括:一种为 Goodpasture 综合征,另一种多合并有其他疾病如系统性红斑狼疮、结节性多动脉炎、ANCA 相关性血管炎、过敏性紫癜等,可表现为肺出血 - 肾炎综合征,也称作广义的肺出血 - 肾炎综合征。Goodpasture 综合征是由抗基膜抗体介导的肾小球和肺泡壁基膜的损伤,临床表现为肺出血、急进性肾小球肾炎和血清抗肾小球基膜(GBM)抗体阳性三联症。多数患者病情进展迅速,预后凶险。Goodpasture 综合征临床上不常见,其发病率约为(0.5～1)/100 万人,占急性肾小球肾炎病例的 1%～5%,占新月体肾小球肾炎病例的 10%～20%。男性多于女性,男女比约 2:1～9:1。本病儿童较少见,仅占肾活检病例的 0.15%,约 80% 病人在 6～12 个月内发展成为慢性肾衰竭。

肺出血 - 肾炎综合征较为肯定的诱因是呼吸道感染。Goodpasture 最初报告病例是在流感后发病,以后的报告也说明约 20% 病例发生于上呼吸道或病毒感染后,包括 A 组链球菌、金黄色葡萄球菌败血症、鼠伤寒杆菌败血症、带状疱疹、A2 流感等感染与本病发生有关。亦有报道吸入汽油、松节油、一氧化碳或应用青霉胺也可以诱发本病。上述感染等因素或通过改变基底膜抗原性或促使基底膜内抗原物质暴露,而诱导抗基底膜抗体的产生,并引起发病。尚有人报道本病与吸烟有关。

Goodpasture 综合征确切的发病机制尚未清楚,目前认为其发生与自身免疫有关。患者血循环中存在抗基膜抗体,肾小球基膜以及肺泡基膜之间具有交叉抗原性,故抗基膜抗体既能与肺泡基膜又能与 GBM 产生特异性免疫反应,使肺与肾脏发生损害,出现肺与肾症状表现。在肺泡和肾小球沉积的免疫复合物可激活补体介导免疫损伤(Ⅲ型变态反应)。目前有学者推测胶原Ⅳ的 α3 链中的 NC1 结构域是 Goodpasture 自身抗原,在生理条件下 Goodpasture 抗原隐匿在胶原Ⅳα3NC1 结构域中,各种诱发因素(毒素、病毒感染、细菌感染、肿瘤、免疫遗传因素)及内毒素等激活上皮、内皮及系膜细胞增殖,并释放炎性介质(IL-1、RDS、前列腺素、中性蛋白酶等),GBM 在细胞酶作用下胶原Ⅳ高级结构解离,暴露 Goodpasture 抗原决定簇,刺激机体产生抗体,从而导致免疫损伤。还有学者发现遗传因素如 HLA-DRw2 抗原、HLA-DR4、HLA-DQβ 链基因、DQWLb 和 DQW3 相关。细胞免疫如抗 GBM 抗体 IgG 亚型的转换以及肾活检病理中 $CD4^+$ 和 $CD8^+T$ 细胞的浸润,提示 T 细胞在抗 GBM 病的发病机制中也起了重要作用。

二、诊断与鉴别诊断

【临床表现】

1. 肺部表现 咯血是最常见症状,常为疾病最早的症状,咯血量可多可少,量少者可表现为仅在做肺活检或支气管肺泡灌洗时才发现有肺泡出血的证据,多数表现为痰中见血丝,重症者可见大咯血,甚至窒息死亡。常伴咳嗽及气憋,并常出现发热,多为吸收热(肺泡中血液蛋白成分被分解吸收导致发热),但也要警惕肺部继发感染。咯血期间体检可有肺部干、湿性啰音。反复咯血者还可出现缺铁性贫血,贫血严重度常与咯血及肾衰竭程度不一定平行。

2. 肾脏表现 肾炎症状多隐袭起病,多数患者肾脏症状在肺出血后数周或数月后才出现,也有发生在咯血之前的。以血尿为主者占即 80%～90%,表现为显微镜下血尿或肉眼血尿,少数病人可以大量蛋白尿为主,表现为肾病综合征。重症者病情进展迅速,无尿继之出现进行性肾功能损害,血尿素氮及肌酐增高,伴水肿及高血压。约 80% 的病人在 6～12 个月内发展为慢性肾衰竭。

【实验室检查】

1. 血常规 约半数患者白细胞增加,血红蛋白和红细胞减少,呈现小细胞低色素性贫血,出血时间、凝血时间和凝血机制均正常。

2. 尿常规、肾功能 以血尿为主要表现者占 80%～99%,伴蛋白尿、红细胞和颗粒管型。病情进展迅速者,可见肉眼血尿及红细胞管型。常伴中等量蛋白尿。肾受累可以很轻,仅有尿检异常,但大多数患者很重,出现进行性肾功能损害,50%～70% 的病例伴有血尿素氮、肌酐升高。

3. 血清抗 GBM 抗体测定 间接免疫荧光法早期阳性率可达 3/4 以上,特异性好。放免法特异性为 89%,敏感性可达 90%。应用激素、免疫抑制剂、血浆置换治疗后抗 GBM 抗体可阴转。

4. 肺肾活组织检查

(1)肺部:肺体积增大,表面有斑片状出血灶。光镜下可见肺泡内有大量红细胞渗出,并有含铁血黄素巨噬细胞,肺泡壁呈局灶增生及纤维化,但间质内无铁沉积,可与特发性肺含铁血黄素沉着症鉴别。免疫荧光检查,肺泡壁有抗基膜抗体 IgG 呈线状沉积及补体 C3 沉积。电镜下可见肺泡基膜明显断裂,内皮下有高致密物质呈斑点状沉积。

(2)肾脏:光镜下早期肾小球囊壁层上皮细胞明显增生,大量新月体形成。肾小球毛细血管壁有嗜酸性物质沉积和纤维素样坏死,甚或肾小球或小动脉坏死。肾小球纤维化收缩与肾小球囊壁粘连,间质炎症细胞浸润,肾小管变性、坏死、萎缩。典型的改变是免疫荧光检查可见到 IgG 沿肾小球基膜呈线状排列,并伴有少量 IgM、IgA 沉积、2/3 的病人有补体 C3 间断的沉积。电镜下球囊上皮细胞增生,系膜细胞增生,新月体形成,基膜断裂。肾小球毛细血管壁内皮下有电子高致密物质呈斑点状沉积。

5. **肺功能检查和动脉血气分析** CO 摄取率(Kco)= 肺总 CO 摄取量 / 肺泡容积(VA)。肺出血时,由于肺泡内多余的血红蛋白可以结合更多的 CO,Kco 增加。由于反复肺泡出血,最终形成肺间质纤维化,导致限制性通气功能障碍,气体分布不均,弥散功能障碍。动脉血氧分压(PaO2)降低,肺泡动脉血氧分压差增大。由于呼吸困难和过度通气,动脉血二氧化碳分压(PaCO2)可降低。

6. **支气管肺泡灌洗** 灌洗液中可见红细胞及含铁血黄素细胞。

7. **胸部 X 线检查** 两侧肺门延及两肺中下野,广泛结节状或斑片状阴影,肺尖部少见。浸润性阴影范围与出血程度、时间有一定关系。咯血量多,病变范围较大,并可融合成片,咯血量少或停止时,阴影可缩小或消失。长期反复咯血可导致含铁血黄素沉着,形成对肺组织的刺激而发生肺间质纤维化,因此肺内可残留条索状或网状结节状阴影。某些不典型病例病变可局限在较小的范围内或仅有肺部浸润而无咯血。

【诊断】

典型患者的诊断需符合下列三联症。

(1)肺出血。

(2)肾小球肾炎。

(3)血清抗 GBM 抗体阳性。

【鉴别诊断】

系统性红斑狼疮、结节性多动脉炎、ANCA 相关性血管炎、过敏性紫癜等患儿亦可出现肺出血。深静脉血栓形成引起肺栓塞、终末期肾脏病患者的充血性心力衰竭亦可发生咯血。上述疾病与本病鉴别并不困难,因其各有其特征性的肺外临床表现和典型的血清学表现。以反复咯血为主要表现的患者,诊断上要与特发性肺含铁血黄素沉着症相鉴别。

1. **特发性肺含铁血黄素沉着症** 反复咯血为其特点,20%~25% 伴有杵状指 / 趾和肝脾大,肾功能不全少见,病情进展较缓慢,常表现为发作期及缓解期交替出现。肺活检示肺泡壁基底膜正常。

2. **结节性多动脉炎** 本病有 1/3 患者肺肾同时受累,可出现咯血、尿蛋白、血尿和高血压,与 Goodpasture 综合征相似,不同点是本病病程较长,一般不少于 1 年,长者可达数年之久,发病年龄也较大,部分可能隐匿起病,进展相对缓慢。部分患者皮下血管周围可触到结节,伴有压痛。肺部及肾脏均为小动脉炎为主的病变,有多脏器受累的表现,1/3 有皮肤损害,常有发热及关节痛,皮肤活检有助于诊断,动脉造影有助于本病的诊断。

3. **ANCA 相关性小血管炎** 主要包括肉芽肿性多血管炎及显微镜下多血管炎,也可出现咯血、尿检异常甚至肾衰竭等多系统损害症状,易与 Goodpasture 综合征相混淆,但此病血清抗 GBM 抗体阴性,ANCA 抗体阳性,肾组织免疫荧光检查为无 IgG 及 C3 的沉积可鉴别。部分肉芽肿性多血管炎患者肺部浸润病灶常有空洞形成,部分病人鼻咽部受累,伴有化脓性鼻窦炎及鼻、上颚、眼眶的骨质破坏等改变。

4. 系统性红斑狼疮 可伴有肺、肾等多系统损害,狼疮相关抗体阳性是重要的鉴别要点。

三、治疗决策

近年来,由于治疗措施的改进,本病治疗有了很大的进展,存活率显著提高。治疗的关键在于早期确诊和及时有效的治疗。

1. 糖皮质激素 能有效地抑制抗基膜抗体的形成,迅速减轻肺出血的程度和控制威胁生命的大咯血。通常采用甲泼尼龙冲击治疗,每天 15～30mg/kg,连续 3 天,一周以后可重复使用 1～2 次。

2. 免疫抑制剂的使用 使用糖皮质激素治疗同时常常需加用其他免疫抑制剂,病情较重者常常推荐使用甲泼尼龙加环磷酰胺双冲击治疗。其他免疫抑制剂也可选用:如吗替麦考酚酯、硫唑嘌呤、环孢素、他克莫司等。常用推荐剂量:①环磷酰胺:8～12mg/(kg·d),每 2 周静滴 2 天,共 2～3 个月,或 500～1 000mg/m² 每月一次,共 6 次,或者 2～3mg/(kg·d),口服,共 8～12 周,用药期间要定期复查血常规、肝肾功能,并需注意碱化尿液预防出血性膀胱炎的发生。②吗替麦考酚酯:有报道使用吗替麦考酚酯联合血浆置换和糖皮质激素治疗后可改善肺肾功能。常用剂量为 20～30mg/kg·d,分两次口服,服药期间注意定期检查肝肾功能及血常规,疗程 6 月以上。③硫唑嘌呤:1～2.5mg/kg·d,分 1～2 次服用。服药期间需定期复查肝肾功能及血常规。④环孢素及他克莫司:环孢素常用剂量为每天 3～5mg/kg,分 2 次服用,用药期间注意检查血药浓度,建议谷浓度维持 50～100ng/ml。常见的副作用为多毛、牙龈增生、肝肾毒性等,他克莫司常用剂量为每天 0.1～0.15mg/kg,分 2 次服用,用药期间注意检查血药浓度,建议谷浓度维持 5～10ng/ml。其多毛、牙龈增生副作用虽较环孢素 A 轻,亦需定期检查肝肾功能、血糖及电解质。

3. 血浆置换疗法 积极的血浆置换治疗,可去除循环中的抗基膜抗体,常常与糖皮质激素和免疫抑制剂联合使用。血浆置换的持续时间和频度可根据循环中抗基膜抗体的水平而定,通常每次置换血浆 30～50ml/(kg·次),隔天 1 次,维持 2～4 周,直至咯血停止及抗体效价正常。

4. 肾脏替代治疗 对于常规治疗无效或治疗较迟而进入终末期肾脏病的患者,应予以血液透析或腹膜透析以维持生命。如病情稳定,通常在血透治疗 6 个月血中循环抗基膜抗体阴转后,可考虑肾移植治疗。在循环抗体水平很高时进行肾移植术,常使移植肾再发生抗基膜性肾炎。

5. 大咯血的急救 大咯血可导致病人窒息死亡,故应积极处理。应立即进行甲泼尼龙冲击治疗,可使大咯血在 24～48 小时内缓解。必要时进行气管插管及机械通气辅助呼吸治疗。

6. 其他 既往认为抗凝治疗对病情有一定的改善作用,但新近也有学者认为抗凝治疗有加重肺出血的可能性而不宜采用。如合并肺部感染应选用抗生素治疗,防止感染加重肺部病变。对有贫血的患儿应及时给予输血及补充铁剂治疗;患者有咯血时应进行止血和抗感染治疗;若发生致命性弥漫性肺泡出血,可使用体外氧合膜肺进行急救。

四、常见问题和误区防范

1. 有些患者肺和／或肾脏的表现轻微，或者两个脏器不同步发生病变。有时抗基膜自身免疫过程只发生于肺或肾脏中的任一脏器。对高度怀疑为本病患者不必等待肾脏组织检查，只要抗 GBM 抗体阳性就应及早开始强化治疗。

2. 个别情况下如自身免疫高度活动期，大量抗 GBM 抗体沉积，可发生一过性血清抗 GBM 抗体阴性，此时应寻找肾脏组织内 GBM 抗体沉积证据。

3. 肺出血 - 肾炎综合征与其他自身免疫性疾病并存时为广义上的肺出血 - 肾炎综合征，诊断时应注意寻找不同病因。

五、热点聚焦

近年来使用抗 CD20 单克隆抗体（美罗华）治疗肺出血 - 肾炎综合征的案例也屡有报道，2012 年报道了 6 例患者在接受美罗华联合血浆置换和类固醇治疗后，部分病人病情得到不同程度的缓解，包括血液中抗体滴度下降、血肌酐下降甚至停止透析治疗等，进一步的疗效尚需临床研究进一步证实。

（吴小川）

第二十一节　干燥综合征

培训目标

1. 掌握　干燥综合征的诊断、治疗。
2. 熟悉　干燥综合征病情活动度的评估。

一、疾病概述

干燥综合征（Sjögren syndrome，SS）是一种以累及外分泌腺为主要特征的慢性炎症性自身免疫病，由于其免疫性炎症反应主要表现在外分泌腺体的上皮细胞，故又名自身免疫性外分泌腺体上皮细胞炎或自身免疫性外分泌病。临床除有唾液腺和泪腺受损功能下降而出现口干、眼干外，尚有其他外分泌腺及腺体外其他器官的受累而出现多系统损害的症状，血清中存在多种自身抗体和高免疫球蛋白。

本病分为原发性和继发性两类，原发性干燥综合征（primary Sjögren syndrome，pSS）指不具另一诊断明确的结缔组织病的 SS，继发性干燥综合征（secondary Sjögren syndrome，sSS）是指发生于另一诊断明确的结缔组织病，如系统性红斑狼疮、类风湿关节炎、系统性硬化及皮肌炎等的 SS，较 pSS 常见。本文主要叙述 pSS。

pSS 是一种较常见的自身免疫性疾病，女性多见，男女比为 1：9～1：20，可发生于任何年龄，好发年龄多在 40～50 岁。由于采用不同的分类（诊断）标准，流行病学研究数据显示不同国家的患病率差异较大，从 0.03%～2.7% 不等，我国人群的患病率为 0.29%～0.77%。pSS 在儿童相对少见，由于缺乏针对儿童的诊断标准，有关儿童 pSS 的流行病学研究数据匮乏,仅有少量小样本数据,国外文献报道确诊时平均年龄为 9.8 岁,男女比为 1:7,国内文献报道确诊时平均年龄为 12.4 岁,男女比为 1:6。

流行病学调查显示,pSS 具有明显的家族聚集倾向,该病患者的亲属容易发生自身免疫性疾病。免疫遗传学研究发现,某些人类白细胞抗原(HLA)等位基因频率与 pSS 发病相关,pSS 患者 *HLA-B8*、*DR3* 和 *DRw52* 基因的阳性率显著高于正常人群,此外,HLA-DQA1.0501、DQB1.0201、DRB1.0301 和 DRB1.0801 是 pSS 危险因素,而 HLA-DQA1.0201、DQA1.0301、DQB1.0501、DRB1.0101 和 DRB1.0701 是保护性因素。某些非 HLA 基因也与 pSS 有关,研究表明,IRF5 启动子 CGGGG 多态性是 pSS 的强危险因素,STAT4rs7582694 为 pSS 的遗传危险因素。表观遗传学研究提示基因表达的调节异常(组蛋白的乙酰化和磷酸化、DNA 甲基化、MicRNA)也可能参与 pSS 发病。

pSS 确切的病因和发病机制仍未明确,一般认为在个体易感基因的基础上,由多种环境因素和内在抗原参与,导致机体的细胞免疫和体液免疫发生异常的反应,从而破坏外分泌腺,并产生自身抗体造成靶器官的损害。

病毒感染和 pSS 的发病虽然缺乏直接的证据,但多数证据显示病毒在 pSS 的发病过程中起着重要的作用,与本病关系密切的病毒主要有 EB 病毒、丙型肝炎病毒、巨细胞病毒、人类疱疹病毒和人类免疫缺陷病毒等。病毒感染能促进被感染的外分泌腺上皮细胞过度凋亡并表达自身抗原,诱导淋巴细胞浸润及活化,产生大量炎症因子和自身抗体,导致器官明显和持久损伤。

pSS 的主要病理损伤是大量淋巴细胞在唾液腺和泪腺等外分泌腺浸润,并可累及肺、肾脏、肝脏等多个脏器。常见的病理改变是外分泌腺体间有大量淋巴细胞、浆细胞浸润,形成淋巴滤泡样结构。腺体导管的上皮细胞增生和肥大,形成外肌上皮岛,即在充满大量炎性细胞的基质中导管肌上皮细胞增生形成岛状,成为 pSS 特征性病理改变。其他病变包括腺管狭窄、扩张、萎缩和纤维化。血管受损是本病的另一个基本病变,包括白细胞型或淋巴细胞型血管炎、急性坏死性血管炎和闭塞性血管炎等,是本病出现其他脏器受累临床表现的病理基础。

二、诊断与鉴别诊断

【临床表现】

本病多起病隐匿,开始症状不明显,大多数患者很难说出准确的起病时间,临床表现多样,主要表现与腺体功能减退有关,病情轻重差异较大。

(一)局部表现

1. **口干燥症** 因唾液腺病变而引起以下症状:①腮腺炎:是患儿最常见的症状,约 70% 患儿表现为反复腮腺肿胀,累及单侧或双侧,可伴有发热,大部分在 10 天左右可自行消退,少数持续性肿大。少数有下颌下腺肿大,舌下腺肿大较少。②口干:患儿虽有唾液量减少,由于不能准确描述其症状,所以出现口腔干燥的症状较少且较晚,发生率约 40%,口干不一定是首症或主诉。严重者因口腔黏膜、牙齿和舌发黏以致在讲话时需频频饮水,进固体食物时必须伴水或流食送下,有时夜间需起床饮水等。③猖獗性龋齿:由于唾液明显减少,牙齿自洁作用下降,导致牙齿局部卫生环境恶化,龋齿发生明显增多且难以控制其发展,表现为牙齿逐渐变黑,继而小片脱落,最终只留残根,猖獗性龋齿是本病的特征之一。④舌:表现为舌痛,舌面干、裂,舌乳头萎缩而光滑。⑤口腔黏膜:口腔中易出现念珠菌感染或其他微生物感染所致的牙周病和口腔黏膜扁平苔藓样病变。

2. **干燥性角结膜炎**　因泪腺分泌的黏蛋白减少而出现畏光、眼干涩、异物感、少泪等症状，严重者哭时无泪。部分患者有眼睑缘反复化脓性感染、结膜炎、角膜炎等，严重者可致角膜溃疡、视力下降甚至失明。

3. **其他浅表部位**　如鼻、硬腭、气管及其分支、消化道黏膜、阴道黏膜的外分泌腺体均可受累，使其分泌较少而出现相应症状。

（二）系统表现

除口眼干燥表现外，患儿还可出现全身症状如乏力、发热等。约有 1/2 患儿出现其他外分泌腺体和全身的系统损害。

1. **皮肤**　皮肤病变的病理基础为局部血管炎。有以下表现：①过敏性紫癜样皮疹：多见于下肢，为米粒大小边界清楚的红丘疹，压之不褪色，分批出现。每批持续时间约为 10 天，可自行消退而遗有褐色色素沉着。②结节红斑较为少见。③雷诺现象多不严重，不引起指端溃疡或相应组织萎缩。

2. **骨骼肌肉**　关节痛较为常见，多为外周关节疼痛，伴或不伴关节肿胀，可伴晨僵，但多不严重，且呈一过性，少数患儿作为首发症状出现，关节结构一般无破坏。少数患儿可出现肌炎。

3. **泌尿系统**　肾脏损害是儿童 pSS 最具特征性、最常见的腺外损害，可先于口眼干燥症出现或发生于无腺体受累的儿童。其中以肾小管酸中毒最常见，主要累及远端肾小管，症状复杂多样，从无症状的亚临床型到可危及生命的低钾血症、酸中毒均会发生，长期未得到治疗的患儿可并发佝偻病、生长受限、肾性尿崩、肾钙化及肾结石等。近端肾小管、肾小球也可受累，但少见。

4. **呼吸系统**　大部分患儿无呼吸道症状。轻度受累者出现干咳，重者出现气短。肺部的主要病理为间质性病变，部分出现弥漫性肺间质纤维化，小部分患儿出现肺动脉高压。有肺纤维化及重度肺动脉高压者预后不佳。

5. **消化系统**　患儿多表现食欲缺乏，胰腺外分泌功能异常者亦不少见，血清淀粉酶升高是消化系统受累的突出特点。自身免疫性肝炎是儿童 pSS 病情危重表现之一，发生率为 10%。另外，慢性萎缩性胃炎亦可发生。

6. **神经系统**　儿童 pSS 神经系统受累罕见，不论是中枢或周围神经损害均与血管炎有关。神经系统一旦受累，多提示病情危重。

7. **血液系统**　本病可出现白细胞减少和 / 或血小板减少，部分患者可发生贫血，程度多较轻。本病淋巴肿瘤的发生率明显高于健康人群。

8. **内分泌系统**　可发生慢性淋巴细胞性甲状腺炎及甲状腺功能减退。

9. **心血管系统**　相对于其他自身免疫性疾病，pSS 心血管受损比较罕见。

【实验室及其他检查】

1. **血常规和血沉**　可出现贫血（多为正细胞正色素性）、白细胞减少和血小板减少，血沉明显增快。

2. **尿**　尿比重低、尿 pH 值多次>6，则有必要进一步检查肾小管酸中毒相关指标。合并肾小球损害时可出现蛋白尿。

3. **血清免疫学检查**　①抗 SSA 抗体：是本病中最常见的自身抗体，约见于 70% 的患儿，该抗体对本病诊断的敏感性较高；②抗 SSB 抗体：有称是本病的标记抗体，见于 45%～

65% 的患儿,该抗体对本病诊断的特异性较强,尤其在有系统性损害的患儿,该抗体和抗 SSA 抗体两者阳性率更高;③类风湿因子:见于 70%～80% 的患儿;④抗核抗体:见于 70%～80% 的患儿;⑤抗 α- 胞衬蛋白抗体(抗 α-fodrin 抗体):阳性率约 60%,对本病诊断具有较高的诊断特异性,对本病早期诊断有重要意义,而且与疾病活动相关,但敏感性较低;⑥高免疫球蛋白血症:均为多克隆性,约见于 90% 患儿。少数患儿出现巨球蛋白血症或单克隆高免疫球蛋白血症,出现这些情况应警惕淋巴瘤的可能。

4. **眼部** ①滤纸试验(Schirmer Ⅰ test)(+):≤5mm/5min(健康人为 >5mm/5min);②角膜染色(+):双眼各自的染点 >10 个;③泪膜破碎时间(+):即 ≤10 秒(健康人 >10 秒)。

5. **口腔** ①涎液流率(+):即 15 分钟内收集到自然流出涎液 ≤1.5ml(健康人 >1.5ml);②腮腺造影(+):即可见末端腺体造影剂外溢呈点状、球状的阴影;③涎腺核素检查(+):即唾液腺吸收、浓聚、排出核素功能差;④唇腺活检组织学检查(+):即在 4mm² 组织内有 50 个淋巴细胞聚集则称为 1 个灶,有淋巴细胞灶 ≥1 者为(+)。

6. **其他** 如肺影像学、肝肾功能测定可以发现有相应系统损害的患儿。

【诊断标准】

目前尚无诊断该病的金标准,国际上有多种本病分类(诊断)标准,临床应用最广泛的为 2002 年美国 - 欧洲联盟(American-European Consensus Group,AECG)制定的 SS 国际分类(诊断)标准(以下简称 AECG 标准)(表 1-21-1、表 1-21-2),该标准诊断敏感性为 88.3%～89.5%,特异性为 95.2%～97.8%。

本病缺乏特异性的儿童诊断标准,目前儿童 SS 的诊断以成人诊断标准为依据。由于儿童不易获取可靠的病史,临床表现不典型,且唾液腺活检较少,不能完全符合成人的诊断标准,因此诊断较困难,临床疑似 SS 患儿,更加依赖自身抗体、腮腺造影和唇腺组织活检等检查。

表 1-21-1 2002 年干燥综合征 AECG 分类(诊断)标准

Ⅰ	口腔症状:3 项中有 1 项或 1 项以上
	1. 每天感口干持续 3 个月以上
	2. 成年后腮腺反复或持续肿大
	3. 吞咽干性食物时需用水帮助
Ⅱ	眼部症状:3 项中有 1 项或 1 项以上
	1. 每天感到不能忍受的眼干持续 3 个月以上
	2. 有反复的砂子进眼或砂磨感觉
	3. 每天需用人工泪液 3 次或 3 次以上
Ⅲ	眼部体征:下述检查有 1 项或 1 项以上阳性
	1. 滤纸试验(Schirmer Ⅰ test)(+) ≤5mm/5min
	2. 角膜染色(+) ≥4 van Bijsterveld 计分法
Ⅳ	组织学检查:下唇腺病理示淋巴细胞灶 ≥1(指 4mm² 组织内至少有 50 个淋巴细胞聚集于唇腺间质者为 1 个灶)
Ⅴ	唾液腺受损:下述检查有 1 项或 1 项以上阳性
	1. 涎液流率(+) ≤1.5ml/15min
	2. 腮腺造影(+)
	3. 唾液腺放射性核素检查(+)
Ⅵ	自身抗体:抗 SSA 抗体或抗 SSB 抗体(+)(双扩散法)

表 1-21-2　2002 年干燥综合征 AECG 分类(诊断)标准项目的具体分类

1. 原发性干燥综合征　无任何潜在疾病的情况下,有下述 2 条之一则可诊断:
(1)符合表 1-21-1 中 4 条或 4 条以上,但必须含有条目Ⅳ(组织学检查)和 / 或条目Ⅵ(自身抗体)
(2)条目Ⅲ、Ⅳ、Ⅴ、Ⅵ 4 条中任 3 条阳性
2. 继发性干燥综合征　患者有潜在的疾病(如任一结缔组织病),而符合表 1-21-1 的 Ⅰ和Ⅱ中任 1 条,同时符合条目Ⅲ、Ⅳ、Ⅴ中任 2 条
3. 必须除外　颈头面部放疗史,丙型肝炎病毒感染,艾滋病,淋巴瘤,结节病,移植物抗宿主病,抗乙酰胆碱药的应用(如阿托品、莨菪碱、溴丙胺太林、颠茄等)

【鉴别诊断】

1. **流行性腮腺炎**　是由腮腺炎病毒引起的急性呼吸道传染病,常在幼儿园和学校中感染流行。以 5～15 岁患儿较为多见,2 岁以下很少发病。临床上以腮腺肿大及疼痛为特征,各种唾液腺体及器官均可受累。根据流行病学史、接触史以及发热、腮腺和邻近腺体肿大疼痛等症状,临床诊断较容易,必要时可进行血清学检查及病毒分离以确诊。

2. **儿童复发性腮腺炎**(juvenile recurrent parotitis,JRP)　是儿童腮腺区的常见疾病,其发病率仅次于流行性腮腺炎。该病以腮腺区反复感染为主,发病频率每 3～4 个月 1 次,每次持续 4～7 天,主要表现为腮腺区的反复肿胀、疼痛、不适,通常不伴有腮腺导管阻塞,可伴有发热等全身症状。大多 JRP 患儿以单侧发病,当出现双侧同时发病时,通常有一侧较为严重。该病发生有 2 个高峰期,第一次为 3～6 岁,男性较多,6 岁时发病率最高,青少年时期逐渐下降;第二次在青春期前后发病,此时女性患者居多。该病具有自愈性,约 95% 的患儿在青春期后自愈,少数可迁延未愈至成年期,发展为“成人复发性腮腺炎”。JRP 血清自身抗体为阴性,唾液腺区病理无淋巴细胞浸润,抗生素治疗有效。

3. **化脓性腮腺炎**　常为单侧受累,双侧同时发生者少见。腮腺局部红肿热痛,挤压腮腺时腮腺口有脓液流出,常伴有发热、寒战。血常规白细胞总数增加,中性粒细胞比例明显上升,核左移,抗生素治疗有效。

4. **弥漫性浸润性淋巴细胞增多综合征**(diffuse infiltrative lymphocytosis syndrome,DILS)　HIV 感染后 0.8%～7.8% 的患者,出现腮腺肿大(通常双侧)、眼干、口干、气促、周围神经病变等症状,病理证实唾液腺或者泪腺有弥漫性淋巴细胞浸润,类似 pSS。然而,与主要以 CD4+T 淋巴细胞浸润的 pSS 相比,DILS 浸润的主要是 CD8+T 淋巴细胞,且 DILS 患者 HIV 血清学呈阳性。

5. **腮腺肿瘤**　儿童发生腮腺肿瘤的概率较小,表现出多样性的病理类型和生物学行为,以血管瘤、淋巴管瘤为多见,和成人相比,青少年腮腺恶性肿瘤的发生率更高。病理学、影像学可帮助诊断。

6. **幼年特发性关节炎**(JIA)　pSS 患儿可出现关节炎或关节痛的症状和体征,且常伴有高滴度的类风湿因子,因此可能被误诊为 JIA。JIA 关节炎症状较 pSS 明显和严重,常有功能受限、关节骨破坏和畸形,JIA 很少出现抗 SSA 抗体和抗 SSB 抗体。

7. **系统性红斑狼疮**(SLE)　SLE 未合并 SS 时,常无口眼干燥,可出现面部蝶形红斑、口腔溃疡、光过敏现象,肾脏受累可出现明显血尿、蛋白尿,肾小管酸中毒少见,患儿常出现多种自身抗体,SLE 特异性抗体如抗 dsDNA 抗体、抗 Sm 抗体、抗 PCNA 抗体常为阳性,血清补体明显下降。

【病情活动度的评估】

确定 SS 的诊断后,长期随访对于控制病情、改善预后非常重要。随访中首先应对疾病活动度进行评估,2009 年欧洲风湿病联盟(EULAR)制定了对 SS 病情的评估指数(the EULAR Sjögren Syndrome Disease Activity Index,ESSDAI),该评估系统通过全身症状、淋巴结、腺体、关节、皮肤、肺、肾、肌肉、中枢神经、外周神经、血液系统及血清学 12 个系统病变对 SS 活动性进行规范化的分析(表 1-21-3)。系统病变分为 4 个活动水平,即不活动为 0 分,低度活动为 1 分,中度活动为 2 分,高度活动为 3 分,病变活动分数为各个系统得分之和,各系统积分 = 活动水平×权重。该 ESSDAI 可用于指导评估 SS 患者病情活动度及对治疗的反应性,有很重要的临床参考意义。

三、治疗决策

本病目前尚无根治方法,主要是局部对症治疗、系统治疗及其他治疗。治疗目的主要是改善症状,终止或抑制患者体内发生的异常免疫反应,防治系统性损害。目前尚无专门针对儿童治疗的 RCT 研究,数据主要来自一些小范围的队列研究,缺乏标准化治疗方案。

【局部对症治疗】

1. **口干燥症** 减轻口干较为困难,除平时多饮水外,还应避免饮酒、吸烟及服用可引起口干的药物,如抗胆碱能药、抗组胺药、抗抑郁药、利尿剂及抗高血压药等。必须特别注意口腔卫生,勤漱口,避免牙龈炎、龋齿和口腔继发感染的发生,常用含氟牙膏刷牙和含氟漱口液漱口,以减少龋齿的可能。人工唾液的作用短暂,仅用于唾液腺有残存功能的患者。随着对Ⅲ型毒蕈碱样乙酰胆碱受体(M3 受体)在 pSS 中作用的认识,M3 受体激动剂(毛果芸香碱、西维美林)已经成为新一代改善口干、眼干的药物,已在成人使用,目前尚无儿童患者服用本品的安全性及有效性数据。

2. **干燥性角结膜炎** 人工泪液是治疗眼干燥症的主要药物,给予人工泪液滴眼可以减轻眼干症状,预防角膜损伤,减少眼部并发症。人工泪液主要成分为生理盐水、其他电解质以及具有固水作用的羧甲基纤维素或葡聚糖。在选用人工泪液时应根据患者的实际情况,没有用量限制。含有皮质激素的眼药水对眼干疗效不佳且能引起角结膜上皮细胞的变性和穿孔,故不宜应用,同时还应避免使用抗胆碱能和抗组胺类眼药。

3. **关节、肌肉痛** 可用非甾体抗炎药(NSAIDs),由于侵蚀性关节病变罕见,所以没有必要常规使用改善病情抗风湿药物(DMARDs)。部分患者可能出现滑膜炎,可加用羟氯喹,常用剂量为 4~6mg/(kg·d)(最大剂量<200mg/d),应注意该药所致的视网膜病变。羟氯喹并不能改善干燥症状,但可降低 pSS 患者免疫球蛋白水平。

4. **肾小管酸中毒及其并发症** 肾小管酸中毒合并低钾血症者需钾盐替代疗法,有低血钾性瘫痪者宜静脉补充氯化钾,缓解期可口服枸橼酸钾或缓释钾片,大部分患儿需终生服用,多数患儿低血钾纠正后尚可正常生活和工作。pSS 合并肾小管酸中毒及骨骼损害时,除应用糖皮质激素和免疫抑制剂治疗外,同时还需积极纠正由于酸中毒所带来的生化异常,减少肾脏和骨骼的损害,保证患儿正常生长发育。

5. **其他对症治疗** ①皮肤干燥:一般无需特殊处理,建议患儿沐浴后不要完全擦干皮肤,并使用一些皮肤润滑剂和皮肤保湿剂。②鼻腔干燥:可用生理盐水滴鼻。患者因鼻腔及鼻窦黏膜分泌减少,易患鼻窦炎,患儿常张口呼吸,会加重口干症状。可用生理盐水行鼻窦冲洗,鼻腔局部可使用糖皮质激素,推荐使用布地奈德,因为该药吸收后即分解为无活性成分,很少引起系统性不良反应,而且不含防腐剂,无局部刺激和不适等。

【系统治疗】

对单纯以黏膜干燥为主,无明显系统损害的pSS患儿可不用或用小剂量的糖皮质激素。合并内脏受累,包括神经系统受累、间质性肺炎、肝肾功能损害、血管炎、血细胞减少、γ球蛋白明显增高等可给予糖皮质激素治疗,糖皮质激素剂量与其他自身免疫性疾病治疗用法相同。脏器损害严重时,可甲泼尼龙冲击治疗,必要时联合运用免疫抑制剂,如羟氯喹、环磷酰胺、甲氨蝶呤、硫唑嘌呤、来氟米特等。应用免疫抑制剂应严格掌握适应证,并遵循个体化用药原则,剂量与其他自身免疫性疾病治疗用法相同,使用时密切观察毒副作用,病情控制后应及时减量或停药。

近年来,生物制剂在成人pSS中的应用已经进入临床Ⅱ期和Ⅲ期观察,部分治疗已经取得满意疗效,但尚无儿童用药的临床观察资料,且其疗效和安全性还需长期的观察随访。

【其他治疗】

文献报道,静脉输注免疫球蛋白(IVIG)可有效治疗pSS合并神经系统病变及严重的血小板减少症。也有报道,血浆置换和免疫吸附治疗用于pSS合并胆汁性肝硬化、特发性血小板减少性紫癜、急性肾衰竭、冷球蛋白血症及脑膜炎等,可明显改善患者的临床症状。造血干细胞移植治疗pSS的例数还很少,远期效果有待进一步观察。基因治疗尚处于动物实验阶段。

【预后】

成人本病预后较好,有内脏损害者经恰当治疗后大多可以控制病情达到缓解,但停止治疗又可复发。内脏损害中出现进行性肺纤维化、中枢神经病变、肾小球受损伴肾功能不全、恶性淋巴瘤者预后较差。pSS患者发生淋巴瘤的危险因素包括:反复腮腺肿胀、脾大或/和淋巴结肿大、紫癜、ESSDAI评分>5、RF阳性、混合性冷球蛋白血症、低补体(C3或C4)血症、CD4$^+$T淋巴细胞减少、出现异位生发中心、唇腺活检淋巴细胞灶>3及TNFAIP3基因突变等。儿童pSS患者的预后目前报道较少,需进一步随访观察。

四、常见问题和误区防范

自1965年Bloch提出了pSS的诊断标准之后,国际上多个诊断标准包括2002年修订的AECG国际标准及2016年美国风湿病学会(ACR)/欧洲抗风湿病联盟(EULAR)制定的pSS分类标准,均未涉及儿童pSS的诊断。由于获取儿童可靠病史相对困难,pSS患儿口眼干燥症状出现较少或较晚,多以腺体外表现为首发症状,且腺体外表现形式多样、缺乏特异性,患儿唇腺组织活检较少,加之临床医师对该病认识不足,导致较多患儿因不符合成人诊断标准,误诊率、漏诊率较高。

Bartůnková曾提出儿童pSS的诊断标准建议,该建议包括:①临床症状:复发性腮腺炎或腮腺肿大、复发性结膜炎(除外过敏和感染因素所致)或干燥性角膜结膜炎、其他黏膜受累(反复阴道炎)、系统症状(不明原因发热、非炎症性关节痛、低血钾性麻痹、腹痛);②出现自身抗体(抗SSA抗体、抗SSB抗体、抗核抗体、类风湿因子中至少一项);③其他实验室异常:血清淀粉酶升高、白细胞减少、血沉升高、高免疫球蛋白血症、肾小管酸中毒、唾液腺组织中淋巴细胞浸润、滤纸试验(+)、涎液造影(+);④除外其他自身免疫性疾病。但该标准无进一步的解释说明,且并未得到广泛验证,故目前儿童pSS的诊断仍然参考成人诊断标准。

对反复腮腺炎或腮腺肿大的儿童,临床疑诊 pSS,即使缺乏口眼干燥症状,仍应及时行唾液流率、滤纸试验、角膜染色、自身抗体这些敏感的基本检查,避免漏诊。唇腺活检和腮腺造影在 pSS 患儿几乎均异常,唇腺活检有典型的灶性淋巴细胞浸润是最可靠的客观指标,但由于该两项检查属于有创性操作,造影剂可能导致过敏反应等原因,影响了在临床中的应用。近些年来,随着超声技术和设备的进步,将超声技术用于 pSS 患者的唾液腺检查也越来越普遍。针对唾液腺超声的研究表明,在 pSS 患者中,唾液腺超声有较高的敏感性和特异性,诊断价值优于腮腺造影和唾液腺核素检查,提示腮腺及下颌下腺超声有望替代传统检查成为 pSS 诊断的重要手段。同时,由于超声检查的无创性,更便于其在儿科中的应用。

五、热点聚焦

由于 pSS 的发病过程涉及 T、B 淋巴细胞功能紊乱,多种细胞因子参与,因此,针对 T、B 细胞靶向治疗、细胞因子抗体等生物制剂具有广阔的应用前景。

B 细胞功能亢进及由此而致的抗体产生过多等免疫异常在 pSS 发病中起重要作用,因此,针对 B 细胞靶向治疗是 pSS 治疗中最具前景的治疗。已有随机、双盲、安慰剂对照临床试验证实,利妥昔单抗(抗 CD20 单克隆抗体)可以改善 pSS 患者口干、眼干等主观症状,增加残存的唾液腺功能,常规治疗效果不佳,尤其伴黏膜相关淋巴组织淋巴瘤、肾脏及神经系统受累、严重关节炎、冷球蛋白血症伴血管炎、重度腮腺肿胀、肺部病变等情况,可考虑使用利妥昔单抗。依帕珠单抗(抗 CD22 单克隆抗体)治疗 pSS 患者,53% 的 pSS 患者临床症状得到缓解,B 细胞数量减少。B 淋巴细胞激活因子(BAFF)贝利木单抗(Belimumab)可改善 pSS 患者干眼、疲劳、肌肉骨骼疼痛等症状,ESSDAI 下降,B 细胞活化显著被抑制。

T 细胞已被证实参与 pSS 腺体内炎症反应的产生和持续。阿贝西普通过阻断 APC 上 CD80/CD86 和 T 细胞上的 CD28 结合,在早期即对 T 细胞的活化进行抑制。小样本量的 RCT 研究证实,阿贝西普能显著减轻唾液腺淋巴细胞浸润、降低血清 γ 球蛋白水平、增加唾液分泌量。

由于 TNF-α 水平在 pSS 唾液腺及泪腺中明显增高,因此 TNF-α 阻滞剂被尝试用来治疗该病。但大量随机、双盲、安慰剂对照临床试验证实 TNF-α 阻滞剂对 pSS 无效。此外,IFN-α 治疗可增加 pSS 患者的唾液流量,减轻患者口眼干燥症状。白细胞介素抗体可抑制 pSS 的自身免疫和局部炎症反应,在 pSS 合并严重系统损害时有效。

尽管目前研究显示生物制剂治疗 pSS 取得较好疗效,但有关药物的确切疗效、安全性及不良反应有待今后更多的多中心随机、双盲、安慰剂对照临床试验证实。

表 1-21-3 EULAR 干燥综合征疾病活动指数

受累部位	疾病活动水平	病变具体情况
全身症状(除外感染所致发热及减肥导致体质量下降)(权重3)	不活动 =0	无以下任何症状
	低活动度 =1	轻微或间断发热(37.5～38.5℃)或夜间盗汗或体质量下降5%～10%
	中活动度 =2	高热(>38.5℃)或夜间盗汗或体质量下降>10%

续表

受累部位	疾病活动水平	病变具体情况
淋巴结病变(除外感染)(权重4)	不活动 =0	无以下任何症状
	低活动度 =1	全身各部位淋巴结≥1cm 或腹股沟区淋巴结≥2cm
	中活动度 =2	全身各部位淋巴结≥2cm 或腹股沟区淋巴结≥3cm 和 / 或脾脏肿大(临床可触及或影像学发现肿大)
	高活动度 =3	存在恶性 B 细胞增殖
腺体病变(除外结石或感染)(权重2)	不活动 =0	无腺体肿大
	低活动度 =1	轻度腺体肿大:腮腺肿大(≤3cm)或局限性下颌下腺或泪腺肿大
	中活动度 =2	重度腺体肿大:腮腺肿大(>3cm)或广泛下颌下腺或泪腺肿大
关节病变(除外骨关节炎)(权重2)	不活动 =0	无活动性关节受累
	低活动度 =1	手、腕、踝及足关节疼痛伴晨僵(>30min)
	中活动度 =2	1～5 个关节有滑膜炎(28 个关节中)
	高活动度 =3	≥6 个关节有滑膜炎(28 个关节中)
皮肤病变(权重3)	不活动 =0	目前无活动性皮肤病变
	低活动度 =1	多形红斑
	中活动度 =2	局限性皮肤血管炎,包括荨麻疹性血管炎或足及踝部紫癜或亚急性皮肤狼疮
	高活动度 =3	弥漫性皮肤血管炎,包括荨麻疹性血管炎或弥漫性紫癜或与血管炎相关的溃疡
肺部病变(除外与本病无关的呼吸系统受累因素如吸烟)(权重5)	不活动 =0	目前无活动性肺部病变
	低活动度 =1	持续咳嗽或支气管病变,但无 X 线异常表现或放射学或高分辨率 CT 诊断的肺间质病变(无呼吸困难、肺功能正常)
	中活动度 =2	中度活动性肺部病变,如高分辨率 CT 诊断的肺间质病变:活动后气短(NHYA Ⅱ)或肺功能异常[40%≤一氧化碳弥散量(DL_{CO})<70% 和 / 或 60%≤用力肺活量(FVC)<80%]
	高活动度 =3	高度活动性肺间质病变,如高分辨率 CT 诊断的肺间质病变:休息时气短(NHYA Ⅲ、Ⅳ)或肺功能异常[DL_{CO}<40% 和 / 或 FVC<60%]
肾脏疾病(除外与本病无关的肾脏受累,如有肾活检结果,则首先按照病理活检确定疾病活动性)(权重5)	不活动 =0	目前无活动性肾脏病变:蛋白尿<0.5g/d,无血尿,无白细胞尿,无酸中毒或由于损伤所致的持续稳定的蛋白尿
	低活动度 =1	轻微肾脏活动性病变,包括肾小管酸中毒不伴肾功能损害[肾小球滤过率(GFR)≥60ml/min]或肾小球病变(尿蛋白 0.5～1g/d,无血尿)或肾衰竭(GFR≥60ml/min)
	中活动度 =2	中度肾脏活动性病变,如肾小管酸中毒伴肾衰竭(GFR<60ml/min)或肾小球病变(尿蛋白 1～1.5g/d,无血尿)或肾衰竭(GFR≥60ml/min)或组织学证据(膜外增生性肾小球肾炎或严重的间质淋巴细胞浸润)
	高活动度 =3	高度活动性肾脏病变,如肾小球病变:尿蛋白>1.5g/d 或血尿或肾衰竭(GFR<60ml/min)或组织学证据(增生性肾小球肾炎)或冷球蛋白相关的肾病

受累部位	疾病活动水平	病变具体情况
肌肉病变（除外糖皮质激素相关性肌无力）（权重6）	不活动 =0	目前无活动性肌肉病变
	低活动度 =1	肌电图或肌肉活检诊断的轻微活动性肌炎：肌力正常，正常值<肌酸激酶≤2 倍正常值
	中活动度 =2	肌电图或肌肉活检证实的中度活动性肌炎：肌无力（肌力≥4 级）或肌酸激酶升高（2 倍正常值<肌酸激酶≤4 倍正常值）
	高活动度 =3	肌电图或肌肉活检证实的高度活动性肌炎：肌无力（肌力≤3 级）或肌酸激酶升高（肌酸激酶>4 倍正常值）
外周神经病变（除外与本病无关的神经受累）（权重5）	不活动 =0	目前无活动性外周神经病变
	低活动度 =1	活动性外周神经病变，如神经传导检查（NCS）证实的单纯感觉轴索神经病变或三叉神经痛
	中活动度 =2	NCS 证实的中度活动性外周神经病变，如轴索感觉 - 运动神经病变伴运动功能 4 级以上，或单纯感觉神经病变伴冷球蛋白血症型血管炎，或神经节病变所致的轻 / 中度运动失调，或慢性炎症性脱髓鞘性多发神经病变（CIDP）伴轻度功能障碍（运动功能 4 级或轻度运动失调）或脑神经的外周病变（三叉神经痛除外）
	高活动度 =3	NCS 证实的高度活动性外周神经病变，如轴索感觉 - 运动神经病变伴运动功能≤3 级，或血管炎导致的外周神经病变（复合性单神经炎等），或神经节病变导致的重度共济性运动失调或慢性炎症性脱髓鞘性多发神经病变（CIDP）伴重度功能障碍：运动功能≤3 级或重度运动失调
中枢神经病变（除外与本病无关的中枢神经受累）（权重5）	不活动 =0	目前无活动性中枢神经系统（CNS）病变
	中活动度 =2	中度活动性 CNS 病变，如脑神经的中枢病变，或视神经炎或多发性硬化样综合征出现单纯感觉障碍或知觉障碍
	高活动度 =3	高度活动性 CNS 病变，如因脑血管炎出现的脑血管意外，或短暂失血发作，或失神小发作，或横贯性脊髓炎，或淋巴细胞性脑膜炎，或多发性硬化样综合征出现运动功能缺失
血液系统病变（排除由维生素缺乏、铁缺乏或使用药物引起的血细胞减少）（权重2）	不活动 =0	无自身免疫性血细胞减少
	低活动度 =1	自身免疫性血细胞减少：中性粒细胞减少症（1×10^9/L<中性粒细胞<1.5×10^9/L）或贫血（100g/L<血红蛋白<120g/L）或血小板减少症（100×10^9/L<血小板<150×10^9/L）或淋巴细胞减少症（1.5×10^9/L<淋巴细胞<1×10^9/L）
	中活动度 =2	自身免疫性血细胞减少：中性粒细胞减少（0.5×10^9/L<中性粒细胞<1×10^9/L）或贫血（80g/L<血红蛋白<100g/L）或血小板减少症（50×10^9/L<血小板<100×10^9/L）或淋巴细胞减少症（≤0.5×10^9/L）
	高活动度 =3	自身免疫性血细胞减少：中性粒细胞减少（中性粒细胞<0.5×10^9/L）或贫血（血红蛋白<80g/L）或血小板减少症（血小板<50×10^9/L）
血清学变化（权重1）	不活动 =0	无以下任何血清学变化
	低活动度 =1	血清中出现单克隆成分或低补体血症（C4、C3 或 CH_{50} 低）或高球蛋白血症或16g/L<IgG<20g/L
	中活动度 =2	冷球蛋白血症或高球蛋白血症，或 IgG>20g/L，或近期发生的低球蛋白血症或 IgG 减少（<5g/L）

（张　伟）

第二十二节 抗磷脂综合征

培训目标

1. 掌握 儿童抗磷脂综合征的临床特点和诊断标准。
2. 熟悉 儿童抗磷脂综合征的鉴别诊断与治疗要点。

一、疾病概述

抗磷脂综合征（antiphospholipid syndrome，APS）或称抗磷脂抗体综合征，是指由抗磷脂抗体（antiphospholipid antibodies，aPL）引起的以动和/或静脉血栓、反复妊娠失败（流产、早产、死胎）、血小板减少为主要表现的一组临床综合征，是一种非炎症性自身免疫性疾病。1983 年由 Hughes 等首先提出，随后文献报道逐渐增多，但关于儿童 APS 的报道相对较少。大约 70% 患者为女性，育龄妇女更为常见。国外数据显示 APS 每年发病率在 5/10 万左右，患病率为（40~50）/10 万。

以往将 APS 分为原发性和继发性。原发性 APS 独立发生，无任何诱发因素。继发性 APS 病因很多，包括：①自身免疫性疾病，如系统性红斑狼疮（SLE）、幼年特发性关节炎、系统性硬化、白塞病等；②淋巴增生性疾病，如恶性淋巴瘤、异型球蛋白血症等；③感染如病毒感染（风疹、水痘、腮腺炎、EB 病毒、腺病毒）、支原体感染、梅毒、疟疾、莱姆病等；④药物如酚噻嗪、奎尼丁、肼屈嗪、苯妥英钠、普鲁卡因胺等。儿童 APS 多为继发性，其中继发于 SLE 最多见。有报道 SLE 患儿中 50% aPL 阳性，25% 表现为 APS。但 2006 年的国际共识不推荐使用"继发性抗磷脂综合征"一词，建议改为"APS 合并风湿性疾病"。因为"原发性"和"继发性"患者的 aPL 相关临床结果并无差异；APS 与其他自身免疫性疾病如 SLE 可能并不是完全独立的疾病，或许只是同一种疾病在不同时期的表现，且有报道显示所谓的"原发性抗磷脂综合征"可发展成系统性红斑狼疮；也不排除两种疾病碰巧重叠于同一患者可能。

APS 的发病机制迄今尚未完全清楚。原发性 APS 的患者呈现有一定的基因特性，国外 META 分析显示 β2GP-1 在 247 位点 Val/Leu 多态性与 APS 的发生有关，Val/Val 基因型是 APS 发生的危险因素，同时与 APS 患者产生抗 β2GP-1 抗体具有相关性，与 APS 患者发生血栓事件无相关性。国内报道在 SLE 患者中 β2GP-1 在 247 位 Val/Val 基因型对抗 β2GP-1 抗体的产生有强的相关性，并且 β2GP-1 的 Val/Val 基因型在 SLE 血栓患者中频率明显升高，但在 APS 患者中尚无相关研究发现。aPL 是一组以抗心磷脂抗体（anticardiolipin antibody，aCL）和狼疮抗凝物（lupus anticoagulant，LA）为主包含 20 多种以磷脂结合蛋白为靶抗原、具有异质性的自身免疫性抗体簇，其识别的靶抗原主要有 β₂ 糖蛋白 I（β₂GP-1）、凝血酶原，其次为强联蛋白 V 等。尽管普遍认为 aPL 与血栓形成有关，但 aPL 导致血栓形成倾向的机制并未完全明了，可能与 aPL 导致自身免疫反应、血管内皮细胞受损、血小板消耗、补体水平降低及凝血纤溶系统异常等有关：① aPL 与血管内皮细胞膜磷脂作用，造成免疫损伤，从而促发血小板黏附、聚集和 XII 因子活化；② aPL 影响血管内皮细胞合成、释放前列环素，改变了前列环素/血栓素的平衡；③ aPL 损伤血管内皮后，使其释放纤溶酶原致活物减少,纤溶活性下降,血栓形成倾向增加;④干扰和抑制血栓调节蛋白、抗凝血酶Ⅲ及蛋白 C 系统活性,纤溶活性和抗凝能力下降;⑤ β_2GP-1 本身有抗凝作用,在与 aPL 结合后丧失此作用而促进凝血;⑥多种免疫细胞的活化,如单核细胞、中性粒细胞等也在该病的发病过程中起作用。血栓形成是引起 APS 相关妊娠合并症的重要原因,aPL 与发生在 10 周以上的流产相关性最高。研究显示,具有 aPL 的女性发生流产和早产的风险增加,活胎出生率为 62%~84%,而无 aPL 者活胎出生率为 90%~98%。

二、诊断与鉴别诊断

【临床表现】

1. 血栓形成及栓塞 血栓形成是 APS 最具代表性的症状之一,可多部位、反复发生。因其累及的部位不一而表现各异。

(1)皮肤及四肢表现:皮肤网状青斑,指趾端红斑、溃疡及坏死。下肢深静脉血栓发生率最高,可导致一侧肢体水肿、疼痛。

(2)肺部表现:肺栓塞和肺动脉高压是最常见的并发症,儿童患者较为少见。有文献报道在 230 例有肺部表现的 APS 患者中<18 岁者仅 7 例。

(3)心血管表现:心脏表现多种多样,如瓣膜病包括瓣膜增厚、疣状赘生物、纤维钙化等,也可发生冠状动脉病变(心肌梗死、心绞痛)、心房或心室内栓塞、心肌病。aPL 阳性者心律失常、心脏扩大及左室功能降低的发生率均显著高于 aPL 阴性者。国内报道儿童 APS 患者最多见的心脏表现为扩张型心肌病。

(4)肾脏表现:APS 时的肾脏损害称之为抗磷脂综合征肾病,是一种血管性肾损害,即肾脏的非炎性反应性血栓性血管病,多继发于 SLE 患者。Nochy 等报道原发性 APS 肾脏受累主要临床表现为高血压(93%)、肾功能不全(87%)、蛋白尿(75%)、血尿(56%)、微血管性贫血(6%)。临床上分为急性型和慢性型。急性型临床表现有严重高血压、微血管性贫血、急进性肾炎或原有肾脏疾病加重;慢性型相对多见,临床上可无明显症状及体征,而是肾功能隐匿丧失,最终进入终末肾。原发性 APS 的肾脏病理主要表现为栓塞性微血管病变,约 75% 病例伴纤维内皮增生,超过半数有局灶性皮质萎缩,少数表现膜性肾病或系膜增生性病变。

(5)消化系统症状:脾梗死,食管或肠系膜缺血,门静脉血栓形成,肝脾大。

(6)其他:眼部动静脉受累可致一过性黑矇,视野缺损,甚至失明;骨关节受累可有关节痛、关节炎及骨关节坏死等表现;此外还可发生鼻中隔穿孔、肾上腺衰竭。

2. 血液系统表现 血小板减少,溶血性贫血。血小板减少可为本病早期唯一的症状,其减少程度不一,可急性发作或周期性出现。有学者报道 IgM 型 aPL 常伴有 Coombs 试验阳性的溶血性贫血。

3. 中枢神经系统表现 APS 患者神经受累多见,儿科病例亦然。可有多种表现:脑梗死、暂时性缺血发作、肌张力障碍、癫痫、偏头痛、多发性硬化样疾病、横断性脊髓炎、舞蹈病等。中枢神经系统受累一方面与血栓形成有关,一方面和 aPL 与中枢的脑磷脂直接发生反应造成脑实质损伤有关。致病的自身抗体可由自体产生,也可从母体获得。有报道 11 个月大婴儿出现右侧肢体瘫痪,后诊断为抗磷脂综合征。患儿发病 1 年后其母亲被诊断为自身免疫性疾病,患儿体内的自身抗体系在胎儿期从母体内获得。

4. 恶性或灾难性 APS 部分 aPL 阳性(LA 和 / 或 aCL)患者可表现为短期内(1 周内)

或同时发生的至少 3 个不同脏器、系统和 / 或组织受累,并经组织病理学证实至少一个器官或组织存在小血管闭塞,称为灾难性 APS。灾难性 APS 预后极差,死亡率高达 50%。

【实验室检查】

包括上述脏器损害的实验室检查和 APS 的诊断实验。LA、aCL 和抗 β_2GP-1 抗体是诊断 APS 的实验室指标,建议对那些具有相应临床表现或产科病史的患者进行 aPL 检测。

1. LA 检测　LA 只能定性检测,可通过依赖磷脂的凝血实验来检测,包括 LA 筛选实验及确诊实验。前者包括活化部分凝血活酶时间(APTT)、白陶土凝集时间(KCT)、凝血酶原时间(PT)、蝰蛇毒凝集时间(dRVVT)和凝血酶时间(TT),其中最常用的是 APTT、PT;后者是指改良的 Russell 蝰蛇毒稀释确诊试验,包括 Lupo 试验Ⅱ及 Lucor 试验。LA 对于血栓具有最强的预测意义,然而它也存在一些缺陷,如受到抗凝治疗的影响和实验室之间的不一致性。aPS/PT(凝血酶原 / 磷脂酰丝氨酸抗体)ELISA 结果和狼疮抗凝物之间的一致性较高,不受抗凝治疗的影响。当不能进行 LA 相关的凝血试验,aPS/PT 可以作为 LA 的替代检测方法。

2. aCL 检测　aCL 是针对心磷脂的抗磷脂抗体亚群,分为 IgG、IgM 及 IgA。aCL 还可出现于其他结缔组织疾病,感染性疾病如梅毒、Q 热和获得性免疫缺陷综合征等,故其特异性偏低。按照标准化的 ELISA 方法检测 aCL-IgG 和 IgM 为 APS 的诊断依据之一。

3. 抗 β_2GP-1 抗体　抗 β_2GP-1 抗体的特异性高于 aCL。目前应用 ELISA 对其进行检测。抗 β_2GP-1 与 APS 相关,且高达 10% 的 APS 仅表现为抗 β_2GP-1 阳性。近年研究发现,针对 β_2GP-1 结构域Ⅰ的抗体(aDI)是抗 β_2GP-1 中最重要的部分,与 APS 临床高度相关,且在体内及体外模型中均可致血栓形成。

4. 其他　与血栓风险相关的其他 aPL 如抗凝血酶原抗体、抗强联蛋白Ⅴ抗体尚未被推荐应用于临床。

【诊断标准】

目前尚未制定儿童 APS 诊断标准。在 2011 年中华医学会风湿病学分会修定的抗磷脂综合征诊断和治疗指南中,建议 APS 的诊断沿用 2006 年的悉尼标准。儿童目前多沿用成人诊断标准,即符合至少一项临床标准和至少一项实验室标准的患者可以诊断 APS。

1. 临床标准

(1)血管血栓形成:任何组织或器官发生 1 次或 1 次以上的动脉、静脉或小血管血栓形成的临床事件,血栓必须采用客观的经过验证有效的标准(如合适影像学或组织学检查有明确的发现)证实。组织学证实的血栓,必须是血栓部位的血管壁没有炎症的明显证据。

(2)病态妊娠:①发生 1 次或 1 次以上无法解释的形态正常的胎龄≥10 周的胎儿死亡,胎儿形态正常必须经超声或对胎儿的直接检查证实;或②发生 1 次或 1 次以上的形态正常的新生儿于妊娠 34 周之前因按标准定义确诊的子痫或重度先兆子痫或具有公认的胎盘功能不全特征所致的早产;或③连续 3 次或 3 次以上于妊娠 10 周以前发生的无法解释的自然流产,排除母体解剖、激素异常及双亲染色体异常所致。

2. 实验室标准

(1)按照国际血栓止血协会指南(LAs/ 磷脂依赖抗体科学研究小组)检测到血浆中存在狼疮抗凝物(LA)至少 2 次,每次间隔至少 12 周。

(2)采用标准化的酶联免疫吸附测定法(ELISA)在血清或血浆中检测到中 / 高滴度(如 >40GPL 或 MPL,或 > 正常人滴度分布的第 99 百分位数)的 IgG 和 / 或 IgM 类 aCL 抗体至少 2 次，间隔至少 12 周。

（3）采用标准 ELISA 并按推荐的操作规程在血清或血浆中检测到抗 β_2GP-1 抗体 IgG 和 / 或 IgM 型（滴度 > 正常人滴度分布的第 99 百分位数）至少 2 次，间隔至少 12 周。

【鉴别诊断】

1. **血栓性微血管病**　包括溶血尿毒综合征（hemolytic uremic syndrome，HUS）、血栓性血小板减少性紫癜（thrombotic thrombocytopenic purpura，TTP）以及 HELLP 综合征（主要指以溶血、肝酶升高和血小板减少为特点，是妊娠期高血压疾病的严重并发症）。

（1）TTP：多急性起病，主要表现为"五联症"，即发热、微血管病性溶血性贫血、血小板减少性紫癜、严重的中枢神经系统受累及肾脏受累。辅助检查方面，血涂片发现破碎红细胞大于 2%，vWF 多聚体分析发现循环中的超大分子的血管性血友病因子（ULVWF）水平增高，血管性血友病因子裂解酶（vWF-cp，ADAMT-13）活性降低。部分获得性 TTP 会出现 ADAMT-13 的抗体。需要注意的是，在临床实践中，APS 很少出现像 TTP 一样程度的血小板减少。此外，也有报道显示 aPL 偶尔出现在 TTP 患者中。

（2）HUS：主要临床特征为溶血性贫血、血小板减少及急性肾衰竭。主要鉴别点是：快速出现的肾功能不全，并出现与腹泻相关的伴随着血小板减少的溶血性贫血。aPL 很少出现在 HUS 患者中。

2. **肝素诱导的血小板减少症**（HIT）　部分患者应用肝素治疗后出现血小板减少伴有血栓形成。主要鉴别点为：HIT 患者有肝素接触史，且 aPL 为阴性。

3. **SLE**　APS 患者与 SLE 患者均可表现为多系统 / 器官受损，临床症状重叠相似，部分 APS 患者后期可能发展成 SLE，且有报道显示 SLE 患者中有相当一部分符合 APS 的诊断，故两者在临床中较难鉴别。其主要鉴别点为两者各具特有的血清免疫学特征，APS 的脏器损害主要系血管栓塞所致，而 SLE 患者虽也可并发血管栓塞，但并不常见。APS 和 SLE 均可出现中枢神经系统受累，但狼疮性脑病多伴有高水平的抗核糖体 P 抗体、低补体以及多脏器损伤。

三、治疗决策

APS 的治疗措施主要包括四个方面，即预防性治疗、血栓事件发生后相关治疗、灾难性 APS 治疗及 aPL 相关妊娠并发症的处理。儿科病例仅涉及前三个方面。有明确病因和基础疾病者应积极进行相应的处理。

（一）预防性治疗

对于无症状 aPL 阳性患者是否有必要采取预防性措施仍有争议。文献报道预防 aPL 阳性患者血栓栓塞的方法有小剂量阿司匹林、氯吡格雷、羟氯喹、华法林（PT 达目标国际标准值）和低分子肝素等。一项研究通过比较小剂量阿司匹林和安慰剂对照组在无症状 aPL 阳性患者中的作用，证实小剂量阿司匹林可有效预防血栓形成；同样的结果在伴有 SLE 的 aPL 阳性患者中也得到验证；但也有阴性研究结果的报道。另一项前瞻性的随机临床试验显示，无症状 aPL 阳性患者应用低剂量肝素对于预防血栓形成是无效的。也有学者认为在患者暴露于血栓形成的高危因素时，如术后、卧床制动及住院期间，可以预防性短期应用肝素。

（二）血栓事件发生后治疗

血栓事件发生后的主要治疗措施为对症处理和预防复发。抗凝药是治疗 APS 的一线药物。急性期血栓可行手术或导管介入取栓，有手术禁忌证者可采用药物溶栓（尿激酶、链激酶），续以肝素或华法林抗凝治疗。对于已经有动静脉血栓栓塞患者，回顾性和前瞻性研究均证实需长期抗凝治疗。大多数推荐早期低分子肝素皮下注射，随后予以华法林等口服，长期抗凝的目标是 INR（国际标准化比率）保持在 2.0～3.0。需要注意的是，对于中重度血小板减少合并进行性血栓形成的患者来说，抗凝治疗并不是禁忌。突然中断华法林治疗可增加血栓发生的危险性，甚至导致死亡，尤其见于停止抗凝剂后 6 个月内，因此华法林的治疗可能需要一个长期的过程，甚至终生服药。

（三）血小板减少的治疗

对于轻度血小板减少而并无血栓者，可观察而不给予治疗。对于严重血小板减少者主要应用糖皮质激素，但对于严重的及激素耐药的血小板减少症，则需应用免疫抑制剂（如硫唑嘌呤）、丙种球蛋白。一项开放性的Ⅱ期研究结果显示，利妥昔单抗可能有一定疗效。血小板上升后再给予抗凝治疗。

（四）灾难性 APS 的治疗

关于灾难性 APS 的治疗方案仅见于某些个案报道。目前推荐在积极应用肝素抗凝的同时，联合应用大剂量糖皮质激素、静脉大剂量丙种球蛋白、环磷酰胺及血浆置换等，有助于提高生存率。此外，利妥昔单抗及衣库丽单抗也是较好的选择。一项最近的研究表明，有 75% 的难治性灾难性 APS 患者应用利妥昔单抗后好转；衣库丽单抗能够减轻血管内血栓，阻断补体介导的免疫损伤，使微血管病的患者受益，对于肾移植后微血管病的患者是一种相对前景较好的治疗方法。对于严重的 APS 患者已有采用造血干细胞移植治疗成功的报道。在灾难性 APS 情况下多不采取血栓取出术，因术后可能会加重患者的栓塞症状，除感染外，外科手术被认为是灾难性 APS 患者另一个加重栓塞的重要因素。

四、常见问题和误区防范

（一）诊断方面误诊和漏诊率较高

本病儿科临床较为少见。因累及多系统和器官，临床症状复杂多样且并无特异性，临床工作者特别是低年资医师对此认识不足，警惕性不高，极易误诊和漏诊。对此，需加强学习、提高认识，熟练掌握儿童 APS 的特点和诊断要点，减少误诊和漏诊的可能。当儿科患者临床表现有动静脉栓塞、血小板减少、皮肤网状青斑、溶血性贫血、下肢溃疡和严重高血压及急慢性肾功能不全等表现，应想到本病可能，通过实验室检测有高水平 aPL 即可诊断。

（二）重视病因或基础疾病的早期识别

APS 是一组临床综合征，儿童 APS 多为继发性，常伴有自身免疫性疾病（SLE 最常见）或其他疾病，临床诊断除遵循上述诊断标准外，还需进一步明确病因。某些 APS 患者可有一些潜在的自身免疫性疾病征象，但并未完全达到 SLE 诊断标准（称为狼疮样疾病），对此应注意识别。值得特别强调的是，部分病例表现为本征时，有关狼疮的指标尚未出现，有时经数年随访始出现狼疮的临床和实验室证据，故应强调随访。

（三）正确评估实验室指标的意义

aPL 阳性是诊断 APS 的重要指标，但并非唯一指标。当仅有 aPL 阳性而无临床表现时，不能确诊 APS。另一方面，在 APS 发生栓塞，尤其多处栓塞如灾难性 APS 时，aPL 滴度可暂时性降低。需要注意的是，aPL 可于感染时暂时出现，强调 2～3 个月时复查；此外，正常人群中也有 1%～5.6% 呈阳性者。故评价 aPL 时应密切结合临床并进行动态观察。

（四）合理治疗、避免医源性出血

抗凝药物是 APS 发生栓塞时的常规治疗，但应权衡利弊，掌握抗凝与出血倾向间的平衡，个体化用药，避免发生医源性出血。应用肝素时，一般使患者的 APTT 不超过正常 2 倍。应用华法林时，使 INR（国际标准化比率）保持在 2.0～3.0 较为适宜。两项较大样本的研究证实抗凝剂的保护作用与其强度密切相关。70 例 APS 患者中，中等强度（INR2.0～2.9）和高强度（INR≥3.09）华法林可显著降低血栓事件的复发率，但后者出血风险增高，而低强度（INR1≤1.9）华法林治疗无明显保护作用。对于临床上仅 aPL 阳性且既往无栓塞史者，不主张过于积极地给予预防性抗凝治疗。

五、热点聚焦

（一）儿童 APS 的诊断标准问题

儿童 APS 的诊断一直沿用成人分类标准，但由于儿科病例临床表现的特点（缺乏异常妊娠病史、非血栓性事件如血液学或神经系统表现较多见等），制定适合儿科临床的诊断标准势在必行。应采取多中心、国际合作模式，利用有限的儿科资料，探讨儿童 APS 的临床和实验室检查特点，提出儿童 APS 的诊断标准或建议。有研究对儿童 APS 诊断提出几个建议：①成人标准用于儿童 APS 特异性较好但敏感度不足；②用于儿童 APS 的标准应纳入非血栓性特征；③怀疑儿童应完善下列检查：狼疮抗凝物，抗心磷脂抗体 IgG 及 IgM，抗 β_2GP-1 抗体 IgG 及 IgM；④在所有儿童 SLE 患者中建议进行 aPL 监测。

（二）血栓栓塞事件的准确预测

血栓栓塞是 APS 的特征性表现，栓塞的部位与范围决定病情与预后，准确预测血栓栓塞发生的风险并指导治疗有重要临床意义，但目前 APS 患者血栓栓塞的发生尚无法准确预测，在某一个体何种机制触发血栓形成也尚无法明了。以往的资料显示，三种 aPL 抗体均阳性的 APS 患者出现血栓形成的风险明显增高，但对于没有相应临床症状而 aPL 持续阳性的人群，最终出现血栓等临床症状的风险尚不明确。需要进一步研究新的检验项目以准确评估患者出现血栓栓塞的危险。

（三）进一步优化治疗方案、探索新的治疗措施

由于 APS 潜在的基础疾病不同，栓塞的部位、速度和程度不一，临床表现和危害程度具有多样性，治疗措施应遵循综合治疗、方案个体化的原则。目前临床上广泛应用的抗凝药物虽有一定疗效，但不同程度存在用药安全性问题。优化治疗方案、探索新的治疗措施对提高疗效、改善预后有重要价值。第 14 届抗磷脂抗体国际会议上，APS 治疗趋势专责小组回顾并报道了多种可能成为 APS 治疗新趋势的方案，如：①新型口服抗凝药物：Xa 因子抑制剂（利伐沙班、依度沙班、阿哌沙班等）和直接的凝血酶抑制剂达比加群酯；②羟氯喹；③他汀类药物如氟伐他汀、辛伐他汀和瑞舒伐他汀；④生物制剂如 B 细胞抑制剂（利妥昔单抗等）；⑤补体抑制剂（C5 单克隆抗体或 C5 受体拮抗剂）等。上述治疗措施的确切疗效及安全性尚待进一步验证。体外及动物研究表明，原始的 β_2GP-1 的结构域 I 及变异的结构域 I（D8S，D9G）能够抑制 APS-IgG 导致的血栓形成，β_2GP-1 的结构域 V 的衍生肽能抑制 aPL 与心磷脂的结合。多肽疗法能针对 aPL 进行靶向治疗，有可能会成为 APS 新的疗法。

（张秋业）

参考文献

1. 王天有, 申昆玲, 沈颖. 诸福棠实用儿科学. 9版. 北京: 人民卫生出版社, 2022.

2. KUO HC, YUHR, WUCC, et al.Etanercept treatment for children with refractory juvenile idiopathic arthritis. JMicrobiol Immunol infect, 2011, 44(1): 52-56.

3. 叶志中, 李博, 何伟珍. 儿童风湿病学. 北京: 人民卫生出版社, 2009

4. LUNDBERG IE, TJ ÄRNLUND A, BOTTAI M, et al.2017 European league against rheumatism/American college of rheumatology classification criteria for adult and juvenile idiopathic inflammatory myopathies and their major subgroups. Arthritis Rheumatol, 2017, 69(12): 2271-2282.

5. 中华医学会风湿病学分会. 系统性硬化病诊断及治疗指南. 中华风湿病学杂志, 2011, 15(4): 256-259.

6. 栗占国, 唐福林, 主译. 凯利风湿病学. 8版. 北京: 人民卫生出版社, 2010.

7. DE GRAEFF N, GROOT N, BROGAN P, et al. European Consensus-Based Recommendations for the Diagnosis and Treatment of Rare Paediatric Vasculitides-The SHARE Initiative. Rheumatology(Oxford) 2019; 58(4): 656-671.

8. JENNETTE JC, FALK RJ, BACON PA, et al. 2012 revised International Chapel Hill Consensus Conference Nomenclature of Vasculitides. Arthritis and rheumatism, 2013, 65(1): 1-11.

9. OZEN S, RUPERTO N, DILLON MJ, et al. EULAR/PReS endorsed consensus criteria for the classification of childhood vasculitides. Annals of the rheumatic diseases, 2006, 65(7): 936-941.

10. OZEN S, PISTORIO A, IUSAN SM, et al. EULAR/PRINTO/PRES criteria for Henoch-Schönlein purpura, childhood polyarteritis nodosa, childhood Wegener granulomatosis and childhood Takayasu arteritis: Ankara 2008. Part II: Final classification criteria. Annals of the rheumatic diseases, 2010, 69(5): 798-806.

11. YOO J, KIM HJ, AHN SS, et al. The utility of the ACR/EULAR 2017 provisional classification criteria for granulomatosis with polyangiitis in Korean patients with antineutrophil cytoplasmic antibody-associated vasculitis. Clinical and experimental rheumatology, 2018, 36 Suppl 111(2): 85-87.

12. GEETHA D, JEFFERSON JA. ANCA-Associated Vasculitis: Core Curriculum 2020. American journal of kidney diseases: the official journal of the National Kidney Foundation, 2020, 75(1): 124-137.

13. MYAKIS S, LOCKSHIN MD, ATSUMI T, et al. International consensus statement on an update of the classification criteria for definite antiphospholipid syndrome(APS). J Thromb Hemost. 2006; 4: 295-306.

14. 中华医学会风湿病学分会. 抗磷脂综合征诊断和治疗指南. 中华风湿病学杂志, 2011, 15(6): 407-410.

第二章

免疫缺陷病

第一节 总 论

免疫缺陷病（immunodeficiency，ID）是指因免疫细胞和免疫分子发生缺陷引起的免疫反应缺如或降低，导致机体抗感染免疫功能低下或免疫调节能力异常的一组临床综合征。1940 年以前即有数种 PID 被描述，包括 Thorpe 和 Handley 于 1929 年描述皮肤黏膜念珠菌病（mucocutaneous candidiasis）、1926 年 Syllaba 和 Henner 描述毛细血管扩张、共济失调（ataxia-telangiectasia）和 1937 年 Wiskott 描述湿疹、血小板减少伴免疫缺陷综合征（Wiskott-Aldrich syndrome）。细胞免疫缺陷最初于 1950 年由 Glanzmann 和 Riniker 描述，1958 年 Hitzig 则发现抗体缺陷和细胞免疫缺陷在一个病人同时存在，称为瑞士型无丙种球蛋白血症。1952 年，Bruton 报道了首例先天性无丙种球蛋白血症，从此免疫缺陷病这一名词才被广泛应用和受到重视。并将所有先天性因素所致的免疫缺陷病统称为原发性免疫缺陷病（primary immunodeficiency，PID）。在认识原发性免疫缺陷病的同时，人们也注意到更多的免疫缺陷状态是生后的环境因素或其他原发疾病所致，当去除不利因素后，免疫功能可恢复正常，称为继发性免疫缺陷病（secondary immunodeficiency）或免疫功能低下（immunocompromised）。感染是继发性免疫缺陷病的常见原因，人类免疫缺陷病毒（HIV）感染所致者，称为获得性免疫缺陷病（acquired immunodeficiency syndrome，AIDS）是其典型例子。

第二节 原发性免疫缺陷病

培训目标

1. 掌握 原发性免疫缺陷病的临床特征、诊断和鉴别诊断。
2. 熟悉 原发性免疫缺陷病的治疗原则。

一、概述

随着分子生物学、细胞生物学理论与技术近年来的飞速发展，人们对作为免疫系统遗传性疾病的 PID 认识程度也不短加深。20 世纪 90 年代初期，仅有约 10 种 PID 致病基因被鉴定，2000 年左右，被鉴定的 PID 致病基因数目达到 60 余种，而截至目前，导致 PID 的基因已达到四百八十多种，且新基因发现的速度正呈逐年增加的趋势。DNA 序列分析技术发展和测序成本降低无疑成为 PID 致病基因发现的决定性因素，预计今后数年仍将有数量不菲的 PID 致病基因被揭示，不仅使遗传咨询和各种筛查诊断广泛开展成为可能，更可能带来基因治疗、靶向治疗等新型治疗手段，彻底改善 PID 病患远期预后。

"经典"的 PID 为单基因遗传病，亦即单个基因序列改变即可导致其编码蛋白功能失常，引发临床症状。单基因 PID 常见遗传方式包括 X- 连锁和常染色体隐形遗传，诸如 Wiskott-Aldrich 综合征、X 连锁先天性无丙球血症、X 连锁重症联合免疫缺陷等均属 X 连锁隐性遗传，而腺苷脱氨酶缺陷、重组活化蛋白 1/2（RAG1/2）、白细胞介素 -7 受体缺陷等均为常染色体隐性遗传。显性遗传的 PID 相对少见，但也不罕见。常染色体显性遗传的 PID 编码蛋白往往形成一个多个亚基构成的同源多聚体，具体功能的发挥要求每一个亚基的结构均正常。当一个等位基因编码蛋白出现突变时，具体功能不能正常发挥，从而导致通路功能异常而致病，譬如 FAS 或 FAS 配体基因突变所致的自身免疫性淋巴增生综合征（ALPS）。某些情况下，显性遗传的突变基因编码蛋白还可能对正常等位基因编码蛋白功能产生负面影响，此即为显性负调（dominate negative），譬如 *STAT3* 基因突变所致的常染色体显性遗传高 IgE 综合征。以上所述导致 PID 的单基因突变均来自生殖细胞水平，实际临床工作中，还发现部分病例突变发生在体细胞水平，因这些基因功能十分重要，体细胞水平突变同样可能导致类似 PID 临床表现；或者，某些患儿并无基因水平变异，而是机体针对某些关键免疫分子产生自身抗体，消减这些分子的作用，临床上亦可出现类似 PID 症状。以上两种情况，现均归入 PID 范畴，称其为拟表型 PID（phenocopies of PID）。其实，PID 的单基因遗传机制还远不只此，原发致病突变在某种场合还可能发生体细胞水平的回复突变（reversion mutation），使部分细胞基因型回复正常或由重型突变变为轻型突变，单细胞层面编码蛋白表达水平及其功能得以部分甚至全部修复，体内存在正常基因型和突变基因型嵌合状况，使病人的临床表现发生一定程度的改变。复杂的遗传学基础决定了 PID 病患临床表现复杂多变，加之环境因素（表观遗传）对 PID 的进一步影响，导致 PID 患儿诊断十分困难，需要专科医师对患儿信息进行全面、准确分析判断，并充分结合遗传学分析、免疫功能分析等检查进行综合判断。

1. 原发性免疫缺陷病的发病率和分类

（1）原发性免疫缺陷病的发病率：PID 属罕见病，迄今已发现近 480 余种，尚无基于人群的发病率资料。与其他罕见病相似，西方国家所获得的患病率主要以病例登记方式获得，该种方式获得的患病率通常低于实际情况。瑞士人口 700 万，报告病例为 518 例；挪威人口为 445 万，报告病例数为 372 例，提示 PID 的患病率约为 1/10 000 活产婴。更近的流行病学研究显示，北美、欧洲多国的有明显症状的 PID 总体患病率可达 1/2 000 活产婴，可能与筛查、诊断手段不断提高有关。如果将白种人高发的选择性 IgA 缺陷也计算在内，PID 总体发病率可能高达 1/400 活产婴。在我国，由于还没有开展以人群为基础的筛查（如 SCID 新生儿筛查），准确的 PID 总体和各病种患病率资料也欠缺；现有的网络病例登记系统运行并不理想，近期也无法获得有效的数据。根据西方国家患病率数据推测，我国每年新增 PID 病例至少达 2 000 例，累计存活病例迄今至少有 10 万例以上。

各种免疫缺陷的相对发生率：单纯免疫球蛋白或抗体为主的缺陷占 65%；细胞免疫缺陷占 5%；联合免疫缺陷（同时具有明显 T 细胞和 B 细胞缺陷）占 10%；吞噬细胞和 / 或中性粒细胞缺陷占 10%；而补体缺陷占 5%，固有免疫缺陷<1%。因 T 辅助细胞功能低下，不能提供辅助 B 细胞合成分泌免疫球蛋白的信息，可能发生不同程度的抗体产生减少。因此，

在全部原发性免疫缺陷病中，约 80% 存在不同程度免疫球蛋白和 / 或抗体缺陷。在高通量测序广泛应用于临床诊断之后，以上各种 PID 的相对发病率情况发生了很大改变，以重症联合免疫缺陷病为例，各种导致 SCID 的致病基因（如 *RAG1/2*、*ADA*）均可发生轻型突变，致使临床表型和免疫学表型出现较大幅度变异，因而部分病例表现为所谓"泄漏型"SCID，通常指那些外周血 T 细胞计数水平并未显著降低的病例；甚至表现为"非典型"SCID，患儿可存活至儿童期，仅在高通量基因筛查时被发现，此类病例尤其多见的致病基因为 *RAG1/2*。这些特殊病例此前临床上可能被划归未定型，从而影响各类 PID 相对发病率数据。

（2）原发性免疫缺陷病的命名和分类

1）原发性免疫缺陷病的命名原则：本类疾病最初是按首次病例报告的地点或发现者而命名，易造成概念紊乱。1971 年，WHO 专家委员会提出以发病机制、病理生理改变、特别是遗传学特征来命名。如将 Bruton 病改称为 X 连锁无丙种球蛋白血症，瑞士型无丙种球蛋白血症则改名为严重联合免疫缺陷病。

2）原发性免疫缺陷病的分类：1971 年按照新的命名原则进行了首次全球统一分类。以后每 2～3 年进行审订和修改并增加新疾病类型，迄今已进行了十余次。国际免疫学会联盟（IUIS）PID 专家委员会 2015 年在伦敦举行的会议中，将 PID 分为联合免疫缺陷病（immunodeficiencies affecting cellular and humoral immunity）、免疫缺陷综合征（combined immunodeficiencies with associated or syndromic features）、抗体为主的缺陷（predominantly antibody deficiencies）、免疫失调性疾病（diseases of immune dysregulation）、吞噬细胞缺陷（congenital defects of phagocyte number，function or both）、固有免疫缺陷（defects in intrinsic and innate immunity）、自身炎症性疾病（autoinflammatory disorders）、补体缺陷（complement deficiencies）和拟表型类疾病（phenocopies of PID）。这一版分类不再将同一病种放入不同 PID 类别中，而是根据其最主要的免疫发病机制放入合适的类别（图 2-2-1）。自 2013 年开始，PID 专家委员会同时发布另一种更为注重表型特征、用户友好型的图片分类，更加适用于儿童免疫专科医师培训。例如，根据有无淋巴细胞减少症（通过全血细胞计数检测）或 T 淋巴细胞减少症（通过外周血淋巴细胞分类计数检测），可将联合免疫缺陷病分为 SCID 和 CID，再根据有无其他细胞亚群或特殊临床表型进一步细分。这种分类方法更符合临床医师的思维习惯，值得推广。

2. 原发性免疫缺陷病的共同临床表现　　原发性免疫缺陷病的临床表现由于病因不同而极为复杂，但其共同表现非常相似，即由于抗感染防御能力缺损导致的反复感染、免疫调节能力缺陷所致的自身免疫性疾病和炎症性疾病、部分患儿可因免疫监视或细胞凋亡缺陷等原因导致易患恶性肿瘤。

（1）反复和慢性感染：免疫缺陷最常见的表现是感染，表现为反复、严重、持久的感染。不常见和致病力低下的病原体常为致病病原。许多患儿常需要持续使用抗菌药物以预防感染的发生。儿童免疫专科医师应具备较强的感染病因、病情判断、转归能力，尤其是牢牢掌握 PID 患儿发生感染的各种特征，早期意识到这些感染性疾病的病例可能具有 PID 基础疾病。

1）感染的部位：以呼吸道最常见，如复发性或慢性中耳炎、鼻窦炎、结合膜炎、支气管炎或肺炎。其次为胃肠道，如慢性肠炎。皮肤感染可为脓疱、脓肿或肉芽肿。其他部位感染如脑膜炎和骨关节感染。也可为全身性感染，如败血症、脓毒血症。

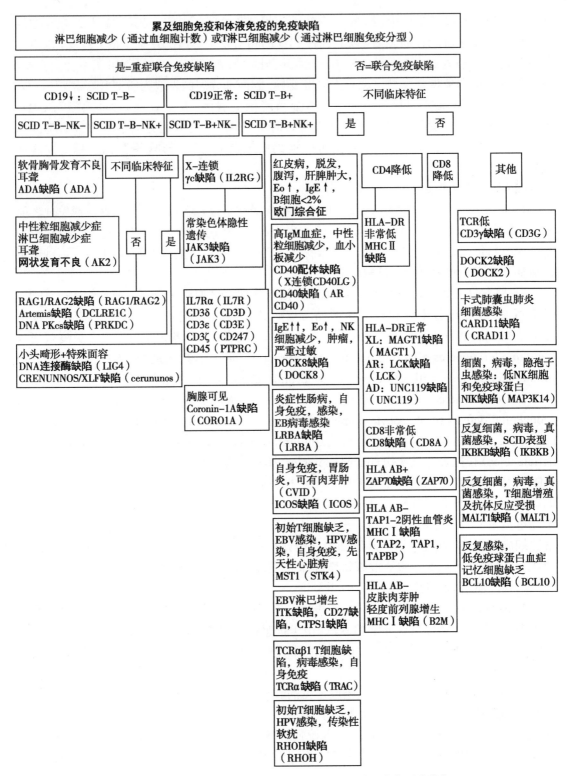

图 2-2-1 PID 的表型分类法举例(联合免疫缺陷病表型分类)

2）感染的病原体：一般而言，抗体缺陷时易发生化脓性感染。T 细胞缺陷时则易发生病毒、结核分枝杆菌和沙门菌属等细胞内病原体感染；也易发生霉菌和原虫感染。补体成分缺陷好发生奈瑟菌属感染。中性粒细胞功能缺陷时的病原体常为金黄色葡萄球菌,也可发生真菌和结核分枝杆菌感染。病原体的毒力可能并不很强,常呈机会感染。

3)感染的过程:常反复发作或迁延不愈,治疗效果欠佳,尤其是抑菌剂疗效更差,必须使用杀菌剂,剂量偏大,疗程较长才有一定疗效。吞噬细胞数量或功能缺陷病例,可能仅对静脉使用抗生素有效。

一些非免疫性因素也可能造成对感染的易感性升高,如呼吸道或泌尿道畸形、阻塞或发育异常、先天性功能异常、侵入性导管等。在考虑原发性免疫缺陷病时,应排除这些易患感染的非免疫因素。在白种人,肺囊性纤维变较为高发,近年来我国诊断病例亦逐渐增多,诊断 PID 需注意鉴别。

(2)免疫调节失衡:近年来越来越关注到 PID 患儿的免疫调节失衡表现,包括自身免疫性疾病、失控的炎症反应和较为严重的过敏性疾病等。PID 中第四类"免疫调节失衡性疾病"为典型代表,此类疾病包括家族性噬血淋巴组织细胞增生症(FHL)、EBV 噬血淋巴组织细胞增生症(XLP1、2 型)、以自身免疫淋巴增生综合征为代表的自身免疫性疾病高发的 PID(如 ALPS-FAS、ALPS-FASL、ALPS-FADD、CTLA-4 和 STAT3 增生功能突变等)、伴有结肠炎的免疫调节失衡性 PID 和 1 型干扰素病等。广义上讲,第七类"自身炎症性疾病"也属于免疫调节失衡。分属其他类别的诸多 PID(如 DNA 连接酶 4 缺陷、DOCK8 缺陷)也常出现免疫调节失衡表现。

PID 伴发的自身免疫性疾病包括溶血性贫血、血小板减少性紫癜、系统性血管炎、系统性红斑狼疮、皮肌炎、免疫复合物性肾炎、1 型糖尿病、免疫性甲状腺功能减退和关节炎等。自身免疫性血细胞减少是最为常见的 PID 自身免疫病。

(3)恶性肿瘤:尤其是淋巴系统恶性肿瘤,其发生率较正常人群高数十倍乃至 100 倍以上。淋巴瘤,尤以 B 细胞淋巴瘤(50%)最常见,T 细胞瘤和霍奇金病、淋巴细胞性白血病、腺癌、鳞癌和其他肿瘤也可能发生。恶性肿瘤高发一方面取决于机体免疫监视功能受损,另一方面也可能由于抗感染能力下降一些致瘤性病原体感染诱发。

(4)其他临床表现:某些 PID 除免疫功能异常致反复感染外,尚可有其他的临床特征,包括生长发育延迟或停滞、淋巴结肿大/缺如、特殊面容等。

3. 过去史、家族史和体格检查

(1)过去史:脐带延迟脱落是黏附分子缺陷的重要线索。严重的麻疹或水痘病程提示细胞免疫缺陷,而接触性皮炎则表明细胞免疫功能完善。了解是否使用过免疫抑制剂,是否做过扁桃体切除、脾切除或淋巴结切除术,是否进行放射治疗以便排除由此引起的继发性免疫缺陷病。了解有无输血或血制品史,有无不良反应如移植物抗宿主反应(GVHR),则是提示严重联合免疫缺陷病的重要线索。预防注射史应详细记录,如发生疫苗感染,常提示 PID。

(2)家族史:一旦发现家族中有明确早年夭折者可以为 PID 支持依据,应进行家谱调查。家族史在部分 PID 诊断中具有重要作用,X 连锁类疾病(如 XLA、WAS、XSCID 等)约 1/2 病例可询问到阳性家族史;常染色体隐性遗传类疾病通常不易问及阳性家族史,但如有近亲婚配史,则高度提示其为常染色体隐性遗传。我国迄今发现的大部分常染色体显性遗传 PID 为新生(de novo)突变所致,亦即致病突变发生于先证者,其父母并不具有此突变。

(3)体格检查:感染严重或反复发作,可出现营养不良、轻~中度贫血、体重或发育滞后现象。无丙种球蛋白血症者的周围淋巴组织如扁桃体和淋巴结变小或缺如。X 连锁淋巴组织增生症的全身淋巴结肿大。反复感染可致肝脾大，皮肤疖肿、口腔炎、牙周炎和鹅口疮等感染证据可能存在。某些特殊综合征则有除免疫系统表现外的相应体征，如特殊面容、骨骼异常、共济失调、毛细血管扩张等。

4. 原发性免疫缺陷病的实验室检查　反复不明原因的感染发作、幼年起病的自身免疫性疾病和炎症性疾病、阳性家族史常提示原发性免疫缺陷病可能性，但确诊该病必须有相应的实验室检查依据，明确免疫缺陷的性质。免疫网络极为复杂，测定全部免疫功能几乎是不可能的。一些实验技术需在研究中心进行。为此，可分为 3 个层次进行，即：①初筛试验；②进一步检查；③特殊或研究性实验（表 2-2-1）。

表 2-2-1　免疫缺陷病的实验室检查

初筛试验	进一步检查	特殊 / 研究性实验
B 细胞缺陷：		
IgG、IgM、IgA 水平	B 细胞计数（CD19 或 CD20）	进一步 B 细胞表型分析
同族凝集素	IgG 亚类水平	淋巴结活检
嗜异凝集素	IgE 水平	抗体反应（Φx174、KLH）
抗链球菌溶血素 O 抗体	抗体反应（破伤风、白喉、风疹、流感杆菌疫苗）	体内 Ig 半衰期
分泌型 IgA 水平	抗体反应（伤寒、肺炎球菌疫苗）	体外 Ig 合成
		B 细胞活化增殖功能
	侧位 X 线片咽部腺样体影	基因突变分析
T 细胞缺陷：		
外周淋巴细胞计数及形态	T 细胞亚群计数（CD3、CD4、CD8）	进一步 T 细胞表型分析
胸部 X 线片胸腺影	丝裂原增殖反应或混合淋巴细胞培养，HLA 配型	细胞因子及其受体测定（如 IL-2、IFN-γ、TNF-α）
迟发皮肤过敏试验（腮腺炎、念珠菌、破伤风类毒素、毛霉菌素、结核菌素或纯衍生物）	染色体分析	细胞毒细胞功能（NK、CTL、ADCC）
		酶测定：ADA、PNP
		胸腺素测定，细胞活化增殖功能，皮肤，胸腺活检，基因突变分析
吞噬细胞：		
WBC 计数及形态学	化学发光试验	黏附分子测定
NBT 试验	WBC 动力观察	（CD11b/CD18，选择素配体）
IgE 水平	特殊形态学，移动和趋化性	变形性、黏附和凝集功能测定
	吞噬功能测定	氧化代谢功能测定
	杀菌功能测定	酶测定（MPO、G6PD、NADPH 氧化酶）
		基因突变分析

初筛试验	进一步检查	特殊／研究性实验
补体缺陷：		
CH50 活性	调理素测定	补体旁路测定
C3 水平	各补体成分测定	补体功能测定（趋化因子、免疫黏附）
C4 水平	补体活化成分测定	同种异体分析
	（C3a、C4a、C4d、C5a）	补体体内存活时间

注：ADA：腺苷脱氨酶；ADCC：抗体依赖性杀伤细胞；CTL：细胞毒性 T 细胞；G-6-PD：葡萄糖 -6- 磷酸脱氢酶；KLH：锁孔虫戚血蓝素；MPO：髓过氧化酶；NADPH：烟酰胺腺苷二核苷磷酸；NBT：四唑氮蓝；NK：自然杀伤细胞；PNP：嘌呤核苷磷酸酶；Φx：嗜菌体。

（1）免疫球蛋白测定：应设立不同年龄正常儿童 IgG、IgM、IgA（表 2-2-2）和 IgE 值。免疫球蛋白水平在正常同龄儿均值的 2SD 范围内可视为正常。年长儿和成人总 Ig（包括 IgG、IgM 和 IgA）大于 6g/L 者，应属正常，低于 4g/L 或 IgG 低于 2g/L 时提示缺陷。总 Ig 为 4～6g/L 或 IgG 2～4g/L 者为可疑的抗体缺陷，应作进一步抗体应答试验或 IgG 亚类测定。IgE 增高见于某些高 IgE 综合征和吞噬细胞功能异常。

表 2-2-2　健康儿童血清免疫球蛋白含量 g/L（均值）

年龄组	测定人数	IgG	IgA	IgM
新生儿	7	5.190～10.790 （8.490）	0.001～0.018 （0.009）	0.018～0.120 （0.069）
4 个月～	11	3.050～6.870 （4.970）	0.110～0.450 （0.280）	0.310～0.850 （0.580）
7 个月～	20	4.090～7.030 （5.560）	0.210～0.470 （0.340）	0.330～0.730 （0.530）
1 岁～	60	5.090～10.090 （7.590）	0.310～0.670 （0.490）	0.980～1.780 （1.380）
3 岁～	85	6.600～10.390 （8.240）	0.580～1.000 （0.790）	1.100～1.800 （1.450）
7 岁～	50	7.910～13.070 （10.720）	0.850～1.710 （1.280）	1.200～2.260 （1.730）
12 岁～	30	8.270～14.170 （11.220）	0.860～1.920 （1.390）	1.220～2.560 （1.890）

注：表内数字为均值 ±2 个标准差，括弧内为均值。

本表摘自：小儿内科学．第 3 版．北京：人民卫生出版社，1995：413。

（2）抗 A、抗 B 或抗 AB 同族凝集素：代表 IgM 类抗体功能，正常情况下，生后 6 个月婴儿抗 A、抗 B 滴度至少为 1∶8（AB 血型者例外）。

（3）抗链球菌溶血素 O（ASO）和嗜异凝集素滴度：由于广泛的食物、吸入物以及呼吸道细菌都可诱发这些自然抗体。一般人群嗜异凝集素滴度均大于 1∶10，代表 IgG 类抗体。我国人群由于广泛接受抗菌药物，ASO 效价一般较低，若血清 ASO 在 12 岁后仍低于 50IU 可提示 IgG 抗体反应缺陷。

（4）分泌型 IgA 水平：一般测定唾液、泪、鼻分泌物和胃液中分泌型 IgA，其标本收集较为困难，至今尚无正常年龄对照值。收集唾液的方法为，令小孩咀嚼棉球，然后挤压浸满唾液的棉球，将唾液收集在 5ml 注射器内。唾液经过滤后，即可测定分泌型 IgA。

（5）外周血淋巴细胞绝对计数：外周血淋巴细胞 80% 为 T 细胞，因此外周血淋巴细胞绝对计数可代表 T 细胞数量，正常值为（2～6）×10^9/L；<2×10^9/L 为可疑 T 细胞减少，<1.5×10^9/L 则可确诊。应重复检查，并作涂片观察形态学。若持续性淋巴细胞数量减少，且其体积变小者，方可定为细胞数量减少。

（6）胸部 X 线片：婴幼儿期缺乏胸腺影者提示 T 细胞功能缺陷，但胸腺可深藏于纵隔中而无法看到，应仔细改变投射位置，以便暴露胸腺影。新生儿期常规胸片检查胸腺影，是筛查胸腺发育不全的重要手段。

（7）迟发皮肤过敏试验（DCH）：DCH 代表 Th1 细胞功能。将一定量抗原注入皮内，24～72 小时观察注射部位的反应。常用的抗原和用量为腮腺炎病毒疫苗 1mg/ml，旧结核菌类（1∶1 000），也可用结核菌纯蛋白衍化物（PPD），毛霉菌素（1∶30），白念珠菌素（1∶100），白喉类毒素（1∶100），以上抗原均为 0.1ml 皮内注射。若上述皮试阴性，可加大浓度重复试验，如将破伤风、白喉类毒素和白念珠菌素浓度改为 1∶10。

DCH 为免疫回忆反应，皮试前应接种过这些疫苗或有相应的感染史。因此，2 岁以内儿童可能因未曾致敏，而出现阴性反应。应同时进行 5 种以上抗原皮试，只要有一种抗原皮试阳性，即可说明 Th1 细胞功能正常。当上述皮试均为阴性时，而又能证明曾接种过这些疫苗或有相应的感染史时，则可确定为 Th1 细胞功能低下。植物凝血素（PHA）的致敏性较差，二氮氯苯（DNCB）的皮肤刺激性太大，且有潜在致癌的可能性，因而均少用于临床。

（8）四唑氮蓝染料（NBT）试验：NBT 为淡黄色可溶性染料，还原后变成蓝黑色甲颗粒。正常中性粒细胞进行吞噬时，糖代谢己糖磷酸旁路被激活，产生的氢离子和超氧根使 NBT 还原。未经刺激的中性粒细胞具有此还原能力者为 8%～14%，增高时提示细菌感染，慢性肉芽肿病患者通常低于 1%，甚至测不出。预先用内毒素刺激中性粒细胞，或将 NBT 与乳胶颗粒混合后再进行中性粒细胞培养，涂片计数 NBT 阳性细胞数。正常人阳性细胞大于90%，而慢性肉芽肿病患者常低于 1%，而疾病携带者则可呈嵌合体。

（9）补体 CH50 活性、C3 和 C4 水平：总补体缺陷可被 CH50 活性法测定，其原理为血清补体成分能通过经典补体途径溶解抗体结合的羊红细胞，CH50 正常值为 50～100U/ml。C3 占总补体的 50% 以上，C4 是仅次于 C3 的主要补体成分。C3 正常值新生儿期为570～1 160mg/L，1～3 个月 530～1 310mg/L，3 个月～1 岁 620～1 800mg/L，1～10 岁 770～1 950mg/L。C4 正常值为新生儿期 70～230mg/L，1～3 个月 70～270mg/L，3～10 岁 70～400mg/L。

（10）进一步检查：经过初步筛查，虽然一些原发性免疫缺陷病已能作出诊断，但尚有一些疾病需进一步检查才能确诊。

1）B 细胞计数：B 细胞表面具有膜 Ig，包括膜 IgM、IgD、IgG1、IgG2、IgG3、IgA1、IgA2和 IgE 以便了解 Ig 转换有无障碍。B 细胞表面相关抗原 CD19、CD20 和 CD21 是 B 细胞计数的标记。B 细胞在外周血淋巴细胞中占 10%～20%，随年龄有一定变异。不同年龄外周血淋巴细胞亚群数量和百分率见表 2-2-3。

2）IgE 和 IgD 测定：由于 IgE 含量甚低，只能用放射免疫法测定。1 岁以内 >50IU/ml，2 岁以内 >100IU/ml，3 岁 >400IU/ml 时，可认为 IgE 轻度升高。IgD 的临床意义尚不十分清楚，一般认为对抗体缺陷病诊断并无价值，但最近发现 IgD 升高（>150IU/ml 或 20mg/ml）见于复发性感染和周期性发热、淋巴结炎、关节炎综合征。

3）IgG 亚类：IgG 亚类包括 IgG_1、IgG_2、IgG_3、IgG_4，其在总 IgG 中的成分分别为 70%、20%、7% 和 3%。不同年龄 IgG 亚类正常值不同，不同实验室的结果也不完全一致，最好应建立本地区和本实验室的正常参数值，表 2-2-4 为我国重庆地区不同年龄正常儿童 IgG 亚类参数值，一般认为低于均值以下 2*SD* 者，视为缺陷。IgG 呈正常低值或 IgG 总量正常而抗体反应缺陷者，应测定 IgG 亚类。

4）抗体反应：血清免疫球蛋白水平不一定能代表抗体反应能力，某些特殊疾病的血清免疫球蛋白水平正常，但抗体反应低下。反之，一些由于感染、药物等病因所致的继发性抗体缺陷出现低免疫球蛋白血症时，抗体应答则是正常的。抗体应答主要通过检测蛋白和多糖抗原诱导的 IgG 抗体应答。蛋白抗原 IgG 应答可采用：破伤风、白喉、流感嗜血杆菌 B、肺炎蛋白连接疫苗等，亦可采用甲肝、乙肝疫苗。多糖抗原 IgG 应答可采用：肺炎链球菌多价多糖疫苗。抗体应答检测可在 2 岁以上儿童及成人使用。若能确定患儿未接种过白喉、破伤风疫苗，使用该疫苗接种，并于第 3 次接种后 2~3 周测定抗白喉或破伤风抗体滴度，可反映抗体（IgG1）功能。为进一步观察抗体反应，可做伤寒疫苗接种后的抗体滴度测定，抗 "H" 抗原的抗体代表特异性 IgG 类，抗 "O" 抗原的抗体代表特异性 IgM 类。在第 3 次接种后 3 周，如测定滴度>1:40 为正常。抗肺炎球菌和脑膜炎球菌多糖抗原疫苗接种后能反应产生特异性 IgG2 抗体的能力。但 2 岁内小儿反应微弱，因而受到限制。麻疹、风疹和水痘 - 带状疱疹病毒抗体效价也是有价值的抗体反应能力测定手段。

5）颈部侧位片：了解咽部腺样体影是否缩小，腺体影缩小见于某些免疫缺陷病。与此相反，非原发性免疫缺陷病所致的反复上呼吸道感染常呈现腺样体影增大。

6）T 细胞亚群：CD3 代表总 T 细胞，故特异性不强。CD3 因年龄而异，婴幼儿相对较高（表 2-2-3）。CD3 阳性细胞又可分为 CD4+（辅助 / 诱导性 T 细胞）和 CD8+（CTL）细胞。正常 T 细胞亚群值见表 2-2-3。一般而言，$CD3^+$ $CD4^+$ 细胞数<500/μl 时可视为细胞免疫受损，<200/μl 时则为严重缺陷。CD4/CD8 比例<1 时提示细胞免疫被抑制，当<0.3 时，则为严重 T 细胞缺陷。

表 2-2-3 不同年龄正常人群外周血淋巴细胞亚群（个 /ml）

	脐血	2~3 个月	4~8 个月	12~23 个月	2~5 岁	3~17 岁	成人
总淋巴细胞							
均值	5 400（41）	5 680（66）	5 990（64）	5 160（59）	4 060（50）	2 400（40）	2 100（32）
5%~95% 可信范围	4 200~ 6 900 （35~47）	2 920~ 8 840 （55~78）	3 610~ 8 840 （45~79）	2 180~ 8 270 （44~72）	2 400~ 5 810 （38~64）	2 000~ 2 700 （36~43）	1 600~ 2 400 （28~39）
CD3 T 细胞							
均值	3 100（55）	4 030（72）	4 270（71）	3 300（63）	3 040（72）	1 800（70）	1 600（73）
5%~95% 可信范围	2 400~ 3 700 （49~62）	2 070~ 6 540 （55~78）	2 280~ 6 450 （45~79）	1 460~ 5 440 （53~81）	1 610~ 4 230 （62~80）	1 400~ 2 000 （66~76）	960~ 2 600 （61~84）
CD4 T 细胞							
均值	1 900（25）	2 830（52）	2 950（49）	2 070（43）	1 800（42）	800（37）	940（46）

续表

	脐血	2~3 个月	4~8 个月	12~23 个月	2~5岁	3~17岁	成人
5%~95%可信范围	1 500~ 2 400 （28~42）	1 460~ 5 116 （41~64）	1 690~ 4 600 （36~61）	1 020~ 3 600 （31~54）	900~ 2 860 （35~51）	700~ 1 100 （33~41）	540~ 1 660 （32~60）
CD8 T 细胞							
均值	1 500（29）	1 410（25）	1 450（24）	1 320（25）	1 180（28）	800（30）	520（2）
5%~95%可信范围	1 200~ 2 000 （26~33）	650~ 2 450 （16~35）	720~ 2 490 （16~34）	570~ 2 230 （16~38）	630~ 1 910 （22~38）	600~900 （27~35）	270~930 （13~40）
B 细胞（CD19/20）							
均值	1 000（20）	900（23）	900（23）	900（23）	900（24）	400（16）	246（13）
5%~95%可信范围	200~ 1 500 （14~23）	500~ 1 500 （19~31）	500~ 1 500 （19~31）	500~ 1 500 （19~31）	700~ 1 300 （21~28）	300~500 （12~22）	122~632 （10~31）
CD4∶CD8 比率							
均值	1.2	2.2	2.1	1.6	1.4	1.3	1.7
5%~95%可信范围	0.8~1.8	1.3~3.5	1.2~3.5	1.0~3.0	1.0~2.1	1.1~1.4	0.9~4.5

注：括弧内为百分率，总淋巴细胞百分率基数为白细胞总数，淋巴细胞亚群百分率基数为淋巴细胞总数。摘自 Stiehm ER.Immunologic Disorders in Infants and Children.3rd ed.London: WB Saunders Co，1996：217。

表 2-2-4　正常儿童血清 IgG 及其亚类水平（g/L）

年龄	例数	IgG	IgG$_1$	IgG$_2$	IgG$_3$	IgG$_4$
0个月~	24	9.21±0.33 （5.68~13.52）	5.64±0.98 （3.88~7.40）	2.27±0.43 （1.41~3.11）	0.56±0.11 （0.34~0.78）	0.34±0.08 （0.19~0.51）
3个月~	6	3.39±0.90 （1.63~5.15）	2.28±0.32 （1.65~2.91）	0.69±0.12 （0.45~0.93）	0.27±0.05 （0.17~0.37）	0.16±0.05 （0.06~0.26）
6个月~	17	5.50±0.61 （4.30~6.76）	3.31±0.51 （2.31~4.31）	1.13±0.16 （0.82~1.44）	0.33±0.06 （0.21~0.45）	0.19±0.05 （0.09~0.29）
1岁~	33	5.62±1.14 （3.39~7.85）	3.46±0.77 （1.95~4.97）	1.38±0.40 （0.60~2.18）	0.36±0.08 （0.20~0.57）	0.22±0.07 （0.08~0.36）
3岁~	40	6.73±1.31 （4.16~9.30）	4.15±0.79 （2.60~5.70）	1.74±0.50 （0.76~2.72）	0.39±0.09 （0.21~0.65）	0.23±0.10 （0.03~0.41）
5岁~	40	8.12±0.21 （5.95~10.64）	5.00±0.77 （3.49~6.51）	2.11±0.40 （1.33~2.89）	0.50±0.09 （0.32~0.68）	0.31±0.07 （0.17~0.45）
7岁~	24	9.13±1.33 （6.52~11.74）	5.62±0.93 （3.80~7.44）	2.44±0.46 （1.54~3.34）	0.57±0.13 （0.31~0.83）	0.31±0.07 （0.17~0.45）
10~13岁	27	10.38±1.64 （7.17~13.59）	6.35±0.94 （4.51~8.19）	2.83±0.44 （1.97~3.69）	0.64±0.11 （0.42~0.86）	0.39±0.10 （0.19~0.59）
成人	20	11.57±1.87 （7.90~15.24）	7.24±1.16 （4.97~9.51）	3.26±0.61 （2.06~4.46）	0.68±0.11 （0.46~0.90）	0.44±0.09 （0.26~0.62）

注：以均值±标准差表示，括弧内为95%可信范围。摘自：上海免疫学杂志，1990，10：161。

7）T 细胞增殖反应：体外 T 细胞在抗原、丝裂原、同种异体细胞和抗 T 细胞单克隆抗体（抗 CD3）的刺激下，发生增殖或克隆扩增是 T 细胞的重要功能之一。常用的 T 细胞刺激物为植物凝集素（PHA）、大刀豆素 A（Con A）、美洲商陆（PWM）、抗胸腺细胞和抗淋巴细胞球蛋白。T 细胞依赖的 B 细胞刺激物为 PWM、多糖和抗原（PPD、细菌、病毒和霉菌），非 T 细胞依赖的 B 细胞刺激物为内毒素、抗免疫球蛋白、EBV、葡萄球菌蛋白 A（SAC）和放线菌丝裂原。混合淋巴细胞培养（MLC，同种异体细胞 DR）、抗原（PPD、细菌、病毒、霉菌）和超抗原（如葡萄球菌、肠毒素）刺激也是测定 T 细胞增殖的方法。T 细胞增殖功能既往多采用 ^{3}H-TdR 掺入法，近来多用荧光染料 CSFE 稀释法。该法以流式细胞术为基础，不仅避免使用放射性核素，还可采用特异性标记标识各种细胞亚群，观察其增殖能力。

8）HLA 配型：HLA 配型用于寻找骨髓移植供体，MLC 增殖反应低下，提示供体和受体间无排斥反应。HLA 配型用于原发性免疫缺陷病的诊断，则是发现嵌合体。核型分析或 DNA 研究也可用于诊断嵌合体或证实移植物的存在。

9）染色体分析：用于诊断胸腺发育不全和毛细血管扩张共济失调综合征。同时存在 XY 和 XX 也证实为嵌合体，结合 T 淋巴细胞增殖反应低下和异常的核型，可考虑为严重联合免疫缺陷病。

10）白细胞动力学：外周血中性粒细胞减少而骨髓粒系统增生正常时，应做一系列中性粒细胞计数，以排除周期性中性粒细胞减少症的可能性。糖皮质激素、肾上腺素或内毒素激发试验有助于进一步确诊。

11）中性粒细胞特殊形态学：组织化学染色可测定中性粒细胞碱性磷酸酶、髓过氧化酶和脂酶活性。若上述染色呈阴性反应时，应进一步做酶定量测定。光镜下可发现中性粒细胞形态异常，如双叶核仁和大泡形成见于 Chedick-Higashi 综合征。用相差显微镜和光镜观察白细胞，颗粒形成、伪足形成和移行障碍见于白细胞特殊颗粒缺陷和白细胞黏附分子缺陷 -1。骨髓涂片可观察粒细胞系列的形态，以除外其他血液系统疾病。

12）白细胞移动和趋化性：测定白细胞移动和趋化能力的方法有 Boyen 小室法，^{51}Cr 标记细胞放射免疫法和琼脂核扩散法。Rebuck 皮窗试验可测定体内白细胞的移行。

13）吞噬功能：吞噬功能测定方法为：病人粒细胞存在于正常血浆时，加入特殊颗粒（发酵酵母菌、聚乙烯苯珠、液状石蜡滴）、细菌或放射标记的免疫复合物，分别用光镜、分光光度计和液体闪烁仪测定吞噬数量。由于吞噬过程在杀菌过程之先，故若杀菌功能正常，则能间接反映吞噬功能无异常。

14）杀菌功能：最具说服力的杀菌功能定量试验是 Quie 法，能测定血清调理因子、吞噬和杀菌活性。也可采用组织化学和放射自显影法来定量测定单个细胞杀灭霉菌或细菌的能力。

15）调理素测定：正常的吞噬功能，提示调理功能亦正常。只有当吞噬功能异常时，才考虑进行调理素的测定。按 Quie 法，用病人血清、正常人粒细胞和细菌共同培养，观察其调理功能，应有正常对照。

16）补体成分及其活化片段测定：补体各成分及其调节蛋白的检测采用溶血或免疫反应法。经典途径激活时，C1、C4、C2、C3 和 C5 明显下降；而旁路激活时 C1、C4 和 C2 正常，仅 C3 下降，但 B、D 和 P 因子则下降。

（11）特殊性实验：这部分实验一方面有助于原发性免疫缺陷病的确诊，同时也具有研究性质。

1）进一步 B 细胞表型分析：采用多色流式细胞术观察外周血 B 细胞表面标记 CD40、CD80、CD86 和黏附分子和分化过程。用于 T 细胞障碍所致的 B 细胞分化异常的检查。采用特殊标志可测定不同发育时期的 B 细胞，有助于抗体缺陷病的鉴别诊断。

2）淋巴结活检：于大腿伸面接种白 - 百 - 破或伤寒疫苗 5～7 天后，作同侧腹股沟淋巴结活检。观察胸腺依赖皮质副区、髓质浆细胞、皮质生发中心。用免疫荧光染色了解 B、T 细胞的数量和分布。淋巴结活检主要用于疑为抗体缺陷的病例，由于具有局部感染的危险，现已很少使用。

3）抗体反应：采用疫苗注射后的抗体反应可能受以往接种疫苗或自然感染的影响。锁孔虫戚血蓝素（KLH）和噬菌体 Φx174 是人类从未接种过的新抗原，用此来激发抗体反应更为精确可靠。此外尚可观察 Φx174 的清除率。

4）免疫球蛋白半衰期：当低 IgG 血症被疑为丧失过多或分解代谢过高所致时，可测定免疫球蛋白半衰期。采用放射碘标记的免疫球蛋白的微量注射后，每天监测血清内放射性，换算出半衰期。正常情况下 IgG 半衰期为 23～25 天，IgM 和 IgA 为 5～7 天。

5）Ig 体外合成：分离病人的外周血单个核细胞（PBMC），于体外在凝集素美洲商陆（PWM）刺激下，可产生 IgG、IgM 和 IgA。加入各种调节因子于体外培养系统中，可了解影响 Ig 合成转换的各种因素，包括 T 细胞分泌的细胞因子等。

6）B 细胞活化和增殖功能：观察体外 PBMC 在 PWM 和 T 细胞因子诱导下，B 细胞表面 MHC 拟 DR 表达能力，表面 Ig 类别的转换，B 细胞增殖指数等实验可了解 B 细胞活化和增殖功能。加入各种调节因子于体外培养系统中，可了解影响其调控的各个环节。

7）进一步 T 细胞表型分析：用流式细胞仪除可测定 T 细胞表面标记 CD3、CD4 和 CD8 外，尚可测定其他标记物如 CD45RA 和 CD45RO 以了解是否记忆细胞或未经刺激的 T 细胞。其他标记如 CD1a 和 CD38 见于未成熟 T 细胞，CD5 见于成熟 T 细胞，CD25 和 CD71 见于活化的 T 细胞。CD28、CD40 配体和黏膜分子则在细胞间信息传递中起重要作用。

8）细胞因子及其受体：采用单克隆抗体酶联免疫方法可测定各种细胞因子，以了解免疫调节状况。胸腺素测定有助于诊断联合免疫缺陷病和胸腺发育不全。当免疫重建后，可监测是否重建成功。现已能用放射免疫法测定许多可溶性细胞因子受体，如可溶性 TNF-γ 受体、CD4 受体、CD8 受体、CD23（FCRⅡ）、FC 受体和细胞间黏附分子 -1（CD54，ICAM-1）。

9）细胞毒性细胞功能：为了解淋巴细胞直接溶解靶细胞的能力，可测定细胞毒性功能，包括 CTL、NK 和 ADCC 功能。经典方法原理为将靶细胞用 ^{51}Cr 标记，在与患者淋巴细胞共同培养后，测定放射性释放量来代表靶细胞被溶解破坏的程度。细胞毒性囊泡中存在的 CD107α 分子在 CTL 和 NK 细胞与靶细胞接触时会短暂表达于细胞表面，因而在刺激 NK 细胞和 CTL 后，通过流式细胞术检测细胞表面 CD107α 水平变化可部分反映细胞毒功能。如明显上升说明细胞毒功能正常，如无上升则提示细胞毒功能缺陷，例如家族性噬血淋巴组织细胞增生症（FHL）。

10）酶测定：腺苷脱氨酶（ADA）和嘌呤核苷磷酸酶（PNP）缺乏时，可测定红细胞内的 ADA 和 PNP。测定羊水红细胞内该酶有助于产前诊断。

11）胸腺、皮肤和肠黏膜活检：当疑有细胞免疫缺陷时，可做胸腺、皮肤和肠黏膜活检。胸腺结构异常与功能水平可能不完全一致。蛋白丧失性肠病时，肠黏膜活检可证实肠淋巴管瘤和浸润性病变，还能发现隐孢子虫和梨形鞭毛虫感染。皮肤活检可明确移植物抗宿主病和排除其他皮肤病。

12）T 细胞活化增殖功能：一些细胞免疫缺陷病的 T 细胞数量正常，但丝裂原、抗原和抗 CD3 单抗诱导的增殖反应低下，应研究 T 细胞活化的全过程，包括 T 细胞受体表达和细胞内信息传递途径是否正常。用佛波酸、抗 CD3 单抗激活 T 细胞，检查细胞内信息传递途径中各个水平的蛋白质表达如 CD3ξ 链、IL-2 和蛋白酪氨酸激酶（PTK）等。

13）黏附分子测定：白细胞黏附分子缺陷（LAD）1 型和 2 型见于白细胞增多症，反复软组织感染和趋化因子缺乏。LAD-1 最常见，且伴有白细胞相关抗原 -1（LFA-1）和整合素缺乏。LAD-2 为白细胞选择素的配体缺陷，后者的功能为内皮细胞上的表皮生长因子与白细胞的黏附。采用流式细胞仪，可发现粒细胞缺乏 CD11b（CR-3-Mac-1）和 CD18（LAD-1）以及选择素配体缺乏（LAD-2）。

14）白细胞变形性、黏附和聚集功能：当白细胞移动和趋化功能异常时，可进一步测定白细胞变形性、黏附和聚集功能。

15）白细胞氧化代谢功能测定：可采用二氢罗丹明（DHR）及流式细胞术进行呼吸爆发试验，评估中性粒细胞氧化功能，不仅可确立 CGD 诊断，亦可发现携带者。四唑氮蓝试验（NBT）目前仍可作为 CGD 的筛查试验，但大部分情况下已被 DHR 替代。

16）补体功能测定：以内毒素（抗原抗体复合物或酵母）活化患者血清中的补体，观察正常人吞噬细胞的趋化性，可反应 C3 和 C5 的功能。其他补体功能测定包括免疫黏附试验、血清杀菌活性、病毒中和试验和 ADCC 活性。采用放射标记法观察补体动力学以了解补体的存活时间。补体同种异型有助于了解补体缺陷的家族性。肺炎球菌活化试验可测定补体旁路活性。

17）致病蛋白质分析：可采用各种细胞特异性标记和针对致病基因编码蛋白的抗体，直接用流式细胞术染色并观察相应蛋白质的表达水平，如 X-SCID T 细胞表面 IL-2 受体 γ（CD130）表达缺如、另一种 AR-SCID T 细胞表面 IL-7Ra（CD127）表达缺如、WAS 患儿外周血单个核细胞表达 WAS 蛋白缺如、X 连锁高 IgM 综合征 T 细胞诱导后表面 CD40 配体表达明显下降或缺如、IPEX T 细胞表面 Foxp3 蛋白水平明显降低或缺如等。以流式细胞术为基础的蛋白质检测时间较短，不仅可快速诊断各种 PID，还有助于分析病情程度和选择治疗方案。

18）基因突变分析：许多原发性免疫缺陷病证实为单基因遗传，编码功能蛋白质的 DNA 序列已被克隆，明确其染色体的部位并发现突变位点和突变形式基本上可确诊 PID。如果发现的基因变异为已经明确具有致病性的突变，即可建立某种 PID 疾病诊断。如果发现的遗传变异尚不明确致病性，则需采用多种方法证明该遗传变异导致临床表型的因果关系，比如通过流式细胞术或免疫印迹实验检测候选基因编码蛋白，如蛋白表达缺如，则基本确诊。如果蛋白水平仍有表达，则需从功能水平验证其与临床表型的关系。可见，少数情况下，PID 的遗传学诊断十分艰难。引起遗传性疾病的分子机制有多种，常见的有点突变、小片段插入 / 缺失突变、拼接位点突变、外显子缺失 / 重复突变、基因重复和复杂重排及基因拷贝数异常等。随着近年来分子生物学技术的快速发展，发现少数 PID 可能由拷贝数变异（copy number variation，CNV）、2 个或以上基因突变共同致病、体细胞突变或后天形成的针对重要免疫分子的自身抗体形成所致（即所谓的拟表型 PID，phenocopies of PID），使得 PID 在遗传发病机制水平呈现出高度的异质性，给 PID 的遗传学诊断带来困难。经典遗传学手段很难发现基因变异，即使发现了遗传变异，其与疾病表型之间的关系也难以建立。DNA 测序技术可以检测出大部分的点突变及部分小片段的插入 / 缺失突变。较大片段的基因变异采用传统的 Sanger 测序技术则很难明确。高通量测序（high throughput sequencing, HTS）分析技术又称为下一代测序技术（next generation sequencing, NGS），通过将基因组 DNA 打断和标记建立文库，捕获感兴趣的目标区域或进行全基因组序列的快速、并行序列分析，再根据序列的唯一性原则进行拼接、数据处理、过筛去掉低质量数据后获得海量 DNA 序列数据，与业已建成的数万正常人基因组序列对比分析，去除在人群中高频出现的单核苷酸多态性，从而发现可能的致病突变。捕获所有外显子区域的全外显子组测序（whole exome sequencing, WES）多数用于尚未明确功能的新基因查找，针对某一类型疾病已知和 / 或未知基因打包形成的多基因联合检测在临床则更为广泛使用。由于采用并行测序技术，HTS 使测序效率大幅度提高，可以在短时间内产生针对多个区域、多个基因片段的大量序列数据。但与此同时，HTS 一方面带来更高的错误率，因而不管测序深度如何，所有通过 HTS 发现的遗传变异必须经过 Sanger 测序确认。另一方面，HTS 发现的遗传变异数量很多，致病性突变可能隐藏其中，但需要采用生物信息学、编码蛋白质分析和功能分析，最后根据专科医师的知识与经验最终发现致病突变，阐明遗传变异与疾病发生的关系。如未能建立起基因突变和疾病之间的联系，耗资数千元的多基因靶向测序报告可谓形同废纸。

那么，究竟应该如何合理选用 HTS 诊断 PID 呢？首先，我们认为应该由具有相当遗传学知识的专科医师决定是否和如何选用 HTS 项目。专科医师首先应对疾病表型进行充分分析，完成必要的免疫功能评估，基本确定患者存在 PID 并已初步判定 PID 的类型。如有条件，应对候选基因或蛋白进行分析，很可能在较短时间、较少花费的情况下即可确诊；如国内暂无相关基因及蛋白产物的分析手段，则应选择合适通量、合适覆盖基因和性价比高的 HTS。获得HTS 数据后，首先应该对所有发现的遗传变异进行致病性分析，这种分析并不仅是与多少例正常人序列对比，因为小概率遗传变异并不等同于致病突变。正确的方法是进行遗传变异、蛋白数量 / 功能、疾病表型的全面分析，通过功能分析搭建遗传变异和疾病表型之间的桥梁。然而，绝大多数遗传变异并不导致疾病，我们不可能对 HTS 发现的遗传变异进行逐一的功能验证，只能选取其中可能性最大的完成。总之，任何新技术既有其优势，亦难免有其弱点，只有充分掌握疾病和技术自身的特点，才有可能让技术为准确诊断疾病所用。

（12）产前诊断：不同的产前诊断方法见表 2-2-5。可进行产前细胞形态学诊断，如 Chediak-Higashi 综合征。羊水细胞或绒毛膜标本 DNA 序列分析和基因产物的研究，如 ADA 等，可快速作出产前诊断。

表 2-2-5 原发性免疫缺陷病的产前诊断技术

研究方法	指针（举例）
胎儿血免疫学研究	尚未明确缺失的基因，但有典型的临床表型（严重联合免疫缺陷病时可发现胎儿血液循环中缺乏 T 和 B 细胞）
胎儿血和组织中基因产物活性测定	测定缺失基因的表达产物的功能（测定绒毛膜标本中的 ADA 活性）
突变分析	明确突变的基因，家族史指示有该基因突变的危险（X 连锁无丙种球蛋白血症时 btk 基因片段测序可发现突变 C → T 替代）
连锁分析	已明确突变基因定位于某一染色体上，能得到足够的家族成员的 DNA 标本

注：摘自：Stiehm ER. Immunologic Disorders in Infants and Children. 3rd ed. London: WB.Saunders Co, 1996: 209。

明确带病者：虽然大多数产前检查的方法也可用于明确带病者，但以 DNA 分析（包括突变 DNA 和连锁分析）用途为广，在寻找 X 连锁原发性免疫缺陷病的带病者中尤为重要。但要注意约 50% 的患者因未经治疗早年死亡而未被发现，同时个别病例是自身基因发生新的突变；其亲代中不一定有疾病基因携带者。

5. 原发性免疫缺陷病的治疗

（1）原发性免疫缺陷病的一般处理：包括预防和治疗感染，注重营养，加强家庭宣教，增强父母和患儿对抗疾病的信心等。许多患儿经静脉注射丙种球蛋白或其他治疗后，能较正常地生长发育和生活，应鼓励这些患儿尽可能参加正常的生活。若患儿尚有一定抗体合成能力，可接种死疫苗，如白-百-破三联疫苗。除细胞免疫缺陷外，应常规每两年测一次结核菌素（或 PPD）皮试，以监测结核感染。若有感染应及时治疗，如果抗菌药物无效，应考虑霉菌、分枝杆菌、病毒和原虫感染的可能。有时需长期抗菌药物预防性给药。

T 细胞缺陷患儿不宜输血或新鲜血制品，以防发生移植物抗宿主反应。若必须输血或新鲜血制品时，应先将血液进行放射照射，剂量为 2 000～3 000rad。为防止巨细胞病毒（CMV）血源性感染，供血者应做 CMV 筛查。患儿最好不做扁桃体和淋巴结切除术，脾切除术视为禁忌。必须做脾切除者，应长期给予抗菌药物预防感染。糖皮质激素类也应慎用。

严重抗体和细胞免疫缺陷患者，禁用活疫苗如天花、灰髓炎、麻疹、腮腺炎、风疹和结核等，以防发生疫苗诱导的感染。当患儿接触水痘患者后，应注射水痘-带状疱疹免疫球蛋白（VZIG）或用无环鸟苷预防。

肺孢子菌肺炎（PCP）是细胞免疫缺陷病和 HIV 感染的重要并发症，当 CD4$^+$ 细胞计数 1 岁内婴儿<1 500/ml，1～2 岁<750/ml，2～5 岁<500/ml，年长儿<200/ml，或任何年龄组 CD4 细胞<25% 总淋巴细胞时应进行感染的预防。

当同胞中已确定为联合免疫缺陷者，新生儿期应进行免疫学筛查。家庭中已发现免疫缺陷患者，应接受遗传学咨询，妊娠期应做产前筛查，必要时终止妊娠。

（2）替代治疗：即缺什么、补什么的治疗原则，可暂时性缓解其临床症状。大约 80% 以上的原发性免疫缺陷病伴有不同程度的低或无 IgG 血症。因此，替代治疗最主要是补充 IgG。其他替代疗法包括特异性免疫血清、输注白细胞、细胞因子（转移因子、胸腺素等）。

1）静脉注射丙种球蛋白（IVIG）：仅限于低 IgG 血症，一般剂量为每月静脉注射 IVIG 100～200mg/kg，注射后血清 IgG 呈现峰值，于第 2 次注射前下降至谷值。连续注射后，无论峰值或谷值均逐月上升，至 6 个月达到稳定平台。若给予大剂量 IVIG 400～600mg/kg，则血清 IgG 谷值也能达正常水平（>6g/L）。治疗剂量应个体化，以能控制感染，使患儿症状缓解，获得正常生长发育为尺度。

IVIG 的不良反应发生率低于 2%，常出现于注射开始的头 30 分钟内，包括背痛、腹痛、头痛、寒战、发热和恶心。上述不良反应在减慢滴注速率后多能消失。有过敏史者，于注射前先给予对乙酰氨基酚或苯海拉明以预防不良反应的发生。极个别病例发生血压下降、呼吸困难等生命危象，应给予肾上腺素和糖皮质激素，并停止 IVIG 滴注。使用丙肝病毒污染的 IVIG 制剂发生丙型肝炎的可能性应给予重视。

2）高效价免疫血清球蛋白：高效价免疫血清球蛋白（special immune serum globulins，SIG）是从免疫接种或自然感染的供体的血清中收集来的抗原特异性免疫血清，含有高效价特异性抗体。现正式用于临床的有水痘-带状疱疹、狂犬病、破伤风和乙肝 SIG。

其他正在临床验证的高价血清包括抗 B 组链球菌、铜绿假单胞菌、细菌多糖、呼吸道合胞病毒和 HIV。SIG 用于严重感染的治疗,也用于预防。

3)血浆:血浆中除有 IgG 外,尚含有 IgM、IgA、补体和其他免疫活性成分,可用于治疗免疫缺陷病,剂量为 20ml/kg,必要时可加大剂量。大剂量静脉滴注时可有唇部针刺感和麻木感,一般并不严重,不必停用。血浆供体应做严格生物学污染过筛试验,以避免 CMV、HIV 和肝炎病毒血源性传染。

4)输注白细胞:用于吞噬细胞缺陷患者伴严重感染时,分离的白细胞应先进行放射处理,以抑制其中可能存在的 T 细胞。新鲜白细胞必须在 3~4 小时内静脉注入患者体内,并需要反复数次。由于白细胞在体内存活时间太短以及反复使用会发生不良免疫反应,故仅用于严重感染时,而不作持续常规替代治疗。

5)细胞因子治疗:①胸腺素类包括胸腺五肽(TPS)对胸腺发育不全、湿疹血小板减少伴免疫缺陷病有一定疗效。②转移因子改善细胞免疫缺陷的临床症状尚未得到肯定。③其他细胞因子如 IFN-γ 治疗慢性肉芽肿病、高 IgE 血症、糖原累积症 I 型和不全性 IFN-γ 受体缺陷病。粒细胞集落刺激因子(G-CSF)治疗中性粒细胞减少症。IL-2 治疗严重联合免疫缺陷病和选择性 IL-2 缺陷病。

6)酶替代治疗:腺苷脱氨酶(ADA)缺陷者,可输注红细胞(其中富含 ADA),使部分患者可获得临床改善。牛 ADA 多聚乙二烯糖结合物(PEG-ADA ERT)肌内注射的效果优于红细胞输注,可纠正 ADA 缺陷所致的代谢紊乱。PEG-ADA 在 1986 年首次用于治疗 ADA-SCID,迄今为止,全球已有超过 150 人接受治疗。患者可很好耐受,可修复免疫系统至防护水平,但长期随访提示免疫系统的恢复仍不完全。因此,PEG-ADA 目前的定位是其他治疗方案的辅助治疗。外源性 PEG-ADA 用于治疗 ADA-SCID 的原理主要是基于:①直接转换血浆内积累的腺苷脱氨酶底物;②通过扩散间接减少细胞内的有毒代谢产物。

(3)原发性免疫缺陷病的免疫重建(immune reconstitution)　免疫重建是采用正常细胞或基因片段植入患者体内,使之发挥其功能,以持久纠正缺陷。免疫重建的方法有胸腺组织移植、干细胞移植和基因治疗。

1)胸腺组织移植:①胎儿胸腺组织移植:将 16 周以内的胚胎胸腺植于腹膜下或皮下用于治疗细胞免疫缺陷病,尤其是胸腺发育不全症。胎儿胸腺组织来之不易,使胸腺移植的使用受到很大限制。②培养的胸腺上皮细胞移植:体外胸腺组织培养数周后淋巴细胞死亡,而胸腺上皮细胞则生长良好。将此培养物移植于腹内或肌肉内。约 1/10 接受胸腺移植的患者发生淋巴瘤,目前已较少使用此方法。

2)造血干细胞移植(hematopoietic stem cell transplantation,HSCT):包括骨髓、外周血和脐血来源的造血干细胞移植。自 1968 年首次采用 HSCT 成功治疗 SCID 来,全球已有数千例 PID 患儿接受了骨髓移植,并成为多种 PID 的唯一根治手段。

根据供者情况不同,HSCT 分为同种异体同型合子 HSCT、同种异体半合子 HSCT(常为家庭成员父母或兄弟)、无关供体 HSCT(matched unrelated marrow donor,MUD)和宫内 HSCT。近年来,预处理方案的改进、支持治疗、移植并发症处理技术等使 HSCT 治疗 PID 的远期疗效得到明显提高。清髓及减强度预处理方案归纳于表 2-2-6。

SCID 是最早进行 HSCT 成功的病种,近年来,随着各种移植相关技术的发展,接受 HSCT 的 SCID 患儿生存率不断提高。尤其是采用 T 细胞剪切环定量检测进行的 SCID 新生儿筛查,使众多 SCID 患儿在新生儿期明确诊断并于感染发生前接受 HSCT,成功率大幅度提高。表 2-2-7 总结 SCID HSCT 治疗和预后情况。

表 2-2-6　HSCT 治疗 PID 的预处理方案

清髓
环磷酰胺（120mg/kg）及全身辐照
白消安（16mg/kg）及环磷酰胺（120mg/kg）
减强度
白消安（<16mg/kg）+ 氟达拉滨
白消安（8mg/kg）+ 氟达拉滨 + 抗胸腺球蛋白
马法兰（<140mg/m²）+ 氟达拉滨
马法兰 + 白消安 + 阿伦单抗
非清髓
全身辐照 200Gy+ 氟达拉滨
环磷酰胺 + 氟达拉滨 ± 抗胸腺球蛋白
氟达拉滨 + 阿糖胞苷 + 去甲氧基柔红霉素
全身淋巴组织辐照 + 抗胸腺球蛋白

表 2-2-7　SCID HSCT 治疗和预后情况

发表时间	综述作者	患者例数 / 移植数	地区	时间跨度	移植年龄	供者来源	总生存率（移植后时间）
1977	AB Kenny 和 WH Hitzig	80/123	总结文献报道的病例	1968—1977	1～24 个月	1 组: HLA+MLC 匹配 =31 2 组: 仅 MLC 匹配 =11 3 组: 仅 HLA 匹配 =3 4 组: HLA 和 MLC 不匹配 =31 5 组: 是否匹配不详	15/31=48% 3/11=27% 0/3=0 0/31=0 0/4=0 OS=23% （10 个月～9 年）
1990	Fischer 等	183	欧洲	1968—1990		HLA 同型 =70 HLA 非同型 + 去 T=100	OS=79% OS=52%
2010	Gennery 等	699	多中心 EBMT/ESID	1968—2005		相关供者 HLA 遗传同型 =135 相关相关 HLA 表型同型 =68 无关供者 =81 相关 HLA 不同型 =415	84% 64% 66% 54%
2011	Buckley 等	249	杜克大学	1983—2009	新生儿至 21 个月	单倍体相同 + 去 T=149 HLA 同型 =17	73% 100%
2012	Fernandes 等	249	多中心 EBMTR	1995—2005	6.45 个月（1～45 个月）	HLA 不相合相关供者 无关脐带血供者	62%±4% 57%±6%
2012	Eapen 等	201	多中心 CIBMTR	1980—2003	<24 个月	HLA 相合兄妹 HLA 不相合相关供者 无关供者	N/A N/A N/A OS=93%

湿疹、血小板减少免疫缺陷综合征（Wiskott-Aldrich syndrome，WAS）也是 HSCT 主要适应证之一，表 2-2-8 总结了全球主要的 PID 造血干细胞移植治疗 WAS 的预后情况。

表 2-2-8　Wiskott-Aldrich 综合征（WAS）HSCT 治疗和预后情况

发表时间	综述作者	患者例数/移植数	地区	时间跨度	移植年龄	供者来源	总生存率（移植后时间）
1996	Ozsahin 等	26/28	单中心，法国	1979—1994	8 个月～15 岁	11HLA 全相合（1 例 MUD） 17HLA 不相合（父母或兄弟）	81%（1.5～16.5 年） 29%（3.8～10.2 年） OS=55%
2001	Filipovich 等	170/190	多中心 IBMTR/NMDP	1968—1996	3 岁（1 岁内～16 岁）	55 HLA 相合 48 其他相关供者 67 无关供者	87% 52% 71% OS=70%
2006	Kobayashi 等	57/64	多中心，日本	1985—2004	1.6 岁（3 个月～19 岁）	1 1HLA 相合相关供者（BMT 或 PBST） 10HLA 不相合相关供者（BMT 或 PBST） 21 无关供者 BMT 15 无关脐带血	81% 37% 80% 80% OS=73%
2006	Pai 等	23/+IBMBoost	单中心，意大利	1990—2005	22 个月（6 个月～5.6 岁）	4 全相合相关供者 1 全相合相关脐血 2 不相合相关供者 16 全相合无关供者	100% 100% 0 81% OS=78%（3 个月～11 年）
2008	Ozsahin 等	96（生存>2 年）	多中心 EBMT/ESID	1979—2001	2.2 岁（0.5～17.7 岁）	45 相合（兄妹或父母） 32 相合无关供者 19 不相合无关（BMT=15，PBST=5，BMT-PBCT=2）	88% 71% 55% OS=75%
2010	Gennery 等	168	多中心 EBMT/ESID	1968—2005	N/A	48 全相合兄妹 10 相合相关（非兄妹） 51 不相合相关供者 59 相合无关供者	10 年 OS=71%
2011	Moratto 等	194	多中心，欧洲及美洲	1980—2009	34.6 个月（2～240 个月）	39 相合兄妹 35 不相合相关供者 91 无关供者 24 无关脐带血	>90% N/A >80% >80% OS=82%（12～346 个月）

续表

发表时间	综述作者	患者例数/移植数	地区	时间跨度	移植年龄	供者来源	总生存率(移植后时间)
2011	Mario 等	23	多中心,日本	1998—2008	14 个月(4～84 个月)	23UCB	OS=82%
2013	Mitchell 等	27	多中心,澳大利亚和新西兰	1992—2008			OS=81%

慢性肉芽肿病目前唯一的根治手段也是 HSCT,EBMTR 2002 年报道于 1985～2000 年间接受 HSCT 的 27 例 CGD 患儿,经清髓预处理移植后取得完全植入,22 例存活。CGD 接受 HSCT 的适应证尚有争议,一般认为 NADPH 超氧化物产量极低、碱性磷酸酶明显升高、具有肝脓肿病史、门脉高压伴有炎症或自身免疫并发症患儿应考虑尽早移植,特别是有相合同胞兄妹供者情况时。

3)基因治疗(gene therapy):将正常的目的基因片段整合到患者干细胞基因组内(基因转化)使其能在患者体内复制而持续存在。理论上讲,凡骨髓移植成功的疾病均是基因治疗的适应证。反转录病毒和慢病毒是截至目前最常用的病毒转染载体,腺相关病毒因病毒颗粒分子量小、免疫原性低等优势可能作为下一代 PID 基因治疗的候选病毒载体。分离脐血、外周血或骨髓中的 CD34$^+$ 细胞,体外在生长因子和辅助细胞存在下,使其扩增又不进行分化(即保持 CD34$^+$ 细胞的原始特征)。在体外,CD34$^+$ 与带有目的基因的载体病毒培养,使 CD34$^+$ 细胞被目的基因转化。将目的基因转化的 CD34$^+$ 细胞静脉输入患者体内。基因治疗原发性免疫缺陷病自 1990 年治疗第一例 ADA-SCID 患儿以来,已取得一定成效,但既往由于病毒载体本身可能导致 T 细胞白血病,应用受到极大限制。最近几年来,随着新一代自身灭活载体的不断发展,白血病发生风险及基因治疗安全性得到大幅度提高,称为"二代"基因治疗。表 2-2-9 总结至今为止的基因临床进展情况。近年来,采用新型的基因编辑策略对突变基因进行纠正正被逐渐接受用于 PID 的基因治疗,其远期疗效和安全性还需要临床前和临床试验验证。

表 2-2-9 基因治疗原发性免疫缺陷病的现状

病毒载体	疾病(致病基因)	临床试验单位(病例数)	预处理	临床效果/副作用
反转录病毒	X-SCID(IL2RG)	英国(11)、法国(11)、美国(3)	无	临床效果明显,但年长者稍差,其中 5 例发生 T 细胞白血病,1例死亡
	ADA-SCID(ADA)	意大利(18)美国(14)英国(8)	白消安白消安或马法兰	15/18、10/14、可脱离 ADA 酶替代治疗4/8 可脱离替代治疗
	CGD(NCF1/CYBB)	美国(5+3)德国和瑞士(4)	无或白消安白消安	无效长期纠正但在随访的10～35 个月内 4/4 病例均出现 MDS
		英国(4)韩国(2)	马法兰白消安+氟达拉滨	短暂纠正/未见 MDS短暂纠正

续表

病毒载体	疾病（致病基因）	临床试验单位（病例数）	预处理	临床效果／副作用
	WAS（WAS）	德国（10）	白消安	长期纠正，但 4/10 例发生 T 细胞白血病
自身灭活载体	X-SCID（IL2RG）	法国、英国和美国（8）	无	纠正 T 细胞
	ADA-SCID（ADA）	美国和英国（4）	白消安	目前随访不足 1 年，免疫功能纠正
	CGD（NCF1/CYBB）	瑞士、德国、法国和英国（共 2 例）	白消安	临床试验已启动
	WAS（WAS）	英国、美国、法国和意大利（10）	白消安＋氟达拉滨 ±ATG/利妥昔单抗	临床试验已启动，湿疹及血管炎有所改善

（赵晓东）

二、以抗体缺陷为主的原发性免疫缺陷病

以抗体缺陷为主的原发性免疫缺陷病发生率占原发性免疫缺陷病的 50% 以上。与细胞介导的原发性免疫缺陷病相比，具有起病较晚、主要对胞外菌（急性化脓性细菌等）和肠道病毒易感等特点。

X-连锁无丙种球蛋白血症

（一）概述

X-连锁无丙种球蛋白血症（X-linked agammaglobulinemia，XLA）是由于 *Btk* 基因突变导致 B 细胞发育障碍的原发性免疫缺陷病。1952 年，由 Bruton 医生首先报道本病，故又称为 Bruton 病，是最早发现的原发性免疫缺陷病。XLA 的临床特征为自幼发生反复严重的细菌感染和血清免疫球蛋白显著减少或测不出。XLA 患者通常具有正常的白细胞吞噬功能，但也有 15%～25% 的患者合并中性粒细胞减少症，通常与感染有关。患者的循环 T 细胞百分比正常或上升，对抗原、丝裂原和同种异型抗原的应答都正常。皮肤迟发型超敏反应和排斥同种移植物的能力完好。相反，循环中成熟的 B 细胞几乎缺乏，往往少于总淋巴细胞的 2%。腺样体、扁桃体和外周淋巴结均发育不良，即使经反复接种抗原物质后局部淋巴结仍无生发中心。在淋巴结和骨髓中不见浆细胞，骨髓中有正常数量的前 B 细胞。

XLA 是由于 *Btk*（Bruton tyrosine kinase，Bruton 酪氨酸激酶）基因缺陷所导致的，该基因位于 X 染色体长臂。*Btk* 是非酪氨酸激酶受体 Tec 家族成员，是信号传导分子，其主要功能是促进骨髓内前 B 细胞扩增。因此，*Btk* 致病性变异患者骨髓内 B 细胞发育停滞，血液和组织中 B 淋巴细胞水平显著降低、不能分化为浆细胞，各类免疫球蛋白的生成严重减少。

（二）诊断和鉴别诊断

【临床表现】

该病仅见于男孩，由于母体 IgG 可通过胎盘进入胎儿血液循环，故患儿一般在出生后数月内可不出现任何症状，随着母体 IgG 的不断分解代谢而逐渐减少，患儿多于 4～6 月龄

以后起病,最突出的临床表现是反复严重的细菌性感染,尤以有荚膜的化脓性细菌,如肺炎链球菌、流感嗜血杆菌、化脓性链球菌和假单胞菌属感染最为常见。最常见的感染部位是呼吸道,也可累及消化道、骨髓、关节、中枢神经系统、败血症等。慢性下呼吸道感染可导致支气管扩张和肺脓肿等。如患者出现慢性肺病或者呼吸功能严重受损,也可能发生肺部真菌感染。对一般病毒抵抗能力尚好,但对某些肠道病毒,如埃可病毒、柯萨奇病毒、脊髓灰质炎病毒的抵抗能力甚差,肝炎病毒和肠道病毒所致的感染,病情较严重且病程迁延。肠道病毒感染可表现为慢性脑膜脑炎和 / 或慢性肝炎,少数患者可发生皮肌炎样综合征,临床表现为四肢皮肤呈棕色伴软组织水肿,可有红色斑丘疹。组织活检显示肌炎或肌膜炎改变,小血管周围单核细胞浸润。肠道病毒性脑膜脑炎的最早表现是行为改变或发育退化,会在数月至数年的时间内发展为全面的神经功能障碍和昏迷。虽然对这种难治性感染尝试了多种治疗方法,包括大剂量静脉丙种球蛋白、鞘内免疫球蛋白和抗病毒药物,但疗效欠佳。

XLA 患儿常合并关节炎,文献报道的发生率约为 20%~25%。受累关节多属较大的关节,如膝和肘关节。血沉正常,类风湿因子和抗核抗体阴性。关节炎的发病机制可能为细菌、病毒或支原体直接感染关节,或为感染后变态反应所致,易被误诊为幼年特发性关节炎。

尽管 XLA 患者不能产生自身抗体,但在 XLA 的回顾性研究报告显示,患者有与自身炎症相一致的主诉,包括关节痛或关节炎、甲状腺功能减退和炎症性肠病。

XLA 患者已报道了多种恶性肿瘤,包括淋巴网状系统恶性肿瘤、胃肠道以及肺部肿瘤。因此,应监测患者自身免疫性疾病或胃肠道疾病的发展。

【实验室检查】

外周血缺乏成熟 B 细胞和血清免疫球蛋白(包括 IgG、IgA、IgM 和 IgE)明显下降是该病的主要实验室特征。

1. 免疫球蛋白测定 患儿血清免疫球蛋白总量一般不超过 2.0~2.5g/L;IgG 低于 1.0g/L,IgM 和 IgA 微量或测不出。血清 IgG 在多数患儿可能完全测不到,而在另一少部分病例可高达 2.0~3.0g/L。

2. 特异性抗体反应 特异性抗体反应缺乏,疫苗接种后不能产生相应的抗体。

3. B 细胞数量 外周血白细胞总数可在正常范围,淋巴细胞数量正常或轻度下降,成熟 B 细胞缺如。T 细胞数量和功能均正常。

新生儿和出生 3~4 个月婴儿因获得母体 IgG,而且此时自身产生的 IgM 和 IgA 也呈生理性低下,故不宜用免疫球蛋白和抗体反应来判断是否 XLA。但正常新生儿外周血 B 淋巴细胞数量正常,而 XLA 患儿外周血 B 细胞缺乏(低于 2%),以此可协助诊断。

4. Btk 基因分析 采用 Sanger 测序技术对 Btk 基因进行测序分析,有助于该病诊断。男性无丙种球蛋白血症中约 85%~95% 为 Btk 基因突变。国内的 XLA 患者 Btk 基因突变包括:点突变、片段缺失和插入重复序列等不同突变类型,其中 Btk 激酶区发生突变的比例最高。由于其他基因缺陷也可出现相似的临床表现和抗体缺乏,可行高通量基因测序寻找病因。

【诊断和鉴别诊断】

根据典型临床表现和实验室检查,不难作出诊断。但应与其他原因引起的低丙种球蛋白血症鉴别。

1. **婴儿暂时性低丙种球蛋白血症**　XLA 患者血清和外分泌液中的抗体缺如是与婴儿暂时性低丙种球蛋白血症相鉴别的要点。婴儿暂时性低丙种球蛋白血症的血清总 Ig 不低于 3.0g/L，IgG 不低于 2.0g/L，IgM 和 IgA 含量接近同年龄正常婴儿水平。一般于生后 18～30 个月自然恢复正常。淋巴结或直肠黏膜活检发现淋巴滤泡和生发中心的发育良好。

2. **重症联合免疫缺陷病**　该病 T 细胞、B 细胞均受累，因此发病年龄较 XLA 更早，多于出生后不久开始发病，常表现为反复、严重的感染，对细菌、病毒、真菌均易感。外周血 T 细胞显著降低，三种免疫球蛋白均甚低或检测不到。T 细胞功能严重缺陷，全身淋巴组织发育不良。T、B 淋巴细胞检测和基因测序有助于鉴别诊断。

3. **慢性吸收不良综合征和重度营养不良**　是引起继发性免疫缺陷病的常见原因。患儿常伴有低 IgG 血症，同时存在低白蛋白血症，而 IgM 和 IgA 轻度降低，外周血 B 细胞计数无减少。

（三）治疗决策

1. **免疫球蛋白替代治疗**　尽早开始丙种球蛋白的替代疗法，能预防全身感染、改善预后及生存质量。静脉丙种球蛋白（IVIG）用于治疗抗体缺陷患者的标准初始剂量为 0.4g/kg（范围：0.4～0.6g/kg），每 3～4 周注射一次。皮下注射丙种球蛋白（SCIG）的标准起始剂量为每周 0.1～0.2g/kg。负荷剂量可以更快达到稳态，静脉负荷可以达到 1g/kg 的单次剂量，或者连续 4～5 天给予 0.2g/kg。通常在 IVIG 替代治疗 3～6 个月后达到稳定的血清 IgG 谷浓度。谷浓度水平与感染存在相关性，推荐维持 IgG 谷浓度在 5g/L 以上，如合并支气管扩张等并发症时建议谷浓度维持在更高水平（8g/L）。建议每个患者个体化剂量以获得最佳效果。由于尚无有效的替代黏膜表面分泌性 IgA 的疗法，故尽管上述治疗可使大多数患儿进入成年，但仍有不少患者发生反复呼吸道感染以致晚期发生肺功能不全。对这些患者需给予间歇的或长期持续的抗生素治疗。总之，静脉丙种球蛋白替代治疗的原则为早使用比晚使用效果好，较大的剂量比小剂量好。

2. **抗感染治疗**　除免疫球蛋白替代治疗外，XLA 患者还需要对确诊、或疑似感染进行积极的抗生素治疗。有时候，对持续肺部感染或慢性鼻窦炎需延长抗生素疗程。

3. **疫苗接种**　活病毒疫苗是禁忌的。

4. **造血干细胞移植和基因治疗**　国际普遍认为，免疫球蛋白替代治疗和抗生素的成功使得 XLA 的同种异体造血干细胞移植的风险大于益处。基因治疗仍在研究中。

（四）常见问题和误区防范

问题：合并关节炎表现的患儿，常被误诊，并给予免疫抑制剂治疗。

部分患儿可能早期反复严重感染的症状不甚突出，而关节症状明显，类似幼年特发性关节炎的表现，临床医师往往忽视免疫功能的检测，而误诊为幼年特发性关节炎，给予患儿免疫抑制剂治疗。被误诊误治的患儿，症状会越来越严重。更有甚者，因各种原因，给予外科手术干预，使关节功能丧失。因此，对于早期关节症状明显，类似关节炎的患儿，应详细询问病史和家族史，完善免疫球蛋白和淋巴细胞亚群检测，排除该病。

（五）热点聚焦

XLA 是最早发现的一类原发性免疫缺陷病，对该病的发病机制研究和临床研究相对完善。但与欧美国家相比，我们国家对该病的诊断年龄相对较晚，与医务人员对该病认识不足有关，需进一步推动对该病的教育工作。另外，由于各种原因，部分患儿得不到有效的 IVIG 替代治疗和长期随访，今后亦应进一步加强这方面的工作。

XLA 患儿对脊髓灰质炎病毒易感，服用脊髓灰质炎病毒疫苗后，患儿可长期携带病毒，并出现变异毒株。复旦大学附属儿科医院临床免疫科在 Jeffery-Modell 基金会的资助下，长期从事这方面工作，病毒阳性的发现率在 7% 左右。对该病患儿携带病毒的调查，对于公共卫生（脊髓灰质炎的预防）有重大意义。

常染色体隐性遗传无丙种球蛋白血症

（一）概述

无丙种球蛋白血症最常见的病因为 *Btk* 基因突变，该基因位于 X 染色体上，为 X 连锁隐性遗传模式，即女性携带、男性发病。近年来，随着对原发性免疫缺陷病认识的不断深入，多个表现为常染色体隐性遗传模式的无丙种球蛋白血症的致病基因被发现。迄今为止，已发现的常染色体隐性遗传无丙种球蛋白血症（autosomal recessive agammaglobulinemia, ARA）的致病基因有 10 种，包括：*IGHM*、*IGLL1*、*CD79A*、*CD79B*、*BLNK*、*PIK3CD*、*PIK3R1*、*TCF3*、*SLC39A7*、*FNIP1*。这些致病分子多是 pre-B 受体复合物的构成成分或相关转录因子，它们的异常导致 pro-B 发育成 pre-B 的成熟障碍。B 细胞必须经过 pre-B 受体复合物分子出现在细胞表面的阶段才能发育成具有抗原特异性功能的 B 细胞。pre-B 受体是由 μ 链、替代轻链（VpreB 和 λ5）和 Igα/Igβ 信号传导异二聚体组成的复合蛋白，如果编码这些蛋白的基因突变，将导致转变阶段的 B 细胞不能正常地收到来自 pre-B 受体的阳性选择的抗原刺激信号，导致 B 细胞发育的严重受阻，出现类似于 *Btk* 基因缺陷的临床症状。同时 B 细胞发育成熟信号传导途径上一些转录因子的相关基因缺陷亦同样可以导致类似于 *Btk* 基因缺陷的临床症状。这 10 种已知的致病基因都位于常染色体上，下面逐一阐述。

1. *IGHM* 基因缺陷　该基因位于 14q32.33，编码 μ 重链恒定区，基因突变导致 V(D)J 重排障碍，进而导致 B 细胞成熟分化障碍。1996 年，Yel 等首次报道了 2 个常染色体隐性遗传的无丙种球蛋白血症家系，在这 2 个家系中，发现了 *IGHM* 基因的不同突变。2002 年，Lopez Granados 等在 9 个不相关的无丙种球蛋白血症家系中亦发现了该基因的突变。

2. *IGLL1* 基因缺陷　该基因位于 22q11.23，是 pre-BCR 替代轻链的组成部分，基因突变导致早期阶段的 B 细胞分化和 Ig 基因重排障碍。1998 年，Minegishi 等在 1 个无丙种球蛋白血症的男性患儿中，发现了该基因的复合杂合突变。

3. *CD79A* 基因缺陷　该基因位于 19q13.2，在 B 细胞表达，是 BCR 的组成部分，在 B 细胞的发育中具有重要作用，基因突变导致 B 细胞分化障碍。1999 年，Minegishi 等在一个 2 岁的土耳其女性患儿中，发现了该基因的纯合突变。2002 年，Wang 等在另一个 8 岁的土耳其男性患儿中，亦发现了该基因的纯合突变。

4. *CD79B* 基因缺陷　该基因位于 17q23.3，基因突变导致 pro-B 到 pre-B 发育阶段的障碍。2007 年，Dobbs 等在一个 15 岁格鲁吉亚女性患儿中，发现该基因的纯合突变。同一年，Ferrari 等在一个意大利男性患儿中，亦发现了该基因的纯合突变。

5. *BLNK* 基因缺陷　该基因位于 10q24.1，是参与 B 细胞信号传导系统的一系列蛋白质分子之一，通常活跃在传递 B 细胞活化信号 syk- 蛋白酪氨酸激酶的下游阶段，基因突变导致 B 细胞成熟分化障碍。1999 年，Minegishi 等在一个 20 岁的男性患者中，发现了该基因的纯合突变。

6. *PIK3CD* 基因缺陷　该基因位于 1p36.22，大多数患者表现为儿童早期反复的呼吸道感染，部分患者发生了炎症性肠病或骨髓炎。免疫表型为低丙种球蛋白血症和 B 细胞数减少。尽管 T、NK 细胞计数正常，但免疫介导的细胞毒性和 T 细胞功能受损。2018 年，Sogkas 等人首先报道了该基因纯合移码突变的两个兄弟，他们的父母为巴基斯坦近亲，患者 T 细胞显示 AKT 磷酸化受损，表明 PIK3CD 功能丧失。值得一提的是，PIK3CD 基因显性功能获得性突变可导致常见变异型免疫缺陷病，PI3K 信号通路的精确调控对免疫系统发育及功能至关重要。

7. **PIK3R1 基因缺陷**　该基因位于 5q13.1，基因突变导致 pro-B 生成障碍，临床表现为无丙种球蛋白血症。2012 年，Conley 等人报道了一例纯合突变。需要注意的是，亦有研究报道该基因突变导致 SHORT 综合征和 IMD36（免疫缺陷 36）的报道，呈常染色体显性遗传模式，该基因突变导致 IMD36 患儿的临床表现，不仅有低丙种球蛋白血症，而且有初始 T 细胞和记忆 B 细胞的降低。

8. **TCF3 基因缺陷**　该基因位于染色体 19p13.3，疾病特征是儿童早期反复感染，患者可有特殊面容，免疫表型为血清免疫球蛋白减少和 B 细胞减少。2017 年，Ben-Ali 等人报道了一个家系中的同胞兄妹存在 TCF3 基因纯合无义突变，父母为突尼斯近亲，患者都有扁平鼻梁、眼距过宽和耳朵发育不良的特殊面容。

9. **SLC39A7 基因缺陷**　该基因位于 6p21.32，纯合突变或复合杂合突变引起反复细菌性感染和循环 B 细胞缺如。2019 年，Anzilotti 等人报道了 6 名患者，均有不同程度的皮肤受累，1 名患者表现为肠病和发育迟缓。该病的严重程度不一，通常丙球替代治疗有效，严重的病例进行了造血干细胞移植。

10. **FNIP1 缺陷**　该致病基因位于染色体 5q31 上，除反复感染和循环 B 细胞减少外，还伴有心脏受累，包括肥厚性心肌病，房间隔缺损，瓣膜关闭不全和预激综合征。2020 年 Niehues 等人报道了 3 名儿童合并有心脏病的免疫缺陷。患者骨髓活检显示前 B 细胞阶段成熟障碍。

（二）诊断和鉴别诊断

【临床表现】

由于致病基因均位于常染色体上，呈隐性遗传模式，故男女均可发病，无性别差异，这是与 XLA 最主要的差异所在。其他临床表现同 XLA 类似，虽然出生时即存在该基因缺陷，但由于母体 IgG 可通过胎盘进入胎儿血液循环，故患儿一般在出生后数月内可不出现任何症状，随着母体 IgG 的不断分解代谢而逐渐减少，患儿多于 4～6 月龄以后起病，最突出的临床表现是反复严重的细菌性感染，尤以荚膜性化脓性细菌，如肺炎链球菌、流感嗜血杆菌、化脓性链球菌和假单胞菌属感染最为常见。感染部位和 XLA 亦没有明显差异，可累及上下呼吸道、肺、骨髓、关节、中枢神经系统等。

【实验室检查】

与 XLA 类似，外周血缺乏成熟 B 细胞和血清免疫球蛋白（包括 IgG、IgA、IgM 和 IgE）明显下降是该病的主要实验室特征。

1. **免疫球蛋白测定**　患儿血清免疫球蛋白总量一般不超过 2.0～2.5g/L；IgG 低于 1.0g/L，IgM 和 IgA 微量或测不出。血清 IgG 在多数患儿可能完全测不到。新生儿期，由于存在母体通过胎盘给予的 IgG，故 IgG 浓度可正常。

2. **B 细胞数量和功能**　外周血白细胞总数可在正常范围，淋巴细胞数量正常或轻度下降，成熟 B 细胞缺如。除 PIK3R1 基因突变，pro-B 细胞数量降低或缺乏外，其他 5 种基因突变，pro-B 细胞数量均正常。T 细胞数量和功能均正常。

3. **基因分析** 由于不同基因缺陷可导致相同的免疫表型,建议高通量基因测序明确诊断。

【诊断和鉴别诊断】

根据临床表现和实验室检查,不难作出"无丙种球蛋白血症"的诊断。但应进一步通过基因分析明确其致病基因,与其他原因引起的低丙种球蛋白血症鉴别。

1. XLA 是最常见的一种无丙种球蛋白血症,为 *Btk* 基因突变所致,其临床表型、免疫表型和ARA类似,基因分析发现 *Btk* 突变可鉴别。

2. CVID 临床表现可类似无丙种球蛋白血症,且男女都可发病,易与ARA混淆。但是CVID起病年龄往往较无丙种球蛋白血症晚,可对多种病原体易感,除感染外还有淋巴增殖、自身免疫病的表现,外周血中B细胞数量正常或减少,可与ARA鉴别。

（三）治疗决策

与XLA治疗原则相同,尽早开始丙种球蛋白的替代疗法,能预防全身感染、改善预后及生存质量。静脉丙种球蛋白替代治疗的原则为早使用比晚使用效果好,较大的剂量比小剂量好。另外,需根据患者感染的病原、感染的部位,给予适当的抗生素治疗。

（四）常见问题和误区防范

问题：无严重感染是否可以不给予IVIG替代治疗？

ARA与XLA一样,为一种原发性免疫缺陷病,有其遗传背景,随着年龄的增长,并不能改变Ig的生成。因此,长期规律的IVIG替代治疗是必需的。有研究表明,对该病患儿,即使早期及时应用抗生素,仍可能因严重感染而死亡。Roifman等的一项研究发现,部分ARA患者的起病年龄甚至比XLA更早,对病原微生物的易感性更强,因此,早期规律的IVIG替代治疗是必需的。

（五）热点聚焦

随着临床诊断技术的发展和医务人员对免疫缺陷病认识的提高,越来越多的无丙种球蛋白血症患儿被发现。目前,尚未能完全找到导致ARA的所有致病基因。随着基因测序技术的发展,可充分利用全外显子组测序技术,对于该病患儿进行基因测序,结合功能研究,有助于发现其致病基因,是当前研究的热点。

常见变异型免疫缺陷病

（一）概述

常见变异型免疫缺陷病（common variable immunodeficiencydisease,CVID）为一组病因不同的,主要影响抗体合成的原发性免疫缺陷病。该病发生率较高,可发生于任何年龄,但大多数起病于幼儿或青春期。CVID的特点一是"常见";二是"变异",表现为起病年龄、临床表现和发病机制很不一致。人们往往把不能明确列为某种特定的低丙种球蛋白血症的患者都归属于CVID。主要临床表现为反复多种病原感染,缺乏特异性抗体反应,血清一种或多种免疫球蛋白含量甚低,外周血B细胞正常或轻度减少,T细胞免疫功能大致正常或存在不同程度缺陷。

多数CVID患儿外周血和淋巴组织中B细胞数量大致正常,但B细胞不能分化为产生Ig的浆细胞,多属未成熟B细胞,同时免疫球蛋白重链基因也存在缺损。少数CVID患儿外周血B细胞数量减少甚至难以测出。CVID患儿的B细胞存在以下三种情况：完全不能分泌免疫球蛋白；仅能分泌IgM,不能或仅能分泌极微量IgG；既能分泌IgM,也能分泌

IgG。部分 CVID 患儿的发病机制与 T 细胞调节网络失常有关。

目前认为本病并非由单一致病因素造成，而是多源性的，部分 CVID 致病基因已明确。CVID 的原发病损环节多种多样，可能是 B 细胞内在缺陷，更多见的是患者存在 T 细胞的信号传入缺损，导致 B 系列抗体应答无能。大多数 CVID 患儿为散发病例，但也有部分病例有家族史，特别是与选择性 IgA 缺陷患者发生于同一家庭，推测 CVID 由于某个或某几个基因突变或缺失所致，主要位于第 6 对染色体、第 9 对染色体和第 18 对染色体。部分病例已肯定为常染色体隐性遗传，有些病例虽无明确遗传背景，但其家庭成员中常患其他类型的原发性免疫缺陷病，提示 CVID 的发生与基因突变有关，但其突变基因的定位及分子学缺陷尚未完全明确。目前已证实，TNFRSF13C、CD19、CD20、ICOS、TACI 和 CD81 基因与 CVID 相关。

（二）诊断和鉴别诊断

【临床表现】

CVID 发病年龄不定，多见于青壮年，男女都可发生，感染的严重程度不同。一般可有反复的化脓性呼吸道感染，有些患者因明显的慢性肺疾患如支气管扩张等，才被发现为 CVID。有的患者可发生不寻常的肠道病毒感染，出现慢性脑膜脑炎、皮肌炎样综合征等。CVID 患者很容易患胃肠道疾病，且常常继发于贾第虫感染；并有淋巴网状组织和胃肠道癌肿的高发率，此外，还易患恶性贫血、溶血性贫血、血小板减少和中性粒细胞低下等自身免疫病。与 X 连锁无丙种球蛋白血症（XLA）不同，约 1/3CVID 患者脾脏肿大和/或弥漫性淋巴组织增生。

1. **感染** 常见的症状是反复细菌性感染，如急慢性鼻窦炎、中耳炎、咽炎、气管炎和肺炎等。反复下呼吸道感染可致支气管扩张。慢性中耳炎可致听力减弱或丧失。常见的病原菌为嗜血流感杆菌、链球菌、葡萄球菌、肺炎球菌等。其他病原体如支原体、念珠菌和肺孢子菌也可感染 CVID 患者。另外，单纯疱疹、带状疱疹感染也不少见。感染常呈慢性发病，病程持续日久，可造成病变组织的器质性损害。

2. **消化道症状** 较常见的消化道症状包括慢性吸收不良综合征、脂肪泻、叶酸和维生素 B_{12} 缺乏、乳糖不耐受、双糖酶缺乏症、蛋白质丢失性肠病等。肠梨形鞭毛虫感染是引起肠道症状的一个重要病因。另一个消化道病变是结节性淋巴组织增生。

3. **中枢神经系统症状** 约 10% 的 CVID 合并中枢神经系统感染，如慢性化脓性脑膜炎和病毒性脑炎等。长期不愈的中枢神经系统感染可致智力障碍、肌张力增高、视力或听力损害。

4. **其他系统表现** 可出现淋巴结和脾肿大，腹部肿大的淋巴结有时可被误诊为淋巴瘤。CVID 易并发自身免疫性疾病，有报道可高达 1/3 的 CVID 患者发生自身免疫性疾病，如自身免疫性溶血性贫血、ITP、中性粒细胞减少症、恶性贫血、类风湿性关节炎、SLE、皮肌炎、硬皮病等。CVID 并发恶性肿瘤的概率也较高，发生率为 8.5%～10%，包括白血病、淋巴网状组织肿瘤、胃癌、结肠癌等。

【实验室检查】

CVID 患者的抗体反应和血清 IgG 明显不足（<2.5～3g/L），往往伴 IgA 缺乏和 IgM 缺乏；循环 B 细胞数量低下或正常，T 细胞 CD4/CD8 的比值下降，特别缺少 $CD4^+CD45RA^+T$ 细胞（未与抗原接触过的 $CD4^+$ T 细胞）。

1. **免疫球蛋白和抗体反应** 血清免疫球蛋白含量普遍降低，但一般不会低至 XLA 水平,大多数 CVID 患者 IgG 含量不超过 300mg/dl,血清 IgA、IgM 水平也甚低。对各种抗原刺激缺乏免疫应答,血清同族血凝素效价低下。

2. **B 细胞计数** 多数患者外周血 B 细胞数量大致正常,有些以 B 细胞缺陷为主者,外周血 B 细胞减少,B 细胞表面标记正常,但淋巴结和直肠黏膜活检发现 B 细胞缺如。

3. **T 细胞计数** 外周血 T 细胞数量大致正常,但有 1/3 的 CVID 病例 T 细胞亚群出现异常,表现为 CD8$^+$ T 细胞升高,CD4/CD8 T 细胞比值下降。

4. **其他检查** 包括病原学检查,如血培养、尿培养、大便培养等,以及各种可能病原血清学抗体检查。另外,辅助影像学检查有助于感染部位的诊断。

【诊断】

诊断标准:根据欧洲免疫缺陷病协会的标准,满足以下条件的患者,可考虑 CVID。①显著的 IgG 降低,并伴有 IgA 或 IgM 降低;②发病年龄≥2 岁;③对疫苗的反应缺乏或减弱;④必须排除其他可能导致低丙种球蛋白血症的原因。

【鉴别诊断】

应排除其他可引起低丙种球蛋白血症的原发性免疫缺陷病,如 XLA、高 IgM 综合征以及伴有低免疫球蛋白血症的 SCID 等等。婴幼儿发病者不易与 XLA 鉴别,两者血清三种免疫球蛋白均明显下降,但 CVID 血清总 Ig 一般不低于 3.0g/L,外周血 B 细胞计数接近正常,临床症状也较 XLA 轻,可资鉴别。

(三)治疗决策

1. CVID 的治疗与 XLA 基本相似,以 IVIG 替代疗法为主。IVIG 的标准剂量为每月 0.4g/kg。如能适当缩短每次给药的间隔时间,并相应减少每次剂量,效果可能更好。

2. 发生慢性肺部感染时,IVIG 用量应增至每月 0.6～0.8g/kg。

3. IVIG 替代疗法对以 T 细胞缺陷为主的 CVID 的疗效可能较差,可考虑胸腺肽注射或胸腺移植,但其疗效并不理想。

4. 抗微生物制剂治疗和预防感染甚为重要。抗菌药物,应每 2 周更换一次,以防耐药。

5. 慢性消化系统症状,如腹泻、腹痛和吸收不良综合征时,应考虑贾第鞭毛虫感染。小肠黏膜活检或酶联免疫法可予以确诊,甲硝哒唑治疗可收到良好效果。

6. 合并自身免疫性疾病时,可用糖皮质激素或其他免疫抑制剂,但剂量不宜过大,使用时间不宜过长。

(四)常见问题和误区防范

问题:如何治疗合并自身免疫性疾病的 CVID 患者?

虽然 CVID 的主要表现是抗体缺陷,但其本质是存在 T 细胞活化、增殖缺陷,以及树突状细胞和细胞因子缺陷,因此自身免疫性疾病和自身炎症性疾病在 CVID 患儿中非常常见。有一项研究表明,17.4% 的 CVID 患儿发生自身免疫性疾病。最常见的自身免疫性疾病是自身免疫性血小板减少性紫癜和溶血性贫血,亦可出现其他自身免疫性疾病,如类风湿性关节炎、干燥综合征、系统性红斑狼疮、炎症性肠病等。与 XLA 不同,CVID 合并关节炎患儿,仅仅给予 IVIG 替代治疗,往往效果欠佳。因此,对 CVID 合并自身免疫性疾病的患儿,除大剂量 IVIG 治疗外,糖皮质激素、选择性免疫抑制剂、其他免疫调节剂亦应根据临床情况考虑应用。

(五)热点聚焦

CVID 虽然是常见的原发性免疫缺陷病,但其遗传机制至今尚未明确,对于绝大多数

CVID 患儿找不到其致病基因。90% 以上的 CVID 患儿没有免疫缺陷家族史,提示该病可能是多基因致病。然而,亦有一些单基因缺陷在 CVID 患儿中发现,如 *TACI*、*TNFRSR13B* 基因等。对于其遗传机制的探讨,不仅仅有助于了解免疫发育的调控,而且对于临床治疗可提供必要的帮助。在基因测序技术和生物信息学分析技术日益成熟的今天,利用这些技术平台推动 CVID 机制研究,已成为当下研究热点。

选择性 IgA 缺乏症

(一)概述

选择性 IgA 缺乏症(selective IgA deficiency,SIgAD)是最常见的一种原发性免疫缺陷病。很多国家都有关于 SIgAD 的报道,但其患病率存在很大差异,白种人患病率可高达 1/143,既往认为黄种人患病率较低,约 1/20 000,而近期的数据显示,黄种人患病率亦可达 1/2 000,可能与部分该病患者无临床症状有关,致使对患病率的调查差异较大。另外,从性别来看,该病男性更常见。

IgA 分为血清型 IgA 和分泌型 IgA 两种类型,其产生的部位包括淋巴结、脾脏、骨髓以及气管、消化道、泌尿生殖系统等组织。血清型 IgA 主要存在于循环中,新生儿期血清 IgA 含量极微,甚至测不出。随年龄增长而逐渐增多,至 8~12 岁达成人水平。循环中 IgA 的抗感染功能远远不如 IgG 和 IgM。分泌型 IgA 存在于各种外分泌液中,如呼吸道、消化道和阴道分泌物、乳汁、唾液、鼻液、泪液、尿液等。分泌型 IgA 是多种细菌和病毒的抗体,主要在黏膜部位起作用,是重要的局部抗体。其在局部免疫中的作用是多方面的,可以阻止细菌和病毒吸附在黏膜上皮细胞表面,不能形成集落;还具有很强的凝集作用,是细菌形成较大的颗粒物,易被清除;还可以抑制细菌的生长和病毒的复制。当分泌型 IgA 减少时,可使感染反复发作,长期不愈。

在 SIgAD 患者中,最常见的发现是产生 IgA 的 B 细胞成熟缺陷,这种缺陷可能涉及干细胞阶段,B 细胞表达 IgA,但是为共表达 IgM 和 IgD 的未成熟 B 细胞表型,不能发育成分泌 IgA 的浆细胞。另外,除了 B 细胞缺陷,T 辅助细胞和抑制性 T 细胞功能异常亦在 SIgAD 患者中发现。细胞因子网络的异常,如缺乏 IL-4、IL-6、IL-7、IL-10、TGF-β 等,均在 IgA 缺陷中具有重要作用。

SIgAD 是一种遗传性免疫缺陷病,但直到目前为止,对于其遗传病因尚未完全明确。IgA 缺陷患者呈现家族聚集现象,但不是明显的孟德尔遗传模式。常染色体隐性遗传、常染色体显性遗传以及散发病例均有报道。其遗传模式,和 CVID 一样,具有很大的异质性。在 SIgAD 患者中,发现有 *TACI*、*TNFRSF13B* 基因突变。目前研究已经发现,IgA 缺陷和某些主要组织相容性复合体 Ⅰ、Ⅱ、Ⅲ 类单倍型存在关联,这也是当前 SIgAD 遗传研究的主要方向和热点。

(二)诊断和鉴别诊断

【临床表现】

本病的临床表现是各种各样的,起病年龄不一,轻者可以长期没有任何症状,不少患者仅表现轻度的上呼吸道感染,也有相当一部分发生各种伴发病,包括反复窦肺感染、自身免疫性疾病、过敏性疾病等等。

1. 反复呼吸道感染　因该病患儿缺乏分泌型 IgA,黏膜表面的局部免疫能力不足,故易发生呼吸道感染。呼吸道感染的严重程度与各种因素有关,一般只有轻度反复上呼吸道感染，当患者同时伴有 T 细胞功能异常时，可发生严重呼吸道感染。症状可能在婴幼儿期开始，部分患儿可持续到青春期，还有一些患者在成人期开始出现症状。儿童可能出现反复的中耳炎、鼻窦炎、肺炎，病原特别涉及流感嗜血杆菌和肺炎链球菌等荚膜菌。

2. **肠道疾病** 肠道症状亦是该病常见的临床表现，较多见腹泻和吸收障碍。一些 IgA 缺陷患者会发生贾第鞭毛虫等胃肠道感染。非感染性的表现主要为乳糜泻和炎症性肠病，包括溃疡性结肠炎、克罗恩病等。

3. **过敏性疾病** 因缺少分泌型 IgA，食物性抗原被吸收入血，使本症患者好发过敏型疾病；有些患者还出现抗牛奶及抗反刍类动物血清蛋白质的抗体。从而当用羊抗人 IgA 抗血清（不是马或兔抗血清）测定患者血清 IgA 含量时可呈现假性增高。患者对人异体蛋白可产生大量 IgG 抗体，60% 以上存在抗牛奶的沉淀性抗体和血凝抗体。

对患者输注含 IgA 的血浆或全血后，可以致敏，产生抗 IgA 抗体。人血丙种球蛋白即使仅含微量 IgA，也可使患者致敏。当再次输注含 IgA 的血制品时则可发生过敏反应，严重时甚至可致过敏性休克。

4. **自身免疫性疾病** 除反复呼吸道感染外，自身免疫性疾病是 SIgAD 患者最常伴有的疾病，包括皮肌炎、结节性动脉炎、慢性甲状腺炎、混合结缔组织病、自身免疫性溶血性贫血、系统性红斑狼疮、类风湿性关节炎等等。很多患者可能尚未出现自身免疫性疾病症状，但在循环血液中可检出各种自身抗体。但是，迄今为止，SIgAD 与自身免疫性疾病的因果关系尚未明确。

5. **恶性肿瘤** SIgAD 患者常伴有恶性肿瘤，尤其是老年患者。淋巴和胃肠道起源的恶性肿瘤多见，如淋巴瘤、胃癌、结肠癌、直肠癌、白血病等。

【实验室检查】

1. **血清免疫球蛋白水平** 患者血清 IgA 水平显著低于正常，甚至完全测不出。IgG、IgM 一般正常，有时可代偿性升高。伴有过敏性疾病的患者可见血清 IgE 水平升高。近年来发现伴有反复感染的选择性 IgA 缺陷往往合并 IgG2 或（和）IgG4 缺陷。因此，有必要进行 IgG 亚类检测。

2. **淋巴细胞亚群** 绝大部分 SIgAD 患者 T 细胞和 B 细胞数量正常，有些 SIgAD 患者循环中 T 细胞数量减少，有些患者在有丝分裂原刺激后不能产生干扰素，增殖反应也有所减低，还可见到辅助性 T 细胞数量减少。

3. **抗体反应** 有研究发现，部分 SIgAD 患者抗体产生能力受到影响。

4. **自身抗体** 近 40% 的 SIgAD 患者可检测到自身抗体，此外，还可检测到抗牛类血清抗体。

5. **其他** 根据患者的症状，选择相应的实验室检查。如有反复感染，需尽可能明确感染部位、感染病原，外周血白细胞计数等。如有自身免疫性疾病的症状，需进行针对性的检查。

【诊断】

根据国际原发性免疫缺陷专家委员会共识，诊断需满足以下几条标准：血清 IgA 降低或缺乏；血清 IgM、IgG 正常；年龄≥4 岁；排除其他可导致低丙种球蛋白血症的疾病。根据 IgA 含量的不同分为两型：血清 IgA≤0.07g/L 为 SIgAD；血清≥0.07g/L，但低于正常值两个标准差，为部分型 SIgAD。

【鉴别诊断】

应排除其他可引起低丙种球蛋白血症的原因,如原发性免疫缺陷病及药物诱发性免疫球蛋白疾病,对于伴有自身免疫性疾病、恶性肿瘤等,需进行相应疾病的鉴别。

(三)治疗决策

1. 患者宣教　本病通常无特殊治疗。对于没有症状的 SIgAD 患者,无需治疗,有症状者目前也尚无替代 IgA 的疗法,通常为对症治疗。最近,有人初乳上市,但其治疗效果尚需进一步观察。

2. 治疗主要是针对各种伴发病　如反复感染患者,应给予敏感抗生素抗感染,对于感染治疗困难的患者可以给予预防性抗生素,SIgAD 和伴随 IgG 亚类缺陷的患者可考虑免疫球蛋白替代疗法(使用含有最少 IgA 的产品)。伴系统性红斑狼疮等自身免疫性疾病患者,应给予免疫抑制剂。

3. 疫苗接种　没有症状的部分型 SIgAD 患者,疫苗使用没有特殊限制。重度 SIgAD 患者,禁忌接种脊髓灰质炎 OPV 等活疫苗。

(四)常见问题和误区防范

问题:SIgAD 患者如何输注血或血制品?

由于本病大多数患者血清内有抗 IgA 抗体,已有因输血而引起过敏性休克的报告,故本病患者应避免注射含有 IgA 的血制品,必须输血时,只能输注经过多次洗涤的红细胞或取自 IgA 缺陷者的血或血制品。

(五)热点聚焦

大多数 SIgAD 患者没有症状,无需治疗。但是,少数患者可表现为反复的上呼吸道、消化道感染,对于该类患者,目前除适当的抗生素治疗外,尚无有效的免疫治疗方法,寻找适当的 IgA 替代制剂有助于该病的治疗。目前,虽有含 IgA 的人初乳制品上市,但其疗效尚需进一步观察。

选择性 IgG 亚类缺陷

(一)概述

根据免疫球蛋白重链稳定区分子结构不同,IgG 可分为 4 个亚类:IgG1、IgG2、IgG3、IgG4,其各自的生物学性质和功能有差异。成人血清 IgG 亚类水平相对稳定,在总 IgG 中,IgG1 占 60%~66%,IgG2 占 20%~30%,IgG3、IgG4 均≤10%。四种 IgG 亚类均可通过胎盘,脐血中含有全部 4 种 IgG 亚类。出生后正常儿童血清中 IgG 亚类迅速下降,至 3~6 个月时达最低点,此后各 IgG 亚类以不同速度随年龄增长,正常儿童血清 IgG 亚类个体发育的顺序为 IgG3>IgG1>IgG2≈IgG4。各年龄组正常男女儿童血清 IgG 亚类水平无显著差别。

将 IgG 亚类缺陷作为原发性免疫缺陷病的分类是有争议的。IgG 亚类水平低于年龄匹配的正常值 2 个标准差,考虑为 IgG 亚类缺陷。然而,在完全无症状的个体中,也可能由于免疫球蛋白重链基因的缺失,导致 IgG1、IgG2、IgG4 缺乏。在有症状的个体中,IgG3 亚类缺陷通常伴随其他亚类的缺陷。选择性 IgG 亚类缺陷(selective IgG subclass deficiency)的病因尚不清楚。既可能由于免疫球蛋白重链基因缺失或突变,导致相应的 IgG 亚类缺陷;亦可能由于免疫球蛋白重链基因重排障碍或转录异常所致。多数学者认为 IgG 亚类缺陷与 T 细胞对 B 细胞的调节障碍有关。细胞因子及其受体表达障碍均可致 IgG 亚类缺陷。有研究表明，IFN-γ 减少可导致 IgG2 缺陷，IL-4 减少可使 IgG1 和 IgG4 缺陷。

单一或联合的 IgG1、IgG2、IgG3 缺陷与感染易感性增加有关，儿童血清 IgG4 水平低下或测不出很常见，很难作出 IgG4 缺陷的诊断，多数病例不会因 IgG4 缺陷导致感染风险增加。然而，亦有学者对 IgG 亚类缺陷与感染风险增加持怀疑态度。但普遍认为，当 IgG 亚类缺陷与异常抗体反应有关时，IgG 亚类缺陷的诊断是有意义的。

（二）诊断和鉴别诊断

【临床表现】

IgG 亚类缺陷最常见的表现为反复呼吸道感染，包括上呼吸道感染、中耳炎、鼻窦炎、支气管炎、肺炎等，部分患儿表现为反复皮肤感染、腹泻或中枢神经系统感染。一般情况下，几乎不出现危及生命的感染。

1. **IgG1 缺陷** IgG1 缺陷通常伴有总 IgG 水平的降低，从而被诊断为"常见变异型免疫缺陷病"，IgA 水平常常降低，成人更常见。常常对化脓性细菌易感，可能发展为持久、反复的肺部感染，对白喉、破伤风的抗体反应缺陷。

2. **IgG2 缺陷** IgG2 亚类缺陷是最常见的 IgG 亚类缺陷，通常伴有 IgG4 缺陷和 / 或 IgA 缺陷，临床表现为反复的感染。IgG2 缺陷与对多糖抗原的抗体反应缺陷密切相关，对白喉、破伤风的抗体反应正常。IgG2 亚类缺陷除了临床表现为上呼吸道感染外，也可能表现为奈瑟脑膜炎球菌引起的反复脑膜炎或肺炎球菌感染。

3. **IgG3 缺陷** IgG3 缺陷是成人最常见的 IgG 亚类缺陷，主要与导致慢性肺部疾病的反复感染有关。

4. **IgG4 缺陷** IgG4 缺陷难以诊断，因为儿童血清 IgG4 水平低下或测不出很常见，正常人中 IgG4 水平差别也很大。IgG4 缺陷与感染的关系亦不清楚，大部分 IgG4 水平低下的儿童可没有反复感染。由于检测方法的不同，可以有多至 20% 的成人和儿童 IgG4 缺陷，但很少有临床意义。

【实验室检查】

1. **血清免疫球蛋白和 IgG 亚类水平** 测定血清 IgG、IgA、IgM 作为筛查，有助于与其他抗体缺陷病鉴别。IgG 亚类缺陷的诊断主要靠测定血清 IgG 亚类水平。

2. **淋巴细胞亚群** T 细胞和 B 细胞数量的测定，有助于与其他抗体缺陷病的鉴别。

3. **抗体反应** 多数学者认为，对于 IgG 亚类缺陷患者，应当评估其对多糖抗原和蛋白抗原的功能性抗体反应。

4. **其他** 针对患者的感染情况，选择相应的检测，以评估感染严重程度、感染部位、感染病原等。

【诊断】

选择性 IgG 亚类缺陷的诊断比较困难，血清 IgG 亚类测定及抗原特异性抗体测定对该病诊断尤为重要。目前认为选择性 IgG 亚类缺陷的诊断标准为：一个或多个血清 IgG 亚类低于年龄匹配的正常值（≤ 2 个标准差），临床存在反复呼吸道感染，排除其他致病因素的影响，对肺炎球菌多糖疫苗接种的 IgG 反应降低。

【鉴别诊断】

选择性 IgG 亚类缺陷需与其他原发性免疫缺陷病相鉴别。如选择性 IgG1 缺陷，需与 CVID 鉴别，后者 IgG 降低同时存在 IgM 或 IgA 缺乏；共济失调毛细血管扩张症，常伴有 IgG2、IgG4 缺乏；XLA 和湿疹、血小板减少伴免疫缺陷综合征，常伴有全部 IgG 亚类降低。

疾病还需要与继发性低丙种球蛋白血症鉴别，如恶性肿瘤、特定药物等。

（三）治疗决策

治疗选择性 IgG 亚类缺陷的主要措施是适当合理使用抗生素，复发性窦肺感染者可预防性使用抗生素。对于存在抗体反应缺陷伴反复感染的患者，多数学者推荐使用 IVIG 替代治疗，推荐剂量为 400～600mg/kg，类似于其他抗体缺陷病。IgG 亚类缺陷和多糖疫苗应答缺陷的患者应接种结合疫苗 PCV。由于其他因素导致的继发性 IgG 亚类缺陷，应针对原发病因进行治疗，如营养不良者，改善营养状况后，即可恢复正常。

（四）常见问题和误区防范

问题：选择性 IgG 亚类缺陷患儿的疫苗应当如何接种？

一般来讲，原发性免疫缺陷病患儿由于存在不同环节的免疫受损，其疫苗接种应当与健康儿童不同，需根据免疫受损环节的不同，而选择接种不同的疫苗。然而，由于对选择性 IgG 亚类缺陷是否应当归属于原发性免疫缺陷病，尚有争议。因此，对于该病患儿的疫苗接种亦存在争议。目前，较普遍的观点认为，应当根据其是否存在抗体反应缺陷以及对哪类抗原存在抗体反应缺陷，而有针对性地选择疫苗接种。

（五）热点聚焦

大部分的选择性 IgG 亚类缺陷患者没有症状无需治疗。有临床反复呼吸道感染症状的患者需要抗生素治疗，对于其他改善干预措施失败的患者，免疫球蛋白替代疗法仍应作为一种治疗选择。成人 IgG 替代治疗的研究相对较多，临床有症状的 IgG 亚类缺陷和特异性抗体缺乏患者对免疫球蛋白治疗有应答。具有相同实验室指标的患儿可能经历完全不同的病程，关于儿童何时选择替代疗法是免疫学家面临的重要问题，尚需要大型对照研究，一般认为需满足反复感染及多糖抗原应答明显受损。儿童患者需要长期随访，评估疾病治疗的适应证。

婴儿暂时性低丙种球蛋白血症

（一）概述

婴儿暂时性低丙种球蛋白血症（transient hypogammaglobulinaemia of infancy，THI）是指一种或多种免疫球蛋白浓度暂时性降低，低于同一年龄组婴儿的两个标准差，随年龄增长可达到或接近正常范围的自限性疾病。临床上，该类患儿发生感染的概率明显增多，通常为中耳炎、咽炎、支气管炎等并不威胁生命的感染，一般不会发生机会感染或严重感染。2～3 岁以后，患儿免疫球蛋白水平达到正常。

确切的 THI 发生率是不明确的，估计为（0.061～1.1）/1 000 活产婴儿。在日本一项全国性研究中，THI 占原发性免疫缺陷病的 18.5%，在反复感染的患儿中相当常见。目前，在所有的人种中，均有 THI 的报道。在既往的研究中，男性更常见，男：女比例约为 2：1。

通常婴儿出生后，随年龄增长，体内母亲通过胎盘给予的 IgG 逐渐下降而自身合成 IgG 的能力相对不足，呈现 IgG 下降的趋势。一般出生 3～4 个月达到生理性低限，随后逐渐上升，如果出生时系未成熟儿，IgG 水平将明显低于足月儿。THI 的病因及发病机制尚不清楚。推测婴儿暂时性低丙种球蛋白血症可能与正常同龄儿产生免疫球蛋白的能力存在个体差异有关。有研究发现，T 辅助细胞的功能降低，影响 B 细胞合成 IgG 和 IgA 的能力，可能是导致该病的原因之一。另有学者发现，部分该病患儿 CD19+ B 细胞的数量增加。THI 患儿的抗体反应是多样的，对蛋白质抗原的抗体反应正常或接近正常，对多糖抗原的反应通常降低。最近的研究发现，由于 B 细胞内在缺陷导致异常的抗体反应，尤其是对肺炎链球菌、呼吸道病毒、B 型流感嗜血杆菌的抗体反应降低，亦可导致 THI。抗体反应的降低可导致 THI 患儿易于感染。

最近，Artac 等报道了 THI 患儿 B 细胞表达 CD19 降低。B 细胞受体（BCR）与共受体 CD19、CD21、CD81 和 CD225 相关，在 B 细胞反应中具有关键作用。虽然 CD19 表达降低，但 CD21、CD81 表达正常，记忆性 B 细胞和亚类转换 B 细胞减低。因此，该研究推测由于 CD19 复合物调控 BCR 抗原刺激后的 B 细胞活化受损，导致低丙种球蛋白血症。

（二）诊断和鉴别诊断

【临床表现】

THI 是一种先天的免疫缺陷，常在出生 6 个月后，随着来自母体的抗体的消失，而出现临床症状。大多数患儿在 2 岁左右，血清 IgG、IgM、IgA 的浓度达到正常，对多糖类抗原和蛋白质类抗原的抗体反应也恢复正常，极少数患儿可持续到 6 岁。

THI 患儿可有或无症状。大约 5% 的 THI 患儿可在 6 月龄前出现症状，50% 左右在 6～12 月龄出现症状，25% 在 1 岁后出现症状。典型的症状包括反复中耳炎、鼻窦炎和支气管感染，可能发生多糖荚膜细菌感染引起的致命性感染，但非常罕见。大多数患儿仅发生上呼吸道感染，有研究报道，发生肺炎的患儿占 23% 左右。在一项回顾性的调查中，Moschese 等随访了 77 例 THI 患儿，91% 发生过感染，47% 有过敏症状，4% 的患儿有中性粒细胞减少和自身免疫性溶血性贫血。重症水痘、持续的口腔念珠菌感染、败血症和脑膜炎也可发生。

抗原特异的应答反应基本正常，可能是 THI 患儿极少发生严重细菌感染的主要原因。3 岁以上的患儿，即使血清 Ig 浓度低于正常，亦很少发生反复感染。T 细胞免疫是正常的，几乎不发生条件致病微生物的感染。有学者观察到 THI 患儿过敏性疾病的发生率增加，例如食物过敏、哮喘、过敏性鼻炎等，也可能发生过敏相关的胃肠道症状。也可能出现血液系统异常，如中性粒细胞减少、血小板减少等。

THI 患儿生长发育正常，体格检查通常是正常的。扁桃体、腺样体和淋巴结是正常的，有助于与其他先天性 B 细胞免疫缺陷鉴别。

【实验室检查】

1. 常规检查 血常规、病原学、影像学等，以帮助明确是否存在感染以及感染部位等。

2. 血清免疫球蛋白水平 需检测 IgG，IgM，IgA 及 IgG 亚类 IgG1、IgG2、IgG3、IgG4。1 种或多种免疫球蛋白浓度低于同年龄正常值 2 个标准差。

3. 病原特异性抗体 大多数 THI 患儿对疫苗产生正常的抗体，包括白喉、破伤风、甲型和乙型肝炎疫苗、结合的乙型流感嗜血杆菌、麻疹、腮腺炎和风疹疫苗。

4. 淋巴细胞亚群 B 细胞、T 细胞数目正常或接近正常，T 细胞对丝裂原的反应正常。

【诊断】

诊断标准：一种或多种免疫球蛋白低于相同年龄组水平 2～3 个标准差或血清 IgG 少于 2.5g/L，B 细胞、T 细胞数目正常。大多为中耳炎、咽炎、支气管炎等不威胁生命的感染，一旦发生条件致病微生物感染或严重感染常提示不是本病。

【鉴别诊断】

本病是排除性诊断，需要与其他抗体缺陷病相鉴别，如 XLA、CVID 和高 IgM 综合征等疾病相鉴别。THI 患儿免疫球蛋白水平通常在 2～6 岁达到正常值。

（三）治疗决策

THI 的治疗决策取决于患儿感染的严重程度和对治疗的反应。适当的抗生素治疗对 THI 患儿是足够的。对于那些接受抗生素治疗，仍反复呼吸道感染或严重感染的患儿，推荐给予免疫球蛋白的替代治疗。最近，Memmedova 等报道 THI 患儿给予 IVIG 治疗，显著降低感染发生。推荐对于 6～12 月龄患儿给予 IVIG 300～400mg/kg，每 3～4 周 1 次。过敏性鼻炎可使中耳炎和鼻窦炎反复，如果发生过敏性鼻炎，应积极给予鼻腔局部糖皮质激素和抗组胺药物。

THI 应给予常规预防接种。最近，推荐在 2 月龄儿童开始常规 7 价肺炎球菌疫苗接种，但预防接种是否能降低中耳炎的发生尚不清楚。在健康儿童中的研究发现，7 价肺炎球菌疫苗显著降低侵入性肺部感染，但降低中耳炎的发生率仅为 20%。

对于合并慢性鼻窦炎的患儿，应建议耳鼻喉科专科医师处就诊，可给予功能性鼻窦内镜手术；对于反复中耳炎的患儿，可给予鼓膜置管。但应当考虑其潜在听力损害的副作用。在治疗其免疫缺陷的基础上，综合评估，以决定是否采用外科手术。

对于合并过敏性疾病的患儿，应给予相应的治疗，没有食物过敏的患儿，无需特殊饮食。

应每年随访 1 次免疫球蛋白水平，直至免疫球蛋白正常，以确诊最初的诊断。给予适当治疗，THI 患儿预后良好，但需注意的是，THI 是随访至血清 Ig 水平正常、抗体反应正常时的回顾性诊断。

（四）常见问题和误区防范

问题：随访至多大年龄，免疫球蛋白仍不正常，可排除 THI 而考虑其他抗体缺陷病？

既往研究认为，THI 患儿一般在 3 岁左右，其血清免疫球蛋白浓度可达到正常水平。近期的研究表明，部分患儿可迟至 6 岁才可达到正常水平，但 3 岁以后，其感染的频率与严重程度明显改善。因此，应当对于 THI 患儿随访的时间适当延长，对于临床症状轻微或没有临床症状，仅仅免疫球蛋白水平较低的患儿，应谨慎诊断其他抗体缺陷病，如 CVID 等，延长随访时间，观察免疫球蛋白水平的变化。

（五）热点聚焦

随着对抗体缺陷病认识的深入，许多抗体缺陷病的严重程度远远不及经典的病种，一些免疫缺陷病的临床表现不典型，其他原因所致的免疫球蛋白减少也可能发生在婴幼儿和学龄前期。这些因素都可能造成 THI 的错误诊断，因此全面充分的检查和分析病情，有效的鉴别诊断是正确处理这类疾病关键热点。此外，目前 THI 大样本长期随访的数据还十分缺少，THI 对成年以后的影响并不十分明确，也是未来关注的热点。

（孙金峤　王晓川）

三、联合免疫缺陷病

X- 连锁严重联合免疫缺陷病

（一）疾病概述

X- 连锁严重联合免疫缺陷病（X-linked severe combined immunodeficiency disease，X-SCID）是一种由 *IL2RG* 基因突变引起的细胞免疫和体液免疫联合缺陷。是最常见的 SCID，约占所有 SCID 的 50%。X-SCID 的发生率尚不完全清楚，估计在 1/（150 000～200 000）活产婴。典型的 X-SCID 患儿生后早期发生严重的不易控制的感染，生长发育落后，外周血 T 细胞和 NK 细胞缺如，B 细胞数目基本正常但功能异常。如果不进行造血干细胞移植或基因治疗，几乎所有患儿均在 2 岁前死亡。但如果能够在生后早期严重感染发生前及时诊断，并进行根治治疗，大多数患儿可以治愈。因此，如何对 X-SCID 患儿早期诊断，及时治疗，显得极为重要。包括美国在内的多个欧美国家已经将 SCID 纳入了新生儿早期筛查项目，并取得了较好的效果。

X-SCID 的致病基因 *IL2RG* 基因位于 X 染色体长臂 Xq13.1，其编码的蛋白 γc 是 IL-2、IL-4、IL-7、IL-9、IL-15 和 IL-21 等细胞因子受体的共同组分。*IL2RG* 基因 DNA 含 4 500 个核苷酸，编码序列由 8 个外显子组成，含 1 124 个核苷酸，编码 389 个氨基酸的 γc 蛋白。γc 蛋白 5′ 端包含 22 个氨基酸的信号序列，引导蛋白在细胞表面表达后即被清除。在胞外氨基酸序列的终末端包含 4 个保守的半胱氨酸序列。外显子 5 编码跨膜细胞外基序，外显子 6 主要编码跨膜序列。外显子 7 编码序列 Box1/Box2 盒，类似于 Src 酪氨酸激酶的 SH2 结构域。目前已有超过 300 个 *IL2RG* 基因突变被报道，涵盖所有 8 个外显子。主要的突变类型是单个和数个核苷酸改变，包括小的插入、缺失和拼接位点突变等。

作为多个细胞因子受体的共有组分，γc 持续表达于 T、B、NK、髓红系祖细胞表面。IL-2 与 T 细胞的成熟和活化有关，IL-4 与 B 细胞的类别转换和 Th2 细胞的分化有关，IL-7 与早期淋巴细胞系的发育有关，IL-15 和 IL-21 与 NK 细胞的发育有关。一旦 γc 与上述细胞因子结合，将通过下游的 Jak3 传递活化信号。Jak3 蛋白磷酸化后继而导致 STAT5 蛋白磷酸化，形成二聚体进入细胞核，从而改变转录程序，参与免疫细胞的发育和功能发挥。因此，*IL2RG* 基因突变将导致 T 细胞和 NK 细胞等多种免疫细胞发育障碍。因此，典型的 X-SCID 表现为 T-B+NK- 的表型。

X-SCID 的临床表现具有多样性，而且不同就诊医院的实验室检测条件的限制，导致有相当部分的 X-SCID 患儿并没有得到及时有效的诊断和治疗。甚至有家族连续出现多个类似患者而没有能够明确诊断。因此，提高对该病的认识，及时进行筛查，做好遗传咨询和产前诊断工作，是儿科专科医师义不容辞的责任。

（二）诊断与鉴别诊断

【临床表现】

典型的 X-SCID 患儿出生时往往没有明显临床表现。随着母源性抗体的逐渐降低，患儿容易发生各种感染。通常在生后 3~6 个月起病，但 3 个月前发生致命感染也并不罕见。初始发生的感染没有特异性，包括：与抗生素无关的口腔念珠菌病，持续性腹泻，中耳炎，呼吸道各种细菌、病毒（如呼吸道合胞病毒、腺病毒、偏肺病毒、副流感病毒等）、肺孢子菌等感染。低致病性的条件致病菌感染率较高。而且感染经常规的抗感染治疗往往不易控制。法国和美国报告了大量发生机会性感染的 X-SCID 病例，主要包括白念珠菌，肺孢子菌，铜绿假单胞菌、沙门菌和其他革兰氏阴性和阳性菌、疱疹病毒及真菌感染。

接种活疫苗后的不良反应是 SCID 诊断的重要线索。SCID 患儿接种卡介苗后有发生严重播散性感染的风险，并且直接影响造血干细胞移植的选择和预后。我国是强制性接种卡介苗的国家，SCID 患儿生后数月内多接受卡介苗接种，部分患儿可发生局部、区域甚至全身播散性卡介苗感染，十分难治，移植困难，死亡率高。对卡介苗接种处及邻近淋巴结反复发生破溃、化脓、迁延不愈的患儿，须警惕 SCID 的可能。另外有接种减毒脊髓灰质炎疫苗后 SCID 患儿发生小儿麻痹症的报道，并且导致胃肠道长期排毒。近期还有 SCID 患儿接种轮状病毒疫苗后发生严重腹泻病。

此外,生长发育延迟或停滞是 X-SCID 患儿的常见表现,但偶有患儿于生后 1 岁才发生。X-SCID 患儿还可伴有皮疹、肝脾淋巴结肿大、脂溢性皮炎、硬化性胆管炎,血细胞减少症,可能与母胎输血移植物抗宿主病(MF-GVHD)有关。

部分 X-SCID 患儿由于携带的 *IL2RG* 基因突变导致 γc 部分表达或残存活性,可伴有不典型的临床表现,呈 $T^+B^+NK^-$ 表型。临床出现免疫失衡或自身免疫性相关表现,包括皮疹、脾大、肠道吸收不良、矮身材等。此外,近期也有报道个别 *IL2RG* 基因错义突变的患儿呈 $T^-B^+NK^+$ 表型。

【实验室检查】

1. **淋巴细胞计数及分类** 淋巴细胞减少症(lymphopenia)是诊断 SCID 非常有用的诊断线索。绝大部分患儿外周血淋巴细胞绝对计数 $<2.5×10^9/L$,甚至 $<1.5×10^9/L$。如发生 MF-GVHD,外周血淋巴细胞水平可有一定程度上升。淋巴细胞分类检查显示 T 细胞和 NK 细胞数量通常显著减少,B 细胞存在但功能异常,呈 $T^-B^+NK^-$ 的表型。X-SCID 患儿的 B 细胞是未成熟 B 细胞,与初始 B 细胞的表面标志相似。B 细胞的免疫球蛋白重链序列分析显示 VDJ 重组正常,但缺乏高频突变。同时缺乏 T 细胞的辅助,因此患儿免疫球蛋白低下。需要注意的是并非所有病人淋巴细胞数目和功能均是一成不变的,可能会受到环境因素和 / 或基因突变的影响。比如,有报道 *IL2RG* 基因第 5 内含子拼接位点突变的患儿存在正常范围内的 T 细胞,呈 $T^+B^+NK^-$ 表型。少数 *IL2RG* 基因错义突变的 X-SCID 患儿呈 $T^-B^+NK^+$ 表型。

SCID 患儿均存在母源性淋巴细胞植入的可能,如何准确鉴定对诊断也非常重要。X-SCID 男性患儿可通过 HLA 分型,或利用 DNA 多态性标记检测到 XX 核型确定有母源性淋巴细胞植入。如果采用敏感的方法,几乎所有的 X-SCID 患儿均可检测到母体细胞。当足够数量的母源性细胞被活化,X-SCID 患儿可出现嗜酸性粒细胞增多、肝炎、皮疹等 GVHD 类似表现。重庆医科大学附属儿童医院确诊的 40 例 X-SCID 中,采用 STR 方法发现约 30%(12/40)患儿外周血中具有母源性信号,但仅有 4 例出现不同程度 GVHD 临床表现。

2. **免疫球蛋白** X-SCID 患儿 B 细胞由于内在缺陷和 / 或缺乏 T 细胞辅助,因此其免疫球蛋白常全面低下。但需要注意的是,由于母源性免疫球蛋白的存在,X-SCID 患儿出生时 IgG 水平正常,3 月龄后逐渐下降。另外,免疫球蛋白的水平须除外近期输注丙种球蛋白的影响。

3. **免疫细胞功能检查** 细胞免疫和体液免疫均有缺陷。SCID 患儿对疫苗和感染原的特异性抗体反应严重受损或缺乏。对丝裂原或抗 CD3 抗体的 T 细胞增殖反应异常。

4. **T 细胞受体重排删除环**(T cell receptor rearrangement excision circles,TRECs)TREC 是 T 细胞在胸腺发育过程中基因片段 V、D、J 重组形成 TCR 的删除产物形成的 DNA 环,可以反映 T 细胞的胸腺输出功能。基于大多数的 SCID 均有淋巴细胞减少症,因此,通过定量 PCR 的方法进行 TREC 检测,可早期发现 SCID 患儿。TRECs 检查已成为新生儿 SCID 筛查的重要检测手段。

5. ***IL2RG* 基因分析** *IL2RG* 基因突变是确诊 X-SCID 的重要依据。目前在几乎所有种族均有报道。发表和证实的 *IL2RG* 基因突变可以在 IL2RGbase 数据库查阅。最初报道的 344 例 *IL2RG* 基因突变绝大多数仅有一个或数个核苷酸突变。而且突变的分布并不均衡。外显子 5 占所有突变 27% 左右,其次是外显子 3(21%)、外显子 4(14%)、外显子 6 和 7

（10%）。外显子 8 仅有 3 个突变。突变类型包括错义突变、无义突变、插入突变、缺失突变和拼接位点突变等，包括 5 个热点突变（690C>T；691G>A；684C>T；879C>T；868G>A）。

大约 57% 的 X-SCID 患儿由点突变引起，至少有 35 种无义突变和 62 种错义突变被报道。评估错义突变的功能意义非常重要。预测某些错义突变将改变重要的功能域，比如信号序列、保守的半胱氨酸胞外基序、跨膜区等。错义突变是否有害的直接证据需要检测病人细胞表面 γc 表达，γc 与 IL-2 的结合以及下游分子包括 JAK3 和 STAT5 磷酸化等。大约 19% 的 X-SCID 患儿由插入和缺失突变引起。

6. **γc 基因 mRNA 及蛋白表达** γc 基因 mRNA 及蛋白表达降低，可协助诊断 X-SCID。但是需要注意的是，部分 X-SCID 患儿 γc 基因 mRNA 及蛋白表达并不降低，尤其是 *IL2RG* 基因胞内部分发生突变的患儿（外显子 7 和外显子 8）。因此，γc 蛋白检测须结合 *IL2RG* 基因分析。

7. **其他** X-SCID 很重要的免疫病理学特点是小胸腺及淋巴细胞缺如。胸腺基质存在但是分化不良，胸腺树突状细胞及上皮细胞异常。X-SCID 患儿胸腺 T 细胞受体 β 链重排提示 Dβ 和 jβ 重组可以发生，但随后的 VDJ 重排受阻。胸部影像学检查可发现胸腺影减小或缺如。此外，其他外周淋巴器官，包括淋巴结和扁桃体发育不良。

【诊断】

1. **诊断标准** 一旦临床疑诊联合免疫缺陷病，尤其是男性患儿，须首先考虑 X-SCID 可能。X- 连锁的阳性家族史更有助于诊断。但是，没有家族史不能除外 X-SCID。在一个 87 例的 X-SCID 病例研究中，仅有 33 例（38%）具有 X- 连锁的阳性家族史。

诊断 X-SCID 的进一步线索来自于免疫学检查。T 淋巴细胞缺如，B 淋巴细胞比例升高，NK 细胞缺乏的男性极可能有 *IL-2RG* 基因突变。需要注意的是，在发生母源性 T 细胞植入、输入未经辐照的血液制品及感染时淋巴细胞表型可能会有误导。外周血 γc 蛋白表达降低有助于诊断 X-SCID。但是 γc 蛋白有表达可能提示 *IL-2RG* 基因编码无功能的蛋白，或者存在母源性 T 细胞或其他外源性细胞植入可能。

（1）X-SCID 确诊的金标准是 *IL2RG* 基因发现致病突变。

（2）X-SCID 的支持诊断标准包括 HIV 病毒载量检测阴性及如下标准之一：

①显著的淋巴细胞减少症（<3 400cells/mm³，0～3 个月）和 / 或 T 细胞减少症（<1 500cells/mm³）

②PHA 刺激后 T 细胞增殖严重缺陷（<10% 正常参考值低限）。

③胸腺功能显著降低：CD4⁺CD45RA⁺ 初始 T 细胞或 TRECs 降低或缺如。

2. **携带者诊断** 为明确 IL2RG 基因高危携带者可采取如下方法：

（1）最理想的方法是直接检测已知先证者的 *IL2RG* 基因突变。

（2）如果直接检测已知 *IL2RG* 基因突变不可行，可测定 *IL2RG* 基因编码区和拼接位点。但是需要注意的是采用 DNA 进行序列分析不能发现携带者整个外显子甚至整个基因的缺失。

如果 *IL2RG* 基因序列分析不能发现携带者，可以采用缺失检测（deletion testing）方法发现外显子或整个基因缺失及其他复杂重组。

（3）如果测序分析和 / 或缺失检测不能发现携带者，可以对高危携带者淋巴细胞采用 X- 染色体灭活研究（X-chromosome inactivation studies）进行测定。

3. **产前诊断** 对 X-SCID 携带者怀孕后进行产前诊断对于避免缺陷患儿出生或生后

尽早进行造血干细胞移植非常重要。产前诊断的方法包括多种,主要取决于获取的关于表型的信息量。如果先证者或携带者基因型已明确,通常在孕 10~12 周进行绒毛采样或者孕 15~18 周进行羊膜腔穿刺获得胎儿细胞。如果染色体检查确定为男性,可直接采用胎儿 DNA 进行基因检测。2008—2010 年重庆医科大学附属儿童医院基因诊断明确的 7 例 SCID 患儿,其中 6 例 X 连锁 SCID、1 例 Omenn 综合征。对携带异常基因的高危孕妇于孕 18 周经羊膜腔穿刺抽取羊水,提取羊水细胞 DNA 进行基因分析。结果 3 例为正常男性胎儿,2 例为正常女性胎儿,2 例为男性缺陷胎儿。2 例男性缺陷胎儿均为 IL-2RG 基因突变。除 2 例缺陷胎儿行人工流产术外,5 例 SCID 高危儿均顺利出生,产后患儿基因分析结果均正常。需要注意的是,胎龄的计算是以末次月经第一天算起或以超声结果为准。

如果具体的基因突变不明确,可于孕 17 周左右经皮脐静脉采血进行产前诊断。如果发现淋巴细胞减少,T 淋巴细胞减少及 T 淋巴细胞丝裂原增殖反应低下同样可进行产前诊断。需要注意的是,注意母亲细胞污染导致错误的结果。对于致病突变明确的家族,进行着床前胚胎遗传学诊断(preimplantation genetic diagnosis,PGD)也是可行的。

【鉴别诊断】

SCID 根据 T、B、NK 细胞的数目和功能可以分为不同的表型。分别以(+)和(-)代表该亚群淋巴细胞存在或缺如。X-SCID 是最常见的 SCID。JAK3 基因突变和 IL-7Rα 基因突变引起的 SCID 临床表现与 X-SCID 是完全一致的。但是 X-SCID 仅男性发病,而 JAK3 基因突变和 IL-7Rα 基因突变引起的 SCID 则无性别差异。SCID 的相关表型和遗传方式见表 2-2-10。

表 2-2-10　SCID 疾病表型

疾病名称	致病基因	淋巴细胞表型			遗传方式
		T	B	NK	
X-SCID	IL2RG	−	+	−	XLR
JAK3-SCID	JAK3	−	+	−	AR
IL7R-SCID	IL7R	−	+	+	AR
CD45	PTPRC	−	+	+	AR
ADA 缺陷	ADA	−	−	−	AR
RAG 缺陷 SCID	RAG1	−	−	+	AR
	RAG2	−	−	+	
TCR 缺陷	TRD, CD3E	−/Low	+	+	AR
	CD247				
Lck 缺陷	LCK	−/Low	+	+	AR
PNP 缺陷	PNP	Low	Low	+/Low	AR
LIG4 缺陷	LIG4	−	+	+	AR
DNAPKCS 缺陷	PRKDC	−	−	+	AR
NHEJ 缺陷	NHEJ1	−	−	+	AR

续表

疾病名称	致病基因	淋巴细胞表型			遗传方式
		T	B	NK	
AK2 缺陷	*AK2*	−	−	−	AR
FOXN1 缺陷	*FOXN1*	−/Low	+	+	AR
STAT5a 缺陷	*STAT5A*	−/Low	+	+	AR
CORO1a 缺陷	*CORO1A*	−/Low	+/−	+/−	AR
ZAP-70 缺陷	*ZAP70*	+	+	+/Low	AR
Orai1 缺陷	*Orai1*	+	+	+	AR
Stim1 缺陷	*STIM1*	+	+	+	AR

注：XLR：X- 连锁隐性遗传；AR：常染色体隐性遗传。

（三）治疗决策

X-SCID 一旦诊断，首先需要尽快完成对患儿的评估，包括病史（包括家族史）、生长发育、感染情况。与其他 SCID 一样属儿科急症，自明确诊断即应启动严格隔离、IVIG 替代治疗和复方新诺明预防感染（肺孢子菌）。禁止接种一切减毒活疫苗。输注血液制品应经过辐照清除具有增殖能力的细胞。

本病唯一根治方法为 HSCT。1968 年首例骨髓移植成功，并成为标准的免疫重建手段。采用同胞兄妹遗传背景完全相同的供者，尽管部分患儿 B 细胞重建不理想，HSCT 成功率可高达 90% 以上。移植的供者有多种选择。首选的是 HLA 配型相合的同胞供者。此外，HLA 匹配的非相关供者，包括骨髓和脐血造血干细胞移植也可作为备选。如果患儿没有 HLA 匹配供者，半相合的父 / 母源骨髓移植（去除成熟的 T 细胞）也可以考虑。去除成熟 T 细胞的主要目的在于减轻术后的移植物抗宿主病。骨髓移植的最佳时机是生后早期进行，因为此时尚未发生严重感染。而且小婴儿骨髓移植植入更快，移植后感染发生率更低，移植物抗宿主病更少，并且明显缩短住院时间。另外，卡介苗接种也是影响移植成功的重要因素。即使尚无卡介苗感染症状，亦大幅增加移植难度。国内数家单位进行了 X-SCID HSCT 探索，移植成功率尚十分低下。

X-SCID 进行 HSCT 通常并不需要清髓预处理，有时可完全不用免疫抑制药物，移植后虽然可能仅为嵌合状态，但亦可保全患儿生命。移植后的并发症包括移植物抗宿主病，不能产生足够抗体而需要长期输注免疫球蛋白、慢性疣、感染等。移植成功后每 6～12 个月须进行常规的评估，包括供者细胞植入情况、生长发育、免疫功能、肺功能和肠道情况等。

随着移植治疗的 X-SCID 的增加，关于不同移植治疗方案的优劣也有争议。但是，目前还没有指标预测某个病人移植后是否发生 GVHD，是否会产生足够的抗体而避免长期的免疫球蛋白替代治疗，是否会最终出现 T 细胞功能失调或降低。目前有早期经 HLA 相合骨髓移植的 X-SCID 患者已健康存活至 30 多岁。尽管部分病人移植后获得了完全的免疫重建，部分病人最终出现胸腺输出降低，初始 T 细胞数目降低，T 细胞受体多样性受限等情况。

X-SCID 产前治疗存在争议主要在于孕期侵入性操作的风险。产前宫内造血干细胞移植的优势在于早期获得重建、宫内提供的保护性环境等。早期由于技术限制，感染并发症及 GVHD 等并发症，X-SCID 产前治疗严重受阻。近来，Flake 等人成功进行了宫内造血干细胞移植。采集父亲半相合，去除 T 细胞的分选的 CD34$^+$ 骨髓细胞注入 X-SCID 胎儿腹腔。

孕期选择在 17～20 周。结果显示婴儿生后获得完全的免疫重建，不需要免疫球蛋白的替代治疗。

作为 X-SCID 的另一根治手段，基因治疗越来越受到关注。X-SCID 基因治疗的优势在于不需要寻找 HLA 配型相合供者；避免 GVHD 的发生；γc 蛋白在血细胞系广泛表达；γc⁺ 细胞在体内有生长优势。首例 X-SCID 基因治疗在法国 Necker 医院采用反转录病毒载体转染成功进行。最初进行基因治疗的 5 例 X-SCID 患儿 4 例获得完全的免疫重建。另 1 例患儿有播散性 BCG 感染，基因治疗失败，但后来成功接受了半相合的骨髓移植。基因治疗同样存在风险，主要在于载体的插入可能异常活化癌基因。法国一项基因治疗试验中，10 例 X-SCID 患儿中 3 例发生了白血病。其中 2 例分别在生后 1 月和 3 月龄进行基因治疗，在治疗后 30 个月左右发生白血病，并且发现 2 例患儿 LMO2 基因的 5′ 端插入反转录病毒载体。1 例患儿死亡，另 2 例化疗后获得持续缓解。因此，基因治疗的选择必须进行风险效益的仔细评估，在没有合适骨髓移植供者或骨髓移植失败后才考虑进行，并且在治疗后进行长期严密监测。

（四）常见问题和误区防范

1. 明确诊断 X-SCID 的家系成员未进行遗传咨询和产前诊断，导致患儿再次出生。

X-SCID 是一种病情严重、预后极差的遗传性疾病，如何避免患儿出生，对减轻家庭经济和和社会负担，提高人口质量均具有重大意义。在 X-SCID 家系中常可见多个患儿出生，甚至有家系中已经有明确诊断的 X-SCID 先证者，但由于没有重视遗传咨询和风险评估，导致类似患儿再次出生，造成家庭悲剧。因此，非常有必要熟悉 X-SCID 的遗传规律，重视对家系中的高危人群进行遗传风险评估，及时进行产前诊断。

X-SCID 是一种 X- 连锁隐性遗传的疾病。对先证者父母来说，患者父亲不会患病，也不会是携带者。如果一个家族有多个患者，则患者的母亲几乎肯定是携带者。但是需要注意的是存在特殊情况，生育多个患儿的母亲没有发现基因突变，这时需要考虑母亲存在卵细胞嵌合的可能（即部分卵细胞携带致病突变）。如果经过遗传进化分析，一个家系仅有一个患者，则母亲可能是携带者，患儿自发突变也不能除外，这种情况占 1/3 左右。事实上，超过 1/2 以上的患儿没有阳性家族史。如果家系中仅有一个患者，关于患儿母亲的携带者状态有如下几种可能：患儿母亲不是携带者，患儿系自发突变。患儿母亲系自发突变携带者，包括卵细胞突变（germline mutation）和卵细胞嵌合（germline mosaicism）。卵细胞突变发生在受精卵形成时，因此所有细胞均携带突变。意味着她的后代中儿子均为患者，女儿均为携带者。卵细胞嵌合是指部分卵细胞携带突变，因此后代出现患者的概率取决于携带突变的卵细胞比例。另外还有一种可能患者的外祖父或外祖母的生殖细胞携带突变，导致患儿母亲卵细胞携带突变。

对于女性携带者再次生育的风险，50% 的男性患病，50% 的女性为携带者。但是尤其应该重视的是患者母亲外周血基因检测正常，忽略了其存在卵细胞嵌合的情况，其再次生育患儿的风险仍然较高，产前诊断仍有必要，尤其是生育多个患儿的母亲。

因此，对于存在遗传风险的 X-SCID 家系，需要仔细分析先证者母系中致病基因携带情况，分析存在的遗传风险，做好沟通和咨询工作，评估产前诊断的风险和必要性，避免患儿出生，或做好患儿出生后早期造血干细胞移植的准备。

2. X-SCID 的临床表型和基因型关系复杂，存在误诊而延误治疗可能。

典型的 X-SCID 具有 T⁻B⁺NK⁻ 表型，但是仍然需要注意其表型的复杂性，在临床工作中要注意仔细甄别和分析，抓住其本质的免疫学特点，重视 T 细胞功能分析和鉴别诊断。比如 SCID 患儿均存在母源性 T 细胞注入的可能，导致患儿外周血淋巴细胞绝对计数可能在正常范围，或者患儿近期输注了丙种球蛋白，或生后早期存在母源性免疫球蛋白。这些情况均可能对儿科医师的诊断带来困扰，甚至误诊。一方面要重视临床特点，是否存在母源性 T 细胞植入引起的 GVHD 的相关表现，比如皮疹、肝炎、嗜酸性粒细胞升高、IgE 升高等。另一方面可采取 HLA 分型、DNA 多态性标记等确定有无母源性淋巴细胞植入。

部分 X-SCID 患儿起病偏晚，临床表现较轻，具有正常数目的 T 淋巴细胞，也有误诊可能。1 例携带 *IL2RG* 基因错义突变（129G>A, D39N）的法国患儿病初 T 淋巴细胞数目正常，随着时间延长其数目逐渐降低，T 细胞受体多样性受限。也有携带保守的半胱氨酸基序错义突变（C115R）的患儿临床表型较轻的报道。携带相同突变的 X-SCID 患儿临床表现可差异极大。2 例携带错义突变（R222C）的 X-SCID 患儿有正常数目但功能异常的 T 细胞，其中 1 例行胸腺活检显示相对正常。但是 4 例携带相同突变的患儿表现为典型的 SCID。除了 T⁻B⁺NK⁻ 表型外，有报道 *IL2RG* 基因第 5 内含子拼接位点突变的患儿存在正常范围的 T 细胞，呈 T⁺B⁺NK⁻ 表型。少数 *IL2RG* 基因错义突变的 X-SCID 患儿呈 T⁻B⁺NK⁺ 表型。*IL-2RG* 基因回复突变对临床表型同样可能造成影响，可能发生在 T 祖细胞水平。

鉴于 X-SCID 的临床表型和基因型的复杂性，儿科专科医师需要熟悉可导致 X-SCID 出现不典型表现的可能情况，及时完善免疫细胞功能分析和基因分析。

（五）热点聚焦

新生儿 SCID 筛查的现状和趋势

新生儿筛查是指在新生儿群体中，用快速、敏感的实验室方法对新生儿的遗传代谢病、先天性内分泌异常以及某些危害严重的遗传性疾病进行筛查的总称。其目的是对患病的新生儿在临床症状尚未表现之前或表现轻微时通过筛查，得以早期诊断、早期治疗，避免患儿发生智力低下、严重的疾病或死亡。进行新生儿筛查的疾病往往需要考虑如下因素：①有致死、致残、致愚的严重后果；②不易通过常规体检发现；③目前有经济、灵敏和特异的筛查手段；④早期诊断和治疗可显著改善预后；⑤疾病发生率符合新生儿筛查的要求。

SCID 属于细胞和体液免疫功能严重受损的一类疾病。其共同特征是功能性 T 细胞完全缺如或显著减少。SCID 患儿出生时常表面正常，但有发生各种严重感染的巨大风险。如果不进行造血干细胞移植，几乎 100% 的 SCID 患儿将于 2 岁前死亡。自 1968 年首例 SCID 造血干细胞移植成功以来，SCID 成为可以治疗的疾病，包括造血干细胞移植、酶替代治疗和基因治疗。如果生后能早期诊断，尤其是在感染发生之前进行有效根治治疗，将极大改善预后。基于 SCID 的病情严重性和早期诊断的重要性，有学者在 1997 年就提出将该病纳入新生儿筛查项目。

首先提出对新生儿采用淋巴细胞绝对计数来进行筛查 SCID。新生儿的淋巴细胞是年长儿和成人的 2 倍，其中 T 细胞约占外周淋巴细胞的 70%。因此，多数 SCID 患儿外周血淋巴细胞绝对数减少。新生儿外周血淋巴细胞绝对计数<3×10⁹/L 者，应考虑 SCID 可能，需对其进一步进行免疫学检测和基因分析。但是，并非所有新生儿生后常规进行血细胞计数检查。部分 SCID，如母源性 T 细胞植入和 Omenn 综合征者，则不能单纯依靠淋巴细胞绝对计数筛查。此外，血细胞计数检查不能和其他新生儿筛查项目共用滤纸血片，而限制了其作为正式 SCID 新生儿筛查项目的应用。但是，儿科专科医师仍应高度重视淋巴细胞绝对计

数在筛查 SCID 中的价值,尤其是有 SCID 阳性家族史的患儿。

2005 年,Chan 和 Puck 建立了定量 PCR 检测 T 细胞受体重排删除环(T cell receptor rearrangement excision circles,TREC)进行 SCID 筛查的方法,并且得到其他研究团队验证。TCR 的多样性的重要因素之一是各种 V、D、J 片段的重组。在这个过程中产生的环状 DNA 称为 TREC。由于在 T 细胞分裂的过程中 TREC 不会复制,因此 TREC 可以作为反映胸腺输出的初始 T 细胞的可靠指标。几乎所有 SCID 患儿中,均存在初始 T 细胞降低,所以 TREC 检测可以作为新生儿筛查 SCID 的方法。另外,TREC 检测可以采用滤纸片提取 DNA,也有利于其广泛推广。少数情况下,由于技术原因不能扩增 TREC DNA,需要重复进行检测。对重复 TREC 检测结果均异常的新生儿,需进行细胞免疫和体液免疫功能评估。进行外周血淋巴细胞亚类的流式细胞术分析和 T 细胞功能检测非常必要。B 细胞和 NK 细胞数量检测结果,将有助于 SCID 分型和致病基因鉴定。对 SCID 患儿进行基本体液免疫功能评估,应包括免疫球蛋白水平测定。对其进行后续分子诊断亦非常重要,这将有助于未来遗传咨询和其他高危家庭成员携带者的检查,尽早进行治疗。

基于 TREC 的新生儿 SCID 筛查于 2008 年在美国威斯康星州率先进行,后陆续在马萨诸塞州(2009)、加利福尼亚和纽约(2010)开展。2008 年,美国威斯康星州采用 TREC 进行了基于整个人群的 SCID 新生儿筛查。3 年期间共有 207 696 名新生儿接受筛查,0.035% 出现异常结果。该筛查方法的灵敏度为 100%、特异度为 99.98%、阳性预测值为 45.83%,均可达到要求。加利福尼亚是美国人口最多的城市,占美国新生儿的 1/8。目前 3 年内已完成接近 150 万的 SCID 新生儿筛查。其中 234 例出现 TREC 异常,进一步发现 104 例 T 淋巴细胞减少症,最终确诊 26 例 SCID,并及时进行造血干细胞移植、基因治疗和酶替代治疗。假阳性率非常低,阳性预测值为 44%。截至目前,美国至少 34 个州已经或者同意推进 SCID 的新生儿筛查。超过 1/2 的美国新生儿接受 SCID 筛查。另外,包括加拿大和几个欧洲国家也在开展前瞻性的 SCID 新生儿筛查。美国 Jeffrey Modell 原发性免疫缺陷基金会于 2013 年发表柏林宣言,许多国际原发性免疫缺陷病专家赞同将 SCID 纳入新生儿筛查,积极培训和推广。TREC 筛查异常的患儿进一步进行淋巴细胞亚群的检测已经证实临床应用价值。随着越来越多的经验积累和人群加入,阐明筛查的结果非常重要。不仅仅是整体的发生率,而且包括各种 SCID 表型的相对发生率、人群相对风险、严重程度等。

在 TREC 检测中,需要特别注意对阳性结果和阴性结果的甄别。阴性结果提示 TREC 在正常范围。尽管目前尚无证据表明 TREC 检测漏诊 SCID,但是仍需注意有假阴性可能。理论上讲,T 细胞在胸腺能够发育到 T 细胞受体重组和 TREC 形成的 SCID 可能被漏筛。如 MHCⅡ缺陷和 ZAP70 缺陷患儿,可能具有正常数量 TREC。新生儿筛查不是确诊 SCID 实验,其结果必须结合婴儿的临床特点和家族史综合分析。此外,由于 TREC 检查主要筛查 SCID 患儿,因此不能排除其他 PID 可能。与足月儿相比,早产儿中 TREC 的假阳性率明显升高。可能的因素包括产前使用糖皮质激素促进肺成熟可能降低循环 T 细胞,缺乏与胎龄相关的 TREC 参考值等。需要注意的是,通过 TREC 检测发现,T 淋巴细胞减少的患儿中,除 SCID 外,还包括完全型 DiGeorge 综合征、CHARGE 综合征、特发性 T 淋巴细胞减少症及染色体异常性疾病等。

除了 SCID 外,事实上所有的 PID 患儿都可以从早期诊断中获益。分子和基因组技术的发展,KREC 可能很快应用于 B 细胞缺陷的筛查。而且,未来新生儿筛查可能广泛检测 DNA 变异体,甚至全基因组测序,从而阐释各种影响健康的危险因素。通过深度测序,甚至可以在新生儿期发现晚发的多基因疾病。

目前新生儿 SCID 筛查仅在少数国家开展，我国新生儿 SCID 筛查实施面临的主要问题包括：①尚须得到国家卫生主管部门的大力支持。笔者所在单位和复旦大学儿科医院等目前均已建立 TREC 检测方法，并且在部分 SCID 患儿中得到验证。但是，其作为一项正式的新生儿筛查项目，尚需国家层面的政策支撑。②目前基层医务人员对于免疫缺陷病知识的匮乏及实验室检测水平的不均衡，也限制了新生儿筛查的广泛开展。③建立 SCID 筛选试验方法的费用及实施检测的费用均较高，无国家层面的政策支撑难于开展。

新生儿 SCID 的筛查的成功开展，取得了良好的社会和经济效益，有助于阐明 SCID 的发生率和各人群的 SCID 表型。尽管目前我国尚未开展新生儿 SCID 筛查，但随着国家和社会对 PID 日益重视，基层医师对 PID 认知的不断提高及对致病机制研究的逐步深入，相信在不久的将来会有越来越多的 PID 病种进入新生儿筛查项目，这将有助于更加准确了解我国 PID 的流行病学情况，减轻 PID 患儿家庭的经济社会负担，提高人口质量。

（张志勇　赵晓东）

JAK3 缺陷病

（一）疾病概述

JAK3 缺陷（JAK3 deficiency）系由 *JAK3* 基因缺陷导致的一种常染色体隐性遗传 SCID（OMIM 600173），具有与 X-SCID 类似的临床和免疫学表型，但为常染色体隐性遗传，发病率远较 X-SCID 低，约占 SCID 的 10%。JAK3 缺陷的患儿临床表现为反复细菌或病毒感染，外周血 T 细胞及 NK 细胞严重减少，B 细胞数量正常或稍减少但存在功能障碍。

JAK3 基因位于 19 号染色体 p12-13.1，其开放读码框有 3 372 个碱基，共 24 个外显子，编码 1 124 个氨基酸。*JAK3* 基因包含 23 个外显子，7 个功能域，即 JH1～JH7。其中 C- 终末端的 JH1 主要发挥酪氨酸激酶功能，而 N- 终末端的 JH3～7 主要介导与跨膜受体链的胞内段的结合，JH2 的功能目前尚不完全明确，可能承担某些调节功能。JAK3 是一种非受体酪氨酸激酶，主要表达于造血干细胞，与 IL-2、IL-4、IL-7、IL-9、IL-15、IL-21 的共同受体共同 γ 链（γc）相结合，对信号从 γc 至转录激活家族（STATs）的传导尤为重要，影响免疫细胞发育与活性。JAK3 对 IL-2 受体介导的细胞增殖非常重要。NIH3T3$\alpha\beta\gamma$ 是一种表达 IL-2R 的 α、β 和 γ 链，包括 JAK1 和 JAK2，但是不表达 JAK3 的细胞。IL-2 不能促进 NIH3T3$\alpha\beta\gamma$ 细胞增殖，但经 JAK3 转染后其增殖能力恢复。JAK3 突变所致常染色体隐性遗传的 SCID 患者缺乏 T 细胞及 NK 细胞，B 细胞数量正常，但存在功能障碍。因 B 细胞功能障碍，故血清免疫球蛋白水平也明显降低。

（二）诊断与鉴别诊断

【临床表现】

JAK3 缺陷的临床表现与 X-SCID 高度相似，免疫学表型亦为 T$^-$B$^+$NK$^-$SCID，但为常染色体隐性遗传。生后几个月内出现生长发育停滞、慢性腹泻、严重呼吸道或全身感染等 SCID 共同临床表现。有学者总结了 27 例 JAK3 缺陷患儿的临床特点，起病年龄为生后～72 个月，8 例有慢性腹泻，6 例有间质性肺炎，3 例有皮疹，1 例有脑膜炎。重庆医科大学附属儿童医院首先报道了国内 1 例 JAK3 缺陷患儿：女，4$^+$ 个月，因"发热咳嗽 20 余天，腹泻 10 余天"就诊；生长发育尚可，肝肋下 4cm，质软，脾平脐；WBC 10.7×10^9/L，N 89.0%，L 5.4%；淋巴细胞分类计数：CD3$^+$ 0.10%，CD4$^+$ 0.00%，CD8$^+$ 0.06%，CD16$^+$CD56$^+$ 2.74%，

CD19$^+$ 97.19%，符合 T$^-$B$^+$NK$^-$ 的免疫学表型；免疫球蛋白及补体：IgG<1.31g/L，IgA<0.24g/L，IgM<0.19g/L，IgE 13.90IU/ml。患儿 *JAK3* 基因为复合杂合突变，两个等位基因均为错义突变，其中一个突变为第 8 外显子（1 308G>A：R403H），突变位于 JH3 区域，遗传其父亲的突变基因；另一个为第 23 外显子（3 354G>A：R1085Q），位于 JH1 区域，遗传其母亲的突变基因。

【实验室检查】

1. **淋巴细胞计数及分类** JAK3 缺陷患儿的免疫学表型与 X-SCID 非常类似，免疫学表型亦为 T$^-$B$^+$NK$^-$SCID。淋巴细胞减少症可有可无，但 T 细胞绝对值下降，B 细胞绝对值正常或升高，NK 细胞数目及功能下降。有学者总结了最初确诊的 27 例 JAK3 缺陷患儿的免疫学特点，发现大多数患儿 CD3$^+$T 细胞显著下降（0.2%～2%），而 B 细胞升高（74%～96%）。个别病例由于母源性 T 细胞植入，CD3$^+$T 细胞的比例在正常范围。由于 JAK3 组成性表达于 NK 细胞，因此 JAK3 缺陷患儿伴有 NK 细胞数目和功能的显著降低。

2. **免疫球蛋白** JAK3 缺陷患儿 B 细胞由于内在缺陷和 / 或缺乏 T 细胞辅助，其免疫球蛋白常全面低下。但需要注意母源性免疫球蛋白的影响及是否近期输注丙种球蛋白的影响。

3. **免疫细胞功能检查** JAK3 缺陷患儿细胞免疫和体液免疫均有缺陷。患儿 T 细胞功能显著降低，对丝裂原、抗原及同种抗原的增殖反应显著降低。尽管 B 细胞比例升高，抗原刺激后没有抗体反应。事实上，JAK3 缺陷患儿经 EB 病毒转染的 B 细胞经细胞因子刺激后不能产生正常的 STAT 活化。

4. **JAK3 蛋白检测和基因诊断** *JAK3* 基因突变的检测是确诊依据。目前至少发现 34 种不同的 *JAK3* 基因突变，覆盖 JAK3 的整个功能区，并且集中于 JH2 和 JH3。尽管没有明显的热点突变，5 个突变（*D169E、R445X、C565X、R651W 和 V722I*）均在 2 个非相关家族中发现。突变的类型包括错义突变 14 种、无义突变 9 种、拼接位点突变 5 种、缺失突变 4 种和插入突变 2 种。大多数的 *JAK3* 基因突变导致 JAK3 蛋白表达显著降低，但是也有部分错义突变和缺失突变的 JAK3 缺陷患儿有接近正常水平的 JAK3 蛋白表达。

【诊断】

对于具有 T$^-$B$^+$NK$^-$SCID 免疫学表型，并且除外 X-SCID 的患儿，均应考虑 JAK3 缺陷的可能。有报道 JAK3 缺陷在某些近亲结婚流行地区占 B$^+$SCID 的 37.8%。截至目前，JAK3 缺陷的诊断主要依靠 JAK3 蛋白检查、功能分析及基因诊断。一旦 X-SCID 被除外，Western blotting 检测 JAK3 蛋白是重要的诊断手段。JAK3 缺陷患儿经 EBV 转染的细胞系显示 IL-2 刺激后 JAK3 和 STAT5 磷酸化异常。采用流式细胞术进行 STAT 磷酸化检查提供了早期诊断的手段。不管如何，基因组水平发现突变是确诊 JAK3 缺陷的最重要依据。

【鉴别诊断】

JAK3 缺陷与其他类型的 SCID 在临床表现上较难鉴别。而且和 X-SCID 同样具有 T$^-$B$^+$NK$^-$SCID 免疫学表型。但 X-SCID 仅男性发病，而 *JAK3* 基因突变引起的 SCID 则无性别差异。基因诊断和蛋白表达分析是鉴别诊断的重要依据。

（三）治疗决策

JAK3 缺陷诊断一旦成立，需要尽快完成对患儿的评估，包括生长发育、感染及营养状况等。启动严格隔离、IVIG 替代治疗和复方新诺明预防感染（肺孢子菌）。禁止接种一切减毒活疫苗。输注血液制品应经过辐照清除具有增殖能力的细胞。

与其他 SCID 一样，JAK3 缺陷的唯一根治手段是尽快进行 HSCT。采用 HLA 相合的同胞供者进行移植，甚至可以达到 95% 的成功率，而采用 HLA 不相合的相关供者移植，成功率至多达到 75%。在不进行预处理的情况下，供者 T 细胞的植入常伴有受者自体 B 细胞的持续存在，导致移植后需要长期免疫球蛋白的输注。因此，预处理有利于供者 B 细胞植入。由于病例稀少，有关 JAK3 缺陷 HSCT 的报道不多，但已有采用全相合同胞兄妹及半相合父母供者取得移植成功的案例。意大利布雷西亚的研究团队对 13 例 JAK3 缺陷患儿的骨髓移植治疗进行了总结。其中 9 例接受去除 T 细胞的父母半相合骨髓移植，3 例接受 HLA 匹配的非相关供者骨髓移植，1 例接受 HLA 相合的同胞骨髓移植。结果显示 13 例中 12 例均获得供者 T 细胞的成功植入，但仅有接受 HLA 匹配的非相关供者骨髓移植的 3 例患儿和接受 HLA 相合的同胞骨髓移植的 1 例患儿获得供者 B 细胞的成功植入，提示造血干细胞移植对 T 细胞的重建有较理想的效果。9 例接受半相合骨髓移植的 JAK3 缺陷患儿中 2 例移植后死于感染并发症。4 例接受 HLA 相合骨髓移植的患儿均存活。Joseph L 等学者对 10 例 JAK3 突变患儿接受干细胞移植后进行随访，其中 2 例接受 HLA 相合的同胞骨髓移植，8 例接受母亲的 HLA 半相合骨髓移植。结果接受半相合骨髓移植的 8 例患儿中 1 例死亡，1 例失败后继续接受脐带血移植。9 例患儿移植后存活（年龄 4～18 岁之间），所有存活患儿 T 细胞功能均正常，但对 B 细胞及 NK 细胞的重建效果欠佳。6 例患儿移植后需要继续免疫球蛋白输注。

（四）常见问题和误区防范

JAK3 缺陷患儿的免疫学表型在病程中可能发生变化

免疫学表型是诊断 SCID 的重要线索和依据。但是需要注意的是少数 JAK3 缺陷患儿的免疫学表型可随着病程发生改变，引起误诊。1 例生后 1 个月确诊的典型 JAK3 缺陷患儿，具有 $T^-B^+NK^-$ SCID 表型（CD3 2%，CD19 74%，CD16 13%）。但外周血 $CD3^+$ T 细胞很快升至 41%。晚发育的 T 细胞表型和功能均不正常。它们均为 $CD4^+$ 细胞，共表达 CD45RO 和 DR，并且是寡克隆细胞。异常的 T 细胞对 PHA 和单独的 CD3 刺激均无增殖反应，但是对 IL-2 和抗 CD3 抗体的联合刺激有部分反应。在 T 细胞水平升高的同时，患儿 IgE 水平也显著升高（1 000IU/ml，正常 <100IU/ml）。这种表型和 JAK3 基因的突变（A1537G 和外显子 10～12 缺失）导致部分残存 JAK3 蛋白表达及功能有关。残存的 JAK3 蛋白功能并不完全清楚，但是考虑到 JAK3 基因敲除的小鼠有活化的 $CD4^+$T 细胞发育，因此，JAK3 缺陷导致的 T 细胞分化异常可能随着病程发生改变，或者一定程度上 T 细胞的发育不完全依赖于 JAK3。

（五）热点聚焦

JAK3 缺陷的基因治疗

由于 JAK3 缺陷和 X-SCID 在表型上的相似性，基因治疗理论上也是 JAK3 缺陷的根治手段。体外实验和体内的动物实验已经显示基因治疗 JAK3 缺陷的可行性。反转录病毒介导的 JAK3 基因转染可以纠正 JAK3 缺陷 B 细胞的生物学异常，重建 IL-2 介导的信号通路和细胞增殖。尽管目前在 JAK3 缺陷基因治疗的动物试验中尚未发生严重不良反应，但在 X-SCID 基因治疗的患儿中有白血病发生，JAK3 缺陷基因治疗仍有发生类似后果的风险。因此美国 FDA 生物反应调节剂咨询委员会建议只有在其他治疗方案不能进行或失败的情况，才能对 JAK3 缺陷和 X-SCID 患儿进行基因治疗。

（张志勇　赵晓东）

IL-7RαSCID

（一）疾病概述

IL-7Rα SCID 为一种常染色体隐性遗传的 T-SCID（OMIM 146661），约占所有 SCID 1%～2%。IL-7 由骨髓或胸腺的基质细胞表达。IL-7 受体有两条链构成：γc 为 IL-2、IL-4、IL-7、IL-9、IL-15 和 IL-21 共有，α 链则为 IL-7R 独有。胸腺内表达 IL-7R 的细胞为早期胸腺细胞，IL-7 信号维持其生存与发育。致病基因 *IL-7Rα* 链基因位于常染色体 5p13，基因产物又称 CD127。*IL-7Rα* 链基因由 8 个外显子和 7 个内含子组成，其中外显子 1～5 编码胞外部分，外显子 6 编码跨膜部分，外显子 7 和 8 编码胞内部分。IL-7Rα cDNA 由 1 380 个核苷酸构成，编码 460 个氨基酸，分子量约 90kD 的蛋白。尽管目前报道的 IL-7RαSCID 病例有限，但突变类型仍包括无义突变、错义突变和拼接位点突变等多个突变类型。Giliani S 等统计了 16 例 IL-7Rα 缺陷病人基因突变情况。突变类型以错义突变最多见（58%），其次为剪接位点突变（24%）和无义突变（12%）。

（二）诊断与鉴别诊断

【临床表现】

IL-7Rα SCID 具有典型 SCID 临床表现。1998 年，Puel 等首次报道了 2 例 T⁻B⁺NK⁺SCID 表型的患儿，生后早期反复发生中耳炎、病毒感染、腹泻和发热。另有在一个家系中发现 3 例持续鹅口疮的 T⁻B⁺NK⁺SCID 患儿，均死于腹泻和严重感染。在 Duck 大学医学中心的一项 169 例 SCID 的研究中，16 例（9.5%）确诊为 IL-7Rα SCID，是继 X-SCID 和 ADA 后最常见的 SCID。重庆医科大学附属儿童医院在国内首次报道了 1 例 IL-7RαSCID 患儿。于生后 15 天反复发热、咳嗽、腹泻，卡介苗接种处破溃、流脓伴左腋下包块、生长发育差。其兄 4 月龄时夭折于重症感染。5 个月时体检：中度贫血，营养发育差。卡介苗接种处流脓，左腋下淋巴结肿大，肝脾大。淋巴细胞绝对计数明显减少。免疫球蛋白 IgG 6 867mg/L，IgA 249mg/L，IgM 206mg/L，IgE 23U/L。淋巴细胞分类：T 淋巴细胞 0，B 淋巴细胞 58%，NK 细胞 42%。*IL-7Rα* 基因检查提示为 *IL-7Rα* 基因的复合杂合突变（IVS4+1G>A；638 C>T）。其中第 4 内含子剪接位点突变是新型突变，导致外显子 4 的 64 个核苷酸缺失，导致编码氨基酸在 160 位终止（496-559del，K158fsX160）。患儿父母均为携带者。

【实验室检查】

IL-7Rα SCID 的典型实验室特征是淋巴细胞减少症伴 B 细胞比例升高，而 CD3⁺T 细胞和 CD16⁺NK 细胞减少。丝裂原刺激的 T 细胞增殖反应缺陷，但是 NK 细胞杀灭 K562 细胞功能正常。尽管患儿 B 细胞数目基本正常，各种免疫球蛋白水平均显著降低，而且患儿没有疫苗接种后的正常抗体反应。胸部 X 线检查提示胸腺影缺如或明显减小。通过流式细胞术分析 IL-7Rα 链（CD127）可快速诊断此病，也可与 γc（CD130）同时检测，以助鉴别 X-SCID。*IL-7Rα* 基因检查是最终确诊依据。

【诊断】

具有 SCID 的典型临床表现，免疫学表型具备 T⁻B⁺NK⁺SCID 的特征，应首先考虑 IL-7Rα SCID。鉴别诊断主要是少数 X-SCID。*IL-7Rα* mRNA 和蛋白检查可以提供很多有用信息，但确诊仍需患儿及父母发现致病性的 *IL-7Rα* 基因突变。

【鉴别诊断】

IL-7Rα SCID 与其他类型的 SCID 在临床表现上较难鉴别。而且与部分 X-SCID 同样具有 T⁻B⁺NK⁺SCID 免疫学表型。但 X-SCID 仅男性发病，而 IL-7Rα SCID 则无性别差异。基因诊断和蛋白表达分析是鉴别诊断的重要依据。

（三）治疗决策

与其他类型的 SCID 相同，IL-7Rα SCID 需要早期诊断，积极进行抗感染和支持治疗。唯一的根治手段为早期行 HSCT。由于全球确诊病例不多，对该病 HSCT 的远期疗效尚不肯定。重庆医科大学附属儿童医院确诊的 1 例 IL-7Rα SCID 患儿于 8^+ 个月时接受无关供者 HSCT，采用减强度预处理方案，取得了嵌合植入效果，患儿存活至移植后 1 年，终因慢性播散性 BCG 感染和 CMV 感染死亡。由于和 X-SCID 和 JAK3 缺陷影响相同的信号通路，IL-7Rα SCID 也具有进行基因治疗的前景，尽管仍存在类似的治疗风险。

（四）常见问题和误区防范

IL-7Rα SCID 与部分 X-SCID 临床及免疫学表型具有相似性，可引起误诊。

IL-7Rα SCID 与 X-SCID 的临床表现类似，均为生后早期发生反复严重感染，不易控制，可于生后早期夭折。因此从临床表现上很难鉴别。免疫学表型是鉴别诊断 SCID 的重要依据。IL-7Rα SCID 是典型 T⁻B⁺NK⁺SCID。而部分特殊突变位点和类型的 X-SCID 同样具有 T⁻B⁺NK⁺SCID 的表型。因此需要进行仔细鉴别，防止误诊。通过流式细胞术分析 IL-7Rα 链（CD127）和 γc（CD130）可快速进行鉴别诊断。最终确诊依赖于基因诊断。

（五）热点聚焦

IL-7Rα SCID 的基因治疗

和 JAK3 缺陷和 X-SCID 表型的相似性，并且影响相同的信号通路，IL-7Rα SCID 具有进行基因治疗的前景。并且在动物实验中已经显示基因治疗 IL-7Rα SCID 的可行性。目前尚未在 IL-7Rα SCID 的动物实验中发生基因治疗的严重不良反应。但由于在 X-SCID 基因治疗的患儿中有白血病发生。因此仅在造血干细胞移植治疗不能进行或者失败的情况下，才考虑进行基因治疗。

（张志勇　赵晓东）

Omenn 综合征

（一）疾病概述

Omenn 综合征是一类具有广泛红皮病、肝脾和淋巴结肿大、嗜酸性粒细胞增高和 IgE 增高等特征性表现的 SCID。Omenn 综合征于 1965 年首先报道，患儿外周血存在正常甚至升高的活化的寡克隆 T 细胞，而 B 细胞常常缺如。大多数 Omenn 综合征由 RAG1/RAG2 基因的亚效突变引起。近年来，随着诊断技术的发展，越来越多的致病基因被发现，比如 *DCLRE1C* 基因、*ADA* 基因、*LIG4* 基因等。如果不进行造血干细胞移植或基因治疗，患儿常常生后早期死于暴发性感染。

T、B 细胞通过其多样性的受体识别外来抗原，而 V-D-J 重组是实现 B 细胞抗原受体（BCR，即 Ig）和 T 细胞抗原受体（TCR）组装的基础。启动这一组装过程的首要环节即为 RAG1/2 通过其酶活性打断双链 DNA，然后根据一系列重组原则进行后续的 DNA 修复，最终形成多种多样的 VDJ 重组产物，构成 BCR 和 TCR 的可变区。在淋巴细胞的发育过程中，前 B 和前 T 细胞如果不能通过其受体获得存活信号将不能存活和进一步发育。如果发生 *RAG* 基因严重突变，导致 RAG 酶活性完全丧失，V（D）J 重组不能启动，淋巴细胞不能形成前 B 和前 T 细胞受体并获得存活信号。因此在完全 RAG1/2 缺陷患者会出现淋巴细胞减少症（T-B-SCID）。当 RAG1/2 发生轻型的错义突变时，通常可残留一定酶活性，胸腺内可完成一定数量，功能不全，甚至具有自身反应特点 T 细胞组装，导致患者体内存在寡克隆的活化 T 细胞。寡克隆的活化 T 细胞可浸润皮肤、肝脏、肠道、脾脏，从而出现类似于移植物抗宿主病的特征性的临床表现。

RAG1 和 *RAG2* 定位于 11p13，均只有 1 个外显子。RAG1 蛋白包含 1 043 个氨基酸，其催化核心包括：九核苷酸结合域（NBD；氨基酸 394～460），二聚化和 DNA 结合结构域（DDBD；氨基酸 461～517），前 RNase H 结构域（preR；氨基酸 518～590），催化 RNase H 结构域（RNH；氨基酸 591～721），锌结合域（氨基酸 722～965）（含两个不同的区域分别为 ZnC2 和 ZnH2）和羧基末端结构域（CTD；氨基酸 966～1 008）。RAG2 蛋白由 527 个氨基酸组成，包括核心结构域（氨基酸 1～383）和非核心区域（氨基酸 384～527）。其中非核心区包括植物同源结构域（PHD；氨基酸 414～487）。总体来说，目前至少有 150 种 *RAG1* 基因突变报道，包括 103 种错义突变、18 种无义突变和 29 种移码突变。总体而言，其中 120 种突变在 *RAG1* 的核心区域，30 种突变在非核心区域。与疾病相关的错义突变主要分布在 *RAG1* 核心区域的锌结合域。但是，如果把结构域的长度标准化后，*RAG1* 的 *NBD* 和 *CTD* 是最容易发生突变的区域。目前有 57 种 *RAG2* 基因致病突变的报道，包括 35 种错义突变、9 种无义突变和 13 种移码突变。38 种突变落在核心区，19 种突变在非核心区。在非核心区的 19 种突变中，16 种在 *PHD* 区，是热点突变区域。

严重的 *RAG* 基因错义突变包括 4 大类，包括：①影响 RAG 复合体稳定性的突变，比如锌结合位点 C730F 和相邻的 L732F；②可能结合 DNA 的极性位点，比如 RAG1 的 NBD，DDBD 和 CTD 结构域的精氨酸、赖氨酸、丝氨酸和谷氨酰胺位点；③在保守的催化氨基酸 D603、D711 和 E965 附近可能改变催化中心的结构和 DNA 结合能力的位点；④影响 RAG1 和 RAG2 的相互作用的突变。*RAG1* 的 R559S、R561C/H、E669G、R775Q 突变及 *RAG2* 的 G35V、R39G 和 C41W 突变。该 *RAG2* 突变直接影响 RAG2 和锌结合域及 RAG1 的 RNH 的结合。尽管不是重组活性所必需的，*RAG1* 和 *RAG2* 的非核心区也具有重要的调节作用。比如 *RAG1* 的 N 末端移码突变导致起始密码的改变，保留适度的重组活性，导致 Omenn 综合征。

在 SCID 和 Omenn 综合征报道的位于 *RAG2* 非核心区的 13 种错义突变中，12 种位于 *PHD* 区。而且大部分的突变对蛋白和结构功能的影响在体外得到了证实。尤其是 R446W 和 C478Y 影响 RAG2 蛋白的稳定性。而且，W416L、C446W、W453R 和 C478Y 突变的 RAG2 蛋白与 DH-JH 和 Vκ-Jκ 重排显著减少有关。有趣的是，*RAG2* 的 W416L、C446W 和 W453R 突变体影响其细胞定位。以上说明 *RAG2* 的非核心区 PHD 区域也非常重要。

RAG1 和 *RAG2* 基因突变对临床表型和免疫学表型的影响很大程度上取决于突变类型及对酶活性的影响。Villa 等报道了 *RAG* 基因突变导致 VDJ 重组障碍的临床和免疫学结果。来自 41 个家庭的 44 个患者的分析结果显示：①两个等位基因的无效突变导致 T-B-SCID 表型；②至少有一个等位基因含错义突变的患者表现为典型的 Omenn 综合征，保留有部分 VDJ 重组活性，产生活化的寡克隆 T 细胞；③仅有部分表现符合 Omenn 综合征，归为不典型 SCID/Omenn 综合征；④有母源性 T 细胞植入的病人临床表现类似 Omenn 综合征，而不管 *RAG* 基因的突变类型。因此 *RAG* 基因突变的临床和免疫学表型是变异极大的。

近来研究发现，除 RAG1/2 外，其他导致 SCID 的基因突变也可具有 Omenn 综合征类似临床表现。总体来说，包含 VDJ 重组过程中的其他基因，淋巴细胞细胞成熟阶段的基因及某些具有全身表现的综合征。

（二）诊断与鉴别诊断

【临床表现】

和其他 SCID 类似，Omenn 综合征患儿通常在生后 1 年开始出现严重致死性感染。反复肺炎、皮肤念珠菌病、湿疹和局部及全身细菌感染（中耳炎，化脓性乳突炎，鼻炎和结膜炎，脑膜炎，关节炎）是常见临床表现。除了反复感染，慢性肠炎可导致生长发育迟缓。此外，细胞内的寄生虫（李斯特菌，军团菌）以及某些病毒（EBV，CMV）可能会引起致命的并发症。由于患者不能排斥异体细胞，母胎输血或输注未经辐照的血液制品可造成移植物抗宿主病。活疫苗接种，尤其是卡介苗的接种可造成致命的后果。如果不进行造血干细胞移植，患者往往生后数月死亡。

典型 SCID 患儿往往淋巴结空虚或缺如，而几乎所有 Omenn 综合征患儿都有肿大淋巴结，肝脾也常常是肿大的。除了 SCID 的严重感染、生长发育停滞等表现外，Omenn 综合征可早期出现广泛的红皮病、嗜酸性粒细胞增高和 IgE 增高等特征性表现，类似于移植物抗宿主病（GVHD）。腹泻及皮肤渗出导致蛋白丢失可引起广泛水肿和代谢紊乱，脱发和皮肤感染继发的败血症也比较常见。非常重要的是 Omenn 综合征的症状和体征可不同时出现。部分患儿仅具有 Omenn 综合征的部分典型表现，称为不典型 Omenn 综合征（atypical OS）。其他 SCID 患者发生母源性 T 细胞植入及输注未经辐照的血液制品可有类似 Omenn 综合征表现，被称为 Omenn 样综合征。因此，除了典型的临床表现和实验室检查之外，Omenn 综合征的诊断必须除外母源性 T 细胞植入和输血相关的 GVHD。

近来发现 Omenn 综合征和某些系统性疾病有关，比如软骨毛发发育不全（cartilage hair hypoplasia；CHH）、腺苷脱氨酶缺乏症（ADA）、Digeorge 综合征、CHARGE 综合征和 LIG4 缺陷。因此，诊断 Omenn 综合征需要注意这类系统性疾病的可能性。软骨发育不良的患者通常伴有矮小和肢体短小，其他的表现包括毛发异常和贫血等。干骺端发育异常可以通过 X 线检查在婴儿期或之后不久发现。但是需要注意，某些个体生长发育落后变异较大，可以维持正常的生长发育。而且，在罕见病例，干骺端的典型改变可能延迟出现或缺如。具有顽固性低钙血症、先天性心脏病、小颌畸形及神经系统表现的 Omenn 综合征患儿需要分别怀疑 Digeorge 综合征和 ADA 缺乏症。具有小头畸形的患者需要警惕 LIG4 缺陷。

【实验室检查】

1. 淋巴细胞计数和分类　和典型的 SCID 不同，Omenn 综合征患儿外周血有正常甚至升高的淋巴细胞。采用流式细胞术进行淋巴细胞分类检查，$CD3^+$T 细胞数目常常是正常的。$CD4^+$ 和 $CD8^+$T 细胞数目变异较大。和母源性植入的 SCID 类似，Omenn 综合征患儿的 T 细胞共表达活化标志（CD45R0，DR，CD25，CD95，CD30）。RAG1、RAG2、DCLRE1C（Artemis）、LIG4 基因突变导致的 Omenn 综合征 B 细胞数目常常是降低甚至缺如，而其他类型的 Omenn 综合征 B 细胞数目可以正常。$CD56^+$/$CD16^+$NK 细胞常正常甚至升高，而 NK 细胞降低需要警惕 X-SCID 或 JAK3 基因突变相关的 Omenn 综合征。

2. 免疫球蛋白及抗体产生能力检测　尽管 Omenn 综合征患儿 B 细胞数目可以正常，但是和其他典型的 SCID 一样，体液免疫功能常常是降低的，大多数免疫球蛋白水平低下。但需要注意的是，由于母源性免疫球蛋白的存在，Omenn 患儿出生时 IgG 水平可以在正常水平。另外，免疫球蛋白的水平须除外近期输注丙种球蛋白的影响。低丙种球蛋白血症与蛋白丢失及 B 细胞分化异常、B 细胞减少有关。此外，Omenn 综合征患儿的 IgE 水平常常升高，推测与患儿 Th2 型细胞占优势，异常分泌的 IL-4 和 IL-5 与 IgE 升高有关。由于在淋巴结和肠道不能检测到 B 细胞，IgE 的分泌部位尚不明确。噬菌体 φX174 免疫后可检测到低滴度 IgM 类抗体，提示患者体内有残存的抗体产生能力。

3. 淋巴细胞增殖实验 尽管存在正常甚至升高的淋巴细胞，并显示活化表型，但仍有功能缺陷。体外对抗原的增殖反应严重受损，对丝裂原和 CD3 的增殖反应也常常是降低的。T 细胞缺陷和细胞凋亡增加有关，主要经两种不同机制：抗凋亡分子表达降低（比如 BCL-2）和促生长因子 IL-2 产生减少。而且 Omenn 综合征患者的 T 细胞对活化诱导的细胞死亡（activation-induced cell death，AICD）高度敏感，尤其是通过 CD95 信号通路。

4. TCR 多样性分析 Omenn 综合征非常重要的一个特征是 1 个或多个 T 细胞克隆在外周血和组织的扩散。*RAG1*、*RAG2*、*DCLRE1C*、*LIG4*、*RMRP* 和 *ADA* 基因的亚效突变影响但并不完全导致相应酶活性的完全丧失，从而允许胸腺有限数量的 T 细胞发育成熟。可以采用多种方法进行 TCR 多样性的评估，比如谱系分析、定量 PCR 或流式细胞术。结果显示部分的 Vβ 亚家族可过表达，而大部分的 Vβ 亚家族低表达甚至缺如，提示 TCR 多样性受损。有趣的是，尽管 Omenn 综合征患儿 TCR 谱系表达是高度变异的，某些 Vβ 亚家族（Vβ17、Vβ17、Vβ13 和 Vβ3）似乎更频繁地过度扩散，提示有共同的抗原驱动的 T 细胞扩散机制。

5. 胸腺和皮肤评估 Omenn 综合征患儿的胸腺残留少许的淋巴细胞。苏木精和伊红染色显示胸腺细胞显著减少，完全丧失皮髓质的正常结构，Hassall 小体缺如。免疫组化分析显示存在表达 CD4 或 CD8 的 CD3$^+$ 胸腺细胞，主要存在于残存的髓质区域。

皮肤活检对 Omenn 综合征的诊断也有帮助。苏木精和伊红染色显示棘层肥厚和角化不全。生发层可发现角化不全和水肿，基底层常常可见空泡。在真皮层和真皮表皮交界处可见炎症细胞。炎症细胞主要是单核细胞和嗜酸性粒细胞，包含 CD3$^+$T 细胞（主要是 CD4$^+$T 细胞）和少量巨噬细胞。

6. 分子诊断 分子诊断是最终确诊 Omenn 综合征的重要依据。总体上讲，目前导致 Omenn 综合征的致病基因包括 VDJ 重组过程的基因、淋巴细胞成熟阶段的基因及其他系统性疾病的致病基因。

截至目前，VDJ 重组过程中的 4 种重要基因均在 Omenn 综合征中被发现，包括 *RAG1*、*RAG2*、*DCLRE1C* 和 *LIG4* 基因。*RAG1* 和 *RAG2* 基因的亚效突变占 Omenn 综合征的 90% 以上。生化和分子研究显示大部分的 RAG1 亚效突变位于 DNA 结合区域，尤其是识别重组信号序列的区域（recombination signal sequences，RSS），其他的突变主要位于和 RAG2 相互作用的区域。大部分 Omenn 综合征至少一个等位基因携带错义突变，生化检查提示存在部分 RAG 活性。但也有 Omenn 综合征患者携带纯和缺失突变，生成缺失 N- 终末端的 RAG 蛋白。由于移码后重形成新的启动子，可以保留截短型的 RAG 蛋白，残存部分 RAG 活性，但可能影响 RAG 蛋白的胞内定位。*RAG2* 突变的主要区域位于 *PHD* 区，该区域主要和组蛋白结合，因此对于 VDJ 重组非常关键。*PHD* 区的突变可影响 RAG2 蛋白的细胞定位和 RAG2 蛋白的稳定性，阻止到达 DNA 靶点。*RAG2* 的 453 色氨酸位点非常关键，是 Omenn 综合征的热点突变。

DCLRE1C 是另一个 VDJ 重组过程中的重要基因，编码 Artemis 蛋白。Ege 等报道了 1 例携带 *DCLRE1C* 基因复合杂合突变的 Omenn 病例，其中 1 个等位基因携带 M1T 的亚效突

变，保留了部分酶活性（2.1%～2.7%）。除了 *RAG1*、*RAG2* 和 *DCLRE1C* 基因，VDJ 重组中的 *LIG4* 基因突变导致的 Omenn 综合征也有报道。Grunebaum 等报道了 1 例 3 周的 LIG4 突变小孩，携带 3 个杂合突变，包括 1 个 C26T 的多态性位点和 2 个位于 ATP 结合位点的错义突变（A845T 和 H282L）。而且在 VDJ 重组过程中的其他基因突变均有可能导致部分 T 细胞产生、浸润和损害脏器，导致 Omenn 综合征。

通常来讲，大多数的 SCID 其 T 细胞是减少甚至缺如的，但是仍然存在保留部分功能的突变导致 Omenn 综合征。比如 IL-7Rα、IL2RG 和 ADA 等。VDJ 重组之外，在淋巴细胞成熟阶段同样可发生 Omenn 综合征。其中，首先发现的是 *IL-7Rα* 基因。*IL-7Rα* 基因的 C118Y 位点的亚效突变允许寡克隆的 T 细胞存活，而无效突变的免疫学表型是 T⁻B⁺NK⁺。需要注意的是 IL-7Rα 导致的 Omenn 综合征外周血存在 B 细胞，而 RAG 导致的典型 Omenn 综合征 B 细胞往往降低或缺如。随后，携带 *IL2RG* 基因新型错义突变（R226H），具有 Omenn 样表现的 X-SCID 被报道。和 RAG 相关的 Omenn 综合征不同，患儿皮肤浸润主要以高表达细胞因子的 CD56^{bright}CD16⁻NK⁺ 细胞为主。此外，*IL2RG* 基因另一个错义突变（Y125N）也报道可导致 Omenn 综合征。近年，Roifman 等报道了 2 例 ADA 缺陷的 Omenn 综合征，表现为红皮病、迁延性腹泻和肺炎。均有少量的 T 细胞和 B 细胞，伴 ADA 酶活性降低（正常值 1%～2%）。其中 1 例携带 2 个错义突变（S291L 和 R156H），另 1 例包含无义突变和短片段缺失（R142X；del 955～959）。在部分 SCID 中发现 Omenn 综合征扩展了其分子基础，提示 Omenn 综合征同样可以在 VDJ 重组后的成熟淋巴细胞阶段发生，可以反映 T 细胞存活和增殖过程中某些细胞因子活性受损的情况。

系统性疾病同样可伴有 Omenn 综合征的临床特征。软骨毛发发育不良是一种常染体隐性遗传的由 *RMRP* 基因突变引起的疾病，可以导致包括骨骼系统、头发、免疫系统、血液系统和肠道的多系统损害。最常见的表现是骨干骺端发育不良导致的身材矮小，少部分病例可伴有不同程度的免疫缺陷。Roifman 等报道了具有 Omenn 综合征样表现的 2 例 CHH 病例。具有寡克隆的 T 细胞、B 细胞数目正常而免疫球蛋白降低的特点。尽管没有明确的基因型和表现型关系，*CHD7* 基因突变导致的 CHARGE 综合征同样可以有部分 Omenn 表现。Gennery 等报道了 2 例具有 Omenn 综合征表现的 CHARGE 综合征，B 细胞水平正常，不伴有红皮病表现。

因此，整体上来讲，Omenn 综合征不是一种由单一遗传缺陷引起的联合免疫缺陷病，而是由多个遗传学异常导致 T 细胞发育受阻但并不完全缺如的异常免疫状态。

笔者所在单位重庆医科大学附属儿童医院近年分析了 15 例 *RAG1* 和 *RAG2* 基因突变病例的临床、免疫学和遗传学特征。其中 8 例显示 T⁻B⁻SCID 的表型特征，而 7 例表现为 Omenn 综合征。发现 22 种 *RAG* 基因突变，包含 10 种 *RAG1* 新型突变（R108X、M630T、E510X、S666P、E669K、C730Y、A857V、K847E、L922PfsX7 和 L1025FfsX39）和 4 种 *RAG2* 新型突变（R73C、I427GfsX12、P432L 和 311insL）。其中 L1025FfsX39 是中国人群的潜在热点突变。T 细胞的胸腺输出、TCR 多样性及 T 细胞增殖实验均显著异常。

【诊断】

具有自幼起病，反复发生严重不易控制的感染，伴有红皮病、肝脾淋巴结肿大、嗜酸性粒细胞升高和 IgE 升高，其余免疫球蛋白降低及外周血存在一定数量的活化的寡克隆淋巴细胞，除外母源性 T 细胞植入和输血相关的 GVHD，即需要警惕 Omenn 综合征。均应进一步行相关分子诊断明确。

【鉴别诊断】

1. 发生母源性 T 细胞植入的各种类型 SCID　SCID 一旦发生母源性 T 细胞植入，同样可出现红皮病、肝脾淋巴结肿大、嗜酸性粒细胞升高等移植物抗宿主病样的表现，临床上和 Omenn 综合征很难鉴别。因此，对怀疑 Omenn 综合征的患儿，因首先除外母源性 T 细胞植入的情况。方法包括 TCR 谱系分析、定量 PCR 及流式细胞术等。

2. 先天性无丙种球蛋白血症　对于起病偏晚、B 细胞显著降低的 Omenn 综合征患儿，需要和先天性无丙种球蛋白血症鉴别。先天性无丙种球蛋白血症具有以细菌感染和肠道病毒感染为主，容易发生鼻窦和肺部感染、扁桃体和淋巴结缺如的特点有助于鉴别诊断。进一步 TCRVβ、T 细胞增殖实验、TREC 检查及基因检查有助于明确。

（三）治疗决策

和其他的 SCID 一样，Omenn 综合征一旦诊断，首先需要尽快完成患儿的评估，包括病史、生长发育、感染情况。启动严格隔离、IVIG 替代治疗、积极控制感染、复方新诺明预防感染（肺孢子菌）。禁止接种一切减毒活疫苗。输注血液制品应经过辐照清除具有增殖能力的细胞。

Omenn 综合征患儿严重的红皮病伴渗出、感染及摄入减少等多种因素，可出现低蛋白血症及营养不良等严重情况。因此，积极的支持治疗是必需的。对于存在的感染，应仔细评估，采用足量、足疗程的抗感染治疗。注意可能合并的机会感染。IVIG 的替代治疗对于控制感染、改善病情具有重要作用，应定期规范输注。

由于 Omenn 具有过度炎症的临床特征，包括 Th2 活化占优势的特点，因此有人推荐使用激素和环孢素进行治疗。激素可以抑制 T 细胞克隆的扩散和组织浸润，在治疗后 1~3 周改善红皮病，另一方面可能有助于骨髓植入。但部分病例证实激素治疗无效。为了纠正 Th2 细胞的异常活化，更好地控制疾病病情，有研究采用 γ- 干扰素成功缓解病情，同时降低嗜酸性粒细胞数目，提高淋巴细胞对丝裂原的增殖反应。

Omenn 综合征的最终根治手段仍是造血干细胞移植。和其他 SCID 相比，Omenn 综合征移植的效果不甚理想。文献报道最初的 26 例接受骨髓造血干细胞移植的患者中，仅 7 例治愈。移植失败主要与活化 T 细胞阻止供者干细胞植入有关。整体上讲，影响 SCID 治疗效果的因素包括供者选择、受者年龄、预处理方案及存在的感染。而在 SCID 的造血干细胞移植中最有争议的是清髓性预处理是否必要。大多数的 SCID 移植前并不需要预处理来消除移植物抗宿主反应。理论上讲，Omenn 综合征造血干细胞移植需要完全清髓来去除自身反应性 T 细胞。但是，较强的预处理方案也是 Omenn 综合征移植相关死亡的重要原因，尤其是对于伴有脏器损害的患儿。因此，尽管可能会影响植入及发生移植物抗宿主病，减强度的预处理方案可能是更理想的选择。

为了避免预处理的不良反应及移植并发症，新型的治疗方法也在不断探索。针对 Omenn 综合征患儿的宫内干细胞移植治疗取得了成功。此外，对于没有合适供者的 Omenn 综合征患儿，基因治疗是非常有前景的治疗手段。

（四）常见问题和误区防范

1. Omenn 综合征的临床和免疫学表型变异较大，存在误诊而延误治疗可能。

Omenn 综合征是一类具有红皮病、肝脾和淋巴结肿大、嗜酸性粒细胞增高和 IgE 增高等特征性表现，存在一定数量活化淋巴细胞的特殊类型的 SCID。Omenn 综合征容易延迟诊断的原因主要包括两方面：首先，Omenn 综合征患儿外周循环有相当数量的淋巴细胞，而且淋巴组织增生明显，因此基层医院的医师容易遗漏而不能早期发现。其次，随着对本病认识的不断提高，越来越多的临床表型和致病基因被发现，可具有多种免疫学表型。比如大部分 Omenn 综合征患儿 B 细胞减少，NK 细胞正常。但是 X-SCID 相关的 Omenn 综合征 B 细胞在正常范围，NK 细胞减少甚至缺如。部分 Omenn 综合征伴有多系统表现或仅具有部分典型表现，给临床早期诊断也带来了难度。部分医院缺乏进一步验证的实验室条件也是患儿延迟诊断的重要原因。为了早期诊断该病，首先应熟悉 Omenn 综合征的致病机制及常见的临床和免疫学表型。总体上，Omenn 综合征具有 SCID 的共同特征，比如生后早期开始的反复迁延不愈的多重感染（包括机会感染）、生长发育落后、BCG 感染等。同时具有特征性表现，比如存在一定数量的淋巴细胞、红皮病、肝脾大和过度炎症等。当然，对于疑难病例，需要进一步完善免疫功能学检查，比如 TCRVβ 多样性分析、T 细胞增殖实验、TREC 检测等。在除外母源性 T 细胞植入的情况下，如果伴有 TCRVβ 多样性的严重受损和 T 细胞增殖功能异常，将有助于早期诊断。对于疑诊 Omenn 综合征，而所在单位不具备进一步实验室证实条件的医师，应推荐患儿尽快到国内的 PID 诊治中心进一步明确诊断，及时进行治疗。基因检测是最终确诊的手段。

2. Omenn 综合征是由多种遗传学异常导致的具有免疫功能低下及过度炎症的一大类疾病，而非仅仅是一种独立的 SCID。

首先，Omenn 综合征除了具有免疫功能严重低下，容易发生重症感染的特点之外，过度炎症也是其重要特点之一。由于各种 VDJ 重组过程中或淋巴细胞成熟阶段致病基因亚效突变，导致部分 T 细胞发育进入外周，并且浸润包括皮肤、淋巴结、肝脏、肠道等多种器官，引起炎症反应。近来发现 Omenn 综合征胸腺上皮细胞的 AIRE 基因转录因子表达下调。AIRE 调节一系列组织特异性抗原的转录，介导胸腺自身反应性 T 细胞的阴性选择。AIRE 基因转录因子表达下调可导致中枢阴性选择过程受损，导致自身反应性 T 细胞进入外周，引起炎症反应。Omenn 综合征的过度炎症也和 Th2 细胞占优势有关，其分泌的 IL-4、IL-13 可导致 IgE 升高，IL-5 与嗜酸性粒细胞升高有关。而且，Omenn 综合征缺乏 Treg 和 IL-10，导致外周对炎症的负性调控过程受损，引起炎症反应。所以，某种意义上讲，Omenn 综合征是由于多种遗传学异常导致的异常炎症状态。

其次，需要认识到 Omenn 综合征不仅仅是一种 SCID，而是一组具有类似临床表现的疾病。其最常见的致病机制是 RAG1 和 RAG2 基因亚效突变。参与 VDJ 重组过程中的其他基因、SCID 的某些致病基因、系统性疾病（CHARGE 综合征、CHH 等）都可以和 Omenn 综合征相关。而且，随着二代测序技术的不断发展和对该病认识水平的不断提高，可能还会有更多的致病基因被发现。因此，对于临床具有 Omenn 综合征临床特征的患儿，其分子诊断不能仅限于 RAG1、RAG2。在仔细分析临床表型和分子表型的基础上，借助二代测序等技术手段，有望在分子层面发现更多的遗传学异常。

（五）热点聚焦

RAG 基因严重缺陷（即 SCID、Omenn 综合征和非典型 SCID）的主要根治手段是造血干细胞移植。如果接受匹配的相关供者的造血干细胞移植，成功率可以达到 80%。而采用完全清髓的预处理和半相合的骨髓移植，成功率仅有 60%～70%。不用预处理的半相合骨髓移植甚至效果更差。因此，对于没有合适供者的 RAG 缺陷患儿，如何选择根治性的治疗手段显得非常重要。基因治疗在 X-SCID 和 ADA 缺乏症已经取得了成功。基因纠正的细胞均具有较强的选择性生长优势。RAG1 基因治疗的初步尝试是采用莫罗尼鼠白血病病毒作为载体,携带正常人的 *RAG1* 基因,转染 Rag$^{-/-}$ 骨髓干细胞后进行移植,结果显示仅在小鼠接受辐照及提供高的载体拷贝的情况下,免疫重建才能成功。而且插入突变的出现导致其中 1 只治疗后的小鼠发生未分化的急性淋巴细胞白血病。而且,基因治疗的小鼠 B 细胞数目仍低于正常,提示在 Rag$^{-/-}$ 小鼠的胸腺和骨髓内,基因纠正的淋巴干细胞仅具有较小的选择性生长优势。为了克服插入突变导致肿瘤的问题,进一步采用携带不同调节组件的自灭活慢病毒载体进行 *RAG1* 基因治疗。T 细胞免疫得到部分重建,而 B 细胞数目和抗体产生能力也部分恢复。但是,采用慢病毒载体治疗的 RAG1 缺陷鼠中,50% 呈现 Omenn 综合征样的表现,包括多器官的淋巴细胞浸润和 IgE 水平的升高。这可能与转染的鼠细胞里人RAG1 的不同表达水平或者治疗后随访的时间差异有关。*RAG2* 基因治疗的临床前研究似乎结果更理想。采用携带调节组件的慢病毒载体进行 *RAG2* 基因治疗实验,即使在低的载体拷贝数的情况下,小鼠外周 T 细胞和 B 细胞水平显著提升。但是,进入临床实验还有待于进一步证实其安全性和有效性。

对于 *RAG* 基因治疗的未来发展来说,我们需要在低水平的载体拷贝的情况下,产生最优水平的转基因表达。基因编辑技术是未来基因治疗的重要方向,比如 *CRISPR/Cas9* 基因编辑技术,具有安全、高效及精准的优势,目前临床前的研究已经在进行中。

(张志勇　赵晓东)

高 IgM 综合征

(一)疾病概述

高 IgM 综合征(hyper IgM syndrome,HIM)是一种较罕见的原发性免疫缺陷病,20 世纪60 年代由 Asselain 和 Rosen 等首次报道。其主要特点为反复感染,血清 IgG、IgA 和 IgE 明显降低,IgM 水平正常或升高,B 细胞数正常。目前为止,已发现数种临床表型及遗传缺陷相异的疾病种类,主要包括 X- 连锁 CD40L 缺陷(OMIM308230)、常染色体隐性遗传 CD40缺陷(OMIM606843)、常染色体隐性遗传 AID 缺陷(OMIM605258)、常染色体隐性遗传UNG 缺陷(OMIM608106)等,总发病率估计约为 1∶500 000。根据遗传缺陷的不同,高 IgM综合征患者临床表型各异,轻者可表现为体液免疫缺陷,重者则为联合免疫缺陷。患者以反复感染为主要特点,自身免疫性疾病发生率较高,主要治疗方式为 Ig 替代治疗以及感染控制,骨髓移植为唯一根治手段。

抗体成熟过程包括类别转换重组、体细胞高频突变及记忆 B 细胞生成等一系列重要事件,主要发生在脾、淋巴结及扁桃体等二级淋巴器官,通过抗原以及 T 细胞依赖的方式实现。T 细胞提供协同刺激信号在类别转换重组中发挥了重要作用。活化 CD4 滤泡辅助 T细胞表达 CD40 配体(CD40L),结合 B 细胞组成型表达的 CD40 受体,导致下游 NF-KB 信号通路活化,促进 NF-KB 依赖基因表达,如活化诱导的胞苷脱氨酶基因(activation-induced cytidine deaminase,AICD)。活化诱导的胞苷脱氨酶(AID)、尿嘧啶 N- 糖基化酶(uracil N-glycosylase,UNG)以及错配修复蛋白 PMS2 等参与类别转换重组过程。

类别转换重组异常可因为 B 细胞内在缺陷造成,也可由于数种免疫细胞异常导致,这种发病机制的不同造成不同的临床表现。*CD40L* 和 *CD40* 突变影响活化 CD4 T 细胞与 B 细胞、树突状细胞及单核细胞等表达 CD40 的免疫细胞之间的交互作用。因此,这类疾病影响免疫功能范围较大,包括 T 细胞功能缺陷,从而导致联合免疫缺陷。另一方面,*AICD* 与*UNG* 突变特异性影响 B 细胞内在功能,因而主要导致体液免疫缺陷。

高 IgM 综合征最常见的类型为 X- 连锁 CD40L 缺陷,约占所有高 IgM 综合征的 1/2。其致病基因 *CD40L* 基因定位于 Xq26.3-27,长 13kb,由 5 个外显子、4 个内含子组成,编码 261 个氨基酸。CD40L 属于肿瘤坏死因子(TNF)超基因家族的二型跨膜蛋白,主要表达在活化的 CD4 阳性 T 细胞上。*CD40L* 基因突变多(39.5%)为错义突变,插入也较常见。突变热点主要集中在第 5 外显子,该区与 TNF 有很高的同源性。*CD40L* 基因突变的结果改变了 CD40L 蛋白的晶体结构,使其与 CD40 分子结合位点不能有效暴露,或增强该区的厌水性,从而不能与 CD40 分子结合,导致 T 细胞依赖抗原的再次免疫应答障碍。因此患者易发生细菌、肺孢子菌和隐孢子虫感染。其次为常染色体隐性遗传 AID 缺陷,但有报道指出编码 AID C 端基因的无义突变表现为常染色体显性遗传特征。CD40 缺陷和 UNG 缺陷表现为常染色体隐性遗传特征。除外这几类遗传缺陷明确的高 IgM 综合征;还有一类其分子基础目前尚不明确。具体分类见表 2-2-11。

表 2-2-11 HIGM 分类及特征

	疾病类型(分子缺陷)	遗传方式	血清 Ig	相关特征
HIGM 1	CD40L 缺陷(也称 TNFSF5 或 CD154 缺陷)	XL	IgG、IgA ↓,IgM 正常或↑ B 细胞数可能正常或升高	机会性感染,中性粒细胞减少症,自身免疫性疾病
HIGM 2	AID(*AICDA* 基因缺陷)	AR	IgG、IgA ↓,IgM ↑	生发中心和淋巴结增大
	AID C 末端缺陷	AD	IgG、IgA ↓,IgM ↑	生发中心和淋巴结增大
HIGM 3	CD4 缺陷(也称 TNFRSF5 缺陷)	AR	IgG、IgA ↓,IgM 正常或↑	机会性感染,中性粒细胞减少症
HIGM 4	不明	不明	不明	不明
HIGM 5	UNG 缺陷	AR	IgG、IgA ↓,IgM ↑	生发中心和淋巴结增大
HIGM 6	NF-κB 通路分子	XL/AD	IgG、IgA ↓,IgM ↑	无汗性外胚层发育不良伴免疫缺陷
	PMS2 缺陷	AR	IgG、IgA ↓,IgM ↑	细菌感染
	DNA 修复异常相关的 HIGM	AR	IgG、IgA ↓,IgM ↑	自身免疫性疾病,淋巴瘤

(二)诊断与鉴别诊断

【临床表现】

高 IgM 综合征患者的临床表型因遗传分子缺陷不同而各有所异。CD40L 和 CD40 缺陷表现为联合免疫缺陷;而 AID 与 UNG 缺陷则主要表现为体液免疫缺陷。

1. CD40L 与 CD40 缺陷

(1)感染:随着来自母体的抗体衰减,大部分 CD40L 缺陷的高 IgM 综合征患者从婴儿期开始反复呼吸道感染,如肺炎、鼻窦炎与中耳炎,病原菌主要为含荚膜细菌,其他包括巨细胞病毒、新型隐球菌与分枝杆菌等。此外,肺孢子菌肺炎可为本病最早的表现。欧洲和美国的病例报道显示其发生率为 31.7%~48.1%。另外,诸如肺孢子菌、隐孢子虫与组织胞浆菌等机会感染易感性增加。腹泻是另一种常见的感染，在 CD40L 缺陷病例发生率可超过50%，可严重影响生长发育，导致营养不良，甚至最终导致死亡。慢性水样泻常常与隐孢子虫和贾第虫感染有关，并且可造成导致致命的并发症——硬化性胆管炎。随着年龄的增长，肝胆疾病的发生率明显上升，可导致终末期肝损伤。口角炎与口腔溃疡也较常见，通常和中性粒细胞减少有关。虽然其他类型感染较少见，但肠道病毒脑膜脑炎、皮肤感染、软组织感染、骨髓炎也曾有报道。

（2）自身免疫性疾病：包括中性粒细胞减少、血小板减少、溶血性贫血、肾炎、关节炎等。CD40L 缺陷患儿体内成熟 B 细胞可生成很多自身反应性抗体，提示 CD40L-CD40 信号在诱导外周 B 细胞免疫耐受方面发挥重要作用。约 1/2 以上患者发生中性粒细胞减少，导致持续性口角炎与口腔溃疡。中性粒细胞减少的具体机制目前尚不明确，骨髓检测提示早幼粒细胞 / 中幼粒细胞阶段发育受阻。给予 G-CSF 治疗能升高中性粒细胞数量，但是血清中 G-CSF 是正常或升高的。25% 的 CD40L 缺陷患儿伴有贫血，可能与慢性感染或微小病毒 B19 诱导的再生障碍性贫血有关。

（3）淋巴组织增生：扁桃体、脾、肝脏等淋巴组织增生和肿大是 CD40L 缺陷的共同表现，抗原对分泌 IgM 的 B 细胞持续性刺激而使 IgM 升高。但是 CD40L 缺陷患儿的淋巴结缺乏生发中心，主要和 CD40-CD40L 的异常作用有关。

（4）肿瘤：CD40L 缺陷患者肿瘤发生危险增加，包括淋巴瘤、肝胆道、胃肠道及神经系统肿瘤。淋巴组织肿瘤是最常见的恶性肿瘤，占 XHIM 合并肿瘤的 56%，肝脏和胆道肿瘤也可发生，而且这些肿瘤很少见于其他原发性免疫缺陷病。隐孢子虫及 CMV 感染的常见两大并发症即为肝硬化与胆道癌。

CD40 缺陷患者的临床表型与 CD40L 患者的非常相似，只是前者既可影响男性患者，也可发生在女性患者，常见于近亲结婚家庭。

2. AID、UNG 缺陷以及其他类型高 IgM 综合征

（1）感染：AID 缺陷约占高 IgM 综合征的 1/4 左右，大部分见于近亲结婚家庭。典型特征为反复细菌感染，主要是含荚膜细菌。超过 1/2 的病例可出现肺部感染，14% 左右的病例出现支气管扩张。胃肠道细菌感染也有报道，常与贾地鞭毛虫有关。25% 的 AID 缺陷可出现神经系统感染，常与免疫球蛋白的不规范输注有关。分别有 1 例单纯疱疹病毒脑炎和脊髓灰质炎的 AID 缺陷报道。与 CD40L 或 CD40 缺陷不同，AID 缺陷极少患有机会菌感染。另一方面，与无丙种球蛋白血症不同，AID 缺陷患者不发生严重肠道病毒感染。患者通常在儿童早期发病，中位数发病年龄为 2 岁左右，但诊断大多较迟，有些患者在成年才得以诊断。

（2）淋巴组织增生：AID 缺陷一个显著特征为约 75% 患者有淋巴增生，主要是颈部淋巴结和扁桃体。可能需要扁桃体切除或淋巴结切除。10% 左右的 AID 缺陷病例伴有肝脾大。这一点与 CD40L 缺陷相反，后者淋巴与扁桃腺组织稀疏。

（3）自身免疫：自身免疫是 AID 缺陷的常见并发症，占 20%～30% 的患者，表现为血细胞减少、肝炎、炎症性肠病以及关节炎等。针对血细胞的 IgM 自身抗体可导致溶血性贫血、血小板减少，中性粒细胞减少罕见。AID 缺陷患者即使给予 Ig 替代治疗，仍会发生自身免疫。

迄今为止，UNG 缺陷报道病例数少，临床表型与 AID 缺陷相似。其他类型的高 IgM 综合征，除其特殊的体征外，临床表现与 AID 缺陷类似，但程度较轻。

【实验室检查】

1. **血清 Ig 水平** 典型表现是血清 IgG、IgA、IgE 水平减低，IgM 水平升高或正常。但需要注意的是近来发现约有 1/4 的 CD40L 病例血清 IgM 水平是降低的。甚至有个别 CD40L 缺陷的病例 IgG、IgA、IgE 水平升高，提示 CD40L 缺陷中可能环境因素和/或其他分子机制参与类别转换重组。有报道发现在同一家系中的 CD40L 缺陷病患者，其 IgM 水平并不完全相同，提示 IgM 水平升高可能反映的是慢性感染的过程，而非基因突变本身导致的。采用 T 细胞依赖性抗原进行免疫，IgG 特异性抗体产生均降低。

2. **淋巴细胞分类** CD40L 患者循环 B 细胞数量正常，但记忆 B 细胞（CD27⁺ B 细胞）显著减少。CD40L 缺陷患儿的 B 细胞表达 IgM 和/或 IgD，而无其他 Ig 类别。尽管 CD40L 缺陷本质上是联合免疫缺陷，但 T 细胞的数目和分布是基本正常。尽管 AID 和 UNG 缺陷患者 B 细胞也共表达 IgM 和 IgD，与 CD40L 缺陷不同，其记忆 B 细胞比例正常。

3. **淋巴细胞增殖** 针对丝裂原的增殖反应正常，但是抗原特异性 T 细胞应答在 CD40L 与 CD40 缺陷患者中是减低的，而 AID 和 UNG 缺陷患者两者增殖反应均正常。在 AID 和 UNG 缺陷患者，可溶性 CD40L 诱导的 B 细胞增殖正常，但类别转换异常。二级淋巴器官组织学检查中，CD40L 和 CD40 缺陷患者的生发中心缺乏，而 AID 与 UNG 缺陷患者的生发中心是扩增的。

4. **血液系统** 约 1/2 以上 CD40L 缺陷患儿常常伴有中性粒细胞减低，表现为慢性或循环性中性粒细胞减低。部分患者伴有贫血。

5. **基因与蛋白检测** 根据临床表现及实验室检查拟诊高 IgM 综合征，并且初步评估为哪种类型后，需进行相关基因与蛋白表达检查。提取外周血 DNA 标本，行 *CD40L*、*CD40*、*AID*、*UNG* 基因分子诊断，明确突变类型。*CD40L* 基因突变散布在整个基因，突变形式包括错义突变、缺失突变及插入突变、无义突变、拼接部位突变等。部分病人携带两种不同的突变。而且 CD40L 蛋白的 140 位点是突变热点，其他的突变热点包括（L155P，T254M）。有条件的实验室可以采用流式细胞仪检测相关蛋白表达，如检测活化 T 细胞表面的 CD40L 表达或 B 细胞与单核细胞 CD40 的表达情况可以辅助 CD40L 缺陷或 CD40 缺陷的诊断。

6. **其他** CD40 缺陷患者细胞表面 MHCⅡ表达减少，IL-12 释放减少，支持 CD40 缺陷是联合免疫缺陷。高频突变检测显示大部分 AID 缺陷患者高频突变降低（90%），而 UNG 缺陷患者均可发生高频突变，但有偏倚。

【诊断】

根据生后早期发生反复感染，包括机会性感染，伴自身免疫性疾病，血清 IgG、IgA、IgE 水平减低，IgM 水平升高或正常。结合基因检查与蛋白检测，可以确诊高 IgM 综合征。CD40L 或 CD40 缺陷可通过流式细胞术检测 T 细胞 CD40L 蛋白表达，B 细胞与单核细胞 CD40 表达缺乏来辅助诊断。而 AID 及 UNG 缺陷则只能通过遗传学检测基因突变而诊断。

CD40L 缺陷为 X 连锁疾病，而该病病情严重，因此对于携带 *CD40L* 基因突变的育龄妇女进行遗传咨询及产前诊断非常重要。孕期 10～12 周时可抽取孕妇外周血鉴定胎儿性别，若为男性胎儿，则可进行绒毛膜或羊膜活检，再行 *CD40L* 基因检测，鉴定有无基因突变，最后给予相应的遗传咨询。由于胎儿脐血 T 细胞 CD40L 表达的调控很复杂，因此不建议采用 CD40L 流式检测作为 CD40L 缺陷产前诊断的唯一手段。关于 AID 或 UNG 缺陷的产前诊断可能涉及伦理问题，主要是因为如果能够早期规范的输注丙种球蛋白治疗，AID 或 UNG

缺陷患儿仍可存活至成人,尽管可能有发生自身免疫性疾病和肿瘤的风险。

【鉴别诊断】

临床上表现为反复感染、血清免疫球蛋白血清 IgG、IgA 和 IgE 明显降低,IgM 水平正常或升高的 PID 较多,需与包括 AT、CVID、XLA 等疾病进行鉴别,另外还需要考虑:①实验误差:若仅发现 IgM 升高,而临床症状无相应的临床表现,须排除实验室操作误差,需重新检测;②某些肠道疾病或肾脏疾病,由于蛋白的丢失(IgG 和 IgA),可出现 IgG 和 IgA 降低,而 IgM 正常的类似高 IgM 综合征的表现。

1. 共济失调 - 毛细血管扩张综合征　该病除了伴有 IgM 升高外,还可伴有其他特殊的临床表现。比如毛细血管扩张、共济失调等神经系统表现。其致病基因是 *ATM* 基因,通过影响类别转换重组 DNA 修复导致血清 IgM 升高。

2. 常见变异性免疫缺陷病　属于抗体缺陷为主的 PID,病因不明。主要表现为起病于任何年龄的反复感染(以细菌感染为主),胃肠道疾病高发(如慢性蓝氏贾弟鞭毛虫病),易伴发自身免疫性疾病(如溶血性贫血、恶性贫血、血小板减少等),淋巴单核 - 吞噬细胞系统增生及胃肠道恶性肿瘤高发。血清 IgG 和 IgA 降低,IgM 不定,大部分患儿 B 细胞数目正常,仅有少部分患儿 B 细胞数目减少,因此临床上很难鉴别,最终依靠基因诊断。

3. NBS 染色体断裂综合征　患者还表现为小头畸形、特殊面部形态异常、身材矮小以及智力进行性下降等非免疫系统特征。

4. MHCⅡ缺陷　由于伴有 $CD4^+T$ 细胞下降,CD40L 表达可降低,IgM 水平可升高。

5. XLA　即 X 连锁先天性无丙种球蛋白血症,由 *BTK* 基因突变所致,男性发病,女性携带。多发细菌感染,可伴有自身免疫性关节炎。淋巴组织明显减少(扁桃体和淋巴结减小或缺如),免疫球蛋白 IgG、IgA 和 IgM 均降低,B 细胞减少或缺如可鉴别。

(三)治疗决策

免疫球蛋白替代治疗与感染控制是高 IgM 综合征的主要治疗手段,骨髓移植是 CD40L 与 CD40 缺陷的唯一根治方式。

1. Ig 替代治疗　Ig 的规律输注是最重要的治疗手段(400～600mg/kg,每 21～28 天输注一次),可显著降低感染的发生与严重程度,并且可能降低 IgM 水平,甚至达到正常水平。如果患儿反应欠佳,应加大 IVIG 输注的量和频率,控制所有的感染症状。为了防止支气管扩张等并发症的发生,血清 IgG 水平应保持在正常 IgG 范围的高限。患儿通常恢复正常的生长,临床症状消失;部分患儿中性粒细胞减少得到缓解。根据患者体重及 Ig 波谷浓度来确定所需免疫球蛋白剂量,注射方式包括静脉注射 Ig(IVIG)和皮下注射 Ig(SCIG)。目前 IVIG 是替代治疗的主要方式,但由于 SCIG 与 IVIG 效果相似,且其耐受性好,也可在患者家中进行,由此,SCIG 前景很好。

2. 感染控制　高 IgM 综合征患者一旦发生细菌感染,应立即使用抗生素治疗。由于 CD40L 与 CD40 缺陷患者对肺孢子菌易感,需长期使用复方磺胺甲噁唑预防感染。对隐球菌感染,需长疗程的两性霉素 B 和氟胞嘧啶治疗。隐孢子虫感染可采用阿奇霉素或硝唑尼特治疗。

3. 骨髓移植　骨髓移植是根治 CD40L 与 CD40 缺陷的唯一方式,但有报道显示植入效果差以及移植后发生并发症等。若能找到 HLA 匹配供体,应早期进行干细胞移植。根据欧洲的一项报道,从 1993 年至 2002 年十年中,38 位 CD40L 缺陷患者接受干细胞移植,总生存率为 68%,无病生存率为 58%。同 CD40L 缺陷类似,CD40 缺陷患者需尽早进行干细胞移植。尽管如此，由于干细胞移植只能恢复造血细胞 CD40 表达，但并不能重建其他类型细胞的 CD40 表达，导致 CD40 缺陷骨髓移植效果较 CD40L 缺陷差。

4. 基因治疗 近年人们尝试应用基因疗法治疗高 IgM 综合征。动物实验表明：CD40L 敲除小鼠在 *CD40L* 基因重诱导后，CD40L 重新表达，但是却引起淋巴细胞增殖性疾病。因此，人们推测，要实现该基因的精确表达，不仅包括该基因结构的表达，还应该包括调控该基因蛋白的表达。因此，*HIGM* 基因疗法尚在试验阶段。

5. 重组 CD40L 替代治疗 近期有报道研究 CD40L 缺陷患者皮下注射重组 CD40L 的效用与安全性。三例 CD40L 缺陷患者接受皮下注射 CD40L，结果显示此替代治疗重建了部分免疫功能。治疗后，虽无 T 细胞依赖抗原特异性抗体应答，但恢复了 Th1 细胞功能，丝裂原刺激后能合成 Th1 型细胞因子。此治疗无明显副作用，可作为严重机会感染的治疗方式。

6. 辅助综合治疗 中性粒细胞减低患者可进行皮下注射 G-CSF 治疗。对于 CD40L 与 CD40 缺陷患者，务必讲卫生，注意环境卫生清洁，预防隐孢子虫感染，避免在池塘、河流与湖泊中游泳。规律监测肝胆结构与功能。对于严重肝脏疾病的患者，可考虑同时行肝脏移植和造血干细胞移植治疗。AID 缺陷患者发生自身免疫，可使用免疫抑制剂。

尽管采用各种治疗手段，CD40L 缺陷患者的总体预后仍较差。根据欧洲与美国的研究，该病患者的死亡率介于 10%～20%，未接受造血干细胞移植的患者生存期中位数少于 25 年。至于死亡原因，疾病早期主要为严重感染，后期主要为终末期肝损害。鉴于此，规律监测肝功能以及超声检查对于疾病随访非常重要。检测大便中隐孢子虫，以早期了解是否存在感染。一旦发现感染，给予抗生素治疗以预防感染的进展，否则可能导致严重的肝胆并发症。AID 与 UNG 缺陷患者的长期预后较 CD40L 缺陷患者好。规律 Ig 替代治疗和及时感染控制能有效避免慢性肺病的发生。

（四）常见问题和误区防范

1. CD40L 和 CD40 缺陷的本质是联合免疫缺陷病，而不仅仅是抗体缺陷病。

高 IgM 综合征是一类以反复感染，血清 IgG、IgA 和 IgE 明显降低，IgM 水平正常或升高，B 细胞数正常为主要特点的疾病。既往的分类将高 IgM 综合征划入抗体缺陷为主的免疫缺陷病范畴。从发病机制我们可以看到，CD40L 和 CD40 缺陷均影响类别转换重组和高频突变的过程，累及 T 细胞和 B 细胞，因此具有联合免疫缺陷病的特征。从临床表现上，CD40L 和 CD40 缺陷除了易患细菌感染外，机会性感染的风险显著升高。免疫学检查尽管不伴有淋巴细胞减少症，但淋巴细胞针对抗原的增殖反应是降低的。从整体预后上来讲，CD40L 和 CD40 缺陷患者和其他抗体缺陷（比如 XLA）相比，预后较差。因此，治疗上，除了规律输注丙种球蛋白外，须考虑造血干细胞移植进行根治治疗。而高 IgM 综合征的另 2 种主要缺陷 AID 和 UNG 缺陷，主要是 B 细胞内在缺陷，因此其临床特点符合大多数抗体缺陷的特征，容易发生细菌感染，不伴有机会性感染的易感性升高。而且，肠道病毒的易感性并没有升高，可能和 IgM 的保护有关。因此，治疗上更强调 Ig 的规范输注，可显著减少并发症的发生。

2. 高 IgM 综合征的临床和免疫学表型存在变异，存在误诊而延误治疗的可能。

尽管大多数高 IgM 综合征具有共同的临床和免疫学特点，比如反复感染，血清 IgG、IgA 和 IgE 明显降低，IgM 水平正常或升高，B 细胞数正常。但是高 IgM 综合征是一类由多种遗传缺陷导致的，类别转换重组和高频突变过程缺陷的疾病。遗传方式多样。CD40L 和 CD40 缺陷具有联合免疫的特征，而 AID 和 UNG 缺陷主要表现类似于抗体缺陷病。还有

NF-κB 通路分子缺陷、PMS2 缺陷以及与 DNA 修复异常相关的致病基因未明的高 IgM 综合征。因此，高 IgM 综合征是一类临床表现具有高度异质性的疾病，给诊断带来了一定难度。此外，高 IgM 综合征还需要和其他疾病鉴别，尤其是普通变异型免疫缺陷病，其临床表现可非常相似。再者，部分高 IgM 综合征的患儿 IgM 水平下降，甚至有个别病人 IgG、IgA、IgE 水平升高。因此，对于临床上具有反复感染特征，Ig 下降，尤其是伴 IgM 正常或增高，而淋巴细胞分类基本正常的病例，均要注意警惕高 IgM 综合征。对于男性患儿，首先可行 CD40L 的流式检测。如果 CD40L 显著降低，可确诊 X- 连锁高 IgM 血症。当然，目前存在一组致病基因尚未明确的高 IgM 综合征。包括笔者所在单位也有多例患者尚未明确致病基因。但随着诊断技术的进一步发展，相信在不久的将来，会发现更多的高 IgM 综合征基因型，扩展我们对该病的认识。

（五）热点聚焦

高 IgM 综合征是一类以免疫球蛋白类别转换和高频突变异常为主要发病机制的原发性免疫缺陷病。类别转换的机制主要是 B 细胞在分化过程中其 C_H 基因节段发生重排和转换。而发生 C 区转换的区域是在 C_H 基因编码序列 5′ 端的一段内部重复序列，称为 S 区，分别命名为 Sμ、Sγ、Sα、Sε。发生 Ig 类别转换后其 V 区不变，识别抗原的特异性不变。不同的 Ig 其活性、组织分布各异。Ig 类别转换对抵抗病原体感染是必需的。发生于 V 区的高频突变（主要是错义突变，其次是插入和缺失突变）将提高抗体的亲和力。Ig 类别转换和高频突变同时发生，互不作为先决条件。

尽管目前在高 IgM 综合征中发现了包括 *CD40L*、*CD40*、*AID*、*UNG* 等致病基因，但是还有部分病例没有明确致病基因。我们知道，活化 CD4 滤泡辅助 T 细胞表达 CD40 配体（CD40L），结合 B 细胞组成型表达的 CD40 受体，导致下游 NFκB 信号通路活化，促进 NFκB 依赖基因表达，启动和促进重链类别转换。除了活化 AID、UNG 以及错配修复蛋白 PMS2 外，在 CD40 信号传导的过程中，包括 TRAF2、TRAF3、TRAF6、MEKK3、RIP、Erk、JnK、ATF2、IKK 复合物、NFκB 等多种蛋白和细胞因子参与，理论上均可能成为高 IgM 综合征的候选致病基因。

在 B 细胞内在缺陷导致的高 IgM 综合征中，也并不仅仅只有 *AID* 和 *UNG* 基因突变。有研究者总结了致病基因未明的高 IgM 综合征患者，具有常染色体隐性遗传的特征，伴有 AID 类似的临床表现，包括呼吸道和消化道的细菌感染，轻～中度的淋巴组织增生，但不伴有典型 AID 病例巨大的生发中心。这类病人类别转换缺陷似乎较轻，因为有部分患者有一定水平 IgG 产生。IgM 的多糖抗体在正常水平，而 IgG 的特异性抗体显著降低。经 sCD40L 和细胞因子活化，B 细胞可以增殖，但不能经历类别转换。而高频突变的检测是正常的。我们知道，类别转换的主要步骤包括：①靶向 DNA 的转录（S 区）；② DNA 的断裂；③ DNA 的修复。因此，研究者将这类目前尚未明确致病基因，存在类别转换异常的高 IgM 综合征分为两类：① DNA 断裂上游的类别转换缺陷；② DNA 断裂下游的类别转换缺陷。

目前发现至少 16 例高 IgM 综合征具有如下特征：缺乏自身免疫性疾病，没有明显的肿瘤性疾病风险提高，具有较好的预后。该类病人 B 细胞的 Sμ 区没有类别转换诱导的双链 DNA 断裂（double-stranded DNA break，DSB），AID 和 UNG 转录均正常表达。因此，这类病人的缺陷可以定位于 S 区转录的下游和 S 区 DNA 断裂的上游。并且仅和类别转化异常有关，因为记忆 B 细胞高频突变的频率和模式均正常。由于 AID 胞嘧啶脱氨酶仅存在于 B 细胞的 S 区和 V 区，尽管 AID 靶向结合 S 区的影响因素尚不完全清楚，仍推测这一类高 IgM 综合征是由于 AID 靶向 S 区的直接或间接异常引起。AID 和 RNA 编辑的酶 APOBEC-1 具有相似性。而且，在活化的 B 细胞，多种转换因子参与了类别转换，推测这些细胞因子起到对接蛋白的作用，有助于重组活化酶募集到 DNA 的特定区域。因此，APOBEC-1 和编码转换因子的基因可能是候选致病基因。

此外，有 15 例致病基因未明的高 IgM 综合征可伴有自身免疫性表现（4/15），甚至是威胁生命的严重自身免疫性溶血性贫血。病人活化 B 细胞的 Sμ 区有正常的 DSB，提示缺陷的过程在 DNA 断裂的下游。由于剪切环及功能性 Ig 不能检测到，因此可以将缺陷定位于 DNA 断裂下游和 DNA 修复的上游。由于 DSB 正常存在，排除了 AID 靶向 S 区异常的可能。在记忆 B 细胞中，高频突变的频率和模式也是正常的。对这一独特的表型，有如下的 2 个主要推测：①类别转换的 B 细胞存活信号异常，但这和体外观察到的类别转换缺陷不符；② DNA 的修复缺陷。我们已经知道类别转换和高频突变的 DNA 修复机制不同。NHEJ 酶和 MRE11/hRad50/NBS1 蛋白复合体参与了类别转换的 DNA 修复，但这些基因突变导致的临床表型明显不符。在 *H2AX* 和 *53BP1* 基因敲除的小鼠中，有类别转换异常，而高频突变正常的发现，但在临床病例中检测该基因均未发现突变。因此，其他的 DNA 修复基因，包括结合到 AID 的 C- 终末区的目前尚未明确的细胞因子，均需要考虑。而且，在这 15 例患者中，有 2 例发生了霍奇金淋巴瘤，符合 DNA 修复缺陷的特点。

尽管存在尚未明确致病基因的高 IgM 综合征，在外胚层发育不良伴免疫缺陷病的患者中，发现了 *NEMO* 基因突变，具有高 IgM 综合征的部分特征。外胚层发育不良的主要临床特征是少汗或无汗、毛发稀疏及圆锥形的上颌切牙等。多年前就已发现部分外胚层发育不良的患儿伴有免疫缺陷病的表现。近年在患儿中发现 *NEMO* 基因的亚效突变，具有类似于高 IgM 综合征的临床和免疫学特征。据一份来自 23 个家族的 33 例患儿的报道，大部分患儿具有外胚层发育不良的共同特征，比如无汗、延迟出牙、圆锥牙、头发稀疏。部分严重病例伴有骨骼石化症和淋巴管水肿。此外，患儿通常在早期出现反复严重的细菌感染，包括肺炎、脓肿、脑膜炎、胃肠炎、败血症，甚至支气管扩张和顽固性腹泻。病原体主要是革兰氏阳性细菌（肺炎链球菌和金黄色葡萄球菌），其次是革兰氏阴性细菌（假单胞菌属、流感嗜血杆菌、分枝杆菌等）。分别有 2 例感染卡氏肺孢子菌和严重腺病毒-巨细胞病毒的病例，提示伴有联合免疫缺陷的特征。婴儿期发生分枝杆菌感染并死亡的病例也有报道。实验室检查发现大多数病例 IgG 降低，IgM 和 IgA 常常升高，针对多糖抗原的特异性抗体降低或缺如，部分病例 NK 细胞的细胞毒功能缺陷。而淋巴细胞分类基本正常，CD40L 正常表达，T 细胞和中性粒细胞功能正常，蛋白抗原的特异性抗体水平正常。

总之，X- 连锁高 IgM 综合征现在已经被公认为联合免疫缺陷病。CD40L-CD40 相互作用既往认为仅与 B 细胞的终末分化有关，现在认为在多种生化过程，尤其是 Th1 相关的炎症过程有关。因此，抗 CD40L 的单克隆抗体已经进入临床作为抗炎症的药物。可溶性的 CD40L 也在美国国立卫生院（National Institutes of Health，NIH）准备开发为治疗 X- 连锁高 IgM 综合征的药物。CD40 缺陷的临床和免疫学表现与 CD40L 缺陷很难鉴别。而在 B 细胞内在缺陷的过程中，AID 处于类别转换和高频突变的中心环节，但仍有其他未明的共作用分子有待我们进一步去发现，这有助于我们更好地理解抗体成熟的过程，更好地进行临床的治疗和预后的评估。

（张志勇　赵晓东）

腺苷脱氨酶缺陷

（一）疾病概述

腺苷脱氨酶（adenosine deaminase，ADA）缺陷是一种常染色体隐性遗传的严重联合免疫缺陷病（OMIM 102700）。该病为嘌呤代谢通路异常性疾病，占常染色体隐性遗传 SCID 的 40% 和所有 SCID 的 14%。由于缺乏 ADA 酶活性，导致脱氧腺苷和脱氧三磷酸腺苷等毒性代谢中间产物在细胞内堆积，淋巴细胞对此毒性尤为敏感，因而可出现 T⁻B⁻SCID 表型。部分具有残留 ADA 酶活性的患者可在儿童期甚至成人期起病。PNP 缺陷是另一种罕见的常染色体隐性遗传的严重联合免疫缺陷病（OMIM 164050）。该病是由于嘌呤代谢的关键酶 PNP 缺陷导致的代谢异常性疾病。于 1975 年首次报道。以反复严重感染、中枢神经系统异常及易患自身免疫性疾病为特点。目前报道病例数不足 50 例。

腺苷脱氨酶（ADA）是一种广泛分布的嘌呤代谢通路的关键酶，催化腺苷和脱氧腺苷及自然发生的甲基化腺苷化合物脱氨基，产生肌苷和脱氧肌苷。进一步在嘌呤核苷磷酸化酶（PNP）作用下转化为次黄嘌呤，次黄嘌呤在次黄嘌呤鸟嘌呤磷酸核糖转化酶（HGPRT）作用下转变为磷酸肌苷或转化为尿酸排泄。ADA 的缺乏将导致肌苷和脱氧肌苷产生减少，但是由于其他旁路的影响，在 ADA 缺陷病人肌苷和脱氧肌苷在正常浓度，并有正常水平的尿酸产生。ADA 缺乏导致底物腺苷和脱氧腺苷血清浓度升高，红细胞和淋巴细胞 dATP 明显升高。另外，尿液中脱氧腺苷显著增加，腺苷也有轻度增加。升高的脱氧腺苷可以灭活 SAH 水解酶，导致红细胞 SAH 水解酶活性降低。升高的 dATP 影响 DNA 合成必需的核糖核苷酸还原酶，阻止 DNA 复制、抑制淋巴细胞尤其是 T 细胞的增殖。升高的脱氧腺苷抑制 DNA 修复，诱导细胞凋亡。SAH 水解酶活性降低抑制甲基化反应，可能在 ADA 缺陷发生神经系统异常中具有重要作用。残留 ADA 的活性与其临床表现的严重程度以及脱氧腺苷和 dATP 等毒性中间代谢产物的水平成反比。

尽管 ADA 在所有细胞系均有分布，不同组织中酶活性差异显著。人体中淋巴组织，尤其是胸腺内未成熟 T 细胞和脑组织、肠道内 ADA 酶分布较多，而红细胞内酶活性最低。随着 T 细胞的成熟，细胞内 ADA 酶活性逐渐降低。

人类 ADA 基因定位于 20 号染色体长臂（20q12-q13.1），其 cDNA 含 1 089 个核苷酸和 12 个外显子，编码 363 个氨基酸的蛋白。截至目前，超过 50 种重型 ADA 基因突变和 10 余种轻型 ADA 基因突变被报道。重型突变主要包括错义突变、拼接位点突变、缺失和插入突变及无义突变。错义突变主要集中于外显子 4、5 和 7，主要编码底物结合和发挥催化作用的氨基酸。尽管 ADA 基因突变分布于所有编码区，但有约 2/3 突变集中于 12 种热点突变。而且大约 2/3 的病人为复合杂合突变。大约 1/2 左右 ADA 基因错义突变位于 CpG 二核苷酸区域。在对健康人群或 ADA 缺陷患者的相关亲属的筛查中，发现 10 余种不同的错义突变。这类病人被划入部分 ADA 缺陷。该类病人以红细胞 ADA 酶活性缺如，非红细胞有部分 ADA 酶活性为特征。有研究对二十余种 ADA 基因错义突变的 ADA 酶活性进行检测，并将其分为 4 组，分别为缺如、0~2%、2.5%~6%、10%~80%。并且发现 ADA 酶活性与临床和生化表型密切相关。

PNP 是一种广泛分布的嘌呤代谢的关键酶，尤其在胸腺和淋巴结高表达。在 PNP 的催化下，体内肌苷、脱氧肌苷、鸟苷和脱氧鸟苷进一步代谢生成次黄嘌呤和鸟嘌呤。次黄嘌呤和鸟嘌呤进一步产生尿酸。一旦 PNP 酶缺陷，将必然导致相应底物浓度升高，尿酸水平降低。尤其是升高的脱氧鸟苷进一步生成的三磷酸鸟嘌呤脱氧核苷酸（dGTP），影响 DNA 合成和修复。dGTP 的毒性作用对 T 细胞功能影响尤其明显,可导致进行性淋巴细胞减少,而对 B 细胞影响相对较轻。PNP 患者神经系统的异常可能是线粒体功能异常和神经元 GTP 缺乏有关。*PNP* 基因定位于 14q13.1,包含 6 个外显子,目前报道约 40 种不同的 *PNP* 基因突变,包括错义突变、无义突变、拼接位点突变和缺失突变。

(二)诊断与鉴别诊断

【临床表现】

ADA 缺陷患者的临床表现差异较大,可新生儿期起病,也可幼儿期甚至成人期发病。既有免疫学表现,也有非免疫学表现。

1. 免疫学表现

(1)早发型:ADA 缺陷 SCID 的早期描述是基于对具有典型 SCID 表现患者的回顾性研究。因此,超过 95% 的病例其临床和免疫学表现和其他 SCID 不能区别。伴显著淋巴细胞减少、细胞和体液免疫功能缺陷、反复致命性的多病原感染。很多早发病例缺乏 T 细胞和 B 细胞,因此被划入 T-B-SCID。除了免疫功能缺陷外,约 50% 患者有骨骼异常,如肋软骨连接处凹陷、闭合不全及骨盆发育不全等。

(2)晚发型:越来越多的 ADA 缺陷患者在生后 3~15 岁起病,部分患者甚至成人期起病。患者临床表现多样,包括反复细菌性肺炎(肺炎链球菌为主)和败血症、淋巴细胞减少、嗜酸性粒细胞升高、高 IgE 血症及自身免疫性疾病。肺炎链球菌多糖免疫后不能产生抗体。常见自身免疫性疾病包括糖尿病、特发性血小板减少症、溶血性贫血和自身免疫性甲状腺功能减退症等疾病。

成人期起病的 ADA 缺陷患者同样可发生各种感染和自身免疫性疾病。包括反复呼吸道细菌感染、肺炎和败血症。持续性病毒疣、复发性带状疱疹感染、哮喘、自身免疫性甲状腺功能减退症。溶血性贫血与特发性血小板减少症也有报道。而且目前报道的 3 例 ADA 缺陷成人患者中,免疫缺陷诊断前均存在淋巴细胞减少症。首次报道的成人期起病的 ADA 缺陷患者以顽固性疣为主要表现。尽管接受了 ADA 酶的替代治疗,患者最终死于严重肺部感染。其同胞患者接受 ADA 酶治疗后期发生酶抵抗。另一例 ADA 缺陷患者 39 岁时确诊,伴反复感染和白细胞减少症。其剖宫产后发生败血症,同时伴不明原因的肝脏肉芽肿、肺结核和哮喘。

(3)部分 ADA 缺陷型:正常群体或 ADA 缺陷患者的健康亲属筛查中发现部分人群表现为红细胞 ADA 酶活性缺如。这类病人起初被称为"ADA 部分缺陷"。因为尽管红细胞 ADA 酶活性缺如,但非红细胞仍保留 5%~80% 的 ADA 酶活性。这类人群有 dATP 的显著升高,而没有确切的免疫功能缺陷证据。其远期预后仍有待进一步随访。

2. 非免疫学表现 ADA 缺陷患者可伴有非免疫学表现,包括肾和肾上腺异常、神经系统异常、幽门狭窄和肝脏疾病。此外,血小板异常聚集也有报道。尽管很难证明神经系统异常不是继发于病毒性脑炎,但有人提出神经系统异常是由于腺苷和腺苷受体 A1 相互作用所致。这个假说是基于发现随着治疗后异常代谢物降低,患者的神经系统表现明显改善。此外,少数病人发生 EBV 相关的淋巴瘤。近来,有发现 ADA 缺陷患者常伴有其他 SCID 不具备的临床特点,包括认知和行为异常、耳聋等。

PNP 缺陷具有典型的重症联合免疫缺陷的临床特征,常在生后 1 岁内起病,容易发生多种病原的严重致命性感染,比如细菌、病毒和真菌、肺孢子菌等。常见感染包括肺炎、中耳炎、鼻窦炎和尿路感染。由于严重的 T 细胞功能受损,少数病人发生播散性水痘和持续性的单纯疱疹病毒感染。超过 1/2 的 PNP 缺陷病人伴有神经系统异常，包括痉挛性瘫痪、共济失调、震颤、运动发育落后和不同程度的精神发育迟滞。神经系统异常可以在感染发生之前出现。此外，自身免疫性疾病是 PNP 缺陷的常见临床表现，包括自身免疫性溶血性贫血、血小板减少性紫癜、自身免疫性中性粒细胞减少症、狼疮和中枢神经系统血管炎。部分病人可发生淋巴瘤和淋巴肉瘤。

【实验室检查】

淋巴细胞减少伴进行性免疫功能减退是 ADA 缺陷的常见表现。在早发型 ADA 缺陷患者宫内和出生时即伴有淋巴细胞减少和细胞毒性代谢产物，比如 dATP 升高。在早发型病例，通常有淋巴细胞缺如和细胞免疫、体液免疫功能严重受损。同种凝集素缺乏和免疫球蛋白，尤其是 IgM 和 IgA 降低或缺如，T 细胞抗原依赖的抗体反应严重受损，表现为 T⁻B⁻SCID。因此可伴有多种机会性致病微生物感染。晚发型 ADA 缺陷病人，可以有 B 细胞和抗体产生，但有进行性功能减退。常伴有嗜酸性粒细胞升高和 IgE 升高。自身免疫性疾病，包括哮喘的发生率也明显升高。

一般来说，ADA 缺陷病人的腺苷代谢物浓度和疾病的严重程度密切相关。血浆腺苷和脱氧腺苷的浓度明显升高，但由于采血时立即被红细胞摄取并进一步磷酸化，因此一般方法很难检测。ADA 缺陷最显著的改变是红细胞和淋巴细胞内大量 dATP 的积聚，主要是胞内升高的脱氧腺苷进一步磷酸化形成的。因此，脱氧腺苷的浓度和 dATP 水平具有一致性。ADA 缺陷患者同时伴尿液脱氧腺苷分泌明显增加，而正常人尿液不能检测到。与正常人相比，ADA 缺陷患者腺苷的尿液浓度仅轻度增加。脱氧腺苷的浓度增加会灭活 SAH 水解酶，导致红细胞 SAH 水解酶活性明显降低。不同的治疗方案可以不同程度降低异常代谢物浓度。骨髓移植后 ADA 缺陷病人的红细胞、血浆和尿液的代谢物浓度均显著降低，但经敏感的检测方法显示仍高于正常，尤其是尿液腺苷浓度。相比输血和骨髓干细胞移植，ADA 酶替代治疗后红细胞 dATP 浓度更低。

患儿红细胞、淋巴细胞或成纤维细胞 ADA 酶活性检测是可靠的筛查方法，典型的 ADA 缺陷 SCID 患者 ADA 酶活性通常不能检测到。晚发型 ADA 缺陷病人可能保留 2%～5% 活性，而成人期起病者 ADA 酶活性最高。通过分析骨髓和外周血 T、B 淋巴细胞数量有助于 ADA 缺陷诊断，因为骨髓淋巴细胞相对年轻，胞内毒性产物积聚尚不严重，因而骨髓中可检出一定数量 T、B 细胞。进行 *ADA* 基因分析可确定诊断。

T 细胞功能缺陷是 PNP 缺陷的重要特点。大多数病人有显著的淋巴细胞减少。丝裂原刺激的淋巴细胞增殖反应显著异常。B 细胞数目基本正常，但有不同程度的功能异常，免疫球蛋白水平正常或降低。某些病人抗体产生有进行性下降趋势。采用放射化学或分光光度法检测红细胞 PNP 活性是重要的诊断方法。此外，PNP 酶的相应底物明显升高，包括血清和尿液肌苷、鸟苷升高，红细胞 dGTP 浓度升高。

【诊断】

考虑到晚发型和成人期起病的 ADA 缺陷患者，任何不明原因的淋巴细胞减少，频繁感染，伴或不伴有自身免疫性疾病，均应进行 ADA 缺陷的检测。红细胞 ADA 酶的筛查异常，应进一步行非红细胞 ADA 酶活性检查，以除外部分型 ADA 缺陷。红细胞的 dATP 和尿液腺苷升高有助于诊断。*ADA* 基因检测是确诊依据。

具有反复细菌、病毒、真菌感染及神经系统异常、淋巴细胞减少、T 细胞功能和抗体反应异常的患者应怀疑 PNP 缺陷可能。红细胞 PNP 酶活性检测有助于进一步诊断。血清和尿液尿酸浓度降低，血清肌苷和鸟苷升高，尿液肌苷、脱氧肌苷、鸟苷和脱氧鸟苷分泌增加，红细胞 dGTP 浓度增加进一步支持 PNP 缺陷诊断。*PNP* 基因检测是最终确诊依据。

【鉴别诊断】

主要与其他类型的 SCID 进行鉴别。详情见 X-SCID 章节的鉴别诊断部分。

（三）治疗决策

HSCT 目前仍是 ADA 主要的治疗方法之一。但是，ADA 缺陷 HSCT 治疗难度较其他 SCID 大，成功率较低。国外 ADA 酶制剂已在临床应用于 ADA 缺陷患儿替代治疗，但价格不菲。ADA 缺陷为经典的基因治疗病种，早在 1990 年就进行了临床研究。新一代基因治疗最近在 ADA 缺陷取得了成功，具有良好的应用前景。

成功的造血干细胞移植可以显著降低以脱氧腺苷为基础的异常代谢产物。由于 ADA 对脱氧腺苷的亲和力更高，因此移植后 ADA 缺陷患者仍有相对较高的腺苷水平，但没有明显副作用。此外，SAH 水解酶活性在移植后仍较低，可以解释移植后仍存在的非免疫学表现，尤其是耳聋和认知行为异常等神经系统表现。已知 SAH 水解酶基因缺陷可以出现神经系统异常表现和多种生化异常，而不伴有免疫学异常表现。因此，有必要对移植后仍有神经系统异常的 ADA 缺陷患者进行 SAH 通路异常的评估，并进一步进行纠正。遗憾的是，仅有不到 25% 的 ADA 缺陷患者可以找到 HLA 匹配的相关供者，而半相合的相关供者移植后效果较差。据欧洲骨髓移植工作团队对 30 年 ADA 缺陷患者半相合骨髓移植的数据分析显示 3 年存活率不到 25%，而 HLA 匹配的骨髓移植为 81%。因此，相对于其他类型的 SCID，ADA 缺陷患者不适合进行半相合骨髓移植。HLA 匹配的无关供者骨髓移植已经在几例 ADA 缺陷患者中取得成功，但其安全性和有效性还有待进一步证实。

ADA 酶的替代治疗是 ADA 缺陷治疗的另一重要手段，可以降低异常代谢产物浓度，延长存活时间。但需要监测代谢物浓度，长期使用存在产生抗酶抗体等诸多问题。ADA 基因治疗已取得成功。

骨髓移植是 PNP 缺陷治疗的选择之一。由于本病较为罕见，临床资料较为有限。仅有 1/2 左右接受移植的病人获得完全的植入和免疫功能重建。移植前接受预处理和早期接受移植成功率更高。低强度的预处理更有利于成功植入和避免神经系统症状恶化。骨髓移植并不能改善神经系统症状，因此，关于伴有严重神经系统异常的 PNP 缺陷患者是否需要进行骨髓移植存在争议。此外，胎儿胸腺移植未能取得成功。由于 PNP 缺陷患者异常的抗体反应，推荐进行定期的免疫球蛋白输注。肺孢子菌感染的预防也非常必要。

（四）常见问题和误区防范

ADA 缺陷的基因型和表现型关系

对基因型 - 表现型的研究最好在携带相同纯合突变的同胞进行。但对于罕见的携带多种不同突变的 ADA 缺陷，不太可能建立确切的基因型 - 表现型关系。而且，环境因素，尤其是暴露的感染及回复突变等，均可能显著改变其表型。尽管如此，特异的突变、代谢物浓度、残留 ADA 酶活性、起病时间和疾病严重程度似乎存在一定联系。几种纯合或准纯合突变（Gly20Arg、Glu217Lys 和 Gly216Arg）在新生儿起病的 ADA 缺陷病人被发现。这些突变均位于 *ADA* 基因的关键区域。几个具有正常拼接产物的剪切位点突变似乎和晚发及相对轻的病情有关。尽管同胞患者间临床表型具有相对一致性，但仍有一对同胞患者临床表现存在显著差异，提示存在调节基因或其他因素影响。

体细胞嵌合体已经被证实是临床表型非常重要的调节因素。体细胞在胚胎发育的过程中发生新生突变或生后发生回复突变,可导致一部分细胞携带突变,一部分细胞正常。总体上讲,发生体细胞嵌合的患者其临床表现相对较轻。Hirschhorn 等发现 2 例 *ADA* 基因回复突变的患者,均在未经治疗的情况下其临床表现进行性好转。第 1 例患者分选的 B 细胞表达 ADA,但不含其中一个拼接位点突变[IVS1(+1)A>C],而含有另一个错义突变(Arg101Gln)。第 2 例患者表达 ADA 的 B 细胞仅携带父源性突变。近来多个 *ADA* 基因回复突变被报道。有趣的是,有报道接受 ADA 酶替代治疗的回复突变患者 T 细胞 ADA 酶活性降低,携带回复突变的外周血淋巴细胞显著减少,可能是由于 ADA 酶替代治疗后回复突变的细胞生长优势相对降低有关。

(五)热点聚焦

因为 ADA 缺陷 HSCT 治疗难度较其他 SCID 大,成功率较低。因此 ADA 酶替代治疗和基因治疗成为 ADA 缺陷的重要治疗手段。但是仍需要评估其利弊,谨慎选择。红细胞含有腺苷和脱氧腺苷的转运位点和 ADA 酶。输血治疗可以显著降低 ADA 缺陷患者异常代谢物浓度,恢复正常生长和发育,延长存活时间。但是,在大多数病人不能改善免疫功能。而且,输血有传播感染和铁负荷过载的风险。最初接受输血的 3 例 ADA 缺陷患者后期也转为接受 ADA 酶替代治疗,其中 2 位已存活至 20 多岁。ADA 酶替代治疗现已完全取代输血治疗,并对 ADA 酶进行了改进。在 ADA 酶的赖氨酸位点加入 *PEG* 基团,减少抗体介导的 ADA 酶的破坏而显著延长半衰期。ADA 酶替代治疗起始剂量因人而异。推荐起始剂量为每周 15~30U/kg,而早发型的 SCID 患者在最初数月使用剂量可达 30~60U/kg,每周 2 次。根据检测 dATP、脱氧腺苷、SAH 水解酶及抗 ADA 抗体调整 ADA 酶的用量。ADA 酶替代治疗有诸多优点,包括更安全、可以提供更多的酶、更完全的降低异常常代谢物的浓度。除了改善生长发育、延长生命外,ADA 酶替代治疗可以改善 T 细胞的保护性免疫和提高 SAH 水解酶活性。目前,超过 120 例 ADA 缺陷患者接受 ADA 酶替代治疗,存活率大约 80%。但 ADA 酶替代治疗的问题之一是治疗后其免疫功能是否可以持续改善。有研究对 9 例 ADA 缺陷患者进行了 10 年随访发现,ADA 酶替代治疗后数年患者淋巴细胞计数和增殖反应有逐渐降低趋势,提示在治疗过程中仍应密切监测患者免疫功能。ADA 酶替代治疗的劣势还包括价格昂贵,每周用药并需终生治疗,需要监测代谢物浓度调整剂量,长期用药后产生抗酶抗体等。因此 ADA 酶替代治疗的选择须权衡利弊,加强监测和安全性评估。

ADA 基因治疗早在 1990 年就进行了临床研究。迄今为止,超过 40 例 ADA 缺陷患者经 ADA 基因治疗取得成功。为提高基因治疗的效率,有研究建议治疗前予以低强度预处理及治疗后继续予以 ADA 酶替代治疗。尽管在基因治疗的 ADA 病人中尚无白血病出现,但已有原癌基因插入突变的报道,因此,基因治疗的安全性仍值得关注。

(张志勇　赵晓东)

四、伴有其他特征的原发性免疫缺陷病

湿疹、血小板减少伴免疫缺陷综合征

(一)疾病概述

湿疹、血小板减少伴免疫缺陷综合征(Wiskott-Aldrich syndrome,WAS)是一种严重的 X 连锁隐性遗传疾病,主要临床表现为血小板减少、血小板体积减小、湿疹、免疫缺陷以及易患自身免疫性疾病及淋巴瘤。由于 WASp 功能复杂,其基因突变导致的临床疾病亦十分

多样。包括典型 WAS、X 连锁血小板减少症（X-linked thrombocytopenia，XLT）、间歇性 X 连锁血小板减少症（intermittent X-linked thrombocytopenia，IXLT）和 X 连锁粒细胞减少症（X-linked neutropenia，XLN）。

WAS 于 1937 年由 Wiskott 首次报道，家族三位男性表现为血小板减少引起的血便、湿疹及其反复耳道感染。于 1954 通过大家系研究将该病确定为 X 连锁疾病。后随着病例数的不断增加，逐渐认识到该病的其他特征，如进行性淋巴细胞减少症、抗体产生异常及迟发型超敏反应缺失。并于 20 世纪 90 年代逐渐发现该病主要为 T 细胞缺陷，最终确定其致病基因 WAS 基因，编码 WASP，WASP 主要对 TCR 下游信号转导所需细胞骨架重塑及免疫突触的形成起重要作用。同时该病伴有 B 细胞成熟障碍、细胞迁移功能减低等。NK 细胞功能及 DC 迁移障碍也逐渐被发现。因而该病实质上为固有免疫及适应性免疫均受损的联合免疫缺陷病。

发达国家流行病学研究显示每百万新生儿中 WAS 发病率约为 1～10，由诊断条件下引起的漏诊以及许多轻型患者或者 XLT 表型患者，真实的发病率应明显高于目前报道的发病率。如不经造血干细胞移植，WAS 蛋白表达阴性患儿生存期仅约 15 岁左右。

【发病机制】

该病致病基因为 WAS 基因，定位于 Xp11.22；编码蛋白为 502 个氨基酸组成的 54kD 的 WASP，包含 12 外显子，广泛表达于造血细胞胞质。为细胞骨架调节蛋白家族（该家族包括 N-WASP 及 Scar/WAVE1-3）。WASP 功能结构域包括 EVH1、BR、GBD、VCA。WASP 主要通过 VCA 结构域与 Arp2 及 Arp3 形成复合物呈现活化状态，参与肌动蛋白多聚化及后续细胞骨架重构，该过程由 N-WASP 调节。当 WASP 的 VCA 区与 GBD 的疏水核心结合时则为失活状态。而当 Cdc42 结合 GDP 后与 PIP2 协同解除 WASP 的自身抑制环，释放 C 末端与 Arp2/3 结合转化为活化状态。GBD 区域部分点突变可引起 X 连锁中性粒细胞减少症，这部分突变使 WASP 不能形成 C 末端与 GBD 形成自身抑制性的环状结构而呈现持续活化状态，造成髓系细胞的过度凋亡而引起粒细胞减少症。

胞内细胞转导：WASP 的富亮氨酸结构域可与特定胞质蛋白的 SH3 结构域相互作用。通过络氨酸激酶磷酸化作用传导受体信号。如血小板结合胶原后，WASP 即发生络氨酸磷酸化。TCR 极化对于 T 细胞活化信号转导、细胞骨架重塑、细胞的迁移、免疫突触形成等十分重要，在成熟 T 细胞，TCR 活化后导致 LAT 与 SLP-76 的络氨酸残基磷酸化，引起 Nck 及 WASP 向细胞周边肌动蛋白富积区移动并参与肌动蛋白多聚化。

淋巴细胞：WAS 患者免疫缺陷程度很大程度上取决于患儿突变类型及 WASP 表达水平。T/B 细胞功能不同程度受损，婴儿期间，患儿淋巴细胞数量一般正常或者轻度下降。但随着年龄增加，典型 WAS 患儿 T 淋巴细胞逐渐呈现下降趋势，XLT 无异常。T 细胞对丝裂原及 anti-CD3 单克隆抗体刺激后增殖反应降低。迟发型超敏反应皮肤实验绝大部分患者均异常。骨髓移植后的嵌合状态下，供者 T 细胞增殖反应恢复正常。患者血清 IgM 一般有降低，IgA 及 IgE 常常升高，IgG 水平无明显变化。B 细胞数量常常正常或仅轻微下降。患者常常针对多糖抗原如肺炎链球菌等疫苗抗体产生降低，而针对白喉、破伤风毒素等抗体反应大部分正常。对于胞内抗原如 ΦX174 在典型 WAS 患者中间明显异常，产生抗体的滴度降低且类别转换异常。WAS 患者 B 细胞黏附能力下降，其 T 细胞依赖性抗原及非依赖性抗原反应均异常，提示 B 细胞内在性异常，并可能由于 B 细胞的黏附、归巢、生发中心形成障碍等异常所致。

趋化与吞噬：巨噬细胞、DC、单核细胞、破骨细胞等形成伪足对于其黏附功能作用重大。WAS 缺陷巨噬细胞不能形成伪足，失去黏附及趋化功能，与此相似，小鼠 DC 细胞 WASP 缺陷也不能形成有效黏附功能并失去对于 CCL21 的趋化性，因而免疫接种后的脾脏 T 细胞区域，DC 不能有效聚集，另外发现 T 细胞对于 CCL19 的趋化功能减低。同样在外周血巨噬细胞其 WASP 缺陷后也不能介导 IgG 与 FcγR 介导的吞噬作用。

凋亡增加：细胞凋亡过程同样需要细胞骨架重塑，可能正是 WASP 缺陷后 T 细胞凋亡增加及 WAS 患者呈现进展性细胞及体液免疫异常的原因。WASP 缺陷引起凋亡障碍的机制尚不完全明确。

细胞毒功能：WAS 患者对于病毒易感及肿瘤易感提示其可能由于细胞毒功能缺陷。WAS 与 F-actin 共表达于 NK 细胞并在免疫突触部位聚集。而典型 WASP 缺陷患者其 F-actin 在免疫突触部位的聚集明显降低，而功能试验也证实在 WAS 患者及 XLT 患者 NK 细胞毒功能均降低。

（二）诊断与鉴别诊断

【临床表现】

典型病例具有血小板减少、湿疹、反复感染表现，但仅有约 25% 的病例同时具有三联症表现。超过 80% 的 WAS 和 XLT 患儿有出血表现，包括血便、瘀斑瘀点、咯血和血尿等出血倾向。严重者可出现威胁生命的消化道大出血、颅内出血。血小板减少伴血小板体积减小是该病持续、显著的特点。造成血小板减少的原因尚不完全清楚。

1. **感染**　由于 WAS 患者广泛的细胞免疫、体液免疫缺陷及固有免疫缺陷，因而典型 WAS 患者感染常见。尤其呼吸道感染多见，包括上下呼吸道，往往由常见病原引起。国外报道发生率：中耳炎（78%）、鼻窦炎（24%）、肺炎（45%），严重感染包括败血症（24%）、脑膜炎（7%）、感染性腹泻（13%）。严重病毒感染存在但并不常见。严重水痘感染病例需阿昔洛韦、高剂量 IVIG 或水痘特异性球蛋白输注。单纯疱疹病毒发生于 12% 患者。PCP 发生于 9% 患者。白念珠菌感染发生率约 10%。XLT 患者常常无严重感染发生。

2. **湿疹及特应质表现**　特应质表现是 WAS 的另外一大特征性表现，有别于 ITP 的一大特点。超过 80% 患者均有湿疹表现，可以表现为典型急性或者慢性湿疹，可为一过性也可能为持久性。对于严重湿疹病例，可能湿疹治疗反应不佳而可持续至成年阶段。湿疹可以继发传染性软疣、单纯疱疹病毒或细菌感染。XLT 患者一般仅仅有轻微湿疹或者一过性湿疹表现。另外，WAS 患者家族若有湿疹等特应质表现则患者特应质也更加严重，提示其他因素也参与湿疹发生。

3. **自身免疫现象**　WAS 自身免疫现象常见，按发生率依次为溶血性贫血、血管炎、肾脏疾病、过敏性紫癜样表现及炎症性肠病。其他罕见包括粒细胞减少症、皮肌炎、复发性血管性水肿、葡萄膜炎、脑血管炎。XLT 患者的自身免疫性疾病发生率较典型 WAS 患者也无明显减低。IgM 升高为 WAS 及 XLT 患者发生自身免疫性疾病的危险因素，WAS 患儿移植后仍有发生自身免疫性疾病的风险，完全植入较嵌合状态风险低。

4. **肿瘤**　WAS 肿瘤发生可在儿童时期，但随着年龄增加，风险增大。最常见为淋巴瘤。神经胶质瘤及睾丸癌等也有报道。WAS 患者发生肿瘤预后差，2 年存活率可能不超过 10%，而移植后 WAS 患儿发生肿瘤概率明显降低。XLT 患者发生肿瘤概率低于 WAS 患者。

5. **粒细胞减少症**　WASp 的 Cdc-42 结合位点突变导致 X- 连锁中性粒细胞减少症，该病患儿可具有完全正常的血小板水平，但中性粒细胞持续或反复减少。

【实验室检查】

1. **血细胞** 血小板减少及血小板体积减小是 WAS 持续性的表现，但部分错义突变可能血小板数量会呈间歇性，甚至在正常范围，在感染或炎症时数量甚至可上升，但血小板体积并不上升。Cdc42 结合区域突患者可能表现为 X 连锁中性粒细胞减少症，并无血小板减少表现。贫血在 WAS 患者也较为常见，由于慢性失血、缺铁性贫血较为常见，长期慢性感染可以加重贫血，自身免疫溶血在部分患者也是贫血的原因。

2. **组织病理** 淋巴结及胸腺组织减少，淋巴结及脾脏 T 细胞区小淋巴细胞减少，生发中心缺失。脾脏白髓区域缺失，包含 T 细胞依赖区及 B 细胞区，边缘带缺失，可能导致多糖抗原及部分蛋白抗原抗体反应缺陷，缺陷程度与患者临床表现及评分呈现正相关。WAS 患者部分呈现胸腺发育不全，外周淋巴细胞表面微绒毛缺失。

3. **免疫功能** WAS 患儿血清免疫球蛋白水平可呈现相对特征性变化，IgG 水平可正常或升高，大部分患儿血清 IgM 降低，而 IgA 和 IgE 水平升高。外周血 B 细胞水平正常。随年龄增长，许多患者逐渐出现淋巴细胞减少症和 T 细胞数量减少。T 细胞功能增殖、分化和活化均降低。

4. **WASp 分析** 有确诊价值，且快速易行。通过流式细胞术分析外周血单个核细胞胞质内 WASp 表达，可在数小时内不仅确诊 WAS，还可判断 WASp 是否完全缺失指导治疗及预后。如完全缺失，患儿临床表现通常为典型 WAS，预后较差，一般需要尽早接受造血干细胞移植。XLT 患儿 WASp 可有表达，但表达水平较正常同龄儿低。携带者 WASp 表达正常。

5. **WAS 基因序列检测** 为确诊依据。目前已报道 300 余种 *WAS* 基因突变，分布于整个 *WAS* 基因，较集中于第 1~4 外显子与外显子 7 和 10。WASp 的表达与 WAS 的临床表型关系密切。发生于第 1~3 外显子的错义突变多为 WASP 阳性，常常为 XLT 表型。而淋巴细胞不表达 WASp 或表达截短型 WASp 常常是典型 WAS。WASp 阴性者更容易发生自身免疫性疾病，往往预后较差。此外，近年发现 3 个位于 GBD 区的错义突变（L270P，S272P，I294T）导致 X- 连锁中性粒细胞减少症（X-linked neutropenia，XLN）。

【诊断】

男性婴儿若出现出血倾向、血小板减少伴有血小板体积减小即应该怀疑 WAS 可能。若伴有不同程度的湿疹表现，则更应高度疑诊。应该注意，早期患儿感染及免疫功能缺陷可以很轻，也可以很重。而淋巴细胞减少在婴幼儿前可能存在，但在儿童期间则多持续存在。噬菌体 Ø174 抗体反应低下也支持诊断。流式细胞仪对于快速诊断 WAS 有重要意义，但部分患者可能存在 WAS 的表达，即使对于典型 WAS 患者，基因分析也必不可少，可协助患者临床评分。另外，对于表现为 XLT 患者利于鉴别 ITP，两种疾病在治疗上差异极大。且XLT 应尽量不接受脾脏切除手术。由于 X 染色体非随机失活，已经发现数例女性 WAS 患者，对于典型 WAS 表现的女性患者应该进行基因及蛋白分析。

本病尚无国内诊断标准，一般沿用泛美免疫缺陷组和欧洲免疫缺陷学会于 1999 年发表的国际诊断标准。

1. **确定** 男性，先天性血小板较少（<70 000/mm³），血小板体积小，具备以下至少 1 项：

（1）*WASP* 基因突变。

（2）Northern 杂交证实淋巴细胞 WASP mRNA 缺失。

（3）淋巴细胞不表达 WASP。

（4）母系表亲具有血小板较少及血小板体积小。

2. 可能　男性，先天性血小板较少（<70 000/mm³），血小板体积小，具备以下至少1项：

（1）湿疹。

（2）对多糖抗原的抗体应答不正常。

（3）反复细菌或病毒感染。

（4）淋巴瘤、白血病或脑肿瘤。

3. 疑似　男性，先天性血小板较少（<70 000/mm³），血小板体积小，或男性患者因血小板减少症行脾切除术，具备以下至少1项：

（1）湿疹。

（2）对多糖抗原的抗体应答不正常。

（3）反复细菌或病毒感染。

（4）自身免疫性疾病。

（5）淋巴瘤、白血病或脑肿瘤。

【鉴别诊断】

特发性血小板减少性紫癜：为最需要鉴别的疾病，该病可发生于婴儿期，男女均可患病，无明确出血性疾病家族史，不伴有顽固湿疹，若无长期使用免疫抑制剂一般无感染倾向，辅助检查提示血小板体积正常，部分患者可检测到抗血小板抗体。治疗方面 ITP 对激素和大剂量静脉注射免疫球蛋白治疗应答良好。个别 WAS 或 XLT 患儿在最初使用激素或 IVIG 是有一定疗效，应注意其后续疗效。对于男性、早发、顽固血小板减少伴血小板体积减小甚至有家族史的患者应该进行 WASp 分析和基因分析。

（三）治疗决策

WAS 的治疗并无统一方案，应该根据临床严重程度、病程、*WAS* 基因突变和 WASp 的表达情况个性化治疗。典型 WAS 患儿如未行免疫重建，终将死于感染、出血和恶性肿瘤等，平均生存期约 15 岁。

1. 一般对症治疗　改善营养状态，可补充必需的维生素、微量元素及其他营养素。可接种灭活疫苗，但接种效果与患儿免疫功能状况相关。不应接种卡介苗和减毒脊髓灰质炎等活疫苗。

2. 湿疹治疗　轻微湿疹可采用外用药物，严重湿疹需局部使用激素或短期全身激素治疗，近来也有用他克莫司软膏等治疗取得良好效果的报道。湿疹伴感染须局部使用抗生素。如有过敏证据，应避免相应变应原（过敏原）及抗过敏治疗。

3. 感染防治　WAS 患儿易发生各种感染，对细菌、真菌、病毒、肺孢子菌等病原体易感性增高。生后 2～4 年可使用复方新诺明预防感染。因血小板水平难以维持，出血倾向明显而必须行脾切除的患儿应终生使用抗生素预防感染。对于已经发生的感染，应仔细寻找病原学依据，争取针对性使用敏感杀菌剂。

4. IVIG 治疗　典型 WAS 患儿通常具有对多糖抗原的抗体产生缺陷，对其他抗原的抗体应答也不充分，抗体亲和力也可能存在降低的情况，WAS 患儿 IgG 抗体的代谢速度可快于健康同龄儿，因此对典型 WAS 患儿应给予足量 IVIG 输注，即 300～600mg/（kg·次），每 3～4 周输注一次。IVIG 的使用可大幅延长了 WAS 患儿生存期，减少感染及脏器损害，为免疫重建根治提供机会。

5. 血小板输注　一般情况下血小板输注应尽量避免，除非有颅内出血、消化道大出血等严重出血情况,血小板输注指征不应根据血小板水平而定。轻微出血如皮肤瘀斑瘀点、血丝便等也不应常规输注血小板。

6. **免疫重建** 是本病目前唯一的根治方法,婴儿期或儿童期进行造血干细胞移植成功率为85%～90%。干细胞来源可采用骨髓或脐带血干细胞,HLA同型同胞供体移植效果最佳。预处理方案根据配型一般采用环磷酰胺、白消安及抗胸腺细胞球蛋白。无关供体(MUDS)移植后5年存活率可为71%～81%,造血干细胞移植是否成功与病人年龄显著相关,5～8岁后移植成功率明显下降。目前仍不推荐单倍体相合造血干细胞移植治疗WAS。重庆医科大学附属儿童医院自2007年在开展WAS造血干细胞移植以来,已完成24例骨髓或脐带血造血干细胞移植,植入率均为100%,远期成功率近80%。

7. **基因治疗** 基因治疗已在WAS患者取得成功,但有发生插入突变致白血病报道。近来以自灭活型病毒载体基因治疗正在进行临床试验,有望大幅度提高基因治疗的安全性。

【预防】

对于携带者再次生育者必须进行产前诊断以避免缺陷儿出生。产前诊断的方法包括基于DNA测序的羊水细胞分析和脐带血WASp流式检测。笔者所在单位近年采用上述方法已完成超过10例WAS高危儿的产前诊断,具有安全、准确的优点,值得在临床推广。

(四)常见问题和误区防范

WAS患者血小板数量减少和体积减小是比较一致的发现。血小板数量在不同患者及统一患者的不同疾病过程中的数量均有较大变化。在感染等或者炎症是可能瞬时性升高,在切除脾脏后,血小板数量及体积可升高,但仍然低于正常水平,同样在脾脏切片可见吞噬细胞和血小板局部分布一致,也提示血小板减少的部分原因是单核-吞噬细胞系统对于血小板的破坏。WAS患者磷酸酰丝氨酸在血小板高表达并易于被吞噬,生命周期较健康对照人群明显降低。骨髓巨核细胞数量正常或升高,但血小板从巨核细胞分离障碍、引起外周血小板降低,提示生成降低也是造成血小板减少的原因之一。除了血小板数量及体积异常外,血小板功能也存在聚集、结构及代谢异常,然而,由于WAS患者本身血小板数量少,加之即使低于5 000/mm^{3}的血小板数量,严重出血时间患者仍较少提示可能血小板功能损伤并不严重。早至新生儿期间的出血时间延长可能是WAS或者XLT的唯一线索,因而对于出血时间延长的儿童来说,应该引起足够的重视进行相关筛查以早期诊断。大宗临床报道提示出血倾向在超过80%患者均有出现,发病率依次为瘀点瘀斑、消化道出血、鼻出血、口腔出血。严重危及生命的出血包括口腔出血、胃出血、肠道出血、颅内出血,约见于30%,其中颅内出血约2%。携带者由于染色体非随机失活也可出现XLT甚至WAS的表型,这种情况往往被误诊为ITP。

(五)热点聚焦

1. **WAS临床评分系统** 国际通行采用血小板减少、血小板体积减小、湿疹、感染、自身免疫性疾病和/或恶性肿瘤6项指标对病情评分如下:1分:仅有血小板减少、MPV减小,无其他临床表现。2分:血小板减少,MPV减小;轻度、短暂的湿疹;伴或不伴轻症感染。3分:血小板减少、MPV减小;持续但治疗有效的湿疹;反复发生需抗生素治疗的感染。4分:除血小板异常,有持续、难以控制的湿疹和可能危及生命的感染。5分:血小板异常、湿疹及反复感染外,出现自身免疫性疾病和/或恶性肿瘤。5A:伴自身免疫性疾病;5M:伴恶性肿瘤。

2. **WAS突变** 目前已经发现WAS突变类型已经超过150种,最常见突变类型一次为错义变、剪切位点突变、缺失突变、无义突变以及插入、大段缺失突变。错义突变绝大部分突变主要集中在 1～4 号外显子。而拼接位点突变主要发生在 6～11 号内含子，且大部分为第一拼接位点。拼接位点突变主要影响 cDNA 拼接，可形成多种转录子，其中部分可能为正常转录子。而插入及小段缺失突变一般少于 10 个碱基对，往往造成移码突变及提前出现终止密码子。另外还有少数患者为复杂突变，如几种突变共同存在。少数为大片段缺失突变等。

3. **热点突变** 国外报道 168C>T（T45M）、290C>N/291G>N（R86S/G/C/H/L），IVS6+5g>a，fs stop aa 190/normal，665C>T（R211X）、IVS8+1g>a/c/t，fs stop aa246、IVS8 +1 to +6 del gtga，fs stop aa246 六个位点相对常见，约占所有类型突变的 1/4。

4. **回复突变** 已经有许多报道 WAS 患者发生体细胞第二位点回复突变而部分回复 WASP 功能，回复突变主要发生在 T/B/NK 细胞，而 T 细胞回复细胞数量更多，可能与 T 细胞发生回复突变后更具有生长优势。患者 T 细胞发生回复突变后其增殖功能及肌动蛋白多聚化可部分回复，且部分患者的临床症状也有缓解。

5. **基因型表型关系** WAS 突变主要引起三种表型：①典型 WAS 三联症；② X 连锁血小板减少症，可能为间歇性；③ X- 连锁中性粒细胞减少症，无 WAS 及 XLT 的特征性表现。另外 WAS 也可以按照 WASP 表达分为 WASP⁺ 及 WASP⁻ 两类。其中 WASP⁺ 多表现为 XLT，但当 T 细胞无 WASP 表达时仍表现为典型 WAS。而 WASP⁻ 多表现为典型 WAS。同样，具有自身免疫表现及肿瘤表现评分 5 分的患者较评分 3～4 分患者更多见于 WASP⁻ 患者。但日本研究认为由于 IgA 肾病较为多见，且在 XLT 及典型 WAS 患者中发病率差异不大，因此其评分似乎与表型因为人种而有所不同。

6. **其他** 由于患者生活环境、医疗救助水平以及不同基因背景对于特异质、自身免疫、肿瘤倾向性不同。因而疾病的表型往往与基因型并不完全吻合，而呈现复杂性。同样部分患者为拼接位点突变因而会形成部分正常的拼接转录子，加上部分患者存在体细胞恢复突变，因而患者往往临床表现差异较大。另外，患者 2 岁以前进行评分往往较实际轻。

（安云飞　赵晓东）

共济失调 - 毛细血管扩张综合征

（一）疾病概述

共济失调 - 毛细血管扩张综合征（ataxia-telangiectasia，AT）是最典型的存在免疫缺陷的 DNA 双链断裂修复缺陷综合征，为常染色体隐性遗传，是大多数国家儿童进行性小脑共济失调最常见的原因，我国仅有零星报道。常常从幼儿期出现进行性小脑共济失调，眼球运动障碍，舞蹈样手足徐动症，眼部毛细血管扩张，免疫缺陷，肿瘤发病风险增加，特别是白血病和淋巴瘤，患者细胞对电离辐射显著敏感。

AT 致病基因为 *ATM*，位于 11q22.3，全长 150kb，转录子为 13kb，包含 66 个外显子。编码一个含 3 056 个氨基酸，分子质量为 350kD 的 ATM 蛋白。ATM 蛋白主要参与 DNA 双链损伤修复。同源重组修复和非同源末端连接是修复 DSBs 的两条主要通路。同源重组修复的主要过程可分为：①DNA 损伤位点的识别；②DNA 损伤位点的加工处理；③加工后的末端侵入同源 DNA 和修复性合成；④Holliday 联结的形成与解离。其过程简述如下（图 2-2-2）：在电离辐射导致 DSB 之后，由 MRE11、NBS1 和 RAD50 组成的 MRN 复合物聚集，稳定 DNA 断端和激活 ATM 活性，并通过 ATM 激活细胞周期检查点①。ATM 被激活后磷酸化一些靶蛋白，包括组蛋白 H2A 变异体 H2AX、MDC1 等。磷酸化后的 MDC1 与 RNF8 和 HERC2 连接，并与 E2 连接酶一起，催化围绕在 DSB 周围的组蛋白泛素化。之后 RNF168 向组蛋白聚集，继续扩大泛素化②。同时 MRN 和 CtIP 为 Exo1 等核酸酶切除 DNA 末端做准备，RECQ 解螺旋酶 BLM 在此过程发挥稳定末端和分解中间产物的作用③。末端 切除后产生 ssDNA，与 BRCA1 和 BRCA2 等分子促进 Rad51 连接和促进同源重组。RAD51 竞争性置换单链 DNA 末端上结合 RPA 分子，并覆盖在暴露的 DNA 单链上，形成"核蛋白 丝"。RAD51 引导核蛋白丝识别同源 DNA 模板并催化 DNA 链的配对、延伸、形成 Holliday 联结，完成链交换过程④。Holliday 联结经核酸酶和连接酶切割和再连接后解体，得到两个 完整的双链 DNA 分子⑤。研究表明 DSBs 后进入 HR 或 NHEJ 通路取决于细胞周期状态和 细胞周期蛋白依赖性激酶的活性。ATM 和 MRN 复合物在两条通路均发挥作用，BLM 主要 作用在 HR。

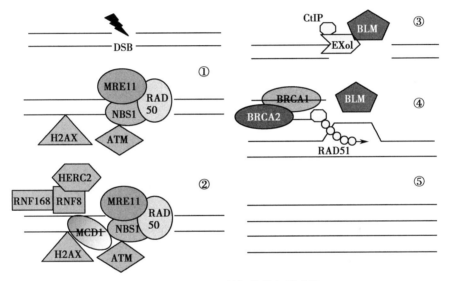

图 2-2-2 DNA 双链损伤修复模式图

AT 患者同时存在细胞免疫及体液免疫缺陷，但免疫缺陷程度各异。患者可能呈现慢性 窦肺感染，但部分患者可能感染易感性并不明显升高。感染部位以中耳炎、鼻窦炎、肺炎为 主。许多患者有支气管扩张等严重肺部破坏性并发症，并最终导致死亡。AT 患者免疫球蛋 白降低与感染明显相关。患者常常存在 IgA/IgE 降低，部分患者 IgG 降低，以 IgG2 为主，超 过 80% 患者存在低分子量 IgM。造成低丙种球蛋白的原因并非 B 细胞数量降低，而是由于 B 细胞分化缺陷引起。一方面可能由于 B 细胞不能分化为产生 IgA、IgE 的浆细胞，另外一 方面可能由于 T 细胞辅助障碍引起。同时编码免疫球蛋白及 TCR 的 7 号、14 号染色体常常 存在损伤，提示可能形成成熟 T、B 细胞受体基因重组障碍可能引起上述免疫改变。针对细 菌病原的免疫反应可能正常至严重降低。而针对病毒抗原的抗体应答则均明显降低。患者 体内也可见针对免疫球蛋白、肌肉、线粒体的自身抗体。另外，AT 患者存在胸腺发育缺陷， 病理提示散在的网状细胞存在，但胸腺细胞减少及胸腺小体缺如，皮髓质分界不清，提示胸 腺发育缺陷。约 1/3 患者存在淋巴细胞减少，常常为轻度。但也有少数患者表现为淋巴细 胞缺失。患者的 PPD 实验可能反应不一，体外 T 细胞对包括 PHA 及 PWM 在内的丝裂原增殖异常。ATM 缺陷鼠能够反映 AT 患者的免疫缺陷，如淋巴结组织减少，CD4/CD8 单阳性细胞减少，双阳性 T 细胞增加，外周血 T 细胞数量逐渐降低，T 细胞免疫反应缺陷。ATM 缺陷鼠存在 TCRαβ 重组障碍，提示可能是造成 T 细胞数量级功能缺陷的原因。另外，AT 患者 CD4/CD8$^+$T 细胞比例倒置。γδT 细胞相对 αβT 细胞比例升高。有学者提出重组 TCR/BCR 重组障碍可能是导致 T/B 细胞免疫缺陷的原因，这也造成了频繁的 7/14 号染色体的易位。AT 患者常常存在 7p14、7q35、14q11.2 及 14q32 位置的染色体损伤，许多证据显示 AT 患者成纤维细胞重组率较正常人升高上百倍，而 TCR 及 Ig 重链基因即位于上述位置，因而 DNA 重组障碍可解释上述免疫缺陷、射线敏感及肿瘤易感性升高的现象。

迄今，全世界报道 AT 病例超过 400 例，超过 70% 突变为造成蛋白截短型变异（无义及移码突变），其他包括小非移码缺失、错义突变等。因此典型 AT 患者 ATM 突变可能均造成 ATM 蛋白活性缺失或者显著降低，而部分轻型突变可能造成非典型 AT 表型。部分突变仅在单个家系中发现，欧美患者主要为复合杂合突变。部分人群则发现有热点突变的存在，如犹太人、日本、挪威等。与典型的蛋白活性缺失型典型 AT 相比，部分患者呈现轻型表型，可能表现为发病时间晚，射线敏感较轻，这类患者可能由拼接位点突变引起患者有部分正常拼接体而合成部分正常活性的 ATM 蛋白、小的非移码缺失、错义突变、C 末端小缺失突变等均可能保留部分蛋白活性的突变。

（二）诊断与鉴别诊断

【临床表现】

1. 小脑共济失调 为该病的最主要表现，较免疫缺陷更加常见，几乎见于 100% 患者。患者常常以共济失调起病，在约一岁学会走路后逐渐出现蹒跚。患者早期可出现眼球运动障碍，水平和垂直方向的眼运动均可受累，在疾病发展过程中几乎均出现舞蹈样手足徐动症，约 25% 出现肌阵挛性抽搐和意向性震颤。共济失调一般呈进行性进展，逐渐累及肢端并出现不自主抖动，且累及语言功能，许多患者在 10 岁以内进展至需卧床或轮椅生活。病理主要表现为小脑皮质变性，最初累及普肯耶细胞及颗粒细胞和篮状细胞。尽管最初患者病变主要累及小脑皮质，但中枢神经系统其他部位也可逐渐累及，包括齿状和橄榄核等。随着年龄增长，逐步累及脊髓、脊神经节、大脑、基底神经节和脑干。部分病例报道提示脑白质及脊髓血管病变，表现为毛细血管环扩张，纤维蛋白血栓形成，管周出血及含铁血黄素沉着，周围呈现白质脱髓鞘病变，反应性神经胶质增生及不典型星形胶质细胞增生。但是上述血管病变并未见于基底节、脑皮质及小脑，且血管病变仅见于年长病例，因此血管病变并非小脑脊髓病变的原发病因。

2. 毛细血管扩张 该病第二大主要表现为毛细血管扩张，常常晚于共济失调发病，通常在 2~8 岁之间发病。但实际上可能发病更早，若早期即疑诊该病或者有该病家族史，则详细体格检查可能更早发现毛细血管扩张表现。患者早期往往表现为巩膜毛细血管扩张，临床表现类似结膜充血。也可累及面部蝶形区及耳部发际线，其他部位毛细血管扩张比较少见。巩膜毛细血管扩张可能被误诊为结膜炎，两者主要差别在于毛细血管扩张而毛细血管间巩膜正常则为非炎症性血管扩张，而结膜炎常常为弥漫性结膜发红。毛细血管扩张的原理尚不清楚，但由于在衰老人群及放疗患者中也存在毛细血管扩张表现，因此可能提示为退化衰老性病变。AT 患者细胞呈放射线敏感，且不能充分清除内源性氧自由基，也可能是导致毛细血管扩张的原因，眼部及皮肤毛细血管扩张可能是由于日光照射引起。

3. **感染** AT 第三大临床表现为感染。超过 80% 患者存在反复感染，3 岁后开始感染易感性明显增高，主要为窦肺感染，包括中耳炎、鼻窦炎及肺炎。严重的反复肺部感染可以导致支气管扩张、肺纤维化、杵状指趾及呼吸衰竭。易感病原主要为常见的细菌及病毒感染，而持续性及全身性真菌及原虫感染并不易感。部分研究发现许多 AT 患者胸腺缩小或缺如，结合患者往往存在免疫球蛋白明显降低，造成感染易感性增加。

4. **肿瘤** AT 的另外一大特征为肿瘤易感，其易感性较正常人可高出数十倍至数百倍，终身肿瘤患病风险为 10%～38%，以血液淋巴系统肿瘤为主。Hecht 等发现，AT 患者淋巴细胞 12 及 14 号染色体易位，且染色体异常所占淋巴细胞比例逐渐增加，提示染色体不稳定可能是肿瘤易感的重要原因。14 号染色体易位在 Burkitt 常见，但在部分无肿瘤发生的 AT 患者中淋巴细胞仍可见高达 80% 的染色体易位发生，提示其他因素在肿瘤发生中的作用。AT 患者的罹患肿瘤包括 T/B 细胞来源的 non-Hodgkin 及 Hodgkin 淋巴瘤及各型白血病。其中 non-Hodgkin 淋巴瘤占约 40%，白血病占 20%，Hodgkin 淋巴瘤占 10%。尽管免疫监视异常被认为是导致 AT 肿瘤易感的重要原因，但由于肿瘤并不完全局限于淋巴系统，因此其原因可能更加复杂。有报道提示 AT 患者罹患肿瘤中超过 20% 为实体肿瘤，另外若患者首先罹患实体肿瘤，则仍有罹患淋巴肿瘤的风险，而首先罹患淋巴来源肿瘤者，其再次罹患其他肿瘤的可能性小。肿瘤和感染是导致 AT 患者死亡的主要原因，资料显示 AT 死亡患者中超过 40% 由肺部并发症引起，而超过 20% 由肿瘤引起，其他由肺部感染及肿瘤共同引起。

5. **其他临床特征** 除了上述经典临床表现，AT 患者还有其他一些表现，如大部分患者存在生后生长落后，并随年龄增长更加明显，可低至第 3 百分位以下，生长落后的原因可能与肺部并发症、性腺功能不全等有关。许多女性患者罹患性腺功能不全，病理检验提示卵巢发育不全。常常合并幼稚子宫及输卵管。男性也可能存在性腺功能不全，但较女性患者轻。少部分 AT 患者罹患糖尿病，表现为血糖升高及胰岛素升高，一般无尿糖及酮症酸中毒，这些患者呈现胰岛素抵抗，可能与胰岛素受体数量及亲和力有关。另一方面，ATM 参与非 DNA 损伤的胰岛素及 4E-BP1 磷酸化信号通路，因此造成胰岛素抵抗及糖耐量受损。轻度肝功损害在 AT 患者中也较为常见，表现为血清 ALP、GOT、GPT、LDH 升高。病理改变为肝实质弥漫性脂肪变，肝门区圆形细胞增多，肝实质细胞核肿胀及空泡变。肝损害可能主要由于代谢异常引起，而与免疫缺陷或者感染无关。部分患者血清 AFP 及 CEA 升高，提示可能存在肝脏发育异常。

【实验室检查】

1. **细胞射线敏感及染色体不稳定** 在最初针对 AT 患者的研究中即发现患者细胞存在染色体不稳定，包括患者接受放射治疗及体外细胞功能研究，但是早期研究仅仅发现患者细胞在放射线照射后存在各种 DNA 损伤，但并未发现 AT 患者上述现象是由于 DNA 修复缺陷引起，后续的研究才提示经过照射后较长时间仍有大量损伤的 DNA 未被修复并发现 ATM 蛋白在双链 DNA 损伤修复中的作用。免疫球蛋白和 T 细胞受体基因位于染色体 7 和 14，AT 患者淋巴细胞染色体 7、14 出现频繁断裂、重组和异位。

2. **细胞周期异常** 真核细胞遵循 G_1、S、G_2、M 细胞周期，在前一个细胞周期事件完成后再进入下一个细胞周期事件，并由细胞周期检测点调控。在细胞损伤的情况下，细胞周期检测点调节细胞周期暂停并完成细胞修复以保证细胞的功能完整性，因此这些细胞周期检测点对于射线往往敏感。而 AT 患者存在由于 DNA 修复缺陷导致的细胞周期检测点异常，如患者细胞接受放射性照射后，患者细胞仍然能够进行 DNA 合成并通过 S 期检测点，目前 AT 患者能够抵抗射线进入细胞周期原因尚不明确，可能与 ATM 通过检测点激酶 Chk2、Cdc25A 磷酸化的功能缺陷有关，正常情况下射线照射后阻止 Chk2 激酶去磷酸化引起暂时性 DNA 复制暂停。而 ATM 缺陷则却不能引起 DNA 复制暂停，另外延迟患者的射线诱导的复制蛋白 A 磷酸化及 ATM 依赖的紫外线诱导 RPA 超磷酸化异常可能也参与 AT 患者细胞周期检测点异常机制。因此射线照射 AT 患者成纤维细胞在 DNA 合成的 G1/S 及 G2/M 期的细胞周期检测点异常。

3. **免疫学、血清学异常**　多数血清 IgA 水平下降甚至缺乏，IgE 缺乏，少数 IgG，特别是 IgG2 下降，IgM 均正常或升高。淋巴群分析提示 B 细胞以及 CD4$^+$ 和 CD8$^+$T 细胞均减少，CD4/CD8 比例下降，NK 细胞正常或升高，且淋巴细胞对 PHA、PWM 等的增殖反应下降，TCRVβ 和 B 细胞受体多样性受限，T 细胞受体删除环（TREC）水平显著下降。尸检不易发现胸腺，但显微镜下可找到散在的胸腺网状组织，其中淋巴细胞稀少，无哈氏小体，皮质和髓质分界不清，血清 AFP 浓度升高。

【诊断及鉴别诊断】

AT 诊断主要依赖临床表现及发病年龄。当患者无家族史的时候，常常由儿童神经科医师接诊并发现共济失调和毛细血管扩张为主要表现，根据临床表现即应疑诊。当患者在 2～8 岁共济失调发病前则很难被诊断。而共济失调可能是其他疾病的表现如：Friedreich 共济失调、颅内肿瘤、血肿等。其他鉴别诊断包括颅内感染、感染后脑脊髓炎、风疹脑炎、亚急性硬化性全脑炎等。同样，共济失调可能发生于婴幼儿代谢性疾病如戈谢病、尼曼匹克病、GM1/GM2 神经节苷脂沉积症、异染性脑白质营养不良、克拉勃白质营养不良等，但上述代谢性疾病可能采用实验室辅助检查以鉴别。详细的体格检查可鉴别 AT 与枫糖尿症与哈勒普病，这两种疾病发生共济失调并非进行性进展。Friedreich 共济失调发病时间往往较晚，且可能合并高弓足和脊柱侧后凸。共济失调伴动眼神经失用症患者可能具有进行性共济失调表现，但患者无免疫缺陷及其他 AT 的辅助检查表现。

AT 致病基因 *ATM* 被定位后使基因分析成为 AT 的可靠诊断手段，但是由于 *ATM* 突变遍布整个外显子，因此蛋白分析在许多情况下也必不可少，免疫印迹分析发现 ATM 蛋白表达截短或者表达量明显降低可能有诊断意义。但对于表达正常 ATM 患者仍不能排除其活性降低的可能性，这种情况下 P53 或 ^{32}P-ATP 作底物的活性分析则对于确诊意义重大。

（三）治疗决策

迄今，AT 尚无根治方法，特别是神经系统退行性变。目前治疗主要集中在对症支持治疗。包括骨髓移植及干细胞注射均不能改善神经系统症状。

由于 AT 涉及免疫系统、神经肌肉系统、血液肿瘤系统等多系统损害，因而需要包括上述专科医师、职业理疗治疗师、营养师、患者家庭在内的团队合作治疗。患者需要进入特殊学校，随着疾病进展可能需要全部护理以进行日常生活，由于患者存在眼球运动障碍、书写障碍、语言障碍，患儿可能学习困难，即使已经掌握的知识也难以正确使用及表达，但由于其无听力及认知能力无异常，可使用特殊教育。针对患者进行性神经系统退行性变，可能需要治疗师干预，营养支持，可能需要胃造瘘防治误吸等。严密随访神经系统、肺部并发症及肿瘤的发生。

若存在低丙种球蛋白的情况，则需要丙种球蛋白替代治疗。针对感染情况，需及时使用适当抗生素，患者家庭成员需常规接种流感疫苗，患者若不需要 IVIG 治疗者则应进行常规灭活疫苗接种。流行季节需进行流感病毒疫苗及肺炎链球菌疫苗加强接种。肺部并发症可能导致患者死亡，因此在疾病早期需加强呼吸道管理，包括理疗。在患者肺部反复感染造成慢性肺病时则需要预防性抗生素使用、吸入激素、氧疗等，并防止继续食物误吸。

由于该病对射线敏感，因此若有替代检查，则应该尽量避免放射检测。针对肿瘤的治疗需在血液免疫专家及肿瘤学专家的共同参与下制订治疗方案，应避免放射治疗，化学疗法的药物选择及剂量也应注意调整。

AT 患者神经系统进行性退行性变较为难治，动物实验在复制神经系统症状方面难以真实还原人类表现，但提示氧化应激在小脑共济失调等方面的致病作用，在此基础上，采用抗氧化剂在部分患者已经证实部分有效。由于 ATM 保持部分酶活性即可减轻患者临床症状，因此目前采用各种方法生产小分子药物以提高 ATM 的酶活性。在 *ATM* 无义突变造成的终止密码子提前的 AT 患者中，氨基糖苷类药物可诱导的部分无义突变通读在部分 AT 患者可延缓疾病进展，另外反义寡核苷酸制剂尚在研究中。

（四）常见问题和误区防范

1. **AT 样综合征及 NBS 的误诊**（表 2-2-12） 共济失调毛细血管扩张样疾病（ataxia-telangiectasia-like disorder，ATLD）十分罕见，国外仅报道病例约 20 例。由 11q21 染色体上的 *MRE11* 基因的纯合或复合杂合突变引起。MRE11 具有 DNA 核酸外切酶活性、单链 DNA 内切酶活性和 DNA 连接活性，MRE11 与 NBS1 和 RAD50 组成复合物，支持复合物的稳定性和分子间相互作用。ATLD 临床特征与 AT 十分相似，最明确的相似之处是进行性小脑共济失调，但 ATLD 患者没有毛细血管扩张，有中度放射敏感性，发病晚，进展缓慢，寿命更长。至今仍不清楚 ATLD 患者是否对肿瘤易感，ATLD 患者也表现为正常总水平的 IgG、IgA 和 IgM，可能有特定功能的免疫球蛋白水平下降（如肺炎链球菌等）。

Nijmegen 断裂综合征（NBS）是第一个被描述的放射敏感综合征，为常染色体隐性遗传，已知病例约 150 例，全球范围均有报道，NBS 患者常表现为小头畸形，头围小于同年龄和同性别健康人群平均值 $2SD$，在年长儿可进行性恶化到 $-9SD$。前囟不易触及，并在生后前几周闭合，有时小头畸形可被脑积水掩盖。因为头盖骨小，前额倾斜，下颌后退，突出小鼻子和大耳朵，称为"鸟样脸"。生长迟缓，2 岁之前身长低于同年龄儿童第 3 百分位，2 岁以后，线性增长趋于正常，但仍低于同龄儿。智力下降，大多数在七岁时测试有轻度～中度智障。呼吸道感染常见，反复肺炎和支气管炎可能导致呼吸衰竭和早期死亡，机会性感染少见。报道的病例中约 35% 在 1～34 岁之间出现肿瘤，特别是 B 细胞淋巴瘤的风险增高，其他肿瘤包括 T 细胞淋巴瘤和实体瘤。卵巢早衰发生率很高，患病女性出现血清促性腺激素浓度升高、原发性闭经和缺乏第二性征发育。

上述两种疾病与 AT 在临床上具有相似性，因此往往难以鉴别，表 2-2-12 中列举了三者的异同，在具有类似表现而无基因突变时，需警惕其他两种疾病的可能性并进行相应基因分析。

表 2-2-12 AT/ATLD/NBS 临床和实验室检查特征表

	AT	ATLD	NBS
致病基因			
致病基因	*ATM*	*Mre11*	*NBS1*
基因定位	11q23	11q21	8q21

续表

	AT	ATLD	NBS
临床表现			
生长迟缓	+	+	+
小头畸形	−	−	+
面部异常	−	−	+
前额倾斜			+
下颌后退			+
巩膜毛细血管扩张	+	−	−
皮肤异常	+	−	+
光敏性	+		+
皮肤毛细血管扩张	+	−	+
色素沉着缺陷			+
神经系统异常	+	+	−
小脑共济失调	+	+	−
眼球运动障碍	+	+	−
舞蹈手足徐动	+	+	−
精神发育迟滞	−	−	+/−
其他临床表现	+	−	+
不孕不育	+		+
骨骼异常			+
感染	+	−	+
肿瘤	+	−	+
实验室检查			
免疫缺陷	+	−	+
体液免疫缺陷	+		+
细胞免疫缺陷	+		+
AFP 升高	+	−	−
细胞遗传学异常	+	+	+
自发染色体不稳定	+	+	+
7、14 号染色体重排	+	+	+
异位频率增加	+		+
电离辐射高敏	+	+	+
烷化剂高敏	+		+

2. AT 患者的消极治疗　由于目前 AT 尚无根治方法,因此患者往往在 20 岁前即需要卧床或轮椅生活。部分医疗单位往往治疗不够积极。实质上若积极对症治疗管理,部分患者已经能够生活自理,部分患者生命已经延续至中老年。因此积极对症管理,预防感染,密切监测肿瘤及肺部并发症,患者则可能延续生命,新的治疗方法也在研究过程中,可能在未

来能够实现根治。

3. **AT 携带者肿瘤风险的防控** 尽管 AT 携带者不发病,但其也呈现一定程度的射线敏感。同样其各类肿瘤的总体风险较非携带者高 3～4 倍,而女性携带者乳腺癌发生率则较非携带人群高达 5 倍。因此需注意筛查随访 AT 携带者的肿瘤发生,尤其是女性乳腺癌的发生。

(五)热点聚焦

AT 表型异质性

AT 患者具有明显的临床及实验室异质性,包括肺部感染的易感性程度、神经精神发育迟滞及肿瘤易感性等,早期这些指标被用于疾病的分类。后续发现 ATM 的突变是造成异质性的主要原因。即使以共济失调及毛细血管扩张典型起病型的患者存在临床疾病严重度及进展的差异。如在一项研究中发现共济失调在 20% 患者 1 岁内发病,65% 患者 2 岁内发病,而 85% 患者 4 岁内发病。同样,毛细血管扩张在发病年龄、严重度等方面也存在差异,包括患病的同胞兄弟间也存在临床异质性。同时在生长发育的迟滞程度、精神运动发育程度、面容异常及免疫表型上也存在不同程度的异质性。

染色体畸形的类型及频率各异,主要为 7、14 号染色体的易位、插入等。当然上述染色体畸变也存在于健康人群,但频率较低,且 AT 患者细胞暴露于射线后期染色体损伤频率更高。研究显示射线照射后 AT 患者细胞的染色体损伤及细胞存活较为一致,但抵抗射线的 DNA 合成却并不一致。

总的说来:AT 患者的临床及实验室检查异质性大,甚至在典型的具有共济失调及毛细血管扩张表现的典型病例。研究提示大部分患者存在 ATM 的移码突变,而部分患者存在非移码的缺失突变或错义突变,少部分患者存在复合杂合突变,两条染色体携带不同来源的突变,可能这与患者的临床异质性相关。英国 15%AT 患者为 *ATM* 基因 5762ins137 突变,常常临床表型较轻。针对中国患者,则需要更大规模 *ATM* 基因突变被鉴别后才能进行基因型表现型的关联分析。

(安云飞 赵晓东)

先天性胸腺发育不全

(一)疾病概述

先天性胸腺发育不全伴甲状旁腺功能减退最早于 1959 年被 Lobdell 发现,但当时并未认识到这种表现是一种独立的综合征。1965 年,Angelo DiGeorge 通过对一组具有上述表现的婴儿持续研究发现,这一组患者往往还伴有面容异常、心血管畸形等表现,随即命名这类疾病为 DiGeorge 综合征(DiGeorge syndrome,DGS),即先天性胸腺发育不全,并发现该病主要由染色体 22q11.2 缺失引起,部分与母孕期糖尿病、致畸物暴露等相关。

DGS 本质上是由于头部神经嵴细胞迁徙、分化及胚胎发育第四周第三、四对咽鳃弓发育异常所致。在鸡胚中也发现头部神经嵴细胞迁徙前被切除可导致心脏流出道异常。实验鼠中的研究发现小鼠 16 号染色体单倍型可导致主动脉弓发育畸形,该区基因与人类 22q11.2 及 *TBX1* 基因同源。后续研究提示实验鼠 *Tbx1* 基因杂合缺失导致心脏发育畸形,而纯合缺失导致类似 DGS 的表现,提示该基因与 DGS 的量效关系。已经发现部分典型/非典型 DGS 患者为 *TBX1* 单基因点突变。后续研究发现可能 22q11.2 区许多基因均参与相应胸腺、心脏、腺体发育调控,共同造成 DGS 的临床表型。

22q11 缺失发病率在 1/（4 000～6 000）活产婴，无性别差异，且 90% 以上 DGS 患者均携带上述染色体缺失。另外，既往发现的许多综合征如腭 - 心 - 面综合征（velo-cardio-facial syndrome，VCFS）、圆锥动脉干 - 面部异常综合征（conotruncal anomaly face syndrome，CTAF）均由 22q11 缺失引起，且临床表现有许多相互重叠，因此对于 DGS 的临床表型、免疫、内分泌、神经精神疾病的机制等均有所补充。目前倾向于将明确染色体 22q11 缺失患者进行整合以对疾病的表型及机制进行系统研究。无论其他临床表型差异是否存在，免疫缺陷为其共同表现，因此在免疫学领域仍然沿用 DGS 的命名系统，同时对于明确 22q11 缺失或者具有先天性心脏病、免疫缺陷、低血钙三联症而未明确分子诊断也仍然可采用 DGS 的名称。另外，由于约 10% 患者并未发现 22q11.2 缺失，因此 22q11.2 缺失并非 DGS 诊断的必备条件。

【发病机制】

许多 DGS 患者证实为 22q11 区域长达 3Mbp 缺失，而 10%～20% 患者为经典大段缺失。另外有极少数患者被鉴定为经典缺失片段外部邻近区域的缺失突变。在经典大片段缺失区域含有许多 DGS 相关转座位点以及不稳定的转座剪切位点如 t（11；22），提示 22q11.2 为 DNA 不稳定区域，其中的四个低拷贝数重复序列也被证实与染色体内部交换有关。

22q11.2 的 3Mbp 区域已经鉴定含有大约 40 个基因，根据已经报道 DGS 缺失片段的共有序列及动物实验证据已经鉴定出多个与 DGS 表型相关的基因，而不同的缺陷基因可能引起不同的疾病相关表型。对于 DGS 患者表型最重要的为 *TBX1* 基因。在绝大部分 DGS 患者中其缺失区域均包含有 *TBX1* 基因。*TBX1* 基因编码蛋白为转录因子，含 T-box 结构域，可结合相应 DNA 序列，参与发育调节。动物实验已经证实其与 DGS 的密切相关性，而人类 *TBX1* 基因的点突变导致类似 DGS 的表型也证实其为 DGS 最相关的致病候选基因。由于部分其他位于 DGS 缺失区域的基因参与心脏和神经嵴细胞迁移及分化，因而其也是造成 DGS 表型的部分致病基因。*DGCR2/LAN/IDD* 等基因目前已经被广泛研究，这些基因在成年人及胎儿期的各种组织中均有表达，主要为黏附分子受体，介导细胞间相互黏附及作用，因而其缺失后可能造成神经嵴细胞及腮弓的移行以及相互作用异常。*DGCR6* 基因也邻近 DGCR 区域。*DGCR6* 基因在成人各系统中广泛表达，而且在心脏及骨骼肌丰度最高，由于其与层黏蛋白 LAMC1 同源，因而该基因在细胞黏附、迁移及组织器官发育中可能起重要作用，尤其在神经嵴细胞的迁移中必不可少。另外，在 DGS 基因区域也鉴定出 *GSCL* 及 *GSC2* 基因。*GSCL* 在头部神经嵴细胞发育中表达明显，提示其在该过程中也起着重要作用。另外，研究还定位了 *COMT* 基因，该基因在儿茶酚胺如肾上腺素、去甲肾上腺素、多巴胺的代谢中起重要作用。COMT 158met 的多态性被鉴定与酶活性降低及 21q11 缺失患者精神性疾患尤其是双相谱系障碍具有相关性，因此可能也与 DGS 患者的精神疾病相关。*GP1BB* 基因定位于 22q11.2，为血小板血管性血友病因子受体的主要组成部分。该基因先天缺陷引起 Bernard-Soulier 综合征（BSS），表现为出血倾向，血小板数目减少但体积增大。极少数患者 22q11 缺失患者表现为 BSS 及 VCFS。而 22q11.2 患者中 *GP1BB* 基因杂合突变表现为轻微血小板减少。

（二）诊断与鉴别诊断

【临床表现】

典型 DGS 具备三联症：先天性心脏病、胸腺发育不全所致免疫缺陷及甲状旁腺发育不全所致低钙血症。但大量病例提示该病表现具有很大的可变性。包括 VCFS、CTAFS 表现及语言障碍、神经认知精神异常等表现。

1. **免疫缺陷** 许多患者均有轻度～中度免疫缺陷，主要为 T 细胞数量功能缺陷及由此引起的 B 细胞功能缺陷。其中以 T 细胞数量减少最为多见，DGS 患者新生儿期 T 细胞绝大多数波动于 500～1 500/μl。T 细胞缺陷由胸腺发育解剖异常引起。许多患者可在前纵隔发现缩小的胸腺或遍布颈部和颌下区的分散的胸腺组织。这些胸腺组织可能含有正常的胸腺组织细胞并能够提供 T 细胞发育成熟的胸腺微环境。因此患者 T 细胞可发育成熟，但数量减少。患者免疫缺陷临床表现多样，典型患者表现为新生儿期间 T 细胞降低，但部分患者可能有接近正常的 T 细胞数量，而少数患者可能 T 细胞缺乏，但随年龄增长，患者 T 细胞数量可能上升，到一岁时可能有超过 1/3 患者 T 细胞数量达到正常范围。针对部分患者的研究发现若患者胸腺外观正常则免疫功能大多恢复正常，相反，胸腺缺失也不除外最终免疫功能恢复正常的可能性。尽管各种 T 细胞均可能降低，但以 CD8 减少为主。研究证实 DGS 患者 T 细胞发育信号通路并无异常，但不能够产生足够数量 T 细胞，患者 CD8 细胞受损更加明显的原因尚且不清楚。许多患者 T 细胞丝裂原反应正常，但部分患者可明显降低。既往对细胞丝裂原反应异常患者称为完全性 DGS，而细胞数量减少者称为不完全性 DGS。实质上 DGS 患者的表型极其多变，部分 T 细胞丝裂原增殖反应严重损害患者其 T 细胞功能随年龄增长并无恢复，这部分患者需要同时行骨髓及胸腺移植，而部分患者 T 细胞在婴儿早期可能恢复。DGS 患者由于 T 细胞数量缺陷（包括增殖反应）而易发感染，尤其副流感病毒、腺病毒、轮状病毒等均可能造成严重感染而致死，同样也有类似 SCID 患者的机会感染。DGS 患者易患幼年特发性关节炎、免疫性血小板减少、自身免疫性溶血、自身免疫性甲状腺炎等。部分研究证实 DGS 易发自身免疫是由于调节性 T 细胞发育障碍所致。DGS 患者 B 细胞数量一般正常或者升高。部分患者中可见高免疫球蛋白血症；另外也存在 T 细胞对 B 细胞抗体产生辅助功能缺陷，因此部分患者存在低丙种球蛋白血症及特异性抗体滴度降低（破伤风 / 白喉等）。

2. **发育异常** 最为常见的为心血管畸形，包括主动脉弓离断、永存动脉干畸形、法洛四联症。低钙血症在婴儿期间发生较少，随年龄增长，低钙性甲状旁腺发育不全逐渐明显。新生儿起病的低钙惊厥中部分患者即为 DGS 患者。面容异常在 DGS 也较为常见，在新生儿及婴儿期，患者表现为眼距增宽，耳朵突出及耳位低，小颌畸形等。随着年龄增长至青年或成年期，患者面容异常表现为长脸，鼻梁低凹，鼻根狭小，鼻翼小，鼻道狭窄，鼻尖突呈球状，睑裂小，颧骨低平，耳朵突出，形状异常等。部分患者有腭裂，黏膜下腭裂，腭咽关闭不全、悬雍垂裂，唇裂等。部分患者有喂养困难、胃食管反流。另外超过 30%DGS 患者患有孤立肾、多囊肾、马蹄肾等肾脏畸形。另外部分患者有单侧或双侧听力异常、小头畸形、矮小、眼部异常、尿道下裂、腹股沟疝或脐疝以及骨骼血液系统异常等。

3. **神经系统异常** 神经系统异常在 DGS 也较为常见。已报道三例 DGS 患者患神经管畸形，部分患者有其他脑结构异常，如小脑蚓部，后颅窝发育不全、体积减小，前角周围小囊肿，大脑外侧裂扩大。其他神经肌肉异常包括小脑萎缩、肌肉强直、构音障碍及辨距不良等。随着诊疗技术的提高，DGS 患者存活时间明显延长，因此更多的精神认知异常逐渐被临床医师所认识。在学龄前期儿童，患者可表现为发育迟缓，轻微肌张力减低，语言发育延迟。行为异常包括注意力缺陷 - 多动障碍、抑郁、严重内向等。部分患者有轻度～中度智力低下,阅读、数学能力降低。学龄期 DGS 患者约 50% 有语言障碍。在成年患者中间,其他如恐惧症、精神分裂症、焦虑抑郁障碍等精神行为异常发病率也明显升高,但上述精神行为异常由染色体缺失本身引起抑或是继发于语言学习障碍尚不清楚。

【实验室检查】

DGS 患者的诊断需要专科医师的参与。尽早诊断对于患者的尽早进行社会心理干预较为重要。同样,对于 22q11 缺失的 DGS 患者的早期诊断也有利于遗传咨询。大约超 20%DGS 患者通过高分辨核型分析可发现 22q11 缺失,同样也可发现其他的染色体转位等异常,但既往的研究及临床报道已明确 FISH 可大幅度提高诊断效率。因此这类患者可能先进行常规染色体筛查后再进行 FISH 检测。由于越来越多的 DGS 患者被发现由 *TBX1* 基因突变引起,因而对于具有 DGS 临床表现而 FISH 及常规染色体检查正常的患者则需要对 *TBX1* 基因序列进行分析以发现点突变等 FISH 难以检测的微小突变。

【诊断及鉴别诊断】

表 2-2-13 中列举了欧洲原发性免疫缺陷病协会的 DGS 诊断标准,但该标准对于无 T 细胞下降的患者无专门诊断标准及名称。

表 2-2-13 DGS 诊断标准(欧洲原发性免疫缺陷病协会)

诊断	诊断标准
明确诊断	1. CD3$^+$T 细胞<500/μl 2. 下述三项中的两项(先天性心脏病、持续三周需要治疗的低钙血症、22q11.2 缺失)
高度疑诊	1. CD3$^+$T 细胞<1 500/μl 2. 22q11.2 缺失
疑诊	1. CD3$^+$T 细胞<1 500/μl 2. 下述三项中的一项(先天性心脏病、持续三周需要治疗的低钙血症、面容异常或腭部畸形)

携带者及产前诊断:绝大多数的 22q11 缺失患者为散发病例,仅有约 10% 患者为遗传性。因此应该对患者父母进行仔细的临床甄别,特别注意有无轻微的面容异常、语言发育迟缓及学习障碍等。具有 22q11 缺失患者或者其父母可能有 1/2 的机会将突变传递给子女。因此需要进行遗传咨询包括产前诊断以决定是否提前终止妊娠和植入前筛查以确保非缺失受精卵植入。目前部分单位已经能够进行羊水细胞及绒毛膜细胞的 FISH 检测。对于高危患者如父母为 22q11 缺失者或者嵌合,产前超声提示圆锥动脉干异常者常规需要进行产前诊断,尽管父母未发现染色体异常而其中一位子女为缺失患者再次生育患者的概率很低,但需要排除父母为生殖腺嵌合体的特殊情况。当然,尽管能够通过常规核型分析及 FISH 检测明确基因型,但由于缺失大小与临床表型无关联,甚至相同家族的患者之间也并无可比性,很难通过遗传咨询预测临床表型,部分明显唇腭裂心脏畸形等可被彩超发现,但轻微唇腭裂或者面容异常则难以发现。对于部分 DGS 表型而细胞学未发现缺失者进行遗传咨询则更加困难。另外部分患者未发现 22q11 区域缺失患者可能存在 *TBX1* 基因的点突变或者 22 号染色体微小缺失而难以被 FISH 探针识别,也造成遗传咨询的困难。需要注意的是少部分 DGS 患者存在其他染色体异常,诸如 10 号染色体短臂缺失。对于未发现细胞学核型异常的 DGS 患者遗传咨询较为困难,严密的超声及超声心动图随访可能是唯一方法。

（三）治疗决策

此处主要讨论患者免疫缺陷的处理。DGS患者根据其免疫缺陷的程度处理并不一致。部分典型病例由于心脏畸形及低钙表现而很快被确诊，而部分孩子由于语言发育落后及学习障碍才被诊断。一旦被确诊DGS或者22q11缺失综合征，就应该进行全面的免疫评估，而不应根据其他表现是否严重而选择性地进行评估。一般的评估内容包括淋巴细胞分类及亚群分析、T细胞增殖反应、抗体检测及特异性抗体反应。新生儿需要评估T细胞绝对数量、增殖反应，而对于婴儿期间发现淋巴细胞减少及增殖功能异常者应该进行随访以明确是否存在持续的免疫缺陷，在T细胞数量减少及功能异常期间，患儿则易患机会感染及肺孢子菌肺炎，因而需要进行适当防护，预防感染及肺孢子菌感染，输血应该使用辐照后的血液制品，禁止接种活疫苗。若持续存在严重联合免疫缺陷表型的患者则需要骨髓或胸腺移植重建免疫系统。当然，由于DGS的表型包括免疫系统存在变化可能，且上诉移植措施均有较大风险，因此进行详细评估及随访后制定个体化措施尤为重要。

许多DGS患者或者22q11缺失综合征患者仅有轻微免疫缺陷，长期预后良好。这部分患儿其T细胞往往仅仅轻微降低，且对丝裂原增殖反应正常或基本正常。这类患者仍应该建议PCP预防治疗及慎重地接种灭活疫苗。但1岁以内孩子不应该接种减毒活疫苗。国外有限资料证实直到T细胞功能数量基本正常，CD8T细胞数量达250/mm^{3}及对于破伤风疫苗抗体反应正常时，给予OPV或者麻风腮活疫苗并未发现严重副作用。若有灭活脊髓灰质炎疫苗仍优先推荐。对于T细胞明显减少者推荐使用PCP预防策略。

患者免疫功能可能存在变化。因此需要进行长期随访，尤其1岁以内，每季度均应该进行淋巴细胞数量及亚群分析，对于数量异常者进行丝裂原增殖反应测定。1岁左右进行抗体反应检测。对于淋巴细胞减少明显或者功能受损明显患者则需要更加密切地随访。由于DGS患者可能心脏畸形显得特别突出，并且存在输血影响、血流动力学不稳定等而忽视或者推迟了其免疫功能的评估。经管DGS患者表现为严重联合免疫缺陷的比率不超过5%，但是中国人群并无流行病学资料，且在1岁以内，患儿有接受输血后有发生GVHD的报答。因此应该在婴儿期间进行详尽评估和避免非辐照血制品的输入以及避免血液CMV病毒输入性感染。

对于年长儿诊断DGS患者，需要在首次诊断时进行详尽的免疫学评估。若患者无明显感染，T细胞数量以及针对抗原和丝裂原反应正常，抗体反应正常，则无需特殊处理。对于轻度T细胞数量及功能异常者，则需要根据患者T细胞数量功能受损程度及感染程度进行个体化治疗。另外需要继续进行免疫功能的评估随访。一般DGS患者1岁以内免疫功能可能发生明显改善，年长儿也有改善的可能。另外，由于年长儿会发生胸腺萎缩，其T细胞可能降低，需要进行随访。

部分患者免疫功能正常，但仍旧易患上呼吸道感染，可能由唇腭裂引起。这类患者进行预防性抗生素治疗及外科处理则可能改善病情。

由于大部分DGS患儿最终免疫功能基本正常，因而对于严重免疫功能受损患儿的处理显得更加急迫和重要。骨髓移植已经证实对于这类患儿有效，尽管胸腺组织缺乏，仍旧能够提供足够数量的成熟T细胞植入。早期研究提示胎儿胸腺移植已经证实部分移植成功及改善免疫功能，但由于供者及伦理限制，应用受限。近期研究发现HLA部分相合的外科手术后的切除胸腺移植取得成功，T细胞数量及功能恢复，抗体反应正常，较胎儿胸腺移植及骨髓移植更加有效和可行，但胸腺移植也存在远期萎缩的问题。

（四）常见问题和误区防范

与 22q11 缺失相关的其他异常：前述 DGS 与 VCFS 的临床表现的重叠。DGS 与圆锥动脉干异常面容综合征（conotruncal anomaly face syndrome，CTAFS）也有很多相似性。该病在日本报道较多，主要表现为圆锥动脉干异常及特征性面容。特征性面容包括：眼距增宽，鼻梁扁平，嘴小，眼裂缩小，眼睑臃肿，耳位低，耳郭畸形等。部分患者有新生儿手足搐搦、胸腺缺失或缩小，部分性 T 细胞功能减低。该类患者同样发现 22q11 缺失，提示 DGS/VCF/CTAFS 实质上属于同一疾病。另外，研究发现，部分 Opitz/GBBB 综合征患者也发现有 22q11 缺失，呈现常染色体显性遗传方式，连锁分析显示另一致病位点位于 X 染色体。患者表现为尿道下裂、喉气管发育异常、智力低下，肌张力低下，食管异常、吞咽困难。眼距宽，其他包括外眼角下斜、鼻梁宽。唇裂和 / 或腭裂，舌系带短，耳郭后旋。先天性心脏病，尿道下裂，隐睾，阴囊分叉，疝等。部分其他疾病也发现类似 DGS 的表现，如 CHARGE 综合征（虹膜、脉络膜或视网膜缺损；心脏畸形；鼻孔闭锁；生长和发育迟缓；男性生殖器异常；耳异常和耳聋）、Cayler cardiofacial 综合征、Kallman 综合征、Noonan 综合征等。但上述疾病中未发现 22q11 缺失，因而属于不同的疾病谱系。

（五）热点聚焦

DGS 的临床异质性：尽管既往认为 DGS 与 VCFS 为两种独立疾病，但近期的研究证实两者临床上有较多的重叠，因此现在认为携带基因缺失的 DGS 与 VSFS 实质上属于相同疾病，说明 22q11 缺失具有明显的临床异质性。重者表现为典型 DGS，而轻者表现为轻微面容异常或者轻微先天性心脏病。另外，存在认知偏移，如新生儿期间患儿具有先天性心脏病、低钙惊厥及免疫缺陷常常被诊断为 DGS，而学龄期儿童表现为腭面异常、语言智力落后则常常被诊断为 VCFS，但前瞻性研究已经发现部分 22q11 伴随年龄增长逐渐出现其他特征性表现，包括轻微面容异常、腭咽闭合不良以及学习困难等，提示所有 22q11 缺失患者均需进行深入评估随访，包括神经心理及教育等。

既往的研究已经部分阐明了该病的分子机制，即主要由于 22q11 区缺失引起，最近研究提示 *TBX1* 基因缺陷是造成 DGS 表型的主要因素，而该区域内或邻近的基因则对表型有一定的影响。今后的研究可能逐步明晰这些基因的功能以及在 DGS 表型的具体作用。既往的研究已经证实一些调节基因可能影响 DGS 神经精神异常的形式及严重程度，但并未完全阐释该病神经精神及认知方面的异常机制，这可能是未来的研究方向以实现更加早期认识疾病的危害及早期干预的实施。同时，亟需由免疫、遗传、心脏、神经、心理等专家组成的团队密切协作对 DGS 患儿进行全面评估干预以实现最佳的治疗。

（安云飞　赵晓东）

高 IgE 综合征

（一）疾病概述

【概述】

高 IgE 综合征（hyper-IgE syndrome，HIES）是一类罕见而复杂的原发性免疫缺陷病。临床以自幼顽固性皮疹，反复肺部和皮肤金黄色葡萄球菌和真菌感染，肺部感染致肺脓肿、肺大疱形成，自身免疫、血管炎、神经认知异常，血清 IgE 水平显著升高和嗜酸性粒细胞异常增多为特征。其非免疫系统表现包括特殊面部特征、乳牙脱落延迟、关节过度伸展和轻微创伤导致的骨折。根据遗传方式、临床表现和分子机制不同分为常染色体显性遗传高 IgE

综合征（AD-HIES）和常染色体隐性遗传高 IgE 综合征（AR-HIES）。

AD-HIES 占所有 HIES 病人的大部分，信号转导与转录活化因子 3（signal transducer and activator of transcription 3，STAT3）突变是其病因；AR-HIES 较少见，致病有 DOCK8 （dedicator of cytokinesis 8）和酪氨酸激酶 2（tyrosine kinase 2，TYK2）等。

【发病机制】

（1）STAT3 缺陷所致 HIEs：STAT3 属于七个 STAT 家族成员之一，为核转录因子，参与许多细胞因子以及生长因子等激素信号转导，且该基因表达广泛，因而 STAT3 功能也较为复杂。*STAT3* 突变位点多集中在 SH2 结构域及 DNA 结合结构域。由于突变型 *STAT3* 对于野生型的竞争作用，造成对野生型 *STAT3* 活性影响，为显性负性发病机制。突变与表型无明显联系，另外 STAT3 患者也发现了体细胞回复突变，造成临床表型的减轻和复杂性。

1）感染与免疫：在许多 *STAT3* 突变患者中发现 Th17 细胞降低，记忆 B 细胞降低，血清 IgE 及 IgD 升高及外周血嗜酸性粒细胞明显升高。几乎所有患者均有皮肤葡萄球菌感染，部分患者有皮肤湿疹表现。超过 80% 患者有皮肤黏膜念珠菌感染。皮肤病毒感染少见，细菌性肺炎常见，且大部分发展为肺大疱及支气管扩张，耳鼻喉的感染也频繁而早发。

2）B 细胞：STAT3 信号参与 IL-10 及 IL-21 诱导 B 细胞分化为浆细胞，因而患者外周血往往抗原特异性记忆 B 细胞减少，呈现不同程度的体液免疫缺陷。

3）T 细胞：许多证据证实 Th 细胞功能缺陷造成了体液免疫缺陷，包括滤泡辅助 T 细胞（Tfh）及 Th2 细胞。患者 Tfh 降低，可能造成生发中心辅助 B 细胞成为记忆性 B 细胞过程受阻。T 细胞缺陷的另外的一个重要方面为 Th17 细胞降低，引起上皮组织产生针对中性粒细胞黏附趋化因子的减少，造成对念珠菌及葡萄球菌产生免疫缺陷。同时，患者 CD4 及 CD8 中央记忆 T 细胞减低，可能引起对水痘带状疱疹病毒的反复感染。尽管 IL-21/IL-15 介导的 CD8$^+$ 细胞颗粒酶表达降低，但 TCR 及协同刺激信号分子活化后该功能恢复正常，可能能够解释 STAT3 缺陷患者对于病毒并不普遍易感的原因。

4）固有免疫：尽管患者中性粒细胞升高明显，但患者发生侵袭性中性粒细胞病并不多见。由于对念珠菌及金黄色葡萄球菌感染易感性明显升高，推测中性粒细胞功能缺陷可能与其相关。已有证据证实呼吸爆发功能虽然正常，但部分存在中性粒细胞趋化功能异常。

（2）DOCK8 缺陷所致 HIE：DOCK8 属于 DOCK 蛋白家族，为鸟嘌呤核苷酸交换因子。与 Rho GTP 酶相互作用，并对细胞迁移、细胞形态、黏附具有调节作用。DOCK8 缺陷主要由纯合或复合杂合突变引起，大多为无义突变、缺失突变、移码突变、拼接位点突变以及外显子缺失。因此 *DOCK8* 突变往往导致蛋白完全缺失或者截短而丧失功能。*DOCK8* 突变患者细胞发生回复突变比例较高，但与临床症状改善的关系尚不明确。

免疫及感染：DOCK8 缺陷患者皮肤感染及湿疹发生率几乎达到 100%，肺部感染发生超过 80%，有肺部感染者约 1/3 发生肺部并发症。但肺大疱等发生率明显低于 STAT3 缺陷。患者往往 IgM 降低，T 细胞随年龄增加逐渐减少，T 细胞增殖功能降低。过敏性疾病发生率明显增加，70% 患者发生食物过敏，超过 1/3 患者发生哮喘，药物过敏发生率也明显升高。少部分患者发生自身免疫现象。该病不经过移植治疗死亡率高。DOCK8 对体液免疫必不可少，患者往往记忆 B 细胞明显降低甚至缺乏，但患者效应 B 细胞无明显异常。淋巴组织滤泡增生，IgE+ 浆细胞升高。尽管许多患者初次免疫抗体反应正常，但远期的再次免疫应答即免疫记忆明显受损。另一方面，DOCK8 在 TLR9-MyD88 级联通路及 Pyk2-Src-Syk-STAT3 通路中发挥重要作用，引起 TLR9 活化异常。DOCK8 患者同样存在 T 细胞缺陷，一般表现为 T 细胞减少及增殖功能减低。NK 细胞由于细胞骨架异常，不能形成正常免疫突触，其细胞毒功能减低。

（二）诊断与鉴别诊断

【临床表现】

1. STAT3 缺陷

（1）感染：STAT3 缺陷患者感染为其主要表现及致死原因，因此积极抗感染及免疫替代治疗减少器官损害显得非常重要。皮肤及肺部的金黄色葡萄球菌感染尤其常见。另外一些少见感染也应该引起足够的重视，如肺孢子菌、组织胞浆菌、曲霉菌等均有报道。

（2）过敏性疾病：STAT3 缺陷患者 IgE 升高的原因目前尚不清楚，尽管特应质倾向明显（如 IgE 升高、嗜酸性粒细胞升高），也有少数患者有变应性疾病表现，但特应质相关疾病并不常见，且患者并无 Th2 优势倾向，IgE 也并无变应原特异性。可能由于 STAT3 在肥大细胞脱颗粒及嗜碱性粒细胞 IgE 交联过程中发挥重要功能，因而尽管特应质倾向明显而发病并无显著增加。

（3）肿瘤：STAT3 缺陷患者淋巴瘤易感性增加。STAT3 可能在 EBV 感染的 B 细胞增殖过程中起作用，尽管 STAT3 缺陷患者 EBV 转化的 B 细胞增殖并不明显，但患者 EBV 特异性中央记忆淋巴细胞降低，其 EBV 病毒血症更加明显，也可能导致不能阻止病毒的潜伏感染，可能是少数 EBV 相关恶性淋巴瘤的原因。CD8 功能缺陷可能也是导致恶性肿瘤发生的原因之一。

（4）创伤愈合：肺部感染后并发症在 STAT3 缺陷患者中非常常见，而肺部损伤后又易造成机会感染如曲霉菌、假单胞菌等。机会感染并非最初的肺部致病菌，但却是导致严重感染以及患者死亡的主要原因。在经历胸部手术后，STAT3 缺陷患者手术并发症如支气管胸膜瘘概率增加。

（5）骨骼疾病：STAT3 缺陷患者骨质疏松及骨量减少发生率高于健康儿童，但只有桡骨骨密度与骨折具有相关性，而其他部位及生化指标与骨折发生率并无相关性。二磷酸盐治疗可提高骨密度，但是否能够减少骨折发生尚无确凿证据。

（6）牙齿及口腔疾病：乳牙保留、严重龋齿及黏膜斑也是常见表现。部分患者表现舌创伤性溃疡伴间质嗜酸性粒细胞增加，提示口腔科随访的重要性。

（7）血管疾病：STAT3 缺陷成年患者随访显示超过 80% 有血管疾病，其中 50% 为冠脉疾病，且冠脉瘤及冠脉扩张多见。

（8）中枢神经系统：部分 STAT3 缺陷患者头颅 MRI 白质高信号，主要分布于额叶及顶叶。超过 20% 白质高信号可能导致认知功能减低，但 STAT3 缺陷患者总体智力并无明显异常。

2. DOCK8 缺陷

（1）感染：严重感染是 DOCK-8 缺陷患者死亡的主要原因，包括侵袭性肺炎、脓毒败血症等。典型病毒感染包括单纯疱疹病毒、水痘带状疱疹病毒、乳头状瘤病毒及疣等。需要注意水痘带状疱疹病毒减毒活疫苗可能引起患者严重感染。

（2）过敏性疾病：几乎所有的患者都可能存在食物过敏，包括牛奶、海产品、药物等。因此患者早期无其他表现情况下可能被误诊为严重过敏。发病原因可能与 Th2 升高导致高

IgE 及嗜酸性粒细胞升高有关。

（3）皮肤疾病：DOCK8 缺陷患者皮肤疾病主要由皮肤病毒感染及特应性皮炎所致。随着年龄增长几乎所有患者均会存在皮肤疾病。新生儿皮疹在 DOCK8 缺陷患者少见，而在 STAT3 缺陷患者多见。

（4）肿瘤：DOCK8 患者肿瘤易感性较 STAT3 升高明显。表现为淋巴瘤、平滑肌瘤、原位癌等，皮肤反复感染也可导致皮肤癌。

（5）结缔组织及神经系统疾病：结缔组织疾病及骨骼异常在 DOCK8 缺陷患者中少见，但笔者所在单位部分患者存在关节过伸及脊柱侧弯，似乎与种族有一定的相关性。DOCK8 缺陷患者血管性疾病血管炎、血管钙化多见。部分患者存在轻偏瘫及癫痫等。

【诊断】

对于 STAT3 基因突变的 AD-HIES，由于多数患儿外周血 TH17 细胞数量显著降低或缺乏，其最新诊断标准为：

1. 有可能为 AD-HIES 患者　反复肺炎，新生儿期起病的湿疹，病理性骨折，特殊面容和高腭弓，IgE>1 000IU/ml，NIH 评分>30 分。

2. 很可能为 AD-HIES 者　加 TH17 细胞的减少或缺如，或有明确的家族史。

3. 确诊为 AD-HIES 者　加 STAT3 基因的显负性杂合突变。

对于 DOCK8 基因突变的 AR-HIES 的诊断，目前仍用 NIH 评分系统评分，但由于缺乏非免疫系统异常表现（骨折、骨质疏松，乳牙保留，关节过伸等），患儿的分值可能低于 AD-HIES，但 DOCK8 缺陷患者皮肤病毒感染［传染性软疣，疱疹病毒、人类乳头瘤病毒（HPV）感染］和中枢神经系统病变常见，若伴颈动脉等中等血管炎及钙化等表现，则应该高度怀疑，确诊需分析 DOCK8 基因。DOCK8 蛋白流式细胞术具有快速诊断意义。

【鉴别诊断】

1. 特应性皮炎　特应性皮炎患儿同样可表现为血清 IgE 增高，嗜酸性粒细胞增高，但是这类患儿如果减少变应原接触，湿疹减轻，血清 IgE 和嗜酸性粒细胞可能恢复正常。并且单纯特应性皮炎患儿很少有感染易感性增高表现，也缺乏病理性骨折，缺乏关节过伸、乳牙保留等表现。

2. 慢性肉芽肿病（CGD）　CGD 是由于多种基因突变引起吞噬细胞还原型辅酶Ⅱ（NAPDH）氧化酶复合物缺陷，导致吞噬细胞呼吸爆发异常，超氧化物产生缺陷，从而不能杀伤氧化物酶阳性细菌与真菌。临床特征为反复严重的细菌和真菌感染，肉芽肿形成等。CGD 患者感染常常累及全身多个器官：包括皮肤、淋巴结、肺、肝、肾、骨和脑。而 HIES 感染主要局限于皮肤和肺，由于反复肺部感染导致肺组织破坏而形成肺大疱、肺囊肿和肺膨出等严重肺部并发症。许多 CGD 患儿出现一过性血清 IgE 增高。但是白细胞呼吸爆发试验及致病基因分析可鉴别两者。

（三）治疗决策

1. 治疗　本病目前多采用积极控制感染和对症支持治疗。针对表面的金黄色葡萄球菌感染有效的皮肤护理是关键。对于严重的肺部葡萄球菌感染应及时选用万古霉素或利奈唑胺等治疗，尽快控制感染以减少肺组织破坏和严重肺功能损伤以及后续机会感染。侵袭性真菌感染在 HIES 也很常见，尤其是肺部曲霉菌感染，应选用伏立康唑、棘白菌素类对曲霉菌有效的抗真菌药物。丙种球蛋白、血浆置换对控制重症感染及湿疹样皮疹有较好疗效，全身的免疫抑制剂对湿疹的治疗通常无效果，反而增加感染概率。

造血干细胞移植对于根治 HIES 具有重要作用，也是目前根治该病的唯一途径，由于 *DOCK8* 基因突变的 HIES 较 *STAT3* 基因突变的 HIES 病情更严重，尤其是可并发危及生命的病毒感染和中枢神经系统损害，应尽早进行造血干细胞移植，以重建正常的免疫功能，保护脏器功能。

2. **预防**　由于金黄色葡萄球菌引起肺部破坏性感染是 HIES 患者致死的最主要的原因，因此长期预防金黄色葡萄球菌感染对降低死亡率至关重要。目前主张预防性口服抗生素，甲氧苄啶 - 复方磺胺甲噁唑具有抗耐甲氧西林金黄色葡萄球菌的优点，因此推荐患者长期预防性口服甲氧苄啶 - 复方磺胺甲噁唑。预防真菌感染可采用伊曲康唑。进行遗传咨询和产前诊断，避免患儿出生。

（四）常见问题和误区防范

首先，需要注意高 IgE 综合征与高 IgE 状态的鉴别，许多疾病包括非免疫系统的疾病均可呈现高 IgE 状态。如湿疹血小板减少伴免疫缺陷综合征、X- 连锁多内分泌腺病、肠病伴免疫失调综合征、Omenn 综合征、过敏性疾病等均可以表现为高 IgE 状态，而并非高 IgE 综合征。

另外，应该注意尚且有许多类似 HIES 表现患者，统称为高 IgE 样综合征。尽管 DOCK8 缺陷及 STAT3 缺陷为导致 HIES 的主要原因，但是并非所有 HIE 样综合征的病因。如已有报道 *TYK2* 基因缺陷表现为葡萄球菌感染、严重湿疹及嗜酸性粒细胞升高，这类患者对于 BCG 及沙门菌感染易感性升高，提示 IFN-g/IL-12 轴功能异常。也有报道 TYK2 缺陷仅表现为结核感染而并无高 IgE 表现。另外，PGM-3 缺陷也表现为 HIE 样综合征，该基因编码蛋白糖基化酶，对于抗体、补体及部分细胞因子的准确糖基化及功能必不可少，*PGM-3* 基因缺陷主要为 IgE 升高明显，特应质，自身免疫及神经认知功能异常。另外，TGF-B 受体基因缺陷 Loeys-Dietz 综合征也有 IgE 明显升高及湿疹表现。Dubowitz 综合征、Chotzen 综合征等也与 HIEs 有部分重叠表现。

（五）热点聚焦

1999 年，美国国立卫生院（NIH）基于大量高 IgE 综合征患者的临床特征和实验室检查，制定了 HIES 的评分系统（表 2-2-14）。诊断标准：评分总分超过 40 分者可临床诊断 AD-HIES，分值在 20～40 之间的病人需要随访。

表 2-2-14　高 IgE 综合征评分表

临床表现	分值[a]									
分数	0	1	2	3	4	5	6	7	8	10
血清 IgE 最高值（IU/ml）[b]	<200	200～500			501～1 000				1 001～2 000	>2 000
皮肤脓肿	无		1～2		3～4				>4	
肺炎（一生总次数）	无		1		2		3		>3	
肺实质异常	无						支气管扩张		肺大疱	
乳牙保留	无	1	2	3					>3	
脊柱侧凸，最大弯曲度	<10°		10°～14°		15°～20°				>20°	

续表

临床表现 分数	分值^a									
	0	1	2	3	4	5	6	7	8	10
轻微外伤引起骨折	无				1~2				>2	
嗜酸性粒细胞计数最高值(/微升)^c	<700			700~800			>800			
特征性面容	无		轻微		有					
中线异常^d	无				有					
新生儿皮疹	无				存在					
湿疹(最重阶段)	无	轻度	中度		严重					
每年上呼吸道感染(次)	1~2	3	4~6		>6					
念珠菌病	无	口腔	指甲		全身性					
其他严重感染	无				严重					
致命性感染	无				有					
关节伸展过度	无				有					
淋巴瘤	无				有					
鼻翼增宽^e	<1SD	1~2SD		>2SD						
高腭弓	无		有							
年龄矫正	>5 岁			2~5 岁		1~2 岁		≤1 岁		

注:a. 最右边一栏为每一表现的最高得分;b. 正常值<130IU/ml;c. 700/μl=1SD,800/μl=2SD(超过正常平均值2SD);d. 如腭裂、舌裂、半椎体和其他脊柱的异常;e. 与同龄同性别的对照组比较。

HIES 的各种表现并无特异性,常与其他疾病有重叠,也没有特定的实验室检查金标准,仅有一项指标得分高不一定能最终诊断,因而 NIH 制定的 HIES 评分系统最突出的特点是给予临床表现及实验室检查的多元评分系统,且将年龄纳入考虑因素以弥补婴幼儿临床表现不典型,如保留乳牙和脊柱侧弯在婴幼儿观察不到,因此年龄越小则相应评分越高。

(安云飞 赵晓东)

五、吞噬细胞数量和功能缺陷

慢性肉芽肿病

(一)概述

慢性肉芽肿病(chronic granulomatous disease,CGD)是最常见吞噬细胞功能障碍的原发性免疫缺陷病。由于基因突变引起吞噬细胞(包括中性粒细胞、嗜酸性粒细胞、单核细胞和巨噬细胞)还原型辅酶Ⅱ(NAPDH)氧化酶复合物缺陷,导致吞噬细胞呼吸爆发功能障碍,不能产生超氧化物(ROS),失去杀伤过氧化物酶阳性细菌与真菌的能力。主要特征为反复严重的,甚至危及生命的细菌和真菌感染、炎症反应失调所致肉芽肿形成以及其他炎症性疾病。典型 CGD 感染灶主要在肺部、淋巴结、肝脏、骨骼、皮肤,肉芽肿常在泌尿生殖系统和胃肠道。抗生素(尤其是抗真菌药物)预防和治疗感染,大大改善了 CGD 患者的预后。

【病因及发病机制】

正常人吞噬细胞表面的受体与微生物结合，或其他共刺激分子作用于吞噬细胞时，活化还原型烟酰胺腺嘌呤二核苷酸磷酸（NADPH）氧化物酶复合物，产生超氧化物质，以消灭细菌、真菌等。NADPH 氧化酶复合物由 5 个 phox 亚基组成，其中 gp91^{phox} 和 p22^{phox} 系细胞膜上的细胞色素 b558 成分；而 p47^{phox}、p67^{phox} 和 p40^{phox} 是胞质蛋白；NADPH 氧化酶活化过程能释放电子，产生超氧化物，如超氧根离子、过氧化氢、一氧化氮、次氯酸等，此过程反应迅速，又称"呼吸爆发"。编码 gp91^{phox}、p22^{phox}、p47^{phox} 和 p67^{phox} 和 p40^{phox} 的基因分别是 CYBB、CYBA、NCF1、NCF2、NCF4；CGD 患儿由于其中一个基因突变，使 NADPH 氧化酶复合物相应亚基缺陷或构象变化，造成 NADPH 氧化酶活性缺陷，引起超氧化物（ROS）产生缺陷，致使吞噬细胞杀菌能力减弱或丧失，导致反复感染，以及过度炎症反应形成肉芽肿。由 CYBB 基因突变引起 X 连锁 CGD（X-CGD），约占全部病例的 70%（美国 70%，欧洲 67%，中国 86.7%～89.1%），而常染色体隐性遗传 CGD（AR-CGD）中，NCF1 突变约占 20%，CYBA、NCF2 突变各约占 5%，NCF4 突变仅有个案报道。近年发现 CYBC1 基因突变的 AR-CGD 病例。理论上讲，中性粒细胞 ROS 残留的水平决定了细胞残存功能，从而影响患者存活率。残留 ROS 生成量较高的 X-CGD 患者的长期生存率要高于残留 ROS 较低的患者。无义突变、缺失突变和某些剪接突变导致功能蛋白生成缺陷，残留 ROS 产生低或无，导致患者存活率低；而能产生蛋白和 ROS 的错义突变，患者存活率较高。另外，若 CGD 患者的巨噬细胞有残留 ROS 生成，则 γ- 干扰素处理能提高 NADPH 氧化酶活性，上调 ROS 和活性氧的产生，但没有残留 ROS 的巨噬细胞经 γ- 干扰素处理则没有应答。

中性粒细胞在炎症因子、活化补体、大单核细胞、T 细胞和其他细胞分泌的可溶性分子（如趋化因子和调理素）的作用下，向抗原所在部位定向移动，并吞噬、消灭抗原物质，引起强烈的炎症反应及肉芽肿形成。CGD 病人的高炎症反应也可能与中性粒细胞凋亡的减少、固有免疫应答失衡、T 细胞表面氧化还原水平改变、Th17 细胞的诱导、转录因子 NRF-2 活性受损，以及大单核、树突状细胞调节氧化还原反应异常，导致持续释放大量促炎因子等有关。吞噬细胞 NADPH 氧化酶活性的强弱亦对调节性 T 细胞产生很大影响，但是对病毒的免疫是正常的。

【流行病学】

CGD 的患病率在不同国家地区有所不同。在美国 CGD 患病率为 1/25 万～1/20 万，其他国家在 1/450 000～1/111 000 之间；国内暂无 CGD 的患病率资料。

（二）诊断与鉴别诊断

【临床表现】

CGD 的起病年龄不等，可在新生儿期起病，大约 75% 的 CGD 患儿在 6 个月内起病，多数 CGD 在 5 岁内诊断，平均诊断年龄 2.5 岁，也有直至成人才确诊者。由 CYBB 基因突变引起 X 连锁 CGD（X-CGD），约占全部病例的 70%（美国 70%，欧洲 67%，中国 86.7%～89.1%），而常染色体隐性遗传 CGD（AR-CGD）中，NCF1 突变约占 20%，CYBA、NCF2 突变各约占 5%，NCF4 突变仅有个案报道。近年发现 CYBC1 基因突变的 AR-CGD 病例。理论上讲，中性粒细胞 ROS 残留的水平决定了细胞残存功能，从而影响患者存活率。残留 ROS 生成量较高的 X-CGD 患者的长期生存率要高于残留 ROS 较低的患者。无义突变、缺失突变和某些剪接突变导致功能蛋白生成缺陷，残留 ROS 产生低或无，导致患者存活率低；而能产生蛋白和 ROS 的错义突变，患者存活率较高。另外，若 CGD 患者的巨噬细胞有残留

ROS 生成，则 γ- 干扰素处理能提高 NADPH 氧化酶活性，上调 ROS 和活性氧的产生，但没有残留 ROS 的巨噬细胞经 γ- 干扰素处理则没有应答。

1. **感染** CGD 最典型的临床表现有反复发热，局部化脓性炎症，包括反复肺炎（79%）、脓肿（68%）、化脓性淋巴结炎（53%），骨髓炎、细菌血症 / 真菌血症、蜂窝织炎、脑膜炎。脓肿最常见部位为肛周和直肠周围，其次为肝、肺和脑。几乎所有的 CGD 患儿都有肺部疾病，包括反复肺炎、肺门淋巴结病、脓胸及肺脓肿，其中 50% 的肺炎为烟曲霉菌肺炎。在北美，CGD 病人最主要的感染病原菌为：金黄色葡萄球菌、洋葱伯克霍尔德杆菌、黏质沙雷菌、诺卡尔菌属和烟曲霉菌；肺及脑脓肿最常见病原为曲霉菌。皮肤、肝、肛周脓肿（约70%）及化脓性淋巴结炎最常见病原为金黄色葡萄球菌。皮肤、淋巴结的感染往往反复发生，经久不愈，出现组织坏死，形成瘢痕。35%CGD 病人有肝脓肿，非外科手术治疗很难治愈。脑膜炎常见病原为念珠菌、流感嗜血杆菌、洋葱伯克霍尔德杆菌及肠道病毒。骨髓炎常见病原为黏质沙雷菌和曲霉菌。败血症常见病原为沙门菌、洋葱伯克霍尔德杆菌及念珠菌。CGD 患者真菌感染临床表现极为多样。重庆对 114 例 CGD 患者的研究发现，所有患者均有细菌感染；而 42%（48/114）患者有真菌感染。引起细菌感染的主要病原体是肺炎克雷伯菌、金黄色葡萄球菌、大肠杆菌、表皮葡萄球菌和卡他莫拉菌。真菌感染主要由白念珠菌和烟曲霉引起。除这些常见微生物外，其他罕见细菌感染包括贝塞斯格兰德杆菌引起的坏死性淋巴结炎、败血症和脑膜炎；紫罗兰杆菌和弗朗西斯菌导致的败血症等。

在结核高发国家普遍接种卡介苗（BCG），CGD 患儿患分枝杆菌病也相对普遍；部分患儿卡介苗接种处近期局部反应可过重，甚至出现播散，且播散与预后差明显相关，远期可有同侧腋下淋巴结钙化。这部分患者的一个共同特征是出现卡介苗病时年龄较小；且分枝杆菌病往往是这些患者的首发临床表现。重庆报道的接受 BCG 疫苗接种的 32 名患者中，53% 患有 BCG 病，而其中 41% 死于播散性卡介苗病。由此可见，在这些国家或地区，卡介苗病是 CGD 患者的重要疾病负担，应及时识别这些临床表现，出现卡介苗接种不良反应和严重的结核病应该考虑排除 CGD 的可能。

2. **炎症并发症** 由于炎症不完全消散而导致肉芽肿形成，CGD 患者泌尿生殖系统肉芽肿，如膀胱肉芽肿可引起输尿管梗阻和尿路感染；胃肠道肉芽肿则可出现于幽门起始段、食管下段、空肠、回肠、盲肠、直肠和直肠周围，大肉芽肿易引起消化道梗阻，患者顽固性呕吐易误诊为"幽门狭窄、食物过敏"。约 20% 的 CGD 患儿有炎症性肠病表现，反复腹泻者应警惕炎症性肠病的可能性。炎症并发症在 X-CGD 患者中的发生率是 AR-CGD 患者的两倍。其中，胃肠道的炎症表现最为常见，发生率介于 33%～60% 之间。可在任何年龄出现症状，但大多数在前十年发生胃肠道受累。重要的是，可能在感染发生和患者诊断 CGD 之前，就已出现胃肠道表现，结肠是受影响最频繁的部位。另外，巨噬细胞活化综合征也已在 CGD 患者中有报道，是一种威胁生命的炎症并发症。

3. **其他表现** 反复感染可导致慢性呼吸道疾病，可能发生支气管扩张，闭塞性细支气管炎和慢性纤维化。由于肠道炎症病变和反复感染，CGD 患者常出现生长迟缓。消化系统除胃肠道外，也可发生牙龈炎，口腔炎，口疮性溃疡和牙龈肥大。非感染性皮肤表现包括光敏性，肉芽肿性病变和血管炎等。自身免疫性疾病常见，包括特发性血小板减少症、幼年特发性关节炎、重症肌无力、IgA 肾病和抗磷脂综合征等。恶性肿瘤发生率较低。X-CGD 的女性携带者通常为正常个体，无临床表现，因为正常 *CYBB* 等位基因表达的 gp91phox 可产生足够的 ROS，执行吞噬细胞杀灭病原微生物的功能，但若出现严重的 X 染色体偏倚失活，则携带者表达的主要是致病的等位基因从而发病，目前报道的成人临床表现主要为自身免疫现象，包括盘状狼疮样皮肤病变、口疮性溃疡、光敏性皮疹、关节痛，无症状的脉络膜视网膜病变和肉芽肿也有报道。重庆报道首例 X 染色体失活的女性 XCGD 幼儿以感染主要临床表现。

【临床表现】

1. 吞噬细胞氧化功能实验 通过刺激 NADPH 氧化酶复合物直接测量吞噬细胞 ROS 的产生，来辅助 CGD 的临床诊断。既往使用的是四唑氮蓝（NBT）实验，对吞噬细胞 NADPH 氧化酶活性进行定性测定。在体外受到刺激时，正常的吞噬细胞会产生 ROS，将可溶黄色的 NBT 还原为蓝黑色不溶颗粒，并在细胞中形成沉淀。NBT 实验通常在显微镜载玻片上进行，可手动读取以区分还原（蓝黑色）和非还原（未染色）细胞。由于 NBT 测试是半定量的，在 X 染色体偏倚失活等情况下可能导致结果误判。目前，流式细胞术二羟罗丹明（DHR）实验已取代了 NBT 实验。吞噬细胞体外被 PMA 刺激活化产生的 ROS 将无荧光的 DHR123 转变为有荧光的 DHR123，用流式细胞仪测定荧光强度，可反映 NADPH 氧化酶活性。活化细胞的平均荧光强度与 ROS 的产生直接相关。DHR 实验不但能检测患者，还能检测 X 连锁 CGD 携带者，她们在 DHR 实验流式细胞术结果图上呈现双峰。

2. 蛋白表达 基因突变可导致相应蛋白表达的降低甚至缺失。用流式细胞术或 Western blot 分析方法可检测 gp91phox、p22phox、p47phox、p67phox 蛋白表达。若蛋白表达降低或缺失，支持 CGD 临床诊断。但致病基因为错义突变时，蛋白表达数量可能正常，但功能异常，也能导致疾病的发生。因此，即使蛋白表达正常，也应通过 NBT 实验或 DHR 实验检测吞噬细胞氧化功能，或通过基因检测，来明确 CGD 的诊断。

3. 分子诊断 可直接通过基因测序进行 CGD 的基因诊断。在有临床诊断 CGD 的情况下，可通过传统的 Sanger 测序检测 *CYBB*、*CYBA*、*CYBC1*、*NCF1*、*NCF2* 和 *NCF4* 基因有无突变。目前，由于二代高通量测序技术的迅猛发展和测序价格的下降，有条件的情况下，可通过相应的基因测序包来检测所有 CGD 致病基因的变异情况，辅助 CGD 分子诊断。

【诊断】

对于生长发育落后，自幼反复严重肺部、淋巴结、肝脾、骨骼和皮肤细菌、真菌感染、脓肿；有肉芽肿形成、结肠炎、伤口愈合延迟者，尤其是男性患儿，应高度怀疑本病；接种卡介苗后出现 BCG 感染或怀疑结核而抗结核治疗效果不好者，也应怀疑本病。四唑氮蓝试验（NBT）为以往常用筛查方法，CGD 患者 NBT<5%（正常人>95%）；目前常用试验临床诊断 CGD。大部分 X-CGD 无 DHR 移位。p47phox-AR-CGD 中度 DHR 移位。有条件的单位可检测 gp91phox、p22phox、p47phox、p67phox 蛋白的表达，辅助 CGD 的临床诊断。该胃肠道梗阻需内镜、超声、钡餐协助诊断。由于多数 CGD 患儿临床上咳嗽不剧烈，痰少，使寻找肺内病原菌难度增大，肺部感染的病原体难以确定时，可考虑纤支镜及肺泡灌洗液找病原体，或经支气管肺活检，或肺部穿刺或病理活检，行病原学检查，有助于针对性治疗。

基因序列分析可从分子水平明确 CGD 诊断，并检测携带者及产前诊断 CGD 胎儿。对于患儿家族中携带者或高风险孕妇，可分析其胎儿羊水细胞相关致病基因 DNA 或 cDNA；而致病性基因突变及突变基因携带者不能确定时，可取高风险孕妇的胎儿脐静脉血作中性粒细胞 DHR 试验产前诊断，可有效避免 CGD 患儿出生，提高人口素质。

【鉴别诊断】

1. **高 IgE 综合征** 部分 CGD 患儿血清 IgE 升高（可能>2 000IU/ml），原因不明，经积极抗感染治疗，其 IgE 可能下降；此类患儿应与高 IgE 综合征鉴别，后者多有湿疹，反复金黄色葡萄球菌、真菌感染，肺脓肿、肺大疱形成，面部畸形等表现。流式细胞术 DHR 测白细胞呼吸爆发试验可鉴别两者，另外，CGD 患儿 TH17 正常或升高，而高 IgE 综合征患儿 TH17 显著降低（几乎为 0）。

2. **肉样瘤病**（结节病） 无反复感染表现，无呼吸爆发缺陷。

3. **白细胞黏附分子缺陷** 白细胞明显增高，多数有脐带脱落延迟，但无过度炎症反应，无呼吸爆发缺陷。

4. **其他** 肉芽肿性疾病如淋巴结结核、韦格纳肉芽肿、布鲁菌病、兔热病、猫抓病、霍奇金淋巴瘤等均有相应临床及实验室特征。

（三）治疗决策

1. **积极防治感染** 抗细菌和真菌感染对于 CGD 患者的治疗是非常重要的环节，应尽早而积极地治疗，经常需要长期服用抗生素才能治愈。鉴定病原体种类有助于针对性抗感染治疗，应充分利用微生物培养、活检和 CT、MRI 等影像学检查，尽量明确致病菌的属性。治疗初期，通常根据经验选用抗生素和抗真菌药物；在确定致病微生物后，进行相应调整。新型唑类药物扩大了 CGD 真菌感染的治疗选择。CGD 患者应始终高度警惕真菌感染，侵袭性真菌感染最常见肺受累。对于具有肺部症状和不明原因发热患者，应根据经验性抗真菌治疗。淋巴结炎和肝脓肿可能需要手术切除或脓液引流。金黄色葡萄球菌性肝脓肿可经引流、抗生素联合激素进行治疗。

当考虑选择合适的抗生素时，应始终考虑导致 CGD 感染的菌谱。由于环丙沙星的广谱性和细胞内渗透能力，欧洲 CGD 协会推荐口服环丙沙星为常用的一线药物。治疗急性感染的环丙沙星剂量（口服）：儿童 7.5mg/(kg·d)，12 小时 1 次；成人 500～750mg，12 小时 1 次。治疗严重败血症时，静脉用替考拉宁和环丙沙星是很好的一线药物，如果怀疑有膈下感染需加甲硝唑，而我们的 CGD 患儿环丙沙星治疗效果不明显。如果有葡萄球菌感染，可用氟氯西林和夫西地酸（或其他抗葡萄球菌抗生素，如克林霉素和克拉霉素）。构巢曲霉（Aspergillus nidulans）与 CGD 病人严重感染相关，常常延伸至胸壁和脊柱，需要持续、长时间治疗（结合清创治疗）。严重、难治的感染时，可辅助性输注粒细胞。

CGD 患者均需终身用抗生素和抗真菌药物预防细菌和真菌感染，最常用磺胺和伊曲康唑，直至接受根治性治疗。其中复方磺胺甲噁唑（SMZ+TPM）用量：20～30mg/(kg·d)，分两次口服；伊曲康唑用量：5mg/(kg·d)；或<13 岁，体重<50kg 者，100mg/d；>13 岁，体重>50kg 者，200mg/d。如果磺胺过敏，需用氯唑西林[25～50mg/(kg·d)]预防细菌感染。无论年龄大小，用药前是否有真菌感染，常规推荐使用依曲康唑于所有 CGD 患者预防真菌感染。用药时应定期随访血常规、监测肝功能。重组人 γ-干扰素作为免疫调节剂，可减少 CGD 患者感染率；推荐剂量：0.05mg/m²，每周 3 次，皮下注射。新近研究发现 γ-干扰素能增加血清和中性粒细胞 NO 水平，从而代替 O_2^- 的防御及杀菌功能。CGD 患者存活率在近十年有显著提高，约 90% 患者可以活到成年；尤其是抗真菌药的使用，降低了 CGD 患者曲霉菌感染死亡率。

规律随访有助于早期发现、治疗无症状或轻微的感染，以及无感染并发症，如结肠炎、肺肉芽肿和肺纤维化。CGD 患者应避免接触含曲霉菌较多的物品（堆肥、干草、麦秆、篱笆、腐败植物、木材、锯屑等），远离谷仓、洞穴等其他充满灰尘或潮湿区域，以免吸入真菌孢子及菌丝，发生暴发性肺炎。CGD协会网上提供了预防措施建议的完整列表，这些建议的目的是在保护性预防措施和尽可能保持正常生活之间寻求平衡。

2. 炎症治疗 CGD结肠炎的治疗往往比较困难，且治疗时间较长。患者通常对激素有效，但容易复发，且长期使用易导致并发症，包括生长迟缓，骨质疏松和感染风险增加等。TNFα抑制剂英夫利昔单抗治疗可快速改善病情，但是与患者感染和死亡增加相关，应尽量避免。水杨酸衍生物和硫唑嘌呤也可用于结肠炎治疗。有报道显示IL-1抑制剂治疗结肠炎，患者症状可得到快速持续的改善。造血干细胞移植可治愈CGD相关结肠炎，大多数患者移植后结肠炎完全消退。联合使用抗生素和激素治疗感染及其诱发的高炎症反应，比如金黄色葡萄球菌感染所致肝脓肿。细菌和真菌感染继发的噬血细胞淋巴组织细胞增生症可同时使用用抗微生物制剂、静脉注射丙种球蛋白和激素积极治疗。

3. 免疫重建 免疫重建是目前唯一能根治CGD的方法，包括异基因造血干细胞移植和基因治疗，将正常造血干细胞或基因片段转入患者造血干细胞，移植入患者体内，持久地纠正吞噬细胞功能缺陷状态。国外已有不少造血干细胞移植（HSCT）治疗CGD取得很好效果的报道，我国近年也有HSCT治疗CGD成功的病例。在骨髓干细胞移植中，同胞供者是骨髓干细胞的最好来源，但配型很困难。以往研究已经证实，使用完全吻合非血缘关系供者和HLA匹配同胞供者在移植的成功率无明显差异。脐带血移植可能是此类患者的另一个选择，但有关报道很少。另外，对行HST的CGD病人应避免用益生菌，后者可致败血症。总之，对于具有极低甚至缺失的NADPH氧化酶活性的CGD患儿，应尽早进行非血缘关系供者或同胞供者的造血干细胞移植。但是，对患有难治性感染或自身炎症等高危因素、青少年和年轻成年CGD患者，干细胞移植仍然较困难，移植相关死亡率高达28%至50%。随着分子生物学技术的发展，临床基因治疗XCGD试验已在英国、美国等国家开展，并有p47phoxCGD成人患者基因治疗成功的报道。

（四）常见问题和误区防范

1. 针对专科医师

（1）抗细菌感染治疗：由于肺部、肝脏穿刺等检查受限，临床上CGD病人感染病原体不易明确，因此，对任何发热性疾病都应及时用抗生素治疗，多数需静脉治疗。虽然这可能会引发关于不恰当治疗病毒感染/滥用抗生素的担心，但对于CGD患者应始终采用"安全第一"的方法。由于治疗反应慢，CGD患者可能需要较长时间、较大剂量或联合抗生素治疗。如果初始治疗效果不明显，则应寻求专科专家的建议。

（2）抗真菌治疗：由于CGD患者特别容易发生烟曲霉菌感染，所以，需长期用伊曲康唑预防曲霉菌感染。对于抗细菌治疗7～10天内无反应者，需要开始经验性抗真菌治疗。当真菌类型不确定或感染较重时，需联合使用两性霉素B及伏立康唑或卡泊芬净抗感染治疗。若药物治疗效果不佳，或为丝状真菌或构巢霉菌感染时，需行外科手术切除实变的肺组织。但最近发现一种新型耐药曲霉菌对两性霉素B、伏立康唑、伊曲康唑等高度耐药，应引起重视。

（3）抗结核治疗：我国上海、北京、香港报道的CGD患儿中较常见卡介苗感染和肺结核病，我国香港研究表明X-CGD患儿结核感染发生率较正常人群高170倍。重庆医科大学附属儿童医院收治的CGD患儿中，结核感染比例也接近50%。因此，接种卡介苗后出现BCG感染或怀疑结核而抗结核治疗效果不好者，应怀疑本病，在治疗CGD的同时积极治疗结核。自然感染结核分枝杆菌者，可使用异烟肼、利福平、吡嗪酰胺、乙胺丁醇等抗结核药物，严重结核病或耐药结核病，可加用利奈唑胺、环丙沙星、丁胺卡那霉素等。因卡介苗株（减毒牛型结核分枝杆菌）对吡嗪酰胺天然耐药，与卡介苗接种有关的结核病不用此药。

（4）结肠炎的治疗：5-ASA 制剂（如柳氮磺吡啶和美沙拉嗪）是治疗 CGD 结肠炎的一线有效药物。类固醇和硫唑嘌呤等其他免疫抑制剂可以在 5-ASA 未能诱导或维持缓解的情况下应用。应该小心使用这些药物，特别是在合并感染或有真菌感染病史的情况下。在 5-ASA 与复方新诺明联合使用时，由于可能导致血恶病质，应在用药前 3 个月每月监测全血计数，并在此后每 3 个月监测一次。阿那白滞素（抗 IL-1beta 制剂）通过阻断 IL-1 受体，抑制过强的炎症反应，恢复自噬功能，改善结肠炎。英夫利昔（TNFα 抑制剂）也有可能用于 CGD 结肠炎的治疗。

（5）空腔脏器梗阻的治疗：由于肉芽肿炎症，CGD 病人可能出现胃肠道或尿路梗阻。这可能表现为吞咽困难（食管梗阻），呕吐（胃出口梗阻），腹痛（肠梗阻），排尿可能（尿路梗阻）。因可能会引起局部反复瘘管形成，伤口不易愈合，不推荐外科手术治疗；所有这些情况会对类固醇迅速反应，但在开始激素治疗前必须排除感染因素；推荐静脉使用大剂量[2mg/（kg•d）]、长疗程（2 个月）泼尼松联合抗生素，可改善胃肠道管壁增厚情况，减轻症状；对于已知有反复细菌感染或反复真菌感染者，用激素应特别小心，最好与专科医师讨论。

（6）CGD 的根治：Caridad A. Martinez 等报道 11 例移植患儿，9 例男性为 X-CGD，2 例 AR-CGD，平均移植年龄 3.8 岁。移植后 20 天内中性粒细胞功能恢复正常，仅 4 例出现Ⅰ型急性移植物抗宿主病（GVHD），移植时间 1～8 年不等，均存活。我院近年成功完成数十例 CGD 患儿的造血干细胞移植（HSCT），移植后 24 天检测 NBT 及呼吸爆发功能均恢复正常，移植后 2 个月复查 CT 提示肺部感染明显减轻，远期效果有待继续随访。

（7）CGD 的预防接种：所有儿童和成人 CGD 患者唯一不能进行的常规免疫接种是卡介苗，因为它与播散性 BCG 感染有关。由于流感时可能继发细菌性并发症，所以，每年一次的流感疫苗推荐进行（6 个月以上儿童）。

2. 经验凝练总结

（1）临床特征：CGD 患儿常见白细胞升高，以中性为主；血清 Ig 代偿性升高，部分患者 IgE 增高；胸部 CT 可见感染部位结节状致密影或团状影。新生儿缺乏反复感染病史，因此，对积极、足疗程用抗生素治疗效果不明显的新生儿肺炎，尤其是胸片检查肺部病变改善不明显的患儿，应作胸部 CT 检查，发现广泛的肺部病变，需作 DHR 试验筛查或除外 CGD。

（2）临床诊断：对于 CGD 的诊断需结合临床表现，自幼反复感染，尤其是反复发热，临床上咳嗽不重，痰少，但肺部 CT 病变较重者，尤其是有卡介苗接种局部溃烂同侧腋下淋巴结肿大溃烂持续数月，或 CT 影像学见肺内大小不等弥散性结节状、大片状高密度影，伴或不伴同侧腋下淋巴结钙化影者，需作 DHR 试验临床诊断 CGD，并根据病情选择 HSCT。我们有 1 例呼吸爆发显著异常，没能在基因水平确诊 CGD 的病例成功进行骨髓移植后，呼吸爆发功能恢复正常，不再因感染反复住院。

（3）过度炎症反应和自身免疫性疾病：皮肤特征较明显，如过度瘢痕、溃疡、外科伤口开裂、盘状狼疮或系统性红斑狼疮。胃肠道 / 泌尿道梗阻、结肠炎 / 小肠炎可出现于一定数量患者。X-CGD 患者及一级女性亲属可出现系统性红斑狼疮及盘状狼疮。其他还包括特发性/免疫性血小板减少、重症肌无力、虹膜睫状体炎、肺部炎症、类风湿关节炎、皮肌炎、骶髂关节炎、自身免疫性肝炎等。未见恶性肿瘤报道。

（4）基因分析时应注意的问题：常见 *CYBB* 基因突变引起的 XCGD 比较容易被确诊，而由于引起 AR-CGD 的基因数目逐年增加，如果不用二代测序方法，不易明确 AR-CGD。我们基因水平确诊的 114 例 CGD 患者中 *CYBB* 基因突变 95 例、*NCF1* 突变 3 例及 *NCF2* 突变 2 例，没能基因分析确诊 6 例，其中 3 例也没发现 *CYBC1* 基因突变。在基因分析确诊的 XCGD 病例中，30 例患者 *CYBB* 基因在转录水平（cDNA）发生拼接错误，导致外显子缺失或内含子插入，其中 3 例 DNA 水平却未发现异常（没找到异常拼接点），也不能确定家系中的携带者，因此，对于呼吸爆发异常的患者，为尽快、准确明确致病基因，应首先分析 CGD 相关基因的 cDNA，以减少漏诊。

（五）热点聚焦

烟曲霉菌是 CGD 病人最常见的真菌感染病原体，也有其他曲霉菌属，例如构巢曲霉，和其他真菌，例如尖端赛多孢子菌和金孢子菌属也有增加。在真菌感染初期可能难于与细菌感染区分，但是，如果经验性抗生素治疗无效，应考虑 CGD 患儿有真菌感染。

【发展动态】

1. CGD 的患病率和存活率 尽管可以用抗细菌和抗真菌药物预防，但 CGD 的患病率仍然很高，在英国和爱尔兰，CGD 的出生患病率大约为 8.6/1 000 000，并且常常会出现严重的感染并发症。美国及欧洲的存活率 80%～90%，死亡率 10%～20%，即使在终生预防的前提下，每 3～4 年仍有一次重症感染。美国致死的病原曲霉菌占 1/3，洋葱伯霍尔德杆菌占 1/6，铜绿假单胞菌 1/18。欧洲致死的疾病肺炎及肺脓肿占 1/5，败血症占 1/5，脓肿占 1/20。据 2001 年获得的回顾性资料估计，欧洲 CGD 患者 30 岁的存活率约为 50%；通过早期诊断和更好的治疗，CGD 的存活率可能会逐年提高。

2. CGD 病人的监控

（1）临床监控：所有 CGD 病人都应在熟悉 CGD 医师的指导下由本地特定医师定期门诊随访（如果情况好，每 6 个月 1 次），并与专科医师共享复查结果。

（2）血液测试：定期规律（大约 1～2 个月 1 次）全血细胞计数和肝功能测定（因预防性用药可能有骨髓毒性或引起肝功能变化），常规检查 ESR 和 CRP，尽管补充铁，病人常有顽固性低色素、小细胞性贫血。即使无明显显然感染的 CGD 患者，也会发现 ESR 升高和血红蛋白下降，表明可能存在亚临床炎症；而在病人无明显感染的情况下 CRP 很少升高，因此 CRP 仍然是 CGD 病人急性感染或败血症的较好标志物。

（3）眼科：CGD 病人和携带者均可能有脉络膜视网膜的损伤，其病因还不清楚。这种损伤在多数病人不影响视力，应该得到及时诊断。对于有损伤的病人应每 1～2 年一次检测疾病进展。对于诊断时无损伤的病人，应每 2～3 年一次扩瞳眼底镜检查。

（4）牙科：需对 CGD 病人强调良好的牙卫生和口腔护理的重要性，要求病人每天刷牙 2 次，定期牙护理，很多病人有持续性牙周炎和口腔溃疡。对任何可能引起牙出血的治疗都应用抗生素预防感染：在治疗前后用环丙沙星（儿童 7.5mg/kg，成人 500mg，口服），12 小时 1 次，治疗后 24 小时随访进展。

（5）营养/生长和发育：CGD 患儿较同龄儿童生长发育更慢，可能有青春期延迟。CGD 患儿生长迟滞的原因尚不完全清楚，可能与很多因素有关。很多 CGD 患儿有"追赶性"生长，并达到成人正常身高。不过也有一些患者，特别是长期接受类固醇治疗的患者，反复感染或主要是真菌感染者,可能有发育、生长滞后。

发育落后时常与营养摄入不足、亚临床感染和结肠炎增加营养需求有关。因此,因定期测定体重和身高。

【争议焦点】

每天服用抗细菌和抗真菌预防药物是保持 CGD 患者良好状态的重要因素。虽然此类药物无法完全保证防止所有感染,但仍是减少 CGD 患者感染数量和严重程度的关键。国内用伊曲康唑的方法不一致,有的一个月用 7～10 天,有的每周用 2～3 天。而英国 CGD 专家中心(specialist centres for CGD in the UK)推荐每天服用伊曲康唑预防真菌感染。

【疑难问题】

CGD 临床表现的特征是与环境直接接触的上皮表面反复感染,如皮肤、肺、肠道。这些部位的感染反复发生,并且难于治疗。初期感染症状可能较轻(如咳嗽、淋巴结炎),但常规治疗可能不易起效,甚至进展较快。

CGD 患者真菌感染临床表现极为多样,文献报道 1 例成功治疗曲霉菌肺炎 4 个月后,左腿骨髓炎手术治疗部位出现侵袭性皮肤真菌"生长性肿块"的罕见病例,以及曲霉菌感染导致硬膜外脓肿继发顽固性脊柱骨髓炎的病例。

结肠炎可能是 CGD 最常见的显著炎症性并发症,组织学特征包括明显缺乏中性粒细胞,但增加嗜酸性粒细胞和巨噬细胞。可能存在或不存在肉芽肿。与 CGD 相关的结肠炎可能被误诊为克罗恩病,初期临床表现为腹泻、体重减轻、发育不良、肛周疾病等症状。但怀疑为结肠炎时,应转到胃肠专科进行内镜检查和活检。

对 CGD 的长期随访显示,随着存活率提高和年龄增加,与感染没有明显关联的空腔脏器梗阻或炎症可能会变得明显。虽然还未完全了解其原因,但这很可能是对轻微刺激表现出剧烈的炎性反应。

(蒋利萍)

严重先天性中性粒细胞减少症

(一)概述

严重先天性中性粒细胞减少症(severe congenital neutropenia,SCN)是一种以中性粒细胞成熟障碍为特征的异质性遗传性综合征。中性粒细胞减少定义为婴儿外周血中性粒细胞绝对计数$<2×10^9$/L,儿童外周血中性粒细胞绝对计数$<1.5×10^9$/L。根据外周血中性粒细胞绝对计数定义减少的严重程度,计数$(1.0～1.5)×10^9$/L 为轻度,$(0.5～1.0)×10^9$/L 为中度,$<0.5×10^9$/L 为重度。SCN 最常见的致病原因是中性粒细胞弹性蛋白酶基因 *ELANE* 常染色体显性突变和 *HAX1* 基因常染色体隐性突变。SCN 患者在婴儿期开始出现反复严重的感染,如脐炎、皮肤脓肿、肺炎、败血症等,长期中性粒细胞缺乏患者还易罹患侵袭性真菌感染。部分患者可能导致骨髓增生异常综合症或急性髓性白血病。诊断基于临床表现或实验室检查,分子遗传学检测有助于确诊。除抗感染外,粒细胞集落刺激因子(granulocyte colony stimulating factor,G-CSF)是最主要的治疗手段,造血干细胞移植(HSCT)能根治 SCN。

【病因及发病机制】

在宿主抗感染免疫中,除天然机械屏障外,中性粒细胞等固有免疫系统是人体抗感染的第一道防线。感染发生后,感染部位受感染细胞释放大量的细胞因子和趋化因子,诱导中性粒细胞等炎症细胞从血液循环趋化到感染部位，通过吞噬、脱颗粒、呼吸爆发等活动在吞噬泡内杀灭微生物。活化的中性粒细胞形成的杀菌颗粒中的染色质、DNA、蛋白形成细胞外诱捕网可协助杀菌和限制细菌播散。中性粒细胞严重减少易导致危及生命的感染，包括细菌和真菌。

随着基因组学和对中性粒细胞发育分化认识的不断进展，已经发现了约 20 种 SCN 遗传病因。目前已知 *ELANE*、*GFI1*、*HAX1*、*G6PC3*、*VPS45* 基因突变皆可导致经典的先天性中性粒细胞减低，分别称作 1～5 型 SCN（见表 2-2-15）。针对不同的致病基因，SCN 中粒细胞成熟障碍的具体原因可能有所不同，但却有一些共同的病理机制。

1. SCN1　40%～60% SCN 由常染色体显性遗传的 *ELANE* 基因突变引起 SCN1。*ELANE* 基因位于 19 号染色体短臂 1 区 3 带 3 亚带（19p13.3），含有 5 个外显子，编码中性粒细胞弹性蛋白酶（NE），存储在嗜天青颗粒中，在中性粒细胞活化后释放。中性粒细胞弹性蛋白酶可水解多种蛋白质底物，包括细胞表面蛋白质、血管细胞黏附分子和趋化因子受体 CXCR4 等；它也参与细胞外诱捕网的功能。具有 *ELANE* 突变的 SCN 患者，根据受影响的结构域不同，突变的中性粒细胞弹性蛋白酶不能在髓系细胞中正确折叠、加工、分泌或降解。另外，若 *ELANE* 突变破坏了翻译的开始，则产生截断性中性粒细胞弹性蛋白酶，导致突变蛋白的异常定位。突变蛋白的胞内集聚和定位错误会诱导内质网应激并激活未折叠蛋白反应，E 最终使中性粒细胞分化成熟障碍或凋亡增加。研究也认为衔接蛋白 3（AP3）可将 NE 由高尔基复合体转运至嗜天青颗粒中，破坏的 NE 或 AP3 可阻碍 NE 转运至嗜天青颗粒，从而导致中性粒细胞减少。*ELANE* 突变部位遍及外显子以及内含子 3 和内含子 4 中，目前已鉴定出 200 多种不同的 *ELANE* 突变（包括前结构域和启动子区）。大部分的突变类型为碱基置换，导致错义突变，小部分为碱基的插入或缺失突变。部分基因型和表型有相关性，部分无相关性。有些突变，如 p.C151Y 和 p.G214R，导致严重疾病表型，严重感染、对 G-CSF 反应不良以及恶性转化为白血病风险升高等。

2. SCN2　常染色体显性遗传的 *GFI1* 基因突变，引起 SCN2。GFI1 是一种核内锌指蛋白，一种转录抑制因子，调节基因转录和剪接，可控制造血干细胞的自我更新和分化，参与了对造血分化和功能重要的各种基因的转录控制，包括控制 *ELANE* 和 *C/EBPα*、*C/EBPε* 和 *Bax1* 等基因表达。此外，GFI1 在正常骨髓生成过程中控制调节性 microRNA、HoxA9、Pbx1 和 Meis1 的转录。GFI1 在多种生理途径的复杂调节功能，可能参与了 SCN 患者的表型发生。*GFI1* 基因突变的患者外周血中性粒细胞减少的同时，伴随单核细胞增多和淋巴细胞减少。

3. SCN3　常染色体隐性遗传的 *HAX1* 基因突变引起 SCN3，也称 Kostmann 综合征。*HAX1* 基因定位于染色体 1q22，编码线粒体蛋白。它的结合分子造血系细胞特异蛋白 HCLS1，是 G-CSFR 信号通路中重要的衔接蛋白。HAX1 参与 G 与 X1 中信号通路中 HCLS1 衔接蛋白的激活和抗凋亡功能。*HAX1* 突变导致线粒体膜电位降低、细胞凋亡增加、以及 G-CSFR 信号转导废止。*HAX1* 剪接异构体有两种，若 *HAX1* 突变影响这两种剪接体，除了导致严重的先天性中性粒细胞减少，还同时伴有发育迟缓或癫痫发作等神经症状；若仅影响一种异构体，则导致严重的先天性中性粒细胞减少而没有神经系统症状。

4. SCN4　常染色体隐性遗传的 *G6PC3* 突基因变引起 SCN4。*G6PC3* 基因位于 17 号染色体长臂 2 区 1 带（17q21），是一个普遍表达的基因，影响髓系分化、趋化和超氧阴离子产生。G6PC3 缺乏导致内质网应激增加，BiP 表达水平升高和内质网形态超微结构改变。缺乏 G6PC3 的中性粒细胞发生凋亡的倾向增强。除导致中性粒细胞减少外,*G6PC3* 突变还导致心脏结构异常,泌尿生殖系畸形,内分泌异常,内源性耳聋,躯干和四肢静脉扩张;还可有反复腹泻,生长发育落后,窦肺感染导致支气管扩张,间歇性血小板减少,贫血及淋巴细胞减少。

5. SCN5 常染色体隐性遗传的 *VPS45* 基因突变引起 SCN5。*VPS45* 编码空泡蛋白分选相关蛋白 45,调控 SNARE 复合体的组装。SNARE 复合体通过溶酶体、内涵体和反式高尔基复合体在蛋白质运输和回收中起着至关重要的作用。*VPS45* 基因突变导致 SNARE 复合物的关键成分降解以及蛋白质从反式高尔基体网络到内涵体的转运缺陷、细胞运动受损、细胞凋亡增加、以及 NADPH 氧化酶功能障碍和嗜中性粒细胞产生的超氧化物减少等。主要影响中性粒细胞溶酶体及囊泡转运,除了中性粒细胞易于凋亡而减少外,有髓外造血、骨髓纤维化、肾肥大、贫血、血小板减少等表现。

表 2-2-15 严重先天性中性粒细胞减少症分类

受累基因(分型)	遗传方式	临床特征
ELANE(SCN1)	AD	占 40%～60%,易患 MDS/AML
GFI1(SCN2)	AD	T/B 细胞减少
HAX1(SCN3)	AR	认知障碍、癫痫等神经系统缺陷易患 MDS/AML
G6PC3(SCN4)	AR	心脏、泌尿生殖系畸形,内分泌异常,躯干和四肢静脉扩张
VPS45(SCN5)	AR	髓外造血,骨髓纤维化,肾肥大,贫血,血小板减少

注:AD:常染色体显性遗传;AR:常染色体隐性遗传;MDS:骨髓增生异常综合征;AML:急性髓细胞白血病。

(二)诊断与鉴别诊断

【临床表现】

SCN 是一种罕见病,估计患病率为每百万人 3～8.5 例。在全世界范围内,常染色体显性遗传 SCN 更为常见,而隐性遗传 SCN 通常在近亲婚育群中较多诊断。

SCN 的主要临床表现是从婴儿期开始出现的反复严重感染,若未经恰当治疗会持续一生。在新生儿时期,严重的脐带感染可能提示中性粒细胞减低。感染的风险与中性粒细胞减少的程度和持续时间有关,但中性粒细胞减少症的严重程度有所不同,甚至同一位患者中也可能随时间而变化。皮肤和黏膜是最频繁感染的部位,常常发生口腔溃疡、牙龈炎、鼻窦炎、中耳炎、反复腹泻、皮肤感染(脓液少,多为蜂窝织炎)、肺炎、深部脓肿和败血症等。牙周炎、牙龈炎和龋齿是患者的常见口腔问题,SCN 患者败血症有致命的风险。多种革兰氏阳性细菌和革兰氏阴性细菌都是 SCN 患者潜在的感染病原,包括葡萄球菌、链球菌和假单胞菌等。长期中性粒细胞减少患者容易导致曲霉属、念珠菌属和毛霉菌等深部真菌感染。除中性粒细胞减低所致的微生物感染外,许多 SCN 患者容易继发骨质减少和骨质疏松。部分 SCN 患者还表现出其分子遗传病因相关的特殊表型。*GFI1* 突变常伴 T/B 细胞减少,但可有单核细胞增多。*HAX1* 突变患者可能有发育迟缓或癫痫等神经系统表现。*G6PC3* 突变患者具有心脏、泌尿生殖系畸形、甲状腺功能减退、内耳听力下降、躯干和四肢静脉扩张。*VPS45* 突变所致 SCN5 患者血液系统表现为红细胞大小不等、异形红细胞增多、高丙种球蛋白血症、髓外造血、骨髓纤维化、进行性贫血和血小板减少等;另外,还可能出现肾肿大、脾大、骨硬化、发育延迟、皮质盲、听力丧失和胼胝体薄等神经系统表现。因此,每位 SCN 患者都必须进行全面的临床检查,以明确累及的组织系统。

SCN 具有恶性转化可能，相当一部分患者会发生白血病或骨髓增生异常，主要是急性髓性白血病，包括未分化 M0、M1 或 M4 型白血病，但也有急性淋巴细胞白血病和慢性粒细胞白血病的报道。白血病进展不仅仅只限于 *ELANE* 突变相关的 SCN，*HAX1* 和 *GFI1* 突变的 SCN 患者也有进展为急性髓性白血病和骨髓增生异常的可能。一项来自严重慢性中性粒细胞减少症国际注册中心的数据，87 名 SCN 患者有 16% 发生了骨髓增生异常综合征或急性髓性白血病，与 25 种 *ELANE* 突变相关，分布在五个外显子以及内含子 III 和 IV。其中两种突变，C151Y 和 G214R 具有较高的白血病风险。欧洲的数据显示，14.4% 的 *ELANE* 突变患者和 12.5% 的 *HAX1* 突变患者发生了白血病。研究发现，经 G-CSF 治疗 15 年以上发生骨髓增生异常综合征（MDS）或急性髓细胞白血病（AML）的风险约为 15%～25%。白血病发生的主要危险因素是集落刺激因子 3 受体 CSF3R 的获得性体细胞突变。但实际上，除 SCN1 外，大多数其他类型的患者人数都很少，因此很难对发生白血病的风险做出准确可靠的评估。*G6PC3* 突变所致 SCN 也有报道并发骨髓增生异常和急性骨髓性白血病的报道。

【实验室检查】

1. 血常规检测 发现中性粒细胞重度下降是 SCN 的典型实验室特征。除此之外，*ELANE* 突变患者还可能表现为单核细胞增多、嗜酸性粒细胞增多；*GFI1* 突变患者外周血非成熟髓系细胞增多、淋巴细胞减低；*G6PC3* 突变患者血小板降低；*VPS45* 突变患者红细胞大小不等、异形红细胞增多、进行性贫血和血小板减少，甚至还有高丙种球蛋白血症。骨髓细胞学检测显示中性粒细胞发育停滞于早幼粒/中幼粒细胞阶段，早幼粒细胞可有胞浆空泡化和嗜天青颗粒异常。同时骨髓可用于细胞遗传学检测，另外也有助于排除或确认白血病、再生障碍性贫血或骨髓增生异常。

2. 基因检测 在 SCN 诊断和分型中具有重要作用。因为 *ELANE* 基因突变所致 SCN 在总体 SCN 中占主要部分，所以当没有其他临床线索时，应首先进行 *ELANE* 基因测序。如果 *ELANE* 测序结果为阴性，则可以根据家族史和临床表型对其他单个基因进行分析。比如若患者同时具有泌尿生殖器或心脏畸形，则可进行 *G6PC3* 测序。在近亲家庭中，建议检测常染色体隐性突变基因。随着基因组学和测序技术的飞速发展、以及测序价格的直线下降，二代测序和外显子组测序越来越广泛地用作诊断工具，直接进行粒细胞减少相关基因包测序是一种比较合理而迅速的方式。

【诊断】

严重先天性中性粒细胞减少症的诊断主要是在连续测定中性粒细胞绝对计数低于 $0.5×10^9$/L（<500/μl）及临床表现的基础上确定的，生后即出现的持续存在的循环中性粒细胞缺乏，反复发热，鼻窦炎，牙龈炎，慢性、严重肺部、肝脏和软组织不规律的感染。骨髓细胞学分析示缺乏成熟中性粒细胞，中性粒细胞发育停滞于早/中幼粒细胞阶段，早幼髓细胞可有胞质空泡化和嗜天青颗粒异常，需考虑 SCN 可能，再进一步进行基因检测可确诊 SCN。*ELANE* 基因突变最常见，阳性率可达 80%。基因突变分析 ELANE，若未发现异常，根据家族史及临床特征，考虑其他突变可能。另外，相关家族史和特征性临床表现也是非常重要的帮助信息。但实际上，在最初发病和确诊之间通常会有较长的延迟，临床就诊过程中未加重视和罕见疾病的认识不足是可能的原因之一。

【鉴别诊断】

1. 周期性中性粒细胞减少症（CyN） 外周血中性粒细胞绝对计数呈周期性变化，表现为中性粒细胞绝对数每3~4周发生一次周期性变化,由正常降到最低值,最低值可持续3~5天。周期存在个体差异,大多数患者的发作周期为21天左右,但相对于每名患者,发作周期通常是一致的。多数患者表现为反复发热、反复口腔溃疡、咽炎、周期性发热伴鼻窦炎、上下呼吸道感染、颈部淋巴结病等,在粒细胞减少期内常见蜂窝织炎,特别是肛周蜂窝织炎,腹痛和急腹征表现,提示由结肠溃疡引起的败血症和菌血症。此外还可见网织红细胞、血小板等周期性波动。通常在1岁内被诊断,其感染并发症无SCN严重,在粒细胞减少间隔期,患儿一般是健康的,在成人期症状改善。感染的严重程度与中性粒细胞减少的严重程度通常相符。周期性中性粒细胞减少症常常趋于良性,但已有患者死于感染的报道。CyN发生恶性肿瘤或转化为白血病的风险较低。在详细记录中性粒细胞波动及有明确家族史的CyN,*ELANE*基因突变的阳性率为100%,而在SCN1患者*ELANE*基因突变的阳性率为80%。*ELANE*基因突变可引起SCN1,部分患者表现为CyN,其原因不太清楚。对临床症状反复发作或重度感染的患者应给予G-CSF治疗。

2. X连锁中性粒细胞减少症(XLN) 由WASP蛋白GTP酶结合域(GBD)发生突变,其突出临床表现为中性粒细胞和单核细胞减少,骨髓形态学检查提示骨髓细胞生成受抑制。已知*WAS*基因位于X染色体短臂,编码WASP蛋白。该蛋白只表达于造血细胞胞质,能与细胞周期蛋白Cdc42结合,后者是一种小分子的GTP结合蛋白,调节肌动蛋白多聚作用,将信号从表面受体传导至肌动蛋白细胞骨架。WAS基因的GBD突变导致*WAS*基因失去自身抑制,导致肌动蛋白多聚作用增强。其临床表现与典型WAS综合征明显不同,主要表现为粒细胞减少,此外还可出现骨髓增生异常综合征及其他系细胞减少等。

3. p14缺陷综合征 为常染色体隐性遗传性疾病。临床表现为先天性中性粒细胞减少,并伴有生长迟缓、部分白化病、低丙种球蛋白血症和CD8细胞毒性T细胞的细胞毒性下降。*p14*基因位于染色体lq21。*p14*基因编码P14蛋白,其定位在次级溶酶体的外膜,作为衔接蛋白参与胞外信号调节激酶到次级溶酶体的信号传导通路。研究发现突变导致*p14*基因转录的mRNA稳定性降低,P14蛋白表达水平下降;中性粒细胞内嗜苯胺蓝颗粒超微结构改变,吞噬体杀菌活性降低。另外,p14缺陷细胞内细胞因子受体介导的胞外信号调节激酶的磷酸化缺陷,次级溶酶体显著易位,这表明p14在中性粒细胞功能障碍中起重要作用,p14也在细胞增殖和分化中起重要作用,而p14缺陷者能够存活可能是因为体内有残存的P14蛋白。

4. 粒细胞集落刺激因子受体基因(*G-CSFR*)**突变** 该类型突变为常染色体显性遗传。G-CSFR在中性粒细胞的产生和功能上起重要作用,能够促进中性粒细胞系的增殖分化和存活,激活成熟中性粒细胞的功能,动员各种前体细胞。目前已知有两种不同类型的*CSF3R*突变与SCN有关。20%~30%的SCN患者有获得性突变,突变产生的C端截短可形成高反应形式受体G-CSFRhy,而携带G-CSFRhy的患者很可能发展为MDS/AML。该型突变增强了信号传导子及转录激活子的活动,使造血干细胞选择性表达该突变基因。而对G-CSF治疗无反应的SCN患者中,组成性CSF3R突变(C.C850A,P.P206H)可导致低反应性受体G-CSFR。该突变可能是通过扰乱正常的配体连接而影响受体的胞外结构域信号传导。虽然*G-CSFR*突变还没被证实是SCN的原因,但是该型突变与患者对G-CSF治疗的无反应性可能有一定的联系。*CSF3R*突变的SCN患者临床表现与ELANE突变相似,但是对G-CSF治疗却完全不敏感,尽管剂量高达100μg/(kg·d)也不能使患者中性粒细胞升高。

5. 其他 包括良性家族性中性粒细胞减少症（常染色体显性遗传的先天性中性粒细胞减少症，有轻度中性粒细胞减少和不严重的感染），伴综合征的中性粒细胞减少症：糖原累积病 I b 型，WHIM 综合征、Shwachman-Diamond 综合征、Barth 综合征，网状发育不良，软骨毛发发育不良，Chediak-Higashi 综合征，Griscelli 综合征，Wiskott-Aldrich 综合征，先天性角化不良等，除表现为中性粒细胞减少外还可出现其他系统病变。

（1）自身免疫性中性粒细胞减少症：免疫介导的中性粒细胞减少是中性粒细胞粒细胞计数低的常见原因，通常不需要大量的检查或特殊的治疗干预。自身免疫性白细胞减少症是在病毒感染的情况下发生的，主要是由针对 FcRg Ⅲ b 或 CD16 的抗体引起。儿童的自身免疫性中性粒细胞减少症可能持续数月才能自发消退。少数情况下，儿童自身免疫性中性粒细胞减少症可见于其他自身免疫性疾病，如红斑狼疮和 Evans 综合征。

（2）特发性中性粒细胞减少症：不明原因的孤立性中性粒细胞减少。

（三）治疗决策

SCN 的治疗方式主要包括对症支持、抗感染和 G-CSF 治疗，造血干细胞移植是唯一的根治手段。而 SCN 治疗的变迁反映了对疾病认识的进步。未使用抗生素治疗，SCN 患者的死亡率高达 90%；即使使用抗生素，仍有 80% 左右的患者死于严重的细菌感染。自从 G-CSF 用于临床治疗后，SCN 患者的救治取得了突破。在整个疾病管理过程中，防治感染是最重要的环节。

1. 临床表现的治疗 所有发热和感染需要尽快评估和治疗，在细菌或真菌感染的情况下，须根据感染部位和严重性、微生物属性及其敏感性和耐药性，相应选择抗微生物剂种类和使用方式。在获得特定病原谱前，重症患者需考虑使用静脉高级抗菌药物经验性治疗。腹痛者需要评估潜在致死性并发症，包括急性腹膜炎和败血症。

2. 主要临床表现的预防 几乎对每位 SCN 患者（>90%）粒细胞集落刺激因子（G-CSF）是首选的治疗方法，使得减少感染次数和严重程度显著降低，患儿生活质量明显改善，现在总体存活率估计超过 80%。G-CSF 通常耐受性良好，最常见的副作用是骨痛和流感样反应，其他少见副作用有血小板减少、注射部位反应、皮疹、肝大和关节痛等。通过增加对 G-CSFR 信号的刺激，G-CSF 治疗可诱导严重中性粒细胞减少患者的粒细胞生成补偿机制。G-CSF 的治疗通常以 3～5μg/kg 体重的剂量开始，大多数患者会有治疗反应。如果患者无反应，可考虑增加 G-CSF 剂量。根据研究结果，败血症导致的死亡风险显著降低，从使用第一年的 50% 降低到 G-CSF 治疗 10 年后的 8%。

3. 造血干细胞移植 是 SCN 患者唯一的根治手段。对于 G-CSF 治疗无反应患者和发生白血病或骨髓增生异常综合征的患者，需考虑干细胞移植。对于发生恶性转化的患者，如果没有进行移植，其生存机会将大大减少。但对于某些患者，移植相关毒性仍然太大，因此很难确定 G-CSF 治疗无反应的患者进行造血干细胞移植的最佳时机。一项对 1990 年至 2012 年在欧洲和中东中心接受造血干细胞移植的 136 名 SCN 患者的研究显示，移植后 3 年总生存为 82%，移植相关死亡率为 17%，植入失败频率为 10%，移植后 3 个月 2～4 级急性移植物抗宿主病（GVHD）发生率为 21%，1 年期慢性 GVHD 发生率为 20%。经多元分析发现，10 岁以下患者、HLA 匹配的相关或不相关供体进行的移植与总生存率明显改善相关。中位随访 4.6 年后未发生继发性恶性肿瘤。因此，造血干细胞移植对特定 SCN 患者是一种有希望的治疗选择，但也需谨慎选择移植对象，与移植相关的合并症仍是要考虑的主要风险。

4. **继发合并症的预防** 注意口腔卫生,每年几次定期口腔科检查,仔细刷牙,推荐应用抗微生物漱口水。因为一旦防止细菌入侵的牙龈屏障的完整性被破坏,通常就无法恢复,然后发生牙周疾病并可持续一生。SCN 患者具有完善的适应性免疫系统可产生正常抗体,可根据标准疫苗程序接种所有常规疫苗。

5. **监测** 对有和没有 *ELANE* 基因致病性突变的 SCN 均要用 G-CSF 治疗,G-CSF 注射前 4~10 周每周监测中性粒细胞绝对计数,剂量稳定后每月监测,并应在注射后 18 小时取血。若注射间隔时间长,于下次注射前取血监测中性粒细胞谷值。对没有行 HSCT 治疗的 SCN 患者或用 G-CSF 治疗,需要检测恶性转换证据,如 MDS/AML 等疾病的发生,在早期治疗干预阶段是关键,包括:每年几次全身检查,每年几次血细胞计数;每年骨髓细胞学检查,因为常常出现单体染色体 7 和恶性转变。

(四)常见问题和误区防范

【针对专科医师】

1. SCN 诊断要求生后至少 3 个月,至少 3 次 ANC<0.5×10⁹/L($<500/\mu l$);注意:① ANC 是白细胞计数(WBC)× 中性粒细胞百分数 %;② ELANE 相关先天性中性粒细胞减少症,ANC 通常低于 $0.2×10^9$/L;③在连续观察中,平均 ANC 是 $0.112×10^9$/L。因此,对怀疑有先天性中性粒细胞减少症者常常需要连续检测血细胞计数以确定是 SCN 还是 CyN,但这个检测也有局限性。骨髓穿刺:典型提示中性粒细胞成熟障碍,停止在早幼粒或中幼粒阶段,但可能存在骨髓单核细胞和嗜酸性粒细胞增加。骨髓细胞发生学分析正常。

2. 周期性中性粒细胞减少症(CyN) CyN 的诊断需要每天连续测定 ANC,或至少 1 周 3 次,持续 4~6 周,多数患者 ANC 持续 3~5 天低于 $0.2×10^9$/L,间隔大约 3 周。其他细胞的波动,包括淋巴细胞、嗜酸性粒细胞和血小板的波动可能存在,通常在中性粒细胞最低时血中单核细胞和网织红细胞关联性增加。骨髓穿刺:在中性粒细胞最低时,有类似于先天性中性粒细胞减少症的骨髓异常,而在其他时间,中性粒细胞系统的成熟情况接近正常。

3. 婴幼儿不明原因的蜂窝织炎者,应注意观察中性粒细胞绝对计数,高度怀疑 SCN 者,应行骨髓常规检查,了解有无中性粒细胞成熟障碍,排除 SCN 或 CyN,必要时行基因分析。

【经验凝练总结】

1. 由于用 G-CSF 治疗 SCN15 年者发生 MDS 和 AML 的概率分别为 36% 和 25%,应用 G-CSF 前常规查 *CSF3R* 体细胞突变。每年行骨髓形态学、细胞遗传学和 *CSF3R*(G-CSFR)检测和测序,对有恶性转变的高危患者加强监测。需要高于平均剂量的 G-CSF,但中性粒细胞反应低下,是恶性转变的高危因素。急性髓系白血病最常见,但急性淋巴系白血病、慢性单核细胞白血病、双表型白血病亦有报道。难治性 SCN 或出现血液恶性病,干细胞移植才是 SCN 的治愈方法。

2. 激素促进中性粒细胞离开骨髓进入血液循环,但不增加骨髓新中性粒细胞产生,且可降低其他白细胞数目,增加感染风险。通常情况下对 SCN 患者无效,除非对其他治疗无效的极少数患者可考虑采用。白细胞输注很少应用,通常用于有严重危及生命感染患者。

3. 遗传咨询。ELANE 相关 SCN 是常染色体显性遗传病,先证者父母之一往往患病,对于散发的 *De novo* 突变者,其父母基因突变的频率不清楚。每位孩子获得致病性变异的概率是 50%;对于有已知家族特异性 *ELANE* 基因致病性变异的孕妇,因风险高,应行胎儿期产前基因诊断。

4. 亲属的风险评估。对患者亲属的风险评估,有助于发现亲属中轻型或中等严重疾病患者得到及时治疗。如果已知有家族特异性 *ELANE* 基因突变,有必要行分子诊断,或连续监测、评估中性粒细胞绝对计数。注意:每周全血细胞计数(CBC)持续 1 个月直到发现 ANC 低于 0.2×10^9/L 的结果较一次检查更能助诊,连续血细胞计数没有中性粒细胞减少者排除此诊断。

(五)热点聚焦

【发展动态】

ELANE 相关的中性粒细胞减少症包括 SCN 和 CyN,这两者起初被认为是不同的疾病,随着 ELANE 相关的中性粒细胞减少症分子基础的发现,认识到有介于两者之间的表型存在。

新近有个别严重 CyN 病人除有 *ELANE* 基因突变外,同时有家族性地中海热(MEFV)双重基因突变,并行 HSCT 治疗的报道。

【争议焦点】

多数 SCN 患儿中性粒细胞绝对数显著降低,但是可能有波动,尤其是感染期可能不低,甚至升高,但中性粒细胞百分比率始终低,感染控制后绝对数会再次降低,所以,临床住院病人往往有严重感染,可能出现中性粒细胞不太低的情况,应结合骨髓常规,观察有无中性粒细胞成熟障碍,由于正常人感染严重时,骨髓有造血旺盛表现,往往报告"刺激性骨髓象",很少报告"中性粒细胞成熟障碍",需要引起临床医师高度重视。在笔者医院 *ELANE* 基因诊断确诊的患者中,有中性粒细胞绝对数不低于 0.5×10^9/L 者,但中性粒细胞百分比在 20%~30% 以内者,也应引起临床医师重视。

(蒋利萍)

白细胞黏附分子缺陷

(一)概述

白细胞黏附分子缺陷(leukocyte adhesion deficiency,LAD)是一种罕见的常染色体隐性遗传疾病,临床上均以反复的无脓性感染和中性粒细胞显著升高为特征性表现。根据受累黏附分子不同分为三型:LAD Ⅰ、LAD Ⅱ和 LAD Ⅲ,每种类型都有特定的临床、生化和遗传特征。其中,目前 LAD Ⅰ病例报道最多,是由整合素 β2 亚单位引起,除反复的皮肤和黏膜的感染外,脐带脱落延迟和牙周炎也是重要的临床表现,严重病例往往在婴幼儿期死亡。LAD Ⅱ是由选择素岩藻糖化配体(*SLC35C1*)基因突变导致,相对于 LAD Ⅰ,病人感染较轻,但患有严重的精神运动和生长发育迟缓。LAD Ⅲ是由整合素的激活(*FERMT3*)基因突变所致,是所有整合素(β1、β2、β3)均受累,导致与 LAD Ⅰ一样严重的感染,同时还有明显的出血倾向。LAD Ⅱ和 LAD Ⅲ均只有少数病例报道。LAD 临床管理以控制感染和对症支持治疗为主,造血干细胞移植(HSCT)是 LAD Ⅰ和和 LAD Ⅲ的唯一根治方法。

【病因及发病机制】

白细胞在防御各种微生物感染中发挥了重要作用。在正常情况下,白细胞在脉管系统中随血流快速移动。当组织局部发生病原体入侵或炎症反应时,所释放的细胞因子和趋化因子会招募白细胞从循环系统趋化到受累组织。此过程分三个阶段,第一阶段:首先血管内皮细胞被激活,内皮细胞表面选择素表达增加,同时在与局部微环境接触和趋化因子的作用下,白细胞活化,其表面的选择素岩藻糖化配体表达,并与血管内皮细胞的选择素相互作用，导致白细胞在血管壁缓慢滚动。第二阶段：微循环中的趋化因子进一步活化白细胞表面整合素，引起血管内皮细胞上 Ig 样配体表达，整合素和 Ig 样配体的结合使得白细胞牢固地黏附于内皮细胞，对及时清除外来异物甚为重要；第三阶段：整合素 /Ig 样配体和血小板内皮细胞黏附因子 -1（PECAM-1，CD31）三者配合，促使白细胞移行穿过内皮细胞间隙，进入炎症组织部位。根据白细胞黏附连锁反应中缺陷的分子不同，现已发现三种白细胞黏附分子缺陷病（LAD）：整合素 β₂ 亚单位基因（*ITBG2*）缺陷时，白细胞不能黏附于血管内皮细胞，使白细胞黏附连锁反应的第二、三阶段受阻，引起 LAD Ⅰ；白细胞缺乏选择素岩藻糖化配体时，白细胞滚动障碍，影响连锁反应的第一阶段，引起 LAD Ⅱ；整合素的表达和结构都正常，但是其活化缺陷，使白细胞不能黏附于血管内皮细胞，引起 LAD Ⅲ（表 2-2-16）。

表 2-2-16　白细胞黏附分子缺陷

	LAD Ⅰ	LAD Ⅱ	LAD Ⅲ
临床表现			
反复严重感染	+++	+	+++
白细胞增多			
基线	+	+++	++
感染状态	+++	+++	+++
牙周炎	++	++	?
皮肤感染	++	+	++
脐带脱落延迟	+++	−	+
生长和智力发育迟缓	−	+++	−
出血倾向	−	−	+++
实验室检查			
CD18 表达	↓↓↓ 或缺乏	正常	正常
SLeX 表达	正常	缺乏	正常
中性粒细胞迁移	↓↓↓	↓↓	↓↓
中性粒细胞滚动	正常	↓↓↓	正常
中性粒细胞黏附	↓↓↓	↓	↓↓↓
调理吞噬活性	↓	正常	正常
T 和 B 淋巴细胞功能	↓	正常	?
基因突变	*ITGB2*	*SLC35C1*	*Kindlin3*

1. **LAD Ⅰ**　是由于整合素 β₂（*ITGB2*）亚单位基因突变引起整合素 β₂（CD18）缺陷所致。CD18 蛋白表达于全部正常白细胞表面，在白细胞定向移动并与血管内皮细胞相互黏附过程中扮演重要角色。CD18 是四种整合素即淋巴细胞功能相关抗原 -1（LFA-1，CD18/CD11a）、αMβ2；吞噬细胞相关抗原 -1（Mac-1，CD18/CD11b）、αXβ2，p150，95 分子（CD18/CD11c）；和 αDβ2（CD18/CD11d）的共同组成部分。*ITGB2* 基因位于染色体 21q22.3，编码整合素 β₂ 蛋白（CD18），由胞内区、转膜区和胞外区组成。LADI 时 *ITGB2* 突变的主要类型有点突变、插入、缺失和拼接突变等，可能使 CD18 mRNA 缺如或者减少，亦可能使 mRNA 或前体蛋白大小畸形导致大小不一的 CD18 亚单位，均导致 CD18 功能的丧失，使白细胞黏附功能缺陷，引起 LAD Ⅰ。本病病理特点为各种组织炎症部位完全缺乏中性粒细胞，局部无

脓性物产生,但肺部炎症反应正常。

2. LAD Ⅱ 是由于岩藻糖代谢的缺陷,导致选择素配体 SLeX 以及其他岩藻糖化选择素配体的缺乏引起,同时缺乏其他岩藻糖化物质,如血型抗原 H、Lewis a、Lewis b。GDP-1-岩藻糖在细胞质内合成,而完成糖基化的岩藻糖转化酶存在于高尔基复合体中,需要一个特定的运输体(Golgi GDP-fucose transporter,GFTP)将 GDP-1- 岩藻糖转运到高尔基复合体中完成进一步的岩藻糖代谢,LAD Ⅱ患者存在 GFTP 运输体的缺陷。已经确定编码 GFTP 的基因为 *SLC35C1* 基因,定位于第 11 号染色体上。选择素配体 SLeX 缺陷导致生长发育落后和智力障碍的机制尚不清楚。全世界仅有的 7 例 LAD Ⅱ患者的基因分析发现了五种突变,分别是:*C439T*、*C923G*、*588delG*、*G969A*、*A1010G*。

3. LAD Ⅲ 该病患者全部整合素(整合素 $β_1$、$β_2$、$β_3$)的表达正常,结构完整,但由于整合素激活的信号通路缺陷,无法进行高亲和力的受体配体结合而致病。2009 年,发现 LAD Ⅲ患者 *FERMT3* 基因纯和无义突变(CGA>TGA,R513X),说明了 FERMT3 是整合素激活过程的重要组成部分,*FERMT3* 基因位于 11 号染色体,含有 15 个外显子,编码 kindlin3 蛋白,由 667 个氨基酸组成。kindlin3 在造血细胞和内皮细胞中表达,对整合素活化至关重要。kindlin3 与 $β_1$、$β_2$、$β_3$ 整合素的胞内部分结合,诱导蛋白构象重排,导致它们与内皮细胞上的免疫球蛋白超家族分子的结合增加,从而确保了白细胞黏附力足够牢固,以承受血管内存在的连续剪切力。因此,kindlin3 在白细胞整合素激活和亲和力上调中发挥重要作用。因此,*FERMT3* 基因突变会引起引起整合素激活障碍,导致 LAD Ⅲ 的发生。

(二)诊断与鉴别诊断

【临床表现】

1. LAD Ⅰ LAD Ⅰ发病率约 1/ 百万,至今全球报道了 300 余例患者。脐炎或脐带脱落延迟(≥3 周)和粒细胞增多是大多数 LAD Ⅰ婴儿的首发临床表现。幼年期幸存下来的患者表现严重的牙龈炎和牙周炎,反复腹泻及肺部感染和败血症。最显著的临床表现是皮肤和黏膜表面的反复细菌性感染,由于白细胞动员进入炎症部位受抑,使感染无法控制,发生持续性的黏膜皮肤病变。皮肤和皮下组织感染的特点为感染部位无脓形成、无痛性坏死,轻微创伤部位形成进行性扩大、经久不愈的溃疡;手术伤口也不易愈合。皮肤感染愈合的瘢痕极薄,有时可见瘢痕下面的红色筋膜。最常见的病原菌为金黄色葡萄球菌和肠道革兰阴性菌,其次为真菌感染;病毒感染并不常见。口腔疾病在 LAD 患者表现为口腔溃疡、严重是牙龈炎和牙周炎,并可能导致牙齿完全脱落。口腔疾病实际上是由于病原体引起的炎症反应所致,牙周病变诱导 IL-23 和 IL-17 表达增强,从而导致局部免疫病理、炎症反应和骨吸收。

患者临床表现的严重程度与 CD18 缺陷程度直接相关,可分为重度缺陷和中度缺陷。重度缺陷患者的 CD18 的表达不足正常人的 2%,如果不做骨髓移植其预后极差,常于婴幼儿期死于反复的感染;中度缺陷患者的 CD18 的表达可以达到 2%~30%,在发生感染时应用抗生素治疗,部分儿可存活至成年期。重庆医科大学附属儿童医院在国内确诊 3 例 LAD Ⅰ病例,其中首例诊断患儿年龄为 8 岁,临床上以反复白细胞显著增高,严重皮肤感染为显著表现,感染部位无脓形成、无痛性坏死,膝盖、腿部感染持续半年以上,愈合的瘢痕极薄;严重的牙龈炎和牙周炎,18 岁前牙齿完全脱落。有脐炎和脐带脱落延迟史(28 天),无类似家族史。患儿 CD18 约为正常人的 10%,存活至 20 余岁。

2. LAD Ⅱ 是极其罕见的黏附分子缺陷病,至今全世界只发现 7 例患者。主要表现为免疫缺陷、中重度智力低下、身材矮小、面部粗糙及孟买血。该类型患者也有白细胞明显增多，反复的细菌性感染，但无脐带脱落延迟。无脓性感染仍为其感染特点，常见的有肺炎、牙周炎、中耳炎、局限性软组织炎和皮肤感染。感染的程度较 LAD I 轻，不危及生命，多数患者在门诊治疗，3 岁后 LAD II 患儿感染的频率减少。随着年龄的增长，严重的牙周炎是其主要的感染问题。由于岩藻糖基化与认知发育和生长等功能有关，因此代谢紊乱也是 LAD II 患者的一个主要问题。患者表现为独特的面部特征，包括宽鼻尖、舌头突出和下颌突出、身体畸形、身材矮小、精神运动迟缓、智力低下和癫痫等，另外，LAD II 患者红系细胞上 H 抗原缺乏，表现为孟买血型。

3. LAD III 是最新发现的一种黏附分子缺陷疾病。患者不仅有与 LAD I 相似的临床表现（整合素 β_1、β_2 激活缺陷所致），包括反复细菌感染，白细胞增多，脐带脱落延迟，以及伤口愈合不良，牙龈炎等表型，但细菌感染没 LAD I 严重。同时，由于血小板黏附异常，导致患者出血倾向（整合素 β_3 激活缺陷所致），可出现胃肠道出血、颅内出血和肺出血等严重情况。部分患者中还出现骨硬化病。

【实验室检查】

1. LAD I 患者在基础状态下中性粒细胞计数增多，感染后显著上升，可达到正常人的 5～20 倍。患者的体内白细胞趋化试验（Rebuck 皮窗法）显示中性粒细胞不能从血管向皮肤部位移动；体外趋化小室法提示中性粒细胞对各种趋化素的刺激反应减弱，移动功能受损。T 细胞和 B 细胞的增殖反应下降，血清免疫球蛋白水平正常或升高。LAD I 患者白细胞表面 CD18 表达缺失或减少。重度缺陷患者的 CD18 的表达低于正常水平的 2%，中度缺陷患者表达水平介于 2%～30% 之间。也有极少数患者 CD18 表达正常的报道，但体外功能实验提示功能异常。*ITGB2* 基因分析可发现各种基因突变类型，从而明确诊断、发现疾病携带者和进行产前诊断。未经 HSCT 治疗，患者生存期与 CD18 表达水平相关，重度缺陷患者 2 岁时存活率为 39%；CD18 表达水平介于正常 2%～4% 的患者，2 岁存活率为 69%，而 CD18 表达超过 4% 的患者，2 岁及整个儿童早期的存活率均大于 90%。

2. LAD II 患者外周血中性粒细胞也显著升高，急性感染期可达到正常人上限的 15 倍，缓解期仍可达正常人上限的 2.5～3 倍。患者白细胞表面糖蛋白 SLeX 表达缺陷，红系细胞上 H 抗原缺乏，表现为孟买血型。*SLC35C1* 基因分析发现致病性突变可确诊患者。

3. LAD III 患者外周血中性粒细胞显著增高，有显著出血倾向，白细胞表面 CD18 表达正常，但活化存在缺陷，*FERMT3* 基因有突变。

【诊断】

1. LAD I 临床上有反复软组织感染、皮肤和黏膜慢性溃疡伴外周血中性粒细胞明显升高，特别是有脐炎或脐带脱落延迟病史的婴幼儿应考虑 LAD I 可能。可采用流式细胞仪测定中性粒细胞 CD18 阳性率来确诊该病，进一步基因序列分析确定 CD18 的分子缺陷。

2. LAD II 如患儿有反复感染、明显白细胞增多以及生长和智力发育迟缓，应考虑本病可能。实验室检测孟买血型，用 CD15s 单抗流式细胞术检测白细胞的糖蛋白 SLeX 表达，可快速诊断本病。进行 *SLC35C1* 基因序列分析能进一步确诊。

3. LAD III 在临床中遇见反复感染，外周中性粒细胞显著升高，又有出血倾向的患者，需高度警惕 LAD III，分析 *FERMT3* 基因，可辅助 LAD III 确诊。

【鉴别诊断】

LAD 需与其他表现为白细胞增多的疾病鉴别。普通独立感染有时会导致白细胞显著升高,当通常无既往反复感染病史,无脐带并发症,同时白细胞 CD18 表达正常检测可辅助鉴别。类白血病、白血病和其他淋巴细胞增生性疾病伴白细胞增多症可发生白细胞增多,但两者间的典型临床表现和基因检测可提供鉴别参考。慢性肉芽肿病为吞噬细胞功能缺陷,也表现为反复感染。除细菌感染外,容易罹患侵袭性真菌感染和卡介苗接种后分枝杆菌感染,男性患者多见,实验室检测显示吞噬细胞呼吸爆发功能异常;另外,基因检测也能辅助鉴别。

(三)治疗决策

LAD 患者临床管理主要包括感染防治和对症支持治疗,造血干细胞移植是 LAD Ⅰ 和 LAD Ⅲ 的唯一根治方式。严重慢性牙周炎较难处理,具有挑战性。严格的口腔卫生和牙龈保健对于所有 LAD 患者都是非常重要的,应定期在牙科进行评估随访。

1. LAD Ⅰ 对于中度的 LAD Ⅰ 患者一般采用保守治疗,在发生急性感染时积极应用有效抗生素,同时预防性应用抗生素能减少发生感染的风险。输注正常人新鲜粒细胞可有效控制感染,但因其作用时间短暂,不易找到供体以及反复输注异体白细胞会产生免疫反应,使这种治疗受到限制。而对于重度患者的唯一有效疗法是骨髓移植。有人对全球 14 所医疗中心的 36 例进行过骨髓移植的 LAD Ⅰ 患儿进行长期随访(14 年)、中期(62 个月)随访,提示移植存活率达 75%。所以,对于 LAD Ⅰ 患者,当有合适 HLA 配型的干细胞供者,骨髓移植是一种有长远疗效的早期治疗手段。

2. LAD Ⅱ 抗菌治疗能有效地控制细菌性感染,一般不需预防性使用抗菌药物。慢性牙周炎和严重智力发育落后难以得到解决。可考虑在饮食中补充岩藻糖或给予静脉供给岩藻糖。患儿常为红细胞 H 抗原阴性(H 抗原也属于岩藻糖化抗原),若反复给予静脉输注岩藻糖,可诱导机体产生抗 H 抗原的抗体,导致严重的溶血性贫血,应予慎用。

3. LAD Ⅲ 其感染严重程度与 LAD Ⅰ 相当,需在感染时应用有效抗生素,亦需预防性使用抗生素,以防止危及生命的严重感染发生。同时,针对其明显的出血倾向,LAD Ⅲ 患者还需要反复输血。目前,唯一有效的治疗手段仍是骨髓移植,使依赖整合素的血小板和白细胞功能恢复正常,改善出血和免疫缺陷。

(四)常见问题和误区防范

【针对专科医师】

LAD Ⅰ CD18 缺陷的分子基础是多样的,在一些病例中,主要是因为 CD18 mRNA 缺如或者减少,在另外一些病例中 mRNA 或蛋白前体大小错误导致都是 CD18 大亚单位和小亚单位。有相当高比例的突变发生在高度保守的细胞外区域外显子 9 处,推测该区域是前体连接和合成所必需,可能是 α 亚单位和 β 亚单位前体连接的关键点。突变的主要类型有点突变、插入、缺失和拼接突变等,均导致 CD18 功能的丧失,至今已经报道了至少 30 种有害的突变。

【经验凝练总结】

临床上新生儿外周血白细胞常见升高,尤其在感染时明显;早产儿可能出现脐带脱落延迟,比较难与 LAD Ⅰ 鉴别,需要检测外周血白细胞 CD18 表达水平予以鉴别。

(五)热点聚焦

【发展动态】

将正常的 *CD18* 基因引入患儿造血干细胞中是一种很有潜力的治疗手段,已有报道在犬 LAD Ⅰ 模型中成功进行基因治疗。2008 年,Bauer TR Jr 等应用泡沫病毒载体对犬 LAD Ⅰ

模型进行成功治疗，这是首次成功使用一种泡沫病毒载体来治疗遗传性疾病。2010 年，Hunter MJ 等将人的 CD11b 和 CD18 近端启动子通过慢病毒基因载体转导至 CLAD 引导犬的 CD18 的表达。研究发现，虽然治疗后外周 CD18$^+$ 中性粒细胞数量很少（1%～2%），每个 CD18$^+$ 中性粒细胞表面表达的 CD18 亦很少（正常表达的 15%～24%），但四只 CLAD 犬中有三只临床表现得到改善。这些研究都为基因治疗应用于人类 LAD I 奠定了基础。

【争议焦点】

临床上各种细菌感染时常有中性粒细胞显著升高，有时持续时间较久，需与白细胞黏附分子缺陷鉴别，前者多数于感染治愈后恢复正常，后者往往无感染时中性粒细胞均较高，感染时更高。应仔细询问有无脐带脱落延迟病史，有无伤口愈合延迟病史，有无牙龈牙周炎病逝，有无出血倾向等。

ITGB2 基因存在大量基因多样性位点，不易鉴别是否为错义突变，需要流式细胞分析 CD18 表达水平，以确定基因变异的致病性。

【疑难问题】

临床上 LAD I 病人需与白血病鉴别，后者以造血系统异常为主，可能存在感染，但骨髓检查发现幼稚细胞明显升高可除外 LAD I。

目前国外已有报道证实，对于白细胞表面 CD18 百分比正常，但功能异常的患者，仅分析白细胞表面 CD18 会造成漏诊，建议 CD18 与 CD11α 同时分析，可增加流式分析诊断 LAD-1 的敏感性，因此，对具有 LAD I 临床特征 CD18 百分比正常者，有必要进一步行基因分析明确诊断。

有 LAD I *ITGB2* 基因发生体细胞回复突变的报道，但其临床意义尚不明确。

（蒋利萍）

孟德尔易感分枝杆菌疾病

（一）概述

孟德尔易感分枝杆菌病（Mendelian Susceptibility to Mycobacterial Disease，MSMD）是一类由于单核吞噬细胞——辅助 T 细胞通路缺陷所致的罕见免疫缺陷病。该类疾病的主要特征是患者对毒力弱的非结核分枝杆菌包括卡介苗（BCG）和环境分枝杆菌（EM）易感。根据疾病种类及分子缺陷不同，临床表型轻重各异，可表现为从无症状感染到严重系统性播散性感染；所感染分枝杆菌的毒力也不同，从 EM 到 BCG，再到牛结核分枝杆菌以及人结核分枝杆菌。除分枝杆菌外，此类患者对其他病原如沙门菌、李斯特菌、真菌、利什曼原虫，以及病毒也易感。MSMD 主要是由于白介素 12（IL-12）-γ 干扰素（IFN-γ）循环通路中的分子缺陷所导致。迄今为止，已发现该通路中 17 种基因缺陷，主要包括 IFN-γ 受体 1（*IFNGR1*）缺陷，IFN-γ 受体 2（*IFNGR2*）缺陷，IL-12 受体 1（*IL12RB1*）缺陷，IL-12p40（*IL12B*）缺陷，STAT1 缺陷，Tyk2 缺陷、IRF8 缺陷，ISG15 缺陷，RORc 缺陷和 1 种 X 连锁的基因突变（*CYBB*）（表 2-2-17）。目前仍有约 50% MSMD 患者未找到致病基因，发病机制的研究更少。MSMD 的主要治疗方式为抗分枝杆菌类抗生素治疗，IFN-γ 在部分患者治疗有效，造血干细胞移植的效果有待继续观察。

【病因及发病机制】

MSMD 的发病机制涉及 IL-12/23-IFN-γ 循环通路，这条通路是调节单核细胞 / 巨噬细胞与 T 细胞 /NK 细胞之间的协作和抗分枝杆菌感染最主要的途径。IL-12/IFN-γ 分泌的增强通过 T 依赖的 CD40 和 CD40L 相互作用调节的 T 细胞途径。

单核吞噬细胞与 T 辅助细胞的交互作用在机体抵抗结核分枝杆菌、非结核分枝杆菌以及沙门菌等其他胞内菌中有着重要作用。分枝杆菌感染机体时,吞噬细胞吞噬分枝杆菌,产生细胞因子 IL-12p70,其为 IL-12p40 与 IL-12p35 两个亚单位组成的异源二聚体。IL-12 通过结合 T 细胞与 NK 细胞表面的 IL-12R 从而活化这两种细胞,IL-12R 由 IL-12Rβ1 和 IL-12Rβ2 构成,IL-12Rβ$_1$ 与 Tyk2 结合,IL-12Rβ$_2$ 与 Jak2 结合。IL-12 结合 IL-12R,复合物的活化诱导 T 细胞和 NK 细胞内转录因子 STAT4 磷酸化活化,活化的同源二聚体 STAT4 转位至核内,从而促使 IFN-γ 的合成与分泌。然后 IFN-γ 与吞噬细胞表面 IFN-γR1 与 IFN-γR2 组成的受体复合物结合,IFN-γR1 和 IFN-γR2 分别与 Jak1 和 Jak2 有关,导致胞内转录因子 STAT1 磷酸化以及转位至核内,从而促使 IFN-γ 诱导基因的转录,其中包括肿瘤坏死因子 α (TNF-α) 的合成以及 IL-12 生成上调。通过 IFN-γ 诱导产物及 IFN-γ 本身的作用,最终杀伤分枝杆菌。由此可见,IL-12-IFN-γ 循环通路在机体抗分枝杆菌免疫中发挥这关键作用,其中任何一环发生缺陷,即可导致机体感染分枝杆菌(见图 2-2-3)。

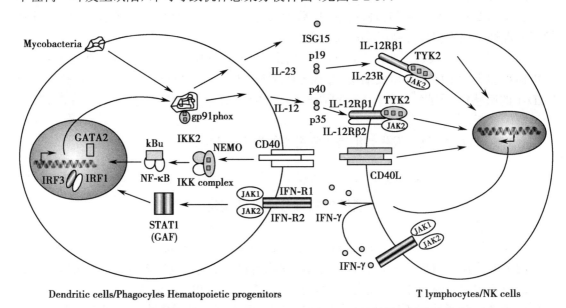

图 2-2-3　树突状细胞(DC)/吞噬细胞与 T 细胞 /NK 细胞的协同抗分枝杆菌机制

低致病分枝杆菌主要包括 BCG 和非结核分枝杆菌(NTM)。其中,BCG 是将有毒力的牛型结核分枝杆菌在特殊培养基上长期传代培养,得到的减毒株,是世界上多数国家计划免疫的疫苗之一,可有效预防儿童粟粒性肺结核和结核性脑膜炎的发生。在我国,婴儿出生时或生后 1 个月接种 BCG,一般无全身反应;但在原发性免疫缺陷病(PID)患儿可引起严重的不良反应,包括局部强烈反应、局部淋巴结炎和全身播散性卡介苗感染。NTM 指分枝杆菌属内除结核分枝杆菌复合群(包括结核分枝杆菌、牛分枝杆菌、非洲分枝杆菌、田鼠分枝杆菌)和麻风分枝杆菌外的菌种,其广泛存在于自然界中,传播途径主要从环境中获得感染,为条件致病菌,在 PID 患者,则可导致结核样病变。并且 NTM 对抗结核药物耐药率达 90% 以上,如按结核病治疗,即使患者长期规则化疗效果依然不佳,成为所谓"难治、复治"结核患者。

1996 年首次确定突变基因(*IFNGR1* 突变),到目前为止共发现 10 种致病基因:9 种常染色体基因突变[*IL12RB1*,*IFNGR1*(AR/AD),*IFNGR2*(AR/AD),*STAT1*,*IL12B*,*TYK2*, *IRF8*,*ISG15*和*RORc*]和 1 种 X 连锁的基因突变(*CYBB*)(表 2-2-17)。其中 *IL12RB1* 基因突变最常见(40%),依次为 *IFNGR1* 突变(39%)、*IL12B* 突变(9%)、*STAT1* 突变(5%),其余的基因突变相对罕见。目前世界范围内报道的此类病人约 300 例。

表 2-2-17　MSMD 的分子特征

类型	致病基因	遗传方式	缺陷	蛋白表达	功能缺陷
IL-12RB1	*IL12RB1*	AR	完全	无	对 IL-12 无反应
				有	无功能,对 IL-12 无反应
			部分	无	对 IL-12 有极少反应
IFN-γR1	*IFNGR1*	AR	完全	无	对 IFN-γ 无反应
				有	无功能,无法识别 IFN-γ
			部分	有	对 IFN-γ 有部分反应
		AD	部分	有	IFN-γR1 胞内结构域被截断,导致无功能的蛋白积聚,对 IFN-γ 有部分反应
IFN-γR2	*IFNGR2*	AR	完全	无	对 IFN-γ 无反应
				有	无功能,无法识别 IFN-γ
			部分	有	对 IFN-γ 有部分反应
		AD	部分	有	显性负调控,对 IFN-γ 有部分反应
Stat-1	*STAT1*	AR	完全	无	对 IFN-γ 无反应
		AR	部分	有	对 IFN-γ 无反应
		AD-LOF	部分	有	影响 GAF 活化
IL-1240	*IL12B*	AR	完全	无	IL-12B 消失
Tyk2	*TYK2*	AR	部分	无	IL-12 信号中断
CYBB	*CYBB*	XR	部分	有	呼吸爆发功能受损
IRF8	*IRF8*	AD	部分		IL-12B 产生减少
ISG15	*ISG15*	AR	完全	无	IFN-γ 产生减少
RORc	*RORc*	AR	完全	有	IFN-γ 产生减少

(二)诊断与鉴别诊断

【临床表现】

MSMD 患者主要表现为环境非结核分枝杆菌(NTM)感染或卡介苗病。根据患者地域特点以及卡介苗接种情况,其疾病表现形式与易感分枝杆菌菌株有所不同。在中国内地及香港,普遍接种卡介苗,因此 MSMD 患者通常卡介苗感染,而在其他不接种 BCG 的国家和地区,则主要表现为 NTM 感染,如鸟分枝杆菌及偶发分枝杆菌。除此之外,有些患者还易感沙门菌等其他胞内病原体。

分枝杆菌感染可累及肺部、胃肠道、皮肤、淋巴结网状系统以及骨髓等。临床特征往往无特异性,包括发热、腹泻、腹痛、肝脾淋巴结增大、消瘦等。卡介苗感染时,局部引流淋巴结增大,并与皮肤及周围组织形成窦道;此外也可通过血缘传播形成播散性感染,如脑膜炎、骨髓炎。根据遗传缺陷的不同以及 IFN-γ 通路的影响程度，MSMD 患者的发病年龄以及疾病的严重程度有所不同。完全缺陷患者较早发生播散性感染，而部分缺陷患者可晚至青少年出现轻型感染。此外，不同遗传缺陷患者具有其各自的特点。

由于卡介苗（BCG）是最先接触的病原，接种 BCG 后出现严重不良反应，尤其是播散性 BCG 病（BCGosis）是 MSMD 特征性表现。接种 BCG 正常表现为 2～3 周后接种局部逐渐出现红肿硬结、小脓疱，以后自行溃破形成浅表溃疡（不超过 5mm），结痂，2～3 个月形成 4～6mm 瘢痕，一般无全身反应；严重的不良反应，包括：①局部强烈反应：是接种后局部脓疱和溃疡，直径超过 10mm，愈合时间超过 12 周；②局部淋巴结炎：表现为接种后 2～6 个月在接种同侧腋下、颈部等部位出现明显的淋巴结肿大，直径超过 10mm，可分为干酪型、化脓型、窦道型；③全身播散性卡介苗感染（卡介苗病）：是接种后出现局部不良反应，并累及全身淋巴结、肺、肝、脾、脑膜等部位至少 1 处以上的远部结核感染，体液标本中可找到抗酸杆菌。

1. **IL-12RB1 缺陷**　为常染色体隐性遗传，包括对 IL-12 无反应的完全缺陷和对 IL-12 有反应的部分缺陷。大多数患儿无 IL-12RB1 蛋白的表达，但个别病人细胞表面有无功能的蛋白表达，两者都对 IL-12 无反应；在 IL-12RB1 部分缺陷的病人细胞表面无蛋白的表达，而对 IL-12 有极少的应答，所以临床表现轻。IL-12RB1 缺陷为 MSMD 中最常见疾病，儿童早期起病，主要表现播散性沙门菌感染和 NTM 感染，或接种卡介苗后播散性 BCG 感染，部分患者还有严重的结核分枝杆菌的感染、慢性皮肤黏膜念珠菌病，其中 NTM 感染患者预后最差。

由减毒活 BCG 引起者，90% 患儿在 BCG 接种 1 年内出现症状，平均发病年龄 2.4 岁。沙门菌和环境分枝杆菌与 BCG 感染出现时间相似，结核分枝杆菌感染出现时间晚，为 2.5～31 岁；90% 为单一病原感染。多发感染主要为分枝杆菌和沙门菌感染。分枝杆菌感染很少复发，沙门菌感染常复发。感染的疾病谱较广，包括皮肤黏膜念珠菌病、播散性巴西芽生菌和组织胞浆菌感染、肺炎克雷伯菌、新型诺卡菌；病死率约 30%。多数对抗菌药和 IFN-γ 有效。重庆医科大学附属儿童医院诊断的一例 *IL12RB1* 突变的患儿接种卡介苗后出现全身播散性卡介苗感染，抗结核治疗 7 个月无效，于 1 岁 11 个月死亡。

IL-23 与 IL-12 共享 IL-12B 亚基及 IL-12RB1 受体，但是 IL-23 促进 IFN-γ 产生的作用较弱，主要是促进记忆细胞和 Th17 的增殖。因为 IL-12RB1 缺陷的病人 IL-23-IL-23R 信号途径受损，Th17 降低，导致 24% 的有症状的 IL-12RB1 缺陷的病人伴有皮肤黏膜白念珠菌感染（CMC），这或许也和 IL-23 的信号途径受累有关。

2. **IFNGR1 缺陷**　IFN-γR1 缺陷病人的表型和基因型有密切的关系，IFNGR1 突变有三种方式：隐性（AR）完全缺失突变（*IFNGR1* 基因 5′ 端隐性无义突变）；隐性部分缺失突变（*IFNGR1* 基因 5′ 端的隐性错义突变）；显性（AD）部分缺失突变（*IFNGR1* 基因 3′ 端突变）。

（1）常染色体隐性完全 IFNGR1 缺陷：AR 完全 IFNGR1 缺陷患者在新生儿或儿童早期及发生严重播散性分枝杆菌感染。所有接种 BCG 者均有 BCG 疾病，表现为严重、致死性的感染（BCG、NTM），感染通常发生在软组织、淋巴结、肺、皮肤和骨骼，形成的肉芽肿分界不清，分化差，含菌多，通常伴有发热，体重减轻，淋巴结病变和肝脾大；77% 有环境分枝杆菌感染（EM），分枝杆菌感染易反复，沙门菌、李斯特菌、病毒（巨细胞病毒、水痘 - 带状疱疹病毒、副流感病毒、呼吸道合胞病毒）及弓形虫感染均有报道的感染也有报道。病情严重，无病间隔期短，存活率低，大部分儿童期死亡，不到 20% 患者可存活到 12 岁。IFN-γ 治疗无效,部分患儿行造血干细胞移植(HSCT)有效,预后差。*IFNGR1* 基因 3′ 端存在热点突变 (818del4),此突变约占 IFN-γR1 缺陷病人的 1/2。重庆医科大学附属儿童医院诊断的 1 例 AR 完全 IFNGR1 缺陷患儿基因分析正是此热点突变推。

(2)常染色体隐性部分 IFNGR1 缺陷:IFN-γR1 部分缺失与完全性缺失相比,患儿临床表现轻,多起病晚,平均发病年龄 11.3 岁,首次环境分枝杆菌(EM)感染出现时间为 (11.25±9.13)岁,1 例长期 EM 感染者在获得诊断及开始治疗初期死亡。大部分可无症状,不予预防用药。存在两个常见突变 *I87T* 和 *V63G*。抗菌药和 IFN-γ 有效,尽早应用,预后好。

(3)常染色体显性部分 IFNGR1 缺陷:73% 接种 BCG 者有 BCG 疾病,79% 有 EM 感染。平均发病年龄 13.4 岁。由分枝杆菌(鸟型分枝杆菌和 BCG)引起的中轴骨多发性骨髓炎是 *IFNGR1* 显性突变的一个重要临床特征(占 79%),单独出现见于 32% 患者。荚膜组织胞浆菌感染病例亦有报道。重庆医科大学附属儿童医院诊断的 1 例 AD 部分 IFNGR1 缺陷患儿就存在多发性骨髓炎。

3. **IL-12B 缺陷** 为常染色体隐性遗传,目前发现 19 例病人,4 种不同突变(缺失和插入),导致 IL-12p40 完全消失,受累的患儿大多表现为接种 BCG 后发生 BCG 感染,病情较完全 IFNGR1 缺陷患者轻,另外约有 1/2 的有沙门菌的感染,此类患者抗菌治疗和 IFN-γ 治疗有效,一般预后好。

4. **IFNGR2 缺陷** 临床表现与 IFNGR1 缺陷患者相似,病例数极少,至今只报道 12 例病人,9 种突变。主要为常染色体隐性遗传,有完全和部分缺失两种方式。完全缺失的患儿表现类似 IFN-γR1 完全缺失,临床表现严重,预后差。而部分缺失的患儿临床表现轻,预后好。

5. **STAT-1 缺陷** STAT-1 缺陷依据其遗传方式以及缺陷程度的不同,其临床表现也各有不同。AR 完全 STAT-1 缺陷对分枝杆菌和病毒皆易感,如播散性 BCG 感染,单纯疱疹病毒性脑炎以及爆发性 EBV 感染等,病情严重。此类患者若不接受骨髓移植,可在婴儿期死亡。AR 部分 AD-STAT-1 缺陷患者 MSMD 表现较轻,表现为分枝杆菌及沙门菌感染,单纯疱疹病毒与呼吸道合胞病毒感染也曾报道。AD STAT-1 缺陷患者表现与 AR 部分 IFNGR1 缺陷相似,可表现为播散性 BCG 感染与鸟分枝杆菌感染,病情较完全 IFNGR1 缺陷患者轻。

6. **酪氨酸激酶 2 缺陷** 酪氨酸激酶 2(Tky2)缺陷报道的病例较少(仅 2 例),此种突变使 IL-12 信号中断导致 MSMD 的发生,但同时也影响其他的细胞因子(IFN-α、IFN-β)的信号转导,所以 *TYK2* 基因突变对 MSMD 缺乏特异性,患者对各种病毒、真菌、分枝杆菌、沙门菌(非典型性沙门菌肠胃炎)均易感,有的患者还可表现为过敏性皮炎。

7. **CYBB 缺陷** CYBB 缺陷主要导致 CGD 病,表现为反复细菌感染、真菌感染、炎症反应,以及一部分患者接种卡介苗后导致播散性 BCG 感染。但一部分 CYBB 缺陷只表现为 X-MSMD,患者仅对分枝杆菌易感。因为 MSMD 患者仅巨噬细胞(MDMS)呼吸爆发功能受损,而单核细胞、中性粒细胞呼吸爆发功能正常,临床上有 BCG 感染,中性粒细胞呼吸爆发正常者,需测巨噬细胞呼吸爆发功能,了解有无 X-MSMD 可能。

8. **干扰素调节因子 8 缺陷** 干扰素调节因子 8(IRF8)突变较少见,仅有 2 例报道。IRF8 是由 IFN-α/-β 诱导,控制吞噬细胞和巨噬细胞分化的细胞因子。AR 和 AD 突变均有报道,AR IRF8 缺陷患者临床表现较重,婴儿早期即发生播散性 BCG 感染及白念珠菌病,而 AD 缺陷患者表现相对较轻,除了对分枝杆菌易感外还有其他机会性感染,儿童早期发生播散性卡介苗病。

9. 干扰素刺激基因 15 缺陷 ISG15 缺陷为 AR 遗传,其临床表现与 IL-12RB1 缺陷和 IL-12B 缺陷类似。患者表现为播散性 BCG 感染、并发窦道形成,但对病毒的易感性并未增加。在 2012 年被首次发现,有两例病人报道。此类病人的 IFN-γ 发产生减少,而 IL-12 正常。

10. RORc 缺陷 视黄酸相关孤儿受体 γ(RORc)缺陷于 2015 年首次报道,从 3 个家系的 7 例同时存在念珠菌和分枝杆菌感染患儿中发现 *RORc* 基因双等位基因失功能(LOF)突变,患儿产生 IL-17A/F 的 T 细胞缺如,易患念珠菌感染;IFN-γ 产生减少,易患分枝杆菌感染。

【实验室检查】

1. 病原鉴定 从感染灶收集标本,包括血液、分泌物、骨髓、淋巴结,以及组织,采取涂片、培养或 PCR 方法鉴定分枝杆菌。PCR 方法可以区分结核分枝杆菌与非结核分枝杆菌和 BCG,并且还能对分枝杆菌进行分型,培养的微生物可行药敏试验。另外,结核菌素试验也常用,但可能出现假阴性。BCG 接种局部异常明显,BCG-osis 更具提示诊断意义。

2. 功能实验 测定不同刺激物(如 BCG、IFN-γ 或 IL-12)刺激的外周血细胞培养上清液 IL-12、IFN-γ 浓度或 PCR 技术半定量分析 IL-12mRNA、IFN-γmRNA,分析 IL-12/23-IFN-γ 轴功能,IFN-γ 分泌受损见于 IL-12B 和 IL-12RB1 缺陷患者,IFN-γ 反应受损见于部分或完全 IFNGR1、IFNGR2 和 STAT-1 缺陷患者。

3. 蛋白表达分析 流式细胞术检测刺激物刺激外周血细胞后 IL-12/23-IFN-γ 循环通路中信号分子的活化磷酸化情况(如 STAT1 磷酸化),从而了解该通路转导的缺陷。例如 AR 完全 IFN-γR 缺陷患者外周血细胞表面 IFN-γR 表达缺乏,而显性缺陷导致无功能 IFN-γR1 在细胞表面积聚。其下游信号通路功能受损,IFN-γ 刺激后,胞内转录因子 STAT1 无法活化。此外,可以检测特殊细胞类型辅助疾病诊断。IFN-γR、STAT1、IL-12RB1、IRF8 缺陷患者循环 CD11c 树突状细胞减少。

4. 分子诊断 根据患者的临床表型以及 IL-12/23-IFN-γ 循环通路功能缺陷,拟定可能的分子缺陷,进行分子遗传学检测,以明确相应的分子缺陷。基因突变的确定是 MSMD 最终诊断依据。

【诊断】

MSMD 的诊断主要根据出生后不久,或接种 BCG 后发生接种部位局部强烈反应、同侧局部淋巴结炎或全身播散性卡介苗感染,或因非结核分枝杆菌(NTM)、非伤寒沙门菌等条件致病菌引起严重、经久不愈的结核样感染时,排除易发生卡介苗接种异常反应的 PID,如 SCID、CGD、XHIM 等病后,应临床诊断 MSMD,经 IL-12/23-IFN-γ 轴功能分析,流式细胞术分析 MSMD 相关蛋白进一步筛查,最后基因分析确诊。

【鉴别诊断】

1. 慢性肉芽肿病 少部分 CGD 患者与 MSMD 患者临床有重叠,即表现分枝杆菌和沙门菌感染,大部分 CGD 患者均具有反复细菌和真菌感染和过度炎症反应导致的肉芽肿,吞噬细胞呼吸爆发缺陷。

2. 人类树突状细胞缺陷综合征 树突状细胞、单核细胞、B 和 NK 淋巴样缺陷(DCML),又被称为单核细胞减少症伴鸟分枝杆菌感染,常染色体显性遗传者多为 GATA2 突变所致。患者于儿童晚期或成年发病,7~60 岁被诊断,除播散性非结核分枝杆菌病,还容易患真菌感染、病毒感染、组织胞浆病以及进行性肺泡蛋白质沉积,通常20~30岁时死于鸟分枝杆菌感染、白血病和肺泡蛋白沉积症;高发实体瘤和自身免疫性疾病如结节红斑和脂膜炎。

3. **NEMO缺陷**　导致免疫缺陷以及外胚层发育不良,患者除分枝杆菌感染外,还对细菌、病毒及真菌易感。

4. **联合免疫缺陷**　患者也易感染分枝杆菌,但此类患者都有其相应的特征。

（三）治疗决策

抗分枝杆菌治疗是MSMD最主要的治疗方法。γ干扰素也是重要的辅助手段。

1. **抗感染治疗**　根据实验室病原鉴定、病原分型以及药敏试验,选取相应的抗感染药物。抗分枝杆菌治疗疗程长,根据药物反应、临床症状以及影像学检查来确定治疗所需时间。部分患者可能需终身预防使用抗分枝杆菌药物。

2. **γ干扰素**　除完全IFN-γR缺陷及STAT1缺陷外,大部分MSMD患者对IFN-γ治疗都有效果。根据临床反应以及患者耐受程度调整药物剂量。IFN-γ($50\sim200\mu g/m^2$,一周3次)多数治疗有效,对于局部受累很少切除治疗,如脾脏和肠系膜。首次分枝杆菌感染治愈后,是否需预防用抗生素不清楚,在随访中发现分枝杆菌感染很少再复发。

3. **外科治疗**　MSMD主要依靠内科治疗,但对于部分患者局部感染,以及并发症需要外科处理,如引流及局部切除。

4. **造血干细胞移植**　大部分MSMD患者NTM感染对抗分枝杆菌感染治疗有效,但AR完全IFN-γR缺陷及完全STAT1缺陷患者分枝杆菌感染难以控制,且对IFN-γ无明显效果,预后较差。HSCT是唯一的根治方式,已有AR完全性IFNGR缺陷患者进行HSCT的报道,但最终结果不一,移植排斥并发症发生率高。

（四）常见问题和误区防范

【针对专科医师】

MSMD致病分子比较多,诊断困难,具体发病机制更是不清楚,到目前为止仍有50%的疑似病例没有得到确诊,随着全外显子及全基因组测序技术的出现,将有更多的致病基因被发现。另外,基因治疗是否对MSMD病人有效,有待继续研究。

1. IL-12RB1和IL-12B完全缺陷的病人都有严重的临床表现,这两组病人有些共同的特征:①发病年龄早(IL-12RB1缺陷的患者平均发病年龄2.4岁),②易感染NTM、BCG和沙门菌;③这两组病人不易发生分枝杆菌的反复感染。只有14%NTM感染和18%BCG感染的IL-12RB1缺陷的病人再有分枝杆菌的感染。显然,首次发生的NTM或BCG的感染能抵抗随后的分枝杆菌的感染,其机制不详。

2. 以MSMD为主的PID伴卡介苗病预后差,对有可疑PID家族史的患儿应避免接种卡介苗。

3. 对所有卡介苗病的患儿及多次住院、难治性结核病人中均需加强PID及MSMD筛查工作。

（五）热点聚焦

【发展动态】

1. MSMD除对低致病性分枝杆菌(BCG和NTM)和非伤寒沙门菌易感外,最近发现,此类病人对毒力强的结核分枝杆菌同样易感。

2. 目前*STAT1*基因突变方式,包括*AR-STAT1*完全缺陷、*AR-STAT1*部分缺陷、*AD-*

STAT1 失功能性突变（LOF）、*AD-STAT1* 获功能性（GOF）突变四类；Stat1 常染色体隐性遗传导致 GAF 和 ISGF3 活化同时受累，患者对分枝杆菌和病毒同时易感；*AD STAT1* 功能缺失突变主要影响 GAF 活化而对 ISGF3 没有影响，因此选择性对分枝杆菌具有易感性，而抗病毒能力正常，被认为是 MSMD 的病因，AD *STAT1* 增强性突变则导致 CMC（慢性皮肤黏膜念珠菌病）和自身免疫性疾病。

【疑难问题】

MSMD 致病基因高度异质性，包括 AD、AR 遗传，完全和部分缺陷等，流式检测蛋白表达水平对部分表达蛋白，或无功能蛋白表达者很难提供诊断依据；IL-12/23-IFN-γ 轴功能分析可筛查出部分病人，但对多数病人的快速诊断帮助不大。

MSMD 患儿如果没有 BCG 接种异常反应病史，很难与结核鉴别，常规免疫学检查很难发现异常，必须先除外常见 PID 后进行 IL-12/23-IFN-γ 轴功能分析，及流式细胞分析相关蛋白表达水平，以及受累基因分析才能确诊，二代测序技术的全外显子测序和免疫缺陷病基因套餐分析可以更快找到突变基因，甚至发现新型致病基因。

（蒋利萍）

Chediak-Higashi 综合征

（一）概述

Chediak-Higashi 综合征（Chediak-Higashi syndrome，CHS）又称先天性白细胞颗粒异常综合征。是一种罕见的常染色体隐性遗传性疾病，主要表现为皮肤、头发和眼色素减退或部分白化、反复感染、出血倾向和神经系统病变等。该病是 Chediak 和 Higashi 分别于 1952 年发现和 1954 补充，故命名为 Chediak-Higashi 综合征。CHS 发病率约为 1/1 000 000，全球报道不超过 500 例，目前国内临床诊断的 CHS 病例约 100 例。本病患者多在 10 岁内发展至该病的"加速期"，表现为噬血淋巴组织细胞增生症（HLH），发展至"加速期"的患者死亡率极高。

【病因和发病机制】

本病致病基因为溶酶体转运调节因子 *LYST* 基因，定位于常染色体 1q 42.1～42.2，基因组 DNA 全长 205.9kb，包括 55 个外显子，cDNA 全长 13.5kb。编码的蛋白质含 3801 氨基酸残基，分子量 425kd 的巨大胞质蛋白溶酶体转运调节蛋白（LYST），属于 BEACH 蛋白家族，其 C 端的 WD-40 重复序列，是蛋白质 - 蛋白质相互作用的区域，参与细胞内细胞器如黑色素体、溶酶体和其他细胞内分泌性颗粒的形成、结构和功能调节，因此，LYST 蛋白功能正常与否决定了溶酶体相关细胞器的大小和物资转运。*LYST* 基因突变导致产生截短的 LYST 蛋白质产物，造成蛋白进出囊泡或颗粒的转运、传递过程缺陷，致使溶酶体颗粒释放缺陷，细胞内生成粗大溶酶体，异常的溶酶体不能被转运到正常作用位点，而致中性粒细胞趋化功能杀菌能力下降，自然杀伤细胞和细胞毒性 T 细胞的活性缺乏，从而发生感染或肿瘤；血小板中颗粒形成异常，缺乏致密颗粒，致血小板数量和功能异常，有出血倾向；患者的黑色素细胞中黑色素小体形成及转移过程障碍，故皮肤和毛发部分白化；神经元内溶酶体的异常可引起神经纤维的进行性变性改变；因而 CHS 有全身性的多样化表现。

目前研究发现，CHS 患者有一定基因型和表现型关系，如 *LYST* 基因发生移码突变、无义突变、剪切位点突变或复合杂合突变等可导致蛋白翻译的提前终止从而形成截短型蛋白，进一步导致整个蛋白功能的丧失，从而引起较为严重的临床表型；而错义突变常导致蛋白质功能的部分改变,其他功能依然存在,引发的临床症状相对轻微,但是也有部分特殊病例报道。

(二)诊断与鉴别诊断

【临床表现】

患者在早期通常仅表现为肤色毛发异常、轻度出血倾向、反复感染或神经系统表现等,约85%的患者在10岁内发展至疾病的"加速期"。部分患者的"加速期"为EB病毒感染触发;部分无明显诱因,表现为发热、肝脾及淋巴结肿大、全血细胞下降和出血等HLH症状,淋巴组织增生伴全身性淋巴细胞浸润,类似于淋巴瘤,但并非恶性肿瘤。患者进入加速期时实验室检查有肝功能异常,血清铁蛋白升高,血清三酰甘油升高和纤维蛋白原降低等,骨髓可发现噬血现象,符合HLH诊断标准。然而,10%至15%的患者具有相对温和的早期临床过程并且可以存活至成年期,甚至没有严重感染且没有加速期的迹象。值得留意的是,在儿童时期存活且没有经历加速期的患者出现神经系统表现的几率明显增高,而这部分患者后期大多数会出现致死性的神经系统症状。

1. **皮肤毛发色素改变**(部分白化) 多数患者在出生时或出生后不久表现皮肤色素减退,甚至白化症,呈白色或灰白色;有些患者皮肤白化程度轻微,仅在与其亲属对比才能判断其皮肤色浅;部分患者出现暴露部位皮肤有色素沉着,呈斑条状,略粗糙,以面、颈和手背部较为明显。大多数患者毛发干燥,颜色由白色到棕色、灰黑色不等,可有灰白色金属光泽,干燥易脱。皮肤毛发色素改变是CHS的重要体征,但国内外均有无色素改变的个例报道,提示CHS患儿色素变化差异大,无皮肤毛发色素异常不能完全排除CHS。

2. **出血倾向** 在加速期之前出血倾向不明显,绝大多数患者血小板数量正常,仅可表现为轻微的皮肤瘀斑、鼻出血、牙龈/黏膜出血等。但进入加速期后则有肝脾肿大和血小板减少或全血细胞减少,可出现严重出血。

3. **反复感染** 反复感染是CHS患者最常见的就诊原因。患者易表现为表现为生后不久出现的严重感染,常见为反复皮肤黏膜或呼吸道感染是本病的特征。常见金黄色葡萄球菌或链球菌感染,容易伴发真菌感染。国外报道牙周病以及与微生物相关的牙槽骨缺失,也较常见,表明CHS患者感染具有多样性。

4. **神经系统病变** 患者可出现智力低下、惊厥发作、脑神经麻痹和进行性周围神经病,包括震颤、肌萎缩、无力、深腱反射减弱、步态不稳和足下垂、帕金森病等。在病程早期,患者容易出现单个神经系统病症而被误诊,而随着患者年龄的增长,神经系统病症越来越明显,甚至可以在部分辅助检查中发现异常,如脑电图呈癫痫样改变,肌电图或神经传导检查可发现神经传导延迟,颅脑MRI或CT扫描可发现脑萎缩等。神经系统病变在成人CHS患者中常见,在儿童CHS患者中少见。早期异基因造血干细胞移植,仍不能抑制神经系统病变发生。

5. **眼部症状** 患者眼部虹膜、脉络膜、睫状体上皮色素细胞减低显著,视网膜上皮色素细胞明显减少,可呈现眼部白化病,可导致畏光、眼球震颤、进行性视野缩小、视力低下等表现。

6. **加速期**(HLH) 表现大约85%的病例在10岁内发展为"加速期",也可在任何年龄发生加速期,表现为发热、黄疸、假膜性口腔炎、肝脾和淋巴结肿大,全血象下降和出血。淋巴组织增生伴全身性淋巴细胞浸润。实验室检查有肝功能异常、血清铁蛋白升高、血清甘油三酯升高和纤维蛋白原降低等,骨髓可发现噬血现象(其敏感性只有60%),即噬血细胞性淋巴组织细胞增生综合征（hemophagocytic lymphohistiocytosis，HLH）。HLH 是极其危重的临床综合征，其触发因素还不清楚。EB 病毒感染可能是加快发生加速期的因素，NK 细胞功能缺乏也对加速期发生有影响。这个阶段的 CHS 通常救治困难，加速期严重感染或出血及其并发症是 CHS 最常见的死亡原因。

按临床表现 Chediak-Higashi 综合征可分为 3 种表型，80%～85% 的患者为幼年型，婴幼儿期发生严重感染，出现加速期，一般 10 岁内死亡；少部分患者为青少年型，幼年期亦有严重感染，但不出现加速期，患儿可长期存活到成年；10%～15% 的患者为成年型，儿童期无明显异常，而在成年后出现神经系统的进行性退性改变，如震颤、共济失调、智力减退或惊厥等。关于基因型和表型的关联，目前比较一致的观点为幼年型大多由纯合的无义突变或者杂合突变包括有无义突变者引起，成年型为各种错义突变所致，青少年型则介于两者之间。所有患者，包括青少年和成人患者（不典型 CHS）、儿童（典型 CHS），即使在儿童期成功行造血干细胞移植，均会在成年早期出现神经系统异常。

【实验室检查】

1. **细胞学检查**　CHS 患者的细胞涂片中，巨大的胞浆内颗粒可以作为一个典型的实验室特征，可在粒细胞、淋巴细胞、单核细胞、黑色素细胞、红细胞前体、组织细胞、肾小管上皮细胞和成纤维细胞等发现。中性粒细胞嗜酸细胞和嗜碱细胞内巨大颗粒形态不规则，结构相对复杂，是由 CHS 中性粒细胞小颗粒、胞质碎片及其他巨大细胞器相互融合形成的，呈蓝色或灰蓝色，过氧化物酶（PAS）染色阳性。淋巴细胞内的巨大颗粒呈类圆形或角形，呈嗜天青色的紫红或淡紫色。患儿黑色素细胞内充满黑色素体，主要分布于细胞核周围。骨髓粒细胞充满空泡和异常颗粒，偶尔空泡非常巨大，为 PAS 阳性和酸性磷酸酶阳性包涵体。。光学显微镜下正常人毛发黑色素颗粒均匀分布，密集，而 CHS 患者毛发的黑色素颗粒呈细小点状分布，或呈串珠样块状异常凝集，稀疏。光学显微镜发现皮肤和眼部黑色素细胞内巨大的异常黑色素体，电镜观察可发现其胞质内含许多大小不等的电子致密颗粒，多较正常颗粒大，直径可为正常颗粒 10 倍以上。

2. **免疫学检查**　CHS 患者有显著的免疫学特点，其一是中性粒细胞、巨噬细胞及 NK 细胞趋化和细胞内杀菌功能下降，不能释放溶酶酶到吞噬的空泡中去，可导致脱颗粒功能迟缓，而吞噬功能正常。其二是细胞毒性 T 细胞（CTL）功能下降，不能由 T 细胞表面受体介导杀伤靶细胞。抗体依赖性细胞杀伤功能也明显下降，而 B 细胞功能正常。CD107a 是表达于细胞毒性细胞溶酶体内膜面的糖蛋白，只有当细胞受到刺激而脱颗粒时才会短暂表达于细胞膜表面，通过特异的 CD107a 抗体可检测到。CHS 存在溶酶体的膜转运障碍，可导致异常的脱颗粒效应，即 CHS 患儿的 NK 细胞和 CTL 细胞的 CD107a 动员活性异常低下，CD107a 动员活性检测可快速有效的筛查 CHS。CTL 细胞毒性功能检测在本病中同样重要，有研究报道在早期出现疾病"加速期"的患者会出现 CTL 的细胞毒功能明显下降，而较晚出现"加速期"或仅表现为神经系统症状的患者 CTL 的细胞毒性功能几乎正常。

3. **分子诊断**　基因分析是该病诊断的金标准。CHS 的致病基因 *LYST* 含有 55 个外显子，目前无热点突变，常规的一代测序技术需要多次 PCR，DNA 用量大，费用高且实验周期长，不推荐疑似患者常规筛选。目前使用靶向捕获的二代测序技术已是该病的常规筛选手段。LYST 蛋白分子质量大，不推荐常规进行蛋白检测，目前有报道称可利用检测截短型 LYST 蛋体来对该病进行快速检测，但尚无大宗病例报道。重庆医科大学附属儿童医院分析 *LYST* 基因，确诊 3 例 CHS 的 6 个突变位点，包括 5 个无义突变和 1 个缺失突变，均为新型突变；患儿父母及 2 位患儿的姐姐（共 8 位）都是携带者，可为他们作精确的遗传咨询，并为其胎儿作产前基因诊断。

4. 基因分析 部分神经系统症状明显的患者可有头颅 CT 或 MRI 影像学的变化，如显示播散性脑和脊髓萎缩，电生理研究提示神经纤维传导电位显著受损，肌电图或提示神经原受损。组织化学和电子显微镜发现周围神经神经鞘膜细胞内存在特征性巨大颗粒。肌肉组织呈神经元性萎缩伴有异常的酸性磷酸酶阳性颗粒和自饮性空泡。

【诊断】

依据患者的临床表现毛发皮肤和眼的部分白化症状、反复和严重感染史、出血倾向、外周神经病变等，以及骨髓和血涂片，显微镜下中性粒细胞和其前体细胞内特征性异常的粗大溶酶体颗粒，PAS 染色呈阳性，其中中性粒细胞胞质内异常粗大的溶酶体颗粒为临床确诊重要标准。疾病过程分为稳定期和加速期，但由于这些表现在不同个体差异很大，所以，对高度怀疑者有必要明确诊断，作 *LYST* 基因分析可确诊本病。

【鉴别诊断】

1. 与急性白血病鉴别 急性白血病有明显的血液系统相似症状，少数患者（约 25%）细胞质颗粒形态学检查有假 Chediak-Higashi 颗粒，多为嗜天青颗粒融合而成的形态各异的粉红色、紫红色巨大包涵体，但白血病患儿无皮肤及毛发色素异常，骨髓以原始和幼稚细胞增生为主，临床上容易鉴别。

2. 眼皮肤白化症 四种眼皮肤白化（OCA1、OCA2、OCA4 和 XLOA）都有特征性视力损坏和不同程度的虹膜/视网膜褪色。除了 XLOA 患者皮肤毛发色素可能正常，他们皮肤毛发特征由色素完全缺乏到色素降低变化；显微镜下 CHS 患儿毛发的黑色素颗粒变大，呈串珠状或块状异常凝集，白化病患儿的毛发镜下呈一片无色折光，而且这四种白化类型都无血液学改变，没有因中性粒细胞减少所致的感染病史，也无神经系统异常。眼皮肤白化是常见病（大约 1∶18 000），它可能与其他病症共同存在，包括原发性免疫缺陷病。

3. 与其他类似疾病的鉴别 Griscelli 综合征（GS）和 Hermansky-Pudlak 综合征（HPS）是两类更罕见的常染色体隐性遗传病，由于与 CHS 同属于所谓的"贮存库病"，有类似的临床表现。GS 分为 2 型，HPS 分为 9 型，GS 2 型（RAB27A 基因突变）和 HPS 2 型（*AP3B1* 基因突变）、HPS 9 型（*PLDN* 基因突变）都伴有免疫缺陷，即 NK 和 CTL 的活性异常，需要慎重鉴别，但 GS 2 和 HPS 2/HPS 9 无巨大细胞内包涵体。GS 2 型头发黑色素减少并呈特征性的大块状分布，血小板功能正常，是与 CHS 的重要鉴别点。可行的鉴别方法包括光学显微镜对头发色素的直接观察，而骨髓有核细胞中的特征性过氧化物酶阳性的巨大包涵体仅见于 CHS。

（三）治疗决策

【治疗】

Chediak-Higashi 综合征治疗困难，尚无特殊治疗方法，控制感染和出血甚为重要。主要包括三方面：疾病并发症的支持性治疗，加速期或 HLH 的治疗，造血干细胞移植（HSCT）治疗。对常见感染抗生素治疗期限是标准推荐时间的 2～3 倍。粒细胞集落刺激因子（GCSF）可用于改善或纠正粒细胞减少和减少；对严重出血者才需要输注血小板；对"加速期"患者采取化疗治疗有一定作用，但仅为暂时性缓解，复发后再用很难有效。而造血干细胞移植对控制感染、改善免疫功能和稳定"加速期"症状方面均有明显效果，但对皮肤色素减退和神经系统症状无明显帮助。目前公认的是进展到"加速期"的患者，应在控制病情基础上尽早给予造血干细胞移植，以免出现致死性的感染或出血。而对部分仅有皮肤色素减退或神经系统症状的患者是否应在确诊后立即进行造血干细胞移植尚有争议。基因治疗目前仍停留在实验研究阶段。

【预后】

预后本病预后差，发病后平均生存期约 6 年，多数患儿于 10 岁内死亡，66% 于 3.1 岁内死亡，死亡原因为化脓性感染、出血和"加速期"的并发症。早期异基因造血干细胞移植可有效地改善免疫缺陷及血液系统缺陷，延缓加速期的出现，但不能抑制神经系统病变发生。大约 15% 的病人为 *LYST* 基因错义突变，临床症状轻微，能长期存活，但其神经系统症状使预后也相对较差，因此，远期预后不理想，所以产前诊断显得非常重要。

（四）常见问题和误区防范

【针对专科医师】

1. 不典型 CHS 的表型特征是

（1）头发皮肤眼白化轻微或缺乏：CHS 的色素淡化是高度变异的，可涉及头发、皮肤和眼，特别是对有深色素视网膜的患者，个别不典型 CHS 无白化证据。全面眼科检查发现虹膜与视网膜色素降低对确诊很有必要。

（2）在儿童期可能没有、不常见或无严重感染，长大后感染更少；NK 细胞数量正常，但功能异常降低。本病患儿免疫球蛋白、补体、抗体产生和迟发超敏反应均正常。

（3）减少的血小板致密体导致轻微出血表型：包括鼻出血、牙龈 / 黏膜出血，容易瘀青，一般无严重出血倾向。

（4）因很多患者可能没被诊断，神经系统病变的范围尚未明确界定，神经系统病变表现高度变异，并且无特异性。但包括认知受损、外周神经病变（运动感觉神经病变）、平衡功能异常、共济失调和帕金森症（震颤）、深度腱反射缺乏，这些症状可在任何时间出现，不典型 CHS 患者可能主要表现为神经退行性变。神经学改变是由于疾病长期进展所致，而不是移植预处理药物或加速期的神经毒性效应。但不管怎样，不典型 CHS 都有白细胞异常颗粒。

2. 随访监测　目前尚无典型 CHS 的监测指南，一旦确诊的病人应尽快启动骨髓移植。对不典型（幼年或成人期起病的）CHS，包括难以解释、持续或反复发热的病史，脾大，至少两系或血小板减少，肝功能异常者均应该进行如下监测：每年都应行眼科检查；每年腹部超声检查肝脾增大情况；对血细胞减少者监测血常规；肝功能监测，包括高甘油三酯血症或低纤维蛋白原血症的监测；测定血清铁蛋白浓度和可溶性 IL-2 受体水平。如果病史或体格检测提示中枢神经系统受累或有其他加速期的表现，应全面神经系统检查，在骨髓和 / 或脑脊液中寻找噬血证据，追踪频繁或不常见的感染病史。如果临床状况变化，需重复上述监测。

3. 误区防范

（1）CHS 患儿常表现为发热，肝脾淋巴结肿大，尤其是白化表现不明显，眼球震颤及其他神经系统异常表现不明显时，容易误诊为传染性单核细胞增多症、淋巴瘤，但在光镜下观察头发，骨髓细胞是否在中性粒细胞等有核细胞存在异常颗粒及巨大包涵体，可临床鉴别。

（2）个别 CHS 皮肤不但没有色素减低，反而出现皮肤发黑，但皮质醇正常，且外阴和乳晕无肤色加深，排除先天性肾上腺皮质增生症后，可能考虑系天生皮肤黑。其实可能有散在点状色素脱失没被发现，或色素脱失误认为可能是过去皮疹所留。仔细观察会发现患儿主要是暴露部位皮肤较躯干皮肤肤色更深，甲床、唇黏膜仍然有色素减低。淋巴结活检可见吞噬色素颗粒的吞噬细胞，易误诊为"皮病性淋巴结炎"，骨髓见巨大包涵体细胞而诊断为 CHS。

（3）在感染严重时，骨髓常出现的中毒颗粒，易与 CHS 白细胞异常颗粒混淆，尤其是包涵体的细胞较少，且包涵体颜色呈深紫色，与图谱中的紫灰色不符时易漏诊。或没找到包涵体时，骨髓报告常常提示"感染性骨髓象"，或"骨髓象大致正常"。实际上，各家报道包涵体的颜色并不一样，有紫灰色、深紫色和橘红色，须将细胞形态学与临床表现结合起来，尤其是颗粒细胞 PAS 染色阳性应考虑 CHS。

（4）因 CHS 死亡率高，有的 CHS 病人家族中有类似患者，或有早年夭折患者，所以，仔细询问家族史对 CHS 诊断有益。

（5）所有非甾体激素抗炎药（NSAIDs）（如阿司匹林、布洛芬），因其可加剧出血倾向，应避免在 CHS 使用。

【经验凝练总结】

1. **噬血和免疫缺陷的治疗** 治疗噬血和免疫缺陷的唯一有效途径是异体造血干细胞移植（HSCT），早期移植能够延长患儿的无病生存期。预处理用依托泊苷、白消安和环磷酰胺。目前治疗标准是一旦明确就尽可能快行 HSCT，尤其在进入加速期前进行效果最好。如果加速期征象已经存在，噬血现象必须在 HSCT 前临床缓解；加速期的治疗指南同家族性噬血淋巴组织细胞增生症（FHL）。联合治疗包括依托泊苷、地塞米松和环孢素。个别病人可能行甲氨蝶呤和氢化考的松鞘内注射，75% 患者在 8 周内缓解。然而，也常见复发，对治疗的反应也随时间减退，一旦缓解就尽快行 HSCT。在 HLA 相合同胞或无关供者时成功率最高；而在加速期内行 HSCT，死亡率最高。

2. **眼睛异常的治疗** 矫正屈光不正可改善视力，戴太阳镜可保护眼睛对紫外线的敏感。

3. **皮肤色素减退的防护** 对皮肤的保护取决于色素降低的程度。无论如何，所有患者都应该用防晒霜防止日光损伤和皮肤癌。

4. **神经系统异常的治疗** 由于神经系统症状进行性加重，年长的病人应该在此过程中尽早进行康复治疗。

5. **继发并发症的预防** 患儿应该尽可能预防暴露于感染；对细菌和病毒感染时，抗生素和抗病毒药物应尽快、积极应用。目前并不推荐预防性用抗生素，但是，在反复细菌感染时，应考虑用抗生素预防感染。对于免疫功能低下和中性粒细胞减少者，在侵袭性牙科治疗或引起明显出血前，可预防性用抗生素。

（五）热点聚焦

有人认为与其他 PID 不同，CHS 预防接种一般能耐受，应规律预防接种。也有人认为 CHS 患儿接种死疫苗或灭活疫苗是安全的，禁止接种活疫苗。

【发展动态】

基因治疗目前仍停留在实验研究阶段。与化疗药物联合治疗的抗 T 细胞球蛋白还在临床前期试验阶段。

【争议焦点】

在进入加速期（HLH）前对早发病的 CHS 进行 HSCT 对纠正患者免疫缺陷和造血异常效果最好，所以，鉴别患儿属于幼年型还是青少年型或成人型很重要，同时，如何预测 CHS 的 HLH 发生，目前尚无定论。有报道提示 CTL 细胞毒性功能低下或缺乏的病人需尽早行 HSCT，因为这类患者发展为 HLH 的风险很高。

【疑难问题】

因其罕见，极易漏诊误诊。

（蒋利萍）

六、自身炎症性疾病

自身炎症性疾病（autoinflammatory diseases or disorders，AIDs）是一组以反复发热、急性关节炎和急性期蛋白增加为特征的复发性非侵袭性炎症性疾病。Kastner 等于 1999 年首先提出 AIDs 的概念是基于发现了两个发热综合征——地中海热（familial mediterranean fever，FMF）和肿瘤坏死因子（tumor necrosis factor，TNF）受体相关周期热综合征（TNF receptor-associated periodic fever syndrome，TRAPS）的致病基因，所以最初被注意到的 AIDs 是周期性发热综合征。以后对其发病机制的进一步研究发现，与适应性免疫异常造成的自身免疫性疾病不同，此类疾病是由于先天性的固有免疫（天然免疫）异常所致。由于基因诊断技术的进步，过去十年中多种 AIDs 被认识和发现（包括全身性或者器官特异性），目前已经发现 19 种单基因遗传性 AIDs。

【分类】

在 2013 年最新的 PIDs 分类中，AIDs 被列为 PIDs 九种类型中的第七种。在这个分类方法中，AIDs 被分为炎症复合体缺陷性疾病（defects effecting the inflammasome）和非炎症复合体相关疾病（non inflammasome-related conditions）两大类（表 2-2-18）。

表 2-2-18　PIDs 中 AIDs 的分类

疾病	基因缺陷 / 可能的发病机制	临床表现
1. 炎症复合体缺陷性疾病		
FMF	*MEFV* 基因突变	反复发热，浆膜炎；易发生脉管炎和炎症性肠病
MKD	*MVK* 基因突变（引起甲羟戊酸通路阻断）	周期性发热，白细胞增多，IgD 水平升高
MWS	*CIAS1* 基因突变，引起 NLRP3 炎症小体激活	荨麻疹，感觉神经性耳聋，淀粉样病变
FCAS	*CIAS1* 基因突变；*NLRP12* 基因突变	遇冷出现非瘙痒性荨麻疹，关节炎，寒冷，发热，白细胞增多
NOMID/CINCA	*CIAS1* 基因突变	新生儿起病的皮疹，脑膜炎，关节病伴发热，慢性炎症
2. 非炎症复合体相关疾病		
TRAPS	*TNFRSF1A* 基因突变（导致 TNF 炎症信号增加）	反复发热，浆膜炎，皮疹，眼内或关节炎症
早期起病的炎症性肠病	IL-10 的突变（导致促炎细胞因子增加）	早期起病的小肠结肠炎，小肠瘘，肛周脓肿，慢性毛囊炎
PAPAS	*PSTPIP1*（也称为 *C2BP1*）基因突变	破坏性关节炎，炎性皮疹，肌炎
Blau 综合征	*NOD2*（也称为 *CARD15*）基因突变，该基因参与多种炎症过程	眼葡萄膜炎，肉芽肿性滑膜炎，屈曲指畸形，皮疹，脑神经损伤，30% 发生克罗恩病

续表

疾病	基因缺陷/可能的发病机制	临床表现
CRMO（Majeed综合征）	*LPIN2*基因突变（促炎基因表达增加）	慢性复发性多灶性骨髓炎，依赖输血的贫血症，皮肤炎症疾病
DIRA	*IL-1RN*基因突变	新生儿起病的无菌性多灶性脊髓炎，骨膜炎和脓疱病
DITRA	*IL-36RN*基因突变	脓疱性银屑病
H综合征	*SLC29A3*突变（?）	色素沉着过度，多毛症
CAMPS（CARD14介导的银屑病）	*CARD14*基因突变	银屑病
巨颌症	*SH3BP2*基因突变	下颌骨变性
CANDLE syndrome	*PSMB8*基因突变	营养不良，脂膜炎
HOIL1缺陷	*HOIL1*突变	免疫缺陷，自身炎症，淀粉样变
PLAID	*PLCG2*基因突变	遇冷之后荨麻疹，低丙种球蛋白血症

MKD：甲羟戊酸激酶缺乏症（mevalonate-kinase deficiency）；MWS：Muckle-Wells综合征（Muckle-Wells syndrome）；FCAS：家族性寒冷性自身炎症综合征（familial cold autoinflammatory syndrome）；NOMID/CINCA：新生儿多系统炎性疾病（neonatal onset multisystem inflammatory disease）/慢性婴儿神经皮肤关节综合征（chronic infantile neurological cutaneous and articular syndrome）；PAPAS：化脓性关节炎、坏疽性脓皮病和痤疮综合征（pyogenic arthritis，pyoderma gangrenosum and acne syndrome）；CRMO：慢性复发性多灶性骨髓炎综合征（chronic recurrent multifocal osteomyelitis syndrome）；DIRA白细胞介素-1受体抑制剂缺乏综合征（deficiency of the interleukin-1 receptor antagonist）；DITRA：白细胞介素-36受体抑制剂缺乏综合征（deficiency of the interleukin-36 receptor antagonist）；CAMPS：CARD14介导的银屑病（CARD14 mediated psoriasis）；CANDLE：非典型慢性中性粒细胞与脂肪代谢障碍性皮肤病和高体温综合征（chronic atypical neutrophilic dermatosis with lipodystrophy and elevated temperature syndrome）；PLCγ2相关的抗体缺陷和免疫失调（PLCγ2 associated antibody deficiency and immune dysregulation）。

【临床表现】

单基因AIDs多发生于新生儿或婴儿早期，多基因AIDs发病稍晚，可至青春期甚至成人，多数存在反复持续数天～数周的发热，伴有体重减轻、乏力、全身不适、流感样症状、淋巴结病和脾大等非特异性表现，并常随着体温的恢复而消失；同时可有皮肤、肌肉、关节、眼、耳、血液系统、胃肠道、呼吸道、神经系统和心血管系统的受累。

1. **以发热为主要表现的AIDs** 以家族性地中海热为代表的一组周期热综合征是最早被认识的AIDs，以复发性或周期性发热为主要临床表现，发热的持续时间和发热的程度各不相同，其无热间歇期可以为固定或不固定，发热间歇期的患儿可以完全正常；AIDs也可以表现为无周期性特点的持续发热。发热时常伴有体重减轻、乏力、全身不适、流感样症状、肌痛、关节痛、淋巴结病、脾大等一些临床表现，并常伴有浆膜腔积液，但以上症状可随着体温正常而恢复。

此类疾病包括家族性地中海热（FMF）、高IgD综合征（HIDS）、肿瘤坏死因子受体相关周期热综合征（TRAPS）以及冷炎素相关性周期热综合征（cryopyrin-associatedperiodic syndromes，CAPS）；CAPS包括由NLRP3（CIAS1）基因突变导致的家族性寒冷性自身炎症综合征（FCAS）、Mucldewell综合征（MWS）以及婴儿慢性神经、皮肤、关节综合征（CINCA）（新生儿发作的多系统炎症疾病，NOMID）三种疾病，也有认为其是不同严重程度的同一种疾病。

2. **以皮肤病变为主要表现的AIDs** 皮肤受累表现多样，包括非瘙痒性荨麻疹样皮疹、斑/丘疹、结节性红斑、紫癜样皮疹、疱疹/脓疱疹、坏疽性脓皮病、痤疮/毛囊炎、银屑病样皮疹等；皮肤活检病理检查可以为非特异性间质和血管周围炎性细胞浸润，也可表现为上皮细胞样肉芽肿、嗜中性皮病等。皮肤损害较为突出的 AIDs 包括：泛发型脓疱病（GPP）、掌跖脓疱病（palmoplantar pustulosis，PPP）、角质层下脓疱皮肤病（subcorneal pustular dermatosis，SCPD）、PASH 综合征（坏疽性脓皮病、痤疮、化脓性汗腺炎）、PAPA 综合征（化脓性无菌性关节炎、坏疽性脓皮病、痤疮综合征）、CARD 14 介导的脓疱性银屑病/毛发红糠疹（CARD 14-mediated pustular psoriasis CARD 14-mediated pustular psoriasis，CAMPS）、SAPHO 综合征（滑膜炎、痤疮、脓疱病、骨肥厚和骨炎）、Majeed 综合征、IL-1 受体拮抗剂缺陷（deficiency of IL-1 receptor antagonist，DIRA）和 IL-36 受体拮抗剂缺陷（deficiency of the IL-36 receptor antagonist，DITRA）。当然，上述以发热为主要表现的疾病中也常伴有皮肤损害，如 HIDS、CAPS 和 TRAPS，可有荨麻疹样皮疹、红斑疹或紫癜样皮疹；苔藓性斑丘疹为 Blau 综合征的特征性皮肤损害，与严重性关节炎和葡萄膜炎共同组成该病的三联症。

3. 以关节病变为主要表现的 AIDs　AIDs 的关节受累可表现为关节痛或关节炎，多为急性、自限性，通常不会导致关节永久性破坏，例如 FMF、HIDS 和 TRAPS 等；约 1/3 的 FMF 病人会发生关节炎，受累关节较常见的为膝关节、踝关节及髋关节；在 TRAPS 中关节痛较关节炎更常见，大约 2/3 病人可发生关节痛，多累积外周关节，多为单关节受累或少关节受累。关节病变也可以表现为关节畸形、挛缩及功能障碍，如免疫蛋白酶体病中的中条-西村综合征和 CANDLE 综合征；或者表现为关节周围的腱鞘囊肿/肉芽肿，如 Blau 综合征。

NNS 为一遗传性慢性消耗性自身炎症性疾病，1939 年由日本学者中条首先报告，迄今日本已报道近 30 例病人。常见的临床表现为冻疮样皮疹、细长的杵状指和关节挛缩、以上肢为主的限局性脂肪萎缩；大多数病例有发热；部分伴有淋巴结肿大；以上特征性表现随着年龄的增长会逐渐出现，也可以在早期即可作为首发症状出现；也可出现精神发育迟滞、肝脾大、肌炎、矮小等。实验室检查可见血沉增快、小细胞低色素贫血、血小板减少、高甘油三酯血症、高 γ 球蛋白血症、高 IgE 血症、血清肌酸激酶（CK）水平的增加；头颅 CT 检查可见基底节钙化；心电图检查常可见传导阻滞和心肌缺血改变；X 线检查可见细长的杵状指以及溶骨性病变或指间关节狭窄；皮肤活检可见血管或附件周围明显炎性细胞浸润，浸润细胞主要为淋巴细胞和组织细胞，也可见中性粒细胞和嗜酸性粒细胞，并且伴有核碎裂。

目前已明确 NNS 是由于编码免疫蛋白酶体 β5 亚基的人类蛋白酶体 β5 亚基（*PSMB5*）基因突变所致，并提出了临床诊断标准，即符合以下 8 项中的 5 项：①常染色体隐性遗传（近亲结婚或家族内发病）；②手足冻疮样紫红色斑疹（婴幼儿起病，冬季发生）；③结节性浸润性红斑（或环状红斑）；④反复弛张热（周期热，非必备条件）；⑤手足细长杵状指、关节挛缩；⑥进行性限局性脂肪萎缩（面部和上肢明显）；⑦肝脾大；⑧大脑基底节区钙化。

4. 以骨骼病变为主要表现的 AIDs　AIDs 中以骨骼慢性炎症为主要表现的一组综合征称为自身炎症性骨病（autoinflammatory bone disease），表现为多灶性无菌性骨髓炎、骨膜炎、骨皮质增厚或纤维化以及溶骨性改变，出现病变部位的疼痛，可伴有局部的肿胀，还可出现病理性骨折、脊柱侧弯等。多数自身炎症性骨病为全身系统性疾病，可累及皮肤、关节、胃肠道和肺等器官，出现生长发育迟缓、先天性再生障碍性贫血、淋巴结或肝脾大；20%～

50% 的自身炎症性骨病病人伴有或可以发展为其他的自身炎症或自身免疫性疾病,例如关节炎、银屑病、炎症性肠病、血管炎、肌炎 / 筋膜炎和腮腺炎。

儿童时期的自身炎症性骨病包括慢性无菌性骨髓炎(chronic nonbacterial osteomyelitis, CNO)、滑膜炎 - 痤疮 - 脓疱病 - 骨质增生 - 骨炎(synovitis, acne, pustulosis, hyperostosis, osteitis, SAPHO)综合征、Majeed 综合征(Majeed syndrome)、DIRA 和家族性巨颌症,其临床表现的异同见表 2-2-19。

表 2-2-19 儿童常见自身炎症性骨病的临床表现

	CNO	Majeed 综合征	DIRA	家族性巨颌症	儿童 SAPHO
临床表现					
发热	不典型	常见	不常见	无	不典型
无菌性骨髓炎的部位	股骨、胫骨、骨盆、跟骨,踝,椎骨和锁骨	与 CNO 相似	长骨(尤其是股骨近端),椎体,肋骨和锁骨	上颌骨和下颌骨	与 CNO 相似
受累长骨区域	75% 在干骺端	主要在干骺端	主要在干骺端	很少累及长骨	与 CNO 相似
骨外的表现	皮肤、关节、胃肠道和肺	先天性再生障碍性贫血、炎症性皮肤损害、生长停滞、肝大、关节挛缩	泛发性脓疱病、骨炎、骨膜炎、系统性脏器损伤	颈部淋巴结肿大	掌跖性脓疱病、严重痤疮、银屑病
炎症指标	正常或轻度升高	升高	升高	正常或轻度升高	正常或轻度升高
遗传方式	不明	常染色体阴性	常染色体阴性	常染色体显性	不明
缺陷基因	不明	*LPIN2*	*IL1RN*	*SH3BP2*	不明
异常蛋白	不明	Lipin2	Il-1Ra	SH3BP2	不明
种族分布	所有种族	阿拉伯、土耳其	波多黎各、欧洲、黎巴嫩	所有种族	与 CNO 相似

【诊断】

对出现反复发热的病人,特别是儿童出现不能用感染解释的原因不明的炎症表现时应该想到 ADIs 的可能。如果发热反复发作持续数天～数周,且发热的同时伴有以下表现而热退后恢复则应高度怀疑,包括消瘦、疲劳乏力、流感样症状、肌痛、关节痛、淋巴结肿大、脾大和皮疹,以及骨骼肌、胃肠道、血液系统、眼、耳和神经系统的表现。实验室检查可发现 ESR、CRP、血小板和铁蛋白等炎症指标的升高,以及血 IgD 水平和尿中甲羟戊酸等特殊指标的异常,如果发热的发作期炎症指标正常则基本可以除外 AIDs 的可能。另外,根据上述不同的临床表现,以相应疾病的诊断标准进行对照,并进行各种实验室检查或辅助检查,尽量寻找可能存在的诊断依据。

对以上高度怀疑的病例应尽可能进行基因检测以明确诊断,基因检查应在有相关检验资质的实验室进行。值得注意的是,一种基因突变可以引起不同的临床表型,而另一方面一种临床表型可以由多个不同的突变基因所致;同时约 60% 的 AIDs 病人不能检测到基因突变,所以基因检测正常不能除外诊断,这也是 AIDs 临床诊断中遇到的最大的挑战。

鉴于以上基因诊断中的问题,欧洲分子遗传实验质控协作网(European Molecular Genetic

Quality Network,EMQN)的指南建议,由于 AIDs 常具有一种综合征或多种综合征共同的临床表现,需要根据临床症状进行一种或多种基因检测,当出现症状重叠、仅表现为部分症状或不典型症状时,应进行多个相关基因的筛查来明确诊断。存在明确的致病突变即可确定诊断,但并不能预测预后;对于不确定的变异需要进行人群中突变频率的检测,很多变异最初报道时认为其为致病突变但后来发现在正常人群体中也很常见而被推翻;对于致病证据不明确的新发现的变异,应进一步检测其不发病的父母。明确的基因诊断必须基于明确无误的致病突变的发现,对常染色体显性遗传发现一个明确的致病突变即可诊断;而常染色体隐性遗传必须发现纯合突变或者是分别来自于父母双方的两个复合杂合突变才能明确诊断;如果没有找到相关的致病突变,也并不能除外诊断,因为 PCR 测序检测可能会漏掉一些变异:比如引物区的变异、外显子的插入、外显子的重复等。

EMQN 同时指出,对于可治疗且症状随年龄增长而逐渐减轻的 AIDS 来说,并不适合进行产前诊断及胚胎植入前的基因诊断;对于家族中出现了病情严重且存在多种严重并发症的疾病例如 CINCA 等时,应进行产前诊断或胚胎植入前基因诊断,但是应该认识到很多重症 CINCA 相关的突变为新生突变,所以不能盲目进行。同时 EMQN 强调不提倡对于没有症状的患儿进行基因检测,但是对于家族中有较严重先证者且已经证实其基因存在致病突变者,可以对家族中症状较轻或无症状的成员进行致病基因的检测以明确诊断。

由于基因诊断技术的进步,新的疾病不断被报告,最近 2 年中已经确定了 6 种单基因自身炎症性疾病,有的疾病甚至还没有正式命名,例如 RBCK1(HOIL1,一种线性泛素链组装复合物)缺陷导致的侵袭性化脓性感染、全身自身炎症反应和肌肉支链淀粉样物沉积。随着近十年来二代测序技术(next-generation sequencing technology)迅猛发展给生命科学领域带来了颠覆性改变,特别是对于表型相似临床上难以鉴别的 AIDs 来说,更是一个有利的临床诊断方法,目前基因捕获高通量测序已经用于临床进行 AIDs 的诊断。

【治疗】

AIDs 的治疗,应该由多学科组成的三级诊疗中心的指导,AIDs 专家参与患者的诊疗管理,治疗决策应该由病人、家庭和多学科专家共同制定,同时遗传专家帮助指导相关的咨询。治疗的目的为尽早、尽快控制疾病活动,预防和治疗疾病相关的损伤。

AIDs 的治疗目的是缓解发作、控制症状、尽可能降低炎症指标;同时尽可能避免脏器损伤和减少并发症(如淀粉样变),以改善患儿的生活质量。其治疗的一线药物主要为秋水仙碱,其对多数 AIDs 有效,包括 FMF、TRAPS、HIDS、PAPA、sJIA、白塞病和痛风;非甾体类抗炎药物(NSAIDs)和糖皮质激素也部分有效。生物制剂成功治疗 AIDs 病例的报告,为临床治疗 AIDs 带来了曙光;IL-1RA 阿那白滞素已成为治疗 DIRA 和 CAPS 的一线药物,近来又有阿那白滞素用于婴儿 DITRA 以及英夫利昔单抗成功治疗 DITRA 的报道。对于一线治疗无效的患儿,可考虑其他抗细胞因子的药物,包括抗 IL-1 单抗卡那单抗(canakinumab)、抗 IL-6 单抗托珠单抗(Tocilizumab)以及各种 TNF 阻滞剂。

家族性地中海热

(一)疾病概述

家族性地中海热(familial Mediterranean fever,FMF)也称良性阵发性腹膜炎综合征(benign paroxysmal peritonitis syndrome)、遗传性家族性淀粉样变性,是一种常染色体隐性遗传病。最早于 1947 年由 Estren S 等首先报道,为常染色体隐性遗传病,可分为 1 型和 2

型。1型表现为反复发作的短暂的炎症反应和浆膜炎,包括发热、腹膜炎、滑膜炎、胸膜炎以及较少见的心包炎和脑膜炎;其症状轻重不一,即使在同一个家族中的不同病人之间临床表现的轻重也不尽相同;最严重的并发症为淀粉样变,可导致肾衰竭。2型FMF以淀粉样变为其首发表现,常致终末肾,需肾移植。

1992年,首次确认FMF的致病基因*MEFV*位于染色体16p13.3;1997年,*MEFV*被成功克隆。*MEFV*基因有10个外显子,全长约10kb,mRNA为3.7kb。自*MEFV*基因发现以来,突变位点及类型与FMF的关系受到极大关注。1998年首次发现*M694V*纯合子基因型与FMF有密切的关系。发生*M694V*纯合型突变的患者发病年龄更早、病情更严重、腹膜炎症状更突出,在没有进行秋水仙碱常规治疗的情况下更容易发生肾脏淀粉样变性。

*MEFV*基因编码的蛋白称为pyrin(可翻译为"炎素/热素"),由781个氨基酸组成,分子量为86kD,包括四个功能结构域:由N端92个氨基酸组成的PYRIN结构域(pyrin domain,PYD)、一个B-Box锌指结构域、一个卷曲螺旋结构域(coiled-coil domain)和位于C端的B30.2结构域。Pyrin蛋白通过PYRIN结构域,以接头蛋白ASC(apoptotic associated speck-like protein containing a caspase recruitment domain)为桥梁,与各种炎症调节因子形成复杂的联系网络,调节炎症初期的白细胞反应。Pyrin蛋白竞争性与ASC分子结合后可抑制NALP3-炎症复合体形成。*MVEF*突变系功能丧失性突变(loss-of-function mutations),FMF病人的*MEFV*基因mRNA表达较正常人明显减少,导致pyrin数量减少或功能改变,致使NALP3-炎症复合体过度活化,产生炎症反应。pyrin主要表达于中性粒细胞和单核细胞胞质中,在维A酸诱导(retinoic-acid-induced)的HL-60细胞中也可见表达,髓系细胞分化时表达增多。pyrin在正常腹膜组织的成纤维培养细胞中有低水平的表达,其表达可以被IL-1β诱导增多,促炎细胞因子如IFN-γ和TNF-α可刺激pyrin的生成。因此,pyrin蛋白可能在炎症调节中发挥作用。在多形核中性粒细胞中pyrin主要位于胞质,转染实验证实pyrin能与细胞骨架的肌动蛋白微丝样结构相互作用。

(二)诊断与鉴别诊断

【临床表现】

FMF大多见于地中海沿岸地区的人群(例如西班牙和葡萄牙的犹太人,亚美尼亚人,土耳其人,阿拉伯人),患病率从1/1 000～1/200不等;其他人群中,尤以以色列的阿斯克那士犹太人较为多见,美国人中也有较高的发病率;亚洲最早报告的病例为日本,近来韩国和我国也均有报道;报道的男女比例为1.2:1;约20%的患儿首次发作在2岁前,2/3的患者10岁前发病,20岁前90%发病。FMF常见的临床表现包括反复发热、腹痛及关节损害。

1. **前驱症状** 50%患者每次疾病发作前至少20分钟,在即将出现症状的部位会有不适的前驱症状,可表现为躯体的、情绪的或神经心理的,可有不适、易激惹、恶心、呕吐、腹泻及肌痛等。FMF的发作也常有一些触发因素作为诱因,包括寒冷、高脂饮食、剧烈运动、外科手术、感染(如幽门螺旋杆菌感染)、情绪应激、化疗药中的顺铂以及月经等。

2. **发热** 表现为反复发作的发热,持续1～3天后自行缓解,少数病例发热为唯一症状。

3. **皮疹** 7%～40%患儿可见皮疹;主要累及下肢伸侧或足背,呈丹毒样红斑,即边界明显的红、肿、热、痛性红斑疹,典型为10～30cm²,持续1～2天;丹毒样红斑更多见于18岁以前发病者。

4. 腹部受累 约 90% 的患儿有腹部受累,可为其首发症状表现,表现为突然发作的发热及全腹痛(无菌性腹膜炎所致);查体可有腹胀、腹肌紧张、反跳痛和肠鸣音消失;放射线检查可见小肠多发气液平,常被误诊为"急腹症"行剖腹探查手术;以上症状和体征多在 24～48 消失后缓解且无后遗症。

5. 关节受累 75% 的 FMF 有关节受累,18 岁前发病者更多出现关节炎、关节痛和肌痛。一般为突然发生的,有时可有外伤或用力例如长时间行走来诱发;特征性表现为下肢大关节的受累,最初 24 小时常伴高热,24～48 小时达高峰,以后病情会逐渐缓解,不留任何后遗症;最常受累的关节为髋或膝关节,也可累及其他关节如踝、肩、下颌或胸锁关节;有些病例类似慢性单关节炎,表现慢性关节肿胀和疼痛;有时复发性单关节炎为 FMF 的唯一表现。关节受累通常可在数周或数月后自行缓解,约 5% 有迁延性关节损伤,严重者也可遗留永久性畸形,甚至需要关节置换。

6. 胸部症状 45% 的 FMF 会有胸部受累,多为突然急性发作的发热和单侧胸膜炎,表现为呼吸时胸痛、受累侧呼吸音减低和放射线检查显示肋膈角少量渗出,常在 48 小时后自行缓解;胸部症状可为 FMF 患儿的唯一表现,但极少见。

7. 心包炎 较少见。表现为胸骨后疼痛;心电图显示 ST 段抬高;X 线检查可有暂时性心影增大;超声心动图可见心包积液;在个别 FMF 患者心包炎可为其唯一的表现。

8. 淀粉样变 在未治疗的 FMF 患者常发生 AA 型淀粉样变,特别是在北非的犹太人地区,表现为持续大量的蛋白尿,可达肾病综合征水平,逐渐进展为终末期肾病。在一些病人,肾脏淀粉样变之前可无任何症状,而且为唯一的临床表现,被分类为 2 型 FMF。随着透析和 / 或肾移植的治疗,FMF 患者的寿命逐渐延长,也可见到淀粉样物在其他器官的沉积,例如胃肠道、肝脏、心脏和甲状腺等。

淀粉样变的发生与种族、基因型和性别有关,在未经治疗的土耳其人中发生率为 60%,而在北非的犹太人中发生率为 75%。有淀粉样变患者的发病年龄要早于无淀粉样的患者,而且有淀粉样变的 FMF 患者更易发生胸痛、关节炎和丹毒样红斑。发病至确诊的时间与发生淀粉样变呈正相关。

9. 其他表现 30%～70% 患者可出现脾大。

【实验室检查】

急性发作期有非特异性炎症指标的升高,包括白细胞升高、CRP 和 ESR 升高,症状缓解后 1/3 患儿以上指标可降至正常,其余 2/3 患儿虽然以上各项炎症指标明显降低但仍高于正常。发作期可有一过性尿检异常,24 尿蛋白持续 >0.5g 提示肾脏淀粉样变。可疑淀粉样变时可行直肠活检或肾穿刺活检,显微镜下可见淀粉样物质沉积。

【诊断】

FMF 的诊断主要是根据家族史、典型的发作特点、对秋水仙碱的反应,同时需要除外其他可以引起相似表现的原因。有提示意义的临床表现为:发作性反复发热伴有腹膜炎、滑膜炎或胸膜炎;复发性丹毒样红斑;反复发生可疑急腹症剖腹探查但未发现明显病变;未经治疗者 15 岁后发生的 AA 型淀粉样变,即使没有明显的复发性炎症表现的病史;对持续秋水仙碱治疗效果明显;一级亲属有 FMF 的病史;高发地区的易感种族。

目前成人应用最普遍的标准为 Tel Hashomer 标准,即反复发热同时伴有以下一项主要标准和一项次要标准,或者伴有两项次要标准。主要标准包括:发热、腹痛、胸痛和关节痛;次要标准包括:血沉增快、白细胞升高、血清纤维蛋白原水平升高;但此标准对儿童患者的特异性较低,仅有 54.6%,所以 Yalçinkaya F 等提出并验证了适用于儿童的诊断标准(表 2-2-20)。

表 2-2-20 FMF 的儿童诊断标准

主要标准	次要标准
1. 反复发热伴浆膜炎	1. 反复发热
2. 继发性 AA 型淀粉样变	2. 丹毒样红斑(ELE)
3. 秋水仙碱治疗有效	3. FMF 家族史
诊断:2 项主要标准,或者 1 项主要标准加 2 项次要标准	
可能诊断:1 项主要标准加 1 项次要标准	

【鉴别诊断】

需要与其他周期热综合征相鉴别,包括 PFAPA、PAPA、HIDS、TRAPS、ELA2 相关的中性粒细胞减少症、Blau 综合征以及其他病因导致的淀粉样变、腹痛、胸痛及关节痛等,详见本章其他小节部分。

【病情评估分级】

FMF 诊断后应进行病情轻重的评估,目前可以采用评估标准有 Pras 的 FMF 病情的量表评分(表 2-2-21),根据量表中的评分,2~5 分为轻度,6~10 分为中度,10 分以上为重度。最近 Mor 等提出了具有更高敏感性和特异性(>92%)的评估标准(表 2-2-22),≤1 分以下为轻度,2 分为中度,≥3 分以上为重度;或者根据发作次数以及发作时的受累器官计算:重度为发作次数≥24 次/年(每月大于 2 次)、每次发作(至少占发作的 25%)有>1 个的器官受累、病程中受累器官>2 个;中度为发作次数≥18 次/年,大部分发作的时间≥4 天;不符合以上标准者为轻度。重度的 FMF 需要更高剂量的秋水仙碱以及更密切地随访。

表 2-2-21 FMF 病情评估的 Pras 量表评分

评估项目	评分	
发病年龄	小于 5 岁	3
	5~10 岁	2
	10~20 岁	1
	20 岁或以上	0
发作频次(每月)	2 次以上	3
	1~2 次	2
	1 次以下	1
控制病情需要的秋水仙碱用量(每天片数)	4	4
	3	3
	2	2
	1	1
关节炎	迁延	3
	急性	2
丹毒样红斑	有	2
淀粉样变	有	3
	II 型	4

表 2-2-22 FMF 病情评估的 Pras 量表评分

Score	评分标准
1	>发作中 1 个器官受累（包括至少 25% 的发作）
2	>疾病过程中 2 个器官受累
3	>2mg/d 的秋水仙碱才能缓解病情
4	>疾病过程中 2 次胸膜炎
5	>疾病过程中 2 次丹毒样红斑疹发作
6	≤10 岁发病

（三）治疗决策

诊断后需对疾病程度的评估，首先完善病史，包括完整的家族史；仔细查体以评价有无关节受累；应行尿液检查，如果有蛋白尿，则应进一步检查 24 小时尿蛋白定量和肾功能，如果有指征，应行直肠活检以明确有无淀粉样变。

1972 年起秋水仙碱被用于治疗 FMF，其能有效治疗 FMF，使发热、腹痛等症状减轻，可阻止 60% 的患者发作，使 20%～70% 患者的发作减少；同时能抑制细胞内纤维样结构形成，预防淀粉样亚单位的细胞外聚集为成熟淀粉样纤维，从而预防 FMF 最严重的并发症——肾脏淀粉样变的进展。常用剂量成人为每天 1～2mg/kg，儿童可根据年龄和体重给予每天 0.5～1mg/kg。对于部分 FMF 患者秋水仙碱治疗不能控制炎症发作，即使如此也应该长期服用以预防继发性淀粉样变。

随着 MEFV 突变类型的不断增加，目前认为存在 p.Met694Val 纯合突变或复合杂合突变，或者存在引起疾病的其他等位基因者需要秋水仙碱治疗以预防炎症损伤和淀粉样变，需终生用药；没有 p.Met694Val 突变或者病情较轻的患者可以给予秋水仙碱或暂时观察，每 6 个月监测一次蛋白尿；对于 p.Glu148Gln 突变所致者，秋水仙碱仅用于有严重炎症发作和 / 或蛋白尿的患者。

秋水仙碱治疗的不良反应为偶发的肌病和中毒性表皮松解样反应。尽管秋水仙碱为有丝分裂的抑制剂而且能够通过胎盘，但是未发现其致畸性，所以 FMF 女性患者怀孕后可继续应用。

FMF 的其他治疗药物有 ImmunoGuard、沙利度胺、TNF-α 拮抗剂和柳氮磺胺吡啶，可用于对秋水仙碱耐药或过敏者；还可用 IL-1 受体拮抗剂阿那白滞素治疗，安全有效，应用剂量为每天或隔天 100mg，不良反应轻微，如注射部位疼痛和下呼吸道感染；NSAIDs 也可被用来控制发热和炎症；维持肾衰竭时的各种治疗，如有需要可行肾移植，但是环孢素可能会影响 FMF 移植肾的存活。

（四）常见问题和误区防范

1. 应注意 FMF 患者的少见临床表现

（1）迁延性热性肌痛：表现为严重消耗性肌痛，伴有持续迁延性低热、血沉增快、白细胞升高和高球蛋白血症；也可出现高热、腹痛、腹泻、关节炎 / 关节痛和一过性类似于过敏性紫癜的血管炎性皮疹；通常持续 6～8 周；泼尼松治疗有效；链球菌感染可触发此症的发生。

（2）血管炎：约 5% 的 FMF 可表现为过敏性紫癜或结节性多动脉炎。

（3）不育：未治疗的 FMF，特别是伴有多系统受累和 / 或淀粉样变的患者，常发生不育，秋水仙碱治疗可提高生育能力，但是少数情况下也可诱导少精症 / 无精症。

（4）减少过敏症：有研究显示 FMF 患者发生哮喘、特应性过敏反应和过敏性鼻炎情况

（7%）远低于普通人群（20%），推测 FMF 可能对以上疾病的发生有保护作用。

（5）慢性腹水和腹膜恶性间皮瘤：有报告一例 p.Met694Val 和 p.Met680Ile 复合杂合突变的女性患者表现为慢性腹水，经调整秋水仙碱剂量后腹水减少；另外两例儿童期反复出现腹膜受累的病例发生了腹膜恶性间皮瘤提示局部炎症可能导致癌变，两例均为 p.Met694Val 纯合突变；另一例儿童时期有过 FMF 病史的 56 岁女性患者，血液透析 4 年后出现反复腹水，基因异常为 p.Met694Val 和 p.Arg761His 复合杂合突变，未经秋水仙碱治疗。

2. 对于复发性单关节炎的患者进行正确诊断非常重要，诊断标准包括伴有高热、对秋水仙碱反应良好、同胞或其他家庭成员中有 FMF 病史以及相应的基因突变。在非 FMF 好发地区，患者临床症状通常较轻或不典型，且家族史常为阴性，故临床诊断较为困难，基因检测对诊断具有至关重要的意义。对高度怀疑者应给予为期 6 个月的秋水仙碱治疗，如症状不再发作或发作频率、严重程度、持续时间显著改善，即可确立 FMF 的诊断。

3. FMF 传统上被认为是常染色体隐性遗传，但是最近越来越多的文章报告临床诊断为 FMF 的病人仅检测到一个突变，且认为单突变可能较以往认为的更为常见，所以其确切的发病机制有待于更进一步的研究的发现。

4. 无论 FMF 患者的一级亲属及其他家庭成员有否症状，均应进行基因检测，特别是具有 p.Met694Val 突变的患者。有报告 FMF 患者发生肾脏淀粉样变的风险与所居住国家的环境而不是 *MEFV* 基因突变类型有关，所以应对有较高肾脏淀粉样变发生率国家的 FMF 进行鉴别和治疗。

（五）热点聚焦

1. 到 2012 年为止，已经发现了 *MEFV* 基因的 218 多个突变位点，近半数已被证明与疾病相关，其中 5 个主要突变为外显子 10 上的 *M680I*、*M694V*、*M694I* 和 *V726A*，以及外显子 2 上的 *E148Q*。中国人群 *MEFV* 基因有多种的多态性变异，以 *E148Q* 突变率最高。

2. 越来越多的研究显示，*MEFV* 基因不仅与遗传性周期热的发病有关，*MEFV* 基因及其产物 pyrin 可能在其他炎症反应发病机制中也起着重要作用，在许多其他遗传性自身免疫或炎症疾病发病中的作用也开始受到关注。有报道在亚洲人中 *E148Q* 突变率较高，但是极少见发生 FMF。对以色列 98 名风湿性关节炎（RA）患者和 100 名健康人 *MEFV* 基因检测的比较研究表明，*MEFV* 基因突变，尤其是 *E148Q* 突变可以加重类风湿性关节炎（RA）患者的临床症状。可可西里岛人群的 *MEFV* 基因突变研究表明，*M694V* 突变是急性心肌梗死（acute myocardial infarction，AMI）发作的危险因素，制定出了几种疾病的临床诊断/分类标准。

3. 由于基因检测并不能完全可能诊断，所以 Federici S 等通过分析国际自身炎症性疾病注册登记系统（Eurofever）的资料提出对于反复周期性发热的病人，可根据临床特征进行分类诊断，提出了 FMF 的诊断标准，在供临床诊断的参考（表 2-2-23）。

表 2-2-23 Eurofever FMF 临床分类标准

应出现的症征	得分	不出现的症征	得分
发作时间<2 天	9	阿弗他口腔炎	9
胸痛	13	荨麻疹样皮疹	15
腹痛	9	颈部淋巴结肿大	10
东地中海人种[2]	22	发作时间>6 天	13
北地中海人种[3]	7		
Cut-off≥60			

高 IgD 综合征

（一）疾病概述

高 IgD 综合征（hyperimmunoglobulinemia D syndrome，HIDS）于 1984 年正式命名，属常染色体隐性遗传；临床上主要特点为反复发作性发热、头痛、关节痛、肝脾大及红斑样皮疹等，血中多克隆 IgD 值持续升高。多见于欧洲国家，亚洲的日本、印度也都有报告。由于其发病机制为甲羟戊酸酶（mevalonate kinase，MVK）基因突变引起 MVK 通路阻断所致，而且并不是所有患者的血清 IgD 水平都升高，所以目前有学者认为其正确的名称应该为甲羟戊酸酶缺陷（mevalonate kinase deficiency，MKD）。

本病属常染色体隐性遗传病，为甲羟戊酸酶（MVK）基因错义突变所致。

80% 突变为 *V377I*，其次为 *1268T* 突变。*MVK* 基因定位于 12qz4，所编码的 MVK 是胆固醇合成的关键酶之一，使 MVK 磷酸化生成磷酸 MVK，后者进一步被催化合成类异戊二烯及胆固醇。*MVK* 基因突变可影响酶的活性及稳定性，其 MVK 活性降低到正常的 5%～15%，若 *MVK* 活性完全丧失则引起另一种遗传代谢病（即：甲羟戊酸尿症）。*MVK* 基因突变导致炎症反应的机制仍不清楚，推测甲羟戊酸堆集及类异戊二烯减少可致白介素 -1β 分泌异常增高，从而引起炎症反应。

（二）诊断与鉴别诊断

【临床表现】

1. **发热** 常在生后第一年即出现，表现为反复发作的发热，体温上升快，伴寒战，可高达 38.5℃ 以上；伴有白细胞和 CRP 的明显升高，大多数父母可以通过一些症状预知发热即将发生，如：鼻塞、咽痛、后背痛、头痛、乏力，甚至发生行为的异常等；约每 4～8 周发作 1次，每次持续 3～7 天，间歇期患儿完全健康。常因病毒感染、疫苗接种、手术或外伤等诱发，外界环境温度升高可使 MVK 活性降低，也常为其诱发因素。日本有报告发病早期仅有白细胞或 CRP 升高而没有发热的病例。

2. **皮疹** 主要为红斑样皮疹，多伴随发热出现；也可有瘀点或紫癜，少数病例有口腔或阴道黏膜的疼痛性溃疡。皮肤活检显示病理改变为非特异性血管炎。

3. **腹痛** 为此病的一个特征性表现，见于约 80% 以上的病例，多在发热时发作，较剧烈，常因误诊为急腹症而行阑尾切除术或剖腹探查术；可伴 / 不伴有呕吐或腹泻。有报告伴有腹痛的病例中存在 MEFV 基因 *E148Q* 的 SNP 变异，但两者是否存在相关尚不可知。

4. **关节炎** 70% 以上的病例出现伴随发热的关节症状，表现为膝关节、踝关节等大关节痛或关节炎，很少累及其他关节；虽然认为关节破坏少见但也有关节挛缩的报告，应与JIA 相鉴别。

5. **淋巴结肿大** 90% 以上的患儿发热时伴淋巴结的肿大，以颈部淋巴结肿大更为明显。淋巴结可有压痛，部分有韧感。淋巴结活检显示：非特异性炎性改变，可以见到浆细胞。

6. **其他** 约半数病人伴有阿弗他口腔炎，应与 PFAPA 鉴别；少数可见脾肿大、头痛等表现；最近发现的 MKD 的少见表现有：伴有发热的中性粒细胞减少（携带 V337I 杂合突变）以及巨噬细胞活化综合征（同时伴有穿孔素的多态性）。

7. 近 2 年的研究表明，MKD 的疾病谱包括三种表现形式（表 2-2-24）。Levy 等发现新生儿发病的严重溃疡性结肠炎携带 *MVK* 复合杂合突变，表现为血便和腹痛，可同时伴有或数月后出现发热，尿中甲羟戊酸增多；对 6 例早发性轻～中度结肠炎病例进行 GWAS 检测，

均存在 *MVK* 的基因突变,表明了 MKD 与炎症性肠病(IBD)相关的可能性;IBD 样的表现可能为 MKD 的临床表现之一。出生时即有肝功能异常,即新生儿肝炎为 MKD 较罕见的表现。有报告色素性视网膜炎为 MKD 罕见且严重的并发症,最近在一大样本的色素性视网膜炎人群中发现了 3 例 *MVK* 基因突变,同时 3 例均存在血清 IgD 水平的升高以及尿中甲羟戊酸的增加。最近在弥漫性日光性表皮汗管角化症(DSAP)的病人发现存在 *MVK* 的基因突变,所有病例均为亚裔,但均无 MKD 的其他表现,且血清 IgD 水平正常,所以两者之间的关系有待于进一步研究证实。

表 2-2-24　与 MVK 基因突变相关的疾病谱

典型的 AIDs	甲羟戊酸尿症 高 IgD 与周期热综合征
与 MKD 相关的炎症表现[1]	溃疡性结肠炎 新生儿肝炎
不伴系统炎症的疾病	色素性视网膜炎[2] 弥漫性日光性表皮汗管角化症(disseminated superficial actinic porokeratosis,DSAP)

注:[1] 可能为严重 MKD 的表型,或者为出现发热前的最初表现。

　　[2] 为典型 MKD 的罕见表现。

【实验室检查】

1. 急性炎性反应指标如血白细胞升高、血沉加快、CRP 升高、铁蛋白升高等,甚至在发作间期 CRP 也不能恢复正常。

2. 75% 的患儿血清 IgD 水平呈多克隆性升高(>100U/ml),但 3 岁以内的患儿有可能正常,也可能发病初期正常,随着疾病的进展而逐渐升高,所以 IgD 水平正常不能否定诊断。80% 的病例可有 IgA 水平的升高,IgD 和 IgA 同时升高的诊断意义更大。

3. 患儿发作时尿中甲羟戊酸增高,发作间期正常,但是尿中甲羟戊酸的稳定性差,而且轻症患者增加不明显,所以常需多次检测,如发热时来不及检测可以保存尿液用于以后的检查;同时需要特异性高的方法,如质谱(MS)、液相色谱(LC)-MS 或者薄层色谱法(TLC)测定患儿末梢血;为增加敏感性和准确性,可用 PHA 刺激外周血单个核细胞后再行测定。

【诊断】

对于具有上述典型临床表现,伴血 IgD 及 IgA 的升高,尿 MVA/Cr 大于 20mmol/molCr,即可诊断为 MKD。对于临床高度怀疑但血 IgD 及 IgA 均正常者,应该做基因检测,检测到已知突变即可明确诊断,但如果是新的突变仍需 MVK 的活性检测。到目前为止已检测到至少 63 种 *MVK* 基因突变与 MKD 有关。

【鉴别诊断】

对于初次发作的急性发热以及炎性指标升高要除外急性感染、川崎病等;对于反复发作的病例应与 JIA 全身型、白塞病、FMF 以及 PFAPA 等鉴别,即使 IgD 正常也不能除外MKD 的诊断。

1. **感染性疾病**　当患儿表现为发热伴腹痛时,即使有相关的家族史,也必须除外感染性疾病和外科疾病,如:急性阑尾炎、胃溃疡穿孔等。还要考虑到难治性胰腺炎等,可通过查血白细胞数、血淀粉酶、腹部超声及腹平片以明确之。

2. 其他导致反复发热的综合征，如：家族性地中海热（FMF）、肿瘤坏死因子受体相关性周期热综合征（TRAPS）、Cryopyrin 相关周期热综合征（CAPS）等。

（1）家族性地中海热：为常染色体隐性遗传病，系 FMF 基因（*MEFV*）突变所致。主要临床特征为发作性发热、腹痛、关节炎、皮疹等。上述症状 2 天左右常自发消退。秋水仙碱可阻止 60% 的患儿发作。

（2）TRAPS：属常染色体显性遗传，为 TNF 受体超家族错义突变所致。本病发热持续时间较长，可长达 2 周。还可出现其他症状，如：眼结膜炎、眼眶周水肿等，但关节炎在此病不常见。

（3）CAPS：CAPS 包括家族性寒冷性自身炎症综合征（FCAS）、Mucldewell 综合征（MWS）及婴儿慢性神经、皮肤、关节综合征（CINCA）。CAPS 均为常染色体显性遗传性疾病，系 CIASl（cold-induced autoinflammatory syndrome 1）基因突变所致。CAPS 共同的临床特征是反复发作性炎症反应、发热、关节痛及荨麻疹，但其程度有所不同。

（三）治疗决策

目前尚无根治的方法，主要是对症治疗。治疗原则包括：①应尽量避免不必要的手术，由于误诊部分患儿可能会行阑尾切除术或剖腹探查术；②要对患儿家长进行必要的医学知识教育，使之具有良好的依从性；③可选择以下合适的药物控制症状。

1. **非甾体类抗炎药（NSAID）** 发热发作期使用此类药物可使部分患儿发热的程度、持续时间以及其他的相关症状明显缓解。一般使用 3～7 天。在发作间歇期使用此类药物并无明显的益处，也无预防或延缓症状的发作。

2. **糖皮质激素** 对非甾体类抗炎药疗效欠佳的患儿，可以使用短期使用口服糖皮质激素。建议泼尼松 1mg/（kg·d），疗程为 4～7 天。依据患儿发热的发作时间选择不同的疗程。

3. **秋水仙碱和他汀类药物** 无效，不推荐应用。但是诊断性使用秋水仙碱，可能有助于排除家族性地中海热。以往有用他汀类药物治疗有效的报告，但是更大样本的回顾性研究表明其治疗效果有限。

4. **生物制剂治疗** MKD 急性发作期血清 TNF-α 增高，试用 TNF-α 受体拮抗剂（依那西普）或 TNF-α 单抗（英夫利昔单抗或阿达木单抗），部分患儿取得较好疗效。IL-1 阻滞剂可与 IL-1 受体结合，阻滞 IL-1 α 和 IL-1β，终止炎症发作并可以减轻和预防激素的副作用，其推荐发作间期维持短期应用，以减少激素用量。卡那白滞素可以是部分患儿部分或完全缓解，而且其抑制炎症反应较阿那白滞素更强而且不良反应更少。IL-6 阻滞剂托珠单抗治疗阿那白滞素无效患儿可以有效控制临床症状和炎症指标。如一种 IL-1 阻滞剂无效或耐受可换用其他类型，或其他生物制剂如 TNF-α 阻滞剂或 IL-6 阻滞剂；反之，TNF-α 阻滞剂无效或耐受时也可换用其他生物制剂。

5. **造血干细胞移植** 对严重影响生活质量的严重病例可考虑。

（四）常见问题和误区防范

1. 血 IgD 水平升高并非 HIDS 所特有的现象，还有某些肿瘤性疾病、遗传性疾病及特发性疾患也可以出现，应注意鉴别。

2. 对于 MKD 患儿发作期的对症处理，首选使用口服 NSAID，而不是糖皮质激素。对 NSAID 无反应的患儿，可以短程使用口服糖皮质激素，剂量为 1mg/（kg·d）。对于已明确诊断为 HIDS 的患儿，建议不要使用秋水仙碱来控制热性发作。

3. 应用生物制剂时，如一种 IL-1 阻滞剂无效或耐受可换用其他类型，或其他生物制剂如 TNF-α 阻滞剂或 IL-6 阻滞剂；反之，TNF-α 阻滞剂无效或耐受时也可换用其他生物制剂。

（五）热点聚焦

1. 临床诊断还可参考 Federici S 等通过分析国际自身炎症性疾病注册登记系统（Eurofever）的资料制定出了的临床诊断 / 分类标准（表 2-2-25）。

表 2-2-25 Eurofever HIDS 临床分类标准

应出现的症征	得分	不出现的症征	得分
发病年龄<2 岁	10	胸痛	11
阿弗他口腔炎	11		
弥漫淋巴结肿大或脾大	8		
痛性淋巴结	13		
腹泻（有时 / 经常）	20		
腹泻（总是）	37		
	Cut-off≥42		

2. 关于其治疗进展。根据其发病机制中的体内类异戊二烯不足，有人提出可补充香叶醇（geraniol）作为治疗。另外，根据其以上可能的发病机制，HMG-CoA 还原酶抑制剂或者双磷酸盐可阻滞 MVK 通路异常导致的临床表现，可能为其有效的治疗药物；双磷酸盐可刺激法呢基二磷酸合酶而增加法呢基焦磷酸的产生，从而弥补 MVK 缺陷导致的 HMG-CoA 法呢基化不足。而且最近用 geraniol 补充异戊二烯醇的不足等治疗正在研究中，法尼基转移酶抑制剂（farnesyltransferase inhibitors，FTIs）替吡法尼和洛那法尼可能通过防止细胞内小分子蛋白的法尼基化，使 MKD 患者残存的甲羟戊酸产生更多的法尼基焦磷酸而起到治疗作用。

冷吡啉相关周期热综合征

（一）疾病概述

冷吡啉相关周期热综合征（cryopyrin-associated periodic syndromes，CAPS）也称为冷吡啉病（cryopyrinopathy），属于罕见病，包括三种疾病：家族性寒冷性自身炎症综合征（familial cold autoinflammatory syndrome，FCAS）（MIM#120100）、Muckle-Wells 综合征（Muckle-Wells syndrome，MWS）（MIM#191900）、新生儿多系统炎性疾病（neonatal onset multisystem inflammatory disease，NOMID）/ 慢性婴儿神经皮肤关节综合征（chronic infantile neurological cutaneous and articular syndrome，CINCA）（MIM#607115）。目前尚无确切的发病率，估计发病率为（1～10）/ 百万人口［美国（1～2）/100 万，法国 1/36 万］。

已明确 CAPS 的责任基因为位于染色体 1q44 的 *NLRP3*，也称为 *CIAS1*，编码细胞内核苷酸结合寡聚化结构域（NOD）样受体（NLRs）家族成员之一的 *NALP3*，即 cryopyrin（本人翻译为冷炎素），其通过三磷酸腺苷（ATP）聚合形成高度有序的蛋白寡聚体，并募集凋亡相关点样蛋白（apoptosis-associated speck-like protein，ASC）及半胱天冬酶（caspase）形成复杂的炎症复合体（inflammasome），产生活化的 caspase-1（IL-1β 转化酶），将胞内不具活性的 IL-1β 前体在 116 位天冬氨酸裂解，形成活化的成熟 IL-1β 分泌到胞外而发挥作用。

CAPS 为显性遗传或新发突变（de novo mutation），属于功能获得性突变（gain-of-function），迄今已发现 *NLRP3* 的 60 多种基因突变与 CAPS 有关，均位于其高度保守的

NACHT 结构域（第 3 外显子）。目前仍未完全清楚 CAPS 基因型与表型的关系，将本病按轻（FACS）、中（MWS）、重（CINCA/NOMID）分组，注意到轻重组间 CISAl 基因型很少有重叠。CINCA 综合征多与 Y570C、F309S 或 F523L 有关，重叠仅发生在相邻两组间，如 R260W 和 V198M 见于 MWS 和 FACS，T348M 发生在重型 MWS 和轻型 CINCA，D303N 主要见于中重度 CINCA，1 例 D303N 突变患者最初被诊断为 MWS，其后临床观察符合 CINCA 诊断，提示不同突变点对 NALP3 的功能有不同影响。

（二）诊断与鉴别诊断

【临床表现】

CAPS 以北美及欧洲多见，其他地区也有报道。CAPS 共同的临床特征是反复发作的多系统炎症，累及皮肤、肌肉、骨骼、关节、眼耳以及中枢神经系统（CNS），三种亚型的病情从轻到重分别为 FACS、MWS 和 NOMID/CINCA；主要表现有发热、关节痛及荨麻疹。

FCAS 是一种轻症的 CAPS，发病年龄较早，95% 的患儿在 6 个月内发病，90% 在新生儿期，平均发病年龄 47 天（2 小时～10 岁）。为寒冷导致的多系统炎症反应，接触寒冷后出现症状的平均时间为 2.5 小时（10 分钟～8 小时）；最常见的症状为荨麻疹（100%），以肢端多见，其他症状是关节痛（93%）、发热寒战、结膜炎、多汗、嗜睡、头痛等。根据遭遇寒冷的程度和时间不同，疾病的严重程度和发作时间也不同，发作一般持续 12 小时（30 分钟～72 小时），极少病例发生淀粉样变。

MWS 又称荨麻疹 - 耳聋 - 淀粉样变综合征，为中等严重程度的 CAPS。其发作并不一定是由寒冷所致，生后数周即可出现荨麻疹样皮疹，主要累及躯干；其他尚有发热（多出现在发病较早的儿童）、关节痛、结膜炎等；MWS 症状为慢性或间断发作，一般持续 2～3 天。约 60% 的患者发生进行性感觉神经性耳聋，约 25% 的患者发生淀粉样变导致肾衰竭。

NOMID/CINCA 为 CAPS 最严重的表型，以反复发作的慢性炎症为特征，可累及皮肤、关节和 CNS，死亡率高。生后不久即出现慢性荨麻疹样皮疹为其主要临床表现；肌肉骨骼受累表现为生长板和骨骺软骨过度生长，导致膝、踝、肘、腕以及手足小关节炎症和畸形；CNS 症状包括慢性无菌性脑膜炎、脑室扩大、大脑萎缩、头痛、抽搐以及认知和智力发育迟缓；其出现进行性感觉神经性耳聋较 MWS 更早；眼部病变包括葡萄膜炎、视神经乳头水肿、结膜炎和视神经炎；其他尚可见肝、脾、淋巴结肿大、生长发育迟缓等；典型的新生儿外貌为矮小、头大、鞍鼻、肢体短小和杵状指，部分年长儿也可因前额突出及眼外突而呈特殊面容。大多数（48%）的发作在 24 小时内缓解，但是有 36% 的病人持续 3 天以上；40% 患儿表现为反复发作，40% 为慢性病程，20% 为慢性病程中加重；半数病人每年发作次数小于 12 次，但是 40% 患儿发作超过 24 次，触发因素多为（85%）寒冷，感染、外伤、食物及疲劳也可触发。

总结上述特点，皮肤是 CAPS 最常见的受累器官（97%）。90%CAPS 表现为典型的荨麻疹；84% 有发热，伴有乏力、不适感、情绪紊乱及发育停滞；86% 有肌肉骨骼受累，包括关节疼和肌痛，但仅有 36% 出现关节炎；40% 有神经系统受累，包括晨起头痛（29%）、脑膜炎（26%）和视神经乳头水肿（27%），严重者（12%）可出现惊厥、脑水肿或智力低下；70% 可出现眼部受累，其中结膜炎最多见（66%），葡萄膜炎较少见（7%），其他还有视神经萎缩、白内障、青光眼和视力低下；40% 病人可出现耳聋；晚发的较严重并发症为淀粉样变，发生率为 4%。

【实验室检查】

主要是反映全身炎症的指标异常，包括 ESR、CRP 和 SAA 升高，急性发作时血白细胞升高，脑膜炎时可有颅内压升高和脑脊液细胞数增多，常出现贫血和血小板增多；膝部 X 线检查可见髌骨肥大/过度生长、骨骺过度生长和关节炎的表现。

【诊断】

本病诊断主要依据典型临床表现，但是一项来自美国的研究表明 44% 的病人在确诊前曾被诊断为其他疾病；最近欧洲一项较大样本的注册研究也表明，CAPS 发病年龄为 0.8 岁（四分位距为 0.1～5 岁），但是确诊年龄为 15 岁（四分位距为 5～36 岁），反应存在明显诊断延迟。对所有出现周期性发热、荨麻疹、不能解释的全身炎症反应和阳性家族史，特别是很早期发病的患儿均应怀疑本病的可能。国际儿童风湿病实验研究组织（Paediatric Rheumatology International Trials Organisation，PRINTO）和国际 AIDs 注册项目（Eurofever Project）分析总结了 1 880 例注册 AIDs 病人后提出了基于循证学的临床分类标准（表 2-2-26）。许多 CINCA 病例为新发突变（de novo mutation），故可无明确家族史。基因检测有助诊断，部分基因突变类型与临床表型有关并可指导评估预后（表 2-2-27）。

表 2-2-26　Eurofever CPAS 临床分类标准

应出现的症征	得分	不出现的症征	得分
荨麻疹样皮疹	25	渗出性咽炎	25
神经感觉性听力丧失	25	腹痛	15
结膜炎	10		
	Cut-off≥52		

表 2-2-27　*NLRP3* 基因突变和临床表型的关系

突变	发生率	临床表型
R260W	25%	发病晚（平均>2 岁） 阳性家族史 寒冷诱发 40% 为慢性病程
T348M	15%	发病早（平均<2 岁） 85% 为慢性病程 70% 有耳聋
V198M	10%	发病率低 平均发病年龄为 1.5 岁 少有神经系统受累
A439V	10%	平均发病年龄 4 岁 少有神经系统受累 阳性家族史
E311K	7%	平均发病年龄 2 岁 常有耳聋 少有神经系统受累
Q703K	7%	可为多态性（见于 5% 健康白种人） 平均发病年龄为 6 岁（很少 12 个月内发病） 症状很轻 无关节或神经系统受累（偶有晨起头痛） 无耳聋

续表

突变	发生率	临床表型
少见突变或无突变	25%	病情严重 发病早 常有严重神经系统表现 严重骨骼肌受累 有耳聋

【鉴别诊断】

需要与其他周期热综合征相鉴别，包括 TRAPS、HIDS、FMF、PFAPA、Blau 综合征等，以及其他的风湿性疾病如幼年特发性关节炎、白塞病等。

（三）治疗决策

目前尚无特异治疗方法。欧洲儿童风湿病治疗项目（SHARE）最近提出了 CAPS 的治疗建议：IL-1 抑制剂可用于任何年龄及类型；为避免脏器损伤，对疾病活动的病人应尽早开始 IL-1 抑制剂的治疗；没有证据表明 DMARDs 或其他生物制剂对 CAPS 有效；对症治疗可短期应用 NSAIDs 和糖皮质激素，但其不能作为初始基础治疗；其他治疗包括物理疗法、视力和听力矫正的辅助治疗等。目前国外可以应用的 IL-1 抑制剂有：阿那白滞素（anakinra）、利洛纳塞（rilonacept）和卡那单抗（canakinumab）。

阿那白滞素为 IL-1 受体拮抗剂，治疗 MWS 取得较好疗效，可以预防寒冷诱导的发作，明显减轻症状，改善肾脏淀粉样变引起的蛋白尿，也可使听力部分恢复。每天皮下给药，推荐剂量为 100mg，一天 1 次。阿那白滞素对于严重的 NOMID 以及骨关节异常疗效欠佳。最常见的不良反应为注射部位反应，通常为轻～中度，表现为发红、肿胀和疼痛；有增加严重感染的危险，所以如患者发生严重感染，应停用本品；其他不良反应有头痛、恶心、腹泻、鼻窦炎、流感样症状和腹痛。对大肠埃希菌衍生蛋白、本品及其制剂成分过敏者以及发生感染的患者禁用；怀孕、哺乳期女、老年人、肾功能不全者慎用；由于其可干扰患者对新的抗原如疫苗的正常免疫反应，因此使用本品时接种疫苗无效。

（四）常见问题和误区防范

1. 虽然基因检测有助诊断，但在一些临床表现典型的 CAPS 患儿未能发现 *NLRPs* 的突变；另外许多 CINCA 病例为新发突变（de novo mutation），故可无明确家族史，诊断时应注意。

2. 虽然国外的文献和治疗指南均建议 IL-1 抑制剂作为 CAPS 治疗的首选，但是由于国内尚没有以上药物，治疗存在困难。

（五）热点聚焦

1. 约 50% 的具有典型临床特征的 CINCA 不能检测到 *NLRP3* 的突变，称为突变阴性的 CAPS，可能是在致病性白细胞中存在体细胞嵌合体（somatic mosaicism），而致病细胞的比率太低（4.2%～35.8%）用常规一代桑格测序的方法不能够测出，如将受累细胞克隆到载体中可提高检测的灵敏度；另外，二代测序技术可以检测到低水平的体细胞嵌合体，将来可能成为常规筛查的手段。

2. 利洛纳塞为 IL-1 受体阻滞剂，是通过美国食品药品管理局（FDA）批准治疗 CAPS 的首个药物，其给药方式为每周一次皮下注射，因此患者可以自己给药治疗。该药通过 FDA 批准是基于一项Ⅲ期临床试验结果。该临床试验有 47 名 FCAS 和 MWS 患者参加，其复合主要终点测定了 5 个 CAPS 体征和症状的改善情况：关节痛、皮疹、发热 / 寒战、眼睛发红 / 眼睛疼痛和疲劳。在使用该药治疗前，测定了 3 周内患者的平均基线症状分值，随后患者被随机分组，接受该药或者安慰剂治疗 6 周，并在治疗后 3 周测定患者的平均基线症状分值。经过 6 周的治疗后，治疗组的平均基线症状分值从 3.08 降至 0.47，而安慰剂组从 2.41 降至 2.1（$P<0.000\ 1$）。

Blau 综合征

（一）疾病概述

Blau 综合征（Blau syndrome，BS）（MIM #186580）是一种罕见的自身炎症性疾病，1985 年由 Blau 首先描述，随后 Jabs 等报告了同样的家系。本病以高加索人种为多，我国和日本也有报道。男女发病无显著差异，平均发病年龄 26.5 个月（2～168 个月）。典型表现为关节炎、皮疹和葡萄膜炎三联症，前两者多早发，多在 3～4 岁前发病，眼睛损害可于 7～12 岁才出现。

发病机制为常染色体显性遗传病，CARD（caspase-recruitment domain）15 基因突变所致，*CARD15* 基因定位于 16q12，编码 NOD2。NOD2 属 NOD（nucleotide-binding oligomerization domain）蛋白家族，系胞质中的模式识别受体（pattern-recognition receptors，PRRs），主要表达在单核细胞胞质中，识别大多数 G^+ 或 G^- 菌肽聚糖（PGN），触发天然免疫反应。NOD2 的 N 端具有信号传递功能的效应偶联域（effector binding domain，EBD）由两组 CARD 分子组成；C 端配体识别域（ligand recognition domain，LRD）由富含亮氨酸的重复序列构成（leucine-rich repeats，LRR）；中央区为 NACHT 分子。LRD 与配体结合可诱导 NACHT 发生寡聚化，活化 EBD，通过其 CARD 分子与 RICK（RIP2-like kinase）相互作用，最终导致核转录因子（NF）-κB 活化及前炎症细胞因子转录合成。迄今在家族性或散发 Blau 综合征患者中已发现 12 种基因突变，突变部位均位于 *NACHT* 结构域，其中最常见为 R334W。*NACHT* 分子突变可能是一种功能获得性突变（gain-of-function mutation），由于 NACHT 寡聚化与 NF-κB 活化有关，推测其基因突变可造成 NACHT 分子持续寡聚化，从而降低 NF-κB 活化阈值，轻微刺激或无刺激即可致 NF-κB 活化及前炎症细胞因子释放。

（二）诊断与鉴别诊断

【临床表现】

BS 最典型的症状为慢性对称性关节炎、皮疹、虹膜睫状体炎三联症，但并非所有患者三联症全部出现，前两者多早发，多在 3～4 岁前发病，眼睛损害可于 7～12 岁才出现。

1. **皮疹**　多在生后第一年即出现，常为疾病的首发症状；典型表现初期为暗红色、轻度脱屑的斑丘疹，或呈湿疹样、苔藓性皮疹，分布于躯干或四肢，对称或局限，可无其他伴随症状，可间断出现自发缓解；继而皮疹变为深褐色并出现皮肤干燥脱屑，活检特征性改变为非干酪性肉芽肿。非典型病例可表现为结节性红斑（棕褐色丘疹结节，伴压痛，可触及的多发的皮下质硬斑块）、白细胞破碎性血管炎、双下肢溃疡或紫癜、寻常型鱼鳞病以及苔藓样糠疹等。

2. **关节炎**　肉芽肿性关节炎是 BS 最常见的表现，2～4 岁出现，见于 90% 以上的病例；约 70% 表现为沼泽状滑膜炎，其余表现为"干性"关节炎，约 40% 的患儿出现典型的肥厚性腱鞘炎。关节表现为对称性多关节炎，大小关节均可受累，手足近端指 / 趾间关节（PIP）、膝、踝和腕关节最常见，掌指关节（MCP）及肘关节少见，髋、脊柱和下颌关节更罕见。受累关节急性期可出现红、热、痛，大关节的关节破坏并不多见，而且多能保持很好的活动性；但是 PIP 关节常在疾病早期即发展为关节挛缩（与骨膜炎的程度不成比例），这种变化被描述为屈曲指，可能是关节发育不良的结果，与 JIA 的炎症性关节炎不同；可有关节周围组织受累，如无痛性腱鞘囊肿及腱鞘炎；腱鞘炎常影响腕部的多数伸肌腱、鹅足、腓骨和胫骨的屈肌腱。

3. **眼部病变**　特征性表现为肉芽肿性前葡萄膜炎或全葡萄膜炎，为严重并发症，见于 60%～80% 的病例；平均出现时间为 48 个月；表现为畏光、疼痛、视物模糊、结膜充血及飞蚊症；多累及双侧，呈慢性复发病程，逐渐进展为中重度视力丧失。累及眼部其他组织还可出现虹膜睫状体炎、伴有炎性物质沉积的带状角膜病以及玻璃体炎；严重病例可累及球后组织出现脉络膜视网膜炎、血管炎、黄斑区水肿伴视网膜玻璃以及视神经炎；50% 的患儿可发生白内障，约 1/3 出现继发性青光眼，其他表现还有虹膜周围粘连、眼内压升高和视神经萎缩。

4. **全身及其他系统损害**　表现多种多样，包括反复发热（p.R334Q/W 或 p.E383K 基因突变者中最多见）。神经系统表现为脑神经病和一过性面瘫；有报告 *G481D* 突变者可发生缺血性脑卒中，同时伴有间质性肺疾患、肾钙化导致的高血压、淋巴结肿大和脾肿大（常需脾切除）。携带 p.R334W 和 p.G464W 致病基因的 BS 患儿可累及大血管致大动脉炎（Takayasu arteritis，TA），出现高血压等临床表现。肾脏受累表现为间质性肾炎、肾钙化和慢性肾衰竭，肾穿刺活检的组织病理表现为肉芽肿性肾炎；携带 *R334Q* 致病基因的 BS 病人同时合并肾肉瘤，其与 BS 本身的关系尚不明确。BS 的心脏受累较少见，可出现充血性心力衰竭（携带 G481D 致病基因）、心包炎（携带 R587C 致病基因），也有左室功能不全和由于支气管肉芽肿导致的肺出血的报告。其他表现还有神经性耳聋；唾液腺炎、肉芽肿性腮腺炎（表现为腮腺肿大）。晚期可形成全身广泛肉芽肿，累及肝、肾、肺、肠道、淋巴结和肺等，导致多器官功能衰竭（见于携带 R334Q/W 致病突变者）。

【实验室检查】

1. **实验室检查**　炎性指标升高。*NOD/CARD15* 基因位点的突变，突变部位均位于其第四外显子上，为编码 NACHT 结构域的基因，其中最常见为 p.R334W，中国人群中报告的突变位点包括 p.R334W、p.R334Q、p.E383Q、p.M513T、p.H669R、p.R587C 等自身免疫和感染相关的实验室检查有助于除外血管炎、JIA、肉芽肿性感染以及其他肉芽肿性疾病。

2. **影像学检查**　X 线多为非侵蚀性改变，即使在疾病的进展期；可见桡骨骨骺的双凹性改变、尺骨远端肥大、舟状骨和半月骨发育不良；同时常见骨量减少和关节周围肿胀，以及 PIP、MCP、桡腕和桡尺关节的关节间隙狭窄；晚期也可见骨侵蚀。滑膜和皮肤活检的组织病理学改变为伴有上皮样多核巨细胞的非干酪样肉芽肿，电镜可见上皮细胞内的"逗号样小体（comma-shaped bodies）"。

【诊断】

BS 和 EOS 的诊断主要是根据起病年龄早（常在 1 岁内）以及三联症的出现或反复发作的特点，如滑膜和皮肤活检病理有典型的组织学改变则可证实诊断。可疑病例应行 *CARD15/NOD2* 基因检测，家族史对诊断家族遗传的病例非常重要。

【鉴别诊断】

1. **JIA**　由于关节炎表现与 JIA 相似应注意鉴别，日本学者神户直智提出如果考虑 JIA

但存在以下疑点应想到 BS 的可能：

（1）考虑 JIA 全身型伴有结节性红斑或多发性丘疹，或存在葡萄膜炎。

（2）RF 阴性的 JIA 多关节型或者 JIA 少关节型存在：①虽然有关节肿胀但关节疼痛不明显；②手 / 足背疼痛和热感不明显；③关节处有 BS 特征性的囊肿；④指间关节屈曲畸形明显但 X 线无明显骨质破坏；⑤有葡萄膜炎但 ANA 阴性；⑥家族中有相同表现的亲属。

（3）有变应性皮炎样皮肤损害但痒感不明显，同时合并关节症状。

（4）病理表现为肉芽肿（即儿童时期起病的结节病）同时合并关节和眼部症状。

2. **儿童结节病** 作为系统性炎症性疾病与 BS 表现相似，以肺门淋巴结肿大为特征性表现，但其发病晚，可通过 *CARD15/NOD2* 基因检测可以除外。

3. **表现为肉芽肿的各种感染** 以结核分枝杆菌感染为最常见，其他病原体包括梅毒螺旋体、真菌和寄生虫等，应仔细寻找病原学证据。

4. **血管炎** 特别是肉芽肿性血管炎，以上呼吸道、肺部和肾脏受累更突出，实验室检查常有抗中性粒细胞胞质抗体（ANCA）阳性。

5. **葡萄膜炎** BS 的眼部受累为肉芽肿性后葡萄膜炎，严重时可发展为全葡萄膜炎，应与其他原因的葡萄膜炎，包括感染和自身免疫性疾病等，应注意 JIA 的眼部受累多为前葡萄膜炎。

6. **其他表现为肉芽肿的疾患** 包括慢性肉芽肿病（CGD）、淋巴瘤样肉芽肿病、异物性肉芽肿等，应根据病史、辅助检查以及基因检查除外。

（三）治疗决策

BS 和 EOS 急性期常需大剂量的糖皮质激素，以后可以小剂量维持；对于复发的病例，常需要同时应用免疫抑制剂，如甲氨蝶呤（MTX）、硫唑嘌呤（AZA）或霉酚酸酯（MMF）；肿瘤坏死因子（TNF）-α 抑制剂联合糖皮质激素和 / 或 MTX 可以明显缓解关节、皮肤、眼睛及全身症状。IL-1β 受体阻滞剂阿那白滞素是否有效尚有争议，但是有卡那白滞素治疗严重葡萄膜炎有效的报道。

（四）常见问题和误区防范

1. BS 典型表现为关节炎、皮疹和葡萄膜炎三联症，但是三者并不是同时出现，前两者多早发，多在 3～4 岁前发病，眼睛损害可于 7～12 岁才出现，在诊断和鉴别诊断时应予注意。

2. BS 患儿多有关节周围组织受累，如无痛性腱鞘囊肿及腱鞘炎；腱鞘炎常影响腕部的多数伸肌腱、鹅足、腓骨和胫骨的屈肌腱。其 PIP 关节常在疾病早期即发展为关节挛缩（与骨膜炎的程度不成比例），这种变化被描述为屈曲指，应注意这种情况与 JIA 的炎症性关节炎不同，可能是关节发育不良的结果。

3. 虽然 BS 的心脏受累较少见，但其可出现充血性心力衰竭、心包炎等，可能为 BS 患儿致死的主要原因，应引起重视，对 BS 患儿应常规进行心脏的相关检查。

（五）热点聚焦

1. NOD2 相关的自身炎症性疾病（NOD2-associated antoinflammatory disease，NAID）：2011 年 Yao 等描述了一种新的与 *CARD15/NOD2* 多态性有关且临床表型与 BS 相似的复杂的自身炎症性疾病，称为 NAID，首先报告的病例为 7 个白种成年人，出现多系统损害，平均发病年龄为 40 岁，无其他自身炎症性疾病的家族史；所有患者均为 *IVS*[+158]*CARD15/NOD2* 突变，个别伴有 p.R702W 突变；最近又有新的变异被发现，包括 p.T189M、p.R703C、

p.L1007fsinsC、p.R709Q 等。主要的临床特征为反复的发热、体重减轻、乏力、以下肢远端关节的肿痛为特点的多关节炎（但无骨质破坏）、常伴有急性期炎症指标的升高。皮肤表现为水肿性红斑、斑丘疹或线状皮疹等，病理为肉芽肿性皮炎，可见大量组织细胞以及多核细胞浸润。

2. BS 的预后：有随访 12.8 年后的资料表明，50% 的 BS 有关节畸形，影响 PIP 形成屈曲指最常见；在关节受累病人中，约 1/3 病人关节功能正常，1/3 病人关节功能轻度受损，1/3 病人关节功能有中～重度的受损。在有眼部受累的病人中，73% 可维持正常视力，有 11% 视力中度受损，16% 的患儿进展到视力丧失。

阿弗他口腔炎、咽炎、淋巴结炎和周期热综合征

（一）疾病概述

阿弗他口腔炎、咽炎、淋巴结炎和周期热综合征（periodic fever, aphthous stomatitis, pharyngitis and adenitis syndrome，PFAPA）为一原因不明的非遗传性疾病，1987 年由 Marshall 等首先报告、提出了诊断标准并创造了缩写词 PFAPA。该病目前尚没有确切的发病率，但是要比遗传性 AIDs 的发病率高，几乎每个儿科医师在行医师涯中均遇到过 PFAPA 患者；该病发病率有人种差异，地中海沿岸、欧洲和美国白种人较多见。PFAPA 发病多在 5 岁以下，临床主要表现为周期性发热，伴有阿弗他口腔炎、颈部淋巴结肿大和咽炎，发作为自限性，其后遗症和死亡率尚不明确。

PFAPA 病因和发病机制尚不清楚，虽然常合并扁桃腺炎但也未发现相关感染如 A 组溶血性链球菌与发病之间的关系；患儿在发作期外周血中可有多种细胞因子的改变，包括 IL-6 升高及 IL-4 和 IL-10 的降低，推测可能在发病中起重要作用。有研究发现 PFAPA 患儿单核细胞释放 IL-1β 增加，而且 20% 存在 *NLRP3* 的变异，提示了炎症相关基因的参与。

（二）诊断与鉴别诊断

【临床表现】

PFAPA 发病年龄为 2～5 岁（平均 3.7～3.8 岁），80% 患儿在 5 岁前发病，55%～71% 为男性。

1. **发热** 为周期性发热，表现为突然出现的高热，体温常波动于 38.9～41.1℃，午后及夜间明显，常伴寒战。62% 的患儿发热前有前驱表现，以乏力最多见，其他还可见全身不适、易激惹等。一般持续 3～6 天（平均 4.5 天 ±1.7 天），发热极少持续 7 天以上；之后骤降至正常；一般发作间期为 2～8 周（平均 4 周）；间歇期患儿健康如常，且生长发育正常。

2. **阿弗他口腔炎** 30%～70% 的 PFAPA 患儿伴有阿弗他口腔炎，表现为颊黏膜及舌表面散在多发的大小不等的溃疡，可有周边红斑，疼痛较轻，不遗留瘢痕。部分患儿可能仅有少量较小的阿弗他溃疡，这些溃疡易被漏诊，因为它们不像 Behçet 病的溃疡那样大或疼痛，也不会留下瘢痕。

3. **淋巴结炎和咽炎** 60%～78% 的患儿有左右对称的非化脓性颈部淋巴结炎。60%～100% 患儿表现为咽喉痛 / 炎；50%～75% 患儿可见渗出性扁桃腺炎；其他表现还有疲倦乏力、头痛和无菌性脑炎等 CNS 症状，呕吐和腹痛、腹泻等消化系统表现，咳嗽等呼吸系统症状以及皮疹、关节痛和血尿等均可出现。

以上临床症状在 3 年内常不完全出现。发生率较高的症状有头痛（73%）和肌痛（63%）；45%～60% 的患者报告存在腹痛；其他还有腹泻、关节痛、咳嗽、鼻卡他和皮疹等；但这些症

状均不是 PFAPA 综合征所特有的。

【实验室检查】

发作期血常规可有中性粒细胞增多、单核细胞增多、嗜酸性粒细胞减少，发作期和间歇期均可见血小板升高；同时有血沉增快、急性炎症反应指标 CRP 和 SAA 升高以及 IFN-γ、IL-1β、IL-6 和 TNF-α 等细胞因子暂时性升高，并可有 IFN-γ 诱导的单核因子（MIG）和蛋白10（IP10）的升高，其中 IL-6 升高可维持较长时间；血清 IgE 和 IgD 均可正常或轻度升高；也有研究发现 80% 的患儿有 PCT 升高，且与其他急性期蛋白正相关。

【诊断】

PFAPA 为一除外性诊断，对所有反复发作的不明原因的发热及扁桃体炎的患儿，特别是发作间期正常且生长发育良好者，均应考虑 PFAPA 可能。另外，在诊断时，PFAPA 的临床表现并不一定同时出现。1999 年，Thomas 等提出了诊断标准：①5 岁以前发病，反复周期性发热；②无上呼吸道感染的表现，同时出现以下表现中至少一项：阿弗他口腔炎、颈部淋巴结肿大和咽炎；③除外周期性中性粒细胞减少症；④发作间期正常；⑤体格及智力发育正常。Padeh 等的诊断标准为：①每月一次的周期性发热，可发生于任何年龄；②阿弗他口腔炎；③颈部淋巴结肿大；④渗出性扁桃体炎，咽拭子培养阴性；⑤发作间期无任何症状；⑥使用单剂剂量的泼尼松治疗后症状迅速缓解。

【鉴别诊断】

1. 上呼吸道感染。PFAPA 常缺少咳嗽流涕等上感症状，以扁桃体炎为主要表现时应行咽拭子培养以除外链球菌感染。

2. 周期性中性粒细胞减少症。一般发作周期为 21 天（14～35 天不等），患者可能发生广泛的皮肤、泌尿道以及口腔黏膜和咽峡部的感染，血常规检查可见中性粒细胞计数减低。

3. 其他周期热综合征。包括 HIDS、FMF、CAPS、TRAPS、幼年特发性关节炎全身型（sJIA）、白塞病以及早发性炎症性肠病等；以上各种周期热综合征的发热持续时间不同：FMF 为 6 小时～3 天，HIDS 为 3～6 天，TRAPS 为>7 天，PFAPA 则为 4～5 天；另外，PFAPA 是一种周期性疾病，每 4 周复发 1 次，而 FMF 的发作总是随机的；而且，在 FMF 中，一般不出现扁桃体炎或淋巴结肿大；糖皮质激素治疗不能中止 FMF 发作；PFAPA 患者可能表现为腹痛和／或肌肉疼痛，而 FMF 患者表现为急腹症和／或关节炎。HIDS 发作时腹痛明显，特别是伴有呕吐（56%）和腹泻（82%），而且一般无阿弗他口腔炎的表现。白塞病除了口腔的表现外还可见生殖器溃疡、葡萄膜炎以及关节炎等全身系统性血管炎的表现。

4. 该病也应与肿瘤性疾病、原发或继发性免疫缺陷以及各种感染包括疟疾、单纯疱疹病毒感染、慢性 EB 病毒感染（CAEBV）、莱姆病等相鉴别。

（三）治疗决策

本病预后良好，主要治疗为针对发热的对症治疗。可用 NSAIDs 减轻发热症状，但是对约 30% 的患者无效。糖皮质激素对 70%～80% 的患儿有效，可以很快控制症状（多在 24 小时内），这也是 PFAPA 的临床特征之一，一般应用一次（1～2mg/kg）即可缓解，多在 2～4 小时内缓解；如在 48～72 小时内未缓解可再应用一次（0.5～1mg/kg）；泼尼松并不能防止再次发作，而且 50% 的患儿在应用后有发热间隔缩短，但是随着治疗时间的延长会逐渐改善。

关于扁桃腺切除的疗效各家报告的结果不一，大部分认为有效；Leong 等进行了 Meta

分析，认为各种疗法的疗效相当，但扁桃体切除为最好的选择；考虑到外科手术的风险，建议扁桃体切除仅用于对药物反应差且严重影响生活质量的 PFAPA 患儿。最近有报告阿那白滞素可很快缓解临床症状；个别研究报告其他治疗无效的成人病例用阿那白滞素（100mg/d）可维持 6 个月以上的缓解；但是 PFAPA 是否需要生物制剂治疗，其应用方案以及不良反应等方面均有待于进一步大样本的临床研究。

不管治疗如何，患儿平均在首次发作后 4.5 年可停止发作，多在 10～12 岁之前自行缓解，而且是不依赖于抗生素、抗炎或免疫抑制治疗的自发缓解。

（四）常见问题和误区防范

1. 周期性和短病程是 PFAPA 发作的特征性表现。在发热发作的间期患儿是健康的，生长发育正常。如果在发热间期有症状或实验室检查异常，或生长发育异常，可排除 PFAPA 的诊断。

2. 由于扁桃体渗出并不总是出现在发病的第 1 天，有时仅出现在第 5～7 天，因此 PFAPA 经常被漏诊或延迟诊断。在这种情况下，推荐每天进行咽部检查，直到发热的最后一天。

3. 本病预后良好，多在 10～12 岁之前自行缓解。主要治疗为针对发热的对症治疗。NSAIDs 无效者可加用糖皮质激素。对药物反应差且严重影响生活质量的 PFAPA 患儿可行扁桃体切除。

（五）热点聚焦

既往认为 PFAPA 为散发性疾病；但是由于近来发现有阳性家族史的 PFAPA 患儿达 13.8%～78%，其中 76% 的发病者为父母或兄弟姐妹，故对其为非遗传相关性疾病提出了质疑。Bens 等的研究表明 *SPAG7* 可能为 PFAPA 的候选基因，但多数研究未找到明确的致病基因，所以目前认为 PFAPA 可能并非单基因遗传病。

TNF 受体相关周期热综合征

（一）疾病概述

TNF 受体相关周期热综合征（TNF receptor-associated periodic fever syndrome，TRAPS，MIM#191190）主要临床表现为反复发热、无菌性浆膜炎、皮疹、关节炎 / 关节痛、肌痛以及结膜炎；因最早病例发现在爱尔兰人家族所以也称为家族性爱尔兰热（familial Hibernian fever），但以后多个人种均有报告，目前认为其发病与人种无关；为伴有不完全外显的常染色体显性遗传病，发病率为百万分之一。

TRAPS 由肿瘤坏死因子（tumor necrosis factor，TNF）受体基因——*TNFRSF1A* 突变导致 TNF 炎症信号增加所致；*TNFRSF1A* 定位于 12p13.3，编码 55kD 的 TNF 受体（TNFR），到 2012 年已报道 109 种突变类型，多位于 *TNFR* 基因外显子 2、3、4 富含半胱氨酸的胞外结构域。

（二）诊断与鉴别诊断

【临床表现】

TRAPS 多有家族史、偶见散发病例。本病首先在爱尔兰发现，以后陆续发现于世界各国，包括日本和中国。大多在 10 岁前发病（平均发病年龄为 4.3 岁），约 10% 发病于 30 岁后。

1. **发热**　表现为长期反复发作，见于所有患儿（100%），常持续 5～14 天或更长时间，发热间隔不确定，典型者为 5～6 周。发病可无明显诱因或轻微诱因促发，如局部损伤、轻度感染、应激、运动或激素水平变化；发病前 2～3 天可有深部肌肉疼痛等前驱症状。

2. **其他表现** 与 FMF 相似，TRAPS 也可伴有无菌性腹膜炎、胸膜炎和关节炎；但是 TRAPS 的特点为发作时可同时伴有离心性肌肉痉挛或者肌痛（80%）和转移性淋巴水肿，并可发生继发性单核细胞性筋膜炎，游走性肌痛和紧绷感为本病突出特征；90% 患儿有腹痛，常呈绞痛，可伴便秘、呕吐、恶心等；88% 的患儿躯干及肢体可出现向远端移行的红斑或荨麻疹样皮疹；疼痛性结膜炎可伴眼眶周围水肿，发生率为 80%；57% 有因无菌性胸膜炎或局部肌痛导致的胸痛；52% 有大关节痛，但少有关节炎；68% 可发生头痛及睾丸痛。其他少见表现有复发性心包炎等，男性患儿可有腹股沟疝；不典型病例仅见周期性结膜炎或局限性肌痛，或仅有周期热。

约 10% 的 TRAPS 发展为淀粉样变，主要累及肾脏，也可累及肝、甲状腺和其他器官。虽然 TRAPS 的临床表现与基因表型没有确切的关系，但是某些影响半胱氨酸残基的突变发生淀粉样变的危险性较高（24%）。

【实验室检查】

发作期的急性炎症反应表现为 ESR 和 CRP 的升高，特别是血沉，发作间歇期可仍然增快；TRAPS 特异性的改变是发作期血清 TNFRI 水平下降（<1μg/L），可持续至发作间期，但其血清水平正常不能否定 TRAPS 的诊断。发作时可有免疫球蛋白增高，特别是血清 IgA 水平增高，IgD 亦可增高，但其浓度低于 100IU/ml。肾脏淀粉样变可致蛋白尿和肾功能不全，尿检可见特异性结晶体。皮肤活检显示表皮和真皮内淋巴细胞和单核细胞浸润，免疫组化显示为 $CD3^+$、$CD4^+$、$CD8^+$、$CD79a^-$ 和 $CD20^-$；可有单核细胞性筋膜炎，此时虽有肌痛但是肌酶正常。基因筛查有助诊断，特别是并发肾脏淀粉样变性病时 TNFRl 难以从肾脏排出，可正常或升高，更需做 *TNFRSF1A* 基因筛查。

【诊断】

周期性发热特别是发热持续时间长且周期不规律，再加上前述的临床特点特别是皮疹、结膜炎和眶周水肿，以及特征性的局限性肌痛则可考虑诊断。常有家族史，检测到 *TNFRSF1A* 基因突变可确定诊断。Aguado-Gil L 等提出的诊断标准见表 2-2-28。

表 2-2-28 TRAPS 诊断标准

复发性炎症综合征
发热
腹痛
肌痛
迁移性红斑疹
眼眶水肿或结膜炎
胸痛
关节痛或单关节滑膜炎
发作持续 5 天以上，间隔 2～9 个月
激素治疗有效但是秋水仙碱无效
常有家族成员发病（并非所有成员）
任何人种均可发病

PRINTO 和国际 AIDs 注册项目（Eurofever Project）也提出了基于循证学的临床分类标准（表 2-2-29）。

表 2-2-29　Eurofever 关于 TRAPS 的临床分类标准

出现表现	得分	不出现表现	得分
眶周水肿	21	呕吐	14
发作时间>6 天	19	阿弗他口腔炎	15
迁移性皮疹	18		
肌痛	6		
亲属受累	7		
		Cut-off≥43	

【鉴别诊断】

TRAPS 的诊断同样为除外性诊断，需除外表现为反复发热的各种感染及肿瘤性疾病。与其他周期性发热疾病的鉴别详见相关章节。

（三）治疗决策

TRAPS 治疗原则是控制发作、预防复发以及减少发生淀粉样变的风险。NSAIDs 可缓解炎症期的症状；短期激素或合用 NSAIDs 可终止炎症发作，常用泼尼松（1mg/kg）每天清晨顿服，发作控制后逐渐减量，疗程 7～10 天，但是激素的作用会随时间而减低，常需要增加剂量才能达到同样的效果；由于秋水仙碱对本病无效所以不主张应用。

可溶性 TNF 拮抗剂依那西普（etanercept）对部分病人有效，一般剂量为每次 0.8mg/kg（最大 50mg），每周一次可获长期缓解，对肾脏淀粉样变性并发症也有改善作用，但效果会随时间逐渐减低。IL-1 阻滞剂对大多数 TRAPS 患儿有效；但基因突变为 T50M 者可能对阿那白滞素无效。由于可能的不良作用，不建议应用抗 TNF 的单抗制剂（尽管也有有效的少量报告）。IL-1 阻滞剂或依那西普可用于减少发作次数以及亚临床症状的发作，并尽可能减少激素用量；IL-1 阻滞剂无效或耐受时可换用依那西普，反之依那西普无效或耐受时也可换用 IL-1 阻滞剂。最近有应用 IL-6 拮抗剂托珠单抗治疗有效的报告，虽然治疗后 IL-1 和 IL-8 水平仍高，但能够控制急性发作并预防复发。

（四）常见问题和误区防范

1. TRAPS 的发热常持续 5～14 天或更长时间，发热间隔也不规律；伴有皮疹、结膜炎和眶周水肿以及特征性的局限性肌痛，以上特点有助于其临床诊断。

2. 本病预后主要取决于肾脏淀粉样变性是否存在，蛋白尿是肾脏淀粉样变性的早期表现，故 TNAPS 患儿应定期随访尿常规；有 10%～25% 的患者发生淀粉样变性，可能与某些 *TNFRSFIA* 突变点或修饰基因有关；由于携带上述突变基因的家族成员虽然没有发热的症状但仍可能发生肾脏淀粉样变，所以对无症状的家族成员也应进行相应的突变基因的筛查。

（五）热点聚焦

1. *TNFR* 突变导致临床表型的机制仍有争论，目前比较公认的是"脱落"（shedding）假说。正常 TNFR 被 TNF-α 激活后同时激活一种位于细胞表面的蛋白酶，使 TNFR 从细胞表面脱落，从而限制 TNF-α 进一步与 TNFR 结合，限制炎症反应；*TNFRSF1A* 基因突变导致可溶性 I 型 TNF 受体（TNFR1）不能从细胞表面脱落，最终导致炎症反应持续。但是有研究发现 TRAPS 患儿血清中的 TNFR（即可溶性 p55）并没有减少，所以还可能存在其他机制；例如 TNFR 的异常导致 TNF 介导的细胞凋亡减少；或者突变的 *TNFR1* 可能导致受体蛋白异常折叠以及在细胞内的转运异常，从而触发未折叠蛋白反应（unfold protein response，UPR）

或者通过增加线粒体源活性氧（mitochondrial-derived reactive oxygen species）的产生而启动细胞内非 TNF 依赖的信号途径。

2. *TNFRSF1A* 基因的某些突变具有很高的外显率，而有些则可见于部分正常人，例如第 92 位氨基酸精氨酸到谷氨酰胺的错义突变（R92Q 突变）在白种人群中的发生率为 2%，其临床表现较轻且不发生淀粉样变，称为 TRAPS 样改变。由于 TNF 信号途径可能参与了多发性硬化的发病，近来也发现了 *TNFR* 基因 R92Q 的突变可能是多发性硬化的危险因素，携带此突变的多发性硬化的病人同时存在 TRAPS 的临床表现，但两者之间的关系尚不清楚。

（宋红梅）

七、固有免疫缺陷病

WHIM 综合征

（一）疾病概述

WHIM 综合征（warts, hypogammaglobulinemia, infections, and myelokathexis syndrome, WHIM syndrome）是一种罕见的原发性免疫缺陷病，1990 年被首次描述，表现为疣、低丙种球蛋白血症、感染、先天性骨髓粒细胞缺乏症的四联症。按国际免疫学会联盟 2017 年原发性免疫缺陷病最新分类，WHIM 综合征属九大类之一的"固有免疫缺陷（defects in intrinsic and innate immunity）"。其发病率目前尚不明确，全球各地如美国、欧洲、日本及我国均有 WHIM 综合征的病例报道，男女均可累及，主要为常染色体显性遗传，但偶见常染色体隐性遗传及散发病例的报道。WHIM 综合征是第一个被发现的由趋化因子受体功能缺陷介导的人类疾病，2003 年首次确认趋化因子受体 4（chemokine receptor 4, CXCR4）基因发生功能获得性突变引起该病。目前发现与 WHIM 综合征相关的 *CXCR4* 基因突变有 R334X、S339fs342X、E343K 和 G335X 等。

【发病机制】

CXCR4 基因定位于 2q21，编码蛋白为 352 个氨基酸组成的 CXCR4，包含 2 个外显子，表达于大部分成熟白细胞亚型及造血祖细胞，具有淋巴细胞趋化特性，作为 HIV 进入人体的共受体被广泛研究。CXCR4 为 G 蛋白偶联受体蛋白超家族的一员，有 7 段跨膜区，一个胞外氨基末端结构域及一个由 45 个氨基酸组成的胞内羧基末端，其 N 端区域与配体结合，胞内区与 G 蛋白偶联，C 端含丝氨酸/苏氨酸，可磷酸化而参与信号转导。CXCR4 的配体 CXCL12，亦称作骨髓基质细胞衍生因子（stromal derived factor, SDF-1），是由骨髓基质细胞及其他相关的间皮细胞和上皮细胞分泌的一种趋化蛋白，在造血干细胞归巢及休眠方面具有重要作用。当 CXCL12 与 CXCR4 结合，信号转导激活异三聚体 Gi 蛋白，进而活化下游效应分子，如 Akt 及细胞外信号调节激酶（extracellular signal-regulated kinases, Erk）1/2，通过钙离子流动触发黏附与细胞迁移。这一系列过程受负反馈调节，G 蛋白偶联受体激酶及蛋白激酶 C 介导 CXCR4 胞内羧基末端磷酸化，从而募集 β-arrestin、阻止更多的 G 蛋白活化，进而导致受体内化和泛素化。

对中性粒细胞的影响：*CXCR4* 突变集中于 CXCR4 蛋白羧基末端，迄今为主，所有报道的突变为无义突变或小缺失导致蛋白截断或移码，常见的 3 个突变位点是 *R334X、S338X、S339fs342X*，其中以第一种突变为最常见。*CXCR4* 突变使其编码蛋白活性增强，致使成熟中性粒细胞从骨髓释放延迟，外周血白细胞减少，而存留在骨髓的成熟白细胞则会进一步凋亡，因此患者表现出骨髓中性粒细胞滞留的现象。发病机制中尚有一些不明确之处，一方面研究发现不同的突变并非基因型 - 表现型相关,相同的突变在临床表现上亦存在差异,修饰基因可能在其中起到一定作用;另一方面,有一些 WHIM 综合征患者并未发现 CXCR4 突变。个别 WHIM 综合征患者其 G 蛋白偶联受体激酶 GRK3(CXCR4 信号的负性调节分子)蛋白及 mRNA 水平均降低,而其对 SDF1 的高功能反应可通过基因转移介导的 GRK3 过度表达而纠正,提示 GRK3 磷酸缺陷介导的 CXCR3 下调是该患者 WHIM 综合征的病因。此外,Rac-2 信号通路可能也与其发病机制相关。

对淋巴细胞的影响:*CXCR4* 基因杂合突变($CXCR^{+/1013}$)小鼠白细胞水平全面降低,且具有复杂的组织学表型。T 淋巴细胞和 B 淋巴细胞增殖似乎受到抑制,B 淋巴细胞前体细胞减少而凋亡并没有增加,且骨髓中成熟 B 细胞正常,提示淋巴细胞转运存在缺陷。研究认为循环池记忆 B 细胞数量减少,可能与 B 细胞从生发中心微环境转运出骨髓的途径遭破坏,以致 B 细胞同型转化的能力受损和 B 细胞成熟障碍有关。此外,基因突变小鼠胸腺缺乏 T 细胞。次级免疫器官如脾脏和淋巴结的架构存在异常,其 B 淋巴滤泡减少,而淋巴结中 T 细胞正常或增加,脾脏中初始 B 细胞减少。

对 HPV 易感原因:近期研究发现,浆细胞样树突状细胞(pDCs)可能通过分泌抗病毒细胞因子干扰素 α(IFN-α)而保护机体免受 HPV 感染。而研究发现在 WHIM 综合征患者,发现其髓样及浆细胞样树突状细胞均明显降低,更为重要的是,HSV-1 刺激后其 pDCs 分泌 IFN-α 降低;WHIM 综合征患者疣部位病理检查发现没有 pDCs 浸润,也不表达抗病毒蛋白 MxA(通常由于 IFN-α 分泌所致),提示 WHIM 综合征患者 pDCs 不能迁移到皮肤从而抵抗 HPV 感染。

(二)诊断与鉴别诊断

【临床表现】

1. **疣** 疣是 WHIM 综合征患者常见的临床表现,主要为 HPV 感染引起,也有水痘 - 带状疱疹病毒及单纯疱疹病毒感染的报道。多表现为四肢的多发性寻常疣,在女性患者也可表现为尖锐湿疣、宫颈乳头状瘤进而出现癌前病变或浸润性癌。

2. **感染** 尽管 WHIM 综合征患者外周血中性粒细胞及部分淋巴细胞减少,但机体在应对急性感染时,仍有滞留的中性粒细胞从骨髓释放出来,因此相对于其他原发性免疫缺陷病而言,很少出现严重的细菌感染,感染并发症相对少见。相当一部分患者直至成年期才得以诊断,继发于感染死亡的病例亦较罕见。大部分患者自儿童期开始出现反复细菌感染,常发生于呼吸道、口腔、鼻窦、耳部、皮肤及软组织,感染病原包括流感嗜血杆菌、肺炎链球菌、肺炎克雷伯杆菌、金黄色葡萄球菌、奇异变形杆菌等;多数为轻症感染,但可出现一些并发症。例如流感嗜血杆菌、金黄色葡萄球菌、奇异变形杆菌等引起慢性反复呼吸道感染可造成支气管扩张症。婴儿期出现反复中耳炎则有可能导致听力受损及语言发育迟缓。此外,也有一些严重感染病例的报道,如深部软组织的感染、脑膜炎,鸟分枝杆菌引起的致死性感染。亦有少数恶性病例的报道,如淋巴瘤及 EB 病毒相关的噬血细胞综合征。

3. **其他** 与许多原发性免疫缺陷病不同,WHIM 综合征很少出现自身免疫病和恶性肿瘤,仅有少量 B 淋巴细胞瘤、EB 病毒相关性淋巴增殖性疾病和皮肤 T 细胞淋巴瘤的报道。其他已报道的系统性表现有复杂性先天性心脏病、甲状腺功能减退、胰岛素依赖性糖尿病、特发性精神发育迟滞等。

【实验室检查】

1. **血细胞** 白细胞减少症是最主要的特征。外周血中性粒细胞数量显著降低,中性粒细胞绝对值通常小于 1 000/mm³，但其吞噬功能、趋化性及细菌杀伤能力正常。值得注意的是，在感染、糖皮质激素、压力或生长因子的影响下，中性粒细胞可能会有短暂升高。

2. **骨髓检查** WHIM 综合征患者骨髓形态在光镜下表现为增生性骨髓象，以成熟髓系细胞增多为主，粒细胞核右移，提示白细胞生成过程基本正常；中性粒细胞可见胞质空泡、多叶核；电镜下可以观察到细胞的胞质出泡及核裂解。这种骨髓中中性粒细胞异常滞留的现象被命名为"myelokathexis 先天性骨髓粒细胞缺乏症"，目前认为这是细胞处于凋亡过程中的表现。部分病例嗜酸性粒细胞及嗜碱性粒细胞比例增高，淋巴细胞、单核细胞或嗜碱性粒细胞未发现有形态异常。骨髓活检显示增生活跃及粒细胞生成增加，与患者外周血粒细胞缺乏的状态不一致，提示细胞由骨髓释放入外周血的异常，可能是由趋化因子 CXCR4 介导的细胞运输和归巢异常所致。CXCR4 活性增强使成熟中性粒细胞从骨髓释放延迟，导致外周血粒细胞减少和成熟粒细胞存留在骨髓而凋亡。其骨髓所表现的骨髓粒细胞缺乏症可能与其他情况，如骨髓增生异常综合征、肿瘤综合征及其他先天性中性粒细胞减少症混淆。

3. **免疫功能** 淋巴细胞方面，B 细胞通常减少，CD27⁺ 记忆 B 细胞明显降低；自然杀伤细胞正常或在淋巴细胞分类中比例相对升高，单核细胞数量通常下降，但其细胞毒活性增加。淋巴细胞对于 B 和 T 细胞丝裂原增殖反应受损。低丙种球蛋白血症是本病显著特点之一。免疫球蛋白通常呈轻～中度下降，在一些病例中也可正常，下降以 IgG 为主，亦可累及 IgA 和 / 或 IgM。值得注意的是，患者接种疫苗后可获得正常滴度的保护性抗体以对抗肺炎链球菌、白喉、破伤风、风疹及乙肝病毒感染，提示其体液免疫并未完全受损；但一年或数年后这些保护性抗体并不能在 WHIM 综合征患者体内被检测到；提示 WHIM 综合征患者有产生特异性抗体的能力，但不能长期维持。

4. *CXCR4* **基因序列检测** 为确诊依据。目前报道的 *CXCR4* 突变集中于 CXCR4 蛋白胞内羧基末端，常见突变位点包括 R334X、S338X、S339fs342X、G336X、S341fs25X、E343X。研究发现不同的突变并非基因型 - 表现型相关，相同的突变在临床表现上亦存在差异，修饰基因可能在其中起到一定作用。此外，部分 WHIM 综合征患者并无 *CXCR4* 基因突变，可能为 CXCR4 信号通路上其他基因突变导致 CXCR4 功能增强所致，如 *GRK3* 基因。

【诊断】

中性粒细胞减少合并低丙种球蛋白血症或淋巴细胞减少的患者都需要考虑 WHIM 综合征的可能。年幼患者临床表现较隐匿，可能仅表现为疣或无明显症状；采集家族史对疾病诊断有一定意义，但尚需考虑到散发病例的可能。骨髓检查见到"骨髓粒细胞缺乏症"表现有助于疾病诊断。*CXCR4* 基因测序发现突变为诊断金标准。

本病目前尚无国内诊断标准，欧洲免疫缺陷学会 2006 年发表的诊断标准如下：

1. **确定** 男性或女性，慢性中性粒细胞减少（外周血中性粒细胞绝对计数小于 $0.5×10^9$/L），骨髓细胞学检查示先天性骨髓粒细胞缺乏症（骨髓中衰老中性粒细胞滞留），具备以下 1 项：

（1）*CXCR4* 内羧基末端突变。

（2）*CXCR4* 功能获得性突变。

2. **可能** 男性或女性，慢性中性粒细胞减少（外周血中性粒细胞绝对计数小于 $0.5×10^9$/L），骨髓细胞学检查示先天性骨髓粒细胞缺乏症（骨髓中衰老中性粒细胞滞留），具备以下 2 项：

（1）慢性或复发性疣。

（2）慢性淋巴细胞减少：外周血淋巴细胞绝对计数小于 $1.5×10^9$/L。

（3）血清 IgG 降低或正常。

（4）父母之一有中性粒细胞减少及疣。

3. **疑似**　男性或女性，慢性中性粒细胞减少（外周血中性粒细胞绝对计数小于 $0.5×10^9/L$），骨髓细胞学检查示先天性骨髓粒细胞缺乏症（骨髓中衰老中性粒细胞滞留）。

总之，WHIM 综合征是一种常染色体显性遗传，以中性粒细胞减少、骨髓粒细胞缺乏为典型表现的疾病。绝大部分患者 3 岁前出现反复感染。疣通常在 5 岁后出现，对疱疹病毒易感性明显增加。淋巴细胞减少为常见表现，部分患者 B 淋巴细胞明显降低。部分患者有低丙种球蛋白血症表现，但血清免疫球蛋白水平与 B 细胞数量并无相关性。绝大部分患者感染时中性粒细胞数量正常。以下为疑诊 WHIM 综合征患者诊断流程图：

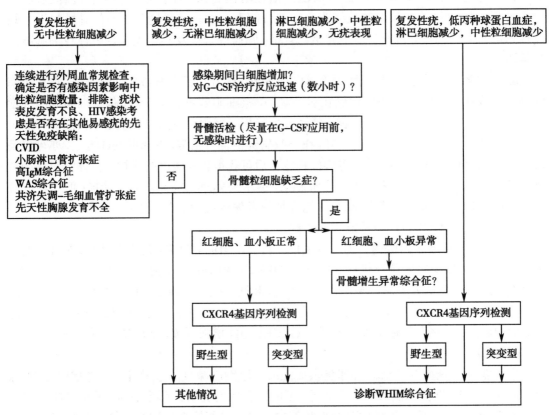

图 2-2-4　疑诊 WHIM 综合征患者诊断流程图

（摘自 Diaz GA，Gulino AV. WHIM syndrome：a defect in CXCR4 signaling. Curr Allergy Asthma Rep，2005，5：350-355.）

【鉴别诊断】

WHIM 综合征的骨髓表现需与骨髓增生异常综合征、副肿瘤综合征等相鉴别。此外，需鉴别其他造成先天性粒细胞减少的综合征，如 Kostmann 综合征、SDS 综合征等。

1. **Kostmann 综合征**　该病以反复感染为主要表现，多在生后 1 个月内发病，感染较严重，多伴有骨质疏松、发育迟缓和癫痫等，骨髓形态显示粒细胞成熟障碍，停滞于中晚幼粒细胞阶段，常见 *HAX1* 基因突变。

2. **SDS 综合征**　通常在婴儿期起病，血液系统表现为不同程度的三系减少，持续或间歇性粒细胞减少症几乎见于所有儿童病例,此外伴有胰腺外分泌功能不全及骨病表现,90%患者在1岁内出现脂肪泻,10%患者出现骨龄落后,还可有干骺端增宽、胸廓异常等其他骨病表现,绝大部分患者有 *SDBS* 基因突变。

(三)治疗决策

【治疗】

WHIM 综合征患者的预后一定程度上取决于早期识别、诊断该病,及早介入治疗,减少细菌感染及 HPV 感染。

1. **一般对症治疗** 本病目前多采用积极控制感染和对症支持治疗。注射粒细胞集落刺激因子(G-CSF)或粒单核细胞集落刺激因子(GM-CSF)可有效增加及维持外周血中性粒细胞数量。相关研究认为 G-CSF 可通过诱导中性粒细胞弹性蛋白酶使 SDF-1 失活,进而减少 SDF1/CXCR4 轴的活性,阻止白细胞在骨髓中滞留,增加成熟中性粒细胞从骨髓释放进入外周血;GM-CSF 可能通过增加 IL-1 和肿瘤坏死因子α或通过其他机制而对于 G-CSF 无反应性的 WHIM 综合征患者具有优越性。理论上 G-CSF 的起始剂量为 3ug/(kg·d),皮下注射,在药物最低谷浓度时维持外周血中性细胞数量在 $1.5×10^9$/L 及以上。WHIM 综合征患者存在低丙种球蛋白血症,规律静脉注射免疫球蛋白有助于减少感染,大幅度延长患者生存期及提高患者生活质量。

2. **靶向治疗** 普乐沙福(plerixafor)是一种 CXCR4 的小分子拮抗剂,已被美国 FDA批准用于非霍奇金淋巴瘤或多发性骨髓瘤患者自体干细胞移植中造血干细胞动员。因该药可促进中性粒细胞从骨髓释放且可弱化 *CXCR4* 突变的影响,故被认为是 WHIM 综合征目前最佳治疗方案。在普乐沙福治疗 WHIM 综合征的Ⅰ期临床试验中,3例成年患者接受 0.01~0.02mg/kg,每天2次,皮下注射,持续6个月的治疗。其外周血白细胞数量持续稳定增加,感染减少,联合咪喹莫特治疗疣表现亦明显改善;但免疫球蛋白水平及特异性疫苗应答并未恢复正常,无药物相关副作用发生。其他 CXCR4 中和小分子,如 Chlacone-4,在抑制 CXCR4 配体 SDF-1 方面具有一定作用,但尚在实验中。此外,亦有 WHIM 综合征患者脐带血干细胞移植成功的报道。

【预防】

预防性使用抗生素被专家共识所推荐,复方磺胺甲噁唑被建议用于预防葡萄球菌等荚膜菌感染,头孢类抗生素亦可选用。由于 HPV 感染存在导致疾病恶变的风险,HPV 疫苗亦有应用报道,一名12岁 WHIM 综合征女性患者接受加德西(gardasil)注射后产生 HPV 特异性抗体及细胞免疫应答;其他两例患者分别在3岁及5岁接受了疫苗注射,分别随访至6.7岁及8.6岁时没有疣表现。但其他 HPV 疫苗如 Cervarix 的应用尚缺乏相关临床报道。总之,HPV 疫苗的应用有待于进一步评估。此外,由于该病绝大部分为常染色体显性遗传,对于携带者再次生育者必须进行产前诊断以避免缺陷儿出生。产前诊断的方法为基于 DNA测序的羊水细胞分析。

(四)常见问题和误区防范

1. 反复发生的细菌感染合并顽固性疣是包括 WHIM 综合征在内的一些原发性免疫缺陷病的表现,但并不是 WHIM 综合征的特征性征象。当初步免疫功能筛查提示中性粒细胞减少、淋巴细胞减少、低丙种球蛋白血症时,应高度怀疑 WHIM 综合征,并进一步进行骨髓检查。若骨髓检查为骨髓细胞缺乏征象,应进行 *CXCR4* 基因测序。G-CSF 不仅具有治疗作用,而且低剂量注射后数小时内粒细胞水平上升可进一步支持 WHIM 综合征的诊断。部分患者符合 WHIM 综合征的所有临床表现，但 CXCR4 基因未发现突变，提示 WHIM 综合征亦可由其他基因突变所致。但即便是没有发现 CXCR4 突变，临床表现及实验室检查符合 WHIM 诊断标准的患者亦应进行相应治疗。

2. WHIM 综合征的诊断存在难度的另一原因是部分患者可能仅表现出少数症状，尤其是在年幼患者，可能并没有疣。亦有部分患者，具有严重而广泛的疣表现，但没有 WHIM 综合征的其他临床特征。

（五）热点聚焦

普乐沙福（plerixafor）是一种 CXCR4 的小分子拮抗剂，已被美国 FDA 批准用于非霍奇金淋巴瘤或多发性骨髓瘤患者自体干细胞移植中造血干细胞动员。相关临床试验表明，普乐沙福可有效动员 WHIM 综合征患者骨髓中的白细胞，增加外周淋巴细胞、单核细胞及中性粒细胞的绝对计数，并可降低患者出现细菌感染及 HPV 感染的风险。

此外，2015 年 2 月，McDermott 等观察到在 1 例患 WHIM 综合征但自愈的患者身上发生了染色体碎裂现象，使该患者造血干细胞中 2 号染色体上的致病等位基因 *CXCR4^{R334X}* 及其他 163 个基因发生重构，建立了新的髓系细胞系。在小鼠的骨髓移植试验中，CXCR4 单倍体供体的骨髓与野生型供体或 WHIM 综合征模型鼠供体相比，可提供长期而确定的植入优势。这一发现提示在造血干细胞中应用部分失活的 CXCR4 可能成为一种有效策略，为 WHIM 综合征的治疗带来新的思路。

（唐文静　赵晓东）

MyD88 缺陷症

（一）疾病概述

MyD88 缺陷症（MyD88 deficiency）是一种严重的常染色体隐性遗传疾病，临床以易发生威胁生命的、反复性的化脓性细菌感染为特征，患者很少发生病毒、寄生虫或真菌感染。MyD88 缺陷症在 2008 年首次被报道，迄今全球发现了不足三十名患者，分布在十余个家系，该病大多数呈家族性分布，只有 1 例散发患者报道。目前报道患者多数为高加索人，主要分布于北美洲、欧洲等，尚无黄种人或我国病例报道。

MyD88 被称为髓样分化因子，主要在多种非髓样组织中表达，如肾、肝、脾、肌肉组织等，其基因主要在免疫细胞中表达，如单核细胞，胸腺细胞，T、B 细胞等。MyD88 是大多数 Toll 样受体（Toll-like receptor，TLR）和白细胞介素 -1 受体（IL-1 receptor，IL-1R）的关键下调因子。MyD88 缺陷症不仅选择性损伤 TLR 和 IL-1R 介导的信号途径导致患者的天然免疫受损，更通过调控细胞因子的分泌影响其适应性免疫应答。

【发病机制】

MyD88 基因定位于 3p22-p21.3，包含 5 个外显子，编码 296 个氨基酸，组成 33kD 的 MyD88 蛋白。MyD88 相对分子质量为 $3.5×10^4$ Da，本质是一种胞质可溶性蛋白，结构上有 3 个功能区域：N 端的死亡区（death domain，DD）、中间区域及 C 端的 Toll- 白介素受体区。死亡区约有 90 个氨基酸，负责招募下游具有死亡结构域的信号分子进入下游信号转导，可以介导有 DD 序列的蛋白质之间的相互作用，但现在还没有发现其介导细胞凋亡作用。中间区域目前功能尚不明确，但发现在缺乏中间区域的 MyD88 剪切体中，其既不能引起 IRAK4 的磷酸化，也不能激活 NF-κB。Toll- 白介素受体（TIR）区约有 130 个氨基酸，在功能上和 Toll 样受体和白介素 -1 受体相似，是其信号通路中的一个关键接头分子，通过募

集连接蛋白来传递信号在传递上游信息和疾病发生发展中具有重要的作用。目前的研究热点也在 TIR 区域,它与膜受体的 TIR 结构域作用,向下游传递信号。MyD88 的膜受体主要包括 IL-1R 家族和 TLR 家族。IL-1R 家族主要包括 IL-1RII、IL-1R1、IL-18Rα、IL-33Rα、TIGIRR-2、IL-1Rrp2、IL-1RAcP、IL-18Rβ、TIR8 及 SIGIRR 等 10 个受体,主要影响 IL-1β、IL-18 及 IL-33 等细胞因子。TLR 家族不仅是固有免疫系统识别病原相关分子模式(PAMP)的主要受体,同时由其启动的信号通路还能调控适应性免疫应答。其中 TLRs 中,TLR5、TLR7、TLR8、TLR9 及 TLR11 直接与 MyD88 作用,而 TLR1、TLR2、TLR4 及 TLR6 则通过相关配体与 MyD88 作用,向下游传递信号。总之,除 TLR3 以外,所有的 TLR 接头部分都要招募 MyD88。

细胞中大部分 MyD88 以一种非活性形式存在于细胞骨架中。经过配体刺激,肌动蛋白重排,MyD88 被释放至细胞质中,并聚集至 TIR 处,通过 DD 结构域募集到 IL-1R 相关激酶 4(IRAK4)。同时,IRAK-4 发挥激酶作用使 IRAK-1 磷酸化,高磷酸化的 IRAK-1 与 MyD88 解离,进入胞质募集可溶性的信号分子肿瘤坏死因子受体相关因子 6(TRAF6),导致两个不同信号途径的激活:①通过激活 MAPK 信号通路,从而活化 AP-1 转录因子途径,诱导炎症细胞因子如 IL-1、IL-6、IL-8、IL-12、TNF-α、IFN-λ 炎性细胞因子的合成;②激活 TAK1/TAB 复合物,增强 IKK 复合物活性,进一步诱导 I-κB 的磷酸化及后续的降解,最终导致转录因子 NF-κB 的激活,从而完成信号向下游的传递。

(二)诊断与鉴别诊断

【临床表现】

MyD88 缺陷症的患者仅对少数化脓性细菌(特别是革兰氏阳性菌)易感,对常见的细菌、病毒、真菌、寄生虫抵抗力正常。感染初期,患者很少出现发热,但在感染后期,随着炎症指标的不断上升,发热也较常见。患者尤其在婴儿期容易发生的威胁生命的侵袭性细菌感染。目前报道,45% 患者出现脑膜炎感染,50% 患者出现败血症,14% 患者出现关节炎,9% 患者出现骨髓炎,14% 患者出现深部组织器官脓肿。病原菌主要是肺炎链球菌(41%)、金黄色葡萄球菌(20%)、铜绿假单胞菌(16%)。大多数发生侵袭性细菌感染的患者首次发病年龄小于 2 岁,且 1 岁以内为其导致死亡的高发年龄,据报道 4 岁以内因发生侵袭性细菌感染而死亡的患者比例约为 41%。侵袭性细菌感染的症状会随着年龄增加而缓解,目前尚无青春期以后仍发生类似感染的报道。

此外,MyD88 缺陷症的患者还容易发生局限于皮肤和上呼吸道的非侵袭性的细菌感染。14% 的患者发生反复发作的皮肤感染(疖疮、毛囊炎、蜂窝组织炎),23% 患者发生淋巴结炎,14% 的患者发生耳鼻喉部感染(耳炎、鼻窦炎、扁桃体脓肿、坏死性会厌炎、咽炎)。病原菌主要为金葡菌和铜绿假单胞菌。大多数该病患者可发生非侵入性细菌感染,约 50% 的患者首次发生非侵袭性细菌感染的年龄小于 2 岁。不同于侵袭性细菌感染,部分甚至已进入青春期的患者也可能长期遭受如皮肤感染、鼻窦炎等非侵袭性细菌感染。

值得一提的是,只有 14% 患者发生肺炎,目前还没有发生慢性肺部疾病的病例报道。患者新生儿期可出现脐炎及脐带脱落延迟的表现(表 2-2-30)。

【实验室检查】

1. **血常规**　大多数患者 CRP、白细胞总数、中性粒细胞数均出现下降,但是在持续感染的情况下可以升高。

2. **免疫学检查**　患者的 T、NK 细胞数目正常,T 细胞主要亚群及增殖功能正常。但患者可出现以下几个免疫功能异常：①患者可出现 IgM⁺IgD⁺CD27⁺B 细胞数量的明显下降。②约 2/3 的患者出现 IgE 水平增高，约 1/3 患者出现 IgG4 增高。但患者均无哮喘、湿疹等表现。③患者血清中细胞因子 IL-6 明显下降。④患者 B 细胞功能可出现亚临床异常，如部分抗体反应受损。⑤患者对大多数 TLR 和 IL-1R 受体激动剂激活实验无效（TLR3 除外）。⑥患者中性粒细胞激活的标志：CD62L 表达减少。

3. *MyD88* 基因分析　为确诊的依据。目前报道，大多数患者为 *MyD88* 基因的纯合突变，一例为复合杂合突变。目前发现的基因突变位置主要位于 *MyD88* 基因的 DD 区及 TIR 区域，尚无中间区域突变报道。

【诊断与鉴别诊断】

诊断　本病主要依据临床表现及基因检查确诊，应注意和其他种类的原发性免疫缺陷病进行鉴别。

鉴别诊断

1. IRAK4 缺陷症　IRAK 是一类在炎症细胞因子 IL-1 诱导下能与 IL-1R 结合的丝氨酸 / 苏氨酸激酶，可分为 IRAK-1、IRAK-2、IRAK-M 和 IRAK-4。IRAK-4 有激酶活性，对 TLR4-MyD88 信号通路起负向调控作用。该病患者和 MyD88 缺陷症患者临床表现有诸多类似点，应重点和该病进行鉴别。

表 2-2-30　总结分析目前报道患者临床表现差异

	IRAK4 缺陷症 （共 52 名患者）	MyD88 缺陷症 （共 22 名患者）
脑膜炎	65%	45%
败血症	37%	50%
关节炎	27%	14%
骨髓炎	13%	9%
深部组织器官脓肿	29%	14%
淋巴结炎	29%	23%
皮肤感染	44%	14%
肺炎	21%	14%
耳鼻喉部感染	33%	14%

2. 应排除其他原发性免疫缺陷病，如高 IgE 综合征（HIES）、X- 连锁的无丙种球蛋白血症（XLA）、白细胞黏附分子缺陷 I 型（LADI）、C3 补体缺陷、先天性的无脾症等。HIES 患儿容易有金葡菌感染，同时 IgE 水平增高，应注意鉴别。*LADI* 及 *Rac2* 突变的患者，虽然有脐炎及脐带脱落延迟的表现，但是中性粒细胞水平增高，且感染部位无脓形成；绝大多数 T/B 细胞缺陷的疾病、C3 补体缺陷、先天性的无脾症等患者也易发生反复的肺炎链球菌侵袭性的感染，但是对金葡菌和铜绿假单胞菌不易感。

（三）治疗决策

MyD88 缺陷患儿在婴幼儿期预后不佳，但随着年龄的增长，患儿临床表现和预后均明显改善，青春期以后的患儿均未见侵袭性细菌感染报道，这提示了适应性免疫的补偿作用。因此，婴幼儿时期疾病的治疗比较重要，推荐加强疫苗接种、口服抗生素预防感染和 IVIG 联合应用。

1. **疫苗接种** 推荐至少接种肺炎链球菌、流感嗜血杆菌及脑膜炎双球菌疫苗。

2. **预防感染** 推荐患者终生应用复方新诺明＋青霉素类（或同等效力药物）来预防感染。定期的 IVIG 输注推荐应用到至少 10 岁。

（四）常见问题和误区防范

该病尚无我国病例报道，不除外其种属特异性可能。但与欧美国家相比，我们国家对 PID 的诊断年龄相对较晚，与医务人员对该病认识不足有关，需进一步推动对该病的教育工作。

（五）热点聚焦

1. **MyD88 与肿瘤** 近来发现，炎症的调节因子与癌症病灶的转移有关。有研究认为 NF-κB 的激活作为炎症的关键介导因素在肿瘤的调节中起到了关键的作用。而 MyD88 是 NF-κB 激活途径中的一个关键接头分子。有报道认为癌症的核心集团细胞分子特征之一就是具有 MyD88 的阳性表达，在多组动物癌症模型中研究发现，MyD88 缺陷模型的癌症发生率明显低于 MyD88 阳性组。也有研究报道 MyD88 信号具有抗肿瘤活性，有研究将 MyD88 基因敲除的人结肠癌细胞与对照组同时皮下移植到裸鼠中，发现 MyD88 表达缺失会大大地促进肿瘤的生长，并且抑制肿瘤坏死。

2. **MyD88 与自身免疫性疾病** TLR/MyD88 信号在自身免疫性疾病如系统性红斑狼疮、类风湿性关节炎等的发病过程中起重要作用，故 MyD88 及其信号通路有望成为药物作用研究的新靶点。

（杨 曦 赵晓东）

慢性皮肤黏膜念珠菌病

（一）概述

慢性皮肤黏膜念珠菌症（chronic mucocutaneous candidiasis，CMC）是一组以反复、持续性皮肤黏膜真菌感染，主要是白念珠菌感染为特征的临床综合征，最常好发部位为指甲、皮肤、口腔以及生殖器黏膜。2015 年国际免疫联盟协会（The International Union of Immunological Societies，IUIS）发布的原发免疫缺陷病（primary immunodeficiency diseases，PID）分类中将 CMC 归于第六大类固有免疫缺陷病。CMC 是遗传性或获得性 T 细胞免疫缺陷病人的一种感染表型，有学者根据其发病机制将 CMC 分为原发性和继发性 CMC。继发性 CMC 通常是由局部和／或全身性免疫抑制导致感染（特别是艾滋病，其真菌感染常成为起病症状），在糖尿病和长期使用免疫抑制剂的病人中也可发生。另外，长期使用抗生素所致微环境平衡紊乱，菌群失调，也可以导致继发性真菌感染。原发性 CMC 中，亦有学者根据其临床表现及所累及的突变基因将 CMC 分为三类，分别是有 T 细胞免疫缺陷的原发免疫缺陷病、综合征型 CMC 和慢性皮肤黏膜念珠菌病（chronic mucocutaneous candidiasis disease，CMCD）。第一类有 T 细胞免疫缺陷的原发免疫缺陷病，包括了严重联合免疫缺陷病和联合免疫缺陷病；第二类综合征型 CMC 是指 CMC 作为其一种主要的或唯一的感染表型，还会联合有其他临床表现和感染表型的疾病（表 2-2-31），其发病机制主要与受损的 IL-17 免疫力有关（图 2-2-5）。目前已知的综合征型 CMC 包含常染色体显性遗传（autosomal-dominant，AD）的高 IgE 综合征（hyper IgE syndrome，HIES），常染色体隐性（autosomal-recessive，AR）自身免疫多腺体念珠菌感染外胚层发育不良综合征（autoimmunepolyendocrinopathy-candidiasis-ectodermal dystrophy，APECED），AR 细胞内接头分子 9(caspase recruitment domain-containing protein 9,CARD9),以及 IL-12 受体 β1(IL-12receptor β1,IL-12Rβ1)缺陷、IL-12p40 缺陷和视黄酸相关孤儿受体 γT(retinoic acid-related orphan receptor γT,RORγT)缺陷。CMCD 最初的定义是指没有其他显著临床表现的典型 CMC 病人;然而,该定义不严谨,有些 CMCD 病人也有其他感染疾病(如金黄色葡萄球菌感染)和临床表现。因此,CMCD 现在被用指那些以 CMC 为主要表现,其病因学既不是已知可以引起严重联合免疫缺陷或联合免疫缺陷的基因,又不是那些综合征型 CMC 的基因的疾病。目前已知的 CMCD 有 5 种,分别是 AD IL-17F 缺陷、AR IL-17RA 缺陷、AR IL-17RC 缺陷、AR ACT1 缺陷和 AD 信号转导与转录活化因子 1(signal transducer and activator of transcription 1,STAT1)功能获得性(gain-of-function,GOF)缺陷。其中前 4 种病人突变的基因均直接参与了 IL-17 信号(表 2-2-31),而 AD STAT1-GOF 涵盖了超过半数的 CMCD,是最主要的 CMCD。由于 2015 年 IUIS 的 PID 分类中 CMC 即指本分类中的 CMCD,而第一、二类 CMC 被划分在其他 PID 类别中,并在本书的其他相应章节仔细描述,故本节将重点阐述 CMCD。

【发病机制】

众多临床研究表明 T 细胞免疫在宿主防范表面真菌感染时起着重要作用。近来的研究发现 TH17 细胞与其他表达 RORγT 的细胞都可以产生 IL-17,并且在老鼠和人宿主防御黏膜和皮肤的念珠菌感染中起着关键作用。目前研究相对清楚的分子免疫遗传学机制是 IL-17 分泌受累或产生抗 IL-17 的抗体。

表 2-2-31 综合征型 CMC 和 CMCD 的临床和免疫表型、分子缺陷和基因病因学

疾病	CMC 发生率	其他感染病原	其他症状	免疫表型	基因	遗传方式
综合征型 CMC						
HIES	85%	葡萄球菌,曲霉菌	湿疹,脊柱侧弯,肺大疱,关节过伸,异常面部特征,乳牙保留	血清 IgE 增高,嗜酸性粒细胞增多,产生 IL-17 的 T 细胞减少	*STAT3*	AD
APECED	70%~98%		外胚层发育不良,甲状旁腺和肾上腺的自身免疫性疾病,脱发	针对 IL-17A、IL-17F 和 / 或 IL-22 的自身中和抗体	*AIRE*	AR
CARD9 缺陷	35%~86%	侵袭性真菌感染,深部真菌病		产生 IL-17 的 T 细胞减少,中性粒细胞杀死白念珠菌功能受损	*CARD9*	AR
IL-12Rβ1 和 IL-12p40 缺陷	6%~25%	分枝杆菌,沙门菌		产生 IL-17 的 T 细胞减少,IL-12 信号受损	*IL12RB1*,*IL12B*	AR
RORγT 缺陷	6/7(86%)	分枝杆菌	外周淋巴结缺如,胸腺发育不良	MAIT 和 Ⅰ 型 NKT 缺乏,产生 IL-17 的 T 细胞缺陷,抗原特异性 IFN-γ 的产生受损	*RORC*	AR

续表

疾病	CMC 发生率	其他感染病原	其他症状	免疫表型	基因	遗传方式
CMCD						
IL-17RA 缺陷	3/3（100%）	葡萄球菌	毛囊炎	对 IL-17A、IL-17E 和 IL-17F 无反应	*IL17RA*	AR
IL-17RC 缺陷	3/3（100%）			对 IL-17A 和 IL-17F 无反应	*IL17RC*	AR
IL-17F 缺陷	5/7（70%）		毛囊炎	IL-17F 和 IL-17A/F 功能受损	*IL17F*	AD
ACT1 缺陷	2/2（100%）	葡萄球菌	眼睑炎、毛囊炎、巨舌	对 IL-17A、IL-17E 和 IL-17F 无反应	*TRAF3IP2*	AR
STAT1 GOF	98%	细菌，病毒，分枝杆菌	自身免疫疾病，内分泌病，动脉瘤，肿瘤	产生 IL-17 的 T 细胞减少，记忆 B 细胞减少	*STAT1*	AD

AD，autosomal-dominant，常染色体显性遗传；APECED，autoimmune polyendocrinopathy-candidiasis-ectodermal dystrophy，自身免疫多腺体念珠菌感染外胚层发育不良综合征；AR，autosomal-recessive，常染色体隐性遗传；CARD9，caspase recruitment domain-containing protein 9，细胞内接头分子 9；CMC，chronic mucocutaneous candidiasis，慢性皮肤黏膜念珠菌症；CMCD，CMC disease，慢性皮肤黏膜念珠菌病；HIES，hyper IgE syndrome，高 IgE 综合征；IFN-γ，interferon gamma，γ 干扰素；IL，interleukin，白介素；RORγT，retinoic acid-related orphan receptor γT，视黄酸相关孤儿受体 γT。

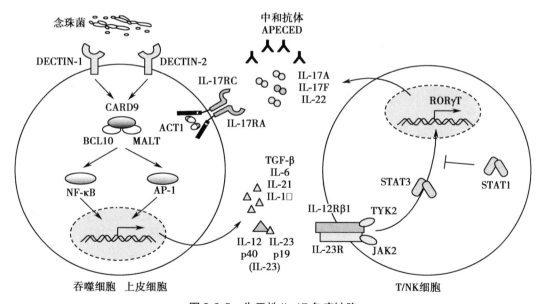

图 2-2-5　先天性 IL-17 免疫缺陷

巨噬细胞通过模式识别受体识别白念珠菌，并产生促炎细胞因子，如 IL-6 和 IL-23。这些促炎细胞因子通过 STAT3 活化 T 细胞，并上调 RORγT 的表达，从而产生 IL-17A、IL-17F 和 IL-22。在 AD HIES，AR IL-12Rβ1 以及 IL-12p40 缺陷中，IL-23 诱导的 STAT3 介导的信号的受损可以引起综合征型 CMC。在 APECED 病人中，针对 IL-17A、IL-17F 和 IL-22 的自身中和抗体损害了 IL-17 信号，导致了综合征型 CMC。AR RORγT 缺陷患者表现出 Th17 细胞的发育缺陷，导致了综合征型 CMC；他们同样可以发生 MSMD，可能是由于与分枝杆菌感染相关的 IFN-γ 的产生受损引起。AD STAT1 GOF 最早认为是 CMCD 的基因病因学，大多数的 *GOF-STAT1* 突变患者表现出产生 IL-17 的细胞的数量减少。在 CMCD 中发现了 4 种直接参与 IL-17 信号通路的基因突变，分别是编码 IL-17F、IL-17RA、IL-17RC 和 ACT1 的基因。蓝色：综合征型 CMC 相关的分子和中和抗体（APECED）。玫红色：CMCD 相关的分子。

1. **IL-17 细胞因子、受体和信号途径**　　IL-17 细胞因子家族由 6 个成员组成（IL-17A，IL-17B，IL-17C，IL-17D，IL-17E，IL-17F），然而其受体家族由 5 个成员构成（IL-17RA，IL-17RB，IL-17RC，IL-17RD，IL-17RE，图 2-2-5）。IL-17 细胞因子成员通过二硫键连接形成同源二聚体，IL-17A 和 IL-17F 也可以形成异二聚体（IL-17A/F）。IL-17 细胞因子的所有受体都可以形成同源二聚体或异二聚体，不同的受体组合识别不同的 IL-17 细胞因子，其中 IL-17A 是各种复合物最常见的亚单位。在不同情况下，IL-17 细胞因子与其受体的结合，产生信号募集 ACT1 作为衔接分子，进而激发下游信号（图 2-2-6）。近些年研究发现，*IL-17F*、*IL-17RA*、*IL-17RC* 和 *TRAF3IP2*（编码 ACT1），这 4 个突变直接参与 IL-17A/F 诱导，IL-17RA/C 介导的信号通路相关的基因的突变可直接导致 IL-17 信号受损，进而导致 CMC，以上基因突变已在 CMCD 病人中被证实。

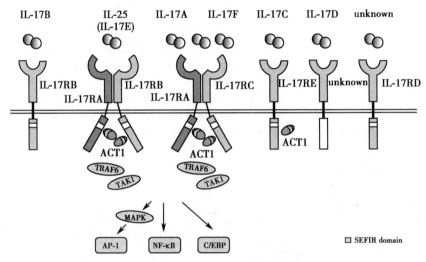

图 2-2-6　IL-17 和 IL-17 受体家族

经过刺激，ACT1 通过 2 个 SEFIR 区域形成同源二聚体被募集到 IL-17RA、IL-17RB 和 / 或 IL-17RC（也可能是 IL-17RE），然后活化和转录因子 -κB（NFκB），促分裂原活化蛋白激酶（MAP）和 CCAAT 增强结合蛋白（C/EBP）信号途径。在这条通路上，CMCD 患者身上已经发现了 4 个基因突变（IL17F，IL17RA，IL17RC 和 TRAF3IP2/ACT1）。这些突变直接与 IL-17A/F 诱导、IL-17RA/C 介导的信号通路相关，而且，IL17RA 和 TRAF3IP2 突变同样可以影响 IL-17E 诱导、IL-17RA/IL-17RB 介导的信号通路。因此，人体内宿主针对念珠菌属有效的皮肤黏膜免疫很大程度上依赖于有效的而且有功能的 IL-17A/F 诱导、IL-17RA/C- 介导的信号。

2. **IL-17 参与 CMC 的发病机制**　　IL-17 在抗念珠菌感染中起关键作用。念珠菌抗原分子经模式识别受体（Toll-like receptor，TLR）（TLR2 或 TLR4）或 c 型凝集素受体（Dectin.1）诱导单核 - 巨噬细胞、树突状细胞产生 IL-1β、IL-6、IL-23 等细胞因子，激活 STAT3 和干扰素调节因子（IRF4）表达，诱导 Th17 细胞核转录因子（RORγt）表达，促进初始 Th1 细胞分化为 Th17 细胞。Th17 细胞分泌 IL-17A、IL-17F 和 IL-22，可诱导皮肤黏膜细胞产生促细胞因子、趋化因子及抗微生物肽段，募集中性粒细胞至感染部位，清除念珠菌感染。从模式识别受体识别念珠菌配体到 IL-17 发挥生物学效应，多种分子基因突变均可致 CMC。

AD STAT1-GOF：2011 年，单等位基因的 *GOF-STAT1*（OMIM ID：614162）突变被发现可以引起 AD 形式的 CMCD（表 2-2-31）。*GOF-STAT1* 突变倾向于发生在卷曲螺旋域

和 DNA 结合域,这些部位没发现 LOF-*STAT1* 突变的热点位点。而且,*GOF-STAT1* 突变是 CMCD 的主要分子机制,被报道可以解释超过半数的 CMCD。*GOF-STAT1* 突变可以引起细胞核内 STAT1 脱磷酸化受损,导致 STAT1 针对 γ- 干扰素(interferon-γ, IFN-γ),IFN-α/β 和 IL-27 刺激起反应的酪氨酸(Tyr701)高度磷酸化。在老鼠和人,主要通过 STAT1 传递信号的 IFN-γ、IFN-α/β 和 IL-27,可以抑制产生 IL-17 的 T 细胞的发育。相反的是,IL-6、IL-21 和 IL-23 主要通过 STAT3 传递信号,可以促进产生 IL-17 的 T 细胞发育。很可能 IFN-γ、IFN-α/β 和 / 或 IL-27 诱导增强了 STAT1 活性,可以抑制 *GOF-STAT1* 突变病人产生 IL-17 的 T 细胞的发育;也有可能 *GOF-STAT1* 突变影响了 IL-6、IL-21 和 IL-23 诱导的 STAT3 活性。因而目前针对 *GOF-STAT1* 突变病人产生 IL-17 的 T 细胞的发育缺陷的机制尚不明确,要完全了解 *GOF-STAT1* 突变引起 CMC 的分子和病理机制还需要进一步的研究。

(二)诊断与鉴别诊断

【临床表现】

1. 反复、持续的真菌感染 对真菌清除能力受损是 CMC 主要临床表现的基础,CMC 病人以反复、持续性真菌感染为主要特征,最常影响口腔黏膜(鹅口疮、舌炎、唇炎最为多见,反复 / 严重的口疮性口炎亦可见)、皮肤(脓疱、环形红斑、间擦疹多见,头皮念珠菌感染也常见)、食管 / 生殖器黏膜以及指 / 趾甲(嵌甲、甲周炎、甲癣);侵袭性真菌感染亦可见于部分病人。CMC 主要感染病原为白念珠菌,其他真菌感染如球孢子菌病或组织胞浆菌病、曲霉菌等亦有报道。原发性 CMC 通常表现为婴儿期起病,而继发性 CMC 发病稍晚。

2. 其他表现

(1)其他感染:CMC 是 *GOF-STAT1* 突变病人的主要感染表型,葡萄球菌感染还可见于 IL-17RA 缺陷和 ACT1 缺陷病人。此外,*GOF-STAT1* 突变病人还常感染其他多种病原,包括细菌、病毒、分枝杆菌。细菌感染主要是金黄色葡萄球菌,其次是链球菌、铜绿假单胞菌和流感嗜血杆菌;好发部位依次为下呼吸道、耳鼻喉和皮肤感染,严重急性肠胃炎、败血症、骨和关节感染和复发性尿路感染亦见报道。病毒感染主要是疱疹病毒,其他病毒亦可见,包括水痘带状疱疹病毒、传染性软疣病毒、巨细胞病毒、EB 病毒等,主要为皮肤感染,其次是全身病毒感染。分枝杆菌感染主要是肺结核,其次为 BCG 株感染;感染形式包括肺部感染、淋巴结炎和皮肤感染以及播散性疾病。

(2)自身免疫现象:有报道约 1/3~2/5 的 *GOF-STAT1* 突变病人有自身免疫表现,比如甲状腺功能减退、1 型糖尿病、血细胞减少症、系统性红斑狼疮、白癜风、脱发和银屑病、自身免疫性肝炎及胃肠道自身免疫疾病(如乳糜泻、小肠结肠炎)等。

(3)神经系统并发症:部分 *GOF-STAT1* 突变病人可发生脑动脉瘤、脑脉管炎、癫痫和多发性硬化等疾病。

(4)肿瘤:鳞状细胞癌最常见,胃肠道癌、良性肿瘤、黑色素瘤、基底细胞癌和急性淋巴细胞白血病亦有报道。

【实验室检查】

1. 病原学证据 白念珠菌最常见,其他真菌、细菌、病毒也可见。

2. 免疫学、血清学改变

(1)淋巴细胞分类、T/B 细胞各亚群比例及数量分析:较常见的是 Th17 的数量和比例严重减低，部分 STAT1 GOF 病人出现记忆 B 细胞数量减少。

（2）细胞因子水平检测：IL-17、IL-22 常减少。

（3）抗体、抗体亚类水平及自身抗体谱检测：部分 STAT1 GOF 病人出现低 IgG2，或 IgG4，及自身抗体阳性。

3. 磷酸化实验 运用流式细胞术行 STAT1 磷酸化功能试验，可发现绝大多数 AD STAT1 GOF 患者细胞核的 STAT1 磷酸化水平增高，而 p.V266I 突变患者的磷酸化水平可能无明显变化。

4. 影像学检查 考虑到脑动脉瘤的高发病率和死亡率，对所有 STAT1 GOF 患者行系统的影像学检测很有必要，并需要定期随访。

【诊断】

CMCD 患者的诊断主要依据病史、体检及实验室检查。对出现反复和持续真菌感染，尤其是白念珠菌感染的病人时应疑诊 CMCD。若合并葡萄球菌感染，需考虑 IL-17RA 缺陷、ACT1 缺陷和 STAT1 GOF 病人；若合并其他细菌、病毒感染，自身免疫现象及肿瘤等，需考虑 STAT1 GOF。对疑诊 CMCD 的患者行相应实验室检测协助诊断，对以上高度怀疑的病例应尽可能进行基因检测以明确诊断，基因检查应在有相关检验资质的实验室进行。值得注意的是，目前仍有许多 CMCD 病人基因水平的原因尚未完全明确，所以基因检测正常不能除外诊断；而且大多数 CMCD 疾病临床表现为完全外显，但 AD IL-17F 缺陷为部分外显，因而这类病人即使基因异常，也可能未见发病；这也是 CMCD 临床诊断中遇到的最大的挑战。

【鉴别诊断】

对于以反复和持续真菌感染为主要表现的病人，除考虑 CMCD 外，还需与其他疾病相鉴别：针对起病较晚且有明确继发因素的患儿，需考虑继发性 CMC；而针对那些起病早，除 CMC 外，常伴发其他严重的细菌、病毒感染等的患者，需考虑重症联合免疫缺陷病及联合免疫缺陷病。以上疾病根据其典型临床表现，易于鉴别。此外，CMCD 还需重点与综合征型 CMC 相鉴别，其鉴别主要依据临床表现、实验室检查和基因检测，见表 2-2-31：

1. **AD 高 IgE 综合征** HIES 是一种原发免疫缺陷病，以升高的血清 IgE 水平、反复皮肤葡萄球菌脓肿、湿疹、肺部感染为特征。AD HIES 主要由 *STAT3* 突变导致，STAT3 缺陷病人经常发生 CMC，一个包含了 60 名 *STAT3* 突变病人的大样本研究发现，其中 85% 病人发生 CMC，包含了口腔（63%）、生殖器（18%）、皮肤（16%）、食管（8%）的念珠菌感染和慢性甲癣（57%）。除感染外，*STAT3* 突变病人还可以表现出多种临床表现，包括特殊的面部特征、高腭弓、乳牙保留、脊柱侧弯、骨质疏松以及关节过伸等。实验室检查可以发现这些病人血清 IgE 显著升高，循环中的产生 IL-17A、IL-22 的 T 细胞的数量显著减低。

2. **AR APECED** APECED，也叫 APS-1 综合征，是由自身免疫调节因子（autoimmune regulator，AIRE）的双等位基因突变导致（OMIM ID：240300）的一种常染色体隐性遗传疾病。受累的患者可以出现自身免疫性多内分泌腺病，例如 Addison 病、甲状旁腺功能减退、性腺功能减退症。他们同样可以发生斑秃、白癜风以及外胚层发育不良，如甲营养不良或牙釉质发育不全。CMC 只是 APECED 的一种主要感染类型，超过 98% 的病人可以发生（表 2-2-31）。实验室检查可以发现 APECED 病人体内可检测到针对 IL-17A、IL-17F 和 / 或 IL-22 的自身中和抗体。

3. **AR CARD9** 2009 年，一种与 *CARD9* 基因缺陷有关的原发免疫缺陷病被首次报道

（OMIM ID: 212050）。后续的研究证实 AR CARD9 缺陷病人除发生 CMC 外，同样发生深部真菌病、侵袭性皮炎外瓶霉、皮下暗色丝孢霉病和念珠菌属脑膜脑炎和 / 或结肠炎。目前的研究表明，针对 CARD9 缺陷病人的循环中产生 IL-17 的 T 细胞的数量多少仍有争议：有许多报道描述了 CARD9 缺陷病人循环中产生 IL-17 的细胞数量减少，而另外亦有许多研究报道了 CARD9 缺陷病人的产生 IL-17 的细胞数量与正常对照相当。

4. AR IL-12Rβ1 缺陷和 AR IL-12p40 缺陷 AR IL-12p40 和 IL-12Rβ1 缺陷病人发生孟德尔易感分枝杆菌病（Mendelian susceptibility to mycobacterial disease，MSMD），一种宿主选择性地对胞内细菌（如牛结核分枝杆菌、环境分枝杆菌和沙门菌）易感的原发免疫缺陷病，这与 IL-12 诱导的 γ- 干扰素信号轴受损有关。这些病人偶尔发生轻微的 CMC，由于 IL-23 反应受损，因此实验室检查可发现病人循环中产生 IL-17A、IL-22 的 T 细胞减少。此外，由于 AR IL-12p40 和 IL-12Rβ1 缺陷临床表现为部分外显，因而这类病人即使基因异常，也可能不发病。

5. AR RORγT 缺陷 近来，由于 RORC，编码 RORγ 和 RORγT 的双等位基因突变的一种新的原发免疫缺陷病被发现（被称作 AR RORγT 缺陷）。至今，全球共报道 AR RORγT 缺陷病人有 7 例，其中有 6 例发生了轻微的 CMC，而所有病人分枝杆菌感染较严重。7 例病人中 4 例发生了播散性分枝杆菌感染，其中一例死于 BCG 脑膜脑炎。这些病人表现为轻微的 T 细胞减少症，胸腺发育不全，腋窝和颈部淋巴结缺乏。实验室检查可发现这类病人缺乏 MAIT 和 iNKT 细胞，循环中产生 IL-17A、IL-22 的 T 细胞的数量显著减少，CD3$^+$T 细胞产生 IFN-γ 受损。

（三）治疗决策

CMCD 是一组以反复和持续真菌感染为特征的综合征，包含了多种疾病。其中一些疾病，如 AD STAT1 GOF 不仅可以并发一些严重的并发症，如发育停滞、吞咽困难和食管狭窄、支气管扩张及肺气肿等，还可发生严重的自身免疫现象、肿瘤，进而导致死亡，因此 CMCD 不应该被视作良性疾病，需要尽早在有诊断和治疗这类病人经验的临床中心处理。然而，CMCD 病人临床表现的异质性使得要对所有患者制订统一的最优治疗方案有困难。由于反复、持续的真菌感染是 CMCD 共有的特征，因而长期持续的抗真菌治疗和预防仍是目前 CMCD 治疗的一线方案。而抗生素（如甲氧苄啶 - 磺胺甲噁唑）预防、IgG 输注对有反复下呼吸道感染、伴或不伴有抗体缺陷的病人仍需考虑使用。二线治疗方案，比如 GM-CSF、G-CSF 治疗，针对 JAK-STAT 通路的治疗（如 JAK1/2 抑制剂鲁索利替尼）、造血干细胞移植（hematopoietic stem cell transplantation，HSCT）及其他潜在的免疫治疗（如重组 IL-17A 或 IL-17F，或 STAT1 活性抑制剂等），这些方案目前虽然在一些研究报道中有一定效果，然而是否应用这些治疗方案必须经过慎重评估，还需更多的临床研究证实其有效性和应用范围。

1. 抗真菌治疗 唑类抗真菌药抑制麦角固醇的生物合成来对抗真菌。氟康唑被推荐为一线全身系统抗真菌药，用量为每天 100～200mg，然而在对 CMCD 治疗及药敏试验中发现其敏感抗菌谱正在逐渐变小。伊曲康唑、伏立康唑、泊沙康唑已经替代氟康唑成为新型抗真菌药。另一类系统抗真菌药物是棘白菌素类，如卡泊芬净、卡比芬净、阿尼芬净，抑制葡聚糖的合成可使真菌细胞壁合成障碍，其主要缺陷是不能口服。第三类抗真菌药物多烯类抑制麦角固醇。该类抗真菌药物推荐药物仅有两性霉素 B，必须静脉用药且表现出很严重的副作用，尤其是肾毒性。虽然新的脂类结合剂型副作用减少，但两性霉素 B 仍成为三线药物，其长期用于控制局部感染的安全性类似于制霉菌素。CMCD 对抗真菌药的耐药性是很大的问题。事实上，唑类药物的耐药性使得静脉使用替代的有毒副作用的抗真菌药物（两性霉素 B，棘白菌素类）变得必要。此外，对抗真菌治疗的抵抗常与严重的感染表型（全身的细菌或真菌感染）、预后不良有关，这些病人需要更多的关注。

2. **免疫抑制治疗** 部分 GOF-STAT1 突变病人偶尔可发生严重的自身免疫疾病，需要免疫抑制治疗。针对 JAK-STAT 通路的治疗，如酪氨酸蛋白激酶（JAK1/2）抑制剂——鲁索利替尼，该药曾被批准用作骨髓纤维化治疗，实验性地用于治疗 2 例 GOF-STAT1 突变病人，改善了其 CMC 和自身免疫综合征，而且没有明显的副作用，因而该方法有可能成为治疗严重抵抗抗真菌治疗的一种选择。然而，需要注意的是细胞因子 IL-23，对最佳的 IL-17、IL-22 应答很重要，同样依赖 JAK2，因此鲁索利替尼这类的药物也可能因此对 AD-CMC 有不利作用。

3. **GM-CSF、G-CSF 治疗** GM-CSF、G-CSF 治疗被认为是一种增强产生 IL-17 T 细胞分化的方法。然而，尽管有些令人振奋的报道，这些辅助治疗的 5 例病人中却只有 1 例病人有用。GM-CSF 曾被报道对 CARD9 病人治疗有用，这个疾病同样表现出 CMC。既往临床研究表明，在某些情况下，CSFs 对治疗 CMC 有效，然而，仍然需要今后的临床试验来评估何时、针对何种 CMC 病人使用该方法有用。

4. **HSCT** HSCT 也被认为是治疗 GOF-STAT1 突变病人的一种方法，尤其是对那些有严重临床表现，如反复严重的病毒和 / 或细菌感染，X 连锁免疫性多内分泌腺肠病（immune dysregulation，polyendocrinopathy，enteropathy，X-linked，IPEX）样综合征或嗜血细胞综合征的患者。HSCT 曾被用作 5 例有严重和反复真菌、病毒感染的 CMC 病人的治疗，然而其中 3 例死亡。GOF-STAT1 突变病人临床的异质性（其临床表现多种多样，从轻微的皮肤黏膜真菌感染到完全的严重联合免疫缺陷都可以发生）使得很难决定单个病人是否需要给予 HSCT，如若需要，又在何时进行；HSCT 似乎可以治疗 CMC，但还需要大样本研究来证实是否需将此方法大量应用于所有的 CMC 患者。

5. **其他潜在的免疫治疗** 重组 IL-17A 或 IL-17F，或 STAT1 活性抑制剂针对性地用作 GOF-STAT1 突变病人可能有效，IFN-α/β 封闭抗体可能同样可减轻其自身免疫表现，在今后可能可以使用。然而我们必须慎重评估这些治疗方案，在选择不同方案时需谨记不同细胞因子和抗体在抗感染、抗肿瘤和抗自身免疫方面的作用。

（四）常见问题和误区防范

准确、及时地识别出 CMCD CMCD 是少见的原发性免疫缺陷病，其中除 AD STAT1 GOF 报道超过 300 多例外，其他 4 种基因突变的病例全球共报道 15 例，临床医师对本病普遍认识不足。重庆医科大学附属儿童医院报道过 1 例 STAT1 GOF 患者，生后 3 个月起病，6 岁 10 个月才被诊断；深圳儿童医院报道的另一例 STAT1 GOF 患者更是生后 3 个月起病，14 岁才诊断；国外的报道亦是多数患者为起病后数年才确诊。因此，本病临床漏诊、误诊及延迟诊断非常常见。在临床工作中注意以下线索有利于早发现、早诊断本病：反复、持续的皮肤、黏膜和指甲念珠菌感染。

（五）热点聚焦

1. **新基因的发现** 随着临床诊断技术的发展和医务人员对免疫缺陷病认识的提高，越来越多的 CMCD 患儿被诊治。然而，大多数 CMCD 患者，包括产生 IL-17A 和 IL-17F 的 T 细胞数量减少的患者，其基因水平病因学尚不明确。随着基因测序技术的发展，可充分利用全外显子组测序技术,对于这类患儿进行基因测序,结合功能研究,有助于发现其致病基因,是当前研究的热点之一。

2. **发病机制的研究** *GOF-STAT1* 突变是 CMCD 的分子致病机制的发现对该领域是一种突破。然而,即使在有明确基因学改变的 CMC 患者中,部分基因突变如何导致机体发生 CMC 的发病机制仍未明确,而致病机制的明确不仅将促进我们对 CMC 的理解,而且,澄清分子病理学将对我们找到可应用于治疗的潜在的靶分子提供机会,也可能为免疫治疗提供新的策略。

3. **免疫治疗方案安全性、有效性的研究** 抗真菌治疗虽然是 CMC 的一线治疗方案,但该方案是对症治疗,且随着抗真菌药耐药性问题越来越突出,找到新的有效的治疗方案变得尤为重要。基于发病机制而衍生出的多种免疫治疗方案,目前已在一些研究报道中有一定效果,但其安全性、有效性有待进一步研究,这也是目前的热点研究方向。

(吴俊峰 赵晓东)

八、补体缺陷病

培训目标

1. 掌握 常见补体缺陷病的临床表现、诊断及鉴别诊断。
2. 熟悉 补体缺陷病的分类及治疗。
3. 了解 补体缺陷病的发病机制。

（一）疾病概述

补体是一组存在于血清和体液中的不耐热、经活化后具有酶活性,可介导免疫和炎症的蛋白质。补体系统由补体及其调控分子共同组成,包括识别蛋白、酶、结构蛋白和调控蛋白等五十余种蛋白,其活化后产生一系列生物学效应,如细胞调理、溶解细胞效应、促吞噬效应及炎症效应等。作为机体重要的免疫效应及放大系统,补体系统是固有免疫和适应性免疫重要的效应机制,也是连接固有免疫和适应性免疫的重要桥梁。补体不仅参与抗感染免疫,还具有调节炎症反应、处理自身抗原、调控免疫相关基因表达、参与免疫调理及凋亡调控等多重作用,在维持机体免疫自稳方面发挥重要作用。

补体缺陷可因先天性缺陷或后天损伤所致。

先天性(原发性)补体缺陷是补体系统因基因缺陷导致的一组原发性免疫缺陷病。原发性补体缺陷极为少见,大部分为常染色体隐性遗传,近年来发现部分补体成分也同时以常染色体显性遗传方式致病,而且后者可导致更多的临床病例。几乎所有的补体成分均可发生缺陷,以功能缺失(loss of function,LOF)突变的方式导致补体成分蛋白质数量和(或)质量上的异常,从而直接导致或参与相关疾病的发生,且与病情的预后存在密切关系。补体的数量和功能存在异常的个体通常对某些疾病的易感性增加或直接导致相关疾病的发生,如系统性红斑狼疮(systemic lupus erythematosus,SLE)、非典型性溶血尿毒综合征(atypical hemolytic uremic syndrome,aHUS)、阵发性睡眠性血红蛋白尿(paroxysmal nocturnal hemoglobinuria,PNH)、遗传性血管性水肿(hereditary angioedema,HAE)和年龄相关性黄斑变性(age related macular degeneration,AMD)、荚膜菌(如肺炎链球菌、流感嗜血杆菌等）和脑膜炎奈瑟球菌感染性疾病。

据欧洲免疫缺陷协会的最新评估，原发性补体缺陷约占所有原发性免疫缺陷的 5%。据估计，先天性补体缺陷的患病率约为 0.03%，其患病率也受种族和地理等因素的影响。例如，C9 缺陷在日本是最常见的补体缺陷症，其发生率可达 0.1%，而在西方国家则很少见；C2 缺陷在西方国家的发生率高达 0.01%，但在日本极为罕见；但补体缺陷在某些特定疾病中更为常见，如约 1% 白人 SLE 患者存在 C2 缺陷；单次脑膜炎球菌败血症患者中补体缺陷的患病率为 5% 到 15% 不等；如果患者有复发性脑膜炎球菌败血症、感染罕见血清型或有脑膜炎球菌全身感染阳性家族史，补体缺陷的患病率高达 40%。

大部分补体是由肝脏合成的；因此，严重肝脏疾病可继发补体缺陷。此外，疾病所致补体过度消耗及在补体特异性自身抗体作用下也可继发补体缺陷。

【补体的分类及激活途径】

1. 补体分类　补体系统的构成组分包括以下三类。

（1）补体固有成分：即存在于体液中，参与补体激活级联反应的补体成分。①参与经典途径的成分：C1q、C1r、C1s、C2 和 C4；②参与凝集素途径的成分：甘露糖结合凝集素（mannose binding lectin，MBL）、MBL 相关丝氨酸蛋白酶（MASP）和纤维胶原素等；③参与旁路途径成分：B 因子、D 因子、P 因子和 C3 肾炎因子；④参与 3 条激活途径的共同成分 C3，3 条激活途径共同末端通路的 C5、C6、C7、C8 和 C9。

（2）补体调节蛋白：此类分子可通过调节补体激活途径中的关键酶而控制补体活化的强度和范围。①血浆中的可溶性因子：H 因子、I 因子、C1 抑制因子（C1 inhibitor，C1INH）、C4 结合蛋白（C4bp）、群集素（clusterin）等；②表达于细胞表面的膜分子：衰变加速因子（decay accelerating factor，DAF，或 CD55）、膜辅助因子蛋白（membrane cofactor protein，MCP，或 CD46）、CD59、同源限制因子。

（3）补体受体：表达于不同细胞膜表面，能与补体激活过程中所形成的活性片段相结合，从而介导多种生物效应，包括 CR1、CR2、CR3、CR4、C3aR、C5aR 和 C1qR 等。

2. 补体的激活途径　补体的激活是在不同的激活物作用下产生的一系列级联酶促反应，通过经典途径（classical pathway，CP）、凝集素途径（lectin pathway，LP）和旁路途径（alternative pathway，AP）这 3 条激活途径汇集于 C3 转化酶和 C5 转化酶的形成，各途径前端反应各异，但具有共同的末端通路，即 C5 转化酶裂解 C5 形成 C5b，依次与 C6、C7、C8、C9 反应，形成具有溶细胞作用的膜攻击复合物（membrane attack complex，MAC）（图 2-2-7）。

（1）经典途径：C1q 与激活物结合，依次活化 C1r、C1s、C4、C2、C3，形成 C3 转化酶（C4b2a）和 C5 转化酶（C4b2a3b）。免疫复合物（immune complex，IC）是主要激活物。CP 有赖于特异性抗体产生后才能激活补体，作为体液免疫的效应机制之一，在感染后期发挥作用，或抵抗相同病原体第二次入侵机体；CP 在抗荚膜菌感染如肺炎链球菌中发挥非常重要的作用。

（2）凝集素途径：MBL 直接识别病原体表面的糖结构，通过活化 MASP、C4、C2、C3，形成 C3 转化酶（C4b2a3b）和 C5 转化酶（C3bBb3b）。LP 对免疫抑制人群以及对尚不能依赖自身产生成熟抗体而又无法从母体被动获得抗体的婴儿尤其重要。在感染早期或未获免疫宿主体内发挥抵御病原体感染的作用。

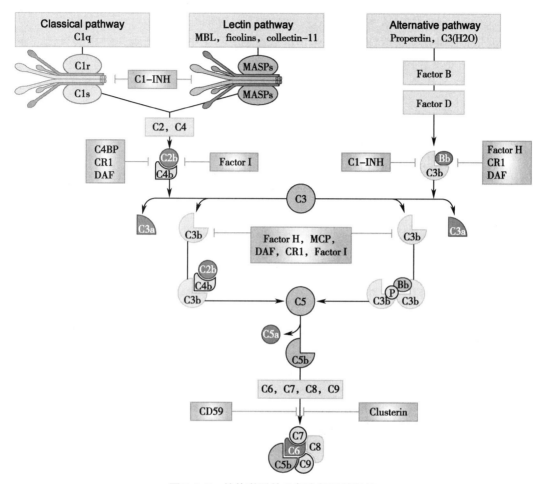

图 2-2-7 补体激活的 3 条途径及其调控

（3）旁路途径：B 因子与固相（如微生物或外源性异物）表面的 C3b 结合成 C3bB，在 D 因子和备解素参与下，形成 C3 转化酶（C3bBb 或 C3bBbP），并通过 C3 正反馈放大，产生更多 C3 转化酶和 C5 转化酶（C3bBb3b）。AP 不需要抗体参与，可由微生物或外源异物直接激活，是最早出现的补体激活途径，在感染早期或初次感染可发挥防御作用，也起到放大 CP 和 LP 的作用。

3. 补体激活的调控 为维持补体激活的反应适度，防止补体成分过度消耗和对自身组织造成损伤，补体调节蛋白调控补体激活途径中的各关键环节，这主要通过对 C3 转化酶以及 MAC 的调控来实现。细胞膜表面的调控因子，如 CD55、CD46 和 CR1 等，以不同的方式使 C3 转化酶失活。血浆中的可溶性调控因子，如 C4bp（调节 CP/LP）和 H 因子（AP 的主要调节因子）可抑制 C3 转化酶的形成。CD59、clusterin 等可抑制 MAC 的形成及其插入细胞膜。C1INH 可抑制 CP 和 LP 的蛋白酶（分别为 C1r/C1s 和 MASPs）活性，阻断 C4b2a 形成；此外，C1INH 还能抑制 FXIIa、FXIa、激肽释放酶和纤溶酶。

4. 补体系统的生物学作用 ①溶解细胞：通过 C5～C9 形成 MAC，介导细菌（主要是 G- 细菌）、病毒、肿瘤溶解，某些病理条件下引起机体自身细胞溶解，导致组织损伤与疾病（如自身免疫性疾病）。②调理作用：C3b、C4b、iC3b 是重要的调理素，与吞噬细胞表面相应受体结合而促进吞噬，是机体抵御全身性细菌感染和真菌感染的主要机制之一。③炎症介质作用：C5a、C3a 称为过敏素，刺激肥大细胞或嗜碱粒细胞脱颗粒，释放生物活性物质，引起血管扩张、毛细血管通透性增高和平滑肌收缩等；趋化中性粒细胞并刺激其氧化代谢作用。④清除免疫复合物：C3b 的免疫黏附作用，C3b 抑制 IC 形成并溶解 IC。⑤免疫调节：主要是通过 C3 各片段，参与调控 B 细胞激活、应答或免疫耐受，B 细胞记忆的产生与维持；参与诱导 T 细胞应答及消退。

【病因及发病机制】

原发性补体缺陷，尤其是补体固有成分缺陷，多以常染色体隐性遗传方式致病，表现为功能丧失性（loss of function，LOF）突变。少部分补体缺陷，主要是补体调节蛋白缺陷，包括 H 因子、H 因子相关蛋白 1-5（CFHR1-5）、C1INH、THBD、CD46，则为常染色体显性遗传，可能是由单倍体剂量不足致 LOF 而致病。近年来发现 C1r、C1s、C3 和 CFB 也可以常染色体显性遗传方式致病，表现为功能获得性突变（gain of function，GOF），相关基因功能增强或异常活化，进而表现为与 LOF 突变不同的表型。这些突变的结果最终可导致补体系统功能缺陷或过度激活（和/或失调），如经典途径、凝集素途径及膜攻击复合体等补体组分存在缺陷时可导致补体功能降低，继而引起相关病原体（如肺炎链球菌或奈瑟菌等）感染；而调节蛋白缺陷可导致补体活性增强，易引发 aHUS、PNH 等疾病。补体在疾病发病机制中的作用常常是复杂的，如 SLE 的发生与经典途径早期缺陷有关，但在 SLE 的进展与局部脏器损伤的过程中也存补体的过度激活；因此，补体成分的缺陷与激活也可能是同时存在。原发性补体缺陷和遗传方式及相关疾病见表 2-2-32。

表 2-2-32　补体缺陷类型与相关疾病

疾病	致病基因	遗传方式	实验室特征	相关临床特征	OMIM 号
C1q 缺陷	*C1QA* *C1QB* *C1QC*	AR	CH50 溶血活性缺失，经典途径激活缺陷，凋亡细胞清除受损	SLE，荚膜细菌感染	120550 120570 120575
C1r 缺陷	*C1R*	AR	CH50 溶血活性缺失，经典途径激活缺陷	SLE，荚膜细菌感染	613785
C1r 牙周型 Ehlers-Danlos 综合征	*C1R*	AD GOF	CH50 溶血活性正常	牙齿松动，皮肤脆弱，皮肤色素沉着	613785
C1s 缺陷	*C1S*	AR	CH50 溶血活性缺失，经典途径激活受损	SLE，荚膜细菌感染	613785
C1s 牙周型 Ehlers-Danlos 综合征	*C1S*	AD GOF	CH50 溶血活性正常	牙齿松动，皮肤脆弱，皮肤色素沉着	613785
完全 C4 缺陷	*C4A+C4B*	AR	CH50 溶血活性缺失，经典途径激活受损，完全缺失需要 C4A 和 C4B 的双等位基因突变/缺失/转换	SLE 样综合征，荚膜细菌感染，部分缺陷很常见（仅 C4A 或 C4B），对宿主防御也有一定程度的影响	120810
C2 缺陷	*C2*	AR	CH50 溶血活性缺失，经典途径激活受损	SLE，荚膜细菌感染，动脉粥样硬化	217000
C3 缺陷，LOF	*C3*	AR	CH50 和 AP50 溶血活性缺失，调理作用缺陷，体液免疫应答反应缺陷	感染，肾小球肾炎	120700

疾病	致病基因	遗传方式	实验室特征	相关临床特征	OMIM 号
C3 GOF	*C3*	AD GOF	补体激活增加	非典型溶血尿毒综合征	120700
C5 缺陷	*C5*	AR	CH50 和 AP50 溶血活性缺失，杀菌活性缺陷	奈瑟菌感染	120900
C6 缺陷	*C6*	AR	CH50 和 AP50 溶血活性缺失，杀菌活性缺陷	奈瑟菌感染	217050
C7 缺陷	*C7*	AR	CH50 和 AP50 溶血活性缺失，杀菌活性缺陷	奈瑟菌感染	217070
C8α 缺陷	*C8α*	AR	CH50 和 AP50 溶血活性缺失，杀菌活性缺陷	奈瑟菌感染	120950
C8γ 缺陷	*C8γ*	AR	CH50 和 AP50 溶血活性缺失，杀菌活性缺陷	奈瑟菌感染	120930
C8β 缺陷	*C8β*	AR	CH50 和 AP50 溶血活性缺失，杀菌活性缺陷	奈瑟菌感染, SLE	120960
C9 缺陷	*C9*	AR	CH50 和 AP50 溶血活性降低，杀菌活性受损	奈瑟菌感染, 较 C5、C6、C7、C8 缺陷感染程度轻	120940
MASP2 缺陷	*MASP2*	AR	凝集素补体活化受损	化脓菌感染, 炎症性肺病, 自身免疫性疾病	605102
Ficolin 3 缺陷	*FCN3*	AR	通过 Ficolin3 途径的补体活化缺陷, AP50 溶血活性缺失	呼吸道感染, 脓肿	604973
C1 抑制物缺陷	*SERPING1*	AD	补体途径自发活性伴 C4/C2 消耗, 接触系统自发激活致高分子量激肽原转为缓激肽	遗传性血管性水肿	606860
B 因子 GOF	*CFB*	AD GOF	功能获得性突变, AH50 增强	非典型溶血尿毒综合征	612924
B 因子缺陷	*CFB*	AR	旁路途径激活受损	荚膜细菌感染	615561
D 因子缺陷	*CFD*	AR	AP50 溶血活性缺失	奈瑟菌感染	134350
备解素缺陷	*CFP*	XL	AP50 溶血活性缺失	奈瑟菌感染	300383
I 因子缺陷	*CFI*	AR	旁路补体途径自发活性伴 C3 消耗	反复化脓菌感染, 奈瑟菌感染, 非典型溶血尿毒症性综合症, 子痫前期	217030

续表

疾病	致病基因	遗传方式	实验室特征	相关临床特征	OMIM 号
H 因子缺陷	*CFH*	AR	旁路补体途径自发活性伴 C3 消耗	反复化脓菌感染，奈瑟菌感染，非典型溶血尿毒症性综合症，子痫前期	609814
H 因子相关蛋白缺陷	*CFHR1* *CFHR2* *CFHR3* *CFHR4* *CFHR5*	AR or AD	CH50、AH50 正常，H 因子自身抗体，一个或多个 CFHR 基因缺失导致易感自身抗体介导的 aHUS	非典型溶血尿毒综合征，奈瑟菌感染	134371 600889 605336 605337 608593
血栓调节蛋白缺陷	*THBD*	AD	CH50/AH50 正常	非典型性溶血尿毒综合征	188040
膜辅蛋白（CD46）缺陷	*CD46*	AD	补体旁路途径的抑制因子，降低 C3b 结合	非典型性溶血尿毒综合征，感染，子痫前期	120920
膜攻击复合体抑制因子（CD59）缺陷	*CD59*	AR	红细胞对补体介导的溶解裂解高度敏感	溶血性贫血，血栓多发性神经病	107271
CD55 缺陷（CHAPEL 综合征）	*CD55*	AR	内皮上补体过度活化	蛋白丢失性肠病，血栓	125240

注：XL，X-连锁隐性遗传；AR，常染色体隐性遗传；AD 常染色体显性遗传；SLE，系统性红斑狼疮；MASP2，MBP 相关丝氨酸蛋白酶 2。

（二）常见的补体缺陷和相关疾病

1. 感染性疾病 对感染的易感性增加是许多补体缺陷症患者的显著临床表现。一般情况下，经典途径补体成分缺陷（C1～C4）的个体易于感染荚膜菌，旁路途径和终末途径补体成分缺陷的个体则主要感染奈瑟菌。相比荚膜菌和奈瑟菌，其他病原体和病毒的感染并不是补体缺陷的突出表现。在特定缺陷中最常引起感染的病原菌种类的不同反映了缺失蛋白质的生物学功能上的差异。例如，C3 是一种极其重要的血清调理素，其与细菌结合，可促进吞噬细胞吞噬细菌，此即调理作用。因此，C3 缺陷患者易感的病原菌是以调理作用为主要宿主防御机制的荚膜细菌，如肺炎链球菌和流感嗜血杆菌。与 C3 缺陷患者相比，C1、C4 或 C2 缺陷患者的感染率较低，这可能是因为这些缺陷其旁路途径完整、能够激活 C3。末端成分 C5～C9 形成的 MAC 介导补体的杀菌 / 溶菌功能，C5～C9 缺陷患者因具有 C3 及其激活所必需的成分，故而可以正常调理细菌，因此对肺炎链球菌和流感嗜血杆菌等荚膜细菌并未出现明显易感；因 MAC 介导的血清杀菌活性是宿主防御诸如瑟球菌等全身性血液传播的微生物最重要的机制，因此，C5～C9 缺陷患者高度易感奈瑟球菌。当适应性免疫系统尚未成熟时，甘露聚糖结合凝集素的缺陷与化脓性感染和败血症的频率增加有关，尤其是儿童和新生儿。

2. 自身免疫疾病 早期补体经典途径的成分 C1、C4、C2 缺陷的患者对 SLE 有很强的易感性。主要原因在于：①早期补体经典途径成分对 B 细胞免疫耐受至关重要，补体缺陷会损害 B 细胞的阴性选择，从而使自身反应性 B 淋巴细胞扩增，促进了自身免疫的发展；②早期补体经典途径成分有助于清除凋亡细胞，免疫复合物清除由 C3 介导，如存在补体成分缺陷使得自身抗原长期暴露于免疫系统之下，从而触发自身免疫反应。这种 SLE 或狼疮样表现几乎出现在所有 C1q 缺陷患者中（约 96%），而仅出现在 76% 的 C4 缺陷和不到一半的 C2 缺陷的患者中。C3 缺陷患者一般不出现 SLE 表现，而是表现为免疫复合物介导的膜增殖性肾小球肾炎。也有补体缺陷患者出现皮肌炎、硬皮病、过敏性紫癜、血管炎和膜增生性肾小球肾炎的报道。

3. aHUS　aHUS 的特征是微血管病性溶血性贫血、血小板减少和急性肾功能衰竭的三联症表现，而无腹泻的前驱症状。约 50% 的 aHUS 患者发病与补体旁路途径失调有关。大多数遗传性 aHUS 病例是杂合突变所致，主要是由于 CFH（20%～30%）的变异所致，其次是 CD46（10%～15%）、CFI（5%～10%）、THBD（3%～5%）、C3（2%～10%）和 CFB（1%～4%）缺陷。*CFH*、*MCP*、*CFI*、*CFHR5* 或 *THBD* 基因发生突变时，最常见是导致功能缺失性突变，使其编码蛋白产物的量或功能下降或缺失，导致裂解 C3b 为无活性 iC3b 的调节作用减弱或消失，引起补体旁路途径过度激活。*CFB* 或 *C3* 突变则以 GOF 方式致病。*CFB* 基因发生突变时，Bb 与 C3b 分离减少，C3 转化酶形成增多，同时增加了 C3 转化酶的稳定性和活性；*C3* 基因发生突变时，C3 过度激活，导致 C3 与 Bb 的亲和力增加，同时 C3 转化酶形成也增多。6%～10% 的 aHUS 患者存在抗 CFH 蛋白的自身抗体，这部分患者多数存在 *CFHR1* 或 *CFHR3* 基因的缺失，也有报道存在 *CFH*、*MCP*、*CFI* 或 *C3* 基因突变。因抗 CFH 蛋白抗体可与 CFH 蛋白 C 端结合，减少了 CFH 蛋白与 C3b 的结合，从而降低了无活性 C3b 对细胞的保护作用。补体旁路途径的过度激活，还可促进 MAC 形成，通过损伤微血管内皮细胞，引起血小板聚集、血栓形成，形成血栓性微血管样损害，介导 aHUS 发生发展。

另外，AMD 是一种常见的眼部非感染性炎症性疾病，是世界范围内老年人失明的主要原因。全基因组关联研究已经确定 CFH（Y402H）多态性是 AMD 的关键易感基因；因此，旁路途径的失调可能介导了 AMD 的发生。

C3 肾小球病是近些年被逐渐认识的一类由于先天性补体变异及获得性自身抗体介导的补体旁路途径异常活化引起补体 C3 在肾小球异常沉积的罕见肾小球疾病。C3 肾小球病主要包括致密物沉积病和 C3 肾小球肾炎两种类型；免疫荧光染色可见明显的补体 C3 沉积，可有少量或不伴有免疫球蛋白沉积是其最显著的病理特点。基因检测结果显示约 25% 的 C3 肾小球病患者存在补体相关基因的变异，以 *C3*、*CD46*、*CFI*、*CFHR*、*CFH* 和 *CFB* 基因变异最常见。一些补体靶向药治疗已用于临床治疗中。

（三）诊断与鉴别诊断

【临床表现】

1. 原发性补体缺陷病

（1）经典途径缺陷

1）*C1q* 缺陷：*C1q* 缺陷的主要表现是 SLE 或狼疮样综合征，和反复的荚膜细菌感染。*C1q* 缺陷是已知的 SLE 最强的遗传风险因素。*C1q* 缺陷表现为早发（发病中位数年龄为 5 岁）的 SLE 或狼疮样综合征，皮肤表现通常很突出，抗核抗体常呈阳性，但通常滴度较低，抗 ds-DNA 抗体通常为阴性。*C1q* 缺陷患者对化脓性荚膜细菌感染的风险也增加。尽管 SLE 是主要的临床表现，但感染是其最常见的死亡原因。

2）*C1r/C1s* 缺陷：极为少见，57% 患儿有狼疮样表现，且对荚膜细菌的易感性增加。

3）*C1r/C1s* 功能获得性（GOF）突变：可出现牙周 Ehlers-Danlos 综合征的表型，即表现为严重的牙周炎症和广泛的牙龈炎，成年早期轻度牙齿脱落，胫前含铁血黄素沉积及白质脑病等。

4）*C4* 缺陷：*C4* 基因呈高度多态性，6% 西方人可有 *C4A* 和 *C4B* 缺陷。*C4* 缺陷主要表现是 SLE 及感染荚膜细菌的风险增加。低 *C4a* 拷贝数、*C4A* 纯合缺陷和完全 *C4* 缺陷患者易于发生 SLE。完全 *C4* 缺陷很罕见，患儿可出现严重的早发狼疮。约 15% 西方人 SLE 患者存在 *C4a* 缺陷，是第二位与 SLE 相关的补体缺陷。

5）*C2* 缺陷：是最常见的补体缺陷。超过 95% 的 *C2* 缺陷患者是纯合变异，在外显子 6 的 3′ 末端有 28bp 缺失，导致转录提前终止，蛋白质合成缺失。其临床表现多样，包括临床完全正常的个体以及患有 SLE 和 / 或感染易感性增加。多达 40% 的 *C2* 缺陷患者发展为 SLE 或盘状狼疮。此外，*C2* 缺陷患者可由于过早的动脉粥样硬化或感染而死亡。

6）*C3* 缺陷（LOF）：极少见。*C3* 缺陷者其 *C3*<1% 正常值。由于对病原体的调理作用缺陷，感染是最常见的临床表现。患者往往在生命早期出现反复的严重感染。成人具有更为成熟完善的抗体应答、较少依赖于补体的调理；因此，化脓性细菌感染的风险相对低；而儿童因抗体应答不完善，导致 *C3* 缺陷患儿在童年早期易于发生化脓性细菌感染。感染包括肺炎、菌血症、脑膜炎和骨髓炎，通常由荚膜化脓性细菌，如肺炎球菌、流感嗜血杆菌和脑膜炎球菌引起。*C3* 缺陷的感染表型是补体缺陷中最严重的一种。患者可出现膜增生性肾小球肾炎，但达不到 SLE 的诊断标准。*C3* 的一些变异也与 AMD 风险增加有关。

7）C3 GOF：罕见，因补体活性增强，可导致 aHUS。

（2）旁路途径缺陷

1）备解素缺陷：X- 连锁隐性遗传，易患脑膜炎球菌败血症，病死率达 34%～63%。无自身免疫现象。其他感染包括中耳炎和肺炎。

2）因子 D 缺陷：很少见，脑膜炎球菌感染与备解素缺陷相近，肺炎链球菌易感亦有报道。

3）因子 B 功能获得性（GOF）突变：表现为 aHUS，没有 LOF 突变的病例报道。

（3）凝集素途径缺陷

1）MASP-2 缺陷：表现自身免疫和反复呼吸道感染。有文献报道了 10 例患者，其中 3 例无明显疾病症状。西方人常见的变异 D105G 频率为 1%～3%。

2）Ficolin3 缺陷：1 例患者儿童期出现反复呼吸道感染，后期出现脑脓肿和反复肺炎。血清中 ficolin3 和 ficolin3 依赖的补体活化缺失。为移码纯合突变所致，西方人中频率为 1%。

（4）共同末端通路缺陷：C5b-9 的杀菌功能在抵御奈瑟菌感染中非常重要，因此末端补体成分缺乏通常会导致淋病奈瑟菌或脑膜炎奈瑟菌的反复或全身感染。据估计，C5b-9 缺陷患者的奈瑟菌感染风险比补体功能正常患者高 7 000～10 000。C5b-9 缺陷患者感染脑膜炎奈瑟菌的中位年龄为 17 岁，而免疫功能正常儿童感染的中位数年龄为 3 岁，但相较于后者，前者感染通常导致较低的死亡率和较轻的疾病表现。也有播散性淋病奈瑟菌感染的报道。C9 缺陷因为保留了一些杀菌活性，对脑膜炎球菌的易感性低于 C5、C6、C7 或 C8 缺陷。

（5）调节蛋白缺陷

1）H 因子缺陷：AR 遗传完全 H 因子缺陷主要与奈瑟菌感染有关。具有导致 aHUS 的 CFH 突变的亲属通常表现出不完全外显率，突变可以是纯合子 / 复合杂合子或杂合子。

2）I 因子缺陷：完全因子 I 缺陷最常见的临床表现是感染的易感性增加，主要是荚膜细菌引起的感染。感染时可见类似血清病的短暂性表现，其特征为发热、皮疹、关节痛、血尿和蛋白尿。也有报道有白质脑病和无菌性脑膜炎的表型。CFI 突变导致的 aHUS 复发很常见，复发率可达 50%，且大多数都有感染诱因。本病肾移植效果不佳，血浆疗法或靶向 C5 的单抗治疗有一些成功的病例报道。

3）血栓调节蛋白缺陷：表现为 aHUS，其 CH50 和 AH50 水平通常是正常的。

4）CD46 缺陷：表现为 aHUS，其 CH50 和 AH50 通常也是正常的。本病一个关键特征是这些患者可以通过肾移植达到治愈。其原因在于，CD46 是在肾脏中高表达的跨膜蛋白，移植正常表达 CD46 的肾脏可以纠正缺陷。

5）CD59 缺陷：CD59，又被称为膜反应性攻击复合物抑制剂（membrane inhibitor of reactive lysis，MIRL），其可以阻止 C9 掺入 C5b-8 复合物中，而阻止膜攻击单位形成，达到抑制补体终末攻击反应的作用。本病因血细胞，尤其是红细胞上 CD59 的表达降低或缺陷，使红细胞对补体介导的裂解高度敏感，从而导致阵发性夜间血红蛋白尿（PNH）。临床表现为溶血、血红蛋白尿；此外，患者易于形成静脉血栓，甚至导致中风。CD59 缺陷表现为儿童期早发的溶血和静脉血栓。靶向 C5 的单抗治疗已用于治疗 PNH。

6）CD55 缺陷：CD55 是糖苷二磷脂酰肌醇（glycosylphatidylinositol，GPI）锚定的补体膜抑制剂，通过抑制 C3/C5 转化酶的形成并促进其分解来抑制补体活化，从而阻止补体的炎症性损伤。因 CD55 基因功能缺失突变导致编码蛋白质 CD55 在细胞膜上表达缺失，患者表现为补体系统过度活化、血栓形成和蛋白质丢失性肠病，本病可使用补体 C5 抑制剂治疗。

7）C1INH 缺陷：导致遗传性血管性水肿，为常染色体显性遗传。病因为 *SERPING1* 突变导致 C1INH 蛋白缺乏或功能障碍，由于 C1INH 是血浆缓激肽释放酶的主要天然抑制剂，C1INH 缺陷致激肽释放酶的激活不受调节而出现血管性水肿。约 75% 的患者有家族病史，25% 为自发突变。临床上分为 2 种类型，Ⅰ型约占 85%，*SERPING1* 突变的方式包括错义、无义、移码缺失、插入或剪接突变，导致不能合成正常的 C1INH，血清中 C1INH 水平下降；Ⅱ型约占 15%，多由于 *SERPING1* 基因 8 号外显子的错义突变，导致血清中 C1INH 水平正常或增高，但无生理功能。本病通常发生在儿童期，平均发病年龄为 8~12 岁，很少发生在 1 岁之前，通常在青春期恶化。临床表现为遗传性血管性水肿，其临床特征为反复发作的皮肤黏膜局限性水肿，无瘙痒，消化道也可因水肿而出现剧烈腹痛、呕吐，呼吸道水肿可致呼吸困难或窒息。本病可继发 C2 和 C4 水平降低，但很少感染。

2. **继发性补体缺陷病**　补体主要由肝脏合成，因此，严重肝脏疾病可继发补体缺陷。此外，自身免疫性疾病免疫复合物形成所致补体过度消耗，及补体特异性自身抗体如 C3、C4 肾炎因子作用下也可继发补体缺陷。败血症、病毒血症，烧伤和其他创伤，缺血性再灌注损伤和一些药物反应也可导致补体短暂激活和消耗。

【实验室检查】

1. **病原学**　荚膜细菌和脑膜炎奈瑟菌感染最常见。

2. **血清学**　部分患者可检测到自身抗体，如 aHUS 可出现抗 CFH 抗体。

3. **总补体活性筛查**　补体通路活性可以通过溶血活性来测定，最常用的 CH50 试验检测的是经典途径溶血活性，AH50 试验则反映了旁路途径活性，其原理是分别利用致敏的绵羊红细胞（CH50）或兔子红细胞（AH50）来激活补体经典途径或旁路途径，测定 50% 红细胞裂解所需的血清量。类似的方法也被用来评估凝集素途径。经典途径中任何一个单独成分严重缺陷的患者，其溶血活性通常低于正常血清总溶血活性的 5%，但 C9 缺陷患者有一定的总血清溶血活性,通常在正常水平的 30% 至 50% 之间。CH50 为零或极低,AH50 正常,提示 C1q、C1r、C1s、C2 或 C4 缺陷。AH50 为零或极低,CH50 正常,提示因子 B 或 D(极少见),或备解素缺陷。AH50 和 CH50 均为零或极低,提示 C3、C5、C6、C7、C8 或 C9 缺陷。晚期成分低,尤其 C3、AH50 和 CH50 低,提示因子 H 或 I 缺失。携带者的 CH50 分析通常是正常的(表 2-2-33)。ELISA 方法检测不同补体途径活化后 C5-9 复合物的量,也可用于评估不同途径的补体功能活性。

表 2-2-33　总补体活性检查结果判断

CH50	AH50	可能缺陷
−	+	C1q、C1r、C1s、C4、C2
+	+	备解素,因子 B、D
−	−	C3、C5、C6、C7、C8、C9

4. 补体成分定量分析　若总补体活性筛查实验室提示缺陷,则行候选补体的蛋白定量,可用免疫化学的免疫沉淀方法(单向免疫扩散或比浊法)、酶联免疫吸附试验(ELISA)或免疫印迹。如果测出多个组分较低,则可能是样品处理不当、调控蛋白缺乏或存在自身抗体。若免疫化学方法不支持任何缺陷,可能是补体功能上无活性,可以检测补体活化组分,包括 sC5b-9、C4a、C4d、C3a、C3d、iC3b、C5a、Bb、Ba 和 C3 转化酶等。原理与溶血分析相似,实验采用特异缺陷血清。对于所有补体成分的检测,正确处理样品是关键,尤其是补体活化组分,需在收集后 2 小时内冻存于 − 80℃。

5. 基因检测　有助于明确诊断。二代测序技术的全外显子测序和免疫缺陷病基因套餐分析可以更快找到突变基因,甚至发现新型致病基因。补体旁路途径失调 aHUS 患者的突变基因不同,对血浆治疗的反应则不同,进展至终末期肾病进行单纯肾脏移植后 aHUS 的复发率也不同。因此,基因诊断对治疗 aHUS 具有指导意义。

【诊断】

存在脑膜炎球菌或淋球菌引起反复全身性感染的既往史和家族史,或 5 岁以上患儿感染脑膜炎球菌,提示有 C5、C6、C7 或 C8 缺陷的可能。由荚膜细菌,如肺炎球菌、流感嗜血杆菌等引起反复或多系统的感染,特别是在幼小年龄时发生多重感染,可能是 C1、C2、C4或 C3 的缺陷。早发的自身免疫现象,如 5 岁前出现 SLE 或狼疮样综合征者,则可能是经典途径早期成分 C1q、C1r、C1s、C4、C2 的缺陷。不伴有荨麻疹的血管性水肿需考虑 C1INH所致 HAE。具有 HUS 的三联症表现,微血管病性溶血性贫血、血小板减少和急性肾功能衰竭,且无腹泻前驱症状者,需考虑补体调节蛋白缺陷如 CFH、CFH1-5、THBD 或 CD46 缺陷所致补体异常激活引发的 aHUS。

因此,补体缺陷的诊断是基于临床线索,结合激活途径的功能评估 CH50 和 / 或 AH50来进行筛查,并进一步在蛋白质、功能和分子水平上对缺陷进行验证。基因检测也有助于明确诊断。

【鉴别诊断】

1. 与以反复感染为表现的疾病相鉴别　补体缺陷以反复荚膜细菌或奈瑟菌感染为突出表现的需鉴别抗体免疫缺陷、联合免疫缺陷、吞噬细胞功能缺陷以及先天性无脾等。CVID、低丙种球蛋白血症等抗体缺陷也易出现肺炎链球菌感染,抗体缺陷窦肺感染更常见,免疫球蛋白水平降低有助于鉴别。联合免疫缺陷除感染化脓性细菌外,对病毒、分枝杆菌、真菌等其他多种病原均易感,淋巴细胞亚群、免疫球蛋白数量减少及淋巴细胞功能试验存在异常有助于鉴别。Chediak-Higashi 综合征导致化脓性感染的最常见病原菌为金黄色葡萄球菌,严重者易出现噬血综合征,同时伴有毛发皮肤和眼的部分白化症状。CGD 表现为肺部、皮肤等部位严重感染,与补体缺陷不同的是,CGD 在反复感染的部位形成肉芽肿,常见感染病原体包括结核杆菌、金黄色葡萄球菌、曲霉菌等,呼吸爆发试验功能障碍有助于鉴别;先天性无脾影像学检查脾脏极小或缺如,同时易合并心血管等多发畸形有助于鉴别。

2. **与以 SLE 或狼疮样综合征为表现的疾病相鉴别**　与经典型 SLE 相比,<5 岁发病的早发型狼疮需警惕单基因狼疮,除经典途径早期补体成分缺陷外,Ⅰ型干扰素介导的自身炎症性疾病,如 Aicardi-Goutieres 综合征、婴幼儿起病的 STING 相关的血管病、椎体软骨发育不良、蛋白酶体相关自身炎症综合征、Cryopyrin 相关性周期热综合征等;及自身免疫性淋巴细胞增生综合征,PI3Kδ 过度活化综合征等,均可出现 SLE 或狼疮样综合征,其表现可参考本书相关章节。多种感染如 EB 病毒、巨细胞病毒、HIV、人类微小病毒 B19 等均可能具有狼疮样表现,需注意查找感染的依据。此外也需与药物性狼疮相鉴别。

3. **与 aHUS 相鉴别的疾病**　aHUS 需与其他同属于血栓性微血管病(TMA)的疾病如 HUS 及血栓性血小板减少性紫癜(TTP)相鉴别。HUS 常由产志贺毒素大肠埃希菌感染所致,主要累及 5 岁以下的儿童,患儿以腹痛和腹泻开始,肾脏损害严重,神经症状较少见,粪便培养与抗原检测可确定大肠埃希菌 0157∶H7 感染,病程呈自限性,预后相对较好。TTP 由先天性或获得性血管性血友病因子裂解酶(ADAMTS13)严重缺乏所致,成人多见,表现为发热、神经症状,肾脏受累相对较轻,严重肾衰需透析者较少见。血浆 ADAMTS13 缺乏 (≤5%)是 TTP 的重要诊断依据。此外,DIC 和 TMA 都表现为血小板减少、并发血栓和器官功能障碍,DIC 和 TMA 之间最重要的区别因素是 DIC 存在凝血功能障碍,且 DIC 常伴有低血压,而 aHUS 可出现高血压。

(四)治疗决策

【治疗】

1. **预防感染**　通过疫苗接种诱导和维持体液免疫可增强缺乏补体的宿主防御能力。对于补体缺乏症患者,推荐接种与健康个体相同的疫苗,特别强调针对肺炎球菌、流感嗜血杆菌和脑膜炎奈瑟菌的结合疫苗。强烈建议使用针对脑膜炎奈瑟菌血清型 A、C、Y 和 W 的四价结合疫苗。C3 缺陷者需接种 13 价和 23 价肺炎球菌疫苗,接种后需监测抗体滴度以确保出现保护作用。旁路途径或 C5~C9 缺陷者是脑膜炎球菌感染的高危人群,可预防或按需应用抗生素,如利福平,头孢曲松,>18 岁时可使用环丙沙星。

2. **纠正补体缺陷**　可给予补充性治疗:①输注纯化的缺乏的补体成分,使患者体内补体成分达到正常水平;②输入新鲜血浆,补充所需补体成分。其潜在危险是,多次输注可能诱导患者机体针对缺陷的补体产生自身抗体。

3. **SLE 的治疗**　如补体缺陷相关 SLE 患者可参考补体功能正常的 SLE 病人进行免疫抑制治疗。靶向 B 细胞生物制剂如贝利尤单抗(belimumab)也有用于治疗的报道。广西医科大学第一附属医院在对表现为早发狼疮的 1 例 C1q 和 1 例 C1s 缺陷的治疗中,除常规激素、免疫抑制剂(MMF、MTX)治疗外,前者加用每 2 周输注一次新鲜冰冻血浆 10ml/kg,随访 3 年,患儿皮肤损害有改善,同时二者对贝利尤单抗治疗反应良好,均未见明显副作用,这与既往文献报道相一致。因补体缺陷患儿本身感染风险高,使用生物制剂治疗中需密切观察感染征象并及时治疗感染。

4. HAE 的治疗措施 在水肿发作时尽早按需治疗,主要治疗包括① C1INH 替代疗法,包括血源性和重组人 C1INH;②缓激肽 B2 受体抑制剂艾替班特,已在国内上市。目前我国对于急性 HAE 的治疗主要是应用新鲜冰冻血浆(含有 C1INH)。喉部水肿发作应视为需急诊治疗,进展期上呼吸道水肿考虑早期进行气管插管或气管切开。HAE 短期预防时首选药物是 C1INH,也可使用新鲜冰冻血浆或雄激素达那唑;长期预防时,一线治疗包括 C1INH 替代疗法,也可选择靶向抑制活化的血浆激肽释放酶的拉那利尤单抗(Lanadelumab)雄激素则为二线用药。

5. aHUS 的治疗 宜根据补体旁路途径失调 aHUS 患者的突变基因选择相应的治疗。血浆治疗是 aHUS 患者的一线治疗,应在怀疑诊断后立即开始治疗。最近,依库珠单抗(eculizumab)是一种针对 C5 的人源化单克隆抗体,被证明是一种有效的治疗 aHUS 的药物。终末期肾脏疾病根据基因突变类型选择单纯肾移植或肝肾联合移植。

6. 造血干细胞移植 大多数补体蛋白是由肝脏合成的,单核巨噬细胞则是 C1q 的主要来源。C1q 相关 SLE 常规治疗效果不佳,进行造血干细胞移植治疗已有成功的报道,治疗后症状改善,C1q、CH50 恢复正常。

(五)常见问题和误区防范

1. 准确、及时地识别出补体缺陷病 原发性补体缺陷是极少见的原发性免疫缺陷病,临床医师对本病普遍认识不足。北京协和医院报道了 113 例 HAE 患者,病程达(15±12)年,多数患者为起病后 10 年才确诊,一例患者 10 岁起病,41 岁才明确诊断,病程中曾因喉水肿行气管切开。因此,本病临床漏诊、误诊及延迟诊断非常常见。

补体缺陷与易感疾病的类型和严重程度相关,准确及时地识别易感人群中补体缺陷的种类和数量,对于疾病的诊断、治疗、鉴别和预防有重要作用。

在临床工作中注意以下线索有利于早发现、早诊断本病:

(1)临床表现:如果存在脑膜炎球菌或淋球菌引起反复全身性感染的既往史和家族史,5 岁以上患儿发生脑膜炎球菌性疾病,或致病性脑膜炎球菌血清型为 W-135、X、Y 或 Z(在健康个体少见),提示可能有 C5、C6、C7 或 C8 缺陷。由荚膜细菌,如脑膜炎球菌、肺炎球菌或流感杆菌引起多系统的感染,特别是在幼小年龄时发生多重感染,有可能是 C1、C2、C4 或 C3 的缺陷。隔代男性发生暴发性脑膜炎球菌性疾病,提示有备解素缺陷的可能。早发的自身免疫现象,如 5 岁前出现 SLE 或狼疮样综合征者,有可能是经典途径早期成分 C1q、C1r、C1s、C4、C2 的缺陷;不伴有荨麻疹的血管性水肿需考虑到 HAE。

(2)补体水平检测作为 SLE 考虑检查项目,用于诊断、观察治疗效果或反映疾病进展情况;CH50 和 C4 水平可作为观察 SLE 活动的常规指标,如果本病活动性的其他指征得到改善,而 CH50 持续降低,应考虑到补体缺陷。

(3)85% HAE 患者血清 C1INH 降低,测定 C1INH 即可诊断;另 15% 的患者血清 C1INH 正常或增高,必要时应测定其功能。HAE 患者检测 C4、C1q 可作为鉴别遗传性与继发性神经血管水肿的重要指标。

(4)补体调节蛋白如 H 因子、I 因子和调节蛋白缺陷作为诊断非典型溶血尿毒症的首要考虑的项目之一。

(5)急性肾小球肾炎疾病恢复后 CH50 仍未能恢复正常或持续显著的单个前段成分的

降低,有可能是由于原发性补体缺陷,继而导致对免疫复合物的清除能力下降,引起肾小球肾炎。

2. 判断易感人群中补体缺陷病的种类　多数医院不常规开展 CH50、AH50 测定及除 C3、C4 外单个补体成分定量及功能分析;在不具备辅助检查条件时,应结合患儿临床病史作出初步评估,对临床高度怀疑本病患者应转诊至有条件医院确诊。

(六)热点聚焦

原发性补体缺陷病的治疗仍是难点。

基因重组补体成分输注的临床应用受患者经济条件制约,输注新鲜血浆替代治疗是临床最常用的措施。经典途径早期成分缺陷如 C1q 缺陷输注新鲜冰冻血浆治疗的临床病例数少,频繁输注存在的风险及其获益有待进一步观察评估;理论上新鲜血浆中所含补体在体内的半衰期较短,多次输注时可能对缺陷的补体产生抗体,影响后续的疗效。以补体为靶点的单克隆抗体药物研究方兴未艾。靶向 C5 的人源化单克隆抗体依库珠单抗已成为治疗 aHUS 的标准药物。然而,挑战仍然存在,因为单抗类药物成本高昂,且治疗持续时间仍不确定,需要进一步的前瞻性研究。

(蒋　敏)

第三节　继发性免疫缺陷病

> **培训目标**
>
> 1. 掌握　继发性免疫缺陷病的病因及机制。
> 2. 掌握　继发性免疫缺陷病的诊断及鉴别诊断。
> 3. 熟悉　继发性免疫缺陷病的防治。

一、疾病概述

由于疾病和外因引起免疫系统受损,影响到细胞免疫、体液免疫、吞噬系统和 / 或补体系统任何成分或免疫应答过程中任一环节,进而导致免疫功能低下或缺乏,表现为对感染的易感性增加,称为继发性免疫缺陷病(secondary immunodeficiency,SID)。由于继发性免疫缺陷是后天因素造成的免疫系统损害,其发病率远远大于原发性免疫缺陷病。虽然 SID 大多表现为暂时性及可逆性,SID 常能影响原发疾病的病理过程和预后。

【发病因素及机制】

(一)感染性疾病

1. 病毒感染　病毒感染常伴随着免疫功能低下,其原因可能有某些病毒可以在淋巴组织增殖,使免疫细胞变性或坏死;某些病毒感染可以引起 T 细胞功能障碍或末梢血淋巴细胞减少。如人类免疫缺陷病毒(HIV)感染导致的获得性免疫缺陷病(AIDS)是病毒感染性 SID 的典型代表,HIV 是双链 RNA 反转录病毒,含三个结构基因(*gas*、*Pol*、*env*)和 6 个调节基因(*tat*、*rev*、*nef*、*vif*、*vpr*、*vpu*)。具有调控 HIV 与 CD4 分子或趋化因子受体 CXCR4(或 CXCR5)结合,整合和反转录 HIV 的 RNA 到宿主细胞 DNA,促进其表达等功能。HIV 的靶细胞是表达 CD4 分子的辅助性 T 细胞,可通过凋亡、吞噬病毒细胞等机制导致 CD4$^+$ T 细胞减少。急性期 HIV 感染临床表现为发热、疲劳、头痛、肌痛等非特异症状,无症状期较长可达 10 年。当 CD4$^+$ T 细胞进行性下降时可出现发热、消瘦、腹泻、淋巴结病、皮肤破溃及病毒感冒等。当 CD4$^+$ T 细胞小于 200/ml 时,呈现严重免疫功能缺陷。先天性风疹综合征的患儿,伴有 T 细胞、B 细胞免疫缺陷,血清中 IgG、IgA 明显降低。当风疹病毒被清除后,免疫功能才得到改善。麻疹病毒急性感染时,可直接感染 T 细胞、B 细胞和单核细胞,抑制 CTL 和 NK 活性,降低淋巴细胞增殖反应和抗体合成能力,表现为对皮试抗原的迟发型超敏反应受到抑制,促有丝分裂刺激物引起的淋巴细胞增生和淋巴因子产生减少,此时容易继发细菌、结核分枝杆菌或真菌等感染。EB 病毒感染、巨细胞包涵体病和其他病毒感染患者,体内淋巴细胞易受到影响,表现为异形淋巴细胞增多。呼吸道合胞病毒、流感病毒和腺病毒感染可致暂时性淋巴细胞数减少和淋巴细胞增殖反应减弱,IL-2 产生和 CTL 活性下降。如由 H1N12009 导致的重型流感后患者免疫功能低下,可表现为暂时性 NK 和 T 细胞缺乏,CD8$^+$T 细胞免疫活化和分化异常。

2. 细菌感染　严重细菌感染,尤其是胞内菌感染,细菌毒素可直接抑制免疫活性细胞功能,同时间接影响巨噬细胞的吞噬功能。重症结核或结核进展期,结核菌素皮试可呈阴性,淋巴细胞对 PHA 的转化反应也可降低。重症细菌性脑膜炎、重症肺炎双球菌感染病人的淋巴细胞对有丝分裂原反应减弱。

3. 其他病原菌感染　急性感染如疟疾、南美锥虫病和血吸虫病等均可导致皮质区 CD4$^+$CD8$^+$ 胸腺细胞凋亡以及迟发型皮肤过敏反应和增殖功能低下。其他病原体感染如真菌、原虫等感染亦可导致机体防御功能低下,使病情迁延及易并发其他病原体的感染,造成病情严重和疾病复杂化。

(二)营养紊乱、微量元素缺乏、维生素缺乏

1. 蛋白质热卡不足　免疫细胞及免疫分子的更新和再合成需要特殊营养物质,因此,重度营养不良常可引起广泛性免疫功能损伤。蛋白质热卡长期供给不足,易发生分枝杆菌、病毒和真菌的感染。重度营养不良患儿由于大量胸腺细胞(尤其是非成熟的 CD4$^+$CD8$^+$ 细胞)凋亡,以致胸腺萎缩。严重蛋白质热卡不足患者机体细胞免疫功能低下,表现在迟发型皮肤超敏反应低下、循环 T 淋巴细胞数量减少以及对 PHA 反应降低。尽管此类患者体内免疫球蛋白水平近于正常,但由于吞噬细胞吞噬活性减弱,抗体亲和力显著减低,以致体液免疫功能异常。部分患者鼻咽洗液及肠道分泌液中 SIgA 含量减少。研究发现营养不良可导致 Th1 细胞相关细胞因子 IL-12、IL-18 及 IL-21 分泌降低。但随着营养状态的改善,继发性免疫功能低下是可逆的。当营养不良纠正后,免疫功能于 1~3 周内可逐渐恢复正常。

2. 微量元素、维生素缺乏　微量元素缺乏(如锌、铁、铜、锂和硒)及各种维生素缺乏也可导致免疫系统不同方面的缺陷。微量元素锌是 300 多种酶的重要成分之一,这些酶在碳水化合物和能量代谢、蛋白质合成和降解、核酸及血红蛋白合成等过程中发挥关键作用。因此,锌在细胞增殖、分化、凋亡及基因转录过程中的地位尤其重要,其中包括免疫 T 细胞。严重锌缺乏可导致胸腺萎缩和皮质区 T 淋巴细胞稀少、外周血 CD3 细胞数和细胞毒性 T 细胞活性下降、自然杀伤细胞功能亦受不同程度损害,淋巴细胞增殖反应和迟发皮肤过敏反应低下。巨噬细胞杀菌力也可能受损。同时,由于缺乏 T 细胞的辅助间接影响 B 细胞特异性抗体的产生。此外,锌缺乏常伴皮肤黏膜损害,致使屏障功能下降。锌缺乏所致的免疫功能受损都可通过补充锌得到纠正。随着锌元素的补充，$CD4^+CD8^+$ 胸腺细胞数量可逐渐增多至正常。铁缺乏亦可导致 T 细胞减少，迟发皮肤过敏反应和淋巴细胞增殖反应减弱，细胞因子 IL-6、IL-4 活性下降。此外，由于铁是许多氧化酶的辅基，铁缺乏时，吞噬细胞过氧化酶的活性降低。维生素 A 在维持黏膜表面和上皮的功能完整性方面发挥重要作用。维生素 A 缺乏可引起分泌成分如 SIgA 产生低下，导致黏膜对感染的防御能力降低。维生素 A 缺乏时可影响细胞因子分泌，使干扰素 -γ（IFN-γ）分泌过多，而 IL-2、4、5、10 分泌减少。维生素 A 缺乏同时可能导致胸腺功能异常，主要减少外周血 T 细胞输出数量，同时影响 Th1/Th2 免疫平衡，更倾向于 Th1 介导的免疫反应。研究发现维生素 A 缺乏可使疟疾、麻疹、呼吸道感染及慢性中耳炎的易感性增加，还可增加麻疹感染后腹泻患者的死亡风险。维生素 B 缺乏可引起胸腺上皮细胞功能低下，T 细胞分化障碍，细胞免疫功能降低，吞噬细胞杀菌力亦降低。维生素 C 缺乏时吞噬细胞游走和杀伤功能降低。给先天性中性粒细胞缺损的 Chediak-Higiashi 综合征儿童补充维生素 C 能改善吞噬细胞功能。维生素 D 缺乏可增加结核感染的风险。

3. **肥胖症** 肥胖症患者免疫功能低下与淋巴细胞和吞噬细胞功能降低有关。饱和脂肪酸或不饱和脂肪酸过多均能抑制细胞免疫反应，抑制中性粒细胞趋化性和吞噬功能，以及单核 - 吞噬细胞系统清除功能。极低密度脂蛋白能抑制淋巴细胞及其他细胞的蛋白合成和 DNA 合成的启动。一些脂蛋白能干扰补体附着在细胞表面上，因而影响免疫功能。在病毒性肝炎和霍奇金病时，血清中有一种 β 脂蛋白能抑制 T 细胞切除环的形成和 T 细胞发育成熟。

（三）蛋白丢失综合征

严重的蛋白质丢失可致低白蛋白血症或低丙种球蛋白血症。失蛋白性肠病、蛋白质营养不良、肾病综合征、肠胃道炎症或乳糜池的淋巴管阻塞、小肠原发性或继发性淋巴管扩张等，均可引起大量蛋白（包括免疫球蛋白）经肠道丢失和吸收不良，导致严重的继发性低丙种球蛋白血症。原发或继发性小肠淋巴管扩张症由于小肠黏膜淋巴管结构缺陷从而导致淋巴管扩张和功能性阻塞，不能正常地接受乳糜微粒和淋巴回流，大量小肠淋巴液漏入肠腔，引起蛋白质（包括大量免疫球蛋白）和淋巴细胞的丢失。肾病综合征则可从尿中丢失大量蛋白质，更重要的是 Th 细胞功能异常，无法正常执行对 B 细胞辅助功能，使 B 细胞 Ig 合成转换发生障碍，导致血清 IgG、IgA 含量减少。当病情逐渐恢复，尿蛋白减少及体内免疫稳定后，Ig 水平可回升至正常范围内。严重的剥脱性皮炎，IgG 也可经血管漏出而丢失，造成低 IgG 血症。

（四）血液系统疾病和恶性肿瘤

骨髓造血异常引起的疾病，如再生障碍性贫血、婴儿遗传性粒细胞减少、网状组织发育不全症，均存在不同程度免疫缺陷。一方面，宿主本身免疫功能低下及紊乱，导致肿瘤细胞出现免疫逃逸，临床进展进一步表现为肿瘤性疾病。另一方面，免疫系统相关肿瘤如霍奇金病、淋巴肉瘤、各类急性白血病和慢性淋巴细胞白血病以及骨髓瘤等，肿瘤细胞本身即可抑制免疫细胞产生及其活性，同时可分泌体液性免疫抑制因子，引起免疫功能降低。恶性淋巴瘤及慢性淋巴细胞性白血病，随着病情的进展可直接浸润及破坏免疫组织，导致皮肤试验反应性低下及淋巴细胞转化率降低。另外，所有治疗血液肿瘤的化疗方案均可导致 B 细胞消耗，伴有暂时性的低球蛋白血症。同时这些化疗方案亦可致使 $CD4^+Th$ 细胞减少，并持续较长一段时间，可抑制记忆 T 细胞功能，但不影响记忆 T 细胞的数量。

（五）自身免疫性疾病

自身免疫性疾病患者体内免疫功能紊乱，存在针对自身抗原的自身抗体和自身反应性 T/B 细胞 Th1 和 Th2 细胞功能失衡。该类患者有时伴有抗细胞因子自身抗体阳性，导致抗细胞因子自身抗体综合征，如抗 IFN-γ 自身抗体可封闭 IFN-γ 诱导的 STAT1 磷酸化，干扰单核细胞产生 IL-12 和 TFN-α，易于发生非结核分枝杆菌感染。抗 GM-CSF 抗体影响单核细胞分化为巨噬细胞，下调固有免疫反应，可致肺内外曲霉菌（Aspergillus）、隐球菌病（cryptocollosis）和播散性组织肌萎缩。抗 GM-CSF 自身抗体是肺泡蛋白沉积症（pulmonary alveolar proteinosis，PAP）的主要原因。抗 IL-17 或抗 IL-22 可致慢性皮肤黏膜发病。系统性红斑狼疮还常有粒细胞减少，补体消耗性缺乏。研究显示，自身免疫性疾病患者恶性肿瘤的发生率明显升高，部分疾病如系统性红斑狼疮、类风湿关节炎，可能是非霍奇金淋巴瘤潜在的危险因素。应用免疫抑制剂后的继发性免疫缺陷也是自身免疫性疾病容易合并恶性肿瘤的原因之一。

（六）医源性因素

医源性因素如皮质类激素、环磷酰胺、硫唑嘌呤、硫基嘌呤、甲氨蝶呤、环孢素、放射性线、抗 T 淋巴细胞免疫球蛋白（ATG）及生物制剂大剂量或长期应用时易继发严重感染和肿瘤，尤其是条件致病菌的感染发生率显著增高。

大剂量激素可使单核细胞趋化性与杀菌力均降低，并可抑制巨噬细胞对抗原的摄取与处理。短期超大剂量的甲泼尼龙冲击疗法后，IgG 及周围血淋巴细胞（主要是 T 细胞可急剧降低，但短期内可恢复。长期使用可导致胸腺萎缩，血液中 T 细胞持续减少，对各种抗原皮试反应减弱以及淋巴细胞转化反应抑制。长期使用激素亦可导致炎症因子如白介素 1、白介素 6 及肿瘤坏死因子 TNF-α 分泌减少，及白细胞趋化、黏附及吞噬功能低下。

嘌呤类拮抗剂影响核酸合成，对 T 细胞功能有抑制作用。烷化剂（环磷酰胺、苯丁酸氮芥）可阻碍 RNA 的合成。当大剂量使用时，对 IgG 的生成与迟发型皮肤变态反应均有抑制。叶酸拮抗剂（甲氨蝶呤）可抑制 IgG 产生，并可引起中性粒细胞发育障碍，对迟发型皮肤变态反应也有轻微抑制作用。嘧啶类抗代谢药物（阿糖胞苷）可抑制 DNA 聚合酶，影响 DNA 复制，使淋巴细胞、粒细胞发育障碍。抗癌抗生素（放线菌素 D、丝裂霉素）也可引起细胞免疫功能降低。植物生物碱（长春新碱）可引起体液免疫功能降低。

环孢素及他克莫司阻断钙 - 钙调素 - 依赖性磷酸酶（钙神经调素），抑制 IL-2 转录，使 T 细胞功能下降。环孢素及他克莫司可抑制 TH 细胞向 B 细胞提供辅助信号，进而影响 B 细胞功能，但对吞噬细胞的抗原呈递、吞噬和细胞毒功能影响较小。环孢素及他克莫司常用于多种器官移植的抗排斥反应和治疗某些自身免疫性疾病。长期使用此类药物可能增加病毒感染和淋巴组织增生性疾病的机会（包括淋巴瘤和卡波西肉瘤）。

生物制剂也可引起 SID，如治疗幼年特发性关节炎使用 TFN-α 拮抗剂者严重感染的发生率可增加 2 倍。常见是细菌感染，特别是结核感染率及复发率增加，提示主要影响细胞免疫。临床观察发现使用英夫利昔或阿达木单抗患儿结核的感染率或（复发率）明显高于益赛普。抗 CD20 单抗（美罗华）注射后严重感染的发病率是对照组的 1.09 倍。约 1/3 的抗 CD20 单抗接受者出现低丙种球蛋白血症，其中 6% 需给予 IVIG 治疗。CVID 合并自身免疫性疾病，淋巴瘤或自身免疫性疾病伴低丙种球蛋白患者接受美罗华治疗后易发生较为严重的低丙种球蛋白血症。故美罗华治疗前应严格检查，丙种球蛋白及 B 细胞数量降低者慎用。

放射线主要影响 T 细胞功能和数量，对 B 细胞、巨噬细胞和中性粒细胞的影响相对较少。经 2 000~3 000rad 分次照射后，外周血淋巴细胞数量减少，CD4 T 细胞数量和 CD4/CD8 T 细胞比率下降，淋巴细胞增殖反应减弱。CD8 阳性自然杀伤细胞功能降低。PWM 诱导分泌的 IgG 和 IgM 下降。B 细胞缺乏 TH 细胞的辅助后，特异性体液免疫功能亦降低。巨噬细胞的抗原递呈功能可能受到不同程度损伤。放疗后免疫功能低下程度与放射剂量呈正相关，也与照射部位有密切的关系。放疗后免疫功能下降可持续 1 年，个别病例甚至长达 10 年之久。

抗生素类药物的长期使用亦可影响免疫功能。氯霉素类能抑制初次和再次免疫的抗体生成，在体外能抑制 T 细胞对有丝分裂原的增生反应。四环素类能抑制脾细胞的抗体生成和白细胞趋化功能。氨基糖苷类及四环素族抗生素可抑制淋巴细胞转化，降低白细胞吞噬率，抑制脾细胞产生免疫球蛋白。复方新诺明可导致白细胞减少。因此，临床上长期应用广谱抗生素后，导致菌群失调，同时抑制免疫功能，继而易诱发白念珠菌等各种低致病力病原体感染。

（七）外科疾病、麻醉和手术

某些外科疾病、麻醉和手术（尤其是脾切除术、扁桃体切除术等）均可导致继发性免疫缺陷病。

1. **烧伤** 烧伤时机体免疫功能全面下降。由于烧伤部位血流减缓、小静脉扩张和瘀血、微血栓形成以及内皮细胞脱落等，可导致多形核白细胞运动障碍和吞噬功能减弱。同时免疫球蛋白可直接从血管漏出而大量丢失。烧伤 2 天后，5 种免疫球蛋白可降至最低水平。大面积烧伤后，淋巴细胞显著减少，但多半在第 1 周内淋巴细胞计数恢复正常。部分患儿迟缓型超敏反应皮肤试验受累。同时烧伤应激引起皮质类固醇升高，继而导致免疫功能低下。因此，大面积烧伤后可伴有严重的继发性免疫缺陷，极易发生败血症（病原菌多为铜绿假单胞菌和金黄色葡萄球菌）、病毒感染（尤其是单纯疱疹病毒和水痘）。

2. **外伤** 在受伤后 1 周内，高位脊髓损伤患者外周血多种免疫细胞数量减少，如单核细胞、CD3$^+$ T 细胞、B 细胞及 MCH Ⅱ抗原提呈细胞计数均显著降低。高位脊髓损伤患者往往并发自主神经反射异常，导致去甲肾上腺素及糖皮质激素异常分泌，进而影响免疫功能。

3. **麻醉剂** 全身麻醉剂能抑制白细胞吞噬功能并使周围血白细胞减少，以及抑制淋巴细胞对抗原的应答反应。给麻醉药后人体淋巴细胞对 PHA 的反应减弱，可持续直到术后一段时间。

4. **手术** 一般手术对免疫反应的影响很短暂，血清 Ig 水平常无明显改变。但较大手术创伤应激后，患者周围血淋巴细胞绝对计数可减少，对特异性抗原和非特异性有丝分裂原的增生反应均降低；此种状态可持续 7~10 天，在此期间患者对微生物的易感性增高。在动物实验中，胆囊切除术后的动物对注射抗原的抗体反应暂时受到抑制，迟发型超敏反应皮肤试验亦受累。脾属于重要的周围性免疫器官，具有吞噬、合成免疫球蛋白和某些补体成分等功能。在婴儿期切除脾脏后，患儿易缺乏促吞噬因子，影响吞噬功能，血清 IgM 水平正常或低下，备解素减少。虽然一般抗体反应正常，但静脉注射抗原后免疫反应减弱。患儿可于术后 2~3 年内发生严重急性感染，如重症肺炎、脑膜炎、败血症等，甚至导致死亡。故一般主张脾切除手术宜推迟至 4 岁以后施行，并尽可能保留部分脾组织。同样小于 4 岁的幼儿行扁桃体切除术，对免疫功能也有影响。胸导管引流术是延长移植肾存活的有效措施之一。但引流液细胞中 80%～90% 是 T 细胞。由于患者周围血淋巴细胞锐减，细胞免疫反应低下和血清 IgG 下降，易继发感染。

（八）其他

已知尿毒症、糖尿病、肝功能不全、再生障碍性贫血、镰形细胞贫血、组织细胞增生症、结节病、慢性肠道疾病、放射线等也在不同程度上、不同方面损害免疫系统，从而导致继发性免疫缺陷病。尿毒症时的毒性代谢产物对免疫功能有广泛的抑制作用，可使皮肤迟发性过敏反应包括结核菌素皮试减弱或消失，还可损害黏膜的完整性和引起皮肤症状，损害屏障功能。糖尿病患者存在巨细胞吞噬和趋化功能缺陷。长期高血糖可导致皮肤迟发型超敏反应不能，及有丝分裂原刺激后的淋巴细胞增殖反应低下。紫外线可促使表皮中 T 细胞凋亡、抗原提呈细胞释放非特异性细胞因子。

二、诊断与鉴别诊断

【临床表现】

1．存在引起继发性免疫缺陷的某种原发性疾病或因素。

2．具有免疫功能缺陷时感染后特点　反复全身或局部感染，易出现严重感染如败血症及脑膜炎等，感染易导致多器官功能衰竭，感染常表现为难治性及迁延性，感染时体温及白细胞常不升高，PHA 反应及 OT 反应常呈阴性，化脓性感染易形成坏死性炎症灶，机会感染概率增加，常伴有预料不到的合并症和异常表现类型，甚至出现条件致病菌感染等。

3．继发性 T 细胞免疫缺陷时，患儿易发生胞内菌（结核分枝杆菌、麻风杆菌、布氏杆菌等）、病毒、真菌、支原体和原虫感染。严重缺陷的患儿可发生肺孢子菌病、白念珠菌病、新型隐球菌病、巨细胞病毒病等。在慢性感染中，常见的有重症结核、瘤型麻风、球孢子菌病和亚急性脑硬化症。

4．继发性 B 细胞免疫缺陷时，表现为低 γ 球蛋白血症或选择性免疫球蛋白缺陷，或仅对某些抗原刺激不能产生足够的抗体反应。选择性 IgA 缺乏时，易发生呼吸道、消化道感染。IgG 缺陷或特异性抗体缺陷，易发生革兰氏阴性菌、具荚膜细菌、假单胞菌（铜绿假单胞菌等）以及病毒的感染。

5．中性粒细胞在抗体、补体、备解素等因子的参与下，主要吞杀革兰氏阳性细菌，能吞噬阴性菌，但不能杀死。粒细胞灭菌功能是一个复杂的过程，由趋化、吞噬、脱粒和杀菌 4 个相联系的环节来完成，任何一环节障碍均可发生感染。中性粒细胞减少或功能障碍易导致化脓性细菌和革兰氏阴性菌感染，严重时可发生条件致病菌（如白念珠菌、巨细胞病毒、肺孢子菌等）的感染。

6．任何一种补体成分，低于正常值的 50% 时，应引起临床医师的高度重视，持续低于正常值的 25%，往往反映原发疾病预后不良。补体水平接近或稍低于正常的病人，要注意疾病的活动期、复发与恶化。C1q 水平严重低下往往提示原发疾病预后不良。

【实验室检查】

血常规可提示白细胞、粒细胞或淋巴细胞数量减少。体液免疫提示补体成分或某种 Ig 蛋白降低。淋巴细胞分型或精细淋巴细胞免疫分析异常。迟发型皮肤变态反应试验或淋巴细胞转化反应测定异常。呼吸爆发试验可显示中性粒细胞功能异常等。

【诊断】

符合以上临床表现及实验室检查结果患儿考虑继发性免疫缺陷病诊断。

【鉴别诊断】

主要与原发性免疫缺陷病鉴别，鉴别要点包括：伴有引起继发性免疫缺陷的某种原发性疾病或因素，部分原发疾病控制后或继发性因素解除后免疫功能可逐渐恢复，未找到原发性免疫缺陷病相关证据。

三、治疗决策

1. 避免 SID 发生的预防措施有：①尽量避免 SID 相关因素，早期合理治疗基础疾患，早期采取 SID 预防措施；②严格掌握激素、抗肿瘤药、放射疗法的剂量和疗程，严格掌握脾切除、扁桃体切除术的手术指征，择期脾切除手术患者在术前（如至少术前 2 周）可接种肺炎链球菌、流感嗜血杆菌及脑膜炎双球菌疫苗，以降低术后感染风险；③导尿、气管切开和动静脉插管等操作，应严格遵守无菌规则；④合理使用抗生素等。

2. 当出现 SID 后，首先应针对引起 SID 的基础疾病或因素进行相应的治疗。

3. 对合并的感染进行充分的抗感染治疗，有效地控制感染，尽快中断感染加重 SID 的恶性循环。

4. 采用适当的免疫疗法，促进免疫状态的改善，以增强机体的抗病能力。胸腺肽可提高 SID 患儿的免疫力。左旋咪唑常用于病毒感染后的无反应状态。新鲜全血或血浆，可补充特异性抗体、有功能的补体成分及免疫细胞。丙种球蛋白可降低抗体不足者的感染频率和程度，促进吞噬细胞的功能。干扰素为强有力的生理性广谱抗病毒制剂，可诱发细胞产生抗病毒蛋白，抑制病毒复制等。

四、常见问题和误区防范

1. **继发性免疫缺陷病与原发性免疫缺陷病的鉴别要点** 伴有引起继发性免疫缺陷的某种原发性疾病或因素，部分原发疾病控制后或继发性因素解除后免疫功能可逐渐恢复，未找到原发性免疫缺陷病相关证据。

2. **年龄与免疫系统的关系** 年龄与患儿的免疫系统密切相关，婴幼儿及老年人免疫力相对低下。新生儿免疫功能低下，表现为淋巴组织中 B 细胞数量不足，B 细胞本身表达 CD21 降低，记忆性 B 细胞缺乏。因此，新生儿发生机会感染及败血症的概率要明显大于年长儿童。而小于 32 周的早产儿由于缺乏母体传递的 IgG 抗体，更易发生严重感染。老年人因 T 细胞功能低下，易发生病毒感染、自身免疫性疾病和肿瘤。

五、热点聚焦

非原发性免疫缺陷病遗传代谢性疾病也属于继发性免疫缺陷病。

相对健康儿童而言，先天愚型患儿发生感染、自身免疫性疾病、急性白血病和肉瘤等疾病的风险远大于健康儿童。该类患儿免疫功能异常表现在以下几个方面：21 三体患儿的胸腺体积小于同年龄组健康儿童；$CD4^+CD45RA^+$ 初始 T 细胞比例及 T 细胞受体切除环数量降低；白细胞趋化性和吞噬作用受损，NBT 试验低于正常以及杀菌力减弱或缺如；特异性免疫缺陷包括迟发型超敏反应皮肤试验受抑制，对 PHA 反应低下；记忆性 B 细胞数量减少；IgA 及 IgM 成熟障碍。随着年龄增长，21 三体患儿初始 Tc 细胞数量逐渐增加，但初始 Th 细胞始终是减少的。强直性肌营养不良患者的 IgG 分解代谢增高，IgG 的半衰期可由正常 23 天减少到平均 11.4 天。这种病人中，多数有血清 IgG 水平的降低，IgM 和 IgA 正常。囊性纤维化患儿的天然免疫功能低下，其中包括气道黏膜清除功能异常，易感染假单胞菌属。代谢性疾病往往伴有免疫功能低下，氨基酸、糖及脂质遗传代谢性疾病如糖原贮积症、半乳糖血症等易反复细菌感染。

（李成荣　杨　军）

参考文献

1. CHINEN J, SHEARER WT. Secondary immunodeficiencies, including HIV infection. J Allergy Clin Immunol, 2008, 121 (2 Suppl): S388-392.

2. BROWNE SK, HOLLAND SM. Immunodeficiency secondary to anticytokine autoantibodies. Curr Opin Allergy Clin Immunol, 2010, 10 (6): 534-541.

3. GONZÁLEZ-TORRES C, GONZÁLEZ-MARTÍNEZ H, et al. Effect of malnutrition on the expression of cytokines involved in Th1 cell differentiation. Nutrients, 2013, 5 (2): 579-593.

4. SAVINO W, DARDENNE M. Nutritional imbalances and infections affect the thymus: consequences on T-cell-mediated immune responses. The Proceedings of the Nutrition Society, 2010, 69 (4): 636-643.

5. INGLE SB, HINGE INGLE CR. Primary intestinal lymphangiectasia: Minireview. World J Clin Cases, 2014, 2 (10): 528-533.

6. G RAM, J CHINEN. Infections and immunodeficiency in Down syndrome. Clin Exp Immunol, 2011, 164 (1): 9-16.

7. 董宗祈 继发性免疫缺陷病. 实用儿科杂志, 1988, 3 (2): 69.

8. ERNST D, SCHMIDT RE, WITTE T. Secondary immunodeficiency in rheumatological diseases.Z Rheumatol, 2013, 72 (7): 634-640, 642.

9. 杨锡强. 儿童免疫学. 北京: 人民卫生出版社, 2001.

10. BRODSZKI N, FRAZER-ABEL A, GRUMACH AS, et al. European Society for Immunodeficiencies (ESID) and European Reference Network on Rare Primary Immunodeficiency, Autoinflammatory and Autoimmune Diseases (ERN RITA) Complement Guideline: Deficiencies, Diagnosis, and Management. J Clin Immunol. 2020; 40 (4): 576-591.

11. 王天有, 申昆玲, 沈颖. 诸福棠实用儿科学. 9版. 北京: 人民卫生出版社, 2022.

第三章

变态反应性疾病

第一节　儿童过敏性疾病总论

过敏反应，即变态反应（allergy）源于奥地利医师 Clenents Von Pirquet 于 1960 年所著的 "Allergie" 一文，希腊文 Allos 意为变化，Ergon 意为反应，也称 "过敏反应"。世界卫生组织（WHO）明确指出：过敏性疾病已经成为 21 世纪影响人类健康的全球性疾病，在人群中的发病率高达 20%～40%。预测在不久的将来，在发达国家及地区会有 1/2 的人患过敏性疾病。2005 年 WHO 确定每年 7 月 8 日为 "世界过敏性疾病日"，旨在重视及预防过敏性疾病。儿童过敏变态反应疾病是一大类高发病率影响面广并呈逐渐增加趋势、需要引起足够重视的免疫性疾病。一组数据表明意大利儿童哮喘、过敏性鼻炎和皮肤过敏在 6～7 岁的儿童发病率分别为 7.9%、6.5% 和 10.1%，在 13～14 岁儿童分别为 8.4%、15.5% 和 7.75%。在我国，随着经济的发展，城市化进程的提高，患过敏性疾病的患者越来越多，但本亚专科的发展，对过敏性疾病的基础、临床及预防的研究还严重滞后。

一、儿童过敏性疾病发展回顾

儿童过敏性疾病学科是我国一个重要的儿内科领域分支学科，是一个涉及多个儿内科三级学科的交叉前沿学科，它在我国仍然是一个新兴的临床专业，虽然学科建设源远流长，近十年来，在我国得到了重视及快速发展，但仍然处于发展的初级及快速发展阶段，还需要进一步走向成熟阶段。其专业和专业人员的界定、专业性学术组织、专业的范畴、专业人员的培养及培训等都处于逐步完善阶段。由于我国社会经济的快速发展、环境及饮食结构改变、医学实验技术的快速发展及普及，儿童过敏性疾病学科在社会及医疗服务领域越来越重要、越来越普及，其重要地位及作用越来越受到重视。其服务的患儿是一个庞大的人群，发病率达到 20%～40%，由于医学知识的普及及互联网时代的高速信息化，过敏患儿及家长对这个领域的医疗服务要求越来越多、也越来越高。大力加快我国儿童过敏、临床免疫及风湿病学科的发展，大力推动相关专业的建设及发展势在必行。

儿童过敏变态反应专业起源与临床免疫专业密切相关。美国的过敏变态反应、哮喘及临床免疫学会（AAAAI）可追溯于 20 世纪 20 年代。欧洲的儿童过敏变态反应专家工作组于 1984 年开始从事儿童变态反应学（Pediatric Allergology）工作并迅速发展成立欧洲儿童变态反应与临床免疫学会（European Academy of Allergology and Clinical Immunology，ESPACI）。1988 年开始有自己的杂志：欧洲儿童变态反应学和免疫学杂志（Pediatric Allergology and Immunology）。1996 年开始 ESPCI 作为欧洲变态反应及临床免疫学会（European Academy of Allergology and Clinical Immunology，EAACI）的一个部分（Section of Pediatrics within EAACI，SP-EAACI）一起工作，ESPACI 和 SP-EAACI 于 2001 年正式合并进一步发展，致力于发展儿童及青少年过敏变态反应临床、科研及研究生教育、患者健康教育等。各欧洲国家相继在本国家相继建立本学科并促进其发展，如西班牙儿童变态反应与临床免疫学学会（SEICAP）自 1972 年以来开始每两个月出版一次其学会官方杂志。2004 年 SEICAP 开放了学会网站。意大利儿童过敏及免疫学会（Italian Society of Pediatric Allergology and Immunology，SIAIP）则成立于 1996 年，目前有超过 1 000 名的会员。而在以色列，儿童变态反应与临床免疫学尚不是独立的专业，儿童变态 / 免疫学家也诊断治疗儿童自身免疫性疾病。北美则于 20 世纪 80 年代将过敏性疾病与临床免疫专业进行整合，形成过敏与临床免疫专业（Pediatric Allergy and Immunology）。自学科开始形成之时，西方发达国家都很重视专科医师的培训，有比较完备的专科医师培训机制以保障专科医师的资质与水平，并形成了较为成熟的专业医护体系。

儿童过敏性疾病与免疫学密切相关，而在医学历史上发挥了重要的作用。儿童免疫学是一个覆盖儿童过敏变态反应性疾病、免疫缺陷病、风湿免疫性疾病及感染与免疫（炎症和炎症性疾病）等方面，涉及多个儿内科三级学科的交叉前沿学科，可以统称为儿童免疫学（Pediatric Immunology）。按其专业的服务对象，国际将其分为儿童过敏专科（Pediatric Allergy Specialty）、儿童免疫或临床免疫专科（Pediatric Immunology Specialty）、儿童风湿病专科（Pediatric Rheumatology Specialty）。儿童免疫学学科建设源远流长，儿童免疫学家的工作最初都集中在免疫功能异常所致的儿科疾病，特别是那些涉及宿主防御机制异常所致的儿科疾病方面。这些工作是建立在对免疫系统的基础知识和主要治疗方法的认识有大的进步基础之上的，在西方发达国家，源于 19 世纪欧洲对儿童基础及临床免疫学的认识，20 世纪 50 年代早期，北美儿童免疫学学科作为一个有组织的学科开始建立。儿童免疫学家及相关的基础免疫学家开始关注免疫缺陷病患者的临床和基础研究。相对西方发达国家，我国儿童过敏性疾病专业起步相对较晚，虽然在 20 世纪 50 年代已有研究者开始了儿童免疫学领域的相关研究，但直到 20 世纪 60～70 年代，一批具有临床工作经验的医师进入实验室，进行基础实验转化为临床运用技术的工作，我国的临床免疫专业开始起步。到 20 世纪 80 年代，我国一批临床医师到美国的西方发达国家进修学习免疫学技术及方法，并引入中国开始了实验室免疫结合临床的阶段。同时期开始建立儿童临床免疫学组并开始致力于培养儿童临床免疫专业人才。儿童过敏性疾病的临床及科研是由儿童呼吸、免疫、皮肤、消化、五官等专科医师共同涉及并在各自领域发展，儿童过敏专业及专科医师在我国尚处于匮乏状态，有待于多学科合作共同致力于其发展。儿童变态反应性疾病由于历史的原因在我国分别由儿童呼吸科（哮喘）、五官科（儿童过敏性鼻炎、过敏性结膜炎）、儿童消化及保健科（嗜酸性胃肠炎及食物过敏）、儿童皮肤科（皮肤过敏）、急诊及 ICU（过敏性休克）来诊治，或包括免疫科在内的多学科松散中心来诊治，但在西方发达国家儿童过敏变态反应及临床免疫专科已经非常成熟以统一诊治涉及多个系统的儿童过敏变态反应性疾病。这些客观发展出来的专科（专业）是基于免疫学基础及临床的快速发展的推动，更出于相关的医疗市场及医疗服务的需求的推进而顺势所为。这些临床亚专业的整合有利于临床工作的开展，并有利于从其深入的免疫发病机制方面进行深入的研究及全面的理解。随着社会经济、生活方式及环境变化，我国儿童过敏变态反应疾病的发生发展及发病率越来越趋同西方国家。所以儿童过敏变态反应疾病在我国是一个庞大的人群。中华医学会变态反应分会于 2000 年成立，各省级变态反应会相继成立，一批儿科从事儿童过敏研究及临床方向包括呼吸道过敏为主、消化道过敏、皮肤过敏及过敏免疫等的儿科医师加入变态反应学会，开展并发展了儿童过敏变态反应性疾病的研究及临床工作。同时中华医学会儿科学分会免疫学组于 2007 年召开了"过敏性疾病与儿童健康专题研讨会"，多个儿科相关亚专业医师参加。并于 2009 年在《中华儿科杂志》发表了"婴儿过敏性疾病预防、诊断和治疗专家共识"。在中华医学会各相关专业学组的合作下，"婴幼儿食物过敏建议""婴儿牛奶蛋白过敏诊治建议"相继发表。WHO 制定的《全球哮喘防治的创议》（简称 GINA 方案），成为全球防治哮喘的指南，在我国得到推广及普及。针对尘螨过敏的免疫治疗也在全国有条件的单位推广运用。全国性及区域性的各类学习班及研讨会议推进了儿童过敏的继续教育及学术交流。我国学者近年来也积极参加了国际各专业学术组织如世界变态反应组织（WAO）、欧洲变态反应和临床免疫学会（EAACI）、亚太过敏、哮喘和临床免疫学学会（APAAAI）的学术交流，但在国际学术舞台上我国的声音还不够，所发挥的作用与我国人口众多的大国地位还不相衬。近年来这类疾病是经典的免疫性疾病主要特点是 Th1 及 Th2 调节性 T 细胞（regulatory T cell，Treg）下降。目前的免疫疗法主要目的是诱导机体对不同变应原的免疫适应及耐受（immune accordation and tolerance）。目前认为深入探讨变态反应性疾病的免疫机制并寻找新的干预治疗措施是变态反应学未来的主要发展方向。在我国需要基础免疫学科与各相关临床学科或专业通力合作，探讨更能满足广大患儿的医疗模式。儿童过敏专科医师培训还没有在我国形成有效的体系，儿童过敏性疾病的患者健康教育还需要进一步加强，随着我国社区医疗体系的建立及完善、结合妇女儿童保健体系的加强及完善及相应的信息化过程建设，一个覆盖面广、含健康教育、早期诊治及完备转诊体系等多项功能的网络建立及完善是我们努力的方向。将相应工作推向基层，普及儿童过敏性疾病的发展是医疗市场及医疗服务的需要。一个合理高效服务于全国儿童过敏变态反应疾病医疗服务网络需要大力推进。儿童过敏学科除了临床涉及面广、表现复杂多变外，其实验室技术要求比较高，涉及项目多且进展快，除各专科医院及综合大型医院的检验科及免疫专科实验室外，目前在一些发达地区已经有针对基层、商业化运作的检验中心，如何对实验室检验项目进行规范、质量控制及有效推广是当前要重视的任务。规范化的专科医师培训及资质认证还没有建立全国性的体制，这些工作必将随着我国医疗体制改革逐步推进。由于我国医疗体制与西方国家有很大区别，社区全科医师及家庭医师体制及相应制度在我国仍然处于匮乏阶段，患儿可以自由选择去各级医院、专科就诊，导致病源不合理流动带来一系列矛盾。相应我们专科医师的资质培训制度及体系仍不完备，加上我国人口众多，各地经济发展及卫生资源配备等极不平衡，如何结合我国的医疗体制改革探索出一条适合我国国情推进儿童过敏专业发展的道路，以适应社会经济发展及进步、满足日益增长广大过敏、临床免疫及风湿病患儿需要，努力缩短与西方发达国家的距离并最终赶超国际先进水平是摆在我们面前的一项艰巨而长期的任务。

二、儿童过敏性疾病的临床范畴

由于免疫系统的特点决定了儿童过敏性疾病涉及多个系统及器官，临床其涉及的范畴大致如下。

（一）按累及系统及器官分类

1. 皮肤系统过敏

（1）特应性皮炎。

（2）接触性皮炎。

（3）荨麻疹。

（4）血管神经性水肿。

（5）婴幼儿湿疹。

2. 呼吸系统过敏

（1）过敏性鼻炎。

（2）过敏性喉水肿。

（3）支气管哮喘。

（4）过敏性肺脏免疫病：

1）超敏性肺炎。

2）过敏性支气管肺曲霉菌病。

3）嗜酸性粒细胞肺病：

①单纯性嗜酸性粒细胞增多症（Loffer 综合征）。

②慢性嗜酸性粒细胞肺炎。

③热带嗜酸性粒细胞增多症。

④Churg-Strauss 综合征。

（5）过敏性鼻炎 - 哮喘综合征。

3. 消化系统过敏。

4. 眼部过敏　过敏性结膜炎。

5. 多系统过敏症。

6. 严重过敏反应　过敏性休克。

（二）按常见变应原分类

1. 尘螨过敏。

2. 花粉过敏。

3. 真菌过敏。

4. 药物过敏。

5. 食物过敏。

6. 昆虫过敏等。

（曾华松）

第二节　过　敏　症

培训目标

1. 掌握　并能独立开展过敏症的诊断、治疗以及管理。

2. 掌握　变应原（过敏原）检查技术在过敏症诊断中的应用。

3. 熟悉　过敏症的指南要点。

一、疾病概述

过敏性疾病（allergic disease，AD）又称变态反应性疾病，是指机体再次接触同一抗原后引起不同形式的功能障碍或组织损伤的一类疾病。随着感染性疾病的控制和工业化程度的提高，儿童过敏性疾病的发病率在全世界范围内呈逐年增高趋势。美国每年用于治疗过敏的费用超过 180 亿美元。儿童常见过敏性疾病包括致敏原引发的哮喘、鼻炎、特应性湿疹、结膜炎、食物过敏、昆虫过敏和过敏性休克等。过敏反应多为由血清中 IgE 介导的 I 型过敏反应。过敏性疾病导致皮肤、呼吸、消化等系统病变的儿童也越来越多，因不同年龄段，过敏症状亦有不同。

由 IgE 介导的多系统过敏性疾病主要发生机制为变应原进入机体后可刺激特异性 B 细胞增殖、分化成浆细胞，产生 IgE 抗体。IgE 的重要特征为亲细胞抗体，特异性 IgE 抗体的 Fc 段可与肥大细胞和嗜碱性粒细胞膜上的 FcεRI 结合，使机体处于致敏状态。肥大细胞通过影响免疫细胞的募集、存活、发育、表型或功能，增强或抑制免疫应答反应的启动、强度及持续时间，实现其免疫调节作用。结合了 IgE 的肥大细胞和嗜碱性粒细胞通常的致敏状态可维持数月甚至更长，只有长期不接触相应变应原才可能逐渐消失。当相同的变应原再次进入致敏状态的机体时，就可与致敏的肥大细胞和嗜碱性粒细胞上的特异性 IgE 抗体的可变区结合而触发细胞活化，脱颗粒释放以及新合成并释放生物活性递质（如组胺、激肽原酶、前列腺素 D2、细胞因子等），作用于皮肤、血管、呼吸道、消化道等效应器官，引起平滑肌痉挛、毛细血管扩张、血管通透性增加、腺体分泌增加等过敏性症状。

二、诊断

【临床表现】

过敏性疾病涉及范围广泛，可累及皮肤、呼吸道、消化道等系统，而且不同系统过敏症状可同时出现，症状复杂多样，一个患儿可以多系统过敏并存，多个系统的症状可同时出现，其诊断可以依据各系统疾病的诊断标准来诊断，最后进行综合诊断。

1. **消化道过敏** 食物是引起儿童过敏发病的主要原因。牛奶首当其冲，鸡蛋也较常见。如果患儿是过敏体质，过敏风险更高。此后，随着患儿年龄逐渐增大，接触的食物种类会越来越多，还可能出现对其他食物的过敏。食物过敏分为 IgE 介导和非 IgE 介导。IgE 介导的变态反应占绝大多数。其属于 I 型变态反应，常在进食后数分钟内出现症状。可累及多器官，临床表现多样。①皮肤反应：特应性皮炎、非感染性荨麻疹、血管性水肿等；②呼吸道症状：慢性咳嗽、哮喘、非感染性流涕，严重时可伴呼吸困难的急性喉头水肿等；③消化道症状：呕吐、腹泻、反复反流、胃肠痉挛等；④全身性系统反应：心血管症状、过敏性休克。

2. **呼吸道过敏** 过敏性鼻炎和过敏性哮喘被喻为同一气道的同一种疾病。两者有着流行病学、病理生理、免疫病理等诸多方面的密切联系以及治疗原则的共同性，提示上、下呼吸道炎性反应具一致性或相关性。

（1）过敏性鼻炎典型症状：阵发性连续性喷嚏，发作时间常以早起、夜晚入睡或随季节变换加重；喷嚏过程后大量清水样鼻涕；常年性发病者在有症状的日子里鼻塞每天累计达 0.5～1.0 小时以上。

（2）过敏性哮喘是由嗜酸性粒细胞或肥大细胞等释放致敏活性物质，共同参与的气道慢性炎症性疾病。造成广泛小气道狭窄，发生喘憋症状、呼吸困难或气短，常在夜间和／或清晨发作或加剧，发作时在双肺可闻及散在或弥漫性，以呼气相为主的哮鸣音，呼气相延长。上述症状和体征在经抗哮喘治疗有效或自行缓解，支气管扩张剂亦可缓解症状。

3. 皮肤系统过敏 临床表现特点是慢性、复发性、瘙痒性。约 70% 的患者有过敏性家族史。皮肤系统的过敏性疾病临床症状明显、典型，因过敏引起皮肤毛细血管扩张、水肿，主要表现为皮肤红肿、瘙痒、疼痛、荨麻疹、湿疹、风团样皮疹等。严重病情可伴有内脏或其他器官的损伤，例如：重型渗出性多型红斑有皮肤黏膜同时受损，可累及内脏，可引起眼部病变，角膜穿孔甚至失明。

4. 全身系统性过敏性疾病 是严重的、进行性发展的多系统（包括呼吸系统和心血管系统）全身过敏反应。其临床症状可涉及多系统，严重者以循环系统病变最明显，发生突然、来势凶猛，应给予重视，尤其对过敏性休克发生后的特殊情况：急性喉头水肿和心搏骤停的救治应有足够的预判。

【实验室检查】

1. 非特异性试验 对诊断具有提示和参考价值，包括：血清总 IgE 水平、外周血嗜酸性粒细胞比例、分泌物嗜酸性粒细胞检查等。

2. 特异性试验

（1）体内检测方法是将变应原（过敏原）以注入、吸入、食入或接触等途径进入患者机体的检测方法，主要包括皮肤点刺试验、斑贴试验和激发试验。皮肤点刺试验尚无年龄限制性。近年来，皮肤点刺试验已作为临床常用的皮试方法。皮肤点刺试验是将少量高度纯化的变应原液体滴于患者前臂，再用点刺针轻轻刺入皮肤表层，并用组胺及抗原溶媒或生理盐水作阳、阴性对照，15 分钟后测量风团长径即可初步判断有无过敏反应。点刺实验前 3 天停用抗组胺类药物。斑贴试验是诊断过敏性接触性皮炎的金标准。将浸透变应原提取物的小块纱布贴于皮肤上 1～2 天，出现红肿即为阳性。变应原激发试验可以分为支气管激发试验、鼻黏膜激发试验、食物和药物激发试验等，所有激发试验均有风险，严重过敏性疾病患者如哮喘、休克，不宜试验。

（2）体外检测方法：将用血清或分泌物检测，即无需变应原进入患者机体的检测方法称为体外检测方法。检测获得的阳性结果必须结合临床表现、变应原激发及变应原回避试验确定变应原种类。UniCAP 系统定量检测血清 sIgE 浓度被认为是体外检测 sIgE 的金标准。

【诊断】

诊断主要针对出现临床症状的儿童。儿童过敏性疾病在不同年龄段临床表现多样化。应结合详细病史和临床症状特点进行诊断。完整详细的病史采集是过敏性疾病诊断的基础。当怀疑接触某物过敏时应详细询问、记录相关内容以及发现症状与可疑致敏原的关系。过敏性疾病有家族遗传倾向，但没有家族史也可患过敏性疾病。可靠详细的临床资料可为进一步诊断提供依据，但诊断价值仅为 50%。帮助明确变应原的病因诊断，过敏性疾病特异性诊断方法包括体内检测方法和体外检测方法。

【鉴别诊断】

1. 不伴荨麻疹和血管性水肿的突发虚脱 常发生于注射或疼痛后，患者面色苍白，主诉恶心，但在晕厥之前，皮肤不痒，不发生发绀，亦无呼吸困难，平卧后症状几乎立刻好转，可能有大量出汗和缓脉。

2. 过度换气引起的呼吸困难和虚脱 这种除全身和口周发麻外，一般不伴其他症状和体征，血压和脉搏也正常。

3. 精神因素 在十几岁的女孩中较多见。其症状大多是能以意志控制，也能在提示下重复。体检和实验室的检查无异常。对这类患者首先要作好疾病的排除工作。然后，鼓励患者改正。各系统的过敏症及其共病需要与包括自身免疫性疾病在内的其他系统性疾病相鉴别。

三、治疗决策

过敏性疾病发生机制复杂，治疗方式多样，世界卫生组织（WHO）1998 年提出的过敏性疾病最佳治疗方案：避免接触变应原、加强患儿及家长教育、适当药物治疗和标准化免疫治疗。

1. 避免接触变应原 食物过敏最好的治疗方法是避免进食变应原，2010 年世界过敏组织（WAO）在米兰会议上针对牛奶过敏患者诊治指南中指出，IgE 介导的牛奶过敏如存在出现严重过敏性反应风险（曾有过严重过敏反应而目前未食用深度水解配方者）应食用氨基酸配方奶；无严重过敏反应史的 IgE 介导的牛奶过敏者，推荐先食用深度水解牛奶配方。母乳喂养儿的母亲应避免进食牛奶或鸡蛋等婴儿敏感食物，而无须停止母乳喂养。同时，应保障得到充足的营养，如保证牛奶过敏儿童能得到足够的钙。减少吸入性变应原（如尘螨）可有效改善过敏性鼻炎或湿疹症状。

2. 加强患儿及其家长教育 指导患儿及其家长如何环境控制及饮食控制。

3. 药物治疗 包括抗组胺药、膜稳定剂、肾上腺素类药物、激素类药物等。中和或拮抗已产生的过敏介质、抗炎、解痉等，使过敏症状减轻或消失，但其作用是暂时的、容易复发，且有些过敏介质尚无相应的拮抗剂，因此，药物治疗容易复发，有时无效。治疗过敏反应首选药物为抗组胺药物，对严重湿疹患儿、严重喘息发作、血管神经性水肿及全身过敏反应可短期使用全身糖皮质激素。非 IgE 介导的婴儿过敏性疾病缓解症状的药物主要为激素类。

4. 标准化特异性免疫治疗 特异性免疫治疗被指出是唯一可影响过敏性疾病自然进程的病因治疗，并可防止过敏性鼻炎发展成哮喘，并且减少应急用药；同时应用于食物过敏治疗。采用引起患儿过敏的变应原浸液，由低剂量开始，为患儿连续注射或舌下含服，在能耐受的前提下，逐渐增加浓度和剂量，从而增强患儿对此类过敏物质的耐受，达至减敏或治愈的目的。适合脱敏治疗的患儿包括：有明确的变应原，又无法脱离变应原者；疾病反复发作、用非特异性方法治疗不理想者；一般状态良好，无免疫功能低下及高敏状态者。5 岁以下儿童不适宜进行皮下脱敏治疗。

四、常见问题和误区防范

1. 儿童反复咳嗽常误认为"感染性呼吸道疾病""免疫功能低下"等导致过度应用抗生素治疗。

某些过敏体质性体质的孩子经常出现反复打喷嚏、流鼻涕、鼻塞、鼻痒、咳嗽、气喘等症状，尤其是春秋两季，而且病状反复发生。常被误认为是经常"感冒""抵抗力差"，却不知病因并非免疫力低，而是由于免疫紊乱导致过敏才是元凶。治疗的关键应该是弄清楚原因后有针对性地治疗，要尽量避免滥用抗生素。

2. 通过体外检测变应原, 结果为阳性即可确诊。

检测获得的阳性结果必须结合临床表现、变应原激发及变应原回避试验确定变应原种类。

五、热点聚焦

1. 过敏性疾病发病率高, 环境因素起主导作用

患者对外界环境的敏感性过高, 在机体内产生对某些过敏原的特异性免疫球蛋白 E (IgE), 这种患者的过敏反应有遗传倾向。IgE 敏感可导致以下几种典型过敏性疾病: 过敏性鼻炎、过敏性哮喘、特应性皮炎和湿疹、过敏性结膜炎、食物过敏、药物过敏、严重过敏反应和过敏性休克等。在现代生活中, 环境因素已经成为过敏性疾病发病的主导因素。新生儿出生以后, 便暴露在各种过敏原环境中, 随着暴露和接触时间的延长, 人体的免疫系统会产生一系列变化。这种情况下, 具有过敏体质的人无法对环境中的过敏原产生耐受, 就会出现鼻炎、哮喘、皮炎、湿疹等过敏性疾病。

2. 遗传因素

过敏性疾病是系统性、全身性疾病, 具有一定的遗传性。若父母双方均没有过敏性疾病, 子女患过敏性疾病的概率为 20%～40%; 如果父母一方有过敏性疾病, 遗传给子女的概率为 40%～60%; 如果父母双方均有过敏性疾病, 子女过敏的概率可高达 80% 及以上。

3. 过敏原检测的热点问题

对于过敏性疾病, 主要依靠患者病史、临床表现、过敏原检测来诊断, 最终确诊要依赖过敏原检测, 来找到真正的致敏原, 以及致敏原对人体的影响和与临床症状的相关性。临床上, 过敏原主要分为吸入性过敏原、食入性过敏原、接触性过敏原、注射性过敏原、自身组织抗原等。对于过敏原检测, 国内外公认的方法主要有体内试验和体外试验两大类。体内试验包括皮肤点刺试验、斑贴试验, 体外试验即取患者血液进行离体检测。临床上, 很多人认为体外检测和体内检测关联密切, 故只检测其中一项即可。然而, 对于诊断不明确的过敏性疾病, 同时进行体内、外两种试验, 综合评判检测结果, 会更有临床价值, 提高诊断准确性。过敏原检测种类应该由医生以针对本地区主要的过敏原谱来进行检测, 避免盲目追求种类与数量。全定量检测可以做到精准诊断, 目的是更好进行过敏原特异性免疫治疗, 也称为"脱敏治疗"。

4. 间充质干细胞(MSCs)疗法治疗

过敏性疾病的探索: MSCs 主要来自骨髓、脂肪以及脐带。除了具有自我更新和多向分化能力, MSCs 还具备免疫调节、抑制炎症和组织修复功能, 目前过敏性哮喘、鼻炎、结膜炎方面, 取得较大的研究进展。

5. 食物过敏的特异性免疫治疗

食物过敏主要的过敏原包括牛奶、鸡蛋、大豆、花生、鱼虾、牛羊肉、海鲜等。食物过敏的特异性免疫治疗是迄今为止临床上唯一针对过敏性疾病病因的治疗方法, 兼具预防和治疗双重意义。口服免疫治疗在食物过敏方面, 4～17 岁儿童青少年每天持续进行花生过敏原粉口服免疫治疗 1 年以上显示出持续的安全性和有效性, 且在治疗第 2 年仍能观察到持续的免疫调节作用。

6. 表皮免疫治疗

表皮免疫治疗指通过将食物过敏原提取物直接递送至皮肤浅层, 逐步训练机体免疫系

统,直到达到最佳维持剂量,从而使患者对该过敏原产生耐受性。

目前牛奶、鸡蛋、花生等食物过敏原免疫治疗的临床进展主要聚焦在儿童领域,其治疗成人食物过敏的疗效,未来还要进一步进行临床观察。

7. 发病机制研究

从发病机制上开展过敏反应基础研究,才能对疾病本质有更加深刻的认识,找到防控靶点,做到分子水平的精准治疗。

8. 新药研发

多种生物靶向治疗的研究及运用已经有针对抗 IgE 治疗药物如奥马珠单抗,以及针对某些细胞因子的生物制应用于临床。

(李 丰 曾华松)

第三节 儿童食物过敏

培训目标

1. **掌握** 并能独立开展食物过敏的诊断、治疗。
2. **掌握** 食物过敏相关疾病在儿科应用。
3. **熟悉** 国际和国内食物过敏指南要点。

一、疾病概述

食物过敏是常见的过敏性疾病,全世界食物过敏的病人达到 2.4 亿～5.5 亿,主要累及的是儿童。儿童发病率不断上升,已经成为全球性的公共健康问题,发病率各国报道的相差很大,且受患儿年龄、地理分布、诊断标准和研究方法等变量因素的影响,很难对食物过敏的总体发病率精确估计。近期一项针对牛奶蛋白、鸡蛋、花生和海鲜过敏的 Meta 分析显示,食物过敏的总体发生率约为 3.5%,但患者自我报告的发生率为 3%～35%,通过口服食物激发试验评定的发生率明显减少,仅 1.0%～10.8%。美国约有 3.9% 的儿童报告发生过食物过敏,发生率在 1997～2007 年却上升了 18%。由于儿童胃肠道的免疫及非免疫功能均未发育成熟,食物过敏在婴幼儿及儿童中的发病率高于成人。食物过敏的临床表现会涉及全身多个系统,直接影响患儿生活质量,严重的甚至危及生命。医务人员及家长如果存在对食物过敏认识不足或者存在误区,盲目地进行饮食回避或者漏诊,都会影响孩子的健康成长。本文着重论述儿童食物过敏的临床表现、诊断技术和治疗方法的进展,简述儿童食物过敏的危险因素及预防措施,为临床专科医师对该疾病正确的诊治及指导患儿饮食提供的理论培训。

1. **食物过敏的定义** 食物过敏是指由免疫机制介导的食物不良反应(adverse reactions to food),而非免疫介导的反应则称为食物不耐受。食物过敏又进一步分为 IgE 介导和非 IgE 介导的反应。前者属于 I 型变态反应,常在进食后数分钟内出现症状,可累及皮肤、呼吸道、消化道,这些症状常同时出现,但无特异性。非 IgE 介导的食物过敏涉及了 IgG、免疫复合物及细胞介导的免疫反应等多种机制,常于进食后数小时或数天后出现症状。

2. 食物过敏的类型 食物过敏，按照临床病程特点，可以分为一过性、持续性、花粉食物过敏综合征（即饲虫花粉综合征）三类。一过性，是指随着年龄的增长，对某些过敏的食物自然缓解，形成耐受，如牛奶、花生、黄豆、大麦等；持续性，是指对某些食物的过敏现象会持续终生，如花生、坚果、鱼、虾蟹等；花粉食物过敏综合征是指花粉或其他吸入致敏原与食物蛋白之间存在免疫交叉反应，前者致敏后出现对某种食物的过敏反应，如被桦树花粉致敏的病人出现对苹果过敏等。

按照过敏反应发生的免疫机制，可分为 IgE 介导型、细胞介导型、IgE 和细胞复合介导型。IgE 介导型，如进食后急性荨麻疹、过敏性休克、过敏性哮喘、口腔过敏反应综合征等；细胞介导型、IgE 和混合细胞介导型，如食物蛋白诱导肠病、接触性皮炎、嗜酸细胞性胃肠炎、特应性皮炎。非免疫介导的食物不耐受的类型区分，包括代谢性（如乳糖不耐受）、药理性（如咖啡因）、毒理性（如鲭鱼中毒）以及其他原因（如亚硫酸盐）等。

3. 食物过敏的发病机制 食物过敏首先与遗传过敏体质（特应质）有关。特应质的个体发生变应性疾病有一定的规律，食物过敏通常是最早出现的如食用牛奶、鸡蛋、豆类、鱼、虾等出现不良反应，可在 1 岁内出现，伴随湿疹 / 特应性皮炎，2 岁或 3 岁后食物过敏和湿疹可缓解，但出现支气管哮喘，7～10 岁支气管哮喘的发生达到高峰，继后出现的是变应性鼻炎、变应性结膜炎。但近年观察研究认为变应性鼻炎、变应性结膜炎也可以在哮喘之前出现症状。队列研究认为变应性疾病的发生过程有一定规律，提出过敏进程（allergy march）的观念，食物过敏通常是这一进程的第一步。过敏疾病急性发作常常与变应原直接接触皮肤、黏膜有关，近年提出"一个系统，一个疾病"的新概念，指支气管哮喘、变应性鼻炎、特应性皮炎（湿疹）、食物过敏等变应性疾病具有相同或相似的发病机制，在不同的靶器官表现出不同的临床症状。

胃肠道是一个直接与外界环境接触的巨大的黏膜屏障，其功能是吸收消化食物，排泄废物。消化道每天暴露于大量的外源性蛋白质，但食物过敏很少发生，主要依赖于胃肠道的非免疫性和免疫性防御机制。

非免疫性防御机制包括胃酸和蛋白水解酶的作用、胃肠蠕动、黏液分泌等改变食物抗原分子结构，使之成为无抗原性或低抗原性物质。但多种机械的和生化的因素，有可能破坏胃肠道黏膜屏障的完整性，尤其是破坏黏膜上皮的突起部分，从而使胃肠道黏膜摄取有毒的或有免疫原性的物质。例如，用质子泵抑制剂抑制胃酸，可吸收更大的、更有免疫活性的食物蛋白片段进入胃肠道免疫系统，从而启动致敏机制。食物外在的添加剂也可重排肠细胞内的细胞骨架或能诱导肥大细胞脱颗粒，进而导致食物过敏。饮酒、慢性精神压力等也影响消化道上皮细胞的渗透性，增加对食物蛋白的渗透，导致食物过敏反应的发生。另外，肠道菌群在过敏性疾病的发病中也发挥了重要作用，益生菌参与肠道菌群的调节，与过敏性疾病的关系日益受到重视，在过敏性疾病的防治中已经尝试在临床应用。

免疫性防御机制主要指胃肠道局部的免疫系统，如肠相关淋巴组织（gut-associated lymphoid tissue），包括散在分布于整个肠黏膜的集合淋巴滤泡、上皮内淋巴细胞、固有层淋巴细胞、浆细胞、肥大细胞及肠系膜淋巴结。这个局部免疫系统能够识别无害的异体蛋白质抗原、共生的微生物及有害的病原体。获得性黏膜免疫能够对有害的病原体产生快速、有效的免疫反应，对无害的异体蛋白质抗原则产生特异性口服耐受（oral tolerance）。口服免疫耐受是通过口腔途径对食入抗原产生的一种免疫抑制状态，口服耐受的发生与 T 淋巴细胞有关，包括 T 细胞无反应性（T-cell anergy）、T 细胞清除、T 细胞激活抑制。有证据表明，大剂量的抗原可诱导 T 细胞克隆清除和 T 细胞无能，而小剂量的则很有可能是由调节性 T 细胞（Treg）诱导激活抑制。肠道上皮细胞在口服耐受中起主要的非专职抗原递呈细胞（APCs）作用；树突状细胞（DC）分泌 IL-10 有利于耐受的发生；Treg 分泌 IL-10、TGF-β 有利于耐受的发生。此外，肠道菌群在口服耐受中也扮演重要作用，正常情况下，肠道菌群的组成、数量都比较稳定。肠道菌群在肠黏膜表面形成一道生物屏障，阻止致病菌、病毒和食物抗原的入侵，同时刺激肠道的免疫器官发挥更强的免疫调节功能。

IgA 抗体是肠道黏膜屏障的又一重要因素，它由肠道固有层的浆细胞产生，广泛分布于黏膜表面，是抑制微生物黏附和阻止完整蛋白吸收的第一道防线。抗原和 sIgA 交联不会激发炎症过程，且可以阻止慢性炎症的发生。在肠壁，局域性产生的 IgA 也可以与已达固有层的抗原接触形成免疫复合物，然后通过与多聚免疫球蛋白受体交联被吞噬或转运回肠腔。低水平的 IgA 和 IgA 缺乏的个体，均有发生食物过敏的倾向性。

年幼儿黏膜屏障功能或包括口服耐受在内的完整的免疫功能发育不成熟或受到破坏，就可能发生食物过敏。总之，食物过敏的发生与基因遗传背景、母亲怀孕期间饮食暴露、抗原传递方式（胎盘或乳汁）、婴儿首次抗原暴露时机、抗原性质、抗原量和摄取频度等因素有关。

IgE 介导的食物过敏是最常见的食物过敏发生机制，消化后的食物抗原吸收进入血液循环，刺激机体产生食物特异性 IgE 抗体，结合于肥大细胞和嗜碱性粒细胞表面，当再次接触食物抗原时就会导致 IgE 桥联，活化的细胞脱颗粒，这是典型的 I 型变态反应。细胞介导的食物过敏反应如嗜酸细胞性胃肠炎；一些炎性反应性肠病与食物特异性 IgG 和 IgM 有关。

二、诊断与鉴别诊断

【临床表现】

食物过敏可累及多个系统，从而出现相应的临床症状。皮肤症状主要为速发反应，可表现为湿疹、荨麻疹、血管性水肿等。累及眼睛时，可表现为瘙痒、结膜充血、流泪、眶周水肿；消化系统症状可表现为腹痛、腹泻、胃食管反流、营养不良等；呼吸系统症状如胸闷、咳嗽、喘息、呼吸困难等哮喘发作，甚至急性喉梗阻、过敏性休克等危及生命。此外还可见嗜酸细胞性胃肠炎、食物蛋白诱导的小肠结肠炎综合征、过敏性直肠结肠炎和过敏性胃肠动力障碍等，其中过敏性直肠结肠炎是目前临床婴儿期最常见的食物过敏性腹泻。

食物过敏在消化系统的表现为进食短时间内出现反酸，嗳气，呕吐，腹胀，肠鸣音活跃或亢进，肠绞痛，腹泻，大便隐血或便血，喂养困难，严重者由于长期消化功能不良导致生长发育障碍。通常伴随皮肤过敏和哮喘，甚至过敏性休克的表现，常见的变应原为牛奶、鸡蛋、大豆、花生、海鲜等。

口腔过敏综合征（oral allergy syndrome）是典型的食物过敏表现，是指在进食某些蔬菜或水果等植物性食物后迅速出现口腔、咽喉部瘙痒、刺痛和血管水肿，偶尔会有耳朵痒，咽喉部紧缩感。

食物过敏在皮肤可以表现为变应性皮炎或湿疹，尤其在小婴儿，湿疹与食物过敏的关系更为密切，在没有过敏食物避免的情况下通常呈慢性过程，部分轻度表现的可以自愈。蛋类、牛奶、花生、麦、鱼、虾、坚果是最常见可能引起过敏的食物。表现为剧烈的瘙痒、局部或全身红斑，或原有的特应性皮炎加重。另外，食物过敏在皮肤可表现急性荨麻疹或者慢性荨麻疹；也可表现为血管性水肿。

食物过敏在呼吸道可以导致鼻炎、结膜炎、哮喘、喉水肿的急性、慢性发作，症状包括鼻痒、鼻充血、鼻涕、喷嚏、咳嗽、声音嘶哑。严重的食物过敏会引起致命的喉水肿、窒息，6%～8% 的哮喘儿童存在食物诱导的喘息发作。食物过敏可以直接诱发哮喘的急性发作；有些食物因与某些花粉存在交叉过敏现象，患者接触此类食物引起哮喘发作；有些哮喘患者可以同时存在食物过敏和吸入变应原过敏的现象。

食物过敏引起全身严重过敏反应，其中最严重的是过敏性休克等危及生命。严重过敏反应是一严重的系统性反应，患者在暴露食物等变应原的环境下，可迅速出现全身皮肤瘙痒、潮红、荨麻疹、血管性水肿、哮喘、呼吸困难、喉头水肿、窒息、血压下降、心律失常、意识丧失、腹痛、呕吐、腹泻、休克甚至死亡。过敏性休克可在几分钟之内从最初轻微的皮肤症状迅速发展至死亡。引起全身严重过敏反应第一位原因是食物；90% 以上食物引起的全身严重过敏反应的原因为坚果和有壳的水生动物（如螺类、贝类和虾、蟹等）。在婴孩，牛奶、鸡蛋是最常见的引起的严重过敏反应的原因。0.65%～2% 的全身严重过敏反应是致命性的，每年每 100 万人中有 1～3 人因此丧生。美国每年估计有 150 例死于食物严重过敏反应的患者。

食物依赖-运动诱发的过敏反应（food dependent exercise induced anaphylaxis，FDEIA）是食物过敏引起严重过敏反应的一种特殊类型，单纯进食致敏食物或单纯运动均不会导致过敏反应，仅有两种因素结合起来才会诱发不同程度的严重过敏反应，轻者表现为皮肤瘙痒、风团、口唇或肢体血管性水肿，重者会出现呼吸困难、气管痉挛、喘鸣、窒息、头晕、血压下降甚至晕厥、意识丧失，如不及时救治，可能危及生命。

过敏性嗜酸细胞性胃肠炎（allergic eosinophilic gastroenteritis，AEoE），包括嗜酸细胞性食管炎、胃炎和胃肠炎，可发生于任何年龄。这类疾病的特征是食管、胃或小肠壁有嗜酸细胞浸润，常有外周血嗜酸细胞增多。嗜酸细胞浸润累及食管、胃或小肠的黏膜、肌层和/或浆膜层。肌层浸润可导致胃和小肠变厚和僵硬，临床可出现阻塞征象；浆膜下层浸润可表现为嗜酸细胞性腹水。患者通常表现餐后恶心、呕吐、腹痛及间歇性腹泻，偶有大便带血，婴幼儿有生长发育停滞。常为多重食物过敏，如牛奶、鸡蛋、大豆、谷类及鱼类等。

非 IgE 途径介导的食物过敏性胃肠病包括食物蛋白诱导的小肠结肠炎综合征（food protein-induced enterocolitis syndrome，FPIES），表现为反复腹泻、呕吐、精神萎靡，常伴生长迟缓，过敏食物回避后再接触则在 2 小时内重新出现呕吐、腹泻，甚至低血压，母乳喂养对 FPIES 有重要的保护作用，大多数患儿在 3 岁时形成耐受。食物蛋白诱导的直肠结肠炎（food protein-induced proctocolitis），多发生于生后最初几周，是新生儿及小婴儿期最多见的食物过敏性腹泻，目前还没有确切的发病率资料，除了少量血便、黏液及可能伴有腹泻外，患儿其余正常。变应原为牛奶蛋白，多见于母乳喂养儿，也可见于人工喂养儿，症状常无诱因突然出现，临床预后良好。食物蛋白诱导的肠病（food protein-induced enteropathy）表现为慢性腹泻、呕吐、生长迟缓，继而引起蛋白丢失性肠病，伴继发性低蛋白血症、水肿、吸收不良等，最常见的变应原为牛奶，其他如大豆、鸡蛋、鱼类和谷类也见报道，牛奶蛋白性肠病一般在 2 岁左右得到缓解，但也有部分病例持续儿童期。乳糜泻（celiac disease，CD），也称慢性麸质过敏性肠病，变应原为麸质醇溶性蛋白，表现为脂肪泻、腹胀、恶心、呕吐、吸收不良，病理学见肠绒毛广泛萎缩，具遗传易感性。以上这类胃肠道过敏症症状局限于胃肠道，病程呈亚急性或慢性。

【诊断】

临床工作中，过度诊断会造成儿童盲目饮食回避后的营养失衡，诊断偏差或因漏诊会延误病情，致使儿童食物过敏相关疾病的加重，给患儿及家长带来极大的身体及精神损害。食物过敏诊断与治疗密切相关，了解食物过敏发生的危险因素可达到预防和回避的目的。对食物过敏患儿及时正确的诊断，才有可能进行有效的治疗干预及合理的饮食管理。

1. **病史和体格检查** 详尽真实的病史资料对任何疾病都是医师正确诊断的关键。当怀疑患儿为食物过敏时，仔细询问症状的表现特征、摄食至出现反应的时间、摄入食物的烹饪形式、既往有无类似情况出现、父母有无食物过敏史等的同时，还需考虑到某些食品添加剂、药物、酒精等参杂因素。花生、芝麻、海鲜等易引起 IgE 介导的食物过敏反应，常在进食后较短时间发生，应该特别提醒家长是否有摄入，或者经患儿皮肤接触过此类食物。不同种类的食物，引起过敏反应时侵犯的靶器官亦不同。对于非 IgE 介导的慢性症状如特应性皮炎、嗜酸性胃肠炎、食物蛋白诱导的肠病等，需进一步追问病史特点。既往诊疗的经过、缓解的药物，并仔细地进行体格检查。单单依靠病史和体格检查对诊断食物过敏远远不够，更不能以此为依据盲目进行饮食回避。

2. **食物激发试验和饮食避免** 双盲安慰剂对照食物激发试验（double blind placebo control food challenge test，DBPCFC），是目前国内外公认的诊断食物过敏的金标准，灵敏度和特异度高，但该试验的执行和监测需要充分的人力、设备、场所，且病人有发生过敏反应的风险，在繁忙的医疗工作中，难以常规开展。开放性的口服食物激发试验（open food challenge test，OFC）也具有较高的临床诊断价值，它需要的时间及物资更少，Lieberman 等报道在日常门诊中，1 个月内完成 35 例开放性的口服食物激发试验，证实了该试验在常规门诊操作的可行性和有效性，虽然目前还没有统一的试验终止指标。饮食避免再暴露试验是诊断非 IgE 介导的食物过敏类型的重要方法，如果回避疑似变应原的食物 6 周后，患儿相应的症状减轻甚至消失，再暴露症状又重新出现，可诊断为该食物过敏。

3. **实验室相关检查**

（1）IgE 介导的食物过敏的诊断：食物特异性的 IgE 可以通过以下两种方法检测：血清特异性 IgE 抗体（sIgE）和皮肤点刺试验（SPT），这是临床常用的寻找食入变应原的方法，任何一种检测结果均需结合病史指导临床。血清 sIgE 的检测方便可靠，结果具有可重复性，抗体水平越高，提示患儿对该食物产生过敏反应的可能性越大，但无法预测其过敏症状的严重性。对于过敏级别较低的食物 sIgE 值，用来预测患儿是否会对该食物产生临床过敏反应仍然是一个挑战。Ando H 等研究患者血清类卵黏蛋白 sIgE 浓度与烘烤鸡蛋过敏症状关系中提出，阳性临界值为 10.8KUA/L，即大于这个值表明对加工过的鸡蛋也会产生过敏反应，1.2KUA/L 为阴性临界值。传统的用于 sIgE 测试的提取物，均来源于整个食物，目前临床研究正在探索采用重组或者纯化变应原成分作为提高临床过敏的诊断的手段，以减少口服食物激发试验的需要。

皮肤点刺试验（skin prick test，SPT）是一种快捷的诊断方法，对常见的变应原其阳性预测值可以达到 95%，有许多因素影响其检测结果，如患儿年龄、皮肤反应性、所用试剂、点刺时间、部位、一些全身用药等。同样，SPT 风团直径越大，只能提示对该食物发生过敏的可能性越大，无法预测过敏反应发生的严重性。如何将血清抗体检测和皮肤点刺试验两种方法结合起来,是否可以提高诊断临床过敏的特异性,历来是研究的热点和难点。Dang 等在一项研究花生过敏的诊断方法中发现,血清 IgE 值大于 15KUA/L,皮肤点刺试验的风团直径大于 8mm 时,有较高的临床诊断价值。其他检测手段如嗜碱性粒细胞组胺释放试验、肥大细胞组胺释放试验等,目前处于实验研究中,尚未用于临床实践。

（2）非 IgE 介导食物过敏的诊断:非 IgE 介导的食物过敏包括单纯细胞介导的（T 细胞、嗜酸性粒细胞、肥大细胞等）、IgE 和细胞复合介导的、食物特异性 IgG 介导的等。这类食物过敏的诊断主要依赖于临床慢性病史及饮食避免试验,实验室诊断方法非常有限。如嗜酸性粒细胞性食管炎（EoE）,进行皮肤点刺试验、sIgE 检测、变应原斑贴试验可能会有助于找出某些变应原,但其确诊必须内镜下行活检术,寻找更精确、无创生物标志物检测方法的研究仍然在进行。Lu 等通过测定血清中 miRNA 的含量来对 EoE 作出诊断、监测病情甚至判断预后。皮内试验、变应原斑贴试验及总 IgE 的测定均不推荐用于 EoE 等这类食物过敏疾病的诊断。还有一些检测方法缺乏科学理论依据,不可靠也不具重复性,包括细胞毒性试验、虹膜学、运动功能学、特异性 IgG 测定、脉冲试验（生物磁场波）、毛发分析等。

【鉴别诊断】

食物过敏引起的症状具有多样性和非特异性,应与其他变态反应性疾病和非变态反应的器官疾病和全身性疾病作鉴别。食物过敏可以作为单独性的过敏疾病,如接触某些食物出现荨麻疹等,不接触这些食物,可以健康。食物又可以作为过敏原成为其他过敏疾病的触发因素,比如过敏性哮喘,通常因吸入过敏原、或病毒感染诱发急性发作,但也因某些食物的过敏引起哮喘急性发作。食物过敏必须要鉴别其他食物不良反应、各种原因引起的消化不良、炎症肠病等。

1. **食物的非特异性刺激**　有些食物本身具有刺激性,任何人接触都会产生不同程度的呼吸系统、消化系统、皮肤等刺激症状。如辣椒、芥末等,引起流泪、流涕、喷嚏、咳嗽,腹痛、腹泻等,甚至加重原有的过敏性疾病症状。

2. **食物中毒**　是进食被毒物污染或者本身具有毒性的食物,或者含有毒的食物添加剂,如食入有毒菌类、河豚、生鱼胆;变质腐败食物;污染重金属砷汞、有机磷农药的食物等,都可以引起腹痛、呕吐、腹泻等。

3. **药理样食物反应**　指食物及其衍生物和 / 或添加剂中含有内源性药理作用样物质（如,咖啡因、组胺）,摄入一定量后,机体产生某些药物所具有的药理作用和表现。

4. **食物耐受不良**　指患者不能耐受食物的正常理化作用,或消化、吸收能力低下对正常食量的食物不能耐受。如对酒耐受不良者,饮少量酒,出现皮肤潮红、心率加快等;对脂肪不能耐受者,喝含脂牛奶就出现腹泻等。

5. **心理因素**　多指精神及心理因素引起食物异常反应,其临床表现类似食物过敏反应,但与过敏反应无关,如果患者不知道所食食物品种,就不会发生这种反应。

6. **胆碱能性荨麻疹**　是饮酒、运动、受热、情绪变化使躯体深部体温升高,促使乙酰胆碱作用肥大细胞,引起脸上、躯体、四肢皮肤剧痒,小皮疹,周围绕以红晕。

三、治疗决策

1. **饮食回避**　这是所有类型食物过敏疾病治疗的首选方法,也是较安全的治疗方法。但饮食回避是否会降低儿童的营养状态,目前尚无随机临床研究的证据,需定期对饮食回避的患儿特别是婴幼儿的营养状况进行评估。对某种食物过敏，不主张回避同类的食物，仍要警惕食物间交叉过敏反应。必须注意预防意外摄入该食物发生的不良反应，需加强对家长的教育，确保他们会辨认食品标签成分，能早期识别过敏症状，及掌握紧急情况的处理方法（必要时包括肾上腺素针的使用）等。已被确诊为牛奶过敏的婴幼儿，可以用完全水解蛋白奶粉或者氨基酸配方奶粉喂养。长期饮食回避，随着时间推移，某些食物会形成自然耐受，但同时可能出现新的致敏原，如吸入变应原。5 岁内的孩子，最好每隔 12～18 个月进行一次相关实验室检测或 SPT 以监测变应原的变化。

2. **药物对症治疗** 食物过敏急性发作的没有危及生命的，可以使用抗组胺药等短期治疗。急性、全身严重食物过敏反应的一线药物用药是肾上腺素。抗组胺药适用于非严重性过敏反应，抗炎药物（糖皮质激素）的使用对于嗜酸性粒细胞性食管炎、胃肠炎是有益的。根据食物过敏引起不同系统的疾病，选择适当的药物。长期治疗包括食物避免、患者教育、风险评估、特异性免疫治疗、抗 IgE 治疗等。

四、常见问题和误区防范

1. 儿童发病率不断上升，已经成为全球性的公共健康问题，发病率各国报道的相差很大，且受患儿年龄、地理分布、诊断标准和研究方法等变量因素的影响，很难对食物过敏的总体发病率精确估计。生活方式的改变，与食物过敏的关系需要进一步探讨。

2. 患者自我报告食物过敏的发生率，与通过口服食物激发试验评定的发生率明显减少，如何确定真正的食物过敏，是专科医师必须面对的问题。

3. 食物过敏可累及多个系统，临床症状复杂，不同患者存在异质性，可以迅速发生，也可迟发，鉴别诊断存在困难。寻找过敏食物的依据，必须与临床病史关联。DBPCFC 是目前国内外公认的诊断食物过敏的金标准，但难以常规开展。sIgE 和 SPT 是临床常用的寻找食入变应原的方法，检测需结合病史外，也受食物变应原的诊断试剂的影响，如过敏食物存在组分的不同、食物之间存在交叉反应的影响。非 IgE 介导的食物过敏诊断主要依赖于临床慢性病史及饮食避免试验，实验室诊断方法更加有限。

4. **变应原特异性 IgG4 抗体检测** 目前国内外研究均表明血清变应原特异性 IgG4 抗体可以在无症状患者和健康人中检测到，不能用于食物过敏诊断，如果仅凭 IgG4 结果避食，将会导致患儿营养不良。另外研究表明特异性 IgG4 抗体可作为特异性变应原口服免疫疗法（OIT）有效的标志物。但我国儿科医务工作者依据 IgG4 诊断食物过敏建议患儿避食的现象仍然存在，需要提醒重视。

5. 急性、全身严重食物过敏反应仍然导致一定人员死亡，预防治疗仍然存在困难。

6. 食物过敏机制复杂，首先考虑与遗传过敏体质（特应质）有关外，免疫因素为主要因素，但不能忽略非免疫因素引起的食物不耐受现象。

五、热点聚焦

1. **食物过敏与免疫治疗** 免疫治疗包括变应原特异性免疫治疗（AIT）和非特异性免疫治疗。变应原特异性的免疫治疗，已进入临床试验阶段的，如广泛加热牛奶鸡蛋饮食（诱导耐受）、皮下注射免疫交叉反应的花粉、口服免疫治疗、牛奶联合抗 IgE 口服治疗、舌下脱敏治疗、皮下脱敏治疗等；但以上方法目前尚处于临床试验前期或者研究阶段，如加热致死的大肠埃希菌携带被修饰过的花生主要变应原免疫治疗，经直肠给药的疫苗、肽免疫治疗，质粒 DNA 免疫治疗等。在进入临床常规治疗前，需要更多的研究来评估其短期疗效及长期临床耐受作用。治疗方案上也需进一步标准化，如变应原剂量、加量间歇时间、疗程持续时间等，目前还是缺乏食物过敏免疫治疗的这种指南。Nurmatov 等在进行口服治疗花生过敏的系统评价后提出，虽然小样本临床随机对照试验显示对花生过敏有脱敏效果，但考虑到不良事件发生的风险和缺乏长期疗效的证据，目前不推荐口服花生变应原特异性免疫治疗作为 IgE 介导的花生过敏反应的管理方法。

非特异性的免疫治疗，包括抗 IgE 治疗、益生菌、益生元、抗 IL-5 治疗、猪鞭虫卵蛋白（人工造成寄生虫感染）、中国草本配方等处于临床试验阶段；而在临床试验前期包括可表达 IL-10 和 IL-12 的乳酸杆菌、Toll 样受体 9 激动剂、Pim1 激酶抑制剂等。另外，饮食中摄入深度加工过的鸡蛋牛奶等诱导耐受，可能成为口服免疫治疗和严格饮食回避的一个替代途径。中国的草本植物配方（FAHF-2）通过减少肥大细胞和嗜碱性粒细胞的数量、抑制 IgE 介导的肥大细胞的活化，可能对花生过敏反应起到持久的保护作用，有望进入临床实践。

2. 食物过敏的危险因素及预防研究进展　早期研究证实单纯母乳喂养是儿童哮喘发生的保护因素，但却可以增加湿疹的发病率。Hong X 等研究发现母乳喂养对食物过敏保护因素还是危险因素取决于个体携带的基因表型。母乳喂养与食物过敏发生关系仍然存在争议。Hays 等报道水解配方奶粉对婴儿牛奶过敏具有预防作用，深度水解配方优于部分水解配方，但需考虑经济因素和长期效果。4～6 个月是生命早期建立口服耐受的关键时期，故建议此期内添加固体辅食，进行食物抗原的常规暴露，对过敏发生具有保护作用；对过敏高风险婴儿在出生早期至 6 个月给予益生元和益生菌促进肠道正常菌群的建立，可以降低食物过敏的发生、减轻婴儿湿疹的严重程度。妊娠期通过回避变应原来预防过敏效果并不明显，并且还可能影响母婴的营养，所以在各国的食物过敏预防和治疗策略指南上并不推荐，但哺乳期孩子出现牛奶蛋白过敏症状，母亲应当进行特定食物的膳食回避。维生素 D 缺乏与食物过敏的相关性，Wang X 等证实维生素 D 缺乏与某些基因共同作用增加食物过敏风险，在不同种族中引起食物过敏的发生率相差甚大。卫生假说已被广泛认可，即在儿童免疫系统发育的早期阶段，缺乏微生物感染的暴露，是食物过敏的危险因素，在近期 Corinne 等研究中再次得到证实。此外，有家族史、男性、中间丝相关蛋白功能缺失、抗氧化食物摄入减少、肥胖等均为危险因素。近年来，对于儿童主要食入变应原过敏反应发生阈值方面的探索，对于指导儿童饮食、预防过敏事件的发生有着重要的意义。

（李孟荣）

第四节　儿童变应性鼻炎

培训目标

1. **掌握**　独立诊断变应性鼻炎。
2. **掌握**　变应性鼻炎的治疗在儿科应用。
3. **熟悉**　国际和国内变应性鼻炎指南要点。

一、疾病概述

儿童变应性鼻炎也称儿童过敏性鼻炎（allergic rhinitis，AR），在我国的患病率约为10%，在过去 20 年变应性鼻炎的患病率成倍增加，随着城市的现代化发展，空气污染、家庭装修、饮食结构的改变，尘螨、宠物等变应原增加使变态反应问题越来越严重。AR 不仅损害患者的生活质量，也是支气管哮喘发生的危险因素。变应性鼻炎是慢性炎症性疾病，适当治疗可以降低发作次数和控制疾病症状。不处理或者不治疗，变应性鼻炎将会引起睡眠障碍、影响白天活动能力和影响学习成绩。导致全身疲劳、情绪不爽、轻度抑郁也常见。变应性鼻炎伴发上呼吸道感染也是鼻窦炎的易感因素。鼻后滴注也会引起慢性咳嗽和哮喘症状的发作。由于儿童变应性鼻炎对下呼吸道炎性疾病（如支气管哮喘）的发生发展、严重程度及临床转归均有重要影响，1999 年 12 月世界卫生组织（WHO）的一个专家工作组开始研讨和制定"变应性鼻炎及其对哮喘的影响"（Allergic Rhinitis and its Impact On Asthma，ARIA），并于 2001 年正式发表了这一全球性的临床指南。ARIA 采用新的分类方法，将 AR 分为 4 种类型：轻度间歇性、轻度持续性、中 - 重度间歇性和中 - 重度持续性。ARIA 指南于 2008 年第一次更新（ARIA 2008 update），并于 2010 年、2012 年、2016 年再次进行了修订。至今，ARIA 已经在包括中国在内的全世界五十多个国家和地区推广应用。我国学者相继将 2001 年版和 2008 年版 ARIA 指南译成中文，并在不同时期发表了针对该指南主要内容的述评和解读文章，提供给国内同道在临床实践中参考和借鉴。ARIA 指南在耳鼻咽喉科、儿科和呼吸科等领域，无论对临床诊疗还是对科研工作都起到了积极的推动作用。并产生了深远的影响。ARIA 系列指南强化了以鼻用糖皮质激素为核心的抗炎理念，改善了 AR 及合并支气管哮喘的治疗状况，大幅提升了医学界对于 AR 治疗策略的理解，广泛影响了耳鼻咽喉科、儿科和呼吸科医师的临床用药习惯。《儿童变应性鼻炎诊断和治疗指南（2010 年，重庆；2022 年，修订版）》，对我国儿童 AR 的认识、规范临床诊疗发挥了较大的作用。

1. **变应性鼻炎（AR）的定义**　是指易感患儿接触变应原后由变应原特异性 IgE 和嗜酸性细胞介导的鼻黏膜的变态反应性炎症性疾病，也是全身变态反应影响局部靶器官的一个典型，临床特征性表现为鼻痒、喷嚏、流涕和鼻塞，也引起患者的疲劳、注意力不集中等。AR 能够影响各个年龄阶段的个体，在儿童和青少年中尤其多发。常常伴发结膜炎和哮喘，虽然进行常规药物治疗，发病率仍然占较高比率。

2. **鼻炎的类型**　通常分为过敏性、感染性、过敏和感染性混合型、非过敏和非感染性。变应性鼻炎指全身变态反应性免疫应答涉及鼻部黏膜，外周血可以表现 IgE、IL-5、嗜酸性细胞的升高。除了鼻部症状，吸入气传变应原还可以引起眼结膜炎症如眼痒、流泪、结膜充血、球结膜和眼眶水肿等。ARIA 新分类法将 AR 分为"间歇性"和"持续性"，有别于传统的"季节性"和"常年性"。发作性 AR（episodic allergic rhinitis），是指患者偶尔暴露于某种吸入物变应原（日常环境中不经常接触）而引发鼻部变应性症状。

3. **AR 与鼻部黏膜邻近器官包括鼻窦腔、鼻咽、中耳、喉都可以被炎症涉及**　AR 与变应性哮喘（AB）属于一个气道性炎症综合征，两者密切相关，需要综合考虑，AR 是 AB 的风险因素。上、下呼吸道作为一个连续体，AR 与儿童哮喘的发生和发展密切相关，至少有 50% 的哮喘患儿存在 AR。AR 的严重度和病程直接影响儿童哮喘的控制状况，AR 的良好控制有助于儿童哮喘症状的改善。AR 的鼻塞等症状可影响儿童夜间睡眠质量，甚至可出现睡眠呼吸障碍。AR 和变应性结膜炎常常同时存在，炎性反应机制基本相同，变应性结膜炎炎症比前者轻微，且在迟发相未见嗜酸性粒细胞浸润，其主要原因可能与鼻黏膜表面沉积的变应原数量远高于眼结膜（相差 100～1 000 倍）有关，人体主动吸入气体形成涡流经过鼻黏膜表面导致大量变应原沉积，而眼结膜中的变应原是被动沉降接触而成。AR 的速发相在接触变应原后立即发生，迟发相则在 3～11 小时后出现；而变应性结膜炎的速发相在接触变应原后 15～20 分钟后达高峰，迟发相在 4～24 小时后出现。渗出性中耳炎（OME）是儿童期常见的医学问题，高达 80% 的儿童在 3 岁以前至少患过一次中耳炎，现已认识到 OME 与 AR 的密切关系。AR 可能影响咽鼓管的功能，使 AR 患儿更易罹患 OME。现已证实致敏、喘息、鼻塞等是与儿童 OME 密切相关的独立高危因素。伴有过敏的 OME 患儿在咽鼓管两端，即中耳和鼻咽部同时存在变应性炎症。因此也可以认为中耳是整体呼吸道的一部分，两者疾病间存在关联性。AR 可对儿童神经精神发育和行为发育产生明显的不良影响，AR 与儿童注意缺陷多动障碍的关联性已经在流行病学研究中得到证实。

4. 流行病学及发病因素　在 20 世纪初 AR 刚被注意到的时候，它还是一种相对罕见的季节性疾病，多发于富贵家庭。迄今为止，AR 在世界范围内涉及的人群估计多达 4 亿之众。和其他类型变应性疾病类似，半个世纪以来 AR 发病率呈现显著的增长趋势，到了 20 世纪后半叶，社区卫生站报道的 AR 发病率几乎增加了 4 倍，其中尤其以儿童为甚。最新国内学者对儿童 AR 的流行病学也进行了较多研究，武汉、北京两地的研究显示，儿童 AR 患病率均在 10% 以上。

5. 变应性鼻炎的发病机制

（1）AR 等变应性疾病发病率增长的真正原因并不全清楚，AR 的增加通常认为与遗传素质和环境因素有关。遗传分析提示变应性疾病与特应质（atopy）有关，指一种对环境变应原产生全身性特异性 IgE 增高的异常应答反应的遗传素质，与 2、5、6、7、11、13、16、20 号染色体上的很多位点存在关联性，变应性疾病也称为特应性疾病。如今已公认过敏性疾病为多基因遗传疾病，并且基因与环境之间、基因与基因之间的相互作用共同决定疾病的发生发展，事实是基因组序列没有广泛突变，单用遗传因素很难解释 AR 等变应性疾病发病率的大幅增长。学者的观察研究认为环境因素，发现社会经济水平高、空气污染、独子家庭、入托晚、接触吸烟（尤其是生后 1 年内）、酗酒被确定为 AR 发病的危险因素。相反，一些感染性因素如甲肝病毒、结核分枝杆菌等感染被发现对变应性疾病具有保护作用，这样就导致了 AR 等变应性疾病发病率增长有关的卫生假说，即随着环境卫生和生活质量的逐步改善，机体暴露于细菌环境的机会减少以及抗生素的大量应用，使儿童罹患感染性疾病的概率下降，可能与 AR 和哮喘等变应性疾病的流行增加有关。

（2）AR 发病的免疫机制：AR 过程始于接触无害性气传变应原，在特应质（atopy）个体随即引起一系列针对性的免疫应答，其核心是过度表现的 Th2 反应，Th2 细胞分泌的细胞因子如 IL-4 等能够促进 B 细胞合成特异性 IgE，后者通过高亲和力的受体黏附在肥大细胞等效应细胞表面，当再次接触到同一种变应原时，能够引起肥大细胞脱颗粒释放一系列炎性介质导致速发相的临床反应如鼻痒、喷嚏、流涕等。另外，Th2 细胞分泌的另一种细胞因子如 IL-5 能够促进嗜酸性粒细胞的趋化和活化，后者通过释放炎性介质导致迟发相的临床反应如鼻塞、流涕等，以上机制构成慢性炎症急性发作的基础。对 Th2 状态的偏离，机体内部也存在天然的调节反馈体系。对 AR 发病过程中过度分化的 Th2 细胞存在抑制作用的是

Th1 细胞，后者能够通过分泌 γ- 干扰素（IFN-γ）干扰 Th2 细胞的分化，维持 Th1/Th2 之间的平衡，这也是卫生假说的关键分子免疫机制。最近，发现调节性 T 细胞（Treg）也对 Th2 细胞存在抑制作用，变应性疾病普遍存在 Treg 细胞抑制，导致 Th2 优势分化的免疫病理学改变，因此诱导 Treg 细胞分泌的抑炎因子如 IL-10、转化生长因子 β（TGF-β）等被认为是变应原特异性免疫治疗 AR 过程中发挥临床疗效的关键。

（3）鼻部上皮细胞在 AR 发病中的作用：新的研究证实，传统认为变应原无害的观点并不完全准确，多数气传变应原如尘螨抗原具有蛋白酶活性，能够损害上皮黏膜屏障的完整性，刺激感觉神经的敏感性。当环境变应原浓度达到一定水平，尤其与环境刺激物（烟草烟雾、汽车尾气污染物、病毒等）结合的情况下，能够引发炎性反应和临床症状。上皮细胞一方面作为抵抗变应原刺激的物理屏障，另一方面在具有蛋白酶活性的变应原或其他刺激因素的作用下也可生成胸腺基质淋巴细胞生成素（TSLP）、IL-33 等促变态反应的细胞因子，直接诱导促 Th2 反应的树突状细胞或乙型天然样淋巴细胞的生成，导致局部 IgE 增高、嗜酸粒细胞聚集和相关症状，而全身循环的 IgE 水平未见异常，这种情况，近来学者们称之为局部变应性鼻炎（local allergic rhinitis，LAR），或者因与 atopy（特应质）相对应而称为 Entopy，提示局部变态反应微环境的形成可以由环境变应原和刺激因素诱导形成，并不完全依赖于是否存在特应性遗传体质。

（4）自主神经系统分泌的神经肽如神经生长因子、脑源性神经生长因子等非变态反应因素也参与了 AR 发病的高反应过程。鼻黏膜上分布有丰富的神经，观察发现鼻内镜手术时联合射频点射蝶腭孔，既降低了感觉 - 副交感神经反射，又改善了鼻腔通气引流，有利于减少血管张力，减少腺体分泌，有助于治疗变应性鼻炎症状。

（5）此外，抗生素使用等原因可导致新生儿肠道菌群多样性下降，与儿童 AR 的发生相关。儿童免疫系统尚未完全发育成熟，针对过敏原的免疫反应与成人存在一定差异，其可塑性更强，更易被调控。

二、诊断与鉴别诊断

【临床表现】

变应性鼻炎的症状大部分由肥大细胞释放组胺引起。特征症状包括鼻黏膜充血、鼻痒、喷嚏、流涕。年长患儿、成年患者可以出现嗅觉减退、头晕和困倦，这些有时也是患者的主诉之一。主诉常伴眼痒、流泪，但一般没有发热。也有很多患者变应性症状和非变应性症状混杂，使症状变得不够典型（如冷刺激诱发、晨起诱发或空气污染物诱发的自主神经相关的高反应症状等）。变应性鼻炎体检典型表现是变应性"黑眼圈"，下眼睑发黑，因眼眶下组织水肿引起；变应性"敬礼"，由下而上擦鼻子以减轻鼻痒；变应性"皱纹"由于变应性"敬礼"造成横跨鼻梁的褶痕。症状有季节性和常年性。变应性鼻炎比急性上呼吸道感染的鼻涕更倾向清水样鼻涕。口咽腔的检查常常发现鼻后滴注，窦道部位触痛或者叩击痛。伴随结膜炎时结膜充血、流泪增加。基层医院通常没有确诊变应性鼻炎的检测方法。也有部分医务人员倾向于依据病史和临床症状进行诊断，对诊断性检查的开展不够重视。实际上，通过诊断性检查可以进行 AR 的确诊，明确过敏的变应原类别及严重程度，对于 AR 的预防（回避相关变应原）和治疗（变应原特异性免疫治疗）均具有重要的意义，但诊断依赖病史和体检，最重要的是特应性病史和症状表现。

AR 常见的合并症如结膜炎（眼部）、鼻窦炎（鼻部）、中耳炎（耳部）、咽喉炎和腺样体肥大（咽喉部）以及支气管哮喘（肺部）十分常见。因此对这些病人要询问相关的症状，尤其是支气管哮喘，被认为与 AR 之间存在密切的关联（流行病学调查提示 30% 的 AR 患者伴发或将来可能发展成为支气管哮喘）。AR 分为常年性（持续性）和季节性（间歇性）两大类，前者常常与尘螨、霉菌引起，后者多由花粉变应原引起，这个分类体系具有良好的临床适用性（例如对花粉致敏的 AR 按季节制订预防策略）。ARIA 指南对 AR 的分类方式做了修改，新的分类体系将 AR 分为持续性和间歇性两大类，持续性 AR 是指总发病时长在 4 周或 4 周以上，并且每周发病时长在 4 天或 4 天以上；相对应的，间歇性 AR 是指总发病时长少于 4 周，或者每周发病时长少于 4 天。根据对生活质量的影响，AR 又被分为轻度或中 - 重度两个亚类：轻度，不影响生活质量（睡眠、日常生活、工作学习正常，无令人烦恼的症状）；中 - 重度，影响生活质量（睡眠、日常生活、工作学习受影响，有令人烦恼的症状）。这种分类的优点是可以和哮喘的分类体系相匹配，便于建立相互参照的治疗体系。

【实验室相关检查】

确诊 AR 的支持性检查手段主要包括变应原皮肤点刺试验（skin prick test，SPT）和血清变应原特异性 IgE（sIgE）检查，其出发点是检查系统性特异性 IgE 的存在来支持临床症状。SPT 和 sIgE 检查一般用于有阳性病史患者的诊断，即疑似患者接触变应原后出现类似过敏性疾病的症状，检测目的是确定人体是否存在变应原特异性 IgE（sIgE）。

尘螨和花粉是引发 AR 最常见的变应原种类，是实验室检测的主要对象。尘螨变应原通常包括屋尘螨和粉尘螨两类，中国南方地区还有热带螨；花粉变应原包括桦树、柏树、艾蒿、橄榄、梧桐、豚草等。其他一些常见的变应原检测包括动物皮屑（猫、狗）、真菌（链格菌、分枝菌和曲菌）和昆虫（德国小镰）。不同国家和地区物种存在差异，需要结合本地区的实际情况制订常用的临床变应原检测组合。但由于缺乏统一的检测手段和结果评估标准，临床实际操作中对变应原特异性 IgE 的检测和判读也面临一些问题需要解决。

以上两种常用的临床检测手段各有优缺点，具有一定的互补性。SPT 通过评估标准化变应原提取物进行皮肤点刺后的皮肤反应来明确过敏与否，具有操作简单、快速、灵敏、安全等优点。SPT 结果与临床症状紧密相关，对吸入性变应原诊断的敏感性和特异性较高，适用年龄范围广（从儿童到老年人）。但也存在一些缺点如判读的假阳性、假阴性问题，有些患者临床症状与 SPT 结果分离，另外 SPT 结果也受抗组胺药物、抗精神病药物等用药因素的影响，实际应用过程中需要通盘考虑。血清特异性 IgE 检测属于体外的实验室检测，其优点是相对客观，且不受用药、操作和判读等因素的影响，不但适用于 AR 患者的确诊，也适用于拟行变应原特异性免疫治疗的患者，但缺点是花费时间长、费用较高，且需要专门的检测设备。SPT、血清 sIgE 检测和变应原激发试验之间不具备共同的生物和临床关联，无法相互替代。

老年患者的过敏诊断，但对于皮肤萎缩的老年患者检测结果可能难以准确解读。吸入性变应原过敏在幼儿早期就很常见。因此 SIT 也可以应用于婴儿患者。通常情况下，幼儿前臂的大小会限制检测变应原的数量，所以必要时可在背部进行试验。

皮肤点刺试验操作要点如下：①尽量应用标准化变应原提取物；②有阳性和阴性对照，在正常皮肤上操作；③评估患者是否有皮肤划痕症；④记录患者服药的种类和最后一次用药时间；⑤点刺 15 分钟后评估结果；⑥测量皮肤风团的最大直径。操作中常见问题如下：①点刺点间隔过近（<2cm），结果相互重叠无法区分点；②点刺点出血导致假阳性；③点刺深度不够导致假阴性（塑料点刺针更常见）；④测试中变应原试剂流散或擦拭时相混；⑤变

应原 sIgE 只在鼻部或眼部产生,未出现全身反应。

SPT 结果判定和解读:风团和红斑都可作为判断 SPT 阳性结果的依据。测量风团的最大直径即可判断 SPT 结果。风团直径≥3mm 判定为 SPT 阳性。最大直径<3mm 的风团没有临床意义,但在流行病学研究中仍视为阳性。皮肤反应强烈并不意味着病情严重。对于临床病史阳性的患者,如果 SPT 结果为阴性,则可除外患者对检测变应原存在过敏反应的可能。0～++++ 分级方法仍在临床采用,0 级即结果为阴性。

变应原提取液的质量对于 SPT 至关重要,现有商品化试剂的质量和强度仍存变异度,特别是螨虫、动物皮屑、真菌和花粉等变应原。应尽可能选用生物学方法制备的标准化变应原,明确标注主要变应原的生物学单位及含量。重组 DNA 技术的应用能够生产生化特征单纯的蛋白质,20 世纪 90 年代出现了应用重组变应原进行皮肤试验的研究,包括:花粉、真菌(如曲霉菌)和螨虫,如果选用重组变应原得当,所选重组变应原具有全部或大多数天然变应原的抗原决定簇,则重组变应原与天然变应原皮肤试验的价值应是相同的。

【诊断】

儿童 AR 诊断应依据病史和临床表现,并具备过敏原检测中任何一项的阳性结果。即患者只要存在鼻痒、喷嚏、流涕和鼻塞其中两项以上症状,每天持续 1 小时以上,排除解剖因素引起的症状,临床上就可以诊断,进一步的诊断需要确定鼻黏膜的炎症与吸入变应原的关系。

儿童 AR 诊断也应当注意伴随疾病的诊断,如哮喘、结膜炎、鼻窦炎、中耳炎、变应性皮炎、腺样体肥大、睡眠障碍、抽动症等。

【鉴别诊断】

由于 AR 属于无生命危险的疾病类型,医患双方常常都不够重视,使得 AR 被忽略、漏诊、误诊或者错误的治疗。

变应性鼻炎需要与病毒性上呼吸道感染、鼻窦炎、血管舒缩性鼻炎、鼻腔异物、鼻息肉、鼻中隔偏曲、免疫或炎症性疾病进行鉴别诊断。

需要特别注意鉴别的,血管运动性鼻炎,又称特发性鼻炎,发病机制不明,可能与鼻黏膜自主神经功能障碍有关。诱发因素包括冷空气、强烈气味、烟草烟雾、挥发性有机物、摄入乙醇饮料、体育运动、强烈的情感反应等。主要症状是发作性喷嚏、大量清涕。血清总 IgE 正常,过敏原检测阴性,嗜酸性粒细胞数正常。另外,非变应性鼻炎伴嗜酸性粒细胞增多综合征,是一类以嗜酸性粒细胞增多为特征的非变应性鼻炎,发病机制不明,主要症状与 AR 相似,但症状较重,常伴有嗅觉减退或丧失。过敏原检测阴性,鼻激发试验阴性;嗜酸性粒细胞异常增多,其判断标准为鼻分泌物中嗜酸性粒细胞数超过粒细胞和单核细胞数(除外上皮细胞)的 20%,外周血嗜酸性粒细胞数 >5%。

三、治疗决策

1. **AR 的治疗原则** 目前主要以减少炎症、控制症状达到改善生活质量为目的,主要以药物治疗和诱导免疫耐受的变应原免疫治疗两种方法为主;成功的免疫治疗是针对 Th2 介导的过敏通过 Treg 产生 IL-10 和 TGF-β 诱导免疫耐受,达到症状控制。大部分的病人基于指南的药物治疗可以得到很好的控制,但仍然 20% 的病人经过 1 线、2 线治疗仍然存在恼人的症状而影响生活质量。AR 和支气管哮喘近年的研究表明两者从病因学、发病机制、病理学变化以及治疗方面高度相似,故提出"过敏性鼻炎 - 哮喘综合征"(combined allergic rhinitis

and asthma syndrome，CARAS）的这一新的概念，是指同时发生临床或亚临床的过敏性鼻炎和支气管哮喘症状，两者需整体看待，进行联合诊断和治疗，从而极大程度减少了误诊，并减少药物的重复使用，提高临床疗效。

2. **药物治疗** ①抗组胺药物：推荐口服或鼻用第 2 代或新型 H1 抗组胺药，可有效缓解鼻痒、喷嚏和流涕等症状，是轻度间歇性和轻度持续性变应性鼻炎的首选治疗药物。口服 H_1 抗组胺药对缓解眼部症状也有效。疗程一般不少于 2 周，5 岁以下推荐使用糖浆制剂，5 岁以上可口服片剂，剂量按年龄和体重计算。H_1 抗组胺药可有效控制 AR 的鼻痒、喷嚏和流涕等鼻部症状，缓解眼部症状和改善哮喘症状，提高患者的生活质量。儿童 AR 使用口服或鼻用 H_1 抗组胺药物已被证明是安全、有效的。许多第 2 代 H_1 抗组胺药已通过美国 FDA 批准用于儿科，最小用药年龄为 6 月龄。ARIA 指南、英国过敏与非过敏性鼻炎管理指南（BSACI）、国际过敏性鼻炎管理指南（IPCRG）及我国儿童 AR 诊断和治疗指南（2010 重庆）等均推荐口服或鼻用第 2 代 H_1 抗组胺药物为轻度间歇性 AR 和轻度持续性 AR 的首选治疗药物。②鼻用糖皮质激素：是控制 AR 症状最有效的药物，是治疗中 - 重度持续性变应性鼻炎的首选药物，也可应用于轻度患者，对改善鼻塞、流涕、喷嚏及鼻痒等症状均有作用，疗程至少 4 周。鼻用糖皮质激素的起效时间通常在 12 小时以上。对不同年龄段的儿童应按照各类药物说明书推荐的方法使用。根据鼻用糖皮质激素的药理学机制，药物应连续应用以确保疗效，但临床常见患者间断用药，此种按需用药的方式是否具备临床疗效应进一步研究。③抗白三烯药物：是中 - 重度变应性鼻炎治疗的重要药物，特别适用于伴有下呼吸道症状的患儿（如同时合并气道高反应性、支气管哮喘等），常与鼻喷或吸入糖皮质激素联合使用。如合并支气管哮喘，应与儿科医师协同治疗。④色酮类药物：对缓解鼻部症状有一定效果，但起效较慢。也可用于对花粉过敏者的花粉播散季节前预防用药。滴眼液对缓解眼部症状有效。上述各类药物在足够疗程、症状得到基本控制后，可根据病情程度减少剂量或使用次数。⑤减充血剂：鼻塞严重时可适当应用低浓度的鼻用减充血剂，连续应用不超过 7 天。推荐使用羟甲唑啉类、赛洛唑啉类儿童制剂，禁用含有萘甲唑啉的制剂。⑥鼻腔盐水冲洗：是改善症状、清洁鼻腔、恢复鼻黏膜功能的辅助治疗方法，推荐使用生理盐水或 1%～2% 高渗盐水。

3. **AR 变应原特异性免疫治疗** 又称变应原免疫治疗（allergen immunotherapy，AIT）是目前统一的命名，指通过应用逐渐增加剂量的特异性变应原疫苗，减轻由于变应原暴露引发的症状，使患儿实现临床和免疫耐受，具备远期疗效，可提高患儿的生活质量，阻止变应性疾病的进展，是目前唯一有可能通过免疫调节机制改变疾病自然进程的治疗方式。皮下特异性免疫疗法（subcutaneous immunotherapy，SCIT）和舌下特异性免疫疗法（sublingual immunotherapy，SLIT），对常年性（持续性）和季节性（间歇性）AR 都有疗效。应采用标准化变应原疫苗。①适应证：5 岁以上、对常规药物治疗无效、主要由尘螨过敏导致的变应性鼻炎。诊断明确，合并其他变应原数量少，患儿家长理解治疗的风险性和局限性。②禁忌证：患儿出现下列情况之一：合并哮喘存在，哮喘未控制；正在使用 β 受体阻断剂；合并有其他免疫性疾病；患儿家长无法理解治疗的风险性和局限性，或无法接受治疗方案。③不良反应：免疫治疗的不良反应可分为局部反应和全身反应，后者发生频率仅占注射 0.2% 左右。全身反应分为速发性全身反应（注射后 30 分钟内发生）和迟发性全身反应（注射后 30 分钟后发生）。2011 年《变应性鼻炎特异性免疫治疗专家共识》提出过敏性鼻炎在我国的患病率近 30 年显著增加，如北京由 2001 年的 9.1% 到 2010 年的 15.4%，武汉地区 2009 年为

10.8%。我国的变应原种类以屋尘螨、粉尘螨和杂草类花粉为主，目前国内外仍无有效的方法阻遏过敏性鼻炎患病率继续增加的趋势。在现有治疗方法中，目前唯一针对病因的治疗方法是 AIT。最新的观点认为既然特异性免疫治疗作为一种对"因"治疗手段，能够预防单一致敏的患者产生新发的对其他变应原的致敏，并且能够抑制变应性鼻炎发展成为哮喘的进程，所以特异性免疫治疗的应用不需要以药物治疗失败为前提条件。最近美国变态反应、哮喘和免疫学会（American Academy of Allergy, Asthma & Immunology, AAAAI）发表的《变应原免疫治疗临床实用指南（第 3 版）》也提出，在处理变应性鼻炎和 / 或鼻结膜炎、变应性哮喘和昆虫叮蛰超敏反应时，应该考虑在药物治疗和避免接触变应原的同时进行特异性免疫治疗。另外，儿童患者对特异性免疫治疗也具有良好的耐受性和疗效，不需要设定年龄下限。特异性免疫治疗可以在低龄儿童启动，适应证与其他年龄组类似。

4. **AR 手术治疗**　对存在鼻内结构异常，保守药物治疗无效的常年性变应性鼻炎病例，可采用手术治疗。主要手术方法有：选择性神经切断术、鼻腔综合手术治疗、联合手术治疗等，也可采用选择性神经阻断或鼻腔结构重塑等手术方法，可以使鼻黏膜黏液纤毛输送系统的异常功能得到改善。但 AR 是由特异性个体接触致敏原后，由 IgE 介导的有多种免疫活性细胞和细胞因子等参与的鼻黏膜慢性炎症反应性疾病，手术治疗并不能直接改变 AR 患者的免疫状况，对于无明显鼻内结构异常的 AR 患者，药物治疗仍是首选，手术治疗属于创伤性治疗，病例选择应谨慎。

5. **生物制剂治疗**　抗 IgE 治疗奥马珠单抗是一种重组人源化抗 IgE 单克隆抗体，通过靶向性与 IgE 的特定区域特异性结合，降低血清游离 IgE 水平，同时可抑制肥大细胞、嗜碱粒细胞等效应细胞表面高亲和力受体 FcεRI 与 IgE 结合，抑制肥大细胞和嗜碱粒细胞脱颗粒，减少炎性介质释放，从而改善变态反应症状。奥马珠单抗是全球第一个治疗哮喘的生物制剂，已在临床应用十余年。在我国，该药获批的适应证目前为 6 岁以上儿童中 - 重度持续性哮喘。研究表明，马珠单抗可使 6 岁以上哮喘合并 AR 的患儿获益。已有奥马珠单抗治疗成人严重季节性 AR 疗效和安全性的真实世界研究。儿童单纯性 AR 尚无应用奥马珠单抗治疗的报道。

6. **疗效评定**　根据儿童合作和理解的程度，尽可能采用视觉模拟量表（VAS）对治疗前后的总体症状和鼻部分类症状分别进行临床疗效评定。免疫治疗的远期疗效评定应在疗程结束 2～3 年后进行。

7. **预防和教育**　做好与患儿及家长的沟通，让家长了解该病的慢性和反复发作的特点，以及对生活质量、学习能力和下呼吸道的影响（尤其是可诱发支气管哮喘），以提高治疗的依从性。尽量避免接触已知的变应原，如宠物、羽毛、花粉等；做好室内环境控制，如经常通风、被褥衣物保持干燥、不使用地毯等。

四、常见问题和误区防范

1. 在儿科人群流鼻涕（鼻卡他）的患病率高，儿童鼻卡他最常见原因是急性上呼吸道感染，是自限性的；变应性鼻炎的鼻卡他症状可以持续或者反复。

2. 由于 AR 属于无生命危险的疾病类型，医患双方都不够重视，使得 AR 常常被忽略、漏诊、误诊或者错误的治疗。

3. 皮肤点刺试验（SPT）是诊断患者是否过敏的首要方法，临床应用广泛，但一直缺乏统一的检测工具和结果评估标准。需根据病史和临床症状，评价检测结果呈阳性的变应原与临床症状的相关性。如果无过敏症状者的皮肤试验阳性患者，也可能预示未来可能出现哮喘等过敏症状。

4. AR 与鼻部黏膜邻近器官包括鼻窦腔、鼻咽、中耳、喉、气道都可以被炎症涉及，必须注意变态反应是全身系统特性。

五、热点聚焦

1. AR 控制评估方法是临床研究热点。症状评分、视觉模拟量表（visual analogue scales，VAS）、对生活质量的影响或者其他一些问卷评分。对于 AR 而言，一个简单的方法（例如 VAS）也许能满足用于疾病控制的评估以及对患者进行随访，应该进一步探索评价 AR 控制的最佳方法。对治疗抵抗的严重 AR（难治性 AR），则需要更深入地了解其细胞和分子表型，基于新的靶点研发新的治疗方法，以使疾病得到更好的控制。

2. AR 表型（allergic rhinitis phenotypes）研究探讨。AR 的亚表型（sub-phenotyping）：明确疾病的各种表型有助于描述和预测疾病的严重度、进展以及对治疗的反应，并可能对确定独特的治疗靶标有所帮助。目前已越来越多地应用聚类分析（cluster analysis）或因子分析（factor analyses）等统计学方法评估表型的特征。然而，在 AR 患者中还缺乏对各种表型的研究。

3. AR 与哮喘机制。过去很多学者认为变应原刺激、鼻嗜酸粒细胞浸润和高水平的血清总 IgE 是导致 AR 进展为哮喘的主要原因。近年认为气道高反应（AHR）与 AR 患者的支气管炎症密切相关，AR 能够增加哮喘患者的就诊率和用药剂量，不利于哮喘患者的临床控制并使其肺功能下降，但研究结果尚存在争论，AR 在哮喘的发生和进展过程中扮演了重要角色，推测肺通气功能异常和 AHR 可能是部分 AR 患者的特征，该类人群可能更容易发展为哮喘，目前尚不明确 AR 患者的肺功能特点，治疗 AR 能否改善 AHR 和 AR 患者的肺功能并预防哮喘发生也尚不清楚，需进一步研究证明。

4. AR 未来的治疗措施。包括：①环索奈德：可在局部代谢。经酯化酶作用转变为活性产物，较原型产物与糖皮质激素受体的亲和力提高 100 倍，99% 与蛋白结合并被肝脏氧化酶代谢，全身生物利用度低。②奥洛他定：第二代非镇静抗组胺药，具有明显的抗炎作用，美国已有眼用剂型，口服和鼻用剂型正在注册中。③抗 IgE 治疗：使用重组人单克隆 IgE 抗体，与肥大细胞和嗜碱性粒细胞表面的高亲和力 ISE 受体相结合，阻止炎性介质释放，与免疫治疗联合应用，可能取得更好效果。④舌下免疫治疗：未来将有更多种类的标准化变应原疫苗问世。

5. 目前变应原特异性免疫治疗有几项重要的改良措施，其目标是为了提高 AIT 的免疫原性（immunogenicity）但没有增加变应原的致敏原性（allergenicity），努力改善风险效益比值。这些措施包括怎样使 AIT 更加标准化、提供佐剂改变变应原提取物或者改变给药的方式、联合或者在 SCIT 起始治疗同时给予 IgE 单抗（omalizumab）以便改善 SCIT 的安全性和耐受性，使有不良反应的病人更快更安全地进入维持治疗。

6. AR 患者可伴有以焦虑抑郁为主的多种精神心理疾病，对工作生活造成很大影响。目前大多数耳鼻咽喉科医生缺乏对心理障碍患者的诊断和治疗意识。因此，对 AR 患者进行常规专科症状询问和体征检查时，应积极地评估患者的心理状态，包括询问焦虑抑郁症状、自杀意念和自杀行为史等，逐渐成为注意的热点。

（李孟荣）

第五节　儿童特应性皮炎

培训目标

1. **掌握**　并能独立诊断特应性皮炎。
2. **掌握**　特应性皮炎的治疗在儿科应用。
3. **熟悉**　国际和国内特应性皮炎指南要点。

一、疾病概述

特应性皮炎（atopic dermatitis，AD），是一种世界范围的常见疾病，由 Robert Willan 于 1808 年最早报道，又称特应性湿疹、遗传过敏性皮炎等，疾病特点为慢性复发性、瘙痒性、炎症性皮肤疾病，由于其病因复杂、病程长和治疗较为困难。发病率近年有逐年升高的趋势，尤其是在发达国家更为明显。儿童发病率高达 10%～20%，成人发病率达 1%～3%，本病通常初发于婴儿期，1 岁前发病者约占全部患者的 50%，该病呈慢性经过，部分患者病情可以迁延到成年，但也有成年发病者。在我国，20 年来特应性皮炎的患病率也在逐步上升，1998 年学龄期青少年（6～20 岁）的总患病率为 0.70%，2002 年 10 城市学龄前儿童（1.7 岁）的患病率为 2.78%，而 2012 年上海地区流行病学调查显示，3～6 岁儿童患病率达 8.3%（男 8.5%，女 8.2%），城市显著高于农村（10.2% 比 4.6%）。2014 年，采用临床医生诊断标准，我国 12 个城市，1～7 岁儿童 AD 患病率达到 12.94%，1～12 月婴儿 AD 患病率达到 30.48%。因疾病呈慢性复发性湿疹样皮疹、严重瘙痒、干扰睡眠、饮食限制以及影响心理、社会交往而严重损害患者的生活质量。大部分患者在婴幼儿期起病，部分儿童患者可以自愈，也可以持续终生，其中 1/2 以上婴幼儿期起病的 AD 进一步发展成为哮喘、鼻炎。婴幼儿 AD 属于"过敏进程（atopic march）"的一个主要环节，AD 是特应性哮喘、鼻炎的风险因素。AD 发病主要与遗传特应性导致皮肤屏障功能障碍有关，后者使皮肤对促发因素如变应原等易感，造成或加重皮肤湿疹样的皮肤损害。AD 主要指与特应性导致皮肤屏障功能障碍有关的湿疹样病变慢性炎症性疾病。

鉴于 AD 的复杂性，故各国家/地区根据国情制定了相应的诊断和治疗指南。目前常用的有：2004 年美国皮肤病学会（AAD）发布的特应性皮炎治疗指南，2006 年欧洲过敏和临床免疫学会/美国过敏、哮喘和免疫学会（EAACI/AAAAI）PRACTATALL 项目共识报告，2008 年中国特应性皮炎诊断和治疗指南（简称中国指南），2014 年进行更新；2009 年日本皮肤病学会（JDA）的特应性皮炎治疗指南，2009 年欧洲特应性皮炎工作组/欧洲皮肤性病学会湿疹工作组（ETFAD/EADV）2009 年、2020 年意见论文，2011 年欧洲皮肤病论坛（EDF）、欧洲皮肤性病学会（EADV）、欧洲过敏协会（EFA）、欧洲儿童皮肤病学会（ESPD）共同发布的特应性皮炎治疗指南，这些指南有共同点，也有不同之处，对 AD 的诊断和治疗都值得学习。

【定义】

特应性皮炎（atopic dermatitis，AD），历史上曾命名为 Besnier 痒疹（prurigo besnier）、神经性皮炎（neurodermatitis）、内源性湿疹（endogenous eczema）、屈侧湿疹（flexural eczema）、

婴儿湿疹（infantile eczema）及素质性瘙痒（prurigo diathesique）等。AD实际上是一种特殊类型的湿疹，具有家族过敏史及特应性（atopy）倾向，因皮肤屏障的破坏，临床常常表现为皮肤干燥、皮肤感染、临床症状更为严重、病程持久反复，同时可合并发生过敏性哮喘、过敏性结膜炎、过敏性鼻炎等其他过敏相关疾患。婴幼儿期起病的AD可进一步发展成为哮喘、鼻炎，婴幼儿AD属于"过敏进程（atopic march）"的一个主要环节。

多数指南将AD定义为一种炎症性、瘙痒性和慢性复发性的皮肤病，常伴个人或家族过敏性疾病史，如支气管哮喘和过敏性鼻炎结膜炎等。日本指南的定义为：AD是具有瘙痒和炎症特征的复发性湿疹样皮肤病，伴随着皮肤生理功能障碍（如干燥、屏障破坏），多数患者有特异性素质。因此，AD主要指与特应性相关的因皮肤屏障功能障碍导致的湿疹样病变的慢性炎症性疾病。湿疹仅是形态学描述性名称，湿疹样病变特征指任何原因引起的非特异性皮肤炎症，表现为红斑、丘疹、水疱、糜烂、渗液、脱屑、肥厚、皲裂、瘙痒，原因不明者，兼可诊断湿疹。定义AD，需要结合患者临床表现、临床进程、个人皮肤干燥史、个人及家族遗传过敏疾病史等综合考虑。目前较为公认的AD诊断有Williams标准、Haniffin标准等，但绝对的诊断和定义AD，都存在一定缺陷。我国学者康克非、张建中和姚志荣等也提出了诊断标准。

【发病机制】

AD的发病机制尚未完全阐明，AD的病因与遗传、皮肤屏障功能障碍、免疫异常、环境、感染等有关。目前研究认为AD发病主要是皮肤屏障功能障碍、免疫应答异常和环境因素刺激共同作用的结果。在自身的遗传易感性背景上，皮肤屏障功能障碍如患者存在丝聚合蛋白（fllaggrin，FLG）失功能突变，使水分子从正常丝聚合蛋白内部解离，加重皮肤的干燥；皮肤屏障功能障碍易发生微生物感染和定植，最常见的是金黄色葡萄球菌和单纯疱疹病毒（HsV）。免疫功能缺陷，表现为血清IgE增高及外周血的嗜酸性粒细胞增加，伴有食物过敏或者吸入性蛋白变应原致敏，常见食物变应原有牛奶、鸡蛋、花生、鱼虾等；吸入气传变应原有尘螨、真菌、花粉、猫狗毛及皮屑等。屏障功能障碍与免疫反应失调互为因果，相互影响，导致炎症慢性化和持续化，导致变应性或非变应性炎症反应。患者的表皮结构异常和免疫功能异常不仅在AD发病，而且在哮喘和过敏症的发病中也发挥重要作用。恢复和保护皮肤屏障以及针对免疫功能异常的治疗是非常必要的，并且早期干预治疗可以改善患者预后。

1. **遗传背景** AD是一种高度可遗传性疾病，表型特异性基因与种属特异性基因发挥重要作用。确定与AD发病相关的基因的方法包括全基因组连锁和候选基因相关性分析。患者存在遗传易感性，具有明显的家族聚集倾向，一项大型出生队列研究（birth cohort study）显示，如果单亲或双亲具有AD，下一代发生AD的风险（OR=3.4）高于单亲或者双亲患有哮喘（OR=1.5）或者过敏性鼻炎（OR=1.4）。但在其他研究中却表现为相对低的一致性，即便是双胞胎患者，提示环境因素影响疾病风险和表现。多数基因突变位点与丝聚蛋白（FLG）（1q21）、RANTES启动子区域（17q11）、Th2型细胞因子（5q31-33）、IgE高亲和力受体FceRI的B亚单位（11ql2-13）以及肥大细胞蛋白酶（14q11.2）有关。与AD发病相关性最高的为FLG基因，FLG基因编码的蛋白主要参与皮肤屏障功能和天然适应性免疫反应。FLG基因突变参与AD的发病，也与其他的过敏性疾病，如食物过敏、哮喘和过敏性鼻炎也相关联。FLG基因位于染色体1q21区表皮分化复合物内，2006年，Palmer等首先发现了FLG基因的两个突变点与AD发病强相关。荟萃分析显示AD发病与FLG无效突变相关性比值比（*OR*）为 4.8，具备 *FLG* 无效突变的 AD 患者的临床特点为早期发病、病情严重和持久、伴有 IgE 升高和变应性致敏。具有 *FLG* 基因突变的 AD 患者发生 HSV 皮肤感染（疱疹样湿疹）、哮喘和多种过敏的风险显著高于无 *FLG* 突变的 AD 患者。

2. 皮肤屏障功能异常　表皮中的许多结构及成分对皮肤屏障功能有重要作用，包括 FLG、角质化包膜、紧密连接、蛋白酶及其蛋白酶抑制剂以及脂质等，当它们的功能得到有效发挥时，可有效阻止外界环境的侵害以及体内水分的流失。皮肤结构蛋白 *FLG* 基因的功能缺失突变是与 AD 发病最显著相关的遗传因素，FLG 参与角质细胞骨架系统的组成，其降解后产生"天然保湿因子"，在角质细胞表面形成致密的蛋白 - 脂质层，帮助角质层锁住水分，维持皮肤正常 pH 值，抵御变应原入侵及病原体感染。FLG 缺陷致皮肤异常干燥、粗糙，易于对刺激物及蛋白变应原发生过敏，降低对皮肤感染的抵抗力，可进一步增加皮肤对变应原的过敏反应及感染，而过敏反应及感染进一步破坏皮肤屏障，形成一个恶性循环。除此之外，其他的发病机制也参与 AD 发病，因为相当数量的 AD 患者没有 FLG 无效突变，而且 40% 具有 FLG 无效突变的个体也不发生 AD，许多与 FLG 相关的 AD 病情最终可痊愈。对以金黄色葡萄球菌定植状态和具有疱疹样湿疹病史为纳入标准的 AD 患者，其皮损的蛋白质组学研究发现一些与皮肤屏障相关的蛋白都呈现低表达，包括 FLG-2、角膜锁链蛋白、桥粒芯糖蛋白 1、桥粒胶蛋白 1、转谷氨酰胺酶 3 和自然保湿因子，如精氨酸酶 1、半胱天冬酶 14、谷氨酰胺环转移酶等。皮肤及黏膜屏障功能的受损也使多种抗原或半抗原更容易侵入人体，与抗原提呈细胞相互作用并诱发级联免疫反应，这些炎症反应又会反过来导致皮肤屏障功能失衡。无论如何，皮肤屏障功能缺陷的程度与 AD 皮损严重程度成正相关。

3. AD 免疫功能异常　AD 患者的系统和皮肤免疫异常主要表现为血清 IgE 升高和变应原致敏，AD 的适应性免疫反应与 Th2 表达增强相关。变应原诱导的 AD 患者皮损表现为双期变化，初期主要是以辅助 T 细胞 Th2 占优势的免疫反应，产生 IL-4、IL-9、IL-13 等细胞因子，促进 B 细胞产生 IgE，IgE 通过与高亲和力受体 FcεR I 和低亲和力受体 FcεRII 结合发挥作用；在随后的 24～48 小时则是以 Th1 占优势的免疫应答，Th1 细胞主要分泌 IL-2、干扰素 -γ 和肿瘤坏死因子等。2 型固有淋巴样细胞（innate lymphoid cell 2，ILC2）等也参与炎症过程。在 AD 的慢性期，皮损中还可见 Th1、Th2 和 Th22 的混合炎症浸润。这些细胞因子降低表皮分化，减少 FLG 和抗微生物肽的表达。至于皮肤屏障异常先于免疫功能异常（outside in 理论）或者免疫功能异常先于皮肤屏障异常（inside out 理论）尚存在争论。总之，皮肤屏障缺陷和 Th2 极化加剧了变应原的经皮致敏及皮肤慢性炎症过程。

AD 免疫功能异常过程复杂，多种细胞及因子参与。急性炎症期过后，复杂的细胞因子微环境发生改变，出现 γ- 干扰素升高，诱导角质形成细胞凋亡，表达淋巴细胞相关抗原（CLA）（皮肤归巢受体）的 T 细胞数量增多，朗格汉斯细胞（LCs）和炎症树突状细胞（DCs）表面的 IgE 受体表达增高。小鼠湿疹模型及 AD 患者的研究均显示皮损内有 IL-17 表达。AD 患者角质形成细胞表达胸腺干细胞淋巴刺激因子（TSLP）增高，TSLP 是一种增强树突状细胞驱动性 Th2 细胞分化的细胞因子，TSLP 被认为是过敏反应的总开关，因为它可作用于多种效应细胞，如肥大细胞、嗜碱性粒细胞和嗜酸性粒细胞等，导致皮肤过敏性炎症。另外，机械性损伤（抓痒刺激皮肤）、变应原暴露和微生物感染也促进升高 TSLP、IL-25 和 IL-33，后者又促进 Th2 型反应。

LCs 是表皮组织特异性的 DCs，作为专职抗原提呈细胞，感知外界环境的物理、化学和生物的刺激，其功能直接受到表皮屏障功能的影响，LCs 在介导免疫应答中发挥重要作用，参与了皮肤的多种免疫相关性病理过程。在 AD 发病中，LCs 是联系屏障功能、环境刺激以及异常免疫应答的纽带，处于 AD 发病的核心环节。LCs 在 AD 的初始阶段介导 AD 的经皮致敏应答，在慢性复发皮损时持续活化，加重疾病的进程。LCs 细胞表面表达的 IgE 受体，即 FcεRI 的水平显著增高；FcεRI 在人类只表达于 LCs 和其他 DCs 表面，而且不是组成性表达，在 IgE 增高后的炎症状态下才开始表达；通过 FcεRI 使得 DCs 对抗原的摄取和呈递的效率升高 100～1 000 倍；因此，在 AD 患者，LCs 通过 FcεRI 摄取变应原而活化 T 细胞的能力大大增强。LCs 同样表达 TSLP 受体，且在其成熟的过程中 TSLP 受体表达水平增高，在 AD 表皮 TSLP 具有促进 LCs 诱导产生促致敏 T 细胞的能力。另一类表皮内 DCs，炎症性树突状表皮细胞（inflammatory dendritic epidermal cells，IDEC）也是 AD 炎症性皮损中除 LCs 之外的促炎细胞，与 LCs 诱导 Th2 应答不同，IDEC 倾向于诱导 Th1 型应答，在其 FcεRI 结合抗原之后，IDEC 产生 IL-12 和 IL-18 促进免疫应答。

4. **AD 瘙痒机制** 瘙痒是 AD 的主要症状之一，严重影响患者生活质量。AD 瘙痒的病理生理学机制还不清楚。抗组胺药治疗通常无效，提示瘙痒还有其他的炎症介质介导，如细胞因子和神经肽等。研究数据显示 AD 瘙痒与遗传、环境和心理因素相关。致痒原（pruritogens）包括组胺、炎症脂质、细胞因子、神经肽、神经递质、蛋白酶、蛋白酶活化受体、阿片肽同源受体如瞬时受体电位通道蛋白（TRP）等与 AD 瘙痒相关。过表达 IL-31 的转基因小鼠出现慢性皮炎表现。金黄色葡萄球菌超抗原可快速诱导特应性皮炎患者皮肤和外周血单个核细胞（PBMCs）上 IL-31 mRNA 表达，提示微生物感染和定植可引发 AD 炎症和瘙痒。

5. **AD 微生物定植和感染** AD 患者常有金黄色葡萄球菌定植和感染。特别是金黄色葡萄球菌感染关系更为密切，研究表明 90%AD 患者可有金黄色葡萄球菌定植，而正常人这一比例仅为 5%。金黄色葡萄球菌感染及其所释放的毒素可以导致皮肤炎症加重及反复迁延不愈，并进一步破坏皮肤屏障，导致皮肤感染加重及进一步变应原易感性增加，从而造成皮肤炎症循环加重。这些葡萄球菌可产生数种具有超抗原作用的外毒素，如对金黄色葡萄球菌外毒素（SEB）敏感的患者，病情也更加严重。Toll 样受体（TLRs），尤其是 TLR2，识别金黄色葡萄球菌细胞壁成分，如磷脂壁酸和肽聚糖。单核细胞的 *TLR2* R753Q 基因型与 AD 的临床严重度相关，较无此基因型的 AD 患者产生更多的 IL-6 和 IL-12。葡萄球菌的慢性定植和过度生长也导致皮肤菌群多样性消失。疱疹样湿疹（EH）也是在湿疹皮损上发生单纯疱疹播散性感染，在临床实际中几乎仅见于 AD 患者。

二、诊断与鉴别诊断

特应性皮炎（AD）是一种慢性和复发性炎症性皮肤病，常先于哮喘和过敏性鼻炎等过敏症发生。主要的临床特征是严重的瘙痒，伴随对多种环境刺激，包括暴露于食物和吸入变应原、刺激物、自然环境改变（包括环境污染和湿度等）、微生物感染、生理和情绪压力等引发的皮肤超敏反应。

【临床表现】

特应性皮炎的临床表现多种多样，最基本的特征是皮肤干燥、慢性湿疹样皮炎和剧烈瘙痒。具有年龄阶段性特点。根据不同年龄发病部位及皮损形态将特应性皮炎分为婴儿期、儿童期、青年和成人期。

1. **婴儿期**（出生～2 岁） 表现为婴儿湿疹，多分布于两面颊、额部和头皮，皮疹可干燥或渗出。皮损也可累及肢体伸侧，表现为急性、亚急性湿疹，可表现为红斑、丘疹、渗出及结痂，伴有瘙痒（书末彩图 3-5-1），尿布区一般不累及，80% 的婴儿到 2 岁即可基本痊愈，未愈者进入儿童期。

2. **儿童期**（2～12 岁） 多由婴儿期演变而来，也可不经过婴儿期而发生。多发生于肘窝、腘窝和小腿伸侧，以亚急性和慢性皮炎为主要表现，皮疹往往干燥肥厚，有明显苔藓样变（书末彩图 3-5-2）。

3. **青年和成人期**（>12 岁） 皮损与儿童期类似，也以亚急性和慢性皮炎为主，主要发生在肘窝、腘窝、颈前等部位，也可发生于躯干、四肢、面部、手背，大部分呈干燥、肥厚性皮炎损害和苔藓化为主，部分患者也可表现为痒疹样皮疹（书末彩图 3-5-3）。

相关临床症状：特应性皮炎可伴随一系列皮肤特征性改变，包括干皮症、耳根裂纹、鱼鳞病、掌纹症、毛周角化症、皮肤感染倾向（特别是金黄色葡萄球菌和单纯疱疹病毒感染）、非特异性手足皮炎、乳头湿疹、唇炎、眼睑湿疹、眶下褶痕、眶周黑晕、苍白脸、盘状湿疹、汗疱疹、白色糠疹、颈前皱褶、皮肤白色划痕症、出汗时瘙痒、对羊毛敏感等等，这些体征有助于特应性皮炎的辅助诊断。此外，部分患者还同时有其他特应性疾病，如过敏性哮喘、过敏性鼻炎，部分患者有明显的异种蛋白过敏，如对部分食物蛋白（肉、蛋、奶、坚果等）或吸入物（粉尘螨、屋尘螨等）过敏。这些特征对特应性疾病的诊断都有重要价值。

有 40%～80% 的患者有家族过敏史，如家族成员中有特应性皮炎、过敏性哮喘、过敏性鼻炎、过敏性结膜炎等。家族史的询问对于特应性皮炎的诊断非常重要。部分患者特别是重度特应性皮炎可有血清总 IgE 升高，40%～60% 的患者有外周血嗜酸性粒细胞升高，嗜酸性粒细胞升高往往与疾病的活动度相关，疾病活动期升高，经有效治疗可迅速恢复正常。根据是否合并其他过敏性疾病，可将特应性皮炎分为单纯型和混合型，前者仅表现为皮炎，后者还合并过敏性哮喘、过敏性鼻炎和过敏性结膜炎等。单纯型又分为内源型和外源型，外源型患者有血清总 IgE 水平升高、特异性 IgE 水平升高和外周血嗜酸性粒细胞升高，而内源型上述变化不明显或缺如。内源型特应性皮炎容易漏诊，应引起重视。

【诊断】

AD 患者症状多以慢性反复性瘙痒为主，常以肘窝、腘窝等屈侧部位的慢性复发性皮炎为特征。常经过婴儿期、儿童期、青少年和成人期的逐渐演变，少数患者表现为在特定的年龄段发病。这些阶段可能会互相交叉，也可能会因为某一阶段疾病自愈。如果患者表现为慢性对称性湿疹样皮炎，应当怀疑有无特应性皮炎的可能，建议检测外周血嗜酸性粒细胞计数、血清总 IgE、嗜酸性粒细胞阳离子蛋白、吸入变应原、食入变应原及斑贴试验。特应性皮炎的诊断应综合病史、临床表现、家族史和实验室检查各方面证据考虑。特应性皮炎是一种异质性疾病，表现多种多样，诊断需要一定标准。目前，国内外有多种 AD 的诊断标准，包括 Hanifin 及 Rajka 标准、Williams 标准和康克非标准等。

特应性皮炎的 Williams 诊断标准：必须具有皮肤瘙痒史，同时具备以下 3 条或 3 条以上：①有屈侧皮肤受累史，包括肘窝、腘窝、踝前、颈部（10 岁以下儿童包括颊部皮疹）；②有个人哮喘或过敏性鼻炎史，或一级亲属 4 岁以下儿童期特应性皮炎史；③近年有全身皮肤干燥史；④皮肤屈侧湿疹，或 4 岁以下儿童在面颊部、前额和四肢伸侧可见湿疹；⑤2 岁前发病（适用于患儿年龄>4 岁者）。

张建中等提出的中国 AD 诊断标准：①病程超过 6 个月的对称性湿疹；②特应性个人史

和 / 或家族史（包括湿疹、过敏性鼻炎、哮喘、过敏性结膜炎等）；③血清总 IgE 升高和 / 或外周血嗜酸性粒细胞升高和 / 或过敏原特异性 IgE 阳性（过敏原特异性 IgE 检测 2 级或 2 级以上阳性）。符合第 1 条，另外加第 2 条或第 3 条中的任何 1 条即可诊断 AD。

姚志荣等提出的中国儿童 AD 临床诊断标准：①瘙痒；②典型的形态和部位（屈侧皮炎）或不典型的形态和部位同时伴发干皮症；③慢性或慢性复发性病程。同时具备以上 3 条即可诊断 AD。典型的形态和部位（屈侧皮炎）包括儿童面部和肢端受累；非典型的形态和部位包括：①典型的湿疹样皮疹，发生在非屈侧部位（头皮皮炎、眼睑湿疹、乳头湿疹、外阴湿疹、钱币状湿疹、指尖湿疹、非特异性手部或足部皮炎 / 特应性冬季足、甲或甲周湿疹和身体其他部位的湿疹样皮疹）；②非典型湿疹样皮疹，单纯糠疹、唇炎、耳下和耳后 / 鼻下裂隙、痒疹、汗疱疹、丘疹性苔藓样变异。

特应性皮炎的诊断，还要显示病情分级便于对应的治疗。其中日本 AD 指南有关疾病严重性评分法较为具体，主要评估三种皮疹（红斑 / 急性丘疹、抓痕 / 结痂、慢性丘疹 / 结节）在 5 个部位（头颈、前躯干、后躯干、上肢和下肢）的程度和面积，总分 60 分。该指南将病情分为 4 级：轻度为仅有轻度皮疹，累及皮肤；中度为严重皮疹，累及皮肤面积<10%；重度为严重皮疹，累及皮肤面积 10%～30%；更重度为严重皮疹，累及皮肤面积>30%。并详细介绍了临床过程严重性分级、瘙痒评估方法、生活质量评分方法和皮疹严重性分级等一些医师需要面对的问题。比如皮疹很轻即使广泛也不必使用较强疗法，皮疹虽少但严重也需要用强效的治疗。

AD 的变应原诊断　据估计大约 50% 婴幼儿特应性皮炎和 35% 成人特应性皮炎患者对常见变应原过敏。吸入性变应原、食物变应原和小分子接触性变应原是特应性皮炎发病的主要环境诱发因素。临床可通过皮肤点刺试验、斑贴试验、特应性斑贴试验等体内试验并结合外周血变应原特异性 IgE 检测进行变应原诊断。当明确与发病相关的变应原后，回避变应原是治疗的首要原则，对难以完全回避的变应原，如尘螨等特异性免疫治疗是有可能改善病情并达到长期缓解的治疗手段。

中国 AD 指南认为特应性皮炎严重度的评价方法较多，常用的有特应性皮炎评分（SCORAD）、湿疹面积和严重程度指数评分（EASI）、研究者整体评分法（IGA）、瘙痒程度视觉模拟尺评分（VAS）等。临床上也可采用简单易行的指标进行判断，如：轻度为皮疹面积小于 5%；中度为 5%～10%，或皮疹反复发作；重度为皮损超过 10% 体表面积，或皮炎呈持续性，瘙痒剧烈影响睡眠。疾病严重度评估可作为制订治疗方案的依据。

【鉴别诊断】

特应性皮炎有典型表现者诊断并不困难，但临床上有部分患者表现不典型，勿轻易排除特应性皮炎的诊断，应当仔细检查和问诊，必要时进行长期随访。关于鉴别诊断，多种指南提及需要根据临床表现及年龄段与其他类型的湿疹、接触性皮炎、脂溢性皮炎、单纯糠疹、鱼鳞病、着色干皮症、结缔组织病、银屑病、疥疮、维生素缺乏症、皮肤 T 细胞淋巴瘤、遗传性皮肤病如 Netherton 综合征、X 连锁的免疫缺陷综合征、高 IgE 综合征、Wiskott-Aldrick 综合征、特应性皮炎样移植物抗宿主病等相鉴别。

三、治疗决策

特应性皮炎是慢性复发性疾病，治疗原则以恢复皮肤正常屏障功能、寻找并去除诱发和 / 或加重因素、减轻或缓解症状，减少和预防复发，提高患者的生活质量。正规和良好的治疗可使特应性皮炎的症状完全消退或显著改善，患者可享受正常生活。由于每个特应性皮炎患者的病情严重程度、合并的病变及发病年龄变异很大，在治疗上应遵循疾病严重程度进行个体化的分级处理。通过避免诱发因素、应用保湿剂、局部外用糖皮质激素、钙调神经磷酸酶抑制剂的常规治疗，大多 AD 患者可获得临床症状的缓解，而对于皮损广泛和治疗有抵抗的中度～重度 AD 则需要系统药物治疗。由于 AD 病程长、反复发作，在选择治疗方法时，要充分评价各种治疗的风险/效益比，防止过度治疗所带来的其他脏器的损害。应根据疾病的严重程度，采用个性化、阶梯式的方案。

1. **患者教育** 医患配合对于获得良好疗效非常重要。首先需向家长交代特应性皮炎为慢性、反复性疾病，需要长期在医师指导下规范化治疗管理；特应性皮炎的治疗目标是控制病情而非"治愈"，其病情会随着年龄的增长而逐渐缓解。规范治疗可以保障患儿正常生长发育，提高整个家庭的生活质量。医师和患者应建立起长期和良好的医患关系，互相配合，以获得尽可能好的疗效。患者内衣以纯棉、宽松为宜；应避免剧烈搔抓和摩擦；注意保持适宜的环境温度、湿度，尽量减少生活环境中的变应原，如应勤换衣物和床单、不养宠物、不铺地毯、少养花草等；避免饮酒和辛辣食物，避免食入致敏食物，观察进食蛋白性食物后有无皮炎和瘙痒加重。医师还应向患者解释药物使用的方法、可期望疗效和可能的副作用，并提醒患者定期复诊等。良好的患者教育可明显提高疗效。

2. **皮肤清洁及润肤剂** 基础皮肤护理对特应性皮炎的治疗非常重要，沐浴有助于清除或减少表皮污垢和微生物，随着生活质量提高，人们对卫生的质量要求越来越高，清洁用品得到广泛应用，存在清洁过度的误区，同时尚未完全认识到润肤的重要性。特应性皮炎患儿的皮肤清洁最好用清水，洗澡水温 36～38℃，时间 5～10 分钟为宜，可选用脱脂活性小、pH 值中性（pH 值约为 6）或弱酸性、有滋润作用的香皂或沐浴液，浴后 3～5 分钟内涂用润肤剂，伴有明显渗出的皮损避免反复用热水洗烫。

润肤剂的应用可帮助恢复皮肤屏障功能，减少水分丢失，增加真皮与表皮间的水分渗透，促进皮肤修复。润肤剂不仅作为常规皮肤护理的一部分，还应作为特应性皮炎的重要辅助治疗方法。有研究表明，长期应用润肤剂可减少 50% 左右糖皮质激素的用量，还可增强特应性皮炎皮损对糖皮质激素的治疗反应。外用润肤剂不仅有助于恢复和保持皮肤屏障功能，还能减弱外源性不良因素的刺激，从而减少疾病的发作次数和严重度。每天至少使用 2 次亲水性基质的润肤剂，沐浴后应该立即使用保湿剂、润肤剂。润肤剂不仅可以恢复皮肤屏障功能，还能在一定程度上减少糖皮质激素的用量。特应性皮炎急性期渗出明显时以冷敷收敛为主，急性期过后皮损表现以干燥脱屑为主，润肤剂应至少每天全身外用 1～2 次，尤其是在沐浴后应即刻使用，以保持皮肤的水合状态。"洗"和"润"在特应性皮炎的治疗中是相辅相成的，洗不能过度，润不能不足，特应性皮炎患儿的皮肤护理以"洗润结合"为主。

3. **局部药物治疗**

（1）局部糖皮质激素：外用激素种类多，经济、方便，疗效肯定，但应在医师指导下进行。局部糖皮质激素是治疗特应性皮炎的一线治疗，目前滥用和激素恐惧症并存，合理应用很重要。应根据患儿的年龄、皮损部位及病情严重程度选择不同类型和强度的糖皮质激素。外用激素强度一般可分为四级，如氢化可的松乳膏为弱效激素，丁酸氢化可的松乳膏、曲安奈德乳膏为中效激素，糠酸莫米松乳膏为强效激素，卤米松和氯倍他索乳膏为超强效激素。一般初治时应选用强度足够的制剂（强效或超强效），以求在数天内迅速控制炎症。

在急性期或亚急性期，选用足够强的激素每天 1~2 次，根据皮损恢复情况，连续应用最短不少于 2 周，最长不超过 6 周；然后再根据皮损的好转情况进一步调整激素强度、浓度及用量，通常将激素用药频率调整为每周应用 2 天维持治疗，最长可维持疗程 16 周。在维持过程中，如病情出现反复，可恢复至每天用药情况。目前家长普遍对使用糖皮质激素存在误区，首先需强调糖皮质激素治疗特应性皮炎是一线治疗；其次，当皮肤炎症得到控制后，家长往往选择立即停用，其实这种做法是错误的，因为外观看似正常的皮肤，其组织学实际处于亚临床炎症状态，停药过快往往使病情反复。故建议采取控制炎症后，继续每周 2 次外用激素维持治疗的方案，逐渐过渡到中弱效激素或钙调神经磷酸酶抑制剂；面部、颈部及皱褶部位推荐使用中弱效激素，应避免长期使用强效激素，同时辅以润肤剂恢复皮肤屏障，使皮损长期处于缓解状态。

肥厚性皮损可选用封包疗法，病情控制后停用封包，并逐渐减少激素使用次数和用量。长期大面积使用激素应该注意皮肤和系统不良反应。由于部分患者对外用糖皮质激素心存顾虑，甚至拒绝使用。医师要耐心解释正规使用药物的安全性、用药量、用药方法、用药频度、疗程、如何调整药物等，应当让患者了解外用药的皮肤吸收非常少（一般为 1%~2%），系统吸收更少，这可使患者消除顾虑，提高治疗的依从性。

（2）钙调神经磷酸酶抑制剂：此类药物为非激素类药物，对 T 淋巴细胞有选择性抑制作用，有较强的抗炎作用，是局部临床治疗特应性皮炎的二线药物。包括他克莫司软膏和吡美莫司乳膏，吡美莫司乳膏多用于轻中度特应性皮炎，他克莫司软膏用于中重度特应性皮炎，对特应性皮炎有较好疗效。成人用 0.1% 他克莫司软膏疗效相当于中强效激素，2 岁以上儿童已批准使用 0.03% 他克莫司软膏和 0.1% 吡美莫司乳膏。其不良反应主要为用药后局部暂时性烧灼感和刺激感，可随着用药次数增多而逐步消失。2 岁以内特应性皮炎急性期和维持治疗应使用糖皮质激素，2 岁以上通常在急性期应用糖皮质激素控制症状，维持治疗应用此类药物。2 岁以上特应性皮炎面、颈部亚急性、慢性皮损可直接应用此类药物治疗。钙调神经磷酸酶抑制剂可与激素联合应用或序贯使用，这类药物也是维持治疗的较好选择，可每周使用 2~3 次，以减少病情的复发。有些研究发现使用此类药物时可出现病毒感染（如疱疹性湿疹或疱疹性软疣等）的发生率增加。因为缺乏长期的安全数据，美国 FDA 不推荐给小于 2 岁的儿童使用他克莫司和吡美莫司。

（3）外用抗微生物制剂：由于皮肤屏障功能的破坏，细菌、真菌定植或继发感染可诱发或加重病情，AD 患者皮肤更易重复出现细菌（如金黄色葡萄球菌）的定植或感染，金黄色葡萄球菌分泌的毒素作为一种超抗原可以直接加重皮肤炎症。对于较重患者尤其有渗出的皮损，系统或外用抗生素有利于病情控制，用药以 1~2 周为宜，应避免长期使用。外用消毒剂和抗生素，例如二氯苯氧氯酚、氯己定、夫西地酸等可减少皮肤表面金黄色葡萄球菌的定植以及湿疹的严重程度。临床已观察到含抗微生物成分的复方外用激素制剂较单一激素软膏效果要好。其他继发感染包括酵母菌、皮肤癣菌或链球菌，通常是在继发感染出现后进行治疗。如疑似或确诊有病毒感染，则应使用抗病毒制剂。

4. 全身系统治疗

（1）抗组胺药和抗炎症介质药物：AD 患者存在的剧烈瘙痒可显著影响患者的心情、睡眠乃至精神状态，同时也影响病情的发展、治疗的依从性和疗效。对于瘙痒明显或伴有睡眠障碍、荨麻疹、过敏性鼻炎等合并症的患者，可选用第一代或第二代抗组胺药，其中第一代抗组胺药由于可通过血 - 脑屏障有助于患者改善瘙痒和睡眠。其他抗过敏和抗炎药物包括血栓素 A2 抑制剂、白三烯受体拮抗剂、肥大细胞膜稳定剂等。控制皮肤炎症反应过程是减轻瘙痒的重要措施，临床上选择针对性强并避免全身免疫抑制或诱发其他副作用的药物是非常关键的问题。除了必要的药物治疗外，可通过多种形式与患者沟通和交流，减少患者精神紧张或焦虑对疾病的影响。在儿童患者阻断"痒 - 搔抓循环"显得尤为重要。

尽管很多临床医师和患者已将抗组胺药物作为 AD 的标准治疗方案之一，相比荨麻疹来说，抗组胺药物对 AD 所伴发的瘙痒控制效果并不理想。除了组胺，炎症因子（如 IL-31）在 AD 瘙痒中可能起着更为重要的作用；部分抗组胺药在体外研究具有一定的抗炎症特性，但要取得真正的症状缓解需要超常规剂量使用。半胱氨酰白三烯在 AD 的皮肤慢性炎症发生和维持中占有重要作用，半胱氨酸白三烯的受体拮抗剂，如孟鲁司特（montelukast）和扎鲁司特（zafirlukast），可竞争性地与半胱氨酸受体结合，从而阻断白三烯的生物学作用。目前应用孟鲁司特的 4 个随机对照试验中，有 3 个发现对 AD 有显著改善，但疗程需要 6～8 周以上。

（2）全身抗感染药物：除了局部外用抗微生物制剂外，全身应用抗生素也可达到清除病原菌、减少致病性超抗原的分泌从而缓解病情的目的。药物可选用第一代和第二代头孢菌素、大环内酯类、氟喹诺酮类（儿童慎用）、氨基糖苷类（儿童慎用），疗程一般推荐为 7～10 天。值得注意的是，临床上撤掉抗生素后，金黄色葡萄球菌可以很快重新定植，但延长口服或外用抗生素的疗程可能会诱导耐药菌株的出现。糠秕马拉色菌可在 AD 患者的头部和颈部皮炎处发现，而且可诱导产生特异性 IgE 抗体，临床上使用抗真菌治疗可降低这类患者的疾病严重程度，通常外用抗真菌药即可，但如果治疗抵抗，可考虑使用全身抗真菌药物，包括酮康唑、伊曲康唑、两性霉素 B、制霉菌素等，疗程从 4 周到 3 个月不等。合并疱疹病毒感染时，可加用相应抗病毒药物。

（3）糖皮质激素：糖皮质激素具有广泛的抗炎症和免疫抑制作用，在控制 AD 的症状上非常有效。但是长期使用糖皮质激素会带来全身性的不良反应，而且治疗停止后经常出现复发或反弹，一般不主张在 AD 患者使用。但是，当 AD 患者在接受常规治疗后症状不能得到控制或皮疹仍继续加重者，或重症 AD 急性发作、面积超过 20% 时，可考虑系统使用激素。在使用糖皮质激素前，必须评价其必要性，只有当治疗所带来的有利作用大于潜在的副作用才考虑使用。临床上一般常用的是泼尼松，起始剂量为 1mg/（kg•d），在症状得到控制后迅速减量或过渡到隔天服用。应注意激素减量不能过快，否则容易出现反跳现象，甚至可出现治疗后疾病恶化。在减药过程中，应继续外用激素或其他无激素制剂以抑制皮疹复发。

（4）免疫抑制剂：适用于病情严重且常规疗法不易控制的患者，以环孢素（CsA）应用最多，可作为重症、顽固性 AD 的一种安全有效的一线治疗。起始剂量 2.5～3.5mg/（kg•d），分 2 次口服，一般不超过 5mg/（kg•d），病情控制后可渐减少至最小量维持。CsA 起效较快，一般在治疗 6～8 周可使患者疾病严重程度减轻 55%，但停药后病情易反复。用药期间应监测血压和肾功能，如能监测血药浓度更好，用药期间建议不同时进行光疗。如果使用 CsA 治疗 8 周患者无反应则应停用 CsA；当皮损恢复到一个可接受的水平，每 2 周减量 1mg/kg，并逐步减至最低有效剂量。如果临床症状持续改善，可停用 CsA 一段时间，根据皮疹复发情况来决定是否还需要继续治疗。甲氨蝶呤（MTX）为常用免疫抑制剂，MTX 通过抑制二氢叶酸还原酶从而抑制 DNA 合成和细胞增殖，对 T 细胞抑制明显。与环孢素和硫唑嘌呤相比，MTX 在控制重症 AD 上稍差，但其免疫抑制作用也较少，儿童长期应用从安全性上可能更好。方法为每周 10～15mg，可顿服，也可分 2 次服用。硫唑嘌呤是一种嘌呤类似物，具有抗炎症、免疫抑制和抗增生作用，也有用于 AD 治疗的临床研究报道。一般不推荐作为 AD 的一线治疗。硫唑嘌呤每天 50～100mg，可先从小剂量开始，用药期间严密监测血象，若有贫血和白细胞减少，应立即停药。应用免疫抑制剂时必须注意适应证和禁忌证，并且应密切监测不良反应。

（5）免疫调节剂及生物制剂：AD 应用 γ- 干扰素（IFN-γ）的依据，一是 AD 患者的单核细胞产生 IFN-γ 的水平下降；二是 IFN-γ 可抑制 IL-4 介导的 Th2 反应。其治疗机制可能与纠正 Th1/Th2 的失衡、降低皮疹处嗜酸性粒细胞数量有关。大约 80% 的 AD 对干扰素治疗有反应，最常见的不良反应是流感样症状，停药后可逐渐消退，但其费用较高，且反复注射患者依从性差，故限制了其在 AD 治疗中的应用。目前，已经上市对中重度 AD 有效的生物制剂，抗 IgE 抗体（奥马珠单抗）在 AD 伴有 IgE 水平中度升高的外源性 AD 使用该疗法的疗效可能最好。度普利尤单抗（dupilumab）是白细胞介素 4（IL-4）/13 受体 α 链的全人源单克隆抗体，可阻断 IL-4 和 IL-13 的生物学作用，对成人、6 岁以上儿童中重度 AD 具有良好疗效。Janus 激酶抑制剂（Janus kinase，JAK）抑制剂可以阻断多种参与免疫应答和炎症因子信号传递。口服和局部外用 JAK 抑制剂均显示了良好的疗效。

（6）特异性变应原免疫治疗：特异性免疫治疗（allergen specific immunotherapy，AIT），俗称脱敏治疗或减敏治疗，是在确定患者的变应原（变应原）后，通过重复给予一定剂量的变应原，降低患者对变应原敏感性，诱导机体对变应原产生免疫耐受的方法。SIT 被认为是唯一可以改变变应性疾病自然病程的治疗方法。尽管 SIT 在 AD 的应用价值曾存在一定争论，但近年来的大量临床研究证实，SIT 可以显著改善 AD 患者的临床症状、减少药物使用量、防止新的致敏产生以及改变特应性进程。因此，SIT 是 AD 治疗中极有前景的方法之一。由于 SIT 治疗起效较慢且疗程较长，在治疗过程中，应联合环境变应原控制、局部及全身的药物治疗，特别是在剂量递增期和变应原暴露增加季节。

（7）其他系统治疗药物：随着近年来分子免疫学和分子生物学的发展与逐步成熟，目前已发展了一些新的、具有靶向治疗作用的手段，如抗 IL-2、IL-4、IL-5 等细胞因子的单克隆抗体、T 淋巴细胞表面特异受体阻断剂、磷酸二酯酶抑制剂、5 脂氧合酶抑制剂等。要客观评价新药物对 AD 的价值有待进一步深入研究。紫外线光疗（UV 治疗）对 AD 的治疗是有效的方法，窄谱中波紫外线和 UVA1 安全有效，因而使用最多，可作为成人 AD 的二线治疗方法。儿童患者一般不应考虑这种治疗方法，年龄大于 12 岁的青少年可视情况给予 UV 治疗。中医中药应根据临床症状和体征，进行辨证施治，在中医中药治疗中也应注意药物的不良反应。

5. AD 长期规范化管理 AD 是一种多基因、多途径、多因素复杂调控的疾病，具有慢性、复发性的特点，如何做好长期规范化治疗管理，使患儿免于疾病的痛苦，改善整个家庭的生活质量是医师、患儿及患儿家长共同面对的问题。特别是 AD 是患儿过敏进程的初始阶段，早期诊断、早期治疗、早期干预，积极预防疾病的进程，防止后续过敏性疾病的发生或减轻其症状，是皮肤科、儿科、变态反应免疫科医师的重要任务。在特应性皮炎的诊疗过程中，应当十分注意建立良好的医患关系，患者（包括患者家属）教育非常重要，首诊时应对患者的病史、病程、皮损面积和严重程度等进行综合评估，确定治疗方案，力争在短期内控制疾病；随访时应当仔细观察患者的病情变化，及时调整治疗方案。争取患者积极配合治疗，并在"衣、食、住、行、洗"各方面注意防护,尽量避免疾病加重因素,不随意停药或减药。如果遇到疗效不佳或病情加重的情况,随时就诊及时分析原因,以免延误病情。病情缓解后要进行维持治疗,绝大多数患者 AD 能够获得良好控制。

总之,目前对 AD 的治疗在临床上仍然是一个挑战。治疗 AD 的药物使用方案常常是根据其药理学特性或临床经验制定的,缺乏足够的循证医学证据。随着对 AD 研究的不断深入和新型药物的研究开发,AD 的治疗有望取得更理想的疗效。但在目前,理想的治疗方案是控制皮肤炎症和恢复皮肤屏障功能,有效减少复发的次数,尽量避免诱发和触发因素,常规使用润肤剂或保湿剂,按照疾病严重程度进行个体化的阶梯治疗及长期管理的方案。

四、常见问题和误区防范

1. 激素恐惧。局部外用糖皮质激素目前仍是治疗 AD 最常用的方法,是一线治疗方法,可以减轻局部炎症反应及瘙痒症状,间断使用可有效防止复发。患者常常因误解激素拒绝使用。临床应用时需根据患者年龄、皮损部位及病情严重程度选用不同类型及强度的制剂,患者皮损一旦控制应及时减量。迄今为止,有关外用糖皮质激素的最佳浓度、用法和疗程尚无统一认识。婴幼儿宜选用中、弱效,成人多使用中、强效。开始治疗时可选用强效激素,改善后换用低效激素。眼睑、面部和皮肤皱褶部位宜选择较弱效的糖皮质激素,以避免引起皮肤萎缩、毛细管扩张和白内障等。严格把握全身糖皮质激素的使用指征。

2. 变应原与 AD 的关系缺乏认识。变应原包括食入、吸入、接触性的。常年吸入性的,已有较多临床研究提示尘螨是 AD 发病的重要诱发因素。临床病例观察研究发现部分 AD 患者病情加重和环境中尘螨的暴露水平相关,当这些患者采取避免措施病情明显缓解。尘螨能够诱发或加重特应性皮炎的直接证据来源于特应性斑贴试验(atopy patch test,APT)。真菌在自然界中分布广泛,其变应原主要来自菌丝和孢子,易在空气中飘散传播,主要引起过敏性鼻炎和哮喘,同时可造成特应性皮炎加重,最易引起人体过敏的真菌包括曲霉、交链孢霉等。AD 患者在婴幼儿期更容易出现食物过敏,婴幼儿 AD 患者食物过敏的患病率为 20%~80%,AD 患儿中 90% 以上的食物过敏由牛奶、鸡蛋、大豆和小麦引起,摄入过敏食物速发型反应表现为荨麻疹、血管性水肿和皮肤红斑,同时还可伴有胃肠道、呼吸道和心血管系统的症状;迟发型反应在摄入过敏食物后 6~48 小时出现,表现为湿疹加重;速发型反应和迟发型反应可以在同一患者发生。部分 AD 患者摄入过敏食物后仅出现皮肤瘙痒症状,由于持续剧烈的搔抓而造成湿疹加重。婴幼儿期食物过敏可持续至成人期。接触性变应原属于半抗原,在诱发皮肤免疫炎症的过程中,需要和表皮蛋白结合成为完整抗原并被表皮内朗格汉斯细胞摄取、加工,然后呈递给 T 细胞,诱发皮肤过敏性接触性皮炎。我国皮炎湿疹类患者硫酸镍斑贴试验阳性率高达 25.7%~39.5%,化妆品中的多种成分包括香料和防腐剂等是仅次于金属的常见接触性变应原。AD 患者应避免密切接触金属类物品,以及避免使用含有表面活性剂和甲醛释放类防腐剂的护肤品。

3. AD 患者变应原的诊断方法。根据变应原检测方法的不同,临床常用的诊断试验可分为体内试验和体外试验。在 AD 患者中最常用的体内变应原诊断试验主要有皮肤点刺试验(skin prick test,SPT)、斑贴试验(APT),体外试验主要有变应原特异性 IgE 的测定。以上方法都有循证医学证据。标准化的 SPT 的结果比较可靠,SPT 对于吸入性变应原的诊断价值远高于食物变应原，SPT 的结果判断和解释必须结合患者的病史和体检结果。传统的斑贴试验主要用于确诊小分子变应原引起的接触性皮炎，其原理为迟发型过敏反应，目前 APT 的方法尚未标准化，在 AD 患者中检测阳性率低于 SPT 和体外试验，但 APT 和临床病史有显著相关性，多数学者认为 APT 对 AD 的诊断价值比 SPT 和体外试验特异性更好。血清特异性 IgE 检测属于体外试验，在患者皮损广泛无法进行皮肤试验或者患者处于高度敏感状态而皮试具有一定风险或者患者服用抗组胺药物会影响皮试结果时，可以考虑进行血清变应原特异性 IgE 检测。特异性 IgE 可进行定量检测，特异性 IgE 水平越高，与临床疾病的相关性越强。特异性 IgE 检测和皮肤试验的相关性研究，一致性在 85%～95%，SPT 的敏感性更高一些，特异性 IgE 检测的特异性更好一些。需要特别指出的是，无论是哪一种变应原诊断试验，其检测结果都必须和临床病史相结合进行分析。

4. 针对变应原的相关治疗。当明确了引起 AD 病情加重的变应原后，避免再接触是最重要的治疗原则。对于食物性变应原或接触性变应原，患者比较容易做到主动避免食用或皮肤再接触相关变应原。对于吸入性变应原特别是室内变应原尘螨，完全避免接触是比较困难的。变应原特异性免疫治疗（allergen specific immunotherapy, AIT）目前被认为是唯一针对变应原治疗并可能改变过敏性疾病进程的治疗方法。目前世界卫生组织和世界过敏组织推荐 AIT 的适应证主要为过敏性鼻炎和哮喘，在 AD 治疗中的疗效尚存争议，2014 年 EAACI 将 AD 纳入适应证。近年一些临床研究发现在 AD 患者中进行的针对尘螨和桦树花粉的 AIT 治疗能够明显改善 AD 患者的症状和体征。

5. 肠道微生物在诱导免疫耐受、抑制过敏性疾病的发生和改善过敏性疾病症状方面起重要作用。研究结果表明婴幼儿特应性皮炎的发生可能与肠道菌群紊乱有密切关系，但是目前国内外对成年特应性皮炎患者肠道菌群状况的研究尚少。肠道菌群有助于恢复肠道正常的通透性，改善肠道免疫屏障功能，上调免疫调节性细胞因子，下调局部和全身过敏炎症反应特征性的促炎细胞因子的产生，调节机体的免疫反应，降低肠道炎症反应。

6. 特应性皮炎病因复杂，在免疫发病因素中，特异性的食物 IgG 抗体介导的炎症反应，除表现为全身各系统组织的症状和疾病外，包括溃疡性结肠炎、过敏性紫癜、湿疹，也可能与 AD 有关，部分病人避免异常升高的特异性食物 IgG 抗体的相关食物，皮肤炎症得到改善。

7. 精神压力与 AD 发病的关系。精神压力可以通过复杂的神经内分泌免疫网络参与 AD 发病。一方面，精神应激可改变皮肤渗透性，使皮肤的经表皮水分丢失量增加，影响皮肤颗粒层的黏附性与完整性，破坏皮肤屏障功能；另一方面还可诱发瘙痒，引起搔抓，表现为皮肤糜烂、血痂、抓痕，破坏皮肤屏障功能，进一步加重病情，形成恶性循环。精神压力也可以通过激活下丘脑 - 垂体 - 肾上腺轴使促肾上腺激素释放激素分泌增多，通过中枢和外周神经系统释放各种介质发挥作用参与 AD 的发病。这些介质包括神经肽、神经激素、神经生长因子等，在神经和免疫系统之间起着双向调节作用。通过多种形式与患者沟通和交流，减少患者精神紧张或焦虑对 AD 的控制非常有益。

8. 我国传统中草药为研究人员提供了很好的研发资源，应充分利用我国广阔的中医药宝库，寻找具有良好免疫抑制活性的中药及其有效成分，为 AD 的免疫治疗提供新的研究策略，但不要过度夸大也不要完全否定。

五、热点聚焦

1. 糖皮质激素类免疫抑制剂仍然是临床上治疗特应性皮炎的首选药物，但其表现出的副作用又严重制约它的广泛应用，因此需要寻找新型、高效低毒治疗 AD 的药物。对难治性 AD 免疫抑制剂的临床研究、使用仍然在探索。

2. AD 的发病机制尚未完全明确，CD4 细胞介导的炎症反应导致皮肤屏障功能受损及炎症细胞的参与是起病的重要环节。Th17 细胞数量增多、功能亢进和 Treg 细胞数量减少、功能低下与 AD 的发生发展密切相关。Th17/Treg 细胞失衡在 AD 发病机制的重要作用已经逐渐受到学者们的关注，但是其具体关系仍需进一步探讨。AD 是"Allergy March"的起点，介导免疫系统产生 Th2 型免疫应答和抗原特异性 IgE，并最终导致皮肤炎症性改变，产生多种过敏性疾病的发生，因此，探索特应性皮炎的发病机制、有效控制特应性皮炎病情的进展、从源头阻断"Allergy March"具有非常重要的意义。

3. 特应性皮炎是慢性炎症性皮肤病，尘螨、花粉等吸入性变应原可诱发或加重特应性皮炎的病情，提示特应性皮炎的发病与过敏密切相关。特异性免疫治疗是通过注射、舌下含服等途径给过敏性疾病患者逐渐增加变应原剂量，从而使患者减轻症状的治疗。近年来研究表明，特异性免疫治疗对特应性皮炎获得满意疗效。在特异性免疫治疗的经典方案（常规皮下免疫治疗）之外，淋巴免疫治疗，即对过敏性疾病患者浅表淋巴结内注射变应原，以达到特异性免疫治疗的疗效，是近年来新兴的特异性免疫治疗方案，已经检索到淋巴免疫治疗特应性皮炎的文献。

4. 生物制剂靶向治疗对中重度 AD 成为目前关注的热点：其中包括，度普利尤单抗（dupilumab）、奥马珠单抗、Janus 激酶（Janus kinase，JAK）抑制剂等。

5. 患者教育、长期管理、目标控制、增加患者的依从性，个体化治疗，AD 表型的鉴定需要进一步完善。

（李孟荣）

第六节　药物性皮炎

培训目标

1. 掌握　各种类型药物性皮炎的特点。
2. 掌握　药物性皮炎的处理。

一、疾病概述

药物性皮炎（dermatitis medicamentosa）亦称药疹（drug eruption），是指药物通过注射、口服、吸入、栓剂、外用药吸收（包括滴眼、滴鼻、外敷）等途径进入人体后引起的皮肤、黏膜反应，严重者可累及机体其他系统。由药物引起的非治疗反应统称为药物反应或不良反应，发生率在 6%~10%，而药疹是药物反应中最常见的类型。

【病因】

药物性皮炎的发病率在 1%~3%，药疹的发生与个体因素及药物因素相关。

1. **个体因素**　包括种族（遗传因素）、疾病影响及机体的免疫状态等。目前遗传药理学测试已明确的风险基因有：HLA-B*57：01 与阿巴卡韦，HLA-B*58：01 与别嘌醇，

HLA-B*15：02 与卡马西平，HLA-B*35：05 及 HLA-Cw*04 与奈韦拉平，当以上基因阳性时，患者使用相应药物发生重型药疹的风险增加。HLA-B*15：02 基因与卡马西平致严重皮肤不良反应的相关性存在明显的种族差异，因此，美国 FDA 推荐为亚洲人开卡马西平处方前筛查 HLA-B*15：02 基因。

2. 药物因素　包括药物的化学成分、新陈代谢产物、药理学等，临床上易引起药疹的药物有四大类：①抗生素：以青霉素引起的最多，特别是氨苄西林；②解热镇痛药：如阿司匹林、赖氨匹林；③镇静催眠及抗癫痫药：如巴比妥、苯妥英钠；④磺胺类：以 SMZco 居多；其他药物如痢特灵、中药、血清制剂、各种生物制剂等也可引起药疹。

【发病机制】

可分为变态反应和非变态反应两大类。

1. 变态反应机制　多数药疹属于此类反应。引起变态反应的药物可以是药物原形或其降解产物、赋形剂及杂质。

药疹的变态反应机制相当复杂，各型变态反应均可参与，表现为不同的临床特征。如 Ⅰ 型变态反应（又称过敏性变态反应或速发型变态反应），为 IgE 依赖型变态反应，发生快，见于荨麻疹型药疹、血管神经性水肿及过敏性休克等；Ⅱ 型变态反应（又称细胞溶解型变态反应或细胞毒型变态反应），补体、吞噬细胞和 NK 细胞参与，见于血小板减少型紫癜型药疹、药物性溶血性贫血及粒细胞减少等；Ⅲ 型变态反应（又称免疫复合物型变态反应或血管炎型超敏反应），见于血管炎型药疹、血清病样综合征等；Ⅳ 型变态反应（又称迟发性变态反应），由特异性致敏效应 T 细胞介导的，见于剥脱性皮炎型药疹、麻疹型及湿疹型药疹等。药物进入人体后，T 细胞介导的免疫应答参与了药疹的发生，且在不同类型的药疹中起主导作用的 T 淋巴细胞亚群不同，在发疹型药疹中起主导作用的是 CD4$^+$T 细胞，通过合成分泌多种细胞因子及炎症介质如 IFN-γ、TNF-α、IL-2 等 Th1 型细胞因子起作用。在有水疱及大疱的药疹中，CD8$^+$T 细胞起主导作用。而在渗出性多形红斑（SJS）/ 中毒性表皮坏死（TEN）型药疹中，两者均有，其中外周血及真皮内浸润的主要是 CD4$^+$T 细胞，表皮内和疱液中主要是 CD8$^+$T 细胞。药物特异的 CD8$^+$T 细胞可通过多种途径来发挥细胞毒作用致表皮细胞凋亡和坏死。药物致超敏反应综合征的特征皮损内及受累器官中嗜酸性粒细胞浸润，此型药疹中 CD4$^+$ 和 CD8$^+$T 细胞均发挥重要作用，分泌各种细胞因子和细胞毒性作用。少数药物进入人体后在光线诱导下转变为抗原性物质引起的药疹称光变态反应性药疹。

此类药疹特点：①只发生于少数过敏体质者；②有一定的潜伏期，首先用药经过 4～20 天的致敏期，处于潜在变应状态，如再次用药，可在数分钟至 24 小时内发病；③病情严重程度与药物剂量无相关性；④临床表现复杂，皮损形态很少有特异性，同种药物在同一患者不同时间可发生不同类型药疹；⑤高敏状态下可发生药物的交叉过敏或多价过敏现象；⑥停止使用致敏药物后病情常好转，抗过敏和激素治疗有效。

2. 非变态反应机制　较少见。可能的发病机制：①效应途径的非免疫活化：如阿司匹林可直接诱导肥大细胞脱颗粒释放组胺引起荨麻疹，造影剂可通过激活补体效应途径引起过敏，某些非甾体类消炎药通过抑制环氧化酶使白三烯水平升高引起皮损；②参与药物代谢的酶缺陷或抑制：如环氧化物水解酶缺陷的个体发生苯妥英钠超敏反应综合征；③药物不良反应及菌群失调：如应用广谱抗生素后发生的念珠菌感染；④过量反应与蓄积作用：如碘化物引起的痤疮样皮损、铋剂引起的齿龈"铋线"。

二、诊断与鉴别诊断

【临床表现】

药疹临床表现复杂,发病突然,皮疹多种多样,一般对称分布(固定型药疹除外),泛发全身或偶仅限于局部,常伴瘙痒。不同药物可引起同种类型药疹,而同一种药物可引起不同临床类型,常见以下类型:

1. **固定型药疹**(fixed drug eruption) 该型为最常见药疹之一,典型皮损表现为圆形或椭圆形境界清楚的水肿性红斑,直径 0.2cm 到数厘米不等,微高出皮面,常为一个,偶可数个,分布不对称。皮疹消退时间一般为 1~10 天,愈后遗留色素沉着斑。每次发病常在同一部位。下次复发时,于原斑中央出现暗红色,边缘呈鲜红色,且较前扩大。每次复发时除原斑炎症显著外,可有新的红斑出现。有时表面可有大疱,疱壁弛缓,易于破裂。自觉瘙痒。皮肤黏膜均可累及,而以皮肤黏膜交界处如口周、外阴、肛周多见。常由酚酞、磺胺、四环素、巴比妥类、安替比林等药物引起。

2. **重症多形红斑型**(Stevens-Johnson syndrome,SJS) 本型为重症药疹。常由磺胺类、巴比妥类及解热镇痛类等引起,发病前可有全身倦怠、头痛、寒战、发热、关节痛等,全身症状重。发疹部位主要在口腔、外阴部、肛门周围及其黏膜,亦可见于躯干、颜面、四肢,对称分布。初发为大小不等、略呈水肿性红斑或斑丘疹,大小自指盖至各种钱币大,境界清楚,红斑表面可迅速出现大疱,疱液澄清或混有血液,疱壁较薄易破,破后呈红色糜烂面,干燥后结成浆痂。自觉症状有轻重不等瘙痒及疼痛。由于口腔黏膜受损,患者言语进食时均感痛苦。眼结膜充血、渗出,甚至可发生角膜炎、角膜溃疡、全眼球炎,严重时致盲,可合并内脏损害,呼吸道损害引起支气管炎和肺炎,胸腔积液,可有严重的肾损害。患者以儿童多见,病程为 4 周左右,在未用激素前其死亡率高。

3. **剥脱性皮炎型**(drug-induced exfoliative dermatitis) 属重型药疹,常见引起的药物有巴比妥类、磺胺类、解热镇痛类、苯妥英钠、青链霉素等,多在长期用药后发生。发病前先有皮肤瘙痒、全身不适、寒战、高热、头痛等前驱症状。皮疹开始为弥漫性红斑或有多数米粒大小红色小丘疹,皮损发展迅速,全身潮红水肿显著,倾向湿润糜烂,全身几无完肤,严重者浆液性渗出显著,浸湿被褥。全身因渗出物分解,有特异的腥臭味,继之结痂,如病情好转,红肿渐消退,全身出现大片叶状鳞屑脱落。黏膜亦可受累,发生结膜炎、口腔炎及外耳道化脓。掌跖由于角质增厚,表皮剥脱时呈破手套或袜套状。全部病程长达 2~3 个月,易合并支气管肺炎、中毒性肝炎、粒细胞减少、肾衰竭,严重者常因全身衰竭或继发感染危及生命。由砷剂引起者,治愈后遗留弥漫性色素沉着,特名为"砷黑皮症",此外屡见毛发脱落,指、趾甲变厚,指甲上有横的贝奥(beau)线。

4. **大疱性表皮松解型药疹**(drug-induced bullosa epidermolysis) 本型是药疹中最严重的一种,常由磺胺类、解热镇痛类、抗生素、巴比妥类、抗癫痫药物等引起。发病急剧,常有高热,全身中毒症状重,患者烦躁不安,重者神志恍惚,甚至昏迷。皮损常先发于腋窝、腹股沟等部位。呈大片鲜红或紫红色斑,自觉灼痛,迅速扩大并融合,遍布全身,数天内变为棕黑色。表面出现疱壁菲薄松弛的大疱及表皮松解,尼氏征阳性。大疱极易破裂,稍受外力即形成深红色糜烂面,出现大量渗出,似烫伤样。口腔、气道、食管、眼睛等黏膜以及肝、肾、心等内脏均可受累。如及时适当治疗,无合并症者 3~4 周可治愈,一般病程不超过一个月。如抢救不及时,可因继发感染、肝肾衰竭、电解质紊乱、肺炎或出血等而死亡。

5. **猩红热或麻疹型药疹**（scarlatiniform drug eruption and morbilliform drug eruption）　该型也是最常见药疹之一。常见引起的药物为磺胺类、青霉素、链霉素、巴比妥类、安替比林等。皮损呈弥漫性鲜红色斑或呈米粒至稍大红色斑疹，密集对称，常从面颈部开始向躯干及四肢蔓延，1～4 天内遍及全身，酷似猩红热或麻疹，可伴高热、头痛、全身不适等。患者一般状况良好，缺乏猩红热或麻疹的其他临床特征，自觉瘙痒。经过 1 周左右，重者 2～3 周，出现糠秕样或大小片状脱屑而愈。若不及时停药治疗，甚至重复用致敏药物，部分患者可演变为重型药疹。

6. **湿疹型药疹**（eczematous drug eruption）　急性者有红斑、丘疹、水疱、丘疱疹等；慢性者有皮肤干燥、浸润肥厚等，类似慢性湿疹。自觉剧烈瘙痒。本型特点是先由外用药引起局部皮肤致敏并引起接触性皮炎，后再内服或注射相同或类似药物，出现全身泛发性湿疹样改变，病程常在 1 个月以上。常见引起的药物为磺胺类、呋喃西林或抗生素类药物。

7. **荨麻疹和血管水肿型**（urticarial and angioedema drug eruption）　较常见，临床表现与急性荨麻疹相似，突然发病，自觉剧痒，伴有刺痛触痛，随即全身出现大小、形态不一的红色风团，有的患者还出现口唇、包皮红肿，重者喉头与声带水肿。可伴有发热、恶心、呕吐、腹痛以及呼吸困难等。少数患者亦可为血清病样综合征、过敏性休克时的一个症状。药物亦可引起慢性荨麻疹。常见引起的药物为青霉素，其次为阿司匹林、非那西汀、苯巴比妥和血清制剂，如破伤风抗毒素等。停药后风团持续时间较长，约几天至几个月。

8. **光敏皮炎型**（photoallergic dermatitis）　发生在日光暴露部位，而未暴露部很少发生。由外用化学药物或内服而引起，皮疹形态与湿疹相似，停用药物后皮疹仍可持续数周。当再次应用本药，加上日光或紫外线照射可于 48 小时内引起湿疹样反应。常见引起的药物有磺胺类、噻嗪类利尿剂和酚噻嗪类、奎宁等。

9. **紫癜型药疹**（purpuric drug eruption）　较少见，双下肢好发，两侧对称，也可累及躯干四肢，皮肤出现瘀点、瘀斑、散在或密集分布，略高出皮面，压之不褪色，可伴风团或水疱、血疱、坏死等，病情严重者伴发热、关节痛、腹痛、血尿、血便症状，引起的药物有磺胺类、安替比林、非那西丁、阿司匹林、青霉素、链霉素、苯巴比妥、苯妥英钠、麦角、颠茄、铋剂、砷剂等。

10. **红斑狼疮型药疹**（drug-induced lupus erythematosus）　此型少见，有统计药物引起者占系统性红斑狼疮的 3%～12%。临床表现发热、体重减轻，盘状狼疮、蝶形红斑及其他非特异性斑疹和斑丘疹均可出现，但不如系统性红斑狼疮中常见，肾和中枢神经系统受累亦罕见，ANA 阳性，补体正常，抗 dsDNA 抗体可阴性，停药后几天至数周内症状改善。常见引起的药物有氯丙嗪、肼屈嗪、普鲁卡因胺、苯妥英钠、异烟肼以及青霉胺等。也有报道生物制剂如英夫利昔单抗致药物性狼疮。发病机制尚不清楚。

11. **痤疮样型药疹**（acneiform drug eruption）　皮肤损害和寻常性痤疮相似，发病缓慢，潜伏期长，多于服药后 1～2 个月后发疹，停药后迁延数月方愈。主要由碘、溴剂及皮质类固醇激素或口服避孕药、异烟肼引起。一般无全身症状。

12. **药物超敏反应综合征**（drug hypersensitivity syndrome，DHS）　儿童少见，主要致敏药物为抗惊厥药（卡马西平、苯巴比妥、苯妥英钠、拉莫三嗪），解热镇痛药和抗生素（β- 内酰胺类、磺胺类、抗结核药、四环素、氨苯砜、米诺环素）。常于首次用药后 2～6 周内发生，再次用药可在 1 天内发病，多见于环氧化物水解酶缺陷的个体。临床症状于停用致敏药物之后仍持续存在，好转常需 1 个月以上，临床特征为发病急骤，泛发性皮疹伴有内脏受累和血液学异常。可伴有发热,热峰可达 40℃,淋巴结肿大(>2cm)。皮损多为面部、躯干及上肢急性而广泛的斑丘疹、多形性红斑、湿疹样或荨麻疹样皮损,也可出现无菌性脓疱及紫癜等损害,严重者可发展为剥脱性皮炎、Stevens-Johnson 综合征、中毒性表皮坏死松解症。常伴面部、眼睑水肿,皮损相互融合发展成为红皮病,数天后因毛囊水肿明显可发展成硬性或浸润性斑块,尤其在手足部。皮肤组织病理改变为非特异性,真皮有较多的淋巴细胞和嗜酸性粒细胞浸润。内脏损害在皮损发生后 1~2 周内发生,也可长至 1 个月,肝损常见,血清氨基转移酶不同程度升高,肝脏组织病理检查示弥漫性肝细胞坏死伴嗜酸性粒细胞浸润,暴发性肝坏死及肝衰竭是主要死亡原因。肾脏损害表现为肌酐升高、蛋白尿、血尿或白细胞尿,可出现急性肾衰,肾脏组织病理检查示肾小管间质性肾炎。肺脏损害表现为间质性肺炎,也可出现胸腔积液。此外,心脏、甲状腺、胰腺、脑损害也有报道。血液系统异常表现为外周血嗜酸性粒细胞和 / 或单核细胞明显升高,如有不典型的淋巴细胞升高则有助于诊断,但需排除 EB 病毒感染或淋巴瘤,可有白细胞减少、粒细胞减少、再生障碍性贫血、低丙种球蛋白血症。

重型药疹包括重症多形红斑型药疹、大疱表皮松解型药疹、剥脱性皮炎型药疹及药物超敏反应综合征。此类药疹病情严重、死亡率高,需高度重视。

【实验室检查】

1. 血常规检查 嗜酸性粒细胞常增加,白细胞可增高,有时亦出现白细胞、红细胞、血小板减少者。

2. 肝、肾功能检查 如有其他系统反应,应行肝、肾功能等检查。

3. 药物过敏试验

(1)体内试验

1)斑贴试验(patch test):在药疹中阳性率较低,曾报道阳性率为 31.5%,对苯巴比妥、苯妥英钠、卡马西平的阳性率较高。斑贴试验比较安全、简便,如果出现阳性则不需要再做皮内试验及激发试验。

2)皮内试验:主要用于检测 I 型变态反应,阳性率可达 89.7%,对青霉素、头孢菌素类和金盐制剂阳性率较高。应从低浓度开始,结果阴性时再逐渐加大浓度,这样比较安全。

3)激发试验:药物性皮炎消退后一定时期(1~2 个月),用致敏药物仿照原来的给药途径,再次给药以观察反应情况来进行判断。该方法可靠,但十分危险,对重症药疹不能应用。在发疹型药疹,激发试验严重者可发展为剥脱性皮炎。本法可用于固定性红斑及无潜在性危险的红斑型,用药量要因人而异,在较重者激发药量要小,轻者药量可大,一般初次激发药量为 1/10 常量或更小,若无反应,则再次激发药量增加至 1/10~1/4,而后依次 1/2 直至全量,每次激发应观察 6~24 小时,若无反应再进行一次激发。对受试者应密切观察。

(2)体外试验:血清中特异性抗体检测、嗜碱细胞脱颗粒、淋巴细胞转化试验(SLTT)、巨噬细胞游走抑制试验(MIF 试验)、淋巴细胞毒性检测等。

当实验结果阴性,临床又不能排除药物过敏时,首先,要综合考虑药物摄入时间、发疹类型及治疗情况,以判断最适宜的采血时间,增加体外实验的敏感性,必要时多次采血进行实验;其次,应考虑到诊断药物过敏的体外实验只是一种体内实验的补充诊断,尽量联合多种诊断方法,综合判断结果;对于轻型药疹,可采用体内实验的方法诊断药物过敏,但对于重症药疹建议患者避免再次接触同种或同类药物为宜。虽然体外实验比起激发试验安全,但只是辅助诊断工具,缺乏统一的判断标准,只适用于特异性 IgE 介导的 I 型过敏反应、特异性 T 细胞介导的Ⅳ型药物过敏反应,实验只能说明再次接触药物敏感性及危险性。虽然有较高特异性,但敏感性较低,最好体外联合多种实验,提高检测敏感性。

【诊断标准】

本病根据明确的用药史、潜伏期及各型药疹的典型临床皮损进行诊断,同时需排除有类似皮损的其他皮肤病及出疹性传染病。一般来说,药疹皮损的颜色更为鲜艳,瘙痒更为明显,且停用致敏药物后逐渐好转。

DHS 诊断依据:①皮损;②血液学异常:嗜酸性粒细胞≥1 000/L 或异形淋巴细胞阳性;③系统受累:淋巴结肿大,直径≥2cm 和 / 或肝炎、间质性肾炎、间质性肺炎、心肌炎等。同时符合以上 3 条可确诊。儿童 DHS 诊断特点:发热超过 7 天,以高热为主;持续性全身皮疹,超过 5 天;有明确用药史,潜伏期较长,常在用药后 2～8 周出现症状;淋巴结肿大;多脏器损害,常见肝损害和血液学异常,如嗜酸性粒细胞增多;常见致敏药物为抗惊厥药;皮质类固醇激素治疗有效,并排除其他疾病。

【鉴别诊断】

药疹皮疹形态可模仿多种其他皮肤疾病,因此诊断药疹时需要进行鉴别诊断。表现为红斑、水疱、糜烂的病人需要与金黄色葡萄球菌性烫伤样综合征、肺炎支原体诱发的皮肤黏膜炎、其他大疱性疾病如天疱疮、类天疱疮、大疱性红斑狼疮、大疱性急性移植物抗宿主病等鉴别;表现为多发脓疱者应与脓疱型银屑病鉴别;表现为发疹型斑丘疹,需要与传染性单核细胞增多症、川崎病、Still 病和淋巴瘤鉴别。猩红热麻疹样药疹要与猩红热、麻疹相鉴别;紫癜型药疹要与过敏性紫癜等相关疾病相鉴别。

三、治疗决策

1. **全身治疗** ①立即停用一切可疑药物;②促进排泄:已进入体内的致敏药物,应尽量设法促进排泄,多饮水或静脉输液,必要时给以导泻剂或利尿剂等;③抗过敏治疗:抗组胺类药物口服或注射,静脉注射硫代硫酸钠、钙剂等,口服维生素 C;④皮质类固醇激素要早期、足量应用,尤其对病情较重、皮损广泛者要及早应用。

(1)轻症者:给予抗组胺类药物如氯雷他定、西替利嗪,大剂量维生素 C,适当用钙剂。必要时少量短期口服泼尼松 1mg/(kg·d),病情缓解后减量至停用。

(2)重症者:如重症大疱性多形红斑、剥脱性皮炎、大疱性表皮坏死松解症、药物超敏反应综合征,应采取以下措施:

1)早期、足量皮质类固醇激素:一般用氢化可的松 300～400mg[儿童 6～10mg/(kg·d)]或地塞米松 7.5～15mg/d[儿童 0.3～0.5mg/(kg·d)]加入 5%～10% 葡萄糖液或生理盐水中静脉滴注,至病情缓解稳定后,改用泼尼松或地塞米松口服,注意勿过早减量,疗程 15 天以上。口服激素症状仍加重的 DHS 患者可选用甲泼尼龙冲击给药(30mg/(kg·d)),连用 3 天,最大量<1 000mg/d。对伴有免疫功能低下及重症感染的 DHS 应慎用。

2)防治继发感染:视病情选用与致敏药物无关的有效抗生素,在长期大剂量应用皮质类固醇激素或抗生素时,应注意继发真菌感染。

3)加强支持疗法:视病情需要给予能量合剂、保肝药,必要时多次小量输血或血浆,间断补充人血白蛋白等。注意水电解质平衡,纠正电解质紊乱。

4)静脉注射人丙种球蛋白:可迅速中和致敏抗体、抗炎和抗毒效应,每天 400mg/kg,连用 3～5 天。

5）生物制剂：文献报道 TNF-α 拮抗剂（如依那西普、英夫利昔单抗）、美泊利珠单抗以及奥马珠单抗治疗重症药疹有效。

6）血浆置换：清除致敏药物及其代谢毒性产物及炎症介质。每天或隔天 1 次，连续 3 次。

7）加强护理：给高蛋白高碳水化合物饮食，病室保持温暖、通风，预防患者受寒，防止发生压疮，保持大便通畅。注意眼部及口腔护理。严格采取消毒隔离措施，患者应住隔离室，病房定期消毒，被褥床单要及时更换、消毒，医护人员在治疗护理中要做到无菌操作。

2. 局部治疗　对症处理，禁用性质剧烈或浓度过大的药物。可参照急性湿疹各期治疗原则处理。对全身糜烂面积过大的重症药疹患者，可酌情使用单软膏凡士林制油纱布消毒后贴敷。累及眼睛结膜者给予定期冲洗并局部药物应用以减少感染并防止眼睑结膜粘连，角膜受累可用糖皮质激素类眼药水（如妥布霉素地塞米松等）滴眼并给予抗生素类眼膏（如左氧氟沙星凝胶）保护。

3. 过敏性休克治疗　详见相关章节。

四、常见问题和误区防范

【预防】

1. 用药前详细询问药物过敏史，避免使用已知过敏药物或结构相似药物。

2. 应用青霉素、头孢、普鲁卡因等药物时应做皮试，皮试前备好急救药物，皮试阳性者禁用该药，并做好登记。

3. 避免滥用药物，用药尽量简单，采取安全给药途径。

4. 用药期间如突然出现不明原因的瘙痒、红斑、发热等表现，应立即停用一切可疑药物并密切观察、妥善处理。

【预后】

大多数药疹预后好，重型药疹病情严重，治疗困难，预后较差。DHS 一旦出现严重的肝损害或中毒性表皮坏死松解症，死亡率可达 5%～50%。早期诊断和及时停用致敏药物是治疗本病和降低死亡率的关键。

五、热点聚焦

1. DHS 的遗传因素　药物遗传学研究的结果提示 DHS 具有明显的遗传易感性与种族差异性，因此有望通过对欲使用某种治疗药物的个体，进行治疗前的特异性药物基因检测，从而能够预判或者避免使用敏感药物，这或许将成为今后预防 DHS 发生的一种重要手段。当然，现阶段需搜集更多的样本来进一步确认与特定药物诱发的 DHS 相关的风险基因，为最终揭示 DHS 的发生机制、提高疾病风险预测能力以及指导临床安全选用治疗药物提供依据。

2. DHS 与自身免疫性疾病　10% 的 DHS 患者在数月到数年后出现自身免疫性疾病，包括 1 型糖尿病、自身免疫性甲状腺炎、硬皮病样移植物抗宿主病样皮损、关节炎、红斑狼疮和白癜风等，称为免疫重建综合征。DIHS/DRESS 中自身免疫性疾病发展的免疫学机制目前尚不清楚。近期研究表明，较高的血浆干扰素 γ- 诱导蛋白（IP）-10 水平与 DIHS/DRESS 患者长期后遗症的发生有关。已知 IP-10 与特发性自身免疫性疾病相关，如 1 型糖尿病、甲状腺炎、白癜风和斑秃。

（卢美萍）

第七节 荨 麻 疹

培训目标

1. 掌握 荨麻疹的诊断、治疗。
2. 熟悉 特殊类型荨麻疹的分型。

一、概述

荨麻疹（urticaria）俗称"风疹块"。是由于皮肤、黏膜小血管扩张及渗透性增加出现的一种局限性水肿反应，通常在 2～24 小时内消退，但反复发生新的皮疹，迁延数天至数月。本病是儿童多发病、常见病。约 15% 荨麻疹患儿同时伴血管神经性水肿，5% 患儿仅表现为血管神经性水肿。

【病因】

荨麻疹病因复杂，约 3/4 的患者不能找到原因，尤其是慢性荨麻疹。

1. **食物过敏** 动物性蛋白如鱼虾、蟹贝、肉类、牛奶和蛋类等，植物如蕈类、草莓、可可、茄子、竹笋、菠菜、番茄和葱蒜等，加入食物中的颜料、调味品、防腐剂，食物中的天然或合成物质包括酵母、水杨酸、柠檬酸、苯甲酸等也能引起本病。儿童因年龄不同，饮食种类不同，引起荨麻疹的原因各具特点。

2. **呼吸道吸入物及皮肤接触物** 如花粉、动物皮屑、羽毛、真菌的孢子、尘螨及一些挥发性化学品等吸入均可发生荨麻疹，且这些患者常伴呼吸道症状；皮肤接触物有唾液、昆虫叮咬、毒毛虫刺激、某些植物（如荨麻）和动物毛发（如羊毛）等。皮肤接触引起的荨麻疹常常发生很迅速，但一般持续时间较短，数天之后就可减退或消失。

3. **感染** 各种感染因素均可引起本病，包括：①细菌感染：如急性扁桃体炎、咽炎、脓疱病、胆囊炎、阑尾炎、胰腺炎、副鼻窦炎等。有报道幽门螺杆菌可间接引起自身抗体的产生而与慢性荨麻疹有一定关系。②病毒：如病毒性上呼吸道感染、肝炎、传染性单核细胞增多症和柯萨奇病毒等。③寄生虫：如疟原虫、蛔虫、钩虫、蛲虫、溶组织阿米巴、旋毛虫、贾第鞭毛虫等肠道寄生虫，以及血吸虫、丝虫、包囊虫等。④真菌感染：包括浅部真菌感染和深部真菌感染。

4. **药物** 许多药物如青霉素、磺胺、血清、疫苗等常易引起本病。但有些药物本身就是组胺释放剂，例如阿司匹林及其他非甾体消炎药、吗啡、可待因、筒箭毒碱、多黏菌素、维生素 B_1 等。还有的致敏原是药物添加剂中的赋形剂、防腐剂和抗氧化剂如山梨酸、苯甲烯酸等。

5. **物理因素** 如机械刺激、冷、热、日光等。

6. **精神及内分泌因素** 如情绪波动、精神紧张、抑郁等。

7. **系统性疾病** 如风湿热、类风湿性关节炎、系统性红斑狼疮、内分泌紊乱、甲状腺疾病、炎症性肠病等疾病。

【发病机制】

1. **肥大细胞活化脱颗粒** 释放组胺、细胞因子及炎症介质等引起血管扩张及通透性增加，导致真皮水肿是荨麻疹发病机制的中心环节。肥大细胞活化后经不同的酶通道引发三类代谢产物：①脱颗粒，立即释放组胺及 TNF-α、5- 羟色胺、蛋白酶等介质，在几分钟内使真皮血管扩张及血浆外渗，直接或间接引起风团；②肥大细胞活化后 6～24 小时内产生细胞因子和趋化因子，如 IL-3、IL-4、IL-5、IL-6、IL-8 及转移生长因子 -β 等，这些因子可募集白细胞尤其是嗜酸性粒细胞回流至真皮，参与皮肤炎症的维持，产生迟发相反应；③在肥大细胞活化几小时内，通过脂氧合酶及环氧合酶从花生四烯酸合成白三烯和前列腺素。白三烯具有较强的趋化作用，选择性募集白细胞，在早期参与皮肤炎症，在慢性荨麻疹中，白三烯对疾病的慢性化有重要作用。但是，上述肥大细胞活化的三个生物现象，并不一定全部发生，如部分病人可以没有肥大细胞脱颗粒而只产生细胞因子，因此，这类荨麻疹不伴组胺的释放，在临床上则表现为对 H_1 受体抗组胺药无效，而对非甾体抗炎药、抗白三烯药物或对阻止细胞因子合成的免疫抑制剂有效。

2. 引起肥大细胞活化的机制可分为免疫性和非免疫性

（1）免疫性机制：多数为 I 型超敏反应，少数为 II 型、III 型或 IV 型。II 型超敏反应多见于输血引起的荨麻疹，III 型超敏反应多见于血清病及荨麻疹性血管炎。

（2）非免疫性机制：主要指物理因素（冷、热、水、日光、震动、运动等）、某些分子的毒性作用（食物、药物、各种动物毒素）、补体、神经递质等，通过肥大细胞膜表面的受体和配体直接作用导致细胞活化。还有少数荨麻疹患者目前尚无法阐明其发病机制，甚至可能不依赖于肥大细胞活化。

二、诊断与鉴别诊断

【临床表现与分类】

常先有皮肤瘙痒，随即出现风团，呈鲜红色、苍白色或皮肤色，少数病例亦可仅有水肿性红斑。风团的大小和形态不一，发作时间不定，风团逐渐蔓延，可相互融合成片。由于真皮乳头水肿可见表皮毛囊口向下凹陷。风团持续数分钟至数小时，少数可长至数天后消退，不留痕迹。皮疹反复或成批发生，以傍晚发作者多，由于剧痒可影响睡眠，极少病人可不痒。风团常泛发，亦可局限，有时合并血管性水肿。偶尔风团表面形成大疱，谓大疱性荨麻疹，水疱蚕豆大或指甲大，疱壁紧张，内容清，因该处真皮乳头长时间水肿产生空隙而形成水疱。亦可有出血性荨麻疹。

病情严重者可伴有心慌、烦躁甚至血压降低等过敏性休克症状，胃肠道黏膜受累时可出现恶心、呕吐、腹痛和腹泻等，累及喉头、支气管时可出现呼吸困难甚至窒息，感染引起者可出现寒战、高热、脉速等全身中毒症状。

荨麻疹主要分为三类：自发性荨麻疹、诱发性荨麻疹、及具有荨麻疹 / 血管性水肿的综合征。

（一）自发性荨麻疹

即风团自发而无外部因素的刺激，可分为急性及慢性。疾病于短期内（≤6 周）痊愈者称为急性荨麻疹。若反复发作达每周至少两次并连续 6 周以上者称慢性荨麻疹。现已证明慢性自发性荨麻疹中，有 25%～40% 的人为自身免疫性荨麻疹，这些患者的风团发生数量多、分布广、很痒，并可伴有系统性症状。实验室检查血清 IgE 值低，外周血嗜碱性粒细胞减少或无，可查到抗 FcεRIα 及抗 IgE 自身抗体。

（二）诱发性荨麻疹

由物理及其他因子诱发，主要有以下几种特殊临床类型的荨麻疹。

1. **皮肤划痕症**　亦称人工荨麻疹。表现为用手抓或用钝器划过皮肤数分钟后沿划痕出现条状隆起。伴或不伴瘙痒，约 30 分钟后可自行消退。迟发型皮肤划痕症表现为划痕后数小时在皮肤上出现的线条状风团和红斑，在 6～8 小时达到高峰，持续时间一般不超过 48 小时。皮肤划痕症可持续数周、数月至数年，平均持续 2～3 年可自愈。Newcomb 等（1973年）发现某些皮肤划痕症患者是由于 IgE 抗体参与而发生的。最近有认为本症与皮肤肥大细胞存在某种功能异常有关，而肥大细胞数并不增加。

2. **寒冷性荨麻疹**　分为两种类型：一种为家族性，为常染色体显性遗传，较罕见，从婴儿期开始发病，可持续终生；另一种为获得性，较常见，表现为接触冷风、冷水或冷物后，暴露或接触部位产生风团，病情严重者可出现手麻、唇麻、胸闷、心悸、腹痛、腹泻、晕厥甚至休克等，有时进食冷饮可引起口腔和喉头水肿。本病可为某些疾病的临床表现之一，如冷球蛋白血症、阵发性冷性血红蛋白尿等。

3. **日光性荨麻疹**　日光照射后数分钟在暴露部位出现红斑和风团，1～2 小时内可自行消退，严重者在身体非暴露部位亦可出现风团，自觉瘙痒和刺痛。可由中波、长波紫外线或可见光及人造光引起，以波长 300nm 左右的紫外线最敏感。少数敏感性较高的患者接受透过玻璃的日光亦可诱发。病情严重的患者可出现全身症状（如畏寒、乏力、晕厥和痉挛性腹痛等）。

4. **压力性荨麻疹**　压力刺激作用后 4～6 小时产生瘙痒性、烧灼样或疼痛性水肿性斑块，持续 8～12 小时，部分患者伴有畏寒等全身症状。站立、步行、穿紧身衣及长期坐在硬物体上可诱发本病，常见于承重和持久压迫部位，如臀部、足底及系腰带处。

5. **热性荨麻疹**　分先天性和获得性两种。先天性荨麻疹又称延迟性家族性热性荨麻疹，这类患者属常染色体显性遗传，幼年发病。43℃温水接触后 1～2 小时在接触部位出现风团，4～6 小时达到高峰，一般持续 12～14 小时。获得性热荨麻疹又称局限性热性荨麻疹，这类患者以装有 43℃温水的试管放在皮肤上，约数分钟就在接触部位出现风团和红斑，伴刺痛感，持续 1 小时左右自行消退。

6. **振动性荨麻疹（血管性水肿）**　较少见，皮肤在被震动刺激后几分钟内就会出现局部的水肿和红斑，持续 30 分钟左右。这些刺激包括慢跑、毛巾来回摩擦，甚至是使用震动性机器（如剪草机和摩托车）。

7. **胆碱能性荨麻疹**　多见于年轻患者，主要由于运动、进食热饮料或乙醇饮料后，躯体深部温度上升，促使胆碱能神经发生冲动而释放乙酰胆碱，作用于肥大细胞而发病。表现为受刺激后数分钟出现直径 1～3mm 的圆形丘疹性风团，周围有程度不一的红晕，常散发于躯干上部和肢体近心端，互不融合。自觉剧痒、麻刺感或烧灼感，有时仅有剧痒而无皮损，可于 30～60 分钟内消退。偶伴发乙酰胆碱引起的全身症状（如流涎、头痛、脉缓、瞳孔缩小及痉挛性腹痛、腹泻）等，头晕严重者可致晕厥。以 1∶5 000 乙酰胆碱作皮试或划痕试验，在正常人产生典型的风团，但此型患者可在风团周围或划痕处出现卫星状小风团，可作为鉴别诊断。最近有发现，乙酰甲胆碱或酒石酸皮试仅在严重病例呈阳性反应，且在同一患者反复皮试并不均呈阳性。运动或热水浴则是更有效而简单的试验。

8. **接触性荨麻疹**　皮肤直接接触变应原后出现风团和红斑，可由食物防腐剂和添加剂等化学物质等引起。可分为免疫性、非免疫性和机制不明者三种。诊断接触性荨麻疹，可用致敏物质开放斑贴于正常皮肤，15～30 分钟后如发生风团即可确定。

9. **水源性荨麻疹** 在皮肤接触水的部位，即刻或数分钟后出现风团，与水温无关，皮损好发于躯干上半部分，伴痛痒，持续时间在 1 小时之内。

10. **运动性荨麻疹** 在运动开始 5～30 分钟后出现风团，但与胆碱能性荨麻疹不同，后者是由于被动性体温升高所引起。此型风团色淡，比胆碱能性荨麻疹的风团大，可以伴发其他过敏症状。不发生支气管痉挛。这些患者常有特应性及对某些食物过敏史，避免这些变应原可改善症状。

11. **肾上腺素能荨麻疹** 荨麻疹的发生与去甲肾上腺素有关。其特征是小的红色斑疹及丘疹（1～5mm），有苍白晕，在情绪烦恼、食用咖啡或巧克力后 10～15 分钟发生。在发作时血清儿茶酚胺、去甲肾上腺素、多巴胺及肾上腺素可明显升高，而组胺及 5- 羟色胺水平保持正常。普萘洛尔治疗有效。

（三）具有荨麻疹/血管性水肿的综合征

冷吡啉相关周期性综合征（cryopyrin associated periodic syndrome，CAPS）为显性遗传，在染色体 1q44 上编码冷吡啉蛋白结构域基因 HLRP3（CIASI）突变。包括以下三种疾病。

1. **遗传性家族性荨麻疹综合征** 1962 年，Muckle 和 Wells 首先报道本病，亦称 Muckle-Wells 综合征，或称家族性血管炎。是由遗传因素而致，表现为荨麻疹（可为胆碱能性荨麻疹或血管性水肿），常伴肢痛、不适、发热和白细胞增多。以后可发生耳聋、淀粉样变、肾病、有弓形足和吸收不良。血清球蛋白增高，血沉快。皮疹组织变化为小血管和皮脂腺周围有中性粒细胞和淋巴细胞聚集，并有白细胞破裂，但无淀粉样物质。直接免疫荧光阴性。

2. **家族性冷自身炎症性综合征**（familial cold autoin flammatory syndrome） 自婴儿期开始发病，常持续终生。在受冷后半至 4 小时发生迟发性反应，皮疹是不痒的风团，可以有青紫的中心，周围绕以苍白晕，皮损持续 24～48 小时，有烧灼感，并伴有发热、关节痛、白细胞增多等全身症状。淀粉样变不常见，组织病理检查见围管性嗜中性细胞浸润。治疗可用利纳西普、康纳单抗、阿那白滞素。

3. **新生儿多系统炎症性病**（neonatal-onset multisystem incflammatory disease） 新生儿期发生，连续发生荨麻疹样丘疹及斑块，广泛分布于面、躯干、四肢，偶有口腔溃疡。骨骺及髌骨过度生长，关节变形，关节痛，面异形——额突起。眼球突出、结膜炎，眼葡萄膜炎，视神经盘水肿，可有淋巴结、肝、脾肿大，晚期淀粉样变。组织病理：真皮血管及附件周围嗜中性细胞浸润。治疗：利纳西普、康纳单抗、阿那白滞素。

儿童荨麻疹多为急性荨麻疹，病程较短，日光性、食物性、胆碱能性荨麻疹比成人少，而水源性荨麻疹较成人多见。

【实验室检查】

通常荨麻疹不需要做更多的检查。急性患者可检查血常规，了解发病是否与感染或过敏相关。慢性患者可考虑行相关的检查，如血常规、便虫卵、肝肾功能、免疫球蛋白、红细胞沉降率、C 反应蛋白、甲状腺功能、补体和各种自身抗体等。

必要时可以开展变应原筛查、食物激发试验、自体血清皮肤试验（ASST）和幽门螺杆菌感染鉴定，以排除和确定相关因素在发病中的作用。IgE 介导的食物变应原在荨麻疹发病中的作用是有限的，对变应原检测结果应该正确分析。

【组织病理】

荨麻疹的病理变化主要表现为真皮水肿，皮肤毛细血管及小血管扩张充血，淋巴管扩张及血管周围炎性细胞浸润。水肿在真皮上部最明显，不仅仅表现在胶原束间，甚至在胶原纤维间也见水肿而使纤维分离。胶原纤维染色变淡，胶原束间隙增宽。

【诊断和鉴别诊断】

根据发生及消退迅速的风团，消退后不留痕迹等临床特点，本病不难诊断，但确定病因较为困难，应详细询问病史、生活史及生活环境的变化等。各种特殊类型荨麻疹的诊断还需依赖各项特异性诊断试验（如冰块试验等）。

本病主要与荨麻疹性血管炎鉴别，后者通常风团持续 24 小时以上，皮损恢复后留有色素沉着，病理提示有血管炎性改变。另外还需要与表现为风团或血管性水肿形成的其他疾病如荨麻疹型药疹、血清病样反应、丘疹性荨麻疹、金黄色葡萄球菌感染、Still 病、遗传性血管性水肿等鉴别。伴腹痛或腹泻者应与急腹症及胃肠炎等进行鉴别，有高热和中毒症状者应考虑合并严重感染。

三、治疗决策

【患者教育】

应教育荨麻疹患者，尤其是慢性荨麻疹患者，由于病因难以明确，病情常反复发作，病程迁延，但是，绝大多数呈良性经过。

【病因治疗】

消除诱因或可疑病因有利于荨麻疹自然消退。

对诱导性荨麻疹，包括物理性与非物理性荨麻疹患者，避免相应刺激或诱发因素可改善临床症状，甚至自愈；当怀疑药物诱导的荨麻疹，特别是非甾体抗炎药和血管紧张素转换酶抑制剂时，可考虑避免（包括化学结构相似的药物）或用其他药物替代；临床上怀疑与各种感染和 / 或慢性炎症相关的慢性荨麻疹，在其他治疗抵抗或无效时可酌情考虑抗感染或控制炎症等治疗；对疑为与食物相关的荨麻疹患者，鼓励患者记食物日记，寻找可能的食物并加以避免，特别是一些天然食物成分或某些食品添加剂可引起非变态反应性荨麻疹；对 ASST 阳性或证实体内存在针对 FcεRIa 链或 IgE 自身抗体的患者，常规治疗无效且病情严重时可酌情考虑加用免疫抑制剂、自体血清注射治疗或血浆置换等。

【控制症状】

药物选择应遵循安全、有效和规则使用的原则，推荐根据患者的病情和对治疗的反应制订并调整治疗方案。

1. **抗组胺药**　首选镇静作用较轻的第二代抗组胺药，其不仅有组胺拮抗作用，还可抑制其他炎症介质的释放，具有系统性抗过敏作用，可安全用于 2 岁以上的儿童。如盐酸西替利嗪，2 岁以上儿童，每次 5mg，每天 1 次；12 岁以上儿童，每次 10mg，每天 1 次。氯雷他定，服药剂量同盐酸西替利嗪。

慢性荨麻疹：发病机制复杂，单纯抗组胺药不能控制时，可根据病情加用 H_2 受体拮抗剂（如西米替丁）、稳定肥大细胞膜的药物（如曲尼司特、酮替芬）、白三烯受体拮抗剂（如孟鲁斯特）等联合应用。抗组胺药长期应用可发生耐药性，在第二代抗组胺药常规剂量使用 1～2 周后不能有效控制症状时，可更换抗组胺药品种，或联合其他第二代抗组胺药以提高抗炎作用，或联合第一代抗组胺药睡前服用以延长患者睡眠时间，或在获得患者监护人知情同意情况下酌情增加剂量（按体重调整）。疗程一般不少于 1 个月，必要时可延长至 3～6

个月,或更长时间。

2. 糖皮质激素 为荨麻疹治疗的二线药物,一般用于严重急性荨麻疹、荨麻疹性血管炎、压力性荨麻疹对抗组胺药无效时,或慢性荨麻疹严重激发时应用,但应避免长期应用。一般建议给予泼尼松 0.3 ～0.5mg/(kg•d)(或相当剂量的其他糖皮质激素)口服,好转后逐渐减量,通常疗程不超过 2 周。

3. 免疫抑制剂及生物制剂 环孢素用于治疗自身免疫性慢性荨麻疹,每天 2.5～5mg/kg。其他的免疫抑制剂如硫唑嘌呤、甲氨蝶呤或吗替麦考酚酯亦可用于自身免疫性荨麻疹。严重自身免疫性荨麻疹可静脉注射免疫球蛋白,0.4mg/(kg•d)连续 5 天。生物制剂,如奥马珠单抗(omalizumab),为抗 IgE 单克隆抗体,对难治性慢性荨麻疹有较好疗效,剂量为 150～300mg/ 次,皮下注射,每 4 周一次。

4. 外用药物治疗 夏季可选止痒液、炉甘石洗剂等,冬季则选有止痒作用的乳剂(如苯海拉明霜剂);对日光性荨麻疹还可局部使用遮光剂。光疗,对于慢性自发性荨麻疹和人工荨麻疹患者在抗组胺药治疗的同时可试用 UVA 和 UVB 治疗 1～3 个月。

5. 其他治疗 维生素 C、钙剂可降低血管通透性,并与抗组胺有协同作用;伴腹痛时可给予解痉药物(如丙胺太林、654-2);脓毒血症或败血症引起者应立即使用抗生素控制感染,并处理感染病灶;还可酌情应用中药治疗。

6. 病情严重、伴有休克、喉头水肿及呼吸困难者治疗 应立即抢救。方法为:①0.1%肾上腺素 0.5～1ml 皮下注射或肌内注射,必要时可重复使用,心脏病或高血压患者慎用;②糖皮质激素肌内注射或静脉注射,可选用地塞米松、氢化可的松或甲泼尼龙等,但应避免长期使用;③支气管痉挛严重时可静脉注射氨茶碱;④喉头水肿呼吸受阻时可行气管切开,心跳呼吸骤停时,应进行心肺复苏术。

四、常见问题和误区防范

1. 确定荨麻疹的病因及分类诊断较为困难 对于典型的急性荨麻疹不难诊断,但明确病因及特殊类型荨麻疹的分类诊断较为困难。必须详细询问病史和体检,结合实验室检查,并可做诊断试验寻找病因。观察风团的形态:风团表现为线状多为人工性荨麻疹(皮肤划痕症);风团小,1～3mm,周围有明显红晕,有时可见卫星状风团,则为胆碱能荨麻疹。观察风团的部位和时间:风团分布于掌跖或下背部,可为延迟压力性荨麻疹;风团限于暴露部位者可能与日光或冷有关;风团存在时间超过 4～6 小时,且消退后有色素或鳞屑,并伴有关节痛、腹痛、血沉增快,病理为坏死性血管炎,对抗组胺药物无效性时可考虑荨麻疹性血管炎。皮肤活检对有补体活化参与所致的荨麻疹诊断有帮助。梅毒血清反应,以及测定冷球蛋白、冷纤维蛋白原、冷溶血素和冰块试验对冷荨麻疹诊断有帮助。需要注意的是可以有两种或两种以上类型荨麻疹在同一患者中存在,如慢性自发性荨麻疹合并人工荨麻疹。

荨麻疹的分类及定义见表 3-7-1。诱发类型荨麻疹的诊断试验见表 3-7-2。

表 3-7-1 荨麻疹的分类及定义

类别	类型	定义
自发性	急性自发性荨麻疹	自发性风团和 / 或血管性水肿发作<6 周
	慢性自发性荨麻疹	自发性风团和 / 或血管性水肿发作≥6 周

续表

类别	类型	定义
诱发性		
物理性	人工荨麻疹（皮肤划痕症）	机械性切力后 1～5 分钟内局部形成条状风团
	寒冷性荨麻疹	遇到冷的物体、风、液体、空气等在接触部位形成风团
	延迟压力性荨麻疹	垂直受压后 30 分钟～24 小时局部形成红斑样深在性水肿，可持续数天
	热接触性荨麻疹	皮肤局部受热后形成风团
	日光性荨麻疹	暴露于紫外线或可见光后诱发风团
	振动性荨麻疹或血管性水肿	皮肤被振动刺激后数分钟出现局部红斑和水肿
非物理性	胆碱能性荨麻疹	皮肤受产热刺激如运动、进辛辣食物、情绪激动时诱发直径 2～3mm 风团，周边有红晕
	水源性荨麻疹	接触水后诱发风团
	接触性荨麻疹	皮肤接触一定物质后诱发瘙痒、红斑或风团
	运动诱导性荨麻疹	运动后数分钟进食或 4 小时内暴食，发生血管性水肿、风团，常伴有其他过敏症状，与某些特异食物有关
	肾上腺素能性荨麻疹	皮肤在情绪变化、食用咖啡或巧克力后 10～15 分钟出现红色斑疹及丘疹（1～5mm），有苍白晕，与去甲肾上腺素升高有关

表 3-7-2　诱发类型荨麻疹的诊断试验

荨麻疹类型	诊断试验
寒冷性荨麻疹	塑料包裹冰块敷在皮肤上 5～20 分钟。某些病例需采用冷敷后结合用扇子扇 10 分钟，使局部空气流动促进降温
延迟压力性荨麻疹	6.75kg 物体压在皮肤上 20 分钟观察受压部位 4～8 小时，或 $0.2～1.5kg/cm^2$ 压迫 10～20 分钟
热荨麻疹	50～55℃热圆柱体贴于身体上部小面积皮肤 30 分钟
日光荨麻疹	用不同波长 UV 及可见光照射
皮肤划痕症／人工荨麻疹	用钝头机械划线出现隆起线状风团
水源性荨麻疹	用 35℃水在身体上部湿敷 30 分钟
胆碱能性荨麻疹	运动或热浴激发，皮内注射烟碱苦咪酸盐或醋甲胆盐诱发风团
运动性荨麻疹	运动试验（根据病史，服或不服食物）
振动性荨麻疹	实验室漩涡振荡器作用于前臂 5 分钟
肾上腺素能性荨麻疹	激发试验用去甲肾上腺素皮内注射 3～10mg
接触性荨麻疹	斑贴试验敷贴 20 分钟，观察结果

2. **糖皮质激素应用不规范**　糖皮质激素，对于荨麻疹疗效迅速，但并不作为急慢性荨麻疹的一线用药，临床存在过度使用现象。急性荨麻疹在积极明确并去除病因以及口服抗组胺药不能有效控制症状时，可选择糖皮质激素。地塞米松适用于重症或伴有喉头水肿的荨麻疹。对于慢性荨麻疹激素作为三线治疗，治疗流程见图 3-7-1。荨麻疹抗组胺药效果不佳，不应盲目加用激素类药物，应尽量寻找病因，部分诱导性荨麻疹要选择一些特殊的治疗方法，见表 3-7-3。

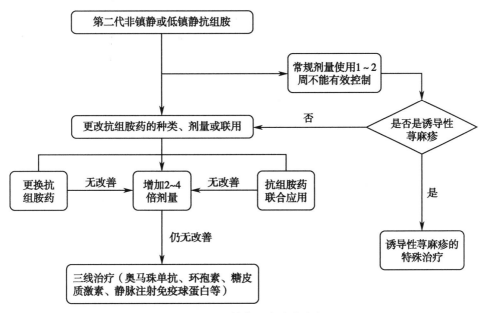

图 3-7-1　慢性荨麻疹治疗流程

表 3-7-3　部分诱发类型荨麻疹的治疗选择

类型	特殊治疗方法
人工荨麻疹	减少搔抓；联合酮替芬；窄谱 UVA 或 UVB
冷接触性荨麻疹	联合赛庚啶或多塞平；冷水适应性脱敏
胆碱能性荨麻疹	联合达那唑、美喹他利嗪或酮替芬；逐渐增加水温和运动量
延迟压力性荨麻疹	通常抗组胺药无效，可选择糖皮质激素；难治患者可选择氨苯砜或柳氮磺胺吡啶片
日光性荨麻疹	羟氯喹；UVA 或 UVB 脱敏治疗

五、热点聚焦

1. **慢性特发性荨麻疹与自身免疫性疾病相关性**　据统计 80%～90% 的慢性荨麻疹不能找到外部原因，这些患者被认为患有慢性特发性荨麻疹。慢性荨麻疹的皮肤炎性反应细胞浸润模式类似变应原诱导的迟发相反应，表现为浅层血管周围炎，以淋巴细胞浸润为主，可有少量嗜酸性粒细胞、中性粒细胞和嗜碱性粒细胞。一些特别严重和非典型荨麻疹可出现轻度血管炎改变。因此，从组织病理学的角度来看，慢性荨麻疹存在一个疾病谱，即从淋巴细胞性血管周围炎到真正意义上的血管炎，且这种组织学上的变化与疾病的临床症状严重性相关。

近年来大量研究表明，约 1/3 的慢性特发性荨麻疹患者血清中存在抗高亲和力的 IgE 受体 α 链（FcεR I α）的自身抗体或抗 IgE 自身抗体，可与肥大细胞或嗜碱性粒细胞表面的受体结合，通过诱导组胺释放而导致荨麻疹的发生。该类荨麻疹的发生是以自身免疫为基础，其发生与自身免疫诱发组胺释放的自身抗体有着密切关系，血清内除了抗 IgE 受体（FcεRI）抗体，还检测出甲状腺自身抗体（TPO/TGA）、抗幽门螺旋杆菌抗体、抗胃壁细胞抗体、抗平滑肌抗体等，于是提出了"自身免疫性荨麻疹"这一概念。从风团的发作情况、瘙痒程度和全身症状来看，自身免疫性荨麻疹的患者比其他患者更为严重。系统症状尤其是消化道症状和发热亦更常见，伴发其他的自身免疫性疾病，如甲状腺疾病、胰岛素依赖性糖尿病、类风湿性关节炎、恶性贫血等的比例也明显高于其他慢性荨麻疹患者。该病的诊断主要依据临床特征、自体血清皮肤试验（ASST）、器官特异性自身抗体的检测及嗜碱性粒细胞释放组胺活性的检测，而组胺活性检测缺乏标准化很难应用于临床诊断。

特发性荨麻疹的发病机制尚不完全清楚，涉及到遗传、免疫、炎症介质、补体凝血机制等诸多因素，其自身免疫反应在何种状态下被激活，激活的途径均有赖于进一步研究。

2. **慢性荨麻疹的治疗进展** 儿童慢性荨麻疹发生率远低于成人，大部分患者通过避免诱发因素及抗组胺药的应用可缓解，仍有少部分严重患者需要激素及免疫调节治疗才能控制病情。糖皮质激素治疗慢性荨麻疹尚有争议，多数主张用短疗程中、小剂量醋酸泼尼松[$0.5\sim1mg/(kg\cdot d)$]治疗对抗组胺药有抵抗的患者。奥马珠单抗（omalizumab）是人源化DNA 的单克隆抗体，具有：①选择性与血液中游离 IgE 结合，阻断 IgE 与 FcεRⅠ或 FcεRⅡ结合，从而阻断肥大细胞或嗜碱性粒细胞释放组胺；②当游离 IgE 浓度降到"0"时，能下调嗜碱性粒细胞或肥大细胞表面 FcεRⅠ的表达，降低效应细胞对变应原的反应性；③ IgE- 奥马珠单抗复合物在循环和组织中积聚，对新进入的变应原分子具有清道夫的作用；④奥马珠单抗与表达 IgE 受体的 B 细胞结合，抑制抗原递呈。目前，国内奥马珠单抗主要适用于成人（18 岁及以上）经 H₁ 抗组胺药治疗后不能有效控制症状或无法耐受 H₁ 抗组胺药治疗的慢性荨麻疹患者。对于儿童与青少年患者，国外研究显示，奥马珠单抗可用于 12 ～ 18 岁青少年慢性荨麻疹患者，用法用量与成人一致。对于 6～ 12 岁患儿，基于奥马珠单抗已充分证明在该年龄段人群中的安全性，可在与监护人充分讨论并获得知情同意后，根据临床需求谨慎选择，并根据患儿体重及基线 IgE 水平，以治疗哮喘适应证的对应剂量（每次 75～600mg）和频率（每 2 周或 4 周给药 1 次）为使用上限用药。对于 6 岁以下患儿，因目前临床证据有限，暂不建议使用。环孢素选择作用于 T 淋巴细胞活化初期并抑制活化后的辅助 T 细胞合成白介素 -2，抑制淋巴细胞合成干扰素，已被用于顽固性慢性荨麻疹的治疗。多项研究表明，当环孢素的剂量在 $2\sim4mg/(kg\cdot d)$ 时副作用发生率较低，耐受良好。其他免疫调节剂如环磷酰胺、他克莫司、霉酚酸酯、甲氨蝶呤、羟氯喹、磺胺类药等也有用于治疗慢性荨麻疹有效的报告。近年国内也有人使用雷公藤多苷片治疗慢性特发性荨麻疹，取得较好疗效。大剂量静脉免疫球蛋白治疗慢性荨麻疹有明显疗效，血浆置换术可应用于一些自身抗体阳性的严重性慢性荨麻疹。

除此之外的一些治疗方法也有研究及报道。白三烯受体拮抗剂已经证明对荨麻疹有效，特别是对非甾体类抗炎药和食品添加剂引起的慢性荨麻疹。色甘酸钠可稳定肥大细胞膜，但胃肠道吸收率仅 1%，针对荨麻疹治疗无效。硝苯地平能减轻瘙痒及风团，故可用于慢性特发性荨麻疹，但临床使用的实际效果并不佳。而补骨脂素、紫外线照射、松弛疗法对于慢性荨麻疹疗效不确切。甲状腺素治疗甲状腺自身抗体阳性的荨麻疹患者有一定疗效。有报道柳氮磺胺吡啶和氨苯砜可用于治疗延迟压力性荨麻疹，而避免激素依赖。近来有学者用华法林治疗慢性荨麻疹取得了一定疗效。机制与通过抑制血栓、肥大细胞脱颗粒和凝血级联反应有关。总之，慢性荨麻疹是一种常见的顽固性、难治性疾病，治疗本病仍以抗组胺药为主，对顽固性难治性患者，可联合如激素、奥马珠单抗、免疫调节剂或联合白三烯受体拮抗剂等治疗。

（卢美萍）

第八节　血管性水肿

培训目标

1. 了解　血管性水肿病因。
2. 熟悉　血管性水肿的治疗。
3. 了解　最新血管性水肿的分类、诊断和治疗的国际共识。

一、疾病概述

血管性水肿（angioedema，AE），曾用名血管神经性水肿、巨大荨麻疹、奎英克水肿，是由于血管活性介质释放引起局部暂时性血管通透性增加，造成深部真皮/皮下组织或黏膜/黏膜下组织的短暂血管反应，导致组织肿胀。

血管性水肿根据发病原因不同可分为遗传性血管性水肿（hereditary angioedema，HAE）、获得性血管性水肿（acquired angioedema，AAE）和特发性血管性水肿（idiopathic angioedema，IAE）。

HAE 文献报道其患病率为 0.01%～0.05%，没有种族差异，男女发病相等，多有家族史。由于致病机制不同，国际上将 HAE 分为 C1 酯酶抑制物（C1 esterase inhibitor，C_1-INH）缺乏型（C1-INH-HAE）和非 C1-INH 缺乏型（nC1-INH-HAE）。C_1-INH-HAE 是受人类 11 对染色体显性遗传控制的原发性补体缺陷病，其水肿的发生与 C_1-INH 有关。C_1-INH 结构基因突变是 C_1-INH 缺乏并导致 HAE 的最根本因素，这种结构基因的异常是多样性的。C_1-INH 缺乏或无功能可使 C1 酯酶活性失去抑制，过度活化，使 C1 的底物 c4 和 c2 过度分解，致 c4 和 c2 水平下降。C_1-INH 缺乏还可使 FⅫ和活化的因子Ⅻ（FⅫa）过度活化，使前激肽释放酶分解为激肽释放酶，使激肽原分解为缓激肽，此介质可导致血管扩张、毛细血管渗透性增高，渗出液自血管进入疏松组织形成局限性水肿。因此，HAE 的主要介质是缓激肽。C_1-INH-HAE 根据 C_1-INH 水平分两型：Ⅰ型为典型的血中 C_1-INH 水平明显低于正常，约占 85%；Ⅱ为血中 C_1-INH 水平正常或升高，但功能缺陷，活性下降，约占 15%。nC1-INH-HAE 是一组非常罕见的疾病。目前已识别出六种类型：因子Ⅻ（FⅫ）、血管生成素 1（ANGPT1）、纤溶酶原（PLG）、激肽原 1（KNG1）、肌球蛋白（MYOF）和硫酸乙酰氨基葡萄糖 3-O- 磺基转移酶 6（HS3ST6）。Kaplan 等报道颤动性血管性水肿患者的肥大细胞有某些内部缺陷，于适当物理刺激后便可导致脱颗粒作用，出现局部水肿。还有部分患儿有典型的临床表现和明确的家族史，目前尚未发现致病基因。

AAE 是少见疾病。表现为 C_1-INH 缺乏，但是 *C_1-INH* 基因正常，无家族史，多与肿瘤和自身免疫性疾病相关。Ⅰ型与淋巴组织增生性疾病相关，这些疾病造成补体活化，继发 C_1-INH 缺乏。Ⅱ型常伴有系统性自身免疫性疾病，如慢性丙型肝炎、SLE 等。这些患儿体内可见针对 C_1-INH 的自身抗体，阻止补体系统的 C_1-INH 与 C2 结合，未受抑制的 C1 把 C_1-INH 降解，这两种结果都导致 C_1-INH 获得性缺乏而引起血管性水肿。

血管紧张素转换酶抑制剂（angiotensin converting enzyme inhibitors，ACEI）等药物

（ACEIs）导致的血管性水肿发病机制不清，有研究显示 ACEIs 可导致血浆中的缓激肽水平增加，ACEIs-AAE 可能是由缓激肽介导的。服用 ACEIs 的患者发生血管性水肿的概率小于0.5%，但是黑种人发生的概率是白种人的 3～4.5 倍。血管紧张素Ⅱ受体阻滞剂、格列肽、组织纤溶酶原激活剂等也被认为可能诱发缓激肽介导的 AE。

IAE 病因不明，常发生在有过敏素质的个体。可由 IgE 介导的过敏反应引起。当变应原激活肥大细胞，引起肥大细胞脱颗粒而分泌组胺、白三烯、类胰蛋白酶和促胰蛋白酶的酶类、细胞因子等；也可由非 IgE 介导的肥大细胞刺激物产生血管性水肿。

二、诊断与鉴别诊断

【临床表现】

1. **病史** AAE 有反复发作水肿表现和原发病病史，如骨髓瘤、淋巴瘤或自身免疫性疾病；ACEIs-AAE 有服用 ACEIs 类药物史，症状多始发于中年。HAE 有家族史，患者出生时即携带致病基因，最早可于婴儿期发病，症状不重，青春期症状加重。可由轻微外伤、情绪波动等诱发。IAE 多有对特定物质的过敏史，了解患者症状日志非常必要。

2. **症状** 病损部位麻木发胀感，亦可有轻度烧灼感或轻度痒感。呼吸道受累者，自觉呼吸困难、声嘶；胃肠道受累者，可有恶心、呕吐、腹痛、腹泻，甚至晕厥、休克等症状。

3. **体征** 反复发作的面、颈、躯干及四肢局限性皮下水肿，往往在局部受到轻微外伤时发生，起病突然，无明显潮红，表现为突然的局限性肿胀，边界不清，非凹陷性，皮肤发亮，呈淡红或苍白。一般持续 1～3 天后自然缓解。可发生喉头、呼吸道、消化道黏膜水肿。

HAE 通常婴儿期发病，典型症状多出现于 10 岁之后，症状往往反复发作至中年甚至终生，但中年后发作的频率与严重度会减轻。通常在损伤、医学操作、情感打击、月经期、使用口服避孕药、感染等情况下 HAE 急性发作。严重的并发症是上气道阻塞窒息死亡。HAE气道阻塞病死率可高达 30%～40%，甚至在一些已诊断的 HAE 患者，由于未及时治疗可以导致窒息，窒息可以发生在各个年龄段，有报道出生 4 周的婴儿，因 HAE 发生窒息。HAE患者亦可出现暂时性胸膜渗出，有时可出现咳嗽和轻微胸痛。70%～80% 的 HAE 患儿存在腹部症状，在不具有皮肤症状的情况下易被误诊为急腹症，进行腹腔探查等手术。HAE 急性发作可引起局部脑水肿、脑血流灌注不足，出现偏头痛样现象、暂时性局部缺血、惊厥和偏瘫。除上述临床表现外，需要注意不具有临床症状的 HAE。颤动性 AE 患儿在颤动刺激约 4 分钟后发生局部肿胀，至少持续 12 小时，不伴荨麻疹。

大多数血管性水肿为特发性的，IAE 可发生于任何年龄，可伴有荨麻疹，复发的模式难以预测，水肿持续时间一般小于 48 小时。

【实验室检查】

根据病史进行选择性检查。

1. **变应原检测** 皮肤点刺试验是一种特殊的皮内试验，检测速发型过敏反应者的变应原；酶联免疫法（ELISA）定性/半定量地检测血清中特异性 IgE 的浓度；放射性变应原吸附试验和免疫印迹法可检测血清中 sIgE 含量。

2. **特异性激发试验** 是模拟自然发病条件、以少量致敏原引起一次较轻的变态反应发作、用以确定变应原的试验。根据患者发病部位的不同，可以进行不同器官的激发试验。

3. **全血细胞计数** 感染患儿白细胞总数和分类会有明显变化；过敏体质患儿和寄生虫感染及某些由药物诱发的过敏反应嗜酸性粒细胞明显上升。

4. **尿液分析** 血尿症和蛋白尿症能帮助排除是否存在尿路感染和血管炎肾脏损害。

5. **红细胞沉降速率测定** 红细胞沉降速率（ESR）可提示机体的系统性病变，如慢性感染、血管炎和异常蛋白血症。

6. **自身抗体检查** 了解是否存在自身免疫性疾病。

7. **皮肤活检** 对系统性症状（发热、关节痛和关节炎）和皮损超过 24 小时，或是出现皮肤瘀点、瘀斑、紫癜、皮损消退后的皮肤色素沉积者，皮肤活检可明确诊断。

8. **影像学检查** 胸部、腹部、盆腔 CT 扫描等。

9. **内镜检查** 在症状发作时做纤维鼻咽镜检查能直接观察到咽喉部，并能帮助排除不确定的血管性水肿的诊断。

10. **肿瘤相关检查** 肿瘤标志物、骨髓细胞检查等。

11. **补体及相关蛋白检测** 包括 C1INH 功能测量、C1-INH 含量、C2、C4、C3、C1q 浓度和抗 C1-INH 抗体的滴度等。

12. **基因检测** *C1-INH*、*FXII*、*ANGPT1*、*ANGPT1*、*PLG* 和 *HS3ST6* 等基因 DNA 序列变异，如单核苷酸变异、插入和缺失，以及 RNA 改变，如差异基因表达和微 RNA 等。

【诊断】

1. **HAE 诊断标准**

（1）临床指标：①反复发作的非炎症性、局限性水肿，不伴有荨麻疹，有明显的自限性，发作时症状持续>12 小时；②反复发生不明原因的腹痛，无明显诱因，发作时症状持续>6小时；③反复发作的喉头水肿；④家族史［反复发作的皮下水肿和 / 或不明原因腹痛和 / 或喉头水肿］；⑤对抗组胺药、糖皮质激素、奥马珠单抗或肾上腺素无反应；⑥肿胀前存在前驱症状或体征。

（2）主要实验室指标：①C1-INH-HAE Ⅰ型血清 C4、C1-INH 含量降低；② C1-INH-HAE Ⅱ型血清 C1-INH 含量正常，但功能降低，C4 降低；③ FⅫ-HAE 血清 C4、C1-INH 含量均正常，存在 FⅫ基因突变；④其他相关基因突变。

1 岁以内婴儿 C4、C1-INH 含量不能作为诊断指标，需 1 周岁后再次测定。

2. **AAE 诊断标准**

（1）C1-INH-AAE 诊断：94% 的患者发生在 40 岁以后，血浆 C1-INH 功能低于正常水平的 50% 是诊断 C1-INH-AAE 疑似病例的标准，C1-INH 基因分析无异常可确诊 C1-INH-AAE。伴有 B 淋巴细胞增殖失调、结缔组织病、感染等考虑为 AAE-Ⅰ型；伴有系统性自身免疫性疾病，考虑为 AAE-Ⅱ型。70% 以上的 C1-INH-AAE 患者 C1q 水平降低。

（2）ACEI 等药物所致 AAE 诊断：儿童罕见，在 ACEI 等药物治疗后出现 AE，多为面部和上呼吸道水肿。

3. **IAE 诊断标准** IAE 似乎是血管性水肿的最常见类型。它的一些临床和病理特点与特发性复发性荨麻疹相似。可通过排除 HAE 和 AAE 诊断 IAE。多数 IAE 抗组胺药、糖皮质激素治疗有效。

【鉴别诊断】

1. **面部水肿** 通常需与以下疾病相鉴别。

（1）面肿型皮肤恶性网状细胞增生症：常为一侧性面部或上唇持久性肿胀，表面皮肤无变化，亦无自觉症状，需做病理检查证实。

（2）Melkersson-Rosenthal 综合征：在颜面部发生非凹陷性水肿，以上下口唇多见。可有面神经麻痹和皱襞舌。也可只有上唇或下唇的复发性、慢性肿胀。病理改变偶可见与结节病相似的上皮样细胞肉芽肿。

2. **胃肠道 AE** 需与急腹症、急性胃肠炎等鉴别。

3. **喉水肿** 需与急性喉炎、喉部外伤和胸部压迫所致喉水肿等相鉴别。

三、治疗决策

基本治疗原则：去除病因，治疗原发病，对症治疗。治疗起点和治疗进度应根据患者临床病情的严重程度和治疗反应而定。

（一）HAE 的治疗

HAE 治疗方式主要分为三部分：长期预防用药；急性发作治疗；病情可能急性变前的短期预防用药。

1. **长期预防用药** 长期预防的目的是减少 HAE 对日常生活的影响，防止致命性水肿的发作。适应证为水肿发作频繁，每月超过 1 次，或因症状发作而生活不能自理的时间每月大于 5 天，或有上呼吸道梗阻史或消化道黏膜水肿史。

（1）抗纤维蛋白溶解剂：主要有氨甲环酸、6- 氨基己酸等。治疗 HAE 的作用机制尚不清，其可能通过对纤溶系统的抑制，使有限的 C_1-INH 更多地作用于凝血、补体、激肽等系统，从而抑制水肿的发生。目前，氨甲环酸已基本取代 6- 氨基己酸用于 HAE 的治疗，但疗效不如雄激素，因不会影响生长发育，故尤其适用于未成年人，目前许多学者提倡将氨甲环酸作为儿童长期预防的一线用药。氨甲环酸的推荐剂量为 $20\sim50mg/(kg\cdot d)$，分 $2\sim3$ 次服用，其不良反应为肌痛、肌酸磷酸激酶或醛缩酶水平升高。

（2）同化激素：常用达那唑和康力龙，其疗效优于抗纤溶制剂，预防 HAE 水肿发作的作用机制不清。达那唑起始剂量为 $2.5mg/(kg\cdot d)$，随后剂量递增至 200mg/d 治疗 1 个月；如无效则将剂量增至 300mg/d，治疗 2 周～1 个月；如治疗仍无效，则继续加量至 400mg/d，治疗 2 周～1 个月；如果 200mg/d 能够控制症状，则减量至 100mg/d，治疗 1 个月；如病情仍稳定，则继续减量至 50mg/d 或 100mg 隔天 1 次应用。如果患者自觉有症状发作的先兆或出现轻微临床症状，或出现诱因，如上呼吸道感染等，则可将达那唑剂量加倍临时服用数天。主要不良反应包括毛发增长、体质量增长、脂溢性皮炎、声音深沉、乳房变小、月经不规则、肌肉疼痛、头痛、抑郁和疲劳等，可影响儿童生长发育。

（3）C1-INH 浓缩制剂：C1-INH 浓缩制剂来源于人类 HIV、乙型肝炎病毒和丙型肝炎病毒检测阴性的健康捐赠者混合血浆。治疗原则为按需治疗，一般使用剂量为 500～1 000IU 或 l5～25IU/kg。可每周输注 $2\sim3$ 次，进行长期预防性治疗。

Cinryze 是高度纯化，巴斯德法灭菌和纳米过滤人血浆获得的 C1-INH，是美国 FDA 批准的首个常规预防 HAE 发病的治疗药。

当 C1-INH 和 icatibant 不可用时，洗涤血浆（SDP）优于新鲜冷冻血浆（FFP），但两者均被视为二线治疗。Ecallantide 在美国被许可用于青少年。

2. **急性发作治疗** HAE 急性发作时的首选治疗药物仍为 C_1-INH 浓缩剂，还可选择新鲜冰冻血浆，若不能及时得到 C_1-INH 浓缩剂或新鲜冰冻血浆，可选择将原有维持剂量的雄激素加量，同时给予吸氧，必要时行气管插管等治疗。

（1）血浆来源的 C_1-INH 浓缩剂：输注 C_1-INH 可使 HAE 患者血浆 C_1-INH 水平迅速增加，并使其症状在 30～60 分钟内得到改善。C_1-INH 浓缩剂对 HAE 患者的各种临床表现均有效，也可用于威胁生命的发作性喉水肿。C_1-INH 浓缩剂用于 HAE 急性发作期的治疗剂量为 500～1 000IU 静脉输注。

（2）新鲜冰冻血浆（fresh frozen plasma，FFP）：FFP 系从采集后 6～8 小时内的全血中分离而得，在 -18℃ 以下可保存 1 年。其中含有除血小板外的全部凝血因子，也包括 C_1-INH，故认为其可用于 HAE 患者急性发作的治疗。目前，国外多应用 FFP 治疗 HAE 引起的喉水肿、声嘶、呼吸困难、腹痛和呕吐，输注量在 200～1 000ml 之间，输注早期个别患者腹痛加重，少数患者出现荨麻疹，输注后 30～90 分钟症状改善，2～12 小时后可完全缓解。

Cinryze 亦可经静脉注射治疗急性期 HAE，剂量为每次 1 000IU，或同样剂量每周一次预防性用药。

（3）重组 C_1-INH：重组 C_1-INH 提取自转基因兔的乳汁，可用于 HAE 水肿的急性发作期的治疗。

Rhucin（重组型人 C1 抑制剂）：是用于治疗 HAE 急性发作的 C_1-INH 浓缩制剂。50IU/kg，静脉给药。欧洲药品局已批准上市。

（4）缓激肽受体拮抗剂：艾替班特（icatibant）是缓激肽样人工合成肽，可与缓激肽 β2 受体结合，从而抑制缓激肽的作用并制止水肿。该药在欧洲和美国已被批准用于 18 岁以上成年 HAE 患者急性发作的治疗。

（5）激肽释放酶抑制剂：首先作为激肽释放酶抑制剂用于 HAE 治疗的是抑肽酶。抑肽酶是一种从牛肺脏提取的天然丝氨酸蛋白酶抑制剂，可抑制类胰蛋白酶、纤溶酶和血浆激肽释放酶的活性，是一种广谱抑制剂，因其为牛蛋白，有引起过敏反应的风险。DX88 于 2009 年 12 月被美国 FDA 批准用于 HAE 急性发作期的治疗，皮下注射给药，半衰期为 2 小时。DX88 为高效的特异性激肽释放酶抑制剂，抑制激肽释放酶与高分子量激肽原的活性部位结合，阻止缓激肽的产生，并抑制 F Ⅻ 因子的活化。但也有 DX88 引起严重过敏反应的报道。

3. **短期预防用药**　当 HAE 患者进行拔牙等小型操作前需行短期预防性治疗，在操作时输注 C_1-INH 浓缩剂 15～30IU/kg，也可试用 FFP。在没有 C_1-INH 浓缩剂的情况下，也可使用达那唑治疗。

在进行气管插管或手术等大型操作治疗前 1 小时需给予 HAE 患者输注 C_1-INH 浓缩剂，推荐剂量同前。手术开始时再次输注同等剂量 C_1-INH 浓缩剂，每天重复 1 次或按需给药以防止血管性水肿的发生。在没有 C_1-INH 浓缩剂的情况下，推荐使用达那唑或 FFP 进行预防治疗。在手术前，至少提前 1 小时给予 HAE 患者输注 FFP，通常剂量为 2IU（每单位 200ml），儿童 10ml/kg。

4. **去除诱因**　大约有 58% 的 HAE 患者可以找到 1 个或多个诱发急性发作的因素。研究显示，儿童及青少年常见诱因为机械性损伤（52.6%）、心理压力（36.8%）、呼吸道感染（36.8%）、月经（26.7%），头颈部操作是引起上呼吸道黏膜水肿，进而发生窒息的主要原因。HAE 患者应避免和消除以上诱发因素。

（二）AAE 的治疗

C_1-INH-AAE 的治疗同 HAE，但必须同时治疗原发病。针对 CD20 抗原的 B 细胞重组单克隆抗体的治疗可控制 C_1-INH-AAE-Ⅰ型临床发作，某些实体瘤或淋巴增生性疾病手术或化疗能减少临床症状；应用免疫抑制剂可治疗 C_1-INH-AAE-Ⅱ型。

对于接受 ACEI 治疗诱发的血管性水肿病人的处理：①立即停用 ACEI 和维持足够的呼

吸道通畅；②短期使用抗组胺药和静注甲泼尼龙 40～120mg 或每 12 小时口服泼尼松 30～50mg，可减轻过敏反应；③呼吸困难，喉头水肿及时实行气管插管，必要时做气管切开术。

所有接受 ACEIs 治疗的病人都应意识到有发生血管性水肿的可能，并及时注意患者出现唇肿、呼吸或吞咽困难及语音低沉等。当确认为是由于 ACEIs 诱发的血管性水肿时，禁用 ACEIs 药物。

（三）IAE 的治疗

多数抗组胺药物有效，可参考荨麻疹的治疗。蜂毒对再发性血管性水肿疗效较好。菌苗特异性脱敏疗法、注射组胺球蛋白等均有效。疾病严重恶化时可以短期使用激素，一旦症状得到控制后治疗应趋向缓和而向下走，停药应当逐步减量。

四、常见问题和误区防范

1. HAE 误诊误治及防范对策

HAE 是罕见的常染色体显性遗传病，且其发病临床表现无特异性，所以临床医师常对其认识不足，导致误诊、误治较为常见。因患者有发作性水肿，常误诊为过敏性疾病，因患者有腹痛、腹水等临床表现，临床有的患者因此进行剖腹探查手术。又因本病部分患者糖皮质激素和抗组胺药物无效，极易延误治疗时机，若喉水肿延误治疗，易发生窒息甚至死亡的严重后果。

防范对策：首先要提高对本病的认识，及时发现病人及时诊断并给予相应的治疗。对于首次发病的患儿首先要详细询问患儿家族史及发病的诱发因素。及早进行 C_1-INH 水平和功能检测，必要时进行相关基因检测以明确诊断。

2. 增加 HAE 治疗的依从性，避免喉水肿窒息死亡的事件

由于 HAE 临床表现具有自限性，且发作间期无任何临床症状，尤其儿童患儿临床表现轻。有报道治疗期间停药，突发喉水肿死亡案例。

防范措施：一旦确诊坚持规范治疗。

五、热点聚焦

1. HAE 的病因、病理、诊断及治疗最新进展

解读 2022 年"国际 WAO/EAACI 遗传性血管性水肿管理指南——2021 修订和更新"。HAE 是严重的全球健康问题。HAE 最常见的原因是 C1 抑制剂（C1-INH）缺乏（1 型）或功能障碍（2 型），导致缓激肽过度产生和缓激肽 B2 受体激活，进而增加血管通透性并导致血管水肿发作。C1-INH-HAE Ⅰ型和Ⅱ型是一种常染色体显性疾病，是编码 C1-INH 的 *SERPING1* 基因突变引起。目前，已知超过 700 种不同的 *SERPING1* 变体与 C1-INH-HAE 相关，大约 20%～25% 的患者中，*SERPING1* 的新突变是导致 AE 的原因。HAE-nC1-INH 是一组非常罕见的疾病，目前已发现有六种基因与 HAE-nC1-INH 相关。建议对所有怀疑患有 HAE 的患者重复进行血液 C1-INH 功能、C1-INH 蛋白和 C4 水平评估。怀疑患有 HAE 且 C1-INH 水平和功能正常的患者评估 HAE-nC1-INH 的已知突变基因。治疗任何影响或可能影响上呼吸道的发作。静脉注射 C1 抑制剂控制水肿发作：出现进行性上气道水肿早期进行气管插管或切开。在暴露于 AE 诱因前，如牙科手术前考虑短期预防治疗。使用静脉注射血浆衍生的 C1 抑制剂作为一线短期预防措施和一线长期预防措施。使用雄激素作为二线长期预防。定期监测所有长期预防治疗患儿，优化治疗剂量和结果。尽快对 HAE 受

影响家庭的儿童和受影响父母的所有子女进行相应检测。

2.《全球 WAO/EAACI HAE 诊断和治疗指南》根据血管性水肿起始介质将 AE 分为 3 大类，7 小类，其中 HAE-nC1-INH 目前已识别出六种类型的 HAE-nC1-INH，包括 *FXII*、*PLG*、*KNG1*、*HS3ST6*、*ANGPTI* 和 *MYOF* 基因突变。在许多 HAE-nC1-INH 患者中未发现基因突变，其发病机制仍有待进一步探讨和详细描述。AE 分类见表 3-8-1。

表 3-8-1 血管性水肿的分类

缓激肽诱发				肥大细胞介质诱导		未知媒介
C1-INH 缺乏 / 缺陷		C1-INH 正常		IgE 介导	非 IgE 介导	
遗传性	获得性	遗传性	获得性			
HAE-1 HAE-2	AAE-C1-INH	HAE-nC1-INH (HAE-FⅫ, HAE-PLG, HAE-KNG1, HAE-HS3ST6, HAE-ANGPTI, HAE-MYOF, HAE-UNK)	ACEI 和其他药物诱导的 AE (ACEIs-AE)	过敏性 AE	伴或不伴风疹的 AE	特发性

注：HAE-1 为 HAE-C1-INH Ⅰ型，HAE-2 为 HAE-C1-INH Ⅱ型。

（孙利炜）

参考文献

1. ANTONELLA MURARO, GRAHAM ROBERTS. EAACI GUIDELINES: Food Allergy and Anaphylaxis. European Academy of Allergy and Clinical Immunology（EAACI），2014.

2. CEZMI A AKDIS, IOANA AGACHE. Global Atlas oF ALLERGY. Published by the European Academy of Allergy and Clinical Immunology，2014.

3. BURKS AW，TANG M，SICHERER S，et al. ICON: food allergy. J Allergy Clin Immunol，2012，129：906-920.

4. CHAFEN JJS，NEWBERRY SJ，RIEDL MA，et al. Diagnosing and managing common food allergies: a systematic review.JAMA，2010，303：1848-1856.

5. KIRSTEN BEYER. A European perspective on immunotherapy for food allergies. J Allergy Clin Immunol，2012，129：1179-1184.

6. 张学军，郑捷. 皮肤性病学. 9 版. 北京：人民卫生出版社，2018.

7. 王天有，申昆玲，沈颖，诸福棠. 实用儿科学. 9 版. 北京：人民卫生出版社，2022.

8. 中国医师协会皮肤科医师分会. 药物超敏反应综合征政治专家共识. 中华皮肤科杂志. 2018，51（11）：787-790.

9. MIYAGAWA F，ASADA H.Current Perspective Regarding the Immunopathogenesis of Drug-Induced Hypersensitivity Syndrome/Drug Reaction with Eosinophilia and Systemic Symptoms（DIHS/DRESS）.Int J Mol Sci. 2021，22（4）：2147.

10. 中华医学会皮肤性病学分会荨麻疹研究中心. 抗 IgE 疗法——奥马珠单抗治疗慢性荨麻疹专家共识. 中华皮肤科杂志，2021，54（12）：1057-1062.

11. ZUBERBIER T，ABDUL LATIFF AH，Abuzakouk M，et al.The international EAACI/GA²LEN/ EuroGuiDerm/APAAACI guideline for the definition，classification，diagnosis，and management of urticaria. Allergy. 2022 Mar；77（3）：734-766.

12. KUDRYAVTSEVA AV，NESKORODOVA KA，STAUBACH P.Urticariainchildrenand adolescents：An updated review of the pathogenesis andmanagement.Pediatr Allergy Immunol. 2019 Feb；30（1）：17-24.

13. GLBAHAR O. Angioedema without wheals: a clinical update. Balkan Medical Journal，2021，38（2）：73-81.

14. 支玉香，安利新，赖荷等. 遗传性血管性水肿的诊断和治疗专家共识. 中华临床免疫和变态反应杂志. 2019，13（1）：1-4.

15. MAURER M，MAGERL M，BETSCHEL S，et al. The international WAO、EAACI guideline for the management of hereditary angioedema-the 2021 revision and update. World Allergy Organization Journal，2022，77（7）：1961-1990.

16. CAMPOS RA，VALLE SOR，Toledo EC. Hereditary angioedema：a disease seldom diagnosed bypediatricians. Jornal de Pediatrin，2021，97：10-16.

第四章

操 作 技 术

第一节 免疫功能评估

免疫功能检查（immunological function test）是临床评价机体免疫状况的重要手段，根据疾病的临床表现确定免疫功能检查的内容并结合两者对患者的免疫状况进行评价是临床免疫的基本内容。通过各种免疫生物学技术可以对固有免疫（innate immunity）和适应性免疫（adaptive immunity）的不同细胞和分子进行检测，了解各项免疫组分的数量和功能，可统称为免疫功能检查或评价。应用这些检查有助于临床诊断、治疗监视或预后推断的病状列于表4-1-1。本节所述为常规免疫功能检查及其临床意义。常规免疫功能检查的内容包括对固有免疫的一些分子和细胞成分以及适应性免疫的体液免疫和细胞免疫组分进行初步的评价。

表 4-1-1 免疫功能检测的适应证

1. 先天性及获得性免疫缺陷病
2. 骨髓或其他淋巴样组织移植后免疫重建状态
3. 防止移植物排斥、治疗癌症或自身免疫疾病应用药物、照射及其他疗法引起的免疫抑制
4. 对自身免疫病可能有助于诊断，或治疗监视
5. 过敏性疾病诊断
6. 免疫接种后，效果监测
7. 临床或基础研究

【一般项目】

血常规检查是免疫功能检查最基本的内容。血常规的白细胞各个组分分别属于免疫系统的不同类别。中性粒细胞、单核细胞、嗜酸性粒细胞、嗜碱性粒细胞属于固有免疫的细胞组分，淋巴细胞属于适应性免疫。血常规可以帮助初步判断上述各个细胞组分的数量有无明显异常，对于一些疾病的诊断具有重要价值。

（一）中性粒细胞

中性粒细胞增多常见于各种细菌感染，其绝对数量和比例均增高。白细胞黏附分子缺陷的患者即便没有感染存在，白细胞也会持续增高，这种增高主要表现为中性粒细胞的增高。中性粒细胞减少/缺乏症临床较为常见，一般<1.5×10^9/L为中性粒细胞减少症；0.5×10^9/L为中性粒细胞缺乏症。中性粒细胞减少/缺乏症可由多种原因引起，包括先天性缺陷和各种感染、肿瘤、药物、毒物所致的继发性减少或缺乏。无论什么原因所致的中性粒细胞减少/缺乏症都会造成机体抵御细菌感染的能力下降，容易造成细菌感染的播散。

（二）淋巴细胞

血常规中淋巴细胞主要是 T 淋巴细胞，约占 70%，其他主要是 B 淋巴细胞和自然杀伤细胞。因此，当血常规中淋巴细胞数量发生异常改变时各种淋巴细胞组分增多时血常规的淋巴细胞或许都能体现出来；但当 B 淋巴细胞和自然杀伤细胞减少时血常规往往难以体现出来，只有 T 淋巴细胞明显减少时通过血常规才可能体现出来。血常规淋巴细胞增多主要见于一些病毒感染以及淋巴细胞肿瘤性疾病。可以是各种淋巴细胞组分的增多。血常规中淋巴细胞减少，一般主要由于 T 淋巴细胞减少所致，包括原发性 T 淋巴细胞缺陷和联合免疫缺陷症，也可以由继发性 HIV 感染所致。

（三）其他细胞

单核细胞缺乏见于极其罕见的免疫缺陷患者，血常规难以确定。单核细胞增多可见于病毒感染。中性粒细胞或淋巴细胞减少可致单核细胞比例增高。嗜酸性粒细胞减少一般意义不大。嗜酸性粒细胞增多临床也较常见。以往以寄生虫感染多见，现多为过敏症患者。嗜碱性粒细胞减少一般意义不大。增高见于一些血液病。血常规中还常见异常淋巴细胞。这种情况最常见于 EB 病毒感染的患者。一些特殊情况当外周血细胞吞噬了异常颗粒后也会影响血常规检查的结果。这时需要根据临床表现和进一步检查以明确疾病诊断。

【体液免疫功能检查】

（一）B 细胞计数

特异性抗体是由 B 淋巴细胞（B 细胞）经抗原刺激，发育分化为浆细胞后产生。B 细胞的量与质的变化均可影响体液免疫功能。B 细胞的表面膜免疫球蛋白（SmIg）是该细胞的特征之一，可用直接免疫荧光法检测。现多采用单克隆抗体以免疫荧光技术检测各群 B 细胞共有的特征性 CD 抗原（CD19 或 CD20），以作 B 细胞计数。

（二）B 细胞功能检测

1. 免疫球蛋白（immunoglobulin，Ig）测定

（1）IgG、IgA、IgM 定量检测：目前多使用散射或透射比浊计进行测定。免疫球蛋白的含量可用国际单位（IU）或 g/L 表示，每一国际单位的 IgG、IgA、IgM 分别为 80.4μg、14.2μg 和 8.42μg。国内成人（上海地区）的参考正常值为：IgG 7.60～16.60g/L、IgA 0.71～3.35g/L 和 IgM 0.48～2.12g/L。不同地区人群的正常值可略有所差异。儿童 Ig 正常值因年龄不同而不同。

表 4-1-2 列述血清 IgG、IgA、IgM 水平可在患病时的变化。

IgG 及 IgA 亚类可用酶联免疫吸附试验（ELISA）测定含量。由于实验方法还不够标准化，正常参数尚未完善，故临床意义有限。

（2）IgE 的检测：IgE 总量测定：常采用 ELISA 或放射免疫试验（RIA）。IgE 总量与年龄相关，脐血中 IgE 一般<2 000IU/L，儿童期血中 IgE 含量随年龄递增，12 岁以后逐渐接近并稳定在成人水平。>14 岁者的正常值为<100 000IU/L（不同地区可有差异）。过敏性鼻炎、外源性哮喘、遗传性过敏性皮炎、肠道寄生虫感染等患者的血 IgE 量常明显升高。由于城市化进程，人群中寄生虫感染减少，总 IgE 增高对于筛查过敏性疾病具有一定的指导意义。但总 IgE 不增高不能否定过敏性疾病的存在。

表 4-1-2　患病时血清免疫球蛋白的水平

疾病	IgG	IgA	IgM
免疫缺陷病			
联合免疫缺陷	↓↓～↓↓↓	↓↓～↓↓↓	↓↓～↓↓↓
X-连锁无丙种球蛋白血症	↓↓～↓↓↓	↓↓～↓↓↓	↓↓～↓↓↓
常见变异性免疫缺陷	↓～↓↓↓	↓～↓↓↓	↓～↓↓↓
选择性 IgA 缺陷	N	↓↓↓	N
丧失蛋白的胃肠道病	N～↓↓↓	N～↓↓↓	N～↓↓↓
急性灼伤	N～↓↓↓	N～↓↓↓	N～↓↓↓
肾病综合征	N～↓↓↓	N～↓↓↓	N～↓↓↓
单克隆性丙球蛋白病（MG）			
IgG（如，G-骨髓瘤）	N～↑↑↑	N～↓↓↓	N～↓↓↓
IgA（如，A-骨髓瘤）	N～↓↓↓	N～↑↑↑	N～↓↓↓
IgM（如，M-巨球蛋白血症）	N～↓↓↓	N～↓↓	N～↑↑↑
轻链疾病（即 Bence Jones 骨髓瘤）	N～↓↓↓	N～↓↓↓	N～↓↓↓
慢性淋巴细胞性白血病	N～↓↓↓	N～↓↓↓	N～↓↓↓
感染			
传染性单核细胞增多症	↑～↑↑	N～↑	↑～↑↑
艾滋病（AIDS）	↑↑	↑↑	↑↑
亚急性细菌性心内膜炎	↑～↑↑	↓～N	↑～↑↑
结核	↑～↑↑	N～↑↑↑	↓～N
深部霉菌感染	N	N～↑	N
放线菌病	↑↑↑	↑↑	↑↑↑
肝脏疾病			
病毒性肝炎	↑～↑↑	N～↑	N～↑↑
Laennec 肝硬化	↑～↑↑↑	↑～↑↑↑	N～↑↑
胆管性肝硬化	N	N	↑～↑↑
慢性活动性肝炎	↑↑↑	↑	N～↑↑
胶原性疾病			
系统性红斑狼疮	↑～↑↑	N～↑	N～↑↑
类风湿性关节炎	N～↑↑↑	↑～↑↑↑	N～↑↑
Sjögren 综合征	N～↑	N～↑	N～↑↑
硬皮病	N～↑	N	N～↑↑
其他			
肉芽增生病	N～↑↑	N～↑↑	N～↑
霍奇金病	↓～↑↑	↓～↑↑	↓～↑↑
单核细胞性白血病	N～↑	N～↑	N～↑↑
囊性纤维增生病	↑～↑↑↑	↑～↑↑↑	N～↑↑

注：N 正常，↑轻度增高，↑↑中度增高，↑↑↑显著增高，↓轻度降低，↓↓中度降低，↓↓↓显著降低，～范围。

变应原特异性 IgE（sIgE）的检测：变应原皮肤试验与体外检测血清变应原特异性 IgE（sIgE）是过敏性疾病诊断最常用的 2 种方法。变应原皮肤试验最常用的是皮肤点刺试验（SPT）。SPT 的优点是方便、快捷、直观。组胺速发性皮肤反应峰值时间是 8 分钟，变应原反应的峰值时间是 15 分钟。SPT 获得的是定性或半定量结果，结果的判断受技术和所使用的试剂影响很大。一般给出阳性或阴性结果，若能给出风团和红晕反应的直径测量结果则有利于不同检测时间和医院间的比较。测量皮试反应的方法包括直径和反应面积，最大直径或平均直径与面积的相关系数达到90%。一般 SPT 阳性的标准是风团块直径≥3mm。与血清 sIgE 进行比较≥0.35kUA/L。但对某些种类的变应原并不能真实反映过敏的程度。也有推荐皮试结果的判断可以皮试的结果与阳性对照组胺进行比较，确定不同的反应等级。另可使用胶带将反应区域粘贴下来作为记录。如存在：①严重的皮炎及皮肤划痕症阳性患者；②皮肤试验可能激发过敏性休克者；③有毒、非水溶性或高度致敏作用的抗原；④食品变应原（皮肤试验可靠性差）则应避免 SPT。当然，皮肤试验所用试剂应标化，以免引起全身性过敏反应。

体外检测血清变应原 sIgE 系检测针对某种变应原的特异性 IgE 类抗体含量。测定血清 sIgE 主要通过放射性免疫分析、酶联免疫吸附试验（ELISA）、化学发光法等实验。sIgE 浓度的体外测定对过敏性疾病的临床诊治提供了定量的标准。常用的体外检测 sIgE 的系统对各种变应原的检测一般敏感性较高。如一项研究显示儿童牛奶过敏使用 UniCAP 体外检测 sIgE，敏感性为91%，特异性70%。鸡蛋过敏的敏感性为94%，特异性64%；对于吸入变应原野草花粉敏感性为91%，特异性70%。测定 sIgE 具有可重复性、精确性和定量等优点。

检测变应原有利区别 IgE 介导的和非 IgE 介导的喘息、鼻炎及湿疹等疾病。变应原检测是明确诊断的重要手段之一。但变应原的检测与过敏性疾病之间也并非完全一致。因此结合病史和体格检查是诊断过敏性疾病所必需的。

IgG4 可能也参与这类变态反应，采用上述类似的 RIA 或 ELISA 法可以检测血清中特异 IgG4。有人提出高滴度的特异性 IgG4 抗体的出现，可能与脱敏治疗失败相关，但还有待进一步研究。

2. 抗原或丝裂原作用后抗体应答水平检测　测定同种血凝素是临床上最简便且有意义的检查机体抗体应答的方法。非 AB 血型者因在生后接触了与 ABO 血型抗原有交叉的多糖抗原，可产生抗 A 和/或抗 B 的 IgM 类同种血凝素，其滴度在大于1岁的正常人群中达≥1:4。若曾输注过 ABO 血型不匹配的血或在子宫内已经被异型血致敏者，可出现 IgG 类同种血凝素。为检查抗体应答，在某些有免疫缺陷表现的病人还需做主动免疫前后血清中特异性抗体含量测定。在体外，将美洲商陆或葡萄球菌 A 蛋白等 B 细胞丝裂原作用于 T、B 及单核细胞的混合培养物，以检测多克隆 B 细胞合成免疫球蛋白能力的试验已广泛应用于临床免疫研究。

（三）自身抗体检查

自身抗体是 B 细胞针对自身抗原成分所产生的对自身组织或器官起反应的抗体，自身抗体可以针对细胞内成分也可以针对细胞外成分。根据影响的范围，自身抗体可以分为器官特异性和器官非特异性自身抗体。对细胞核或细胞质抗原的自身抗体可以对所有组织器官发生反应，引起系统性自身免疫病，如系统性红斑狼疮、系统硬化症、多发性肌炎/皮肌炎等。针对特殊的组织或器官抗原成分的自身抗体往往引起相应器官特异性损害——产生器官特异性自身免疫病，如自身免疫性甲状腺炎、糖尿病等（表4-1-3）。检测自身抗体的方法种类繁多，包括免疫荧光、ELISA、免疫双扩散、凝集反应、免疫印迹、免疫沉淀分析等。一种方法可用于多种自身抗体检测，一种自身抗体可使用不同方法测定。不同种类的自身抗体有适宜的检测方法（下面分别描述）。

表 4-1-3　疾病与自身抗体

疾病	自身抗体举例
器官特异性抗体	
内分泌病	
胰岛素依赖型糖尿病	抗胰岛素抗体
毒性甲状腺肿	抗甲状腺刺激激素抗体
桥本甲状腺炎	抗甲状腺微粒体抗体
肝脏疾病	
自身免疫性肝炎	抗平滑肌抗体
胃肠道疾病	
恶性贫血	抗壁细胞抗体
血液系统	
自身免疫性溶血性贫血	温抗体,冷凝集素
自身免疫性血小板减少	抗血小板抗体
自身免疫性粒细胞减少症	抗中性粒细胞抗体
中枢神经系统	
重症肌无力	抗乙酰胆碱受体抗体
泌尿系统	
肾炎肺出血综合征	抗肾小球基底膜抗体
器官非特异性抗体	
系统性红斑狼疮	ANA,抗核糖体抗体
多发性肌炎/皮肌炎	抗 tRNA 合成酶抗体或其他抗细胞质抗体
系统硬化症	抗核仁抗体
原发性胆汁性肝硬化	抗微粒体抗体
干燥综合征	ANA 或抗细胞质抗体
类风湿性关节炎	类风湿因子,ANA

1. 器官非特异性自身抗体

（1）类风湿因子（rheumatoid factors,RFs）：RFs 是抗人类多克隆 IgG Fc 段的自身抗体。RFs 可以是任何一种 Ig,一般实验室检测的 RFs 是 IgM 抗体。因为 RFs 最先在类风湿性关节炎病人血清中检测到,故得此名称。RF 可以通过不同的方式测定,包括乳胶试验、羊细胞黏附试验以及近来采用的比浊分析或酶联免疫分析等。一般正常人 RF 滴度为 1:80。RFs 在诊断类风湿性关节炎时敏感性 75%~80%。病情早期尤其是第一年敏感性只有约50%。类风湿性关节炎病人产生 RFs 的原因还不清楚。正常人长期感染如亚急性细菌性心内膜炎、结核、梅毒和慢性病毒感染(尤其是丙型肝炎)也可出现 RFs。此外,巨球蛋白血症和 B 细胞系肿瘤也可出现具有 RF 反应活性的单克隆 Ig。需要强调的是,即便存在 RFs,甚至是高滴度的,也不能作为诊断 RA 的特异性依据。1%~5% 健康人群体内存在 RFs。健康人中 RFs 一般滴度较低。约 70% 以上的丙型肝炎病毒引起的慢性活动性肝炎 RF 阳性,而且滴度也高。RF 在判断预后更有意义,高滴度的 RF 提示严重的 RA。RF 阳性(血清阳性)RA 病人可能比阴性病人容易发生进行性、侵蚀性关节炎并导致关节功能受损,尤其可能合并关节外合并症。

（2）抗核抗体（anti-nuclear antibody,ANA）：ANA 是以细胞的核抗原为靶抗原的自身抗体的总称。检测方法：待检测血清与富含核组织切片（人类 Hep2 细胞、鼠肝等）共同孵育，抗体与核成分结合，再加入荧光素标记的抗人免疫球蛋白抗体，使用荧光显微镜观察有无发出荧光的核。使用不同的血清稀释度（滴度）可以对血清中 ANA 进行半定量。结果以阳性（滴度）、阴性表示。还可描述荧光图谱，如均质型、周边型、斑点型、核仁型等，各型提示存在不同种类抗体。ANA 检测是诊断 SLE 的重要实验室依据，对于其他自身免疫性风湿病的诊断也有帮助。高滴度 ANA 具有临床意义，需要进一步检测其他特异性抗体类型。ANA 滴度高低与疾病的进程和治疗效果关系不大。5%～30% 健康成人当中通过免疫荧光技术检测 ANA 存在低滴度阳性（1∶40）。持续、高滴度 ANA 比暂时性低滴度 ANA 更有临床意义。许多药物，如普鲁卡因胺、肼屈嗪和异烟肼可能引起 ANA 阳性。药物性狼疮 ANA 也可呈阳性。非特异性疲劳和关节痛的病人，ANA 阴性提示 SLE 可能性小，仅仅 ANA 阳性也不能确诊。必须依据其他病史、体格检查和实验室检查综合分析确立诊断。

（3）抗 DNA 抗体：一般认为诊断 SLE 最重要的自身抗体是抗双链 DNA（dsDNA）抗体。目前临床较多采用荧光免疫分析和 ELISA 技术测定抗 dsDNA 抗体。由于方法较敏感，阳性结果应根据临床病史和其他实验室检查进行综合判断。高滴度针对自然、未变性的双链 DNA 抗体对诊断 SLE 具有高度特异性。约 80% 的 SLE 病人抗 dsDNA 阳性。抗 dsDNA 抗体滴度还与疾病的严重程度相关。狼疮肾患者肾小球也存在抗 dsDNA 抗体，提示此抗体也参与肾脏的病理损害。因此抗 dsDNA 抗体有助于临床诊断、判断预后以及了解 SLE 的活动程度。相比较而言，抗单链 DNA 抗体的临床价值则十分有限。

（4）抗可提取核抗原（extractable nuclear antigen，ENA）抗体：血清中针对一组水溶性、可使用盐水提取的核抗原成分的抗体。此类抗体种类繁多，不断有新的核抗原成分获得并用于检测针对此类抗原的抗体。一般通过免疫印迹法、双扩散或 ELISA 方法进行检测。抗 ENA 抗体是诊断自身免疫病有效的实验室检测（表 4-1-4），包括对红斑性狼疮、系统硬化症、多发性肌炎、皮肌炎、混合性结缔组织病、干燥综合征和重叠综合征等的诊断。

表 4-1-4　常见抗 ENA 抗体与疾病的关系

核抗原	疾病	抗体阳性比例
Sm	SLE 药物性狼疮	15%～30%（高特异性） 阴性
U1RNP	混合性结缔组织病 SLE	90%～100% 20%～30%
SSA	干燥综合征 SLE 新生儿红斑性狼疮	70%～100% 35%～70% 80%～90%
SSB	干燥综合征 SLE	40%～90% 15%
Scl-70	系统性硬化症	25%～35%（高特异性）
Jo-1	多发性肌炎 皮肌炎 SLE	20%～30% 25%～30%（高特异性） 0～5%

1）抗 Sm 抗体（antibodies to the Sm antigen）：抗 Sm 抗体对于诊断 SLE 也具有高度特异性，但诊断时 SLE 病人只有 15%～30% 呈阳性。亚裔和非洲裔阳性率比白种人高。现已经清楚 Sm 抗原属于 RNA- 蛋白质复合物。

2）抗核糖核蛋白 [RNP（U1RNP）] 抗体 [antibodies to RNP（U1RNP）antigen]：SLE 和系统硬化症患者血清中可出现 U1RNP。U1RNP 是混合性结缔组织病的特征性抗体。

3）干燥综合征（Sjögren's syndrome）-A 抗原（SSA）：也称 Ro 抗原，干燥综合征（Sjögren's syndrome）-B 抗原（SSB）也称 La 抗原。两者的抗体常同时存在，是干燥综合征的特征性抗体。SLE 病人也可存在上述两种抗体，尤其是明显对光敏感皮疹而没有肾损害的病人。此外，新生儿狼疮综合征也可出现抗 SSA 和 / 或 SSB 抗体。

4）抗 Jo-1 抗体（antibodies to Jo-1）：Jo-1 抗原是组氨酰 -tRNA 合成酶。抗 Jo-1 抗体与皮肌炎关系较密切。虽然仅 25%～30% 皮肌炎病人抗 Jo-1 抗体阳性，但具有较高特异性。在合并有间质性肺部疾病的皮肌炎患者抗 Jo-1 抗体阳性率较高。

5）抗 Scl-70 抗体（antibodies to Scl-70）：Scl-70 抗原是 DNA 拓扑异构酶Ⅰ。与弥漫性硬皮病（系统硬化症）关系最大的是抗 Scl-70 抗体，约 30% 这类病人抗 Scl-70 抗体阳性。

（5）抗其他成分抗体：

1）抗组蛋白抗体（antihistone）：抗组蛋白抗体阳性提示药物性狼疮，普鲁卡因胺引起的狼疮病人 90% 抗组蛋白抗体阳性。SLE 病人也可呈阳性，但同时大部分 SLE 病人抗 dsDNA 抗体也阳性，药物性狼疮则不然。

2）抗中性粒细胞抗体（ANCAs）：有两种免疫荧光类型：分布于细胞质（cANCA）和分布于细胞核周围（pANCA）。cANCA 与 Wegener 肉芽肿有关，一般临床表现越严重，cANCA 的滴度也越高。约 95%Wegener 肉芽肿活动期患者 cANCA 阳性，而非活动期或局限活动期患者只有 60% 阳性。抗体滴度也随治疗好转而降低，疾病恶化而升高。

3）抗磷脂抗体：约 40% 的 SLE 患者抗磷脂抗体（aPL）阳性。

2. 器官特异性自身抗体 此类抗体较多，而且不断有新的抗体被发现和应用于临床。由于仅仅是针对特定组织或器官抗原产生的抗体，所以这类抗体主要与相对应的组织器官起反应，引起这些组织器官的损害。一般这类抗体在诊断相应的疾病中具有重要的价值，尤其是存在高滴度抗体时。针对器官特异性自身抗原产生自身抗体与其相关性疾病可参阅相关章节。

（三）补体的检测

1. 总补体（CH50） 羊红细胞和溶血素结合能激活补体，并导致红细胞裂解（溶血反应），依此原理来检测血清中的补体活性。将新鲜血清加入定量的羊红细胞及溶血素中，观察使半数红细胞溶解所需的血清量，以 CH 50IU/ml 表示结果，正常值因方法不同而异。补体 C1～C9 中任何一个组分的含量降低，均可使总补体量降低，故可以此作为过筛试验。

2. 补体 C3 采用琼脂单向扩散法，依 C3 和羊抗人 O 血清形成的沉淀环大小来计算 C3 的含量，国内正常值为 0.80～1.60g/L。

3. 补体 C4 可用琼脂单向扩散法，也有用溶血试验法。

4. B 因子 可采用琼脂单向扩散法检测。另利用 B 因子在 Mg^{2+} 的促进下，可使兔红细胞经旁路途径溶解的原理，用溶血法检测 B 因子含量。

凡用琼脂单向扩散法测定 C3、C4 等组分的试验，均可用散射比浊法代之，以获取更精确的定量。

5. **补体组分裂解产物** C3被裂解后产生若干片段，其中C3c片段仍保留原有的抗原性，但电泳迁移串向阳极端的移动加快，因此可用琼脂交叉免疫电泳法进行检测；即第一次电泳作蛋白区带分离，使C3与C3c分开，第二次将琼脂板转动90°，作火箭电泳，经处理后可见两个毗邻的沉淀峰，泳动快的前峰为C3c，按含量多少计算裂解值。另可制作抗C3d血清，用琼脂扩散法检测C3d。晚近有人应用RIA或ELISA法测定C3a、C4a、C5a、Ba和C5b-C9复合物等补体裂解片段。这些测定可以更敏感地检出血清补体水平尚在正常范围内的补体激活变化。如用于某些SLE及类风湿性关节炎患者的治疗监测。

6. **C1抑制物**（C1INH） C1本身为一脂酶，可水解某些脂质，而C11NH则能抑制其作用。如患者血清中缺乏C1INH，则脂质极易被C1所水解。依据该原理建立的脂酶抑制试验，可用于诊断遗传性血管神经性水肿。另也可用琼脂单向扩散法检测C1INH。

7. **组织切片中补体组分检测** 多采用直接或间接免疫荧光法检测C3（或IgG）等在组织中的沉积，该检查有助于肾小球肾炎的分型。

8. **补体系统异常的临床意义**

（1）先天异常：如遗传性血管神经性水肿（C1INH缺乏）、补体各个（单一）组分缺陷病等。

（2）后天异常：补体含量增多见于部分感染性疾病的早期。补体量减少可由于：①免疫机制激活而消耗了补体，如SLE活动期、急性肾小球肾炎早期、SLE伴肾病者、高球蛋白血症、冷球蛋白血症、溶血性贫血发病后、重症类风湿性关节炎、血清病、重症肌无力、急性移植排斥反应、基膜增生型肾小球肾炎及感染性休克等；②补体合成减少，如某些慢性肝病、小儿进行性肾小球肾炎等。

（四）循环免疫复合物（CIC）检测

CIC的检测方法很多，目前认为C1q法较好，利用C1q能与免疫复合物中的IgG或IgM结合的原理，设计了C1q结合试验、偏离试验、抑制试验，固相C1q-RIA和ELISA等。也可利用胶固素（牛血清蛋白的一种成分）能与免疫复合物携带的C3b灭活物相结合的原理，而采用固相RIA或ELISA法测定。此外，单克隆类风湿因子（mRF）也能与复合物中的IgG结合，可采用mRF免疫扩散及固相RIA等检测。Raji细胞（从Burkitt淋巴瘤中分离的细胞株）能与复合物中的补体结合，借此作定性和定量检测。

CIC的检测有助于了解SLE、类风湿性关节炎、血清病等的病情发展。

【免疫细胞功能检查】

（一）迟发性皮肤过敏试验

迟发性皮肤过敏试验常用以检测Ⅳ型变态（或超敏）反应，也是细胞免疫功能的简易指标，可作为过筛试验。常用的皮试抗原有结核菌素（OT或PPD）、链激酶-链道酶（SK-SD）、腮腺炎病毒、白念珠菌素等，也可用二硝基氯（氟）苯（DNCB或DNFB）作皮肤涂敷（不可作皮内注射）。植物血凝素（PHA）皮试的可靠性尚有争议。临床上宜用几种抗原同时做皮试，若均呈阴性者提示患者细胞免疫功能减低或缺如，需作进一步检查。

（二）T细胞计数

1. **CD3细胞计数** CD3抗原可作为成熟T细胞表面（小部分活化的NK细胞也有）。

2. **T细胞亚群检测** T细胞主要有CD4和CD8两个亚群。目前主要用于获得性免疫缺陷综合征（即AIDS）、原发性免疫缺陷病、T细胞型急性白血病及自身免疫性疾病的实验诊断和研究。可能出现CD4与CD8两种细胞比例变化的相关疾病列于表4-1-5。

（三）T 细胞功能检测

1. 淋巴细胞增殖（转化）试验　体外培养的淋巴细胞中加入植物血凝素（PHA）或伴刀豆素 A（ConA）等丝裂原或抗 CD3 单抗，可使全 T 细胞激活、转化为母细胞，而后分裂增殖。也可采用混合淋巴细胞培养，作为对同种异型抗原的 T 细胞转化试验。可用形态学计数方法，也可用放射性核素标记的胸腺嘧啶核苷（^{3}H-TdR）法来评定细胞转化情况。本试验有助于原发性及继发性免疫缺陷病的诊断，也有助于肿瘤等疾病患者免疫功能状态的观察。

2. 临床上非常规检测的其他 T 细胞功能试验　①T 辅助细胞或抑制细胞功能检测，如测定 T 细胞辅助或抑制 B 细胞在美洲商陆（PWM）作用下合成免疫球蛋白的功能，T 细胞抑制 T 细胞增殖水平等；②测定 T 细胞产生细胞因子如白介素（IL）-2、IL-3、IL-5、γ- 干扰素、IL-4 或 TNF 的水平；③T 细胞表面 IL-1 和 IL-2 等受体测定；④对 IL-1、IL-2、IL-4 或 γ- 干扰素的反应。这些检测主要用于免疫缺陷或免疫失调性疾病的病损环节检查与研究。

表 4-1-5　人外周血 CD4 与 CD8 两种细胞比值

降低	增高
伴肾病变的 SLE	类风湿性关节炎
AIDS	1 型胰岛素依赖性糖尿病
急性巨细胞病毒感染	不伴肾病变的 SLE
疱疹病毒感染	原发性胆汁性肝硬化
传染性单核细胞增多症	特应性皮炎
麻疹	Sézazy 综合征
急性淋巴细胞性白血病缓解期	牛皮癣
髓性增生不良综合征	川崎病
骨髓移植恢复期	慢性自身免疫性肝炎
GVH 病	
接触阳光或紫外线	
剧烈运动	

注：SLE，系统性红斑狼疮征；AIDS，获得性免疫缺陷综合；GVH，移植物抗宿主。

（四）杀伤细胞检测

1. K 细胞　K 细胞须在抗体参与下才能杀伤靶细胞。以 ^{51}Cr 标记的鸡红细胞作为靶细胞，加入鸡红细胞抗体及患者淋巴细胞，测定被杀伤红细胞释放的放射性强度，计算 K 细胞引起的 ^{51}Cr 释放率。该项检测可作为免疫功能指标之一。

2. NK（自然杀伤）细胞检测　NK 细胞的杀伤作用无需抗体参与，以 ^{51}Cr 标记靶细胞（K562 细胞），加入患者淋巴细胞，测定被杀伤细胞所释放的放射性强度，计算 NK 细胞活性。也可检测 NK 表面的 CD16 抗原或 CD56 抗原（方法同其他 CD 抗原检测）进行 NK 细胞计数。肿瘤、自身免疫病、免疫缺陷病以及移植排斥反应中，NK 细胞活性均可发生变化。

（五）巨噬细胞功能检测（发疱试验）

用斑蝥酒精浸液刺激皮肤发疱，收集疱液中的巨噬细胞并与鸡红细胞混合孵育，计数 100 个巨噬细胞中吞噬的红细胞数并除以 100 即为吞噬指数。测定单核 / 巨噬细胞表面的

CDl4 抗原可进行这类细胞的计数,本项试验有助于了解癌肿等患者大吞噬细胞的数量与功能。

(六)中性粒细胞功能

中性粒细胞的功能有趋化性、吞噬活力及杀菌作用等。趋化性试验中以大肠埃希菌培养过滤液提供趋化因子,在一特殊小培养盒(Boyden 小盒)内,观察细胞移行入滤膜中的距离(也可用琼脂糖做试验),判断白细胞趋化性的强弱 - 吞噬功能测定乃将白细胞与葡萄球菌混合孵育,计算 100 个白细胞吞噬细菌数及吞噬指数。吞噬颗粒后的代谢活性,还可用硝基四唑氮蓝(NBT)试验或化学发光法进行测定。近年来使用流式细胞仪测定中性粒细胞吞噬二氢若丹明(DHR)来判定其功能,更为简便和客观。杀菌作用乃将白细胞与金黄色葡萄球菌混合,加入健康人血清(提供补体),并作细菌培养及菌落计数,以推算白细胞的杀菌活性。

(王晓川)

第二节 幼年特发性关节炎影像诊断

培训目标

1. 能为幼年特发性关节患儿选择适当的检查方法。
2. 能记忆及辨识幼年特发性关节炎少关节型及多关节型影像表现。
3. 能记忆及辨识幼年特发性关节炎与附着点炎症相关型骶髂关节、脊柱及附着点病变影像表现。
4. 能记忆幼年特发性关节炎全身型影像表现。

幼年特发性关节炎(juvenile idiopathic arthritis,JIA)是儿童时期常见的风湿性疾病。与成人类风湿性关节炎有一定差异,主要累及大关节,伴有全身多脏器功能损害。2001 年由国际风湿病联盟将这一组疾病定名为幼年特发性关节炎。主要分型为少关节型 JIA、多关节型 JIA(RF 阴性型,RF 阳性型)、全身型 JIA、与附着点炎症相关型的 JIA、银屑病性 JIA、其他类型 JIA。JIA 属于自身免疫性疾病,在关节的主要改变为关节滑膜的慢性炎症。病程急性期存在滑膜水肿、炎性细胞浸润、增厚,关节腔内渗出积液,骨髓水肿,骨质疏松;慢性期滑膜逐渐肥厚并形成许多绒毛状突起(血管翳),增厚的滑膜及血管翳向关节腔内延伸,覆盖于关节软骨表面及无关节软骨的骨端,随着病程进展出现关节边缘骨质侵蚀、关节软骨的破坏、关节面下骨质的侵蚀,并出现关节间隙的变窄。

【影像检查方法及适应证】

1. **X 线平片** 是透过人体的 X 线直接形成的图像,以黑白灰度来显示人体组织的密度及其变化,反映人体组织的解剖和病理状态。人体内高密度组织吸收 X 线量多,在图像上呈白影,如骨骼;低密度组织吸收 X 线量少,呈黑影,如水、脂肪等;软组织密度介于两者之间,呈灰影。其有空间分辨率高的优点,但密度分辨率不如 CT,对于关节内软组织的改变显示不如 CT。而且 X 线平片形成的是 X 线穿透某一部位所有组织的叠加图像,故 X 线平片是一种多组织重叠的图像,对于重叠较多组织显示欠佳。

其作为一种经济、方便的检查方法,常用于幼年特发性关节炎的检查。但在该病的早期,仅能显示关节的肿胀、骨质疏松等非特异性的表现,故早期 X 线平片诊断价值较低。晚期能显示关节间隙的变窄、关节面下骨质的侵蚀等特征性改变。但其对一些组织重叠较多关节,如骶髂关节显示欠佳。检查时需做好辐射防护。

2. **CT 检查** 亦是利用组织对 X 线的吸收对比来成像,其图像是经计算机数字转换的重建模拟图像,图像灰度反映相应体素的 X 线吸收系数。CT 检查的密度分辨率明显优于平片,是传统 X 线平片的 10~20 倍,故对关节内软组织的显示较平片好。其次 CT 检查图像常规为断层图像,没有组织结构的重叠,对于组织重叠较多的关节显示优于 X 线平片。而平扫之后的三维重建技术能多方位、整体性的对关节骨进行观察。另外,CT 可行增强检查以提高病变组织与正常组织对比度。但 CT 检查存在辐射剂量大、检查费用高的缺点,另外空间分辨率低于 X 线平片,故在本病中仅在检查骶髂关节、髋关节时应用较多。检查时应做好辐射防护。如需做增强检查,由于增强造影剂为碘剂并主要由肾脏排出,应先排除甲亢、严重肾功能不全等禁忌证。对碘造影剂严重过敏患者,也不宜行增强检查。

3. **MR 检查** 原理与 X 线平片及 CT 不同,一般是利用组织内氢质子磁共振原理进行成像。其图像并不是以密度为成像的单一参数,而是具有多个参数,以及由不同参数所形成的多个序列图像。平扫最常用的序列是 T_1 加权像(T_1 weighted image,T_1WI)、T_2 加权像(T_2 weighted image,T_2WI)。另外可以静脉注入钆对比剂行增强扫描。

MR 相对于 X 线平片及 CT 的优点在于有很好的软组织对比度。尤其是增强检查,能较好地显示水肿、增厚的滑膜,故能在早期发现关节内滑膜炎症。MR 亦能较好地显示关节软骨,对于观察关节软骨的破坏有一定优势。另外,对于骨髓的水肿显示亦优于平片及 CT 检查。检查时应除去患者及陪护身上的金属物品。由于 MR 检查时组织可吸收射频脉冲部分能量产热,故体温过高患儿不宜行此检查。由于外周强磁场会导致大多数起搏器不能正常工作,甚至产生移位,故携带起搏器患儿禁行此检查。行先天性心脏病介入封堵术患儿,6 个月内不宜行此检查,以免堵闭器移位。

【影像学表现】

1. **少关节型** 此型与成人类风湿性关节炎有较大差异。其表现为大关节受累为主,如膝关节、踝关节、肘关节、腕关节等,尤以膝关节好发,而小关节及髋关节一般不受影响。常呈不对称发病。

X 线平片表现为:①关节肿胀:病变早期即能见到关节软组织影膨隆,正常时所见的脂肪垫及肌肉间脂肪层移位变形,甚至模糊或消失,整个关节软组织密度增高。这是由于滑膜充血水肿、关节周围软组织水肿所致。关节间隙可有增宽,这与炎症所致关节腔内积液以及增生的滑膜嵌入关节间隙内有关。②骨质疏松:早期可以见到关节内骨质和邻近干骺端骨质密度降低,骨小梁稀疏,这与髓腔内炎性水肿、结缔组织增生导致骨质吸收有关;晚期由于关节失用,骨质疏松程度加重、范围加大。也有些时候由于关节失用可发现骨干变细。③关节间隙变窄:发病数月后,由于滑膜的增生进一步加重,原本存在于关节腔边缘的滑膜向关节中央延伸,并覆盖于关节软骨面上,进而导致关节软骨破坏。而组成平片关节间隙的关节软骨破坏、消失,则引起关节间隙变窄。但有些时候因为关节腔内积液、小年龄儿童骺软骨的存在,关节间隙变窄可不明显。④关节骨质破坏:本病晚期才开始出现骨质破坏,骨质破坏初始于关节边缘。由于关节边缘骨质没有关节软骨的覆盖,而增生的滑膜最早也位于关节边缘,故关节边缘的骨质最早被压迫侵蚀出现骨质破坏。表现为关节边缘骨质出现单个或数个边界清楚锐利的弧形骨质破坏。此征象于大龄儿童常见,年龄较小儿童由于关节边缘骨质外尚有骺软骨存在,故此征象不常见。软骨下骨质破坏出现一般晚于关节边缘骨质破坏,发生于关节软骨破坏后,滑膜继续向下破坏关节软骨下骨质所致。表现为关节间隙变窄基础上,关节面骨皮质致密白线出现中断、模糊、毛糙等改变。⑤假囊性变:当滑膜侵袭进入软骨下骨内时,可于软骨下骨内见到类圆形或半圆形透亮影,边缘可有轻度骨质增生硬化。由于该透亮影内并不是囊液,而是增生的滑膜,并且此透亮影也没有一个完整的囊壁,故称为假囊。⑥干骺端膨大及骨化中心提前出现:由于炎症充血,可以出现干骺端膨大及局部骨化中心的提前骨化;⑦关节脱位及半脱位:由于关节内及周围软组织晚期发生纤维化及挛缩,可导致关节屈曲、脱位及半脱位。⑧关节强直:是 JIA 晚期严重并发症,以纤维强直较多见,偶可见骨性强直。纤维强直平片可见关节间隙变窄,且未见骨小梁贯穿,但不能直接诊断,需结合临床关节活动消失病史方能诊断;骨性强直是关节面骨质明显破坏后,机体进行修复时,关节骨端由骨组织相连在一起所致,平片可以见到关节间隙消失,骨小梁连通关节两侧骨端(图 4-2-1)。

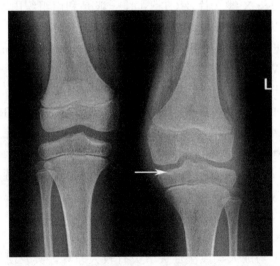

图 4-2-1 少关节型患者,仅左膝关节病变,与正常右侧对比可见,左膝关节肿胀,左股骨、胫骨干骺端膨大,关节间隙较对侧变窄,箭头所指处为假囊

MR 检查:①滑膜增厚及血管翳形成:JIA 早期即有关节滑膜的改变。增厚的滑膜及血管翳在平片检查时不能显示,但在 MR 检查时能显示。正常关节内,滑膜位于关节边缘,MR 不能显示,一旦 MR 显示滑膜则提示滑膜的增厚。前述已经提过滑膜及血管翳在疾病的不同时期分为炎性、混合性及纤维性。MR 平扫上炎性滑膜及血管翳 T_1WI 呈等、低信号,T_2WI 呈等、高信号;纤维性滑膜及血管翳 T_1WI 呈低信号,T_2WI 亦呈低信号;混合性介于两者之间。一般单纯的纤维性滑膜及血管翳很少,炎性及混合性滑膜及血管翳较多见,有时难以与关节腔内积液分开。而 MR 增强检查能较好地区分滑膜、血管翳及关节腔内积液。在注入钆对比剂后,根据滑膜及血管翳的成分,滑膜成不同程度强化。一般炎性滑膜及血管翳有明显强化,纤维性则没有明显强化,混合性介于两者之间。根据滑膜及血管翳信号的不同及强化的差异可以提示 JIA 病情的进展情况,炎性的滑膜及血

管翳提示疾病处于进展期，纤维性的滑膜及血管翳提示疾病处于静止期。而少关节型患者滑膜及血管翳最常见的部位为髌上囊，有文献报道髌上囊滑膜体积超过 3ml 其诊断灵敏度及特异性分别达到 97% 及 100%。②关节腔内积液：由于炎症渗出，JIA 患者关节腔内常见积液。关节腔内积液在 T_1WI 上呈低信号，T_2WI 上呈高信号。关节腔内积液 T_2WI 显示较 T_1WI 更为清晰，但需要压脂，使积液与关节内的脂肪区别开。一般在增强检查时没有强化，也有文献报道在延迟增强过程中，有对比剂渗入积液中造成强化。JIA 少关节型患者积液最常见于膝关节髌上囊内。关节内积液量可以反映炎症活动的严重程度，炎症活动程度强则积液量较多，炎症活动弱则积液量较少。少量的关节腔内积液无明显诊断特异性，大于 5ml 的髌上囊积液有一定诊断价值。③骨髓水肿：骨髓水肿是 JIA 早期表现之一，平片不能显示。最常见于膝关节，可发生于干骺端及骨化中心，提示骨髓炎症的存在。骨髓的水肿在 T_1WI 上显示为骨髓高信号衬托下的边缘模糊的低信号。T_2WI 上显示为边缘模糊的高信号，由于骨髓内脂肪存在，正常骨髓在 T_2WI 上亦显示高信号，故单纯 T_2WI 对骨髓水肿显示不佳，须行 T_2WI 压脂序列检查。在 T_2WI 压脂序列中，骨髓水肿高信号能清楚显示。发生于干骺端的骨髓水肿可呈背向关节面的"火焰"样改变。④关节软骨破坏：关节软骨为透明软骨，平片不能显示，而 MR 能清楚显示关节软骨结构，在 T_1WI 及 T_2WI 上均呈中等信号。JIA 患者早期可见增厚的滑膜由关节边缘向关节中央延伸，并覆盖于关节软骨上，进而可见到多种形式的关节软骨破坏。关节软骨的破坏可以表现为关节软骨边缘的毛糙、变薄、裂隙乃至关节软骨全层缺损。⑤骨质破坏：对于关节骨质的破坏，MR 亦能显示，但由于骨质在 MR 上显示为低信号，故不如 X 线平片直观而清楚。⑥假囊性变：MR 能清楚显示位于关节软骨下骨内的假囊，并同时发现关节软骨的裂隙或缺损。在 T_1WI 上假囊呈类圆形或半圆形低信号，与骨髓高信号有较好的对比，T_2WI 压脂序列上假囊呈高信号；由于假囊内有侵入其中的滑膜，在增强时假囊囊内能明显强化。⑦半月板及韧带改变：由于少关节型最常发生于膝关节，膝关节特有的半月板亦会受累。正常半月板是纤维软骨，在 MR T_1WI 及 T_2WI 上均呈低信号。JIA 患者半月板受累可表现为半月板的前角或后角变形，失去正常的三角形形态；也可表现为半月板的撕裂、塌陷、碎裂等；也可有半月板信号异常，低信号的半月板内出现相对半月板的高信号。⑧淋巴结肿大：腘窝、腹股沟区常可见结节状 T_1WI 等、低信号，T_2WI 高信号淋巴结肿大（图 4-2-2、图 4-2-3）。

2. 多关节型 JIA 多关节型患者表现与成人类风湿性关节炎表现有一定相似，尤其是 RF 阳性患者。此型累及关节较多，大小关节均可发病，四肢小关节、腕、膝、踝关节多有受累，发病常为对称性发病。其中 RF 阳性患者短期内即可发生关节骨质破坏、形成关节强直，常易引起残疾。

X 线平片：①腕关节：腕关节是多关节型 JIA 最易受累关节之一，且表现较为典型。早期腕关节改变仅表现为软组织的肿胀，可以伴有不同程度的骨质疏松，改变没有特异性。当腕骨的软骨破坏后，腕关节间隙会逐渐狭窄，同时骨质疏松更加明显。病变进一步会造成腕骨骨质破坏，表现为各腕骨原本清楚的致密骨边变得毛糙模糊，腕骨外形轮廓失圆整，严重者形成棱角分明的方形化腕骨。与前述少关节型类似，腕骨亦可见到假囊性改变。大龄儿童可因尺骨茎突附近的滑膜增生引起尺骨茎突及尺骨近端的骨质吸收，进而引起尺偏畸形。长期的应力改变可进一步导致舟骨及月骨的压缩变小。足部跗骨的改变与腕骨改变类似。②四肢小关节：早期表现为指间关节、趾间关节梭形软组织肿胀，掌指关节、跖趾关

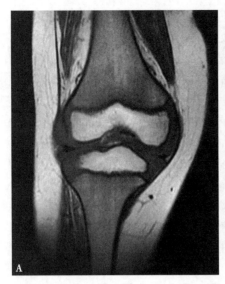
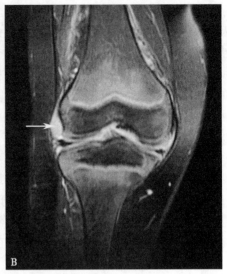

图 4-2-2　少关节型患者，右膝关节病变

A.T$_1$WI，股骨、胫骨干骺端见背向关节面的火焰样低信号影；B.T$_2$WI 压脂，股骨、胫骨干骺端见背向关节面的火焰样高信号影，提示骨髓水肿。箭头所示为高信号的增生的滑膜。

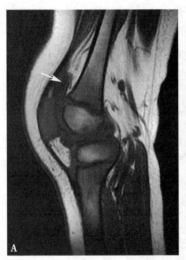
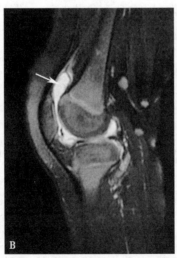
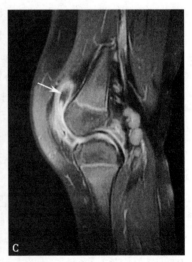

图 4-2-3　少关节型患者，膝关节病变

A.T$_1$WI；B.T$_2$WI 压脂；C. 增强。箭头所示膝关节内增厚的滑膜及积液呈 T$_1$WI 低信号，T$_2$WI 高信号，增强后滑膜强化，积液未见明显强化。另可见腘窝淋巴结肿大。

节软组织也可发现肿胀，伴有不同程度的骨质疏松，少部分患者因炎症反应，掌、跖可出现一过性的骨膜反应。随后因关节边缘骨质无软骨覆盖，可出现关节边缘骨质侵蚀，表现为关节边缘半圆形低密度影，边界常较清楚。关节软骨出现破坏时，关节间隙可见变窄，但因不是承重关节及关节内积液部分患者关节间隙变窄表现不明显。病程进一步出现软骨下骨质破坏，表现为关节面骨皮质致密白线模糊、毛糙、中断。晚期因关节骨质破坏，软组织的纤维化挛缩，引起关节脱位、半脱位及关节强直等严重并发症。③膝、踝、肘等大关节改变与少关节型类似，这里不再详述（图 4-2-4、图 4-2-5）。

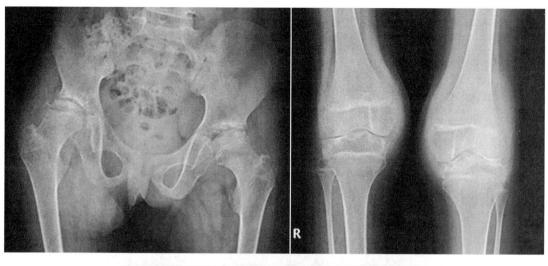

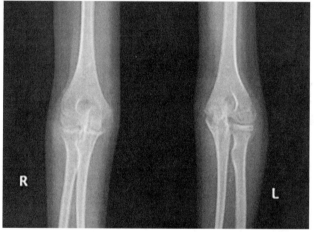

图 4-2-4 多关节型患者,双髋、双膝、双肘可见关节肿胀,不同程度的骨质疏松,关节间隙变窄,边缘及关节面下骨质破坏,并有假囊

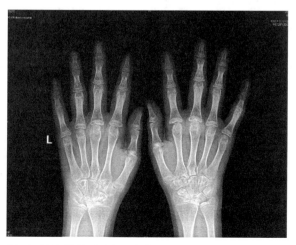

图 4-2-5 多关节型患者,双手、腕诸骨骨质疏松,关节间隙变窄,边缘及关节面下骨质破坏,并有假囊。腕骨轮廓改变,失圆整,部分方形化;舟、月骨变小

CT 检查以及三维重建技术可以清楚地显示，关节面骨质的破坏及增生硬化，关节间隙变窄、破坏，韧带的钙化，但其存在射线辐射剂量较大、软组织分辨率不如 MR、空间分辨率低于平片等缺点，故 CT 在此型 JIA 检查中应用较少。

MR 检查对于腕关节、四肢小关节病变的显示优于 X 线平片：①关节内积液：MR 能清楚显示早期关节腔内积液，在 T_1WI 呈低信号，T_2WI 呈高信号。②滑膜增厚及血管翳：JIA 病变早期增厚的滑膜及血管翳一般在 MR 增强检查时能明显强化，这里与大关节表现类似。③骨髓的水肿：骨髓水肿的出现一般早于骨质破坏，可以在 JIA 早期被 MR 检查所发现，表现为 T_1WI 低信号，T_2WI 高信号。另外发现骨髓水肿，往往也提示后期会有骨质破坏出现。④腱鞘及肌腱：可见腱鞘及肌腱的炎症水肿，以 T_2WI 显示较好，呈高信号（图 4-2-6）。

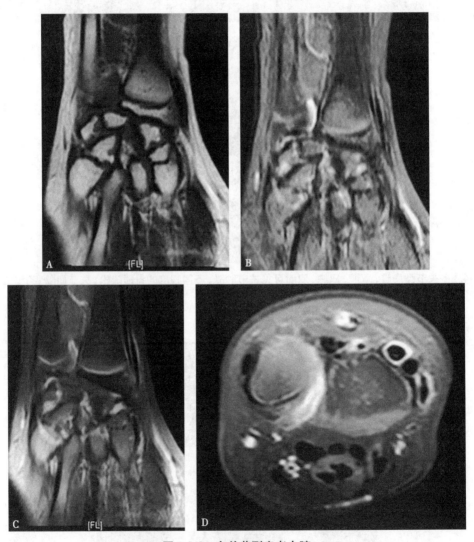

图 4-2-6　多关节型患者右腕

A. 冠位 T_1WI；B. 冠位 T_2WI；C. 冠位增强；D. 横断位增强。可见腕关节间隙明显变窄，腕骨骨质破坏，形态失常，可见假囊，骨髓水肿，增强后滑膜强化。横断位见腱鞘内异常强化的高信号。

3. **全身型** 全身型患者可于胸腹部 CT 发现胸膜炎、心包炎所致的积液,但积液量一般较少,肺部可见间质性改变,肝脾及淋巴结可见肿大。如出现关节病变,表现可以与少关节型或多关节型类似,这里不再详述。

4. **与附着点炎症相关的关节炎** 此型患者四肢大关节炎症常为首发症状,以下肢大关节受累为著,如髋、膝、踝关节;后出现骶髂关节病变,几乎 100% 此型患者都有骶髂关节病变,并随病程由骶髂关节上行性进展,逐渐累及腰椎、胸椎、颈椎。

X 线平片表现:①骶髂关节炎:由于滑膜增厚及血管翳的侵袭,骶髂关节下部的透明软骨首先被破坏,继而上部纤维软骨及骨性关节面亦受侵袭而破坏。表现为骶髂关节骨质关节面毛糙、模糊;骨质破坏边缘由于机体修复,可见轻度骨质增生硬化。该病变一般始于骶髂关节髂骨侧,而后累及骶骨侧;可双侧同时发病,也可先一侧出现,而后对侧再发病。随着骨质破坏的加重,骨性关节面可出现不规则骨质破坏,导致关节面凹凸不平,呈鼠咬状,周围骨质增生硬化可进一步加重,此时关节间隙可显示增宽或宽窄不一,称为关节间隙假增宽。随病变进展,关节间隙进而变窄直至消失,最终出现骨小梁连接骶髂关节两侧骨端,形成关节的骨性强直,造成不可逆的功能障碍。骶髂关节病变程度可分为 5 级:0 级为正常;Ⅰ级为可疑骶髂关节炎;Ⅱ级为轻度异常,骶髂关节边缘骨质模糊,可见局限性侵蚀及轻度硬化,但关节间隙无明显改变;Ⅲ级为明显异常,骶髂关节边缘两侧侵蚀并增生硬化,关节间隙假增宽、狭窄或部分消失;Ⅳ级为严重异常,骶髂关节间隙完全消失,骨性强直。但平片由于骶髂关节处组织重叠过多,程度较轻的骶髂关节炎往往会漏诊,如临床高度怀疑此型病变最好行 CT 检查。②脊柱改变:脊柱的改变常发生于骶髂关节病变之后,由骶髂关节向上进展,由腰椎渐向上渐进性累及胸椎、颈椎。最初表现为骨质稀疏,但椎体形态未见明显异常,可能为骨髓水肿所致。继而可能由于椎体前缘上下角及骨突关节软骨邻近的骨炎,导致椎体前面凹面变平直,形成"方椎"外观。常伴有生理曲度的改变,如腰椎生理性前凸变直。晚期椎体前缘软组织亦因为炎症导致骨化,一般累及椎间盘外周的纤维环及前纵韧带深层,形成平行于脊柱的骨赘,使病变脊柱的外观形似竹节状,故称为"竹节状脊柱"。由于软组织的骨化,致使脊柱强直,但儿童较少见。③附着点病变:肌腱、韧带及关节囊的附着点可存在骨化及骨质侵蚀。常见的部位为坐骨结节、耻骨联合、股骨大转子、跟骨结节等。表现为与骨面垂直的骨化,骨面边缘的模糊、毛糙、凹凸不平,由于同时有骨质的修复,可伴有骨质增生硬化。④大关节病变影像表现与前述类似,这里不再详述。

CT 对此型 JIA 检查,优势在于图像无重叠组织的干扰;其较常用于骶髂关节的检查,能清楚显示骶髂关节病变,尤其是轻度的骶髂关节病变不容易漏诊。CT 也能用于该型 JIA 脊柱病变的检查,对于椎小关节病变显示优于平片,能清楚地显示软组织的钙化,脊柱的强直,尤其是三维重建显示更直观;但由于其辐射量较大,故应用较少。

MR 检查在此型 JIA 中相较于 CT 及 X 线平片有一定优势:①MR 对骨髓水肿显示敏感,能早期提示骶髂关节炎症。水肿信号在 T_1WI 上呈现为低信号,在 T_2WI 压脂序列上显示为高信号。在骶髂关节处骨髓水肿可见于单侧或两侧,一般以髂骨面较明显。脊柱一般以椎体前后缘的上下角、椎间盘两缘的终板下以及椎小关节常见。②MR 增强检查能显示骶髂关节增厚的滑膜,活动期的 JIA 滑膜一般都有较明显的强化,在病变早期就能显示。③ MR 能较好地显示关节软骨,此型 JIA 患者 MR 可发现骶髂关节软骨的破坏(图 4-2-7)。

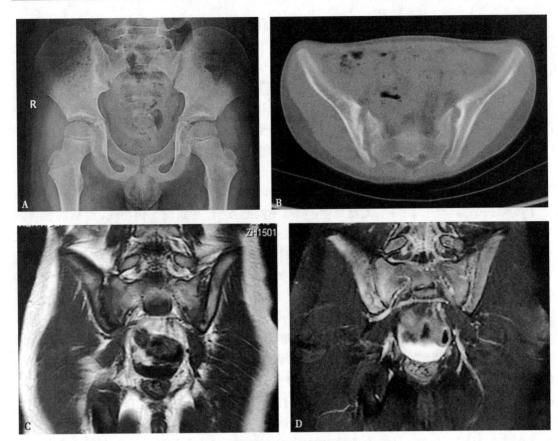

图 4-2-7 与附着点炎症相关型患者骶髂关节

A. 骨盆正位平片，可见右侧骶髂关节间隙增宽，髂骨关节面凹凸不平，可见较明显的骨质增生硬化，左侧可疑骶髂关节病变；B. 骶髂关节 CT 横断位，更清楚地显示，双侧骶髂关节间隙增宽，关节面凹凸不平及骨质增生硬化，病变范围右侧较左侧大；C、D. 骶髂关节冠位 T_1WI 及 T_2WI 压脂，见双侧骶髂关节间隙增宽，内见 T_2WI 高信号的滑膜，关节面低信号骨质不光整，髂骨及骶骨见片状 T_2WI 高信号骨髓水肿。

（冯 川 何 玲）

第三节 关节检查及关节功能评估

培训目标

1. 熟悉 儿童关节检查步骤。
2. 了解 儿童关节炎常用关节功能评估方法。

为提高临床专科医师对风湿性疾病的诊断水平，除了仔细询问病史外，掌握体格检查，尤其是关节体检，作出正确的关节功能评估至关重要。

一、关节检查

（一）环境及准备工作

与儿科常规体检一样，要求查体环境保持安静，室温适宜。检查者态度和蔼，与患儿保持良好沟通，因需要检查全身关节肌肉，尽量取得患儿合作后暴露检查部位，注意体位及查体顺序，同时应注意保护患儿隐私。

（二）检查方法

1. **全身情况** 关节体检前，需要了解病人的全身情况。观察患儿的发育、营养状况、是否合并贫血，有无发热及热型、热程，发热时的伴随症状等。同时，了解家长对患儿的关注度，甚至家庭经济状况。在与家属的简单交谈中，可以判断家长的文化程度，对孩子疾病的重视程度及知晓情况，以利治疗过程中医师对患儿及家长进行相应疾病知识的健康教育。

2. **皮肤症状** 风湿性疾病患儿常常伴有发热、皮疹，体检时注意查看患儿躯干、四肢是否伴有充血性皮疹或结节样红斑。若患儿出现面颊部蝶形红斑（butterfly erythema）、盘状红斑，或肢端伴有紫红色血管炎样皮损，寒冷刺激后肢端皮肤苍白、发绀等雷诺现象（Reynaud's phenomenon），提示为全身血管炎改变，如系统性红斑狼疮、血管炎综合征等；如四肢、躯干触痛性皮下结节，不活动，伴皮肤表面凹陷，多提示结节性脂膜炎；幼年皮肌炎（JDM）常见眼睑及眶周水肿和面颊紫罗兰色皮疹，称向阳疹（heliotrope sign），另外，可见颈区"V"型红斑、掌指关节、指间关节、肘或膝关节伸面皮肤粗糙、肥厚性淡红色鳄鱼皮样丘疹，色素脱失伴细小脱屑，称高春征（Gottron sign）；严重血管病变可致皮肤坏死，JDM 后期可出现皮肤广泛钙质沉积。

3. **关节检查**

（1）上身关节检查

1）颞颌关节（2 个）：头部仅有的关节，主要负责张闭口腔及咀嚼功能。检查时检查者从后方双手环抱患儿头颅，示指固定患儿颅骨，无名指固定患儿下颌骨，中指置于颞颌关节处，嘱患儿张口、闭口，观察颞颌关节活动度；嘱患儿上下牙床左右移动，了解颞颌关节左右活动度（正常时左右活动度>1cm）。

2）胸锁关节（2 个）：胸骨与两锁骨连接处关节，通过外展、内收双臂，可检查胸锁关节的活动，正常时双手可内收搭肩至对侧。一般活动度小，属于微动关节。

3）肩锁关节（2 个）：锁骨与肩胛骨连接处关节，辅助肩关节活动。

4）肩关节（2 个）：肩胛骨与肱骨头连接处，是上肢运动的主要关节，活动度大。查体时检查者面向患儿，以左手扶患儿左肩，右手检查患儿左肩关节的伸、屈、展、旋前及旋后等各个方向活动度；检查右肩关节时交换。

5）肘关节（2 个）：肘关节是支配前臂活动的重要关节，检查时应从屈曲、伸展、旋前、旋后等方面进行。

6）腕关节（2 个）：双腕关节是支配手部活动的关键，是 JIA 最常累及的关节。检查时注意有无肿胀、压疼，测量关节周径，以及关节伸、屈、尺侧及桡侧的活动范围。

7）掌指关节（10 个）：每侧 5 个，主管握拳及各手指运动。检查时注意各关节有无红肿、压痛，伸屈的角度是否达到正常范围。

8）指间关节（近端指间关节共 10 个，远端指间关节共 8 个）：主管手指屈伸、对指等精细运动，检查时注意各关节有无红肿、压痛，伸屈的角度是否达到正常范围。掌指关节和指间关节等小关节均为 JIA 易累及的关节,计数关节受累个数以判断 JIA 类型时具有重要意义。

（2）下身关节检查

1）髋关节（2 个）：髋关节是人体最重要的承重关节,对保持人体站立姿势、下蹲后起身等起着主要作用。检查时注意患儿站立时双腿是否等长、行走姿势有无异常,平卧时检查患儿下肢内收、外展、后伸及屈髋等角度是否达到正常范围,同时检查双侧髋关节处有无肿胀及压痛。

2）膝关节（2 个）：是下肢承重关节,对下蹲及站立均起到重要支撑作用。检查时注意有无肿胀、压疼,测量关节周径,浮髌试验是否阳性,同时检查屈、伸、小腿旋内、旋外的角度是否达到正常。

3）踝关节（2 个）：是保持站立及行走姿势的主要关节之一,检查时注意有无肿胀,屈、伸以及足内翻、外翻的角度是否正常。

4）距下关节（2 个）：是足部的微动关节,从足背有无红肿、压痛等方面加以判断。

5）跗趾关节（2 个）：是足部的另一微动关节,检查方法同距下关节。

6）趾跖关节（10 个）：足掌与足趾连接的关节,每侧 5 个,主管足趾运动,行走。检查时注意有无红肿、压痛,伸屈的角度是否达到正常范围。

7）趾间关节（10 个）：足趾间关节,共 10 个,辅助趾跖关节完成抓地、行走等足部运动。检查方法同趾跖关节。足部小关节也是 JIA 易累及的关节,在判断 JIA 类型时与手部关节具有同样重要意义。

（3）中轴关节检查

1）颈椎关节：嘱患儿头部后仰,低头,左右转动及偏斜头部,即可检查颈椎关节的活动,要求转动头部时双肩及躯干保持平衡,不随头部运动而移位。早期颈椎关节受损是 JIA 的预后不良因素之一。

2）腰背关节：包括胸椎及腰骶椎,检查时要求患儿做扩胸、弯腰等动作,如合并与附着点炎症相关关节炎时即可呈弯腰受限（Schober 试验阳性）。同时,按压各胸椎、腰椎及骶椎棘突,观察有无压痛及活动受限。

3）骶髂关节（2 个）：指骶骨与髂骨连接处关节,在保持骨盆及身体正常体态中起到重要作用。检查时应按压双侧臀部外侧有无疼痛,结合下蹲、弯腰、下肢外展等动作,观察有无活动受限及疼痛。

4. 肌肉症状 风湿性疾病大多伴随不同程度关节肌肉症状。常见的有全身乏力、四肢肌痛、肌无力,肢带肌无力,出现跛行,抬腿及下蹲受限,甚至双腿不等长（leg length discrepancy, LLD）。对于风湿病患儿的四肢肌力检查与常规肌力检查相同。应注意常累及的肌群,如颈肌、肢带肌等。在疑诊幼年皮肌炎（JDM）时,常需要检查颈肌肌力,方法是让患儿仰卧位,计算抬颈保持时间,如在 20 秒以上为正常,否则即可能为颈肌群受累;累及上下肢肌群时出现行走、上楼梯、起床或下蹲后起立困难,不能举臂、梳头、穿衣,不能维持正常坐姿等;当患儿从下蹲位站起时,须双手扶踝或膝关节方能起身,称高尔征（Gower 征）阳性;当患儿单腿站立时,对侧髋部抬高,为特伦德伦伯格征（Trendelenburg 征）阳性,均提示肢带肌受累。部分患儿可有咽喉以及食管受累,出现声音嘶哑、鼻音、呛咳及吞咽困难等。少数可累及胸廓和呼吸肌出现呼吸困难。

5. 眼科检查 部分风湿病可伴发眼部损害。如 JIA 少关节型可能出现视网膜炎及葡萄膜炎（uveitis）,眼科行裂隙灯检查,可发现视网膜及虹膜充血,眼底血管曲张甚至出血。使用少数抗风湿病的药物如羟氯喹等需定期进行眼科检查以便及早发现视网膜病变。

（三）记录方法

1. 专科情况检查，尤其是关节检查一般按照从头到脚，自上而下，从外周关节到中轴关节的顺序，逐一进行，切勿遗漏，尤其是四肢小关节应逐个检查，计数关节受累个数是判断关节炎类型的重要依据。

2. 所有阳性体征都应记录，包括：有无发热及热型，皮疹形态及分布，关节肿胀、疼痛及活动受限，有无双腿不等长（LLD）等，同时，重要的阴性结果也应记录，以作为鉴别诊断的主要参考要点。

二、关节功能评估

正确的关节功能评估是专科医师判断患者疾病活动性及疗效的客观证据。以下介绍几种评估方法，在临床工作中可选择采用。

（一）美国风湿病学会评价系统

1995 年，美国风湿病学会（American College of Rheumatology，ACR）定义了针对类风湿性关节炎（rheumatoid arthritis，RA）的疾病改善标准，至 1997 年，定义了 ACR 儿科标准（ACR Pediatric），目前已广泛运用于儿童风湿病临床研究。其 6 个核心纲要包括：①医师对疾病活动度的整体评价；②家长 / 患儿对健康状况的整体评价；③关节功能评价；④有活动性关节炎的关节个数；⑤活动受限的关节个数；⑥反映炎症的实验室指标如红细胞沉降率（ESR）。

在此基础上，评价是否达到 ACR Pediatric 30/50/70，在 6 条核心纲要中应满足：至少有 3 条改善≥30%，并且剩余变量不超过 1 项恶化大于 30%，即称为 ACR Pediatrics 30 改善（responder），反之为未改善（nonresponder）。同理，如果满足至少有 3 条改善≥50% 或≥70%，并且没有任一条≥30% 的恶化，即称为 ACR Pediatrics 50 或 70 改善。加重则定义为 6 个核心变量中 2 项恶化至少 40%，同时 1 项以上改善小于 30%。

ACR 评价系统可适用于关节炎患儿治疗前后的自身对照，是目前临床较常用的关节功能评价体系，但不适用于全身型幼年特发性关节炎。

（二）幼年关节炎活动性评价

幼年关节炎活动性评价（juvenile arthritis disease activity score，JADAS）系统起始于 2009 年，JADAS 是评价 JIA 疾病活动的有效标准，可用于评价 JIA 各种亚型，适用于 JIA 临床观察及标准化临床试验研究。

具体评价指标包括 4 个方面：①医师对疾病活动度的评价；②父母 / 患儿对疾病活动度评价；③活动性关节个数；④红细胞沉降率。其中前两个指标均采用 10cmVAS 直观类比量表（0～10）；活动性关节个数可选择包括 10 个、27 个或 71 个三种；红细胞沉降率（ESR）通过公式（ESR-20）/10 标准化到 0～10 分，若血沉<20mm/h 则转变为 0，血沉>120mm/h 则转变为 120。

JADAS 适用于所有类别的 JIA。为了减少关节数对评分的主导趋势，增加了 ESR 指标，同时，为了避免急性期反应物在评分中占据过多比例，ESR 被标准化到 0～10 分。为了既客观反映关节功能，又考虑到临床的可操作性，建议选择 JADAS10 或 27 作为关节功能评价标准。同时为了进一步方便临床运用，也有采用除外红细胞沉降率（ESR）的 cJADAS，但准确性略差，一般不推荐。

（三）ACR 临床缓解标准

2011 年 ACR 提出 JIA 临床不活动（Clinic inactive desease，CID）标准，即在既往的 Wallace 临床缓解标准基础上修订后产生，包含以下内容：无活动性关节炎；无 JIA 导致的发热、皮疹、浆膜炎及肝脾淋巴结肿大；无活动性葡萄膜炎；ESR、CRP 水平在实验室检测正常范围，或其升高与 JIA 无关；依据量表医生对疾病活动的整体评估无活动；晨僵持续时间≤15 分钟。推荐每 3 月评估一次治疗反应，并作为调整治疗方案的依据，以实现 3 月内疾病活动至少 50% 改善，6 月内达到缓解标准的治疗目标。本评估标准临床可操作性强，适用于全身型 JIA 疾病活动性评估。

（四）欧洲 DAS（disease activity score）评价系统

DAS 评价系统最早出现于 20 世纪 90 年代，随后被欧洲抗风湿病联盟（EULAR）广泛应用于 RA 临床试验。主要包括传统的 DAS44 以及在此基础上简化并更加广为应用的 DAS28。

1. DAS28 临床应用较广泛，主要评价全身 28 个关节，包括：2 个肩关节，2 个肘关节，2 个腕关节，10 个掌指关节，10 个指间关节，2 个膝关节。按照 28 个关节中压痛关节数目、肿胀关节数目、红细胞沉降率、健康状况总体评价（采用 VAS：0～100，0 为最好，100 为最差）等参数计算出 DAS28 数值（具体评分公式如下：DAS28=0.56 TJC28+0.28/+0.701nESR+0.014GH）。

2. DAS44 为避免 DAS28 中评价的局限性，提出了 DAS44 评价系统，即在前述 28 个关节基础上，增加 2 个肩锁关节、2 个胸锁关节、2 个踝关节、10 个趾间关节，共 44 个关节。DAS44 计算方法更为复杂，已不常用。

3. DAS 评分的判断标准及意义 ①根据 DAS28 结果，可迅速判断患者当时疾病活动程度，为医师选择治疗方案提供客观依据。DAS28 评分<2.6 提示疾病处于缓解期；2.6～3.2 提示疾病低度活动；3.2～5.1 提示疾病中度活动；>5.1 则提示疾病处于高度活动状态。②根据 DAS 评分的变化情况来判断患者对治疗的反应：DAS 评分变化>1.2 时提示患者对目前治疗反应良好；DAS 评分变化在 0.6～1.2 之间，提示对治疗有中等度反应；如 DAS 评分变化≤0.6，则提示患者对目前治疗无反应。

（五）其他关节功能评价系统

如幼年关节炎损害指数（juvenile arthritis damage index，JADI），涵盖了幼年关节炎关节损害指数（JADI-Articular，JADI-A）和幼年关节炎关节外损害指数（JADI-Extra Articular，JADI-E），较为客观、全面，但因评价指标繁复，临床可操作性不强。此外，简化疾病活动指标（simplified disease activity index，SDAI）、临床疾病活动指标（clinical disease activity index，CDAI）等多种评价体系，均主要用于成人类风湿关节炎（RA）的评价。

（唐雪梅）

第四节 关节腔穿刺术

一、目的

关节腔穿刺术（joint cavity paracentesis）是在无菌技术操作下，通过穿刺关节腔，抽取腔内滑液、引流、注射药物、空气或造影剂等进行检查和治疗的方法。为临床诊断提供确切依据,并可向关节腔内注射药物治疗关节疾病。

二、适应证

1. 急性发病的关节肿胀、疼痛或伴有局部皮肤发红和发热,尤其表现在单个关节,怀疑感染性或创伤性关节炎。

2. 未确诊的关节肿痛伴积液,需采集关节液做诊断用途。如取关节液行偏振光镜检查尿酸盐结晶,以诊断痛风性关节炎。

3. 已确诊的关节炎,个别关节较多积液,影响关节功能。

4. 通过关节镜进行肉眼观察、滑膜活检或切除,可同时抽取关节腔液。

5. 向关节腔内注入造影剂以作关节造影等检查。

6. 作为关节腔内注入药物等治疗措施的术前操作。

三、禁忌证

1. 穿刺部位局部皮肤有破溃、严重皮疹或感染。

2. 严重凝血机制障碍,如血友病等。

3. 全身症状严重,如休克未控制、重度脱水、多器官功能不全等。

四、操作前准备

1. 需经主治医或三线医师确定该项操作,主管医师须向患儿监护人解释该项操作的必要性、可能出现的问题及术前和术后的注意事项,征得患儿监护人的同意后,由患儿监护人签字确认。

2. 穿刺前必须完成各种关键性检查——血常规、凝血功能、乙型肝炎抗体、丙型肝炎抗体、梅毒抗体、艾滋病毒抗体等。

3. 观察穿刺部位有无皮肤及皮下组织的感染及破溃。如皮肤不清洁时应给予必要的清洗。

4. 选择好合适大小的穿刺针,检查穿刺包和关节腔用药是否超过有效期。

5. 有条件可以先行B超或X线定位,并用记号笔标记。

五、操作方法

1. **膝关节穿刺** 髌骨两侧缘各作一条与肢体相平行的线,再在髌骨上下缘各作一条与前两线相垂直的线,各线相交的四点处(即内、外侧膝眼,内、外髌上角)均可进针穿刺。

(1)选内、外侧膝眼作为穿刺点,患儿取坐位,屈膝90°,髌韧带的两侧紧贴髌骨下方为穿刺点(内外膝眼处),针头平行胫骨平台与矢状面呈45°角进针。此法优点:神经分布少,感觉不敏感,组织薄,手感好。患儿容易配合。关节内滑膜少,不容易引起疼痛。穿刺部位组织少,针头易达到关节腔。靠近髌上囊,可以将髌上囊的液体往下挤,从而抽液比较彻底,而且针头向上移动可以直接抽取髌上囊的液体(图4-4-1)。

(2)选内、外髌上角作为穿刺点,患儿取仰卧位,膝关节伸直,髌骨外上缘处与股外侧肌交界处穿刺进入关节腔。此法优点:比较好定位,关节注射后患儿无疼痛。患儿容易配合(图4-4-2)。

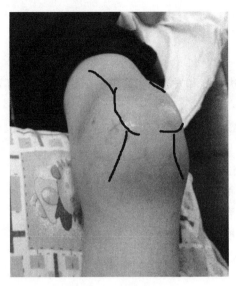

图 4-4-1 膝关节穿刺

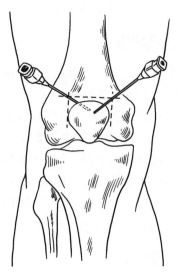

图 4-4-2 膝关节穿刺

2. **髋关节穿刺** 患儿取仰卧位,穿刺时应边刺边吸,如吸出新鲜血液,应将针退回少许,改变方向后再穿(图 4-4-3)。

(1)前侧穿刺点位于腹股沟韧带中点下方 2cm 左右,在股动脉外侧 1.5cm 处,垂直进针穿刺。

(2)外侧穿刺点位于股骨大粗隆顶点前缘,与大腿呈 45° 向内后上进针穿刺。

3. **踝关节穿刺** 患儿可取仰卧位,通过活动踝关节找到关节间隙,一般穿刺点位于伸趾肌腱外缘与外踝之间的凹陷处,刺向下内后方向可达关节腔(图 4-4-4)。

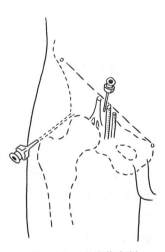

图 4-4-3 髋关节穿刺

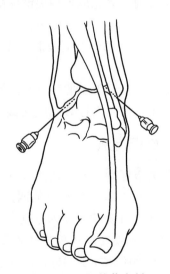

图 4-4-4 踝关节穿刺

4. **腕关节穿刺** 患儿取坐位或者仰卧位,手掌朝下平放于治疗台上,穿刺点位于腕关节背侧,拇长伸肌腱和食指固有伸肌腱之间进针穿刺(图 4-4-5)。

5. **肘关节穿刺** 患儿取仰卧位或侧卧位,肘关节屈曲 90°(图 4-4-6)。

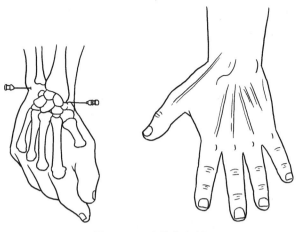

图 4-4-5 腕关节穿刺

（1）后侧穿刺术：在肘关节后侧尺骨鹰嘴突尖端和肱骨外上髁间隙，靠近鹰嘴进行穿刺。

（2）外侧穿刺术：在桡骨小头和肱骨小头间隙，靠近尺骨。鹰嘴进针穿刺。

6. 肩关节穿刺　患儿取坐位，患肢轻度外展外旋，肘关节屈曲位（图 4-4-7）。

（1）前侧穿刺：上臂轻度外展外旋位，在喙突和肱骨小结节间隙（三角肌前缘）垂直向后进针穿刺。

（2）后侧穿刺：上臂外展内旋位，在肩峰下三角肌和冈下肌间，垂直进针穿刺。

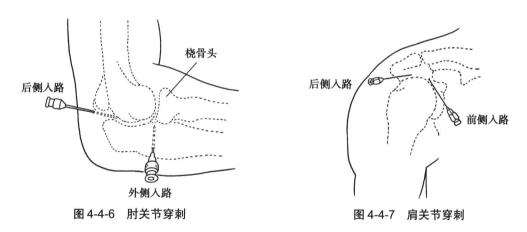

图 4-4-6 肘关节穿刺　　　　　图 4-4-7 肩关节穿刺

六、操作步骤

1．选择穿刺点，应避开血管、神经、肌腱、皮损等。可通过活动关节并触摸关节间隙来证实穿刺点。穿刺部位选定后，以记号笔做标记。

2．操作时应遵守无菌原则。术者应带一次性帽子、口罩及无菌手套，使用关节腔穿刺包。

3．术前准备好需要注射的药物，常规消毒和铺洞巾，用 2% 的利多卡因局部麻醉，穿刺时让患儿放松，必要时予以镇静。

4．穿刺针进入皮肤速度要快，轻轻抽取同时将针向前推进，直到出现关节腔液。穿刺完毕，拔除针头后，应消毒穿刺点。

5. 术后,负重关节穿刺应休息 1~2 天;接受抗凝治疗的患儿应制动 1~2 天;关节腔有明显积液者,穿刺后应用弹性绷带加压包扎;适当给予固定,必要时关节附近可加用冰块。

七、注意事项

1. 为了便于关节内容物重新悬浮,操作前应使患儿的关节做主动或被动的全方位运动。

2. 关节腔穿刺的全程应遵守无菌操作原则,穿刺完毕,拔除针头后,应用碘酒消毒穿刺点。否则可致关节腔继发感染。

3. 术前充分镇静,患儿哭闹挣扎可使关节内的压力增高,导致穿刺失败。

4. 穿刺时,切忌在深部大幅度改变方向或反复穿刺,以免损伤关节。

5. 穿刺后针眼处 6 小时内不要接触水,48 小时内不宜涂抹外用药。

6. 注射皮质类固醇时,注射的激素用局麻剂稀释或先注射激素,再注射局麻剂至关节腔稀释;有某些严重感染如心内膜炎、肾盂肾炎引起的败血症或有化脓性关节炎禁止激素关节内注射;避免将激素直接注入附近的神经或肌腱;一天内注射的关节数量只限于 2 个以内,一年内同一关节注射的次数最好不超过 3 次;关节越小,注射激素的量应越小。

7. 穿刺如遇到骨性阻挡,宜略退针少许或略退后并稍改换穿刺方向,再边抽吸边进针;穿刺时边抽吸边进针,如突然发现在关节囊外有感染性液体或脓液,应立即停止继续进针;最好先对穿刺到的软组织感染区进行抗菌治疗,如对有明显脓液的感染灶切开引流,并应探明感染灶的范围和明确与关节腔的关系,切不可轻易进入关节腔。

8. 抽液时注意有无新鲜血流,如有则说明刺入血管,应将穿刺针退出少许,改变方向再继续进针。另外,当抽出液体后,再稍稍将穿刺针刺入少许,尽量抽尽关节腔内的积液。但不可刺入过深以免损伤关节软骨。如抽出困难,可改变穿刺方向或旋转针尖斜面方向。

八、并发症及其处理

1. 穿刺过程中,若患儿出现面色苍白、头晕等情况,应立即停止穿刺。

2. 穿刺过程中,若出现断针,如能看到断针,应立即拔出,并停止穿刺,如不能看到断针,应制动关节,交由外科处理。

3. 关节积血、积液处理 延长用弹力绷带厚棉垫加压包扎时间。避免过度活动,调整活动量,抬高患肢。

4. 伤口、关节腔感染 保持伤口外敷料清洁干燥,避免潮湿。局部渗出或敷料脱落时及时给予换药。轻度感染可加强抗生素的应用,对严重的感染关节腔已经化脓者需切开排脓并持续灌洗引流。

5. 关节不稳或疼痛 加强肌肉功能训练,适当减少关节的负重。

九、关节液处理与分析

1. 关节液收集

(1)无菌管:细菌培养(>2ml)。

(2)抗凝管:常规检查(>2ml)。

(3)非抗凝管:用以观察颜色、清亮度、量、黏性、透明质酸定性试验(黏蛋白凝集试验)、自发凝集以及湿涂片晶体检查(>2ml)。

2. 各类型关节病变关节液鉴别(表 4-4-1)

表 4-4-1 各类型关节病变关节液鉴别

关节病变类型	颜色	清亮度	凝集	黏性	黏蛋白凝集试验	白细胞数/mm³	%粒细胞	晶体	特殊细胞	细菌
正常	淡黄	清亮	0	高	好	<200	<25	0	0	0
硬皮病 类风湿关节炎	黄/灰/绿	不清亮	2+/3+	低	可/差	10 000~60 000	65~85	0/磷酸钙/氟化物/胆固醇	RA细胞	0
系统性红斑狼疮	淡黄	轻微云雾状	+/2+	高/中	好/可	5 000~10 000	<25	0	LE细胞	0
神经病变性关节炎	淡黄	清亮	0	高	好	<5 000	<25	磷酸钙/氟化物	0	0
损伤	淡黄/血色	清亮/云雾状	0/+	高	好	<5 000	<25	0	0	0
结核性关节炎	黄	不清亮	2+/3+	低	差	25 000~50 000	50~60	0/磷酸钙/氟化物	0	+
化脓性滑膜炎	灰/血性	脓性	4+	低	差	80 000~200 000	75~95	0/磷酸钙/氟化物	0	+
骨关节病	淡黄	清亮	0/+	高	好	<5 000	<25	0/磷酸钙/氟化物/焦磷酸钙	0	0
风湿热	黄	云雾状	+/2+	低	好/可	10 000~12 000	50~60	0	0	0
痛风	黄/白/血性	清亮/云雾状	+/3+	可/低	可/差	1 000~15 000	25~75	尿酸钠	0	0
软骨钙化症（假痛风）	黄/白/血性	清亮/云雾状	+/3+	中/低	可/差	1 000~15 000	25~75	焦磷酸钙/单水磷酸钙	0	0

（曾华松）

第五节 生物制剂在儿童风湿性疾病中的应用

培训目标

1. 熟悉 儿童风湿病常用生物制剂的种类。
2. 了解 常用生物制剂的作用机制。
3. 熟悉 常用生物制剂的常见并发症。

近年来，随着儿童风湿性疾病免疫发病机制研究的不断深入，许多靶向发病机制中不同环节的生物制剂不断出现，包括：影响 B 细胞活化、T 细胞与 B 细胞相互作用、细胞因子相关及免疫耐受相关生物制剂等。生物制剂（biological agents）在儿童风湿病领域的临床应用，是精准医学的最佳体现，被称为 21 世纪以来风湿病治疗的里程碑。下面简要介绍几种最常用于儿童风湿性疾病的生物制剂。

一、针对 B 细胞的生物制剂

（一）抗 CD20 单克隆抗体——利妥昔单抗（rituximab）

利妥昔单抗是针对成熟 B 细胞表面标记 CD20 的人 / 鼠嵌合型单克隆抗体，包括人 IgGl 抗体稳定区 Fc 片段和鼠可变区的 Kappa 恒定区。主要作用于 B 细胞上的跨膜抗原 CD20，与之结合后引起免疫反应，促进 B 细胞的溶解，从而阻断 B 细胞在炎症反应过程中抗原呈递、信号传导及分泌炎症介质和趋化因子的功能，减少自身抗体的产生，减轻炎症反应。

利妥昔单抗最初用于治疗复发性恶性淋巴瘤，现其适用范围已扩大到 RA、SLE 以及其他一些自身免疫性疾病。多项研究显示利妥昔单抗联合 MTX 能明显缓解 RA 患者的临床症状，并能延缓 RA 的骨质破坏。在儿童风湿性疾病方面，较多应用于儿童 SLE 临床中，并取得了很好的疗效。利妥昔单抗在难治性系统性红斑狼疮（SLE）患者激素及细胞毒药物治疗失败或联合治疗中，能明显改善 60%～80% 患者临床症状，达到暂时性 B 细胞清除。利妥昔单抗联合基础治疗 SLE，能减少激素用量，关节、皮肤症状、肾脏、血液系统受累的临床改善率分别达到 72%、70%、74% 和 88%。文献报道 11 例重型 SLE 患者，其中包括 8 例狼疮肾炎（Ⅳ、Ⅴ型），采用利妥昔单抗 350～450mg/m² 连续静脉滴注 2～12 次，同时联用激素，有效率高达 99.9%，证实利妥昔单抗治疗儿童重症 SLE 和 LN 患儿疗效明显。

利妥昔单抗最常见的不良反应是过敏反应，尤其是初次输液反应发生率较高，可在输液前加用抗过敏药物，减慢输液速度。由于 B 细胞数目显著下降，使用利妥昔单抗患者 5%～10% 并发严重感染，建议输注后给予 IVIG 预防或对抗感染。由于有 SLE 患者治疗后发生多灶性脑白质病报道，2007 年 FDA 发出 SLE 应用利妥昔单抗警示，有中枢神经系统受累的 SLE 患者应尽量避免使用。

（二）抗 CD22 单克隆抗体——依帕珠单抗（epratuzumab）

CD22 抗原是表达于 B 细胞的一种跨膜唾液酸糖蛋白，是成熟 B 细胞表面标记，参与 B 细胞表面受体信号传导，对 B 细胞的生长、发育及功能的维持具有重要作用。依帕珠单抗是人源化的抗 CD22 单克隆抗体，与 CD22 结合，通过诱导靶细胞凋亡、启动抗体依赖性细胞介导的细胞毒性以及抑制靶细胞的增殖等机制，来治疗自身免疫病及恶性 B 细胞肿瘤。在为期 6 个月的Ⅱ期临床实验中，依帕珠单抗能降低≥50% 的 SLE 活动度，93% 患者症状得到改善。目前，多中心Ⅲ期临床研究正在更为广泛的人群中进行，进一步的结果有待公布。因为具有高效、低毒、半衰期长等特点，依帕珠单抗将在未来的风湿病临床治疗中发挥重要作用。

（三）靶向 B 淋巴细胞刺激因子（B lymphocyte stimulator，BLyS）

BLyS 属于肿瘤坏死因子超家族，它能与 B 淋巴细胞特异性结合，诱导其增殖、分化和分泌免疫球蛋白，在体液免疫中发挥重要作用。研究表明 40% 的 SLE 患者循环 BLyS 水平增高，其升高程度与免疫球蛋白水平、抗 dsDNA 抗体滴度、SLE 疾病活动程度 SLEDAI 评分成明显正相关。

1. **抗 BLyS 单克隆抗体——贝利尤单抗（belimumab）**　贝利尤单抗是人源化 IgG1 型单克隆抗体，与 B 细胞亲和力高，与 B 细胞表面 BLyS 结合，阻止 B 细胞发育成熟，促进其凋亡。2010 年 FDA 批准进行的Ⅱ期和Ⅲ期临床实验中贝利单抗降低 SLE 患者外周血 B 淋巴细胞数量，减轻 SLEDAI 评分，疗效优于安慰剂，安全而易于耐受。2020 年已批准适用于 5 岁以上儿童 SLE，常规治疗反应不佳，伴有狼疮活动性（SLEDAI>8 分）的治疗。

2. **BlyS/APRIL 抗体受体融合蛋白——泰它西普（Telitacicept）**　泰它西普是一种靶向 BLyS 的抗 BLyS 受体 3（BR3）和 TACI-Fc 融合蛋白，能同时抑制 BLyS 和 APRIL 两个细胞因子，而 BLyS 和 APRIL 是 B 淋巴细胞分化成熟的关键因子，其过度表达是 SLE 等多种 B 淋巴细胞相关的自身免疫疾病的重要原因，抑制 BLyS/APRIL 能有效降低机体免疫反应，达到治疗自身免疫疾病的目的。2021 年已批准用于成人 SLE 的治疗。

二、改变 T 细胞与 B 细胞或抗原递呈细胞相互作用的生物制剂

（一）针对协同刺激信号的生物制剂

T 细胞表面 CD28/CTLA4 与抗原递呈细胞表面 CD80/CD86 相互作用，提供细胞活化重要协同刺激信号。阿巴西普（abatacept）是可溶性 CTLA4-IgG1 融合蛋白，特异性抑制 CD28/CTLA4-CD80/CD86 信号，已临床应用于治疗类风湿性关节炎和银屑病，防止细胞活化造成关节组织破坏。已批准用于成人 RA 治疗。阿巴西普在狼疮的小鼠模型中应用能延长小鼠存活时间，减轻肾脏病变程度，但在临床 SLE 的Ⅱb 临床实验中，abatacept 与安慰剂比较并没有显著降低 SLE 疾病活动程度和 SLEDAI 评分水平。它可能会降低患者抗感染和抗癌症的能力，目前尚未批准其在 SLE 的临床应用。

可诱导共刺激分子（inducible co-stimulator，ICOS）是 1999 年新发现的共刺激分子，属于 CD28/B7 家族成员，优势表达在活化 T 淋巴细胞表面，促进活化 T 细胞增殖和分化、分泌细胞因子、促进 T 细胞依赖的抗体产生，在功能上与 CD28 密切相关，成为自身免疫性疾病和移植排斥免疫调控治疗的新靶点。ICOS 在 SLE 病人外周血 CD4$^+$ 及 CD8$^+$T 细胞，尤其 CD45RO$^+$ 细胞表面异常高表达，且狼疮性肾炎患者身高更为显著。ICOS 配体阻断在狼疮性肾炎的小鼠动物模型中显示显著的治疗效果，目前针对 ICOS 信号的生物制剂治疗 SLE 仍在Ⅰ期临床实验中。

（二）抗 CD40 配体（CD40L）单克隆抗体

B 细胞表面 CD40 与 CD40L 结合提供重要的协同刺激信号，在 B 细胞与 T 细胞相互

作用,以及 B 细胞活化、增殖及类别转换中起重要作用。CD40 与 CD40L 相互作用对自身抗体产生,狼疮性肾炎组织损伤起重要作用。在狼疮小鼠动物模型中已证实抑制 CD40-CD40L 信号能抑制 T 细胞与 B 细胞相互作用和活化。在一项多中心应用人源化抗 CD40L 抗体治疗活动性狼疮性肾炎患者的 Ⅱ 期临床试验中,显示尿蛋白降低 50%,治疗后 1 个月、2 个月、3 个月,抗 dsDNA 抗体滴度平均下降 38.9%、50.1% 和 25.3%,但治疗前后血白细胞、血清免疫球蛋白、抗心磷脂抗体等无显著性差异。目前新型抑制 CD40-CD40L 信号的生物制剂仍在研究和开发中。

(三)针对细胞因子相关生物制剂

1. 抗肿瘤坏死因子 α(TNF-α) TNF-α 是参与自身免疫炎症反应重要的细胞因子。主要用于 JIA 治疗的有以下几种 TNF-α 拮抗剂。

(1)依那西普(Etanercept)是人重组 TNF-α 受体 p75 与人 IgG1 的 Fc 段构成的融合蛋白,在体内不仅可与 TNF-α 和 TNF-β 高效结合,而且可中和循环中的可溶性 TNF,阻断它们与组织中 TNF 受体结合,双重抑制 TNF 的作用,国外最早应用于幼年特发性关节炎(JIA)的治疗。因其能减轻 JIA 患儿的关节疼痛、肿胀,延缓关节破坏而广泛适用于多种类型的 JIA。

(2)英夫利昔(Infliximab)是一种人 / 鼠 IgG1 嵌合型抗 TNF-α 单克隆抗体,由人类恒定区和鼠类可变区组成。可与人 TNF-α 特异性结合,作用于关节组织细胞,破坏细胞并使细胞活性下降;还可以降低血清 IL-6、髓过氧化物酶和可溶性黏附分子,减轻炎症反应和组织破坏。国外适用于 JIA 及克罗恩病的治疗。

(3)阿达木单抗(adalimumab)是全人源重组人 IgG1 抗 TNF-α 单抗,与英夫利昔单抗相比,它不含有鼠源性成分,因而不存在种属免疫原性,较少引起自身免疫样综合征。作用机制为高亲和力地结合人 TNF-α,破坏 TNF-α 与受体结合,溶解表达 TNF-α 的细胞等。已于 2020 年国内获批用于 pJIA 治疗。

Lovell 等对 69 例难治性、甲氨蝶呤(MTX)耐药的多关节型 JIA 研究中发现:接受安慰剂的病人中,复发率为 81%,而接受抗肿瘤坏死因子 α 治疗的病人中,复发率为 28%,由此证实抗肿瘤坏死因子 α 对多关节型 JIA 治疗是有效的。作者还在后来的文献中对抗肿瘤坏死因子 α 治疗 JIA 的长期疗效和安全性进行了研究,发现接受治疗 2 年和 4 年的患者,病情得到了明显改善,同时严重不良反应发生率维持在低水平。FDA 依据临床研究结果批准了抗肿瘤坏死因子 α 用于治疗多关节型和少关节型 JIA。

虽然抗 TNF-α 治疗能削弱炎症反应,但也刺激机体产生抗核抗体、抗双链 DNA 抗体等自身抗体,个别患者甚至发生狼疮样综合征。同时应警惕体内潜伏结核感染的疾病活动,因此使用前应常规进行结核及乙肝等感染相关排查。

2. IL-6 受体单克隆抗体 IL-6 是树突状细胞、T 细胞和 B 细胞产生的重要前炎症因子,在 B 细胞成熟和浆母细胞向浆细胞最后分化过程中起重要作用,并且促进 Th17 细胞分化。托珠单抗(tocilizumab)是人及鼠源性的抗 IL-6 受体的单克隆抗体,通过竞争性地与可溶性和膜结合型的 IL-6R 结合,抑制 IL-6 的功能,从而减轻炎症反应,能够明显延缓 RA 的骨质破坏,耐受性良好。在一组随机的、双盲、安慰剂对照的三期临床试验中心,56 名对传统治疗无效的全身型 JIA 患者,在应用托珠单抗后,其 ACR30、ACR50、ACR70 分别为 91%、86%、68%。正是由于其高效性,已逐渐成为治疗 JIA 的一线生物制剂。IL-6R 单抗也正被尝试应用于其他全身免疫性疾病的治疗,SLE 患者血清 IL-6 明显增高,狼疮性肾炎患者尤其明显，在狼疮小鼠模型抗 IL-6 治疗能延迟狼疮性肾炎发生，但大规模的临床研究仍在进行中。

抗 IL-6R 单克隆抗体的不良反应包括皮疹、感染、头疼、高血压、转氨酶增高及高反应性等。

3. IL-1 受体拮抗剂 阿那白滞素（anakinra）是重组人 IL-1 受体拮抗剂，竞争性抑制 IL-1 和 IL-1 受体结合，从而阻断 IL-1 生物活性，起到抗炎及发挥骨与软骨保护作用，是目前 FDA 唯一批准治疗类风湿性关节炎的 IL-1 受体抑制剂。有研究报道，给予全身型 JIA 病人皮下注射 1mg/kg 的阿那白滞素，每天一次，其疗效安全，耐受性好。另外，卡纳单抗（canakinumab）是一种全人源性的抗 IL-1β 单克隆抗体，国外已用于 RA、全身型 JIA 及痛风性关节炎。阿那白滞素用于治疗对 TNF 拮抗剂无效的 RA 患者。其作用机制可能与 IL-1β 在体内低于 TNF-α 水平，或者阿那白滞素在血液中的半衰期较短有关。采用阿那白滞素治疗全身型 JIA 的严重并发症——巨噬细胞活化综合征（MAS）也取得了很好的效果。

阿那白滞素主要不良反应是注射部位反应和感染，严重或反复感染及合并结核的患者需慎用。其他副作用还包括过敏、血象改变、头痛、恶心、腹痛、腹泻及流感样症状等。使用过程中，应该注意监测血象，同时防止与 TNF 拮抗剂联用，避免增加感染的风险。

4. 抗 IL-10 单克隆抗体 IL-10 促进 B 细胞分化，活动期 SLE 患者体内 IL-10 水平增高，抗 IL-10 单克隆抗体通过抑制 IL-10，减少自身抗体产生。在一项开放性临床研究中，6 例活动期激素依赖 SLE 患者接受鼠源性抗 IL-10 单克隆抗体 B-N10 治疗，皮肤和关节症状改善，SLEDAI 积分减少，口服泼尼松剂量明显减少，并持续 3～6 个月，但所有患者体内均检测到抗鼠源性的抗抗体，I 期临床试验拟采用人源化抗 IL-10 单克隆抗体来进行，但目前尚无相关报道。IL-10 为多效性的细胞因子，除活化 B 细胞外，还有免疫调节和抗炎的重要作用，抑制抗原递呈细胞和 T 细胞活化，在 SLE 中应用抗 IL-10 治疗仍然是有争议的。

5. 抗 IL-21 单克隆抗体 近年来，抗 IL-21 成为了 SLE、RA、IBD、系统性硬化症（SSc）等治疗的新选择。Herber 等证实了 IL-21 在狼疮鼠发病机制中的作用，MRL-Faslpr 小鼠在用 IL-21R 单抗治疗 10 周后，其蛋白尿、IgG、dsDNA 等实验指标下降，皮肤红斑减退。用 IL-21R/Fc 阻断 IL-21 可以明显减轻 RA 关节组织中的炎症反应。

6. 抗 IL-23 单克隆抗体 IL-12/23 单克隆抗体是近几年治疗自身免疫性疾病的研究方向。动物实验表明，IL-23 缺乏的小鼠对实验性自身免疫性脑脊髓炎（EAE）、胶原介导关节炎（CIA）、IBD 等自身免疫疾病有极好的耐受性。除了对中重症银屑病有效之外，对克罗恩病及银屑病性关节炎也有效。目前抗 IL-23 单抗已在克罗恩病及溃疡性结肠炎的临床研究中取得良好结果。

7. 抗 IL-17 单克隆抗体 IL-23/IL-17 免疫轴参与了强直性脊柱炎的发病，因此更具选择性的靶向 IL-17A（IL-17R）的新型生物制剂为强直性脊柱炎的治疗提供了新的选择。相关临床研究显示其对强直性脊柱炎及斑块性银屑病具有良好的治疗效果和安全性，已经在多个国家上市。司库其尤单抗（secukinamab）是一种全人源的 IL-17A 细胞因子的特异性抑制剂，适用中度至严重成年人斑块性银屑病、银屑病关节炎及强直性脊柱炎患者。

总之，生物制剂的问世为儿童重症风湿性疾病带来了新的希望，尤其对传统 DMARDs 和激素治疗无效或疗效差的患者提供了新的选择。但是，因其应用的时间有限，治疗的合理剂量、疗程、长期的临床疗效和安全性等仍待进一步的临床观察和循证医学证据。同时，生物制剂价格相对昂贵,在一定程度上限制了它的应用。如何个体化选择对儿童风湿病人有效的生物制剂治疗尚待多中心大样本临床研究证实。

(唐雪梅)

第六节 血液净化技术在儿童风湿免疫病中的应用

培训目标

1. 了解常见血液净化技术。
2. 了解常用血液净化技术在风湿免疫病中的应用。

儿童风湿性疾病治疗的目的在于尽快控制自身免疫和炎症反应,减轻组织损伤,维持重要脏器的正常功能,促进免疫功能的恢复。除常规的非甾体抗炎药(NSAIDs)、慢作用抗风湿病药(DMARDs)及糖皮质激素等治疗药物外,作为重要的治疗手段,血液净化对于多种重症炎症反应具有改善病情的疗效。

一、血液净化概述

我国的儿童血液净化治疗技术起源于 20 世纪 80 年代,从慢性肾脏替代治疗开始逐渐拓展至非肾脏病领域。血液净化的模式也从最初的单纯血液透析(hemodyalsis,HD)逐渐发展到涵盖血液滤过(hemofiltration,HF)、血液灌流(blood perfusion,BP)、血浆置换(plasma exchange,PE)、免疫吸附(immunoadsorption,IA)、连续性血液净化(continuous blood purification,CBP)或连续性肾脏替代治疗(continuous renal replacement therapy,CRRT)等多种治疗模式。血液净化疗法能安全、快速有效地去除患儿体内多种自身抗体和致炎细胞因子、炎性介质,对缓解病情,尤其是重症疾病的进程具有重要意义。

二、血液净化技术在风湿免疫病中的适应证

2002 年美国风湿病学会(ACR)在类风湿关节炎(RA)诊疗指南中就将免疫吸附列入治疗方法之一。2010 年中华医学会风湿病学分会提出对于少数经规范用药疗效欠佳,血清中有高滴度自身抗体、免疫球蛋白明显增高者可考虑采取血浆置换或免疫吸附等免疫净化治疗。针对儿童常见风湿性疾病治疗领域,近年来越来越多的文献报道血液净化运用于重症系统性红斑狼疮(SLE)、过敏性紫癜(HSP)、急进性肾小球肾炎(RPGN)、儿童风湿病合并巨噬细胞活化综合征(MAS)及其他血管炎综合征等并取得一定疗效。

(一)系统性红斑狼疮

作为经典自身免疫性疾病的代表,SLE 的本质是 B 淋巴细胞活化,产生大量自身抗体,攻击自身靶器官而表现出多器官系统受损症状。糖皮质激素(GC)及免疫抑制剂是治疗 SLE 的经典药物,但对于重症 SLE,如神经精神狼疮(NPSLE)、难治性狼疮性肾炎(LN)、狼疮性肺炎以及严重的自身免疫性溶血性贫血等,由于药物治疗起效慢而不能迅速有效地控制病情,这时需要在药物治疗基础上结合血液净化治疗,直接从血液中清除致病因子、阻断严重自身免疫反应的发生发展,常能迅速改善临床表现,缓解症状。2010 年中华医学会风

湿病学分会《风湿病学诊断和治疗指南》提出，对于少数经规范用药疗效欠佳，血清中有高滴度自身抗体、免疫球蛋白明显增高者可考虑免疫净化治疗。

重症 SLE 的血液净化多选择血浆置换（PE）或免疫吸附（IA）的模式，PE 可去除患者体内自身抗体、免疫复合物以及细胞因子等，减轻其对患者的致病作用。PE 包括单滤过血浆置换和双重滤过血浆置换（double-filtration plasmapheresis，DFPP），是利用离心或膜分离技术分离并丢弃体内含有高水平致病因子的血浆，同时补充同等体积的血浆为置换液。2012年的 ACR 和 KIDIGO 关于狼疮肾炎诊治指南中，明确了对重症 LN 累及肾血管病变者类似血栓性微血管病（TTP），选择 PE 治疗可获得显著临床改善。文献报道对 22 例常规治疗不缓解的难治性 SLE 患儿经 PE 治疗后临床症状明显改善；另有报道 15 例成人 SLE 并 TTP 及溶血尿毒综合征（HUS）者应用 PE 联合 GC 及免疫抑制剂治疗后临床症状明显缓解，认为 PE 是诱导 SLE 缓解、显著改善患者预后的有效辅助措施。

目前 PE 治疗 SLE 的指征推荐为：①对常规 GC 及免疫抑制剂治疗无效者；②伴神经精神性狼疮（LN），通过激素及免疫抑制剂治疗无效者，通过 PE 可能改善神经系统症状如昏迷或运动障碍等；③严重抗磷脂综合征；④严重肾脏损伤，出现肾功能不全或高度水肿，或伴血栓性微血管病（TMA）者。PE 的频度取决于病情的严重程度、治疗效果及所清除致病因子的分子质量，一般间隔 1～2 天即需要重复，一般连续进行 2～3 次，根据病情缓解情况确定最终置换次数。应注意感染存在或有凝血功能障碍者禁用。

免疫吸附（immunoadsorption，IA）疗法是指通过体外循环，利用抗原 - 抗体免疫反应除去血浆中的致病因子或利用吸附材料除去血浆中与免疫有关的致病因子，达到治疗疾病目的的技术。自 1979 年 Terman 首次采用体外 DNA 免疫吸附技术成功治疗 1 例 SLE 患者以来，该项技术已广泛应用于多种风湿免疫病的治疗。2002 年开始 ACR 就把 IA 纳入 RA 的治疗指南。EULAR 及中国儿童狼疮指南均建议对于 SLE 治疗 3 个月病情无改善，或治疗 6～12 个月病情未达到部分缓解的病例改变治疗方案，建议加用生物制剂，选择神经钙蛋白抑制剂（他克莫司、环孢素）或静脉用丙种球蛋白（IVIG），针对 LN 可选择 PE，对于其他治疗无效或不能耐受其他治疗方案的患者可选择 IA 治疗。

IA 的作用机制主要是清除致病物质包括自身抗体、循环免疫复合物、肿瘤坏死因子、白介素等；同时清除过敏毒素，延迟过敏毒素对细胞因子释放的影响及炎性反应；此外 IA 还具有一定免疫调节作用，可抑制淋巴细胞增生和减少炎性介质释放，可恢复补体、凝血因子，调理细胞因子功能，降低血清中的炎症介质，如补体和纤维蛋白原等，达到免疫调节等治疗作用。

与 PE 相比，IA 具有高度的选择性和特异性，在疗效和安全性等方面具有明显优势。IA 去除致病性抗体较完全彻底，无须补充外源性血浆及置换液，可有效防止传染病的传播，避免了凝血机制异常、过敏反应、低血压及低钾血症等，对难治性重症 SLE、RA、PM/JDM 等均有良好的近期疗效，是重症难治性风湿免疫病的重要治疗手段。

（二）过敏性紫癜

过敏性紫癜（Henoch-Schönlein purpura，HSP）临床特征以非血小板减少性紫癜、关节炎、消化道症状及肾损害为主。患儿血液循环中存在大量的免疫活性介质，如 IgA 分子循环免疫复合物、多种炎症因子、趋化因子及补体等，与紫癜性肾炎（HSPN）发病密切相关。近年来，血液净化技术，主要包括血浆置换（PE）与血液灌流（BP）已用于 HSP 并取得显著疗效。

选择 PE 技术对 HSPN(新月体形成)，HSP 伴严重皮肤或胃肠道血管炎取得明显效果。推荐剂量 50ml/kg，3～12 次不等，可降低蛋白尿，提高肾小球滤过率，缓解肾功能，改善预后，有报道早期 PE 联合皮质激素治疗可阻止或延缓 HSPN 的发生，迅速有效地清除炎症介质，减轻 HSP 炎症反应，但对终末期肾衰竭治疗的疗效仍有争议。对于 HSP 伴有严重神经系统并发症者，经过连续多次 PE(50ml/kg)后神经系统症状明显缓解，建议作为 HSP 合并严重神经系统并发症的辅助治疗；另有报道 HSP 合并肺肾综合征肺出血者，采用 PE 治疗肺出血停止，证实 PE 可快速降低血清中抗肾小球基底膜抗体水平，降低终末期肾病的发生率及病死率。因此针对快速进展或危及生命的 HSP 时推荐使用 PE 联合免疫抑制剂治疗。

重症 HSP 选择血液灌流(BP)治疗已有不少文献报道。一项 RCT 研究针对 23 例重症 HSP 患儿进行 BP 联合药物治疗，与对照组相比，治疗组症状缓解时间及住院时间差异有显著性，提示血液灌流是治疗儿童重症 HSP 的有效方法；另有 BP 联合 HP 治疗重症 HSP 患儿血清炎症因子及尿中肾损伤指标均较治疗前显著降低，对缓解腹痛，缩短住院日数，防止皮疹复发等均有显著改善。但也有研究表明 BP 并无预防皮疹复发作用，不能减轻肾脏损害。因此，PE 或 BP 目前仅应用于 HSPN(新月体型)、重症 HSP 伴严重并发症患者，可能改善 HSP 急性期严重血管炎症状，但确切疗效尚需更大规模 RCT 研究进一步证实。

(三)巨噬细胞活化综合征(MAS)

巨噬细胞活化综合征(macrophage activation syndrome，MAS)是一种严重的有潜在生命危险的风湿性疾病的并发症，可以并发于各种风湿性疾病，最常并发于全身起病型 JIA(SJIA)，也可见于 SLE、川崎病(KD)、幼年皮肌炎(JDM)等。因进展迅猛，有报道死亡率达 20%～60%，早期诊断及快速有效的治疗是抢救生命的关键。

肾上腺皮质激素是治疗 MAS 的首选治疗方法，大剂量甲泼尼龙冲击治疗基础上必要时加用环孢素，对重症病例可选择应用 VP16、IVIG 及生物制剂。PE 用于部分重症 MAS 患儿，可快速清除血浆中的炎症因子，及时阻止炎症因子风暴，改善症状，但同时应注意警惕患儿出血或凝血的风险；连续性血液净化(CBP)可通过持续清除患儿血清中的炎症介质、细胞因子及活化的补体，减轻对机体重要脏器的损伤，改善疾病预后，降低死亡率，但血液净化治疗 MAS 总的报道不多，远期效果还需增加临床研究病例样本以验证。

(四)其他免疫性疾病

包括吉兰 - 巴雷综合征(GBS)、重症肌无力(MG)、急性播散性脑脊髓炎(AE)、严重的自身免疫性溶血性贫血(AIHA)、溶血尿毒综合征(HUS)、血栓性血小板减少性紫癜(TTP)、结节性多动脉炎(PAN)、ANCA 相关性血管炎如肉芽肿性多血管炎(GPA)、显微镜下多血管炎(MPA)、新月体性肾小球肾炎和未分类血管炎(NCV)等。由于该类疾病的发病机制为循环中存在免疫复合物、细胞介导的免疫反应、抗内皮细胞抗体等，在药物包括口服或静脉应用皮质激素、免疫抑制剂及细胞毒性药物等治疗基础上结合血液净化(如 PE、CRRT)治疗，直接清除致病因子，调节免疫功能，阻断严重疾病发生发展的环节，可能迅速改善危急病情，取得辅助疗效。

三、展望

随着血液净化在儿科的开展，各种净化模式在儿童免疫性疾病领域的应用也日渐广泛，为危重患儿的救治提供了强有力的手段。了解疾病的发生发展过程，可以帮助医师针对不同疾病选择相应血液净化模式，把握最佳治疗时机，减少治疗并发症。但是目前儿童血液净化治疗风湿免疫病尚存在诸多不足,包括疾病治疗时间窗及净化模式的选择、并发症的防控、治疗的有效性和安全性等均缺乏有力的循证医学证据,有待进一步多中心临床研究提供依据。

(唐雪梅)

第七节　变应原特异性免疫治疗

培训目标

1. 掌握　变应原免疫治疗的适应症。
2. 熟悉　变应原免疫治疗临床益处。
3. 了解　变应原免疫治疗作用机制。

变应原免疫治疗(allergy immunotherapy,AIT)是变态反应(过敏性)哮喘和鼻炎的有效治疗方法,类似治疗蜂毒导致的严重过敏反应的方法,除了减少疾病的症状,AIT能够改变变态反应疾病的进程,诱导变应原特异性的免疫耐受。目前临床使用AIT有皮下途径和舌下给药方式,某些变应原如草花粉可以有两种途径,有些只有一种途径,如蜂毒只有皮下途径。不管哪种途径其有效性似乎可以达到12年,而且可以预防哮喘的发生和新的变应原致敏。尽管AIT存在不良反应,如何能够使之更安全更有效,特别是针对哮喘、变应性皮炎、食物过敏的治疗。学术仍然在不断努力。改善AIT的重要进展包括使用佐剂、重组的变应原、寻求新的给药途径等。AIT的命名、治疗机制以及临床实践的共识正在一些重要的国际相关组织形成。

一、背景知识

变态反应为人类所认识已一百多年。1901年,法国医师Portier和Richet观察到给狗注射原来可耐受的海葵抗原后,出现了致死性的反应,他们首次提出严重过敏反应(anaphylaxis)的名称,"ana"在希腊语中的意思是"相反的","phylaxis"的意思是"保护","anaphylaxis"含意失去保护作用的严重反应。1906年,奥地利医师Clemens Von Pirquet在此基础上提出了变态反应的概念。有过敏反应的病人只有在反复接触同一种引起过敏的物质时才会出现特殊的过敏反应,而非过敏的正常人即使反复接触这种物质也不会出现过敏反应,因而将这种与正常人不同的反应称为"变态反应(allergy)",即改变了的反应。

免疫治疗最早是在1903年由德国的Dunbar开始试用,几年后由英国的Leonhard Noon和John Freeman用于治疗枯草热和过敏性鼻炎获得成功,并被广泛推广,自1911年始有大量的临床研究报告。治疗方式以变应原浸液规律性递增皮下注射为主,之后该方法广泛应用于包括哮喘在内的过敏性疾病的治疗。当时的名称为"预防性接种(prophylactic inoculation)",但近一百年来其命名在不断地改变,脱敏治疗(desensitization)、减敏治疗(hyposensitization)、预防性接种(prophylactic inoculation)、抗严重过敏反应(anti-anaphylaxis)、主动免疫接种(active immunization)、变态反应疫苗(allergy vaccination)、免疫治疗(immunotherapy)、特异性免疫治疗(specific immunotherapy,AIT)、变应原特异性免疫治疗（allergen-specific immunotherapy，AAIT），由于命名上的混乱，2013年欧洲变态反应临床免疫学会（European Academy of Allergy and Clinical Immunology，EAACI）和美国变态反应哮喘免疫学会（the American Academy of Allergy Asthma and Immunology，AAAAI）在命名上达成共识，将该治疗方法统一命名为变应原免疫治疗（allergen immunotherapy，缩写为AIT），该命名之后得到广泛认可，本文也采用这命名，原来皮下注射变应原免疫治疗（subcutaneous immunotherapy，SCIT）和舌下变应原免疫治疗（sublingual immunotherapy，SLIT）的命名及缩写仍然被保留，本文也继续使用。

然而，半个多世纪以来，对AIT治疗哮喘的临床疗效和安全性一直有两种完全不同的观点，在英国的免疫治疗指南中甚至把哮喘作为禁忌。但近年来大量基础和临床研究均证实了该疗法的有效性和安全性，使AIT重新受到重视。

特别是1998年WHO在抗原免疫疗法现状的报告中指出，AIT对许多花粉（包括花草、豚草等）、屋尘螨及少数动物毛屑（如猫）引起的过敏性哮喘有效，认为是唯一能够改善变态反应进程的治疗方法，为了提高疗效和安全性，必须使用标准化的变应原提取物，认为变应原提取物的质量对临床特异性诊断的准确性和治疗的有效性都是至关重要的。

二、定义

变应原免疫治疗（AIT），又称减敏疗法或脱敏疗法、变应原特异性免疫治疗（SIT）。该治疗是针对IgE介导的过敏性疾病，给予疾病相关的特异性变应原，逐渐增加变应原剂量直到维持剂量，诱导病人耐受该变应原而不产生过敏反应，减少症状的治疗方法。

基本方法是利用检测到的、对病人有过敏反应的变应原，制成不同浓度，反复给病人皮下注射，或者其他途径如舌下给药等，剂量由小到大，浓度由低到高，逐渐诱导病人耐受该变应原而不产生过敏反应。

WHO强调标准化的AIT指应用标准化的变应原制剂，其质量和标准化决定AIT的成功。从有机原材料生产变应原提取物是一种古老而又成熟的制药技术，可是要在保持变应原的生物活性的同时保留所有潜在抗原并去除无关物质并不是简单的事情，这需要标准化。许多变应原厂商声称其产品是标准化的变应原，其实很多变应原产品只是达到了生产过程的规范化，而并未达到WHO所推荐的标准化。目前在我国还没有商品化的标准化变应原供应，而临床对此却有极为迫切的需求，因此我国变应原的标准化迫在眉睫。标准化的目的是保证不同批次产品的一致性，而且标准化也是随着新技术的实现而逐渐改进的。

WHO要求变应原的标准化至少要对三个方面进行评估：①组成最佳且一致；②主要致敏蛋白含量一致；③总变应原效价一致。

三、免疫治疗的机制

免疫治疗的机制是复杂的过程，早期的研究主要针对循环抗体，最近集中在以T细胞为主的反应。

在变应原特异性免疫治疗的机制研究中发现了T细胞细胞因子产物的变化，改变了T细胞细胞因子的平衡（使Th2向Th1偏移），IL-10、TGF-β产物增加，诱导T调节性亚群和T细胞耐受现象。血清变应原特异的IgG4水平明显增加，而IgE大多保持不变，来源于抗原呈递细胞的IL-12增加，进入靶组织的嗜酸性粒细胞和T细胞减少，外周血嗜碱粒细胞减少。但免疫治疗中趋化因子是否对T细胞和嗜酸性粒细胞的趋化起重要作用还有待深入研究。Treg 细胞在免疫耐受过程如何发挥作用；是否有更好的佐剂特异性诱导 Treg 细胞；AIT 诱导 Treg 细胞产生免疫耐受的持续时间；Treg 细胞免疫耐受的产生是否诱发肿瘤或慢性感染的产生；AIT 什么时间开始、结束或者认为治疗成功的生物标志；AIT 治疗的变应原剂量高低不同机制如何？变态反应疾病存在自愈、减轻或者加重的现象的机制等需要进一步明白。

四、免疫治疗的临床疗效

随着对 AIT 治疗机制的重大理解，对疾病 AIT 的兴趣日浓。但避免接触变应原一直是首选的方法，它可以减少远期治疗的必要。尽管药物很有效，而且没有严重的副作用，药物却仅能改善症状，AIT 疗法却能通过干涉过敏性炎症的病理生理机制有可能从根本上改变疾病的自然进程，是目前唯一可能根本上根治过敏性疾病的方法。大量的随机对照临床研究证明 AIT 疗法在过敏性鼻炎及哮喘病人能够减少疾病症状、用药评分、生活质量。与药物治疗相比，AIT 能阻止新的变应性现象发生，而且其治疗保护作用可以在停止治疗后，持续 3 年以上，甚至到 12 年。甚至认为在长期的治疗过程有更好的效价比。皮下注射变应原免疫治疗（SCIT）和舌下变应原免疫治疗（SLIT）都被证明有效，前者疗效更好，后者安全性更好。

在需要适度药物治疗的病人中，联合 AIT 的疗效最好。它们能够在不同程度上提高临床治疗效果。AIT 也可作为一种单独的治疗方法，可以减轻炎症反应，诱导免疫耐受，缓解临床症状。年轻病人（儿童）对免疫治疗的反应似乎比成年人较好，特别在儿童过敏性鼻炎的治疗可防止进一步哮喘的发生。这提示在疾病早期，即尚未进入慢性不可逆性状态的恶化期之前，就要干预疾病的自然过程。AIT 的优越性在于疾病的早期，即疾病的危害仍然很轻，阻止疾病发展成哮喘的可能性最高。

考虑到变应原 - 免疫球蛋白 E 介导的炎症反应是一种多器官疾病，因此，AIT 应当建立在对变应原敏感的基础上，而不是疾病本身或症状上。AIT 适用于吸入性变应原皮肤试验阳性者，或皮试阴性但其他方法证实阳性者，如特异性 IgE 阳性者。对于食物变应原及药物变应原，则应采取避免再次接触，而不用 AIT。AIT 疗法有效的变应原包括屋尘螨、草花粉、树花粉、动物皮屑、蜂毒、部分的霉菌（链格孢属和分枝孢子菌属）。

五、变应原特异免疫疗法的适应证和禁忌证

1. **特异性免疫治疗的适应证** 变应原 IgE 反应导致多器官患病，许多病人有眼、鼻、肺症状。一些病人主要是一个器官有症状（但这并不意味着他们的呼吸道其他部位没有炎症）。患者症状与变应原接触的关系密切，且无法避免接触变应原；患者的临床症状是由单一或少数变应原引起的明确变应原。药物治疗效果欠佳。症状持续时间延长或不愿意接受持续或长期药物治疗的患者；药物治疗引起不良反应的患者。在决定免疫治疗时，首先要考虑所有的症状，变应原和疾病的关系，对症治疗的效果以及治疗的潜在危险因素。评估患者的心理健康状态及其对疾病和治疗措施的态度，患者理解免疫治疗的风险和限制。

特异性免疫治疗的适应证主要为已明确为致敏原引起的过敏性鼻炎，过敏性鼻、结膜炎，过敏性哮喘。季节性鼻炎、哮喘，对吸入糖皮质激素和支气管扩张剂仍不能完全控制症状的过敏性哮喘。昆虫毒素过敏者。变应性皮炎（湿疹）近期刚刚列入 AIT 的适应证。乳胶过敏尚在观察。AIT 适用于 5～60 岁变应性鼻炎和支气管哮喘（简称哮喘）的患者。对于

食物过敏、荨麻疹、全身严重过敏反应(过敏性休克)不适合 AIT 治疗。

2. **特异性免疫治疗的禁忌证** 严重的免疫系统疾病、心血管系统疾病、癌症以及慢性感染性疾病;致敏原未明非 IgE 介导的哮喘;重症哮喘病人尽管应用药物治疗但 FEV_1 仍低于预计值 70% 以下者;没有相应致敏原引起的哮喘 AIT 无法进行。患者必须一直服用(包括表面吸收剂型)β 阻止剂的患者。免疫治疗期间出现严重反应者。不能理解 AIT 治疗过程及心理状态不能接受者,缺乏依从性以及严重心理障碍。妊娠期患者至今没用证据显示特异性免疫治疗有致畸作用,但在剂量增加阶段,存在过敏性休克和流产等危险因素,因此在妊娠或计划受孕期间不主张开始特异性免疫治疗;如妊娠前已经接受治疗并耐受良好,则不必中断治疗。5 岁以下儿童为相对禁忌。

3. **过敏性哮喘与 AIT** 2016 年,我国《儿童支气管哮喘诊断与防治指南》,充分肯定 AIT 的益处,强调哮喘患儿过敏状态的检测,认为吸入变应原致敏是儿童发展为持续性哮喘的主要危险因素,儿童早期食物致敏可增加吸入变应原致敏的危险性,并可预测持续性哮喘的发生。因此,对于所有反复喘息怀疑哮喘的儿童,尤其无法配合进行肺功能检测的学龄前儿童,均推荐进行变应原皮肤点刺试验或血清变应原特异性 IgE 测定,以了解患者的过敏状态,协助哮喘诊断。过敏状态检测也有利于了解导致哮喘发生和加重的个体危险因素,有助于制定环境干预措施和确定变应原特异性免疫治疗方案。2008 年欧洲变态反应临床免疫学会(EAACl)和美国变态反应哮喘免疫学会(AAAAI)共同推出《儿童哮喘诊断治疗 PRACTALL 共识报告》提到伴有特应症的反复喘息更有可能发展成持续性的哮喘。所有哮喘儿童应进行体内(皮肤变应原点刺试验)、体外(sIgE)变应原测定以评估哮喘的症状与病史,因为存在特应性是哮喘症状持续性和严重性的主要危险因素。多种指南指出哮喘宜采取综合防治措施,主要包括避免措施、药物治疗、免疫治疗(AIT)、宣传教育等,其目标是控制哮喘。药物治疗的基础上加上 AIT,成为目前哮喘治疗的关注点,期望通过对哮喘免疫炎症基础机制的干预,使患者对变应原产生免疫耐受,从而达到根本上治愈,或减少症状,或减少药物治疗的用量,并获得长期疗效。

4. **过敏性鼻炎与 AIT** 2011 年《变应性鼻炎特异性免疫治疗专家共识》提出过敏性鼻炎在我国的患病率近 30 年显著增加,我国的变应原种类以屋尘螨、粉尘螨和杂草类花粉为主,尘螨致敏的患者甚至占到半数以上,其中屋尘螨和粉尘螨同时过敏的占 80.4%。2022 年推出《中国变应性鼻炎诊断和治疗指南》(修订版),认为 AIT 是目前唯一可能达到实现根治 AR 的对因治疗方法。AIT 也符合精准医疗诊治模式,在明确患者过敏原的前提下,让患者反复接触过敏原提取物(疫苗),逐渐增加浓度和剂量,直至达到目标维持剂量,使患者对过敏原耐受。目前国内外仍无有效的方法阻遏过敏性鼻炎患病率继续增加的趋势,目前唯一针对病因的治疗方法是 AIT。目前,鼻炎 AIT 的适应证为:①诊断明确的、对尘螨过敏的变应性鼻炎患者;②致敏变应原数量为包括尘螨在内的 2～3 种,最好是单一尘螨变应原过敏的患者。2008 年 ARIA 指南对特异性免疫治疗的适应证做了如下推荐:该疗法适用于 5 岁以上儿童和成人变应性鼻炎患者。最新的观点认为既然特异性免疫治疗作为一种对"因"治疗手段,能够预防单一致敏的患者产生新发的对其他变应原的致敏,并且能够抑制变应性鼻炎发展成为哮喘的进程,所以特异性免疫治疗的应用不需要以药物治疗失败为前提条件。最近美国变态反应、哮喘和免疫学会(American Academy of Allergy, Asthma & Immunology, AAAAI)发表的《变应原免疫治疗临床实用指南(第 3 版)》也提出,在处理变应性鼻炎和 / 或鼻结膜炎、变应性哮喘和昆虫叮蜇超敏反应时,应该考虑在药物治疗和避免接触变应原的同时进行特异性免疫治疗，而不是在常规治疗失败后采用特异性免疫治疗作为挽救性措施。另外，儿童患者对特异性免疫治疗也具有良好的耐受性和疗效，不需要设定年龄下限。特异性免疫治疗可以在低龄儿童启动，适应证与其他年龄组类似。中华医学会变态反应学分会组织国内耳鼻咽喉科、呼吸科、儿科、变态反应和免疫学领域的临床和基础科学专家制订了第一部英文版《中华医学会变态反应学分会变应性鼻炎诊疗指南》和两部英文版 AIT 指南《变应性鼻炎免疫治疗中国指南》和《变应性鼻炎及哮喘舌下免疫治疗中国指南》，充分肯定 AIT 在过敏性鼻炎的应用。

六、免疫治疗可能导致局部或全身的不良反应

1. 局部反应　发生在注射部位，包括痒、红晕、肿胀、硬结、坏死等。可分为在注射后 20～30 分钟内发生或注射后 30 分钟后发生的两类；发生这种反应时一般不需要调整剂量，局部反应发生不能预测继后的全身严重过敏反应的发生。严重的口服抗组胺药、冷敷、调整剂量，直至终止治疗；当应用铝包被的疫苗时，注射部位皮下结节常见。这些结节大多数都会消失，并不需要调整剂量。

2. 全身反应　远离注射部位任何不良反应统称全身反应；常发生在注射后数分钟，很少在注射 30 分钟后出现，越早出现的反应越严重，并需要紧急处理；当发生严重全身反应时，病人的免疫治疗计划要重新评估。全身反应包括休克、喉水肿、支气管哮喘、鼻炎、血管性水肿、荨麻疹、全身性红斑、血管炎等。①Ⅰ轻度全身反应：局部荨麻疹、鼻炎或轻度哮喘（峰流速 PEF 基线下降<20%），口服抗组胺药或吸入 β_2 增效剂处理；②Ⅱ 中度全身反应：发生缓慢（>15 分钟）的全身性的荨麻疹和 / 或中度哮喘（峰流速 PEF 基线下降<40%），口服抗组胺药、皮质激素和 / 或吸入 β_2 增效剂（不使用肾上腺素）；③Ⅲ 重度（非致命性）全身反应：快速发生（<15 分钟）的全身性的荨麻疹、血管性水肿或严重哮喘（峰流速 PEF 基线下降>40%），全身皮质激素、抗组胺药和 / 或吸入 β_2 增效剂（可使用肾上腺素）；④Ⅳ 过敏性休克：立刻发生瘙痒、潮红、红斑、全身性的荨麻疹、血管性水肿或严重哮喘、低血压等，即刻使用肾上腺素、全身皮质激素、抗组胺药、吸入 β_2 增效剂、建立静脉通道、给氧的强化治疗等。

免疫治疗主要危险因素包括冲击（rush）免疫治疗；不稳定的哮喘，在注射前要用全身皮质激素控制的哮喘；在症状加重期进行注射；高度敏感的个体（由皮试或 IgE 测定判断）；应用 β- 受体阻滞剂；使用未标准化的疫苗；操作失误；注射后立即离开诊所或在家中注射；剂量错误；偶然进行了（部分）静脉注射。

近期一项研究使我们对 AIT 安全性顾虑减少，在 2007～2009 年三年的观察，每年大约 800 万次注射，全身的不良反应发生率约 0.1%，没有死亡发生。86% 的全身的不良反应发生 SCIT 注射后 30 分钟，大部分的迟发反应是轻微的。目前欧洲在新处方的 AIT 病人中 SLIT 比率在增加，SLIT 比起 SCIT 有更好的安全性，允许在家里治疗，其不良反应主要在局部（口腔黏膜发痒、局部水肿），全身的不良反应很少发生。常规 SCIT 的全身不良反应发生率为注射次均 0.1%～0.2%，人均 2%～5%。绝大多数全身不良反应（97%）为轻度或中度。SCIT 注射次均死亡率为 1/2 500 000～1/2 000 000。SLIT 的全身不良反应不常见，发生率为每剂 0.056%，约为 SCIT 全身不良反应发生率的一半。

七、舌下变应原特异性免疫治疗（SLIT）呼吸道变应性疾病的新进展

AIT 中 SCIT 皮下注射治疗采用变应原标准化等措施后，其安全性得到很大的提高，

但仍有不足,使得 AIT 难以广泛开展。采用非注射方式进行 AIT 的想法被提出,1986 年,Scadding GK 发表了第一个关于舌下含服变应原进行脱敏治疗(SLIT)的随机对照研究。2001 年 WHO 正式推荐舌下脱敏作为可替代传统注射方式的特异性免疫治疗方法,应用于成人和儿童,目前 SLIT 在欧洲和部分南美洲、亚洲和大洋洲国家已经广泛使用,但在美国因未经食品药品监督管理局(FDA)批准上市应用相对受到限制,在我国目前关于标准化变应原制剂 SLIT 的随机对照研究还较少,SLIT 尚处于起步阶段。在 SLIT 治疗时,变应原提取物(片剂或滴剂)在舌下含 1~2 分钟然后吞咽。多项循证医学研究亦证明,SLIT 能有类似接近 SCIT 的疗效。由于口腔黏膜中促炎性细胞的局限性,决定 SLIT 有很好的安全性和耐受性,其不良反应多表现为轻微的局部反应,且可以迅速缓解。即使是 5 岁以下儿童 SLIT 的安全性仍然非常好。在我国 SLIT 仍处于起步阶段。SLIT 的免疫机制目前尚不完全清楚,目前认为舌下黏膜免疫系统的朗格汉斯样 DCs 在此过程中起着关键的作用。

SLIT 的适应证主要用于治疗变应原(花粉、尘螨、豚草等)过敏的变应性鼻炎、结膜炎及变应性哮喘,可用于成人和儿童,其疗效及安全性已得到证实。SLIT 的剂型有滴剂、片剂等,目前无公认的累积总剂量及递增剂量,多数研究推荐 SLIT 的剂量至少为 SCIT 的 50~100 倍,才能达到和 SCIT 相同的疗效。

2014 年世界过敏组织(WAO)SLIT 意见书更新版定义了 SLIT 局部不良反应的分级:①轻度:不引起烦恼的,无需对症治疗及终止 SLIT;②中度:恼人的需对症治疗,无需终止 SLIT;③重度:恼人的需对症治疗,且需要终止 SLIT;④严重度未明:SLIT 被终止,但从患者或医师那里无严重度的主观或客观描述。

SLIT 存在的问题,SLIT 的最佳剂量有待更多高质量的研究来确定;目前无 SLIT 与 SCIT 直接比较的文献证据,SCIT 与 SLIT 疗效的比较还需要进一步的研究来建立。

八、免疫治疗(SCIT)临床实践

1. 处方时患者的知情权　要对患者进行教育,使其了解特异性免疫治疗的目的和过程以及可能出现的不良反应,强调对症治疗(尤其是在起始阶段)的重要性。特别教育患者在疫苗注射后的观察期间及时报告身体的反应。以增加安全性并最大限度地降低免疫治疗的风险。特异性免疫治疗开始前必须让患者或患儿的监护人签署知情同意书,其中应包括特异性免疫治疗的原则、免疫治疗的疗程、可能出现的不良反应以及抢救措施、患者方过敏反应史的告知、在出现不良反应时给予医师进行及时救治处理的授权并保证承担相应的费用。

告知患者 AIT 机制:免疫治疗旨在通过定期的皮下注射,连续增加变应原的剂量,从而增加患者对变应原的临床耐受性。AIT 疗效:免疫治疗对药物治疗和避免接触变应原是一种补充治疗。大量临床实践证实免疫治疗可以显著减轻哮喘症状、减少患者用药量、减缓患者对特异性变应原的敏感性。相应的疗效在治疗进入维持阶段时(4 个月左右)即可显现。有研究证实,在治疗结束后,疗效仍然存在,并可以防止新的过敏症发生。AIT 疗程:免疫治疗旨在给予最佳的维持剂量。在开始的 15 周内,免疫治疗应当每周进行一次,然后每月或者每 2 个月进行 1 次,进行 3~5 年。AIT 风险:免疫治疗有潜在的危险性,这是因为变应原被注射到对其过敏的人体内;因此,在每次注射之后,需要进行 30 分钟的观察,并对患者的延迟反应进行观察。

2. 在治疗期间对注射技术的要求　注射部位是上臂远端 1/3 的外侧和前臂中 1/3 的背侧。用拇指和示指捏起上臂三角肌下沿皮肤,在深部皮下进针,注射必须缓慢,注射 1ml 大约需要 60 秒,并应间断进行回抽动作,如每注射 0.2ml 回抽 1 次,如果回抽到血液,应该停止注射,弃去血液污染的产品,观察患者 30 分钟。如果没有明显全身反应,可重新抽取剩余剂量的变应原产品再次注射。建议左右臂轮流注射。起始方案可采用常规的"每周注射一次"方法,亦可选择集群或快速免疫治疗法。儿童和成人变应原的注射量和时间间隔是相同的。起始治疗方案是尽快达到维持剂量和保证最大安全性之间的折中方案,应该根据患者的反应、注射时间间隔、季节或环境变应原暴露史等进行调整。根据世界卫生组织的指导性文件,维持剂量通常是提出的纯化的主要致敏蛋白的每次注射剂量为 5~20μg 或每年的累积注射剂量为 50~250μg。最佳维持剂量是指获得最佳临床效果同时无任何严重不良反应时的个体化剂量。但一些患者每次注射的维持剂量不能达到推荐的最高剂量,这样就需要降低每次注射的剂量、缩短注射的间隔时间以保证每年的累积剂量在上述范围内。对于儿童免疫治疗的变应原剂量与儿童的年龄或体重无关。

非常规注射或调整注射剂量的具体原则包括:①患者注射前 3 天出现临床状况;②上次注射至今的时间间隔超出规定范围;③上次注射时的全身和局部反应。决定本次变应原的注射剂量前,应充分评估患者是否适合接受预定剂量的注射,这是避免全身不良作用发生的重要步骤,具体方案为:①最近 3 天,患者有呼吸道感染或其他重大疾病时,应推迟注射。②最近 3 天,患者过敏症状逐渐加重或因变应原暴露需增加抗过敏药物的剂量时,应推迟注射。③患者的肺功能下降,最高呼气峰流速值<80% 个人最佳值时,应推迟注射。对于哮喘患者,每次注射前都必须测定肺功能(测定最高呼气峰流速即可)。④如果注射间隔时间延长,需减少注射剂量,减少的量取决于时间延长的程度。⑤如果上次注射时出现全身反应,应减少该次注射的变应原剂量,减少的量取决于反应的严重程度,如果出现严重过敏反应和其他危及生命的反应,必须仔细评估是否继续进行皮下免疫治疗。⑥注射变应原应与注射其他传染性疾病的疫苗分开,至少间隔 1 周的时间。要特别询问患者注射前是否服用了可能增加全身不良反应的发生或是使过敏反应更难于控制的药物(如 β- 受体阻滞剂)。大量饮酒可以抑制组胺的转化酶(二胺氧化酶)的产生从而增加全身反应发生的危险。变应原季节(如春季或秋季花粉季节)不应开始进行针对花粉的免疫治疗,在免疫治疗过程中若遇到变应原季节时如果患者出现临床症状,也不应进行治疗。应在变应原季节减少变应原的注射剂量,但如果患者没有症状则不必减少剂量。对于出现症状的患者,则应推迟注射,而应加强对症治疗,患者在症状消除后也应减少变应原的剂量。

3. 不良反应的处理

(1)局部不良反应:注射后经常出现局部肿胀,而这些局部反应是注射前已经预料到的,若患者可以忍受,则不需特别治疗。有时在注射部位会出现皮下结节,尤其是在使用铝包被产品。大多数患者的皮下结节可在一段时间后自行消退。

(2)全身不良反应:全身不良反应是指在注射部位以外的器官出现症状。全身不良反应有多种表现,从打喷嚏到突发的过敏性休克甚至死亡。严重程度与出现症状的迅速程度有关。手掌、足跖和身体的有毛部位的瘙痒、迅速出现的红斑和荨麻疹、注射后数分钟发作的鼻炎或哮喘的症状常常会迅速发展为全身的过敏反应,需立刻治疗,不容拖延。皮下免疫治疗引起全身不良反应的危险因素包括未控制的哮喘。不稳定性哮喘患者的不良反应的发生率高。可能与气道的高反应性密切相关。同时,患者在免疫治疗过程中还不断接触正在接受皮下注射的变应原,尤其是常年性变应原,如屋尘螨、粉尘螨以及宠物猫和狗。接触变应原可能引起亚临床哮喘而增加患者的敏感性。暴露于常年性变应原引起的持续炎症也可增加患者出现全身不良反应的风险。全身不良反应可分为速发型全身不良反应(30分钟内发生)和迟发型全身不良反应(注射30分钟之后发生)。

4. 免疫治疗的终止

(1)获得成功的临床疗效:经过3～5年的免疫治疗后,已没有症状或者症状已经大幅改善1～2年的患者。

(2)无反应者:经过1年的维持治疗无效者。

(3)过敏反应:在免疫治疗期间出现危及生命的严重不良反应者。

(4)依从性欠佳者。

(5)出现免疫治疗禁忌证者。

5. 安全管理条例 安全管理条例应该详细说明,医师与护士的职责要明确。日常安全管理条例包括:①肾上腺素的有效期和准备;②确认患者和相应治疗的变应原种类和剂量;③评估患者注射前的临床状况;④上次注射后的时间间隔;⑤前一次注射的反应记录;⑥相应变应原产品的质量(外观和有效期)。应将上述情况如实记录在患者免疫治疗记录表中,这是患者治疗过程和医疗安全的记载,具备法律效力。应该明确规定注射后对患者进行的观察项目(包括观察时间)。作为常规,每次注射后应该观察患者30分钟(如果出现全身反应,则应延长观察时间并作相应的处理)。应告知患者在观察期间不要离开诊室,一旦出现全身反应的早期征象,应立即告知工作人员。儿童必须有成人陪同。必须在患者离开诊室前评估并记录注射后的反应。应以书面形式告诉患者在离开诊室后如果出现过敏症状的恶化甚至全身迟发反应的处理方法(如抗过敏和哮喘等药物的使用),并且使患者在必要时能及时与中心人员取得联系。

九、舌下免疫治疗(SLIT)的临床实践

目前,舌下含服免疫治疗限用于5岁以上的患者。治疗适应证:①变应性鼻结膜炎和哮喘的患者;②对桦树花粉、牧草花粉、豚草花粉、屋尘螨、粉尘螨等过敏的患者;③用抗过敏药物不能完全控制病情的患者;④进行皮下免疫治疗后出现全身严重不良反应的患者;⑤不愿意接受注射免疫治疗的患者。舌下免疫治疗的禁忌证与SCIT的禁忌证相同。

舌下免疫治疗对儿童和成人而言都是可以耐受的。但是,由于这一治疗是在家自行给药。尽管不良反应较轻。我们仍应该充分告知患者可能出现的主要全身或局部不良反应以及出现这些反应时该如何处理。

操作流程:

1. 注意事项 与皮下免疫治疗一样,在开始治疗前也应根据病史和相关的变应原检查明确变应原的诊断。由于本治疗方法是由患者自己在家里进行,因此应该注意以下几点:①针对如何处理可能发生的不良反应,以书面形式对患者(或患儿家长)进行简单明了的指导。②变应原药物(片剂或滴剂)应放在儿童接触不到的安全处。

2. 给药方式和技巧 首先,变应原疫苗的运输、贮藏和使用,应该遵照厂商的建议。服用疫苗前要清洗双手,应直接将适量的疫苗液体或片剂置于舌下含2～3分钟然后吞下,最好避免同时服用其他药物;如果可能,最好每天在同一时刻服药。

3. 治疗时刻表和剂量调整 关于治疗时间表和剂量调整的科学资料很有限,目前在最佳起始方案和最大剂量方面都没有明确规定,常规的治疗应该遵照厂商的建议,但出现全身性不良反应时,建议调整剂量。如果出现下列情况时应该推迟舌下免疫治疗:①出现

口咽部感染；②有较大的口腔外科手术时；③急性胃肠炎；④哮喘加重；⑤最大呼气峰流速<80%个人最佳值时；⑥皮下注射抗病毒的疫苗。

4. 不良反应的预防和处理 局部反应包括舌下口腔黏膜的瘙痒和肿胀以及胃肠道反应。一般这些症状都较轻，不需治疗而可以自行消退，如果出现较重的不适感时，应根据专科医师的意见进行处理。全身性反应的处理同皮下免疫治疗。

5. 患者资料记录表 由于该治疗是在家进行，因此有必要给患者一份出现不良反应时该如何处理的说明书。同样患者应该准备一个治疗备忘录，记录服药的日期、剂量及不良反应，以便医师随访时对其进行评估。

6. 随访和停止治疗 对于接受舌下免疫治疗的患者应进行随访和检测，目的在于评价疗效和不良反应及其程度。由于是在家治疗，顺应性比皮下治疗更难监测，因此每年应该至少定期对患者进行3次随访，这点非常重要。舌下治疗的停止：①在至少3~5年的治疗后，患者没有症状或连续2年仅出现轻微症状（与皮下治疗平行）；②患者不能配合治疗；③出现任何类型的免疫治疗的禁忌证；④持续存在的难以耐受的局部不良反应；⑤反复出现全身反应；⑥治疗2年后没有临床疗效。

十、变应原特异性免疫治疗不足及发展趋势

虽然 AIT 包括 SCIT 和 SLIT 的治疗在许多病人是有效的，但不是所有病人都是有效的，而且每一次注射治疗都面对全身严重过敏反应的风险。目前 AIT 治疗的病人依从性仍然是低的，可能由于治疗的时间周期长、注射次数多，又要到医疗场所及需要治疗观察。对哮喘、特异性皮炎、食物过敏 AIT 的疗效及安全性有更高的需求。而且不同的病人对 AIT 治疗疗效反应程度不同，是否存在可以预测的生物指标或者存在可以预测预后的不同疾病亚型，目前临床试验不能给出一致参考指标。AIT 有许多需要进一步完善方面，比如更完善理想的 AIT 临床试验在上市后对疗效的评估；有无方法可以鉴别 AIT 治疗有效反应或者没有反应的病人基因内型（endotypes）和疾病表现型（phenotypes），比如可以鉴别出哮喘或者特异性皮炎对 AIT 有治疗反应的表现型。临床上找到客观的有效治疗的生物标志；如何改善病人长期治疗的依从性，优化目前 AIT 治疗措施程序（剂量、起始、维持治疗的时间）以取得最好的临床疗效；为了提高 AIT 的疗效及安全性需要进一步发展新的治疗措施，如使用佐剂、重组或者改良的变应原分子、变应原多肽以及发展新的给药途径如淋巴结内注射（intralymphatic）和经皮肤给药（epicutaneous）等。在安全性方面，为减少 SCIT 的全身不良反应，变应原制剂使用前的保存、变应原制剂的标准化、多种变应原的混合提取、质量控制等都需要提高。

目前变应原特异性免疫治疗有几项重要的改良措施，其目标是为了提高 AIT 的免疫原性（immunogenicity）但没有增加变应原的致敏原性（allergenicity），努力改善风险效益比值。这些措施包括怎样使 AIT 更加标准化、提供佐剂改变变应原提取物或者改变给药的方式、联合或者在 SCIT 起始治疗同时给予 IgE 单抗（omalizumab）以便改善 SCIT 的安全性和耐受性，使有不良反应的病人更快安全地进入维持治疗。

十一、开展变应原免疫治疗基本条件

免疫治疗的机构与管理免疫治疗的机构应由具备变态反应专科资质（或具备相关资格）的医师负责管理。为儿童进行特异性免疫治疗的医师需要掌握儿科的特殊知识。医护人员

必须定期接受培训与知识更新。培训的内容应包括：①如何对病情进行评估（包括临床状况和呼吸峰值气流量的测定）以判断是否可以开始或继续当次剂量的注射（对于年龄<15岁的患者，家长必须参与这项评估）；②在患者各自的"免疫治疗记录表"上记录其每次就诊的数据资料；③注射技术；④剂量调整；⑤严密观察患者的情况（包括儿童）；⑥尽早发现不良反应的出现；⑦对出现不良反应的患者进行治疗和监测；⑧如何实施定期复查或疗效评估；⑨影响决定继续治疗或结束治疗的因素。培训内容应重点包括处理严重不良反应的知识和技术。进行皮下免疫治疗时，必须有具备资格的医师在场，并为治疗负责。另外，现场应至少有一人以上能够对严重不良事件进行处理。免疫中心机构必须具备治疗和监测全身不良反应的必要设备，包括：①注射的肾上腺素（1g/L）；②注射或口服的抗组胺药、皮质类固醇和血管加压素；③注射器、注射针头、止血带和静脉输液器具；④静脉输液用液；⑤吸氧设备；⑥硅树脂面罩及人工通气设备；⑦血压监测设备（听诊器和血压计）；⑧过敏反应病程和治疗的记录表。还应配备直接喉镜、心脏复律、气管切开和心内注射的设备，定期检查上述设备的有效期和使用状态，并且将检查记录存档，设备需放置在最易获取的地方。

医院场所、医务人员、设备要求：①由接受过与变态反应相关的专业培训的医师、护士共同组成的诊疗小组；②变态反应性疾病的检查：包括皮肤试验及激发试验，以及各种特异性实验室检查如特异性IgE抗体检测、肺功能检测、现场抢救设备等；③建立良好的临床诊疗规范：包括病人档案管理规范、标准化变应原注射免疫疗法规范、心肺复苏及过敏性休克抢救规范；④充足的场所：包括治疗、候诊、治疗后观察、咨询及标准化变应原保存设备如冰箱等。

变应原疫苗，因此无论什么时候均应该选用安全性和有效性确定的、获得国家食品药品监督管理局许可证的合格的变应原产品。为确保疫苗生物活性的一致，每批疫苗在投入临床使用前都要用标准检测方法在具有代表性的人群中进行皮肤试验、剂量反应试验或体外的免疫活性的检测，其结果要与标准样品进行比较以确保产品批次间的一致性，而且每批疫苗中主要变应原蛋白的含量也要保持一致。

（李孟荣）

参考文献

1. 王晓川. 血常规白细胞及其组分判读的一知半解. 中国循证儿科杂志, 2011, 6: 324-326.

2. 李茹, 孙晓云, 栗占国. 自身抗体在风湿病诊断中的意义及其研究进展. 中国实验诊断学, 2005, 1: 27-30.

3. BORCHERS AT, SELMI C, CHEEMA G, et al. Juvenile idiopathic arthritis. Autoimmun Rev, 2006, 5（4）: 279-298.

4. FOSTER H, WYLLIE R. Chronic arthritis in children and adolescents. Medicine, 2006, 34（10）: 391-395.

5. GYLYS-MORIN VM, GRAHAM TB, BLEBEA JS, et al. Knee in early juvenile rheumatoid arthritis: MR imaging finding. Radiology, 2001, 220（3）: 696-706.

6. BOUTRY N, MOREL M, FLIPO RM, et al. Early Rheumatoid Arthritis: a review of MRI and sonographic findings. AJR Am J Roentgenol, 2007, 189（6）: 1502-1509.

7. 林凌华, 顾海燕, 华佳, 等. 幼年性特发性关节炎的膝关节MRI表现. 中国医学影像技术, 2007, 23（8）: 1221-1223.

8. JUTEL M, AGACHE I, BONINI S, et al. International consensus on allergy immunotherapy. *J Allergy Clin Immunol*. 2015; 136: 556-568.

9. ROBERTS G，PFAAR O，AKDIS CA，et al. EAACI Guidelines on Allergen Immunotherapy：allergic rhinoconjunctivitis. *Allergy*. 2018；73（4）：765-798.

10. DE FILIPPO M，VOTTO M，CAMINITI L，et al. Safety of allergen-specific immunotherapy in children. *Pediatr Allergy Immunol*. 2022；33：27-30.

11. GIANNETTI A，RICCI G，PROCACCIANTI M，et al. Safety，Efficacy，and Preventive Role of Subcutaneous and Sublingual Allergen Immunotherapy for the Treatment of Pediatric Asthma. J Asthma Allergy. 2020；13：575-587.

12. FELSON DT，ANDERSON JJ，BOERS M，et al.American College of Rheumatology.Preliminary definition of improvement in rheumatoid arthritis.Arthritis Rheum，1995，38：727-735.

13. GIANNINI EH，RUPERTO N，RAVELLI A，et al.Preliminary definition of improvement in juvenile arthritis.Arthritis Rheum，1997，40：1202-1209.

14. LESSANDRO C，NICOLINO R，et al.Development and Validation of a Composite Disease Activity Score for Juvenile Idiopathic Arthritis.Arthritis & Rheumatism，2009：658-666.

15. 幼年特发性关节炎（多/少关节型）诊治建议. 中华儿科杂志，2012，50（1）：20-26.

16. HAHN BH，MCMAHON MA，WILKINSON A，et al. American college of rheumatology guidelines for screening，treatment，and management of lupus nephritis.Arthritis Care Res，2012，64（6）：797-808.

17. KDIGO. KDIGO clinical practice guideline for glomerulonephritis. Chaper12: lupus nephritis.Kidney Int，2012，（Suppl2）：221-232.

18. 吴玉斌，杨永昌. 血浆置换在儿童免疫性疾病中的应用. 实用儿科临床杂志，2012，27（17）：1304-1308.

中英文名词对照索引 ━━━━━━━━

X

Y

Z

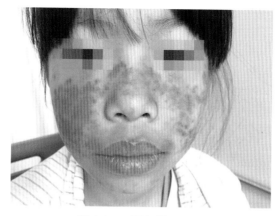

图 1-3-1　面部蝶形红斑

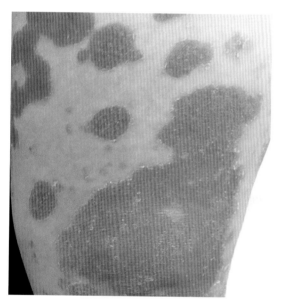

图 1-3-2　皮肤盘状红斑

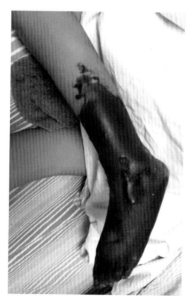

图 1-13-1　严重大血管炎出现肢体坏死及坏疽

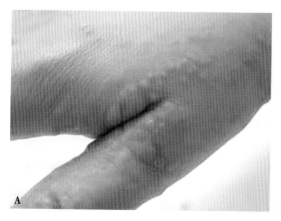

A

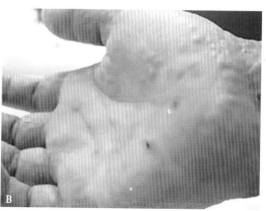

B

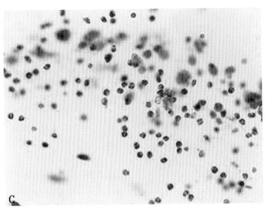
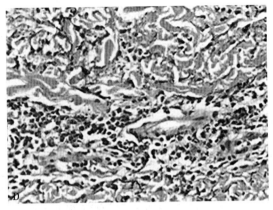

图 1-16-1 患儿,男,9 岁 4 个月,因"咳嗽 7 天伴气喘,发热 5 天"入院,既往有哮喘史。查体:稍气促,两肺闻及哮鸣音及湿啰音。住院期间出现双侧腮腺、下颌下腺肿大,腹痛及四肢粟粒状丘疹(图 A、B),辅助检查:外周血嗜酸性粒细胞达 30.7%,超敏 C 反应蛋白 31mg/L,血沉 77mm/h,总 IgE>400IU/ml,CT 两肺浸润性病变,支气管肺泡灌洗液镜检(图 C)及皮疹活检(图 D)可见嗜酸性粒细胞成堆聚集

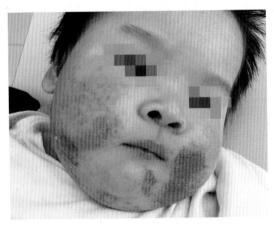

图 3-5-1 婴儿期特应性皮炎

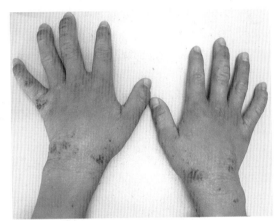

图 3-5-2 儿童期特应性皮炎

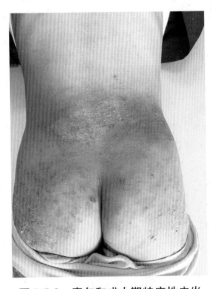

图 3-5-3 青年和成人期特应性皮炎